靶器官毒理学丛书

TARGET ORGAN TOXICOLOGY SERIES

内分泌毒理学

Endocrine Toxicology

主编　李芝兰　李建祥　曹　毅

主审　常元勋

北京大学医学出版社

NEIFENMI DULIXUE

图书在版编目（CIP）数据

内分泌毒理学 / 李芝兰，李建祥，曹毅主编.
—北京：北京大学医学出版社，2016.6
（靶器官毒理学丛书）
ISBN 978-7-5659-1332-7

Ⅰ. ①内… Ⅱ. ①李… ②李… ③曹…
Ⅲ. ①内分泌病－毒理学 Ⅳ. ①R58 ②R99

中国版本图书馆 CIP 数据核字（2016）第 033070 号

内分泌毒理学

主　　编：李芝兰　李建祥　曹　毅
出版发行：北京大学医学出版社（电话：010-82802230）
地　　址：(100191) 北京市海淀区学院路 38 号　北京大学医学部院内
网　　址：http://www.pumpress.com.cn
E - mail：booksale@bjmu.edu.cn
印　　刷：中煤（北京）印务有限公司
经　　销：新华书店
责任编辑：陈　奋　张立峰　　**责任校对**：金彤文　　**责任印制**：李　啸
开　　本：880mm×1230mm　1/32　　**印张**：32.25　　**字数**：953 千字
版　　次：2016 年 6 月第 1 版　　2016 年 6 月第 1 次印刷
书　　号：ISBN 978-7-5659-1332-7
定　　价：115.00 元

本书由
北京大学医学科学出版基金
资助出版

编写人员名单

主　　审　　常元勋　北京大学公共卫生学院

主　　编　　（以编写章节前后顺序排列）

李芝兰　兰州大学公共卫生学院

李建祥　苏州大学公共卫生学院

曹　毅　苏州大学公共卫生学院

编　　委　　（以编写章节前后顺序排列）

李芝兰　兰州大学公共卫生学院

常元勋　北京大学公共卫生学院

孙应彪　兰州大学公共卫生学院

苏　莉　兰州大学公共卫生学院

李建祥　苏州大学公共卫生学院

曹　毅　苏州大学公共卫生学院

薛红丽　兰州大学公共卫生学院

马文军　北京大学公共卫生学院

卢庆生　北京市疾病预防控制中心

聂燕敏　北京市疾病预防控制中心

王民生　江苏省疾病预防控制中心

施伟庆　江苏省疾病预防控制中心

徐　军　江苏省疾病预防控制中心

吕中明　江苏省疾病预防控制中心

刘建中　北京市疾病预防控制中心

李　煜　北京市疾病预防控制中心

赵超英　北京市疾病预防控制中心

蒋晓红　江苏省疾病预防控制中心

俞　萍　江苏省疾病预防控制中心
杜宏举　北京市疾病预防控制中心
马　玲　北京市疾病预防控制中心
崔凤梅　苏州大学放射防护学院

编　　　者　（以编写章节前后顺序排列）
汪燕妮　兰州大学公共卫生学院
冯玉娟　甘肃省第二人民医院
党瑜慧　兰州大学公共卫生学院

秘　　书　赵　茜　北京大学公共卫生学院

序

　　《靶器官毒理学丛书》以机体各系统（器官）为靶器官，以靶器官损伤与外源化学物的关系为切入点，全面总结和介绍外源化学物对神经、血液、心血管、呼吸、免疫、消化、泌尿和生殖系统，以及眼、皮肤与骨的毒性表现、毒性机制、防治原则。丛书重点介绍近几十年来外源化学物对人和动物的致突变性、生殖发育（致畸）毒性及致癌性。这将填补我国这一领域的空白。

　　本丛书是国内第一套全面介绍外源化学物对各系统（器官）损伤的丛书。北京大学医学出版社委托常元勋教授担任本丛书总主编，组织全国部分院校、省（市）疾病预防控制中心的教授和研究员，作为本丛书各分册的主编。

　　本丛书作为毒理学综合参考书，具有系统性、完整性和先进性。我相信本丛书对从事环境卫生、劳动卫生、环境保护和劳动保护等领域的专业人员的工作和研究会有所帮助。

中国科学院院士　王嵚

北京大学教授

2009 年 4 月 24 日

丛书前言

20世纪人类进步的一个表现是通过使用天然的和合成的化学物质解决迅猛增加的人口的生存问题，并且提高了人类的生活水平。但是经过一百多年的迅猛发展后，人们慢慢觉悟到生存、生活质量和安全是互相关联的，不可忽略其中任何一个方面。因此，环境有害化学因素对人体健康的影响已受到全社会的关注。

人体的生命活动是组成人体的各个系统（器官）功能的综合。因此，在健康状态下系统（器官）方能行使正常功能，如血液系统中血液的循环，呼吸系统对气体的吸入和排出，消化系统对食物的消化和吸收，泌尿系统对代谢产物的排出，免疫系统的防御功能，健康的生殖系统关系到出生人口的素质，皮肤是人体重要的保护器官，眼是重要的视觉器官。神经系统在人体各系统（器官）中起着主导作用，它全面地调节着体内各系统（器官）的功能，以适应内外环境的变化。由此可见，环境中任何一种化学因素，如果影响到某一系统（器官）或多种系统（器官）功能，将会引起人体综合功能的改变，导致损伤或死亡。

本丛书分为《神经系统毒理学》《血液毒理学》《呼吸系统毒理学》《心血管系统毒理学》《免疫毒理学》《消化系统毒理学》《泌尿系统毒理学》《生殖与发育毒理学》《皮肤、眼与骨毒理学》《内分泌毒理学》《化学致癌》11个分册。以机体各系统（器官）为靶器官，以靶器官损伤与外源化学物的关系为切入点，全面总结和介绍外源化学物对神经、血液、心血管、呼吸、免疫、消化、泌尿和生殖系统，以及眼、皮肤与骨的毒性表现、毒性机制、防治原则。重点介绍近几十年来外源化学物对人和动物的致突变性、生殖发育（致畸）毒性及致癌性。这将填补我国这一领域的空白。

由于本丛书是国内第一套全面介绍外源化学物对各系统（器官）损伤的丛书。为此，我们组织全国部分院校、省（市）疾病预防控制中心的教授和研究员，作为本丛书各分册的主编。尤其令人振奋的是，作者群中有相当数量的年轻的、学有所长的硕士和博士，这显示了我国未来毒理学领域发展的巨大潜力。本丛书的出版发行无疑意味着我国毒理学正在向国际一流行列迈进。本丛书的编写得到了北京市疾病预防控制中心和江苏省疾病预防控制中心的资助，以及北京大学医学科学出版基金的资助，同时还得到各分册主编、编委及编写人员所在单位领导的大力支持。

本丛书作为毒理学综合参考书，具有系统性、完整性和先进性。对从事环境卫生、劳动卫生、食品卫生、毒理学、中毒抢救、环境保护和劳动保护等领域的专业人员的工作将有所帮助。

由于编写人员较多，文笔水平有差别，编写者对编写内容的简繁掌握可能有所不同，本丛书难免有些疏漏之处，请读者谅解。

常元勋

2015.3.17

前　言

　　内分泌系统（endocrine system）是由内分泌腺和分散存在于某些器官系统中的腺体组成的一个信息传递系统。它与神经系统密切联系，相互配合，共同调节机体的各种功能活动，维持内环境相对稳定。其主要功能有分泌激素，对机体的功能进行体液调节；调节机体的物质代谢，维持内环境的相对平衡；调节机体的发育生长和生殖功能等。内分泌系统的特点是有特定的靶器官和细胞，并有相应的受体；激素与受体结合发挥生理调节作用；激素分泌过多或过少可引起相应靶器官功能亢进或低下。

　　近几十年来，在环境中广泛存在的农药、工业化合物、植物雌激素等内分泌干扰物，通过空气、土壤、水等多种途径暴露于人体，有些可干扰维持自身平衡、生长、发育和行为的体内激素的合成、分泌、运输、结合、作用、代谢或消除；有些可表现出拟天然激素或抗天然激素的作用，对体内的雌激素、甲状腺素、儿茶酚胺、睾酮等呈现显著的干扰效应；有些可破坏内分泌、神经和免疫等系统的信息相互传递和对机体的调节功能，进而破坏内环境的相对稳定。外源化学物或混合物可改变健康生物及其后代或其群体的内分泌功能，并对它们的健康产生不良影响，在临床上则表现为生殖障碍、出生缺陷、发育异常、代谢紊乱以及某些癌症等。

　　目前，对具有内分泌干扰作用的有害因素的关注，已从化学因素扩展到物理、生物因素，甚至是食品等范畴，并在整体、器官、细胞、亚细胞和分子等不同水平上探索其与机体的交互作用及其机制。内分泌毒理学的研究内容、研究方法等与一些基础学科和应用学科都有不同程度的重叠，充分体现了不同学科间的交叉及渗透，同时也促进了内分泌毒理学科的发展。

　　本分册分总论和各论两部分。总论概述了内分泌毒理学研究的目的、意义、进展及发展历史等；对腺垂体、甲状腺、肾上腺皮质、肾上腺髓质、睾丸、卵巢、胰岛的结构与功能，毒性表现和机制，毒性研究方法等分章节进行了详细介绍。各论重点介绍了金属及类金属及其化合物、芳香烃类、硫、氟及其化合物、腈类、烷类及卤代烷类、醇类与醛类、氯代烯烃类、酚类与酯类、酰胺类、有机磷农药、氨基甲酸酯类农药、卤代烃杀虫剂、放射性核素及药物中一些常见的具有内分泌毒性的外源化学物的理化特性，来源、存在与接触机会，吸收、分布、代谢与排泄，毒性概述，内分泌毒性表现及机制等。

本分册的作者都是国内从事毒理学研究和职业病危害评价、环境影响评价方面的专家教授和毒理学博士、硕士。他们利用繁忙的工作之余，尽心竭力编写付出了辛勤的劳作。兰州大学硕士研究生刘佳微、陈文材、常锐霞、刘玲飞、张洁、陈军义、赵乾龙、孙铱钣、樊俏荣、罗波艳和潘丽等，北京大学公共卫生学院硕士研究生赵欣，苏州大学公共卫生学院硕士研究生宗春燕、吉永新、何启娜、韦晔，不仅在资料的收集、查阅及文稿的校对等方面做了大量的工作，还在导师的悉心指导下主笔撰写了部分章节的内容。感谢大家为本书的编撰、出版所付出的辛勤劳动！

由于内分泌毒理学涉及众多学科和现代毒理学常用实验室技术，加之各位编著者各有所长，书写风格各异，少数内容可能在部分不同章节均有涉及，本书予以充分尊重，由此给读者带来的不便，尚请见谅。尤其由于主编人员业务水平和经验所限，书中难免存在不妥和疏漏之处，真诚希望各位同仁与读者不吝赐教。

《内分泌毒理学》的编写获得了苏州大学公共卫生学院和兰州大学公共卫生学院的资金支持。承蒙北京大学公共卫生学院常元勋教授对本书主审、对总论的撰写进行指导和内容审校，以及北京大学医学出版社对本书出版的大力支持，在此谨表示衷心感谢！

李芝兰　李建祥　曹　毅　常元勋
2015 年 2 月 26 日

目　录

第一部分　总　论

1

3

第二部分 外源性化学物致内分泌功能损伤

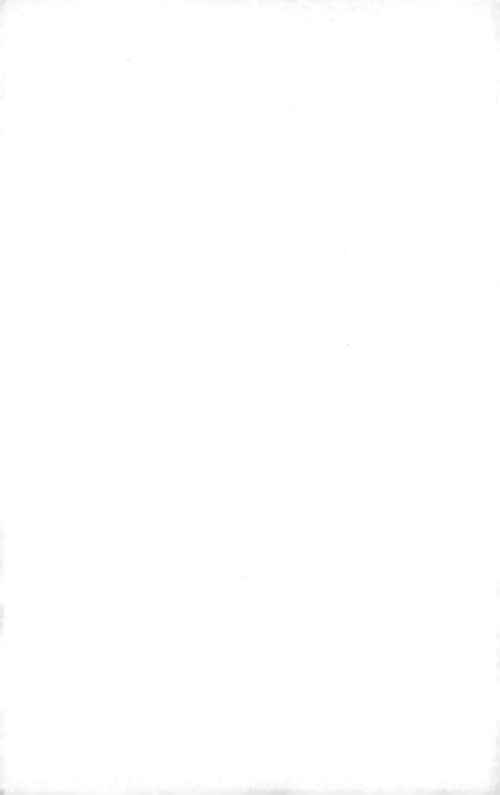

总　论

第一章

绪　论

内分泌毒理学（endocrine toxicology）主要探讨外源化学物（xenobiotics）对内分泌系统（endocrine systems），例如垂体、甲状腺、肾上腺皮质与髓质、睾丸、卵巢和胰岛等的有害作用，从而进行研究和评价外源化学物致内分泌系统的毒性表现，以及可能毒性机制。

内分泌腺（endocrine gland）是由一群特殊细胞组成。这些细胞能合成、储存其分泌物，称之为激素（hormone）。内分泌细胞具有完善的粗面内质网（rough endoplasmic reticulum）和发达的高尔基复合体（golgi apparatus）。内质网合成激素经高尔基复合体包装为分泌颗粒（secretory granules）储存在内分泌细胞中。当细胞接受到分泌激素的信号时，可能通过微丝收缩将分泌颗粒导向细胞边缘。

随着内分泌学研究的迅速进展，发现越来越多的非内分泌细胞也能分泌化学信息物质，例如神经细胞分泌的肽类，组织细胞产生的前列腺素与生长因子，大鼠和人心房肌细胞提取的心房钠尿肽、血管内皮细胞分泌的一氧化氮和内皮素，以及由免疫活性细胞分泌的细胞因子等。内分泌腺无排放分泌物导管，腺细胞排列成团块状、索状或围成滤泡状，腺细胞周围血管丰富。内分泌细胞分泌的激素，直接进入机体血液或淋巴液，通过血液循环而分布整个机体，作用具有相应激素受体的靶器官（target organ）或靶细胞（target cell），进行调节机体的功能状况。靶器官或靶细胞具有特异性受体，当激素与相应受体结合，则产生一定的生理效应。因而内分泌系统是机体相当主要的调节系统。

一、内分泌学基础

（一）内分泌系统组成与激素

内分泌系统是由机体各内分泌腺和分散存在于某些组织器官中的

内分泌细胞所构成的信号系统。机体内主要的内分泌腺包括脑垂体、甲状腺、甲状旁腺、肾上腺、胰岛、性腺及松果体和胸腺。内分泌细胞广泛分布于各组织器官中，如消化道黏膜、心、肺、肾、皮肤、胎盘，以及中枢神经系统的下丘脑等。

1. 激素的分类

激素来源复杂，种类繁多，分类多样。与内分泌毒理学研究相关激素列举以下四类。

（1）蛋白质和肽类激素：该类激素分别由三个氨基酸到小分子蛋白质组成，促肾上腺皮质激素（adrenocorticotropic hormone，ACTH）、甲状腺激素（thyroid hormone，TH）、催乳素（prolactin，PRL）、生长素（growth hormone，GH）、甲状旁腺激素（parathyroid hormone，PTH）、胰岛素（insulin）。

（2）胺类激素：主要为酪氨酸衍生物，包括四碘甲状腺原氨酸（3,5,3',5'-tetra-iodothyronine，T4）、三碘甲状腺原氨酸（3,5,3'-triiodothyronine，T3）与去甲肾上腺素（norepinephrine，NE）、肾上腺素（epinephrine，E）。

（3）类固醇激素：肾上腺皮质：糖皮质激素（如皮质醇）、盐皮质激素（如醛固酮）；睾丸：睾酮（testosterone，T）；卵巢：雌二醇（estradiol，E_2）、雌三醇（estriol，E_3）、黄体酮（progesterone，P）。另外，胆固醇的衍生物 1,25-二羟维生素 D_3（1,25-(OH)$_2$-Vit D_3）也被归为固醇类激素。此外，前列腺素（prostaglandin，PG）广泛存于各种组织中，由花生四烯酸转化而成，称为脂肪酸衍生物激素。

（4）糖蛋白：促甲状腺激素（thyroid stimulating hormone，TSH）、卵泡刺激素（follicle stimulating hormone，FSH）、黄体生成素（luteinizing hormone，LH）、抑制素（inhibin）、人绒毛膜促性腺激素（human chorionic gonadotropin，HCG）。

2. 激素作用的一般特性

（1）激素信息传递作用：激素在内分泌细胞与靶器官或靶细胞之间充当"化学信使"的作用，仅是将生物信息传递给靶器官或靶细胞，从而加速或减慢、增强或减弱其原有的生理生化反应。例如，GH 促进生长发育，TH 增强代谢过程，胰岛素降低血糖。在反应过程中，激素既不添加新成分、引起新反应，也不提供额外能量。

（2）激素的高效能生物活性：生理状态下激素在血液中浓度甚微，一般在 nmol/L，甚至 pmol/L 浓度，但其作用却非常明显。这主要是激素与受体结合后，在细胞内发生一系列酶促放大作用，形成了一个高效能的生物信息放大系统。例如，一分子的促甲状腺激素释放激素（thyrotropin releasing hormone，TRH），可使腺垂体释放十万个分子 TSH；0.1mg 促肾上腺皮质激素释放激素（corticotropin releasing hormone，CRH），可引起腺垂体释放 1mg ACTH，后者再引起肾上腺皮质分泌 40mg 糖皮质激素（glucocorticoid，GC），放大了 400 倍。由此可见，如果内分泌腺分泌的激素稍有变化，即可引起机体功能明显改变。所以维持体液中激素水平相对稳定，对保证各组织器官功能正常极其重要。

（3）激素作用的相对特异性：激素的作用具有较高的组织和效应特异性，即某种激素由血液运输至全身各处后，虽然它们与全身组织细胞广泛接触，但仅选择性地作用于某些器官、组织及细胞，产生特定的生物学效应。激素作用的器官、组织或细胞，分别称为靶器官、靶组织（target tissue）和靶细胞。有些激素专一地选择性作用于某一内分泌腺体，该腺体则被称为激素的靶腺（target gland）。激素作用的特异性与靶细胞上存在能与该激素发生特异性结合的受体有关。这种激素与靶细胞间的特异性关系是内分泌系统实现其调节作用的基础。体内各类激素作用的特异性差异很大，有的激素只作用于某一靶腺或靶细胞，如 TSH 仅作用于甲状腺腺泡细胞，促进甲状腺激素分泌；而有些激素作用比较广泛，如 GH、TH 等，几乎可影响全身大多数组织细胞的代谢过程，这主要取决于各种激素受体在体内分布的范围。

（4）激素间的相互作用：当多种激素共同参与调节机体某种生理活动时，激素间常出现协同作用（synergistic action）和拮抗作用（antagonistic action）。协同作用是指多种激素同时作用某一特定反应时，引起的效应比单独应用其中任何一种激素时的作用明显增强或减弱。E 和 NE 对心脏的作用就是一个很好的例子。这两种激素中，每一种单独作用时可以增加心率，而以同一浓度共同作用时，则可以使得心率增加得更高，起到了协同作用；拮抗作用是指两种激素的效应相反，例如，胰岛素能降低血糖，而 GH、E、胰高血糖素（glucagon）以及糖皮质激素（glucocorticoid，GC）则起升高血糖的作用。另外，有的激素本身并不能直接对某些器官、组织的细胞产生生理效应，但它的存在却使另一种激素的作用明显增强，即对另一种激素的效应起支持作用，这种现象称为允许作用（permissiveness）。GC 对儿茶酚胺类激素（catecholamine hormone）具有显著的允许作用。GC 本身对心肌和血管平滑肌并无直接的收缩作用，但必须有它的存在，儿茶酚胺才能充分发挥其对心血管活动的调节作用。如果去除 GC，儿茶酚胺的缩血管作用大大减弱。近年来的研究发现，以上所述的激素间相互作用的机制十分复杂，可分别发生在受体、受体后的信息传递，以及胞内酶促反应等水平上。通过激素间的相互作用扩大了激素作用的范围，提高了激素调节作用的效力。

（二）内分泌系统功能调节

1. 神经系统与内分泌系统的相互调节

内分泌系统直接受下丘脑所调控，下丘脑含有重要的神经核，具有神经分泌细胞的功能，可以合成释放激素和抑制激素，通过垂体门静脉系统进入腺垂体，调节腺垂体各种分泌细胞激素的合成和分泌。下丘脑视上核及脑室旁核分别分泌血管加压素（抗利尿激素，antidiuretic hormone，ADH）和缩宫素（催产素，oxytocin），经过神经轴突进入神经垂体，贮存并由此向血液释放激素。通过腺垂体所分泌的激素对靶腺如肾上腺、甲状腺和性腺进行调控，亦可直接对靶器官、靶细胞进行调节。下丘脑是联系神经系统和内分泌系统的枢纽，也受中枢神经系统其他各部位的调控。神经细胞具有传导神经冲动的能力，它们可分泌各种神经递质，如 NE、乙酰胆碱（acetylcholine，Ach）、5-羟色胺（5-hydroxytryptamine，5-HT）、多巴胺（dopamine，DA）、γ-氨基丁酸（γ-aminobutyric acid，GABA）等，通过突触后神经细胞表面的膜受体，影响神经分泌细胞。下丘脑与垂体之间已构成一个神经内分泌轴，以调整周围内分泌腺及靶组织。

内分泌系统对中枢神经系统包括下丘脑也有直接调整其功能的作用，一个激素可作用于多个部位，而多种激素也可作用在同一器官组织，包括神经组织，发挥不同的作用。应激情况下，促肾上腺皮质激素释放激素-促肾上腺皮质激素-皮质醇（cortisol）分泌增加，加强血糖的调节，提高血管对 NE 的反应性，限制血容量丢失，减少组织损伤和炎症反应，CRH 和皮质醇还可直接作用于中枢神经和交感神经系统。

2. 内分泌系统的反馈调节

下丘脑、垂体与靶腺（甲状腺、肾上腺皮质和性腺）之间存在反馈调节，如 CRH 通过垂体门静脉而刺激垂体促肾上腺皮质激素分泌细胞分泌 ACTH，ACTH 水平增加又可兴奋肾上腺皮质束状带分泌皮质醇，使血液皮质醇浓度升高，而升高的皮质醇浓度反过来可作用在下丘脑，抑制 CRH 的分泌，并在垂体部位抑制 ACTH 的分泌，从而减少肾上腺分泌皮质醇，维持三者之间的动态平衡，这种通过先兴奋后抑制达到相互制约保持平衡的机制，称为负反馈。当血中睾酮浓度达到一定水平后，通过负反馈抑制下丘脑分泌促性腺激素释放激素（gonadotropin releasing hormone，GnRH）和腺垂体分泌间质细胞刺激素（interstitial cell stimulating hormone，ICSH），同时降低腺垂体对 GnRH 的反应性；机体也可以通过抑制素对腺垂体进行负反馈调节，抑制素能选择性抑制 FSH 的合成和分泌，还可阻断下丘脑分泌 GnRH 刺激所引起垂体的 FSH 释放。但在月经周期中除了有负反馈调节，还有正反馈调节，如 FSH 刺激卵巢使卵泡生长，通过分泌 E_2，不仅使 FSH 分泌增加，还可促进 LH 及其受体数量增加，以达到共同兴奋，促进排卵和黄体形成，这是一种相互促进，为完成一定生理功能所必需。反馈控制是内分泌系统的主要调节机制，使相处较远的腺体之间相互联系，彼此配合，保持机体内环境的稳定性，并克服各种病理状态。反馈调节现象也见于内分泌腺和体液代谢物质之间，例如胰岛 B 细胞分泌的胰岛素与血糖浓度之间成正相关，血糖升高可刺激胰岛素分泌，而血糖过低可抑制胰岛素分泌。应激时，ADH 可促使 ACTH、GH 和 PRL 分泌增加，而全身性疾病时则可抑制下丘脑-垂体-甲状腺系统，减少 TH 的分泌，产生低 T3、低 T4 综合征。

3. 免疫系统和内分泌功能

内分泌、免疫和神经三个系统之间可通过相同的肽类激素和共有的受体相互作用，形成一个完整的调节环路。神经内分泌系统对机体免疫有调节作用，淋巴细胞膜表面有多种神经递质及激素的受体，表明神经内分泌系统通过其递质或激素与淋巴细胞膜表面受体结合介导免疫系统的调节。如 GC、性激素、前列腺素 E（prostaglandin E，PGE）等可抑制免疫应答，而 GH、TH 和胰岛素能促进免疫应答。Ach、E、NE、DA、内啡肽（endorphin）以及 5-HT 等神经递质对免疫应答的影响因免疫细胞的种类不同而作用各异。ACTH 既可由垂体产生，又可由淋巴细胞产生。ACTH 既可刺激肾上腺皮质产生和释放 GC，又可作用于免疫系统，抑制抗体的生成。内啡肽与淋巴细胞的相应受体结合，增强淋巴细胞的有丝分裂和非杀伤活性，促进单核细胞和中性粒细胞的趋化性，抑制抗体的产生。下丘脑分泌的 CRH 不仅作用于脑垂体细胞，调节 ACTH 及内啡肽的分泌，也作用于免疫细胞，影响肾上腺皮质功能和免疫功能。

免疫系统在接受神经内分泌系统调节的同时，亦有反向调节作用。近年发现，神经内分泌细胞膜上有免疫反应产物如白细胞介素（interleukin，IL），包括 IL-1、IL-2、IL-3、IL-6 等、胸腺肽等细胞因子的受体，免疫系统也可通过细胞因子对神经内分泌系统的功能发生影响。例如，在下丘脑神经元上有 IL-1 特异的结合受体，IL-1 通过受体作用于下丘脑的 CRH 合成神经元，促进 CRH 的分泌。将 IL-1 注入侧脑室可增强动物慢波睡眠，抑制动物摄食活动。IL-2 可通过增强基因表达影响细胞的增殖和分化，促进 PRL、TSH、ACTH 或 LH、FSH、GH 等激素的释放。

内分泌系统不但调控正常的免疫反应，在自身免疫反应中也起作用。内分泌系统常见的自身免疫病有桥本甲状腺炎（hashimoto thyroiditis，HT）、Graves 病、1 型糖尿病、艾迪生病（Addison 病）等。在人类，自身免疫病好发于育龄女性，用肾上腺皮质激素治疗有效，也说明内分泌激素与自身免疫病的发病有关。

二、外源化学物致内分泌系统毒性表现与机制

内分泌系统是环境有害因素毒性作用的重要靶系统之一。环境有害因素对内分泌系统的毒性作用，主要表现在对内分泌系统结构和功能的损害与干扰。毒性靶点可能针对内分泌系统的不同层次，可以是下丘脑或垂体，也可能是腺体；且不同的内分泌腺的敏感性不同。

近年来，从器官水平、细胞水平、分子水平和基因水平研究对动物内分泌影响的常见外源性物质包括：①金属与类金属：铅、汞、镍、砷、镉、锰等；②有机化合物：二硫化碳、2-溴丙烷、氯乙烯、苯、甲醛、六氯联苯、多氯联苯、辛基酚、壬基酚、双酚A、丙烯酰胺等；③农药：对硫磷、毒死蜱、硫丹、氰戊菊酯等；④药物：奥硝唑、美他多辛、喹烯酮、腺嘌呤、维生素 B_6、环磷酰胺、氟他胺、非那雄胺、雌二醇、己烯雌酚、硼酸等；⑤物理与生物因素：电离辐射、非电离辐射、微波、弓形虫速殖子、微囊藻毒素、番茄红素、龙葵碱、橘青霉素、玉米赤霉醇、T-2 毒素等；⑥其他因素：吸烟、汽车尾气等。

（一）动物内分泌系统毒性表现

1. 致动物腺体形态学的改变

I Ferrandino 等通过饮水给予成年雌性西库拉蜥蜴 $CdCl_2$ 染毒 4 个月，光镜下可见，腺垂体远侧部组织出现萎缩，以及较宽的不规则的间隙；免疫组织化学结果显示促肾上腺皮质激素细胞和催乳素细胞胞质着色增强，细胞数目增多。A Iannaccone 等给成年雄性 Wistar 大鼠皮下注射 1ml/kg 等体积比的苯和橄榄油混合液，每天 1 次，连续注射 22 天作为染毒组，对照组只注射等量的橄榄油。末次染毒后处死大鼠，电镜下观察甲状腺形态学改变，可见染毒组大鼠甲状腺大多数滤泡与对照组相比较小，滤泡细胞呈高的圆柱状，且其细胞核出现囊泡、福尔根反应着色较浅，细胞质中嗜染质数量增多。甲状腺滤泡内腔积聚的胶质的数量较对照组更多、液泡体积更大。滤泡细胞中散在分布许多滤泡旁细胞，仅有少数嗜染质和少数胶质，但滤泡间细

胞数量仍较丰富。姜俸蓉等以 0.25mg/kg CdCl$_2$ 对 3 月龄昆明种小鼠皮下注射，每周一次共 1 年，于染毒结束后处死小鼠，光镜下观察胰腺组织结构，可见染毒组小鼠胰岛外分泌部腺泡肿胀，体积增大，腺细胞质嗜酸性变，受损严重的腺细胞成片坏死、溶解、液化，周围结缔组织纤维增生；胰岛内分泌细胞肿胀，胞体变大，胰岛 A、B 细胞胞质染色浅，内分泌颗粒减少，细胞核固缩深染，严重者可见胰岛细胞自溶。SC Thakur 等以 0.8g/kg 碳酸锂喂饲 6～7 周龄 Wistar 雄性大鼠 90 天，光镜下可见染毒组支持细胞空泡化和睾丸间质细胞变性，睾丸间质内液体量降低。Bruckner JV 等以 750mg/kg 1,2-二氯丙烷对成年雄性 SD 大鼠连续灌胃 13 周，每周 5 次，染毒组灌胃 10 天内大鼠死亡过半，存活大鼠组织病理学检查可见肾上腺髓质空泡化、皮质脂质沉积。

2. 影响动物外周血激素含量，致雌性动物性周期变化

A Lafuente 等通过饮水给成年雄性 SD 大鼠 CdCl$_2$ 染毒后，染毒组血清 PRL 和 ACTH 含量以及 GH 和 ICSH 含量发生变化。Hsieh GC 等通过给雄性 CD-1 小鼠喂饲含 31、166、790mg/L 苯饮水，连续 28 天。染毒结束后测定血清 NE、ACTH 和肾上腺酮（Adrenalone）浓度。结果显示，染毒 28 天时各剂量染毒组小鼠血清 NE、ACTH 浓度均升高；中剂量染毒组和高剂量染毒组在染毒 7 天、高剂量染毒组在染毒 28 天时肾上腺酮水平增加。A Caride 用 6.12mg/kg 硫丹对雌性 SD 大鼠从怀孕开始至产后 21 天灌胃，可引起雄性子鼠血清 PRL 及 TSH 含量降低、ICSH 及 GH 含量增加。Kumari N 等给成年 Wistar 雌性大鼠，0.1、2.5mg/kg 毒死蜱经口灌胃 8 周，各剂量染毒组大鼠动情周期较对照组明显延长，且主要表现为动情后期延长 4 天。

3. 对动物腺体细胞毒性

可表现为腺体细胞分泌相关激素、基因表达、细胞凋亡变化等。AM Calderoni 等以含镉 0.133mmol/L 饮水给成年雄性 Wistar 大鼠喂饲 2 个月后，镉下调腺垂体细胞中磷脂酶 D（PLD）mRNA 表达，下调腺垂体细胞 PRL mRNA 表达以及催乳素阳性细胞百分比。MA

Romano 等，用 50mg/kg 草甘膦，对成年雌性 Wistar 大鼠，自妊娠第 18 天至出生后第 5 天灌胃，出生后 60 天的雄性子鼠血清中 ICSH 含量升高，腺垂体细胞中 ICSH mRNA 和蛋白表达均升高。G Krishnamoorthy 等，以 10^{-9}、10^{-8}、10^{-7} mol/L 多氯联苯，体外处理 90 日龄 Wistar 雄性大鼠睾丸支持细胞 24 小时，睾丸支持细胞存活率明显降低。EP Murono 等以 1000nmol/L 2,2-二（4-羟基苯基）-1,1,1-三氯乙烷，体外处理青春期 SD 雄性大鼠睾丸间质细胞，处理 4 小时后，处理组 T 水平是对照组的 26%；处理 24 小时后，处理组 T 水平下降到对照组的 11%。P Jackye 等以 100μg/ml 双酚 A，体外处理成年 CD-1 雌性小鼠窦状卵泡，处理 24～96 小时，处理组 CD-1 雌性小鼠窦状卵泡周期素依赖性激酶 4（$cdk4$）、细胞周期蛋白 E1（$ccne1$）、转化相关蛋白 53（$trp53$）、bax 和 bcl-2 mRNA 表达水平均显著高于对照组。

4. 致腺体内分泌相关物质改变

A Caride 等通过饮水（含 25、50mg/L $CdCl_2$）给成年雄性 SD 大鼠染毒 30 天，观察 24 小时内大鼠垂体中天门冬氨酸、谷氨酸和谷氨酰胺含量的变化。结果表明，$CdCl_2$ 干扰了垂体中天门冬氨酸、谷氨酸和谷氨酰胺每天的分泌模式。AK Chandra 等对 90±10 日龄 SD 雄性大鼠腹腔注射 0.4、0.6mg/kg 重铬酸钾 26 天，染毒组睾丸匀浆 3β-羟基类固醇脱氢酶（3-β-hydroxysteroid dehydrogenase，3β-HSD）、17β-羟基类固醇脱氢酶（17-β-hydroxysteroid dehydrogenase，17β-HSD）活性显著降低。SB Sainath 等对 110±10 日龄 Wistar 雌性大鼠，在孕第 1、7、14 天腹腔注射 50mg/kg 辛基酚，出生后 100 天处死雄性子鼠，其睾丸匀浆中类固醇激素合成急性调节蛋白（steroidogenic acute regulatory protein，StAR），3β-HSD，17β-HSD 活性降低明显降低。

5. 引发动物内分泌肿瘤

FA Beland 等以 0.70mmol/L 丙烯酰胺给 4～5 周龄 F344 大鼠和 5～6 周龄 B6C3F$_1$ 小鼠进行饮水染毒 2 年。结果发现，染毒组雌性小鼠卵巢颗粒细胞良性肿瘤、甲状腺滤泡型腺瘤＋甲状腺滤泡癌发生率升高；雄性大鼠甲状腺滤泡型腺瘤、甲状腺滤泡癌、甲状腺滤泡型腺瘤＋甲状腺滤泡癌、睾丸或附睾恶性间皮瘤、胰岛腺瘤发生率升高。KA Johnson 等以 2mg/（kg·d）丙烯酰胺给 5～6 周龄 F344 大鼠饮水染毒。结果发现染毒组大鼠甲状腺癌、肾上腺嗜铬细胞瘤、垂体腺瘤发生率升高；染毒组大鼠睾丸间皮瘤发生率升高。

（二）流行病学资料

流行病学研究也相继报道了，某些药物的使用可致人内分泌系统毒性反应，如氯丙嗪、西咪替丁、吗啡、米帕明等影响垂体功能；丙硫氧嘧啶引起甲状腺肿或甲状腺功能减退，胺碘酮引起甲状腺功能亢进或功能减退；米托坦、螺内酯等引起肾上腺皮质损伤性萎缩；尼古丁、利血平、维生素 D、阿替洛尔、特拉唑嗪、利巴韦林等作用于肾上腺髓质，激动受体、耗竭递质等；链脲佐菌素、四氧嘧啶等损伤胰岛细胞，甲苯磺丁脲、二甲双胍、依克那肽、罗格列酮、瑞格列奈、氢氯噻嗪等影响胰岛素的合成或释放；甲睾酮、棉酚、秋水仙碱、顺铂、螺内酯等影响睾丸功能；雌二醇、他莫西芬、呋喃妥因等影响卵巢功能。伴随着人类对药物的治疗作用以及副作用、毒性作用的更加关注，临床上在应用药物时不仅严格掌握适应证，用药过程中及时做相关检查，如影像学检查，血常规等，必要时监测相应激素水平变化；对有内分泌系统损伤临床表现的患者，及时停药等，同时也促进了药物毒理学的发展。

内分泌系统疾病常表现为一个或多个躯体系统疾病，甲状腺功能减退引起脱发；胰岛素分泌过多可诱发癫痫；糖尿病与肾上腺皮质功能亢进可引起多尿症；甲状旁腺功能亢进可致骨折。

（三）环境内分泌干扰物

近些年来，有研究显示，排入环境的某些污染物，即使在很低的水平，也能对人类及野生生物的内分泌系统产生灾难性的后果，且影响范围极为广泛，能在生命的全过程损伤内分泌系统结构功能。环境内分泌干扰物（environmental endocrine disruptors，EEDs）可通过干扰生物或人体内保持自身平衡和调节发育过程天然激素的合成、分泌、运输、结合、反应和代谢等，从而对生物或人体的生殖、神经和免疫系统等的功能产生影响。它们主要是通过人类的生产和生活活动排放到环境中的有机污染物。垃圾焚烧产生的二噁英和多氯联苯，汽车尾气、烹饪油烟等均可产生环境内分泌干扰物，农药的喷施及化工生产过程也可产生空气的类激素污染；农药、化肥的大量使用，工业固体废弃物的随意堆放以及垃圾填埋物的渗滤液，有机废水的随意排放，自来水厂对地表水加氯消毒产生的副产物（disinfection by-products，DBPs）存在于饮用水中；农药（有机氯、磷杀虫剂和除莠剂）残留，化肥的大量使用，天然的植物碱、动物激素和微生物代谢物以及火山喷发等可致土壤的类激素污染。当这些环境内分泌干扰物通过某些途径，如污染水源、食物或经皮肤吸收进入机体后，可以干扰内分泌激素的合成、释放、转运、与受体结合、代谢等途径，从而影响内分泌系统功能，破坏机体内环境的协调和稳定。

报道较多的环境内分泌干扰物主要有：①农药除草剂（加草胺、杀草强）、杀真菌剂（苯菌灵、多菌灵）、杀虫剂（林丹、氯丹、硫丹、DDT 及代谢产物、对硫磷等）、杀线虫剂（滴灭威、呋喃丹、二溴氯丙烷）；②重金属（铅、镉、汞）、树脂原料（烷基酚、壬基酚、辛基酚等）、药物、绝缘油（多氯联苯等）、界面活性剂（壬基酚等）、其他（二噁英、五氯酚等）；③植物雌激素（拟雌内酯、芒柄花黄素等）。

大量调查资料表明环境中存在多种能够模拟和干扰动物及人类内分泌机能的物质，其中模拟雌激素作用的化学物最多，人们将这一大类具有雌激素样作用的化学物称为环境雌激素。它们能够模拟或干扰机体内天然雌激素的合成、分泌、转运、结合、排泄、生理作用等，通过①与受体结合；②与血浆性激素结合蛋白结合；③影响受体的表达等作用，从而影响生殖系统发育，破坏内分泌系统平衡。

环境雌激素不仅使许多野生动物的繁殖能力显著下降，而且对人类的生殖健康也产生了潜在的威胁。动物实验表明，外来雌激素几乎可引起各类型的雄性生殖系统发育障碍，包括性腺发育不良、睾丸萎缩、睾丸和附睾重量减轻、生精细胞、支持细胞和间质细胞数目减少、精液质量下降、精子数量减少甚至无精子、睾丸肿瘤、隐睾、性欲降低和不育。环境雌激素对生殖系统的发育具有明显的影响。在发育的关键期，环境雌激素对雌激素和雄激素功能的破坏，可对发育中的生殖器官和其他具有这些激素受体的器官造成永久性的改变。

由于环境内分泌干扰物污染范围广、影响大、时效长，直接威胁人类的生存，因此，它成为 21 世纪的全球主要环境问题之一。

关于外源性有害因素致动物内分泌毒性的机制，目前研究大多认为是可能通过氧化应激；细胞凋亡；影响腺体细胞能量代谢；致某些遗传物质异常与 DNA 损伤；细胞信号通路异常；干扰腺体内分泌功能，如干扰类固醇甾体的合成与分泌、干扰雌激素、雄激素、间质细胞刺激素和卵泡刺激素受体表达等。针对不同的内分泌腺，其毒性机制的研究所选择的具体指标体系变化较大。

三、结语

由于机体许多器官或组织，受内分泌腺分泌的激素调节，从而使机体处于激素稳态（hormone homeostasis），保证机体处于正常功能。然而，机体内许多器官与内分泌系统之间具有相互作用，使得内分泌系统对外源化学物毒性特别敏感。外源化学物不仅可通过对内分泌腺本身起作用，改变其激素自然分泌而表现对内分泌腺本身毒性作用。同时还可通过对内分泌腺靶器官或靶细胞作用，产生各种毒性表现。

由此可见，评价外源化学物致内分泌系统毒性机制十分复杂，必须首先认识到，内分泌腺分泌的各种激素与其靶器官或靶细胞相互作用的自然关系，即在激素稳态条件保证机体各种器官或组织处于正常功能。

在许多情况下，激素稳态有许多物质维持，它们共同作用于靶器官起到调节其正常功能作用。例如，乳腺在类固醇激素调节下进行生长和分化，而同时又受多肽激素的刺激才能成为哺乳器官，而正常分泌乳汁。然而，外源化学物抑制或影响乳汁分泌，可能是通过抑制垂体分泌催乳素，而受到间接影响。并非一定是对与乳腺功能维持相关内分泌腺本身影响或对共分泌激素分泌的影响。

此外，外源化学物诱发不孕或生殖毒性，可直接作用于性腺或生殖细胞，然而也可以通过影响外周神经内分泌调节，而影响促性腺激素释放激素的释放，从而造成不孕或生殖毒性。Boujbiha MA 等以 50ppm $HgCl_2$ 给出生后 90 天 Wistar 雄性大鼠饮水染毒 90 天。结果发现染毒组大鼠血清 17β-雌二醇水平降低，且呈剂量依赖性；大鼠睾丸内 T 水平升高。Ma Y 等以 30mg/kg 丙烯酰胺给 40～56g SD 雄性大鼠灌胃 4 周。结果发现染毒组大鼠睾丸上皮出现广泛损伤，上皮细胞排列秩序混乱，生精小管各种细胞退化、变性，睾丸间质细胞和精子数量减少。染毒组精子存活率、精子数量降低，精子畸形率升高。染毒组大鼠睾丸 FSH 水平升高，ICSH 水平降低；染毒组大鼠血清中 T 水平升高。

由此可见，在进行内分泌毒理学研究时，必须充分认识到，外源化学物致内分泌系统毒性与可能毒性机制，必须综合考虑全身各器官系统之间的相互关系。

传统毒理学理论认为，有毒物质产生毒害效应关系是线性单调的。但越来越多的研究显示，内分泌干扰物的剂量-效应关系通常不是线性的，而是 U 型、倒 U 型或更复杂的非单调剂量-效应曲线形式。环境内分泌干扰物在接近或低于无可见不良效应浓度水平（no observed adverse effect level，NOAEL）时仍可诱发生物效应并存在非单调剂量-效应关系，这对现行的动物繁殖和发育毒理学检测规程以及环境内分泌干扰物风险评价的理论和方法提出了挑战。此外，由于环境中内分泌干扰物呈低剂量长期暴露的特征，研究低剂量-效应对正确进行生态风险评价具有重大的科学意义。

（李芝兰 常元勋）

主要参考文献

1. Eldridge JC，Stevens JT. Endocrine Toxicology，3th ed. CRC Press，2010.
2. 谭毓治. 药物毒理学. 北京：科学出版社，2010.
3. 刘健，刘振举，石秀臣，等. 现代内分泌学. 长春：吉林科学技术出版社，2007.

4. 孟紫强. 生态毒理学. 北京：高等教育出版社，2009.

5. 孔志明. 环境毒理学. 江苏：南京大学出版社，2012.

6. Ferrandino I，Favorito R，Grimaldi MC. Cadmium induces changes on ACTH and PRL cells in podarcis sicula lizard pituitary gland. Eur J Histochem，2010，54（4）：e45.

7. Iannaccone A，Cicchella G. Effect of benzene on rat thyroid. Nature，1958，182（4636）：669-670.

8. 姜俸蓉，许庭良，苏敏，等. 慢性镉中毒小鼠胰腺光镜下结构的观察. 贵阳医学院学报，1999，24（2）：127-129.

9. Thakur SC，Thakur SS，Chaube SK，et al. Subchronic supplementation of lithium carbonate induces reproductive system toxicity in male rat. Reprod Toxicol，2003，17（6）：683-690.

10. Bruckner JV，MacKenzie W，Ramanathan R，et al. Oral toxicity of 1，2-dichloropropane：acute，short-term，and long-term studies in rats. Fundam Appl Toxicol，1989，12（4）：713-730.

11. Calderoni AM，Biaggio V，Acosta M，et al. Cadmium exposure modifies lactotrophs activity associated to genomic and morphological changes in rat pituitary anterior lobe. Biometal，2010，23（1）：135-143.

12. Kumari N，Swarndeep SH. Chlorpyrifos induced toxicity in reproductive organs of female Wistar rats. Food Chem Toxicol，2013，62（12）：732-738.

13. Romano MA，Romano RM，Santos LD，et al. Glyphosate impairs male offspring reproductive development by disrupting gonadotropin expression. Arch Toxicol，2012，86（4）：663-673.

14. Hsieh GC，Sharma RP，Parker RD. Hypothalamic-pituitary-adrenocortical axis activity and immune function after oral exposure to benzene and toluene. Immunopharmacology，1991，21（1）：23-31.

15. Caride A，Lafuente A，Cabaleiro T. Endosulfan effects on pituitary hormone and both nitrosative and oxidative stress in pubertal male rats. Toxicol Lett，2010，197（2）：106-112.

16. Krishnamoorthy G，Murugesan P，Muthuvel R，et al. Effect of Aroclor 1254 on Sertoli cellular antioxidant system，androgen binding protein and lactate in adult rat in vitro. Toxicology，2005，212（2-3）：195-205.

17. Murono EP，Derk RC. The effects of the reported active metabolite of methox-

ychlor, 2, 2-bis (p-hydroxyphenyl) -1, 1, 1-trichloroethane, on testoster-
one formation by cultured Leydig cells from young adult rats. Reprod Toxicol,
2004, 19 (1): 135-146.

18. Jackye P, Steven LN, Jodi AF. Mouse strain does not influence the overall
effects of bisphenol A-induced toxicity in adult antral follicles. Biol Reprod,
2013, 89 (5): 108-117.

19. Caride A, Fernandez-Perez B, Cabaleiro T, et al. Daily pattern of pituitary
glutamine, glutamate, and aspartate content disrupted by cadmium expo-
sure. Amino Acids, 2010, 38 (4): 1165-1172.

20. Chandra AK, Chatterjee A, Ghosh R, et al. Chromium induced testicular im-
pairment in relation to adrenocortical activities in adult albino rats. Reprod
Toxicol, 2007, 24 (3-4): 388-396.

21. Sainath SB, Meena R, Kumar CHVS, et al. Embryonic exposure to octylphe-
nol induces changes in testosterone levels and disrupts reproductive efficiency
in rats at their adulthood. Food Chem Toxicol, 2011, 49 (4): 983-990.

22. 董芳, 李芳芳, 祁晓霞, 等. 环境毒理学研究进展. 生态毒理学报, 2011,
6 (1): 9-17.

23. 楼钦钦, 田密, 秦占芬, 等. 内分泌干扰物的非单一剂量-效应研究进展.
生态毒理学报, 2013, 8 (3): 295-305.

24. 卫立, 张洪昌, 张爱茜, 等. 环境内分泌干扰物低剂量-效应研究进展. 生
态毒理学报, 2007, 2 (1): 25-31.

25. Beland FA, Mellick PW, Olson GR, et al. Carcinogenicity of acrylamide in
B6C3F (1) mice and F344/N rats from a 2-year drinking water exposure. Food
Chem Toxicol, 2013, 51: 149-159.

26. Johnson KA, Gorzinski SJ, Bodner KM, et al. Chronic toxicity and oncoge-
nicity study on acrylamide incorporated in the drinking water of Fischer 344
rats. Toxicol Appl Pharmacol, 1986, 85 (2): 154-168.

27. Ma Y, Shi J, Zheng M, et al. Toxicological effects of acrylamide on the reproductive
system of weaning male rats. Toxicol Health, 2011, 27 (7): 617-627.

28. Boujbiha MA, Hamden K, Guermazi F, et al. Impairment of spermatogenesis
in rats by mercuric chloride: involvement of low 17β-estradiol level in induction
of acute oxidative stress. Biol Trace Elem Res, 2011, 142 (3): 598-610.

第二章

外源性有害因素对垂体的危害

垂体是人体内最复杂和最重要的内分泌腺，根据其结构特点分为腺垂体和神经垂体两部分。腺垂体可分泌多种激素，包括生长激素（growth hormone，GH）、促甲状腺激素（thyroid stimulating hormone，TSH）、促肾上腺皮质激素（adrenocorticotropic hormone，ACTH）、促性腺激素（gonadotropin）如黄体生成素（luteinizing hormone，LH，雌性）或间质细胞刺激素（interstitial cell stimulating hormone，ICSH，雄性）和卵泡刺激素（follicle stimulating hormone，FSH）、催乳素（prolactin，PRL）、黑色细胞刺激素（melanocyte stimulating hormone，MSH）等，还可储存下丘脑分泌的抗利尿激素（antidiuretic hormone，ADH）和缩宫素（催产素，oxytocin，OXT）。这些激素对机体代谢、生长、发育和生殖等具有极其重要的作用。

目前文献报道，致垂体毒性的外源化学物（激素）种类繁多，常见的如镉、铅、砷、TCDD、苯系物、二硫化碳、聚苯乙烯、棉酚、有机磷农药、有机氯农药、吗啡、可卡因、佛波酯、丹那唑、己烯雌酚、氟、乙醇、海洛因、雌二醇、孕酮、黄体酮、睾酮以及物理因素如 X 射线、微波辐射、电磁辐射等。上述外源化学物和激素及其代谢产物，以及物理因素均可作用于腺垂体，可从器官、亚细胞、细胞和分子水平等不同角度影响腺垂体的内分泌功能。

第一节　垂体的结构与功能

一、垂体结构

垂体（hypophysis/pituitary gland）位于颅中窝、蝶骨体上面的垂体窝内，大小约 0.5cm×0.9cm×1.5cm，呈椭圆形，借垂体柄与下丘脑相连，外面包以由硬膜构成的被囊。垂体由外胚叶原始口腔顶部向上突起的颅颊囊与第三脑室底部间脑向下发展的漏斗小泡两者结合而成。颅颊囊前壁发育成垂体前叶（腺垂体）远侧部及结节部，后壁形成中间部。而漏斗小泡发育成垂体后叶（神经垂体）、漏斗柄、正中隆起。垂体由门静脉系和门外动脉系双重供血，与激素的输送及神经内分泌的调节相关。垂体的重量变化差异较大，且变化主要与年龄、妊娠和腺细胞瘤增生有关。

根据垂体的发生和结构特点，可将其分成腺垂体（adenohypophysis）和神经垂体（neurohypophysis）两大部分。腺垂体包括远侧部、结节部和中间部。神经垂体包括神经部、漏斗柄和正中隆起。一般将结节部和远侧部合称为垂体前叶，中间部和神经部合称为垂体后叶，漏斗柄和正中隆起合称为漏斗（infundibulum），结节部包绕漏斗干合称为垂体柄（pituitary stalk，PS）。

（一）腺垂体

1. 腺垂体远侧部　腺垂体远侧部（pars distalis）的腺细胞排列成团索状，少数呈小滤泡状，细胞间具有丰富的窦状毛细血管和少量结缔组织。人类的腺垂体细胞都含有颗粒，根据细胞着色的差异，可将其分为嗜色性和嫌色性细胞两大类。嗜色细胞（chromophil cell）又分为嗜酸性和嗜碱性细胞两种。嗜酸性细胞数量较多，呈圆形或椭圆形，胞质内含嗜酸性颗粒，主要由生长激素细胞和催乳素细胞组成。嗜碱性细胞数量较嗜酸性细胞少，呈椭圆形或多边形，胞质内含嗜碱性颗粒，颗粒内含糖蛋白类激素，高碘酸-席夫（periodic acid-schiff，PAS）反应呈阳性。主要由促甲状腺激素细胞、促性腺激素细胞和促肾上腺皮质激素细胞组成。嫌色性细胞（chromophobe cell）数量多，体积较小，呈圆形或多角形，胞质少，着色浅，细胞界限不清楚。

2. 腺垂体中间部　腺垂体中间部（pars intermedia）只占垂体的2%左右，是一个退化的部位，由嫌色细胞和嗜碱性细胞组成。此外，还有一些由立方上皮细胞围成的大小不等的滤泡，泡腔内含有胶质。腺垂体中间部在人体不起重要作用。

3. 腺垂体结节部　腺垂体结节部（pars teberalis）包围着神经垂体的漏斗，此部含有丰富的毛细血管，腺细胞呈索状纵向排列于血管之间，细胞较小，主要是嫌色细胞，其间有少数嗜酸性细胞和嗜碱性细胞。此处的嗜碱性细胞分泌促性腺激素（FSH 和 LH 或 ICSH）。

（二）神经垂体

神经垂体属神经组织，含有与神经胶质细胞相似的垂体细胞和从下丘脑神经细胞发出的神经纤维，并含有丰富的窦状毛细血管和少量网状纤维。为间脑向下的突出物，可分为神经部和漏斗，漏斗的上半部为正中隆起连于丘脑，下半部为漏斗柄。正中隆起是下丘脑与腺垂体间血管联系的重要部位。视上核和室旁核分泌的抗利尿激素和缩宫素（催产素）经漏斗和漏斗茎的轴突输送至后叶，在后叶释放。

二、垂体分泌各种激素的生理功能

垂体是人体最重要的内分泌腺，是利用激素调节身体健康平衡的总开关，控制多种对机体代谢、生长、发育和生殖等有重要作用的激素分泌。腺垂体约占垂体的 3/4，主要由腺上皮细胞构成，细胞类型多。腺垂体嗜酸性细胞分泌 GH 和 PRL，嗜碱性细胞分泌 TSH、促性腺激素如 LH 或 ICSH 和 FSH、ACTH、促脂解激素（lipotropic hormone，LPH）和 MSH，嫌色细胞一般无内分泌功能。神经垂体不具有内分泌功能，而是储存激素的场所。研究发现，神经垂体有一些大小不等的同质团块——Herring 小体，是下丘脑视上核、室旁核等神经内分泌细胞分泌的激素沿下丘脑-垂体束送至神经垂体，在轴突末端附近暂时储存，当机体需要时再释放入血。神经垂体储存的激素包括 ADH 和 OXT。

（一）生长激素

生长激素（growth hormone，GH）是腺垂体细胞分泌的蛋白质，是一种肽类激素，由 191 个氨基酸残基构成。正常情况下，GH 呈脉冲式分泌，其分泌受下丘脑产生的生长激素释放素（growth hormone releasing hormone，GHRH）的调节，还受性别、年龄和昼夜节律的影响，睡眠状态下分泌明显增加。GH 的主要功能包括：可促进蛋白质合成以及诱导脂肪细胞膜上 β-肾上腺素能受体，导致融脂效应，促进脂肪降解。GH 对糖代谢的影响表现为短期注射 GH 可有胰岛素样效应，而长期注射 GH 可导致血葡萄糖浓度升高，减少外周组织对葡萄糖的利用，降低细胞对胰岛素的依赖性。GH 可使细胞内钾、磷酸盐滞留，可促进肾小管钠回吸收，激活肾素-血管紧张素-醛固酮系统，引起水、钠滞留。GH 刺激软骨细胞在局部产生胰岛素样生长因子-1（insulin-like growth factor-1，IGF-1），促进软骨细胞增殖以及骨生长；可刺激成骨细胞骨代谢，并对维持骨矿物质含量和骨密度起重要作用。具有免疫增强作用，可提高外周血淋巴细胞数目和淋巴细胞对外界刺激原的反应能力。并可增强免疫球蛋白的合成和CD4/CD8 比值。GH 具有促进精子生成和排卵的作用。其他功能还有抗衰老、促进脑功能效应、增强心功能和提高肌力等作用。

（二）催乳素

催乳素（prolactin，PRL）是一种由腺垂体嗜酸性细胞分泌的蛋白质激素，由 199 个氨基酸残基所组成。PRL 的分泌受下丘脑的催乳素释放因子及催乳素释放抑制因子的双重控制。在生理情况下，催乳素释放抑制因子起作用。吸吮乳头可引起神经冲动经脊髓传入下丘脑，使催乳素释放因子神经元兴奋，引起 PRL 分泌。主要功能为促进乳腺生长发育，刺激并维持泌乳。刺激卵泡黄体受体生成，对卵巢激素的生物合成发挥一定作用。调节机体免疫功能。参与应激反应并且对体细胞的增值和分裂起直接作用。

（三）促甲状腺激素

促甲状腺激素（thyroid stimulating hormone，TSH）是腺垂体分泌的促进甲状腺的生长和功能的激素。人类的 TSH 为一种糖蛋白，含 211 个氨基酸，糖类约占整个分子的 15%，整个分子由 α 链和 β 链两条肽链组成。腺垂体分泌 TSH，一方面受下丘脑分泌的促甲状腺激素释放激素（TRH）的促进性影响，另一方面又受到 T_3、T_4 反馈性的抑制性影响，二者互相拮抗，它们组成下丘脑-腺垂体-甲状腺轴。正常情况下，下丘脑分泌的 TRH 量，决定腺垂体甲状腺轴反馈调节的水平。TRH 分泌多，则血中 T_3、T_4 水平的调定点高，当血中 T3、T4 超过此调定水平时，则反馈性抑制腺垂体分泌 TSH，并降低腺垂体对 TRH 的敏感性，从而使血中 T3、T4 水平保持相对恒定。TSH 促进甲状腺上皮细胞的代谢及胞内核酸和蛋白质合成，使细胞呈高柱状增生，从而使腺体增大。TSH 分泌早期主要促进甲状腺激素的释放，稍晚则促进 T3 和 T4 的合成，包括加强碘泵活性，增强过氧化物酶活性，促进甲状腺球蛋白合成及酪氨酸碘化等各个环节。

（四）黄体生成素和间质细胞刺激素

黄体生成素（luteinizing hormone，LH）是雌性动物腺垂体嗜碱性细胞所分泌的激素，为糖蛋白。在卵泡刺激素的协同作用下，雌性动物体内的 LH 可促进卵巢卵泡成熟和排卵，使破裂卵泡形成黄体并分泌雌激素和孕激素。LH 或 ICSH 的分泌受下丘脑黄体生成素释放激素的调节。在雄性动物，间质细胞刺激素（ICSH）可刺激睾丸间质细胞发育并促进间质细胞分泌睾酮。

（五）卵泡刺激素

卵泡刺激素（follicle stimulating hormone，FSH）是腺垂体嗜碱性细胞分泌的一种激素，成分为糖蛋白。下丘脑分泌的促卵泡激素释放激素控制卵泡刺激素的分泌。FSH 作用于卵巢，促进卵泡颗粒层细胞增生分化，促进卵巢卵泡的发育和卵子的成熟。FSH 作用于睾丸生精小管，可促进生精小管上皮发育和精子的发生与成熟。

（六）促肾上腺皮质激素和黑色细胞刺激素

促肾上腺皮质激素（adrenocorticotropic hormone，ACTH）是由腺垂体分泌的激素。ACTH 主要作用于肾上腺皮质束状带，刺激糖皮质类固醇的分泌。ACTH 的生成和分泌受下丘脑促肾上腺皮质激素释放因子（corticotropin releasing factor，CRF）的直接调控。

黑色细胞刺激素（melanocyte stimulating hormone，MSH）是垂体中叶产生的多肽激素。MSH 能促进大量存在于皮肤的黑色素细胞合成黑色素，使皮肤变黑。能游离脂肪组织的脂肪酸，改善人的视觉滞留，改变神经应激性，提高智力迟钝者的注意力和记忆力。

（七）抗利尿激素和催产素

抗利尿激素（antidiuretic hormone，ADH），又称血管升压素，是由下丘脑的视上核和室旁核的神经细胞分泌的9肽激素，经下丘脑-垂体束到达神经垂体后释放出来。其主要作用是提高肾远端小管曲部和集合管对水的通透性，促进水的吸收，是尿液浓缩和稀释的关键性调节激素。此外，该激素还能增强肾髓部集合管对尿素的通透性。

催产素（oxytocin，OXT），又称缩宫素，由下丘脑视上核和室旁核的巨细胞产生，经下丘脑-垂体轴神经纤维输送到神经垂体分泌，再释放入血。催产素可使乳腺腺泡周围的肌上皮样细胞收缩，促使具有泌乳功能的乳腺排乳。催产素对子宫有较强的促进收缩作用，以妊娠子宫较为敏感。

第二节　外源性有害因素致动物（人）腺垂体的毒性表现

近年来，国内外学者采用整体动物实验和体外实验以及职业人群流行病学调查等方法，从器官、细胞和分子水平探讨了外源化学物对实验动物（人）垂体的毒性及其毒作用表现，并取得了丰硕的成果。

致垂体毒性的外源性有害因素主要包括：

（1）金属与类金属：镉、砷、汞、铬、铅、锌、钐和镨等。

（2）有机化合物：有机锗（Ge-132）、2,3,7,8-四氯二苯并对二噁英（TCDD）、2,3,6,7-二苯并蒽、L-精氨酸甲基酯、双巯基乙酸异辛酯二正辛基锡（IMA）、二月桂酸二丁基锡（EFGE）、二甲基甲酰胺（DMF）、甲醇、乙醇、苯系物、二硫化碳、聚苯乙烯、氯乙烯、丙烯腈、棉酚、二甲磺酸乙烷（EDS）、谷氨酸单钠（MSG）、邻苯二甲酸二正丁酯（DBP）、壬基酚等。

（3）农药：二嗪农、艾氏剂、硫丹、辛硫磷、草甘膦、乐果、氰戊菊酯、二烷基磷酸酯（DAP）、阿特拉津、有机氯农药等。

（4）物理因素：电磁辐射如X线和微波、冷热应激等。

（5）药物：利福平、赛庚啶、二甲双胍（MF）、炔诺酮、左旋甲状腺素钠、他莫昔芬、雷洛昔芬、米非司酮、孕酮、丙氨瑞林、L-精氨酸、纳洛酮、吗啡、可卡因、维生素 A、维生素 B_6、维生素 D_3、硫辛酸、N-甲基-DL-天门冬氨酸（NMA）、托吡酯、卡马西平、丙戊酸、雷公藤甲素、脂多糖、米索前列醇、γ-氨基丁酸、吲哚美辛（消炎痛）、β-内啡肽、佛波酯（PMA）、腺苷酸环化酶活化多肽、维甲酸、环磷酰胺、丹那唑、地塞米松、腺嘌呤、醋酸可的松、二甲苯胺噻嗪等。

（6）激素类：苯甲酸雌二醇、17-β 雌二醇、二丙酸雌二醇、戊酸雌二醇、2-羟雌酮、2-羟雌二醇、黄体酮、丙酸睾酮、孕二烯酮、己酸孕酮、甲状腺激素、促黄体生成素类似物、促性腺激素释放激素（LHRH）、黄体生成素释放激素、睾酮、己烯雌酚（DES）、三碘甲状腺原氨酸、生长激素释放肽-2、降钙素、褪黑素、瘦素、胰岛素、胃泌素等。

（7）卤族：氟、碘等。

（8）细胞因子：干扰素-γ（INF-γ）、胰岛素样生长因子-1（IGF-1）、表皮生长因子（EGF）、转化生长因子-β1（TGF-β1）、白细胞介素-1（IL-1）、白细胞介素-2（IL-2）、白细胞介素-6（IL-6）等。

（9）其他：海洛因、P 物质等。

一、致动物腺垂体形态学的改变

（一）金属与类金属及其化合物

1. 整体动物实验　李树蕾等分别采用 0.1、0.2、2、10、20mg/kg La（NO_3）$_3$ 和农用混合稀土"常乐"（含 La_2O_3 30.48％，CeO_2 54.67％，Pr_6O_{11} 6.05％，Nd_2O_3 8.8％）给予雄性 Wistar 大鼠（体重 100±20g）连续灌胃 6 个月，观察两者对大鼠腺垂体中生长激素细胞超微结构的影响。结果显示，大鼠经口给予 6 个月后，20mg/kg La（NO_3）$_3$ 染毒组生长激素细胞胞质中分泌颗粒明显减少。线粒体数量减少、变形扭曲，线粒体内外膜之间的膜间腔消失，基质局部电子密度降低呈现小空泡状或斑点状，嵴变短减少、排列紊乱、致密杆状变。粗面内质网网腔明显扩张，表面附着的核糖体较少，池内隔离现象多见。细胞核形状尚且规则，异染色质增多，核仁边集。"常乐"20mg/kg 染毒组染毒 6 个月，生长激素细胞的超微结构改变与 6 个月 La（NO_3）$_3$ 20mg/kg 染毒组基本类似，但粗面内质网扩张较其严重，呈大空泡状，附着核糖体消失。线粒体肿胀更加明显，基质变薄形成电子透明区，有的线粒体在嵴消失后形成无结构的大泡。细胞核呈现锯齿状不规则，核膜间隙增宽，异染色质增多，聚集于核膜的下方，也可见细胞核固缩、变形以及异染色质边集。染毒停止 1 个月后，La（NO_3）$_3$ 20mg/kg 染毒组生长激素细胞轮廓较清晰，胞质中分泌颗粒较染毒停止前增多。粗面内质网扩张减轻，呈中度扩张，仍然可见池内隔离。线粒体肿胀程度有所减轻，可见中等电子密度较正常的线粒体。细胞核形态正常，核膜局部有扩张。"常乐"20mg/kg 染毒组生长激素细胞轮廓较清晰，胞质中分泌颗粒较 La（NO_3）$_3$ 20mg/kg 染毒组增多。粗面内质网扩张明显减轻，呈中度扩张，无大泡样的改变，表面有核糖体附着，池内隔离较多见。线粒体仍然肿胀，基质变薄形成电子透明区，线粒体嵴消失，偶见中等电子密度的线粒体。La（NO_3）$_3$ 0.1mg/kg 染毒组生长激素细胞轮廓清楚，胞质中分泌颗粒密集，线粒体和粗面内质网增多，内质网腔有轻微扩张。

唐宜等观察了成年雄性 SD 大鼠一次性腹腔注射 2mg/kg $CdCl_2$ 后 7、15、30 和 50 天垂体促性腺细胞超微结构的变化，发现卵泡刺激素细胞的粗面内质网有不同程度的扩张，数目增多，内含低电子密度物质。注射 $CdCl_2$ 后 7 天内，卵泡刺激素细胞粗面内质网比表面明显下降，7～50 天比表面处于稳定的低值水平。粗面内质网体密度增加较快，达到正常组的 2 倍，15 天达高峰，50 天仍明显高于正常组。$CdCl_2$ 染毒组高尔基复合体增生、肥大，卵泡刺激素细胞也呈增生、肥大表现。朱伟等采用成年雄性 SD 大鼠经口灌胃 1、2 和 4mg/kg $CdCl_2$ 染毒，每天 1 次，每周 5 天，连续 6 周。电镜下可见，2 和 4mg/kg 染毒组大鼠部分腺垂体细胞线粒体肿胀，呈空泡状，嵴模糊甚至消失。细胞核体积缩小，核膜不规整，染色质边聚等细胞凋亡征象。

周莉等分别采用灌胃、腹腔和尾静脉注射三种途径给予成年雌性

Wistar 大鼠 0.05mg/kg 三氯化钐（$SmCl_3$）和三氯化镨（$PrCl_3$）染毒，隔日 1 次，共 12 次。结果发现，三种给药途径各组腺垂体远侧部生长激素细胞处于不同的分泌状态。多数细胞胞质内呈现大量电子密度高的圆形分泌颗粒，粗面内质网腔略扩大，呈合成和分泌旺盛期。三种不同给药途径的 $SmCl_3$ 和 $PrCl_3$ 对腺垂体生长激素细胞超微结构的影响未见明显差异。

I Ferrandino 等通过饮水给予成年雌性西库拉蜥蜴 1mg/kg $CdCl_2$ 染毒 4 个月。光镜下显示：染毒 60 天时，腺垂体远侧部组织出现萎缩，以及较宽的不规则间隙。腺垂体中显示较大的血管形成，基底部及其个别细胞出现形态的改变。免疫组织化学结果可见促肾上腺皮质激素细胞和催乳素细胞胞质着色增强，细胞数目增多。其中在 $CdCl_2$ 染毒 30 天时，催乳素细胞数目显著增多，染毒 60 天时细胞数开始减少，至染毒 120 天时细胞数接近对照组。在 $CdCl_2$ 染毒 60 天时，促肾上腺皮质激素细胞数明显增多，染毒 90 天后细胞数目接近于对照组。

2. 体外实验 崔丽等用 0.01、0.1、1.0mmol/L 三氯化钐（$SmCl_3$）处理体外单层培养的 Wistar 大鼠腺垂体细胞 24 小时，收集腺垂体细胞，采用透射电镜观察超微结构变化。电镜显示，嗜酸性细胞中的生长激素细胞胞质内的圆形或卵圆形分泌颗粒大小不均，电子密度大，直径为 200～400 nm。催乳素细胞中的分泌颗粒外形不规则，但多呈椭圆形，颗粒体积均很大，直径可达 800nm。$SmCl_3$ 0.01mmol/L 处理组，生长激素细胞胞体增大，胞质内分泌颗粒明显增多，颗粒电子密度增高，向细胞边缘部位移动，丰富的粗面内质网呈管泡状扩张，线粒体很少。催乳素细胞胞质中的分泌颗粒增多且边移，平行排列的粗面内质网池变宽，线粒体中等大小。$SmCl_3$ 1mmol/L 处理组，虽有些生长激素细胞和催乳素细胞呈上述分泌及合成功能旺盛状态，但多数细胞解体死亡。嗜碱性细胞中的促甲状腺激素细胞外形不规则，细胞胞质少，细小的圆形分泌颗粒常位于细胞的边缘部，颗粒数量较多，大小均匀，直径约为 150nm，高尔基复合体发达，线粒体较多且散在分布；促性腺激素细胞分泌颗粒中等大小，直径为 200～400nm，颗粒电子密度较高。染毒组促甲状腺激素细胞及促性腺激素细胞胞体均变小，胞质内分泌颗粒减少，颗粒电子密度降低。染毒组嗜酸性细胞呈分泌及合成功能旺盛相，而嗜碱性细胞呈分泌及合成功能抑制状态，说明 $SmCl_3$ 对腺垂体嗜酸性细胞的合成及分泌激素的功能有促进作用，对腺垂体嗜碱性细胞的合成及分泌激素的功能有抑制作用。

（二）有机化合物

1. 整体动物实验　季佳佳等给雄性 SD 大鼠（体重 150±10g）1250mg/m³ CS_2 进行静式吸入染毒，每天 2 小时，每周 5 天，共 10 周，观察大鼠垂体细胞超微结构变化。透射电镜下可见 CS_2 染毒组促性腺激素细胞线粒体肿胀，内质网扩张。生长激素细胞线粒体轻微肿胀，核间隙略有增宽，内质网轻度扩张。但促肾上腺皮质激素细胞、促甲状腺激素细胞和催乳素细胞结构正常。

江一平等采用 320mg/kg CS_2 给成年雌性 SD 大鼠腹腔注射，每天 1 次，连续 35 天。透射电镜可见，染毒组促性腺激素细胞内可见大量囊状粗面内质网，其形状为圆形、椭圆形或不规则形。其中尤以不规则形为多且截面积普遍扩大。囊腔大多为空泡，少量囊腔内可见部分电子密度低的絮状内容物，囊腔大者皆为空泡。粗面内质网膜外侧面可见核糖体附着，其附着密度随粗面内质网囊的扩大而降低，即较大的粗面内质网囊膜上核糖体大量脱落丢失。靠近细胞核处的粗面内质网囊可与部分扩大的核被相连，囊腔与核周腔相通。多数细胞内可见粗面内质网囊互相融合成巨大的不规则囊泡，此时往往伴有分泌颗粒减少。这种巨大粗面内质网囊泡可占据细胞质的绝大部分空间，而将残留的少量其他细胞器挤至细胞周边部，形成典型的"图章戒指样细胞"。染毒组促性腺激素细胞内线粒体体积增大，呈圆或卵圆形。线粒体数量减少，基质电子密度低而呈空泡状。部分促性腺激素细胞核内异染色质增多、边集或密集于核内。核被与核孔模糊不清呈固缩状态。

2. 体外实验　崔丽等用 0.01 和 1mmol/L 有机锗（Ge-132）处理单层培养的 Wistar 大鼠腺垂体细胞，观察腺垂体细胞超微结构的变化。扫描电镜观察结果显示：Ge-132 处理组嗜酸性细胞较对照组数量增多，但细胞体积与对照组未见明显差异，细胞表面突起增多且隆起渐渐增大并向一侧膨出，胞核偏向另一侧。嗜碱性细胞虽数量减少，但细胞体积增大，细胞表面凹陷消失，胞体变得饱满圆大。透射电镜观察结果显示：Ge-132 处理组嗜酸性细胞中生长激素细胞和催乳素细胞胞质内有丰富的呈管泡状扩张的粗面内质网，分泌颗粒电子密度较对照组明显增高，但颗粒数量较对照组减少且移动到细胞的边缘部位，说明细胞呈分泌功能旺盛相。嗜碱性细胞中促甲状腺激素细胞为多角形细胞，胞质少，胞质内细小的分泌颗粒常位于细胞的边缘部，直径约为 150nm。促性腺激素细胞体积较大，分泌颗粒中等大小，直径为 200～400nm。上述两种嗜碱性细胞 Ge-132 处理组与对照组比较，胞质内分泌颗粒增多，颗粒散在均匀地分布于细胞质中，说明细胞呈分泌功能抑制状态。

（三）物理因素

1. **整体动物实验**　孟丽等采用 2、10、50 和 90mW/cm^2 的 S 波段高功率微波（high power microwave，HPM）照射成年雄性 Wistar 大鼠 5 分钟，分别于照射后 6 小时，1、7、14 和 28 天以及 3 个月摘取脑垂体，制备光镜和电镜切片。光镜可见，10、50 和 90mW/cm^2 的 HPM 照射后腺垂体远侧部细胞变性、坏死并出现灶性溶解，细胞数量减少，血窦淤血。病变以 50mW/cm^2 照射组 7 天时最严重，照射后 14 天时变性坏死好转，出现灶性炎细胞浸润，照射后 28 天时仍未见完全恢复。50mW/cm^2 照射组嗜碱性细胞颗粒于照射后 3 天时下降（$P<0.01$），在照射后 1、7 与 14 天时升高（$P<0.01$），照射后 28 天时基本恢复。嗜银蛋白在 50mW/cm^2 照射组 3 天后升高（$P<0.01$），照射后 28 天时仍未恢复。电镜可见，10mW/cm^2 照射组 1 天时腺垂体远侧部部分嗜酸性细胞见线粒体肿胀、滑面内质网扩张，核染色质浓集。

杜忠民等采用 5mW/cm^2 低功率毫米波照射成年雄性昆明种小鼠背部，每天 30 分钟，连续 5 天。电镜可见，照射后 1 天时腺垂体少数促生长激素细胞出现原浆空化。粗面内质网不同程度扩张，有些融合成囊泡状结构，以核周区最为明显。内分泌颗粒相对减少，线粒体部分轻度肿胀，核膜轻微皱缩，核染色质相对浓集。少数促性腺激素细胞亦可见内质网囊泡状扩张，池内多有絮状或颗粒状物质。而其他细胞器则轻度萎缩退变，偶见形成自噬小体。胞质内脂滴相对较多，并见少数髓鞘样结构形成，细胞外偶见退变的胞质碎片。其他类型的内分泌细胞偶见轻微内质网扩张。照射后第 3 和第 5 天时，促生长激素细胞和促性腺激素细胞退行性改变更加明显，内质网扩张更加突出，胞质内萎缩、退行性变的细胞器如内质网、线粒体等更为多见，部分形成自噬小体和髓鞘样结构，溶酶体、脂滴较多。照射后第 7 天，促生长激素细胞和促性腺激素细胞的内质网扩张已不明显，胞质仍见退行性变的细胞器及残余体，细胞外可见少量细胞碎片。另见部分细胞粗面内质网非常发达，提示合成代谢旺盛。此期见促生长激素细胞和促性腺激素细胞的核分裂象明显增多。

方恒虎等选择场强 200 kV/m 的电磁脉冲（EMP）给成年雄性 SD 大鼠脉冲间隔时间为 10 秒的全身照射 200 次，观察照射后 6、12、24 和 48 小时大鼠腺垂体超微结构的改变。透射电镜下可见，照射后 6 小时和 12 小时腺垂体细胞与周围组织间隙增大，催乳素细胞内线粒体明显肿胀、嵴断裂。生长激素细胞内线粒体空泡化、高尔基复合体扩张、散在的次级溶酶体易见。其他内分泌细胞也有线粒体肿胀等类似的超微结构改变。照射后 24 小时可见腺垂体细胞间隙内有巨噬细胞浸润，催乳素细胞内出现大量的线粒体空泡化，核内异染色质增多，染色质轻度边集。生长激素细胞部分线粒体内出现同心圆状髓鞘样结构，双层膜溶解或消失。促性腺激素细胞内质网扩张连结成网状。促肾上腺皮质激素细胞及促甲状腺激素细胞亦出现线粒体嵴断裂乃至空泡化等超微结构改变。照射后 48 小时可见腺垂体组织内大量的炎性细胞浸润，细胞水肿更加明显。催乳素细胞核扭曲、变小，核内出现大量的团块状异染色质，大部分边集于核膜下。生长激素细胞内出现大量的次级溶酶体。促性腺激素细胞内质网扩张成片。促甲状腺激素细胞变性、坏死。结果提示，EMP 照射引起的腺垂体内分泌细胞超微结构的改变，主要表现为线粒体和粗面内质网损伤为主，且损伤在照射后 48 小时内呈逐渐加重趋势。催乳素细胞和生长激素细胞可能为 EMP 照射损伤的敏感细胞。

吴洪福等观察了不同海拔（1700、3100 和 4050m）下雌、雄两性 Wistar 大鼠（体重 120±2.5g）腺垂体促肾上腺皮质激素细胞超微结构的变化。透射电镜显示：海拔 1700m 组大鼠促肾上腺皮质激素细胞胞体、胞质较少，核仁较小，分泌颗粒小而少，线粒体数量少，粗面内质网较少。海拔 3100m 组大鼠促肾上腺皮质激素细胞体积较大，胞质较多，核仁亦较大，分泌颗粒减少、中等大小，粗面内质网较丰富，线粒体数亦较多。海拔 4050m 组大鼠促肾上腺皮质激素细胞胞体较大，胞质较多，核仁较大，分泌颗粒较大且较多，线粒体增多，粗面内质网丰富。结果提示，促肾上腺皮质激素细胞超微结构变化反映了高海拔时促肾上腺皮质激素细胞合成激素的功能较低海拔（1700m 组）活跃，由此可见在高海拔时低氧对促肾上腺皮质激素细胞超微结构也有一定影响。

尹锋等采用恒温恒湿热应激箱（42℃，相对湿度 35.4%）建立热应激模型 I 组（小鼠肛温达到 40℃）和 II 组（小鼠肛温达到 41℃），观察急性热应激条件下成年昆明种小鼠腺垂体细胞形态结构的变化。镜下可见，热应激 I 组腺垂体的细胞密度、嗜碱性细胞比例、嗜碱性细胞体面积、嗜碱性细胞长轴与对照组比较，差异均具有统计学意义（$P<0.01$）。嗜酸性细胞比例、嗜碱性细胞短轴、嗜酸性细胞体面积与对照组比较，差异也具有统计学意义（$P<0.05$）。热应激 II 组腺垂体的细胞密度、嗜碱性细胞比例、嗜碱性细胞体面积、嗜酸性细胞体面积与对照组比较，差异均具有统计学意义（$P<0.01$）。嗜碱性细胞长轴、嗜碱性细胞短轴、嗜酸性细胞短轴与对照组比较，差异也具有统计学意义（$P<0.05$）。结果提示热应激可导致腺垂体细胞快速增殖和正常形态发生改变。

2. 体外实验　曹晓哲等对原代培养的成年雄性 Wistar 大鼠垂体细胞用高场强 EMP 模拟源（场强为 $6×10^4$ V/m，脉冲上升时间为 20ns，脉宽为 30ms）照射，2.5 次/分，共 2 分钟。采用原子力显微镜对细胞表面进行接触式连续扫描。EMP 照射前，垂体细胞膜表面基本平滑，可见轻微的高低起伏。照射后垂体细胞膜表面出现大小不一、多呈类圆形和不规则形的穿孔。对穿孔的口径和深度测量分析发现，在垂体细胞表面的穿孔最大直径为 291.41～372.33nm，深度为 11.72nm。EMP 照射后可直接导致垂体细胞膜的穿孔，提示垂体细胞膜可能是 EMP 生物效应的靶部位之一。

（四）药物

1. **整体动物实验**　黄岩等给成年雄性 SD 大鼠经口灌胃4.6mg/kg 赛庚啶，连续给药 10 天。电镜下可见，大鼠垂体生长激素细胞主要表现为扩张的粗面内质网相互融合，并将细胞质分割成仅含分泌颗粒和细胞器的小块。多数促甲状腺激素细胞超微结构未见明显异常，只有少数细胞出现上述变化。卵泡刺激素和间质细胞刺激素细胞主要表现为粗面内质网扩张成泡状。促肾上腺皮质激素细胞仅表现为核周隙和粗面内质网扩张，线粒体肿胀、嵴断裂或消失呈空泡。

王树林等给成年健康雌性 SD 大鼠经口灌胃维生素 A 20000 U/kg，每天 1 次，连续 30 天，观察垂体超微结构变化。透射电镜下可见，腺垂体部分细胞出现核固缩、核膜不规整，染色质边集。线粒体肿胀，呈空泡状，甚至有包涵体，嵴模糊甚至消失。内质网扩张明显，暗细胞增多。分泌颗粒减少等征象。

张纪周等给成年雌性 Wistar 大鼠腹腔注射海洛因，首天染毒剂量为 3mg/kg，以后逐天依次递增 0.45mg/kg 的整数倍，每天 2 次，连续 3、9 和 21 天。光镜下可见，海洛因染毒 21 天组大鼠腺垂体细胞有散在坏死，神经元细胞无明显的形态和数量的改变。透射电镜下可见，海洛因染毒 9 天组大鼠腺垂体促性腺激素细胞核呈固缩状，异染色质趋边凝集，胞质内分泌颗粒减少，大小不一，形状多为圆形，粗面内质网扩张明显。催乳素细胞核呈圆形，可见大而明显的核仁，胞质内分泌颗粒数量明显减少。海洛因染毒 21 天组大鼠腺垂体促性腺激素细胞核略呈不规则形，核膜模糊不清，胞质内可见较多大小不一的圆形分泌颗粒，多位于核的一侧。线粒体嵴呈空化状改变，还可见髓样小体。催乳素细胞内分泌颗粒大小不一，形状呈圆形，线粒体空化，线粒体嵴断裂，粗面内质网扩张。

童凤明等给妊娠第 7~11 天 SD 大鼠每天经口灌胃炔诺酮 7.8 毫克/只，连续 4 天。电镜下可见，给药组妊娠大鼠腺垂体促性腺激素细胞的粗面内质网池扩张比对照组显著，可呈囊泡状，分泌颗粒增多并聚集。催乳素细胞的功能染毒组比对照组活跃，细胞质中粗面内质网丰富呈板层状排列，高尔基复合体发育良好，分泌颗粒较少，功能活跃。

李淑玮等给成年雌性 SD 大鼠腹腔注射 0.1 和 0.6mg/kg 左旋甲状腺素钠（sodium levothyroxine），每天 1 次，连续 21 天。电镜观察显示，左旋甲状腺素钠高剂量组大鼠腺垂体的促性腺细胞内细胞间隙增大，部分细胞胞质内出现空泡。线粒体产生髓样变和空泡变，线粒体嵴已消失或断裂。粗面内质网肿胀，出现部分脱颗粒现象。核膜不清晰，部分核膜消失。高尔基复合体、核糖体消失。与对照组比较促性腺激素细胞超微结构呈现退行性改变。

2. 体外实验　胡玉珍等用 0.1 和 1μmol/L 他莫昔芬（tamoxifen）处理体外培养的成年雄性 SD 大鼠腺垂体细胞 5、24、48 和 52 小时。光镜下可见，他莫昔芬使正常大鼠腺垂体细胞体积变小，显示不规则的轮廓，细胞核固缩、破裂，细胞易从培养板表面脱落。透射电镜下可见，正常细胞微绒毛发达，细胞核凹陷，出现内囊，表明细胞分泌功能活跃。1μmol/L 他莫昔芬处理 48 小时，大鼠腺垂体细胞内质网扩张，呈空泡样，并出现具有凋亡特征的细胞。早期细胞核染色质增粗，并沿核膜不均匀边聚成块状，细胞出现泡状胞突，细胞膜发泡后与主细胞脱离，形成凋亡小体，凋亡小体内可见细胞器。

（五）激素

周寿康等选择成年雌性动情间期 SD 大鼠施以双侧去卵巢手术，于术后第 17、18 和 19 天连续 3 天，每天 1 次皮下注射雌激素（苯甲酸雌二醇 0.005 和 0.02μg/kg）、孕激素（黄体酮 0.2mg/kg）和孕激素配伍雌激素（黄体酮 0.2mg/kg ＋苯甲酸雌二醇 0.005μg/kg），以去卵巢大鼠为对照组，第 20 天断头摘取垂体，观察外源性性激素对腺垂体黄体生成素细胞形态学的影响。光镜下可见，0.005μg/kg 雌激素使腺垂体黄体生成素细胞内大量储存的激素处于易释放状态，细胞内出现大小不等的液泡。0.02μg/kg 雌激素抑制 LH 的大量储存，细胞内充满分泌颗粒，很少液泡结构。孕激素使黄体生成素细胞内激素大量储存但处于不易释放状态，细胞内含有大量分泌颗粒和少量液泡结构。孕激素配伍雌激素抑制黄体生成素细胞内 LH 的大量储存和释放，但黄体生成素细胞形状较 0.02μg/kg 雌激素处理组规则，细胞内除分泌颗粒外也存在少量液泡。结果提示，雌/孕激素均能逆转去卵巢后 LH 的过量分泌，并使卵泡刺激素细胞呈现正常生理变化范围内的不同细胞形态变化。

李淑玮等给健康成年雌性 SD 大鼠经口灌胃 0.6mg/kg 甲状腺激素（T4），每天 1 次，连续 21 天。透射电镜下可见，腺垂体促性腺激素细胞内线粒体结构不清，大部分线粒体嵴肿胀、断裂、出现髓样变，有的嵴结构消失，呈空泡状。粗面内质网肿胀，脱颗粒。胞质内分泌颗粒减少，核膜不清晰，部分核膜消失。与对照组比较，腺垂体促性腺激素细胞超微结构出现退行性改变。

鲁双庆等对性成熟雌性草鱼一次性注射促黄体生成素类似物（LRH-A）15～20μg/kg。透射电镜显示，垂体促性腺激素细胞分泌颗粒和分泌小球显著减少，内质网呈泡状，体积增大。并见到较多细胞内分泌物外排后留下的空腔。许多促性腺激素细胞内分泌小球彼此相接触成为大团块物质，块径甚至可达 3.5μm，然后团块物质逐渐解体并留下大空泡，其直径可达 4.0μm。细胞核由于被挤压而呈不规则状，核仁有时明显可见，线粒体和高尔基复合体不明显，细胞界线不清楚。

（六）其他

尹鸿操等给 40 日龄雄性 Wistar 大鼠喂饲含氟 100mg/L 的饮水 6个月。透射电镜下可见大鼠腺垂体中生长激素细胞的细胞器不发达，线粒体破坏，基质密度增高，出现空泡或嵴减少。溶酶体增多，分泌颗粒数量增多但较小，说明生长激素细胞处于机能不活跃状态。

刘皓等给断奶后的雌性 Wistar 大鼠饲喂低碘饲料（含碘 20～55ng/g），出生后 1 年处死大鼠。免疫组化结果发现，大鼠腺垂体中促甲状腺激素细胞数量增加，个别细胞体积增大，细胞变性明显。生长激素细胞数量减少，细胞变性。

邢立强等给成年雌、雄两性 Wistar 大鼠每天喂饲 20％乙醇 8 周。透射电镜下可见大鼠腺垂体生长激素细胞、催乳素细胞、促甲状腺激素细胞、促性腺激素细胞、促肾上腺皮质激素细胞等内分泌细胞凋亡小体，细胞核不规则，异染色质团块增多。胞质内多聚核糖体少见，高尔基复合体减少，线粒体肿胀、嵴紊乱、消失甚至膜破裂。内质网扩张，有时可见胞质内空白区，常可见到髓鞘样结构类残余体。分泌颗粒电子密度降低或低电子密度颗粒增多。

于祖茹等观察了成年雌性 Wistar 大鼠去势 4 周和 8 周后腺垂体卵泡刺激素细胞形态结构的变化。光镜下可见大鼠切除卵巢后 4 周，腺垂体卵泡刺激素细胞平均密度及平均直径较对照组增加，胞质内液泡增多。去势后 8 周这种变化更加明显或呈液泡状改变。提示卵泡刺激素细胞内液泡及其内含物与去势有关，可能为卵泡刺激素细胞功能衰竭状态的特征性改变。

宋可钦等给刚分娩的授乳雌性 Wistar 大鼠腹腔注射 20mg/kg 氟化钠，每天 1 次，连续 6 天。透射电镜观察到大鼠腺垂体中催乳素细胞的数量较少，体积变小。多数催乳素细胞的功能不如对照组活跃，并缺乏典型的分泌活跃型的超微结构特点，即高尔基复合体不够发达，催乳素细胞数量较少，多呈不规则扩张的网，大的成熟颗粒少于对照组，很少见颗粒附边和外排现象。还有相当数量的催乳素细胞核变大或者核的染色质呈凝集趋边现象，偶见核仁碎裂。线粒体呈凝聚性损伤，高尔基复合体区变小并可见少数扩张的大泡分散于胞质中。次级溶酶体增多，有自噬泡形成。尚可见大泡状溶酶体和部分的胞质及其中的细胞器呈片状解体状态，分泌颗粒破碎、大的成熟颗粒很少。

二、对动物（人）外周血垂体激素的影响

某些外源化学物如金属与类金属及其化合物，包括镉、砷、汞、铬、铅、钐和镨等及其化合物；有机化合物如 TCDD、2,3,6,7-二苯并蒽、L-精氨酸甲基酯、双巯基乙酸异辛酯二正辛基锡、二月桂酸二

丁基锡、二甲基甲酰胺、甲醇、乙醇、二硫化碳、苯乙烯、丙烯腈、棉酚等；农药如二嗪农、硫丹、辛硫磷、氰戊菊酯等。物理因素：电磁辐射如 X 射线、微波等；药物如利福平、赛庚啶、二甲双胍、雷洛昔芬、米非司酮、丙氨瑞林、左旋甲状腺素钠、L-精氨酸、纳洛酮、吗啡、可卡因、丙戊酸等；卤族元素如氟、碘等及其化合物，以及激素类、细胞因子等；可通过影响下丘脑-垂体-性腺轴（或甲状腺轴、肾上腺轴）而致外周血垂体激素如卵泡刺激素（FSH）、黄体生成素（LH）或间质细胞刺激素（ICSH）、生长激素（GH）、催乳素（PRL）、促甲状腺激素（TSH）、促肾上腺皮质激素（ACTH）等水平改变。

（一）对动物外周血垂体激素的影响

外源性有害因素对动物外周血垂体激素的影响，详见表 2-1、表 2-2、表 2-3、表 2-4、表 2-5、表 2-6、表 2-7。

（二）对人外周血垂体激素的影响

1. 金属及其化合物 TP Ng 等对 122 名职业接触电解铅男性作业工人的调查结果表明，作业工人平均血铅浓度为 $352\mu g/L$，与对照组（$83\mu g/L$）比较差异具有统计学意义（$P<0.01$）。发现工龄 <10年的接触组血浆 ICSH 和 FSH 水平显著升高，与对照组比较差异具有统计学意义（$P<0.01$），而 T 水平与对照组比较，差异无统计学意义（$P>0.05$）。工龄 >10 年的接触组与对照组相比，血浆 FSH 和 ICSH 水平差异无统计学意义，然而接触组 T 水平显著降低，与对照组比较，差异具有统计学意义（$P<0.01$）。

M Rodamilans 等对 23 名男性铅冶炼作业工人依据工龄分为接触铅 1 年组（$n=5$）、接触铅 3~5 年组（$n=8$）和接触铅 5 年以上组（$n=10$）进行了调查，发现接触铅 3 年以上作业工人血清 T 含量降低，类固醇结合球蛋白（SBG）含量升高，且 T/SBG 指数降低。接触铅 1 年组作业工人血清 ICSH 含量升高。结果表明，长期铅接触可直接导致睾丸毒性并伴随下丘脑或垂体功能的紊乱。

表 2-1　金属与类金属及其化合物对动物外周血垂体激素的影响

类型	动物	染毒方式	染毒剂量（染毒时间）	结果	文献
La（NO₃）₃和农用混合稀土"常乐"	成年雄性Wistar大鼠	灌胃	0.1，0.2，2，10及20mg/kg La（NO₃）₃和农用混合稀土"常乐"（含CeO₂ 30.48%，La₂O₃ 54.67%，Pr₆O₁₁ 6.05%，Nd₂O₃ 8.8%）（6个月）	常乐20mg/kg染毒组大鼠血清GH浓度显著下降，0.2和0.1mg/kg常乐染毒组大鼠血清GH浓度显著增高（$P<0.05$）。停止染毒1个月后，La（NO₃）₃ 0.2，0.1mg/kg染毒组和常乐0.1mg/kg染毒血清GH浓度显著增高，常乐20mg/kg染毒组大鼠血清中GH浓度显著下降（$P<0.05$）。	李树蕾等，2003
氯化镉	成年雄性SD大鼠	喂饲	含5，10，25，50，100ppm CdCl₂饮水（30天）	25，50和100ppm CdCl₂染毒组血清Cd²⁺浓度增加。5，10和25ppm CdCl₂染毒组血清PRL和ACTH含量升高。而25和50ppm染毒组血清PRL以及20和100ppm染毒组血清ACTH含量降低。GH在10ppm染毒组升高，而在5，25和50ppm染毒组降低。在50ppm染毒组ICSH含量降低而FSH含量升高。	A Lafuente et al，2003

续表

类型	动物	染毒方式	染毒剂量（染毒时间）	结果	文献
氯化镉	成年雄性SD大鼠	喂饲	含25、50mg/L CdCl₂饮水（30天）	对照组ACTH分泌高峰出现于12:00，而CdCl₂低剂量染毒组出现于16:00，高剂量染毒组出现于16:00～20:00。对照组GH分泌高峰出现在4:00，而CdCl₂低剂量染毒组高峰出现于16:00，CdCl₂高剂量染毒组GH分泌消失。	A Caride et al, 2010
氯化镉	成年雄性SD大鼠	灌胃	1.0、2.0和4.0mg/kg CdCl₂（每周5天，连续6周）	CdCl₂染毒组大鼠血镉水平明显升高（$P<0.05$）。血浆ACTH水平、血清ICSH水平随着CdCl₂剂量增加均明显降低（$P<0.01$）。1.0mg/kg CdCl₂染毒组大鼠血清FSH浓度与对照组相比明显降低（$P<0.05$），2.0和4.0mg/kg CdCl₂染毒组FSH水平在对照组水平波动。	朱伟等，2005

续表

类型	动物	染毒方式	染毒剂量（染毒时间）	结果	文献
氯化镉	成年雌性SD大鼠	皮下注射	0.5和1.0mg/kg CdCl$_2$（以Cd^{2+}计）（每周5天，连续6周）	GnRH注射前各染毒组大鼠血清中FSH，LH含量差异均无统计学意义（$P>0.05$）。与GnRH注射前比较，GnRH注射后各染毒组大鼠血清中FSH，LH含量均显著升高（$P<0.05$）。GnRH注射后各染毒组间大鼠血清中FSH含量差异无统计学意义，但GnRH注射后各染毒组大鼠血清中LH含量显著低于对照组（$P<0.05$）。	张文昌等，2002
重铬酸钾	成年雄性Wistar大鼠	喂饲	含500ppm Cr^{6+}饮水（30天）	染毒Cr^{6+}大鼠垂体中Cr^{6+}含量升高，为正常对照组的4.8倍，血清中PRL水平显著降低（$P<0.05$）。	FA Quinteros et al. 2007
重铬酸钾	产后哺乳期雌性Wistar大鼠	喂饲	含200mg/L重铬酸钾饮水（21天）	染毒组雌性子鼠血清中GH和PRL含量降低，而FSH含量升高，LH水平未见改变。	SK Banu et al. 2008

续表

类型	动物	染毒方式	染毒剂量（染毒时间）	结果	文献
醋酸铅	成年雄性 Wistar 大鼠	灌胃	11 和 22mg/kg（每周 5 次，连续 4 周）	与对照组比较，染毒组血清 T 含量降低，FSH、ICSH，血铅含量增高，逐步回归分析显示，血铅含量与 FSH 和 ICSH 水平呈正相关关系（$r = 0.6635$，$P<0.01$ 和 $r = 0.6766$，$P<0.01$），而与 T 水平呈负相关关系（$r = -0.6823$，$P<0.01$）。	于素芳等，2001
硝酸铅	妊娠期雌性 SD 大鼠	灌胃	120 和 220mg/kg（妊娠第 7~12 天）	220mg/kg 硝酸铅染毒组孕鼠血清 LH，PRL 和孕酮含量明显高于对照组（$P<0.01$），两个硝酸铅染毒组血清 FSH 和 E_2 含量与对照组比较差异无统计学意义（$P>0.05$）。	张胜年等，1995
甲基汞	成年雄性 Wistar 大鼠	喂饲	含 1、2 和 4ppm 甲基汞的饲料（102 天）	1ppm 甲基汞染毒组大鼠血清 PRL 和 TSH 含量高于对照组（$P<0.01$），而在 2ppm 和 4ppm 甲基汞染毒组中 PRL 和 TSH 含量均低于 1ppm 甲基汞染毒组，但仍明显高于对照组。血清 ICSH 和 FSH 水平变化不明显。	龚宁良等，1992

类型	动物	染毒方式	染毒剂量（染毒时间）	结果	文献
三氯化钐、三氯化镨	成年雌性Wistar大鼠	灌胃、腹腔和尾静脉注射	0.05mg/kg 三氯化钐和三氯化镨（隔日染毒，共12次）	三氯化钐和三氯化镨各染毒组大鼠血清中GH水平明显高于对照组，尤其以尾静脉注射组增高高显著。	周莉等，1996
三氧化二砷	体重120～160g的雌性Wistar大鼠	灌胃	0.28、1.4和7mg/kg（以As^{3+}计）（10周）	随着三氧化二砷染毒剂量的增加，大鼠血清LH水平有增高趋势，但仅高剂量组比较差异有统计学意义（$P<0.01$）。染毒组大鼠血清FSH、E_2和PRL与对照组比较差异无统计学意义（$P>0.05$）。	张晨等，2005
氯化铬、吡啶羧酸铬和纳米铬	杜长大三元杂交猪（雌、雄各半）	饲喂	在基础饲粮基础上分别添加氯化铬、吡啶羧酸铬和纳米铬200μg/kg作为实验饲粮（每日3次，40天）	纳米铬染毒组猪血清GH总体水平、最低值、峰值和峰持续时间分别提高了42.62%、87.94%、26.60%和17.19%（$P<0.05$），吡啶羧酸铬染毒组猪血清GH总体水平、峰值分别提高了36.58%和27.18%（$P<0.05$）。纳米铬染毒组猪脑垂体生长激素mRNA水平提高了27.63%（$P<0.05$）。	王敏奇等，2009

续表

类型	动物	染毒方式	染毒剂量(染毒时间)	结果	文献
谷氨酸钠	新生雌性Wistar大鼠	皮下注射	4g/kg(5天)	染毒组大鼠血清E_2、T、瘦素(leptin)水平较对照组明显升高并有统计学意义($P<0.05$),而FSH、LH水平较对照组明显降低并有统计学意义($P<0.05$)。	张洪芹等,2008

表2-2 有机化合物对动物外周血垂体激素的影响

有机化合物	动物	染毒方式	染毒剂量(染毒时间)	结果	文献
2,3,7,8-四氯二苯并对二噁英	成年雄性SD大鼠	灌胃	100μg/kg(7天)	2,3,7,8-四氯二苯并对二噁英(TCDD)染毒组血浆T和ICSH低于对照组($P<0.05$),垂体GnRH受体数目也低于对照组($P<0.05$)。	RC Bookstaff et al,1990

续表

有机化合物	动物	染毒方式	染毒剂量（染毒时间）	结果	文献
L-精氨酸甲基酯	成年雄性 SD 大鼠	腹腔注射	10、20、30、40、50、60 和 70mg/kg（4 天）	当 L-精氨酸甲基酯（L-NAME）剂量增加至 20mg/kg 时，大鼠血清 FSH 含量开始下降（$P<0.01$），在剂量为 30～50mg/kg 内 FSH 含量变化不明显（$P>0.05$）。剂量进一步增加至 60mg/kg 时，则血清 FSH 含量呈进一步下降趋势，且 FSH 含量与 L-NAME 剂量呈高度负相关（$r=-0.947$，$P<0.01$）。当 L-NAME 剂量为 30mg/kg 以上时血清 ICSH 含量的增加而下降，且 ICSH 含量与 L-NAME 剂量呈高度负相关（$r=-0.983$，$P<0.01$）。当 L-NAME 剂量为 10mg/kg 时，血清 T 含量即开始上升（$P<0.01$），随着剂量的增加，其含量呈增加趋势，且 T 含量与 L-NAME 剂量呈高度正相关（$r=0.993$，$P<0.01$）。	贺丽萍等，2001

续表

有机化合物	动物	染毒方式	染毒剂量（染毒时间）	结果	文献
甲醇	成年雄性SD大鼠	吸入染毒	适应组大鼠（放在与甲醇染毒室条件相似的室中适应14天）和非适应大鼠采用286、7152和14300mg/m³甲醇染毒（6小时）	7152mg/m³甲醇染毒组，非适应染毒组大鼠血浆ICSH浓度显著低于非适应对照组的对照（$P<0.05$），而血清T浓度无改变。14300mg/m³甲醇染毒组，适应染毒大鼠血清ICSH浓度显著高于适应组的对照组（$P<0.05$）。但血清T浓度无改变。在染毒6小时后、间隔18小时后测定适应组与非适应组的血清激素水平，发现14300mg/m³甲醇染毒后使适应组大鼠血清和睾丸液中T水平显著低于其对照组（$P<0.05$），而ICSH水平显著高于对照组（$P<0.05$）。	RL. Cooper et al. 1992
丙烯腈	成年雄性Wistar大鼠	皮下注射	5、15、25mg/kg（77天）	25mg/kg丙烯腈染毒组血清中T含量下降，ICSH、FSH含量升高。睾丸组织中T含量下降，ICSH、FSH和E_2含量均升高。	张玉敏等，1999

续表

有机化合物	动物	染毒方式	染毒剂量（染毒时间）	结果	文献
丙烯腈	成年雌性Wistar大鼠	皮下注射	5、15、25mg/kg（30天）	染毒组血清FSH, LH和E_2水平与对照组比较差异均无统计学意义（$P>0.05$）。	段志文等，2001
双疏基乙酸异辛酯二正辛基锡	出生后24小时内雄性和雌性Wistar子鼠	皮下注射	0.01、0.1、1、10μg/kg（5天）	双疏基乙酸异辛酯二正辛基锡（IMA）染毒45天后，1、10μg/kg IMA染毒组雄性和雌性子鼠血清T浓度明显高于阴性对照组（$P<0.05$）。各染毒组雄、雌子鼠血清ICSH或LH, FSH浓度与阴性对照组比较差异均无统计学意义（$P>0.05$）。	胡军等，2006
2,3,6,7-二苯并蒽	切除卵巢的成年Wistar大鼠	皮下注射	1.0和6.0mg/kg（5天）	二苯并蒽低剂量和高剂量染毒组大鼠血清中FSH含量与对照组比较差异无统计学意义（$P>0.05$）。低及高剂量染毒组血清中LH含量明显低于对照组（$P<0.05$），高剂量染毒组血清中PRL含量明显高于对照组（$P<0.05$）。	杨建军等，2002

续表

有机化合物	动物	染毒方式	染毒剂量（染毒时间）	结果	文献
苯乙烯	成年雌性 Wistar 大鼠	灌胃	0.3、0.5 和 1.0g/kg（2 周）	大鼠血清 E_2 含量在苯乙烯 0.3 和 0.5g/kg 染毒组明显降低，FSH 和 LH 含量在苯乙烯 3 个染毒组均下降，与染毒前比较差异均具有统计学意义（$P<0.05$）。	杨文秀等，1995
醋酸棉酚	成年雌性叙利亚金黄色仓鼠	灌胃	5mg/kg（76 天）、10mg/kg（40 天）、10 和 20mg/kg（20 天）	20mg/kg 醋酸棉酚染毒 20 天组仓鼠脑垂体重量与赋形剂对照组相比明显增加（$P<0.05$）。在仓鼠动情前期，20mg/kg 醋酸棉酚染毒 20 天组和 10mg/kg 醋酸棉酚染毒 40 天组仓鼠血清中 FSH 含量升高，而 5mg/kg 醋酸棉酚染毒 76 天组仓鼠血清 FSH 含量降低，与对照组比较差异均具有统计学意义（$P<0.05$）。在仓鼠动情期，仅 5mg/kg 醋酸棉酚染毒 76 天组仓鼠垂体中 FSH 含量高于对照组（$P<0.05$）。在仓鼠动情期，20mg/kg 醋酸棉酚染毒 20 天组和 5mg/kg 醋酸棉酚染毒 76 天组仓鼠血清 FSH 含量均高于对照组（$P<0.05$）。在仓鼠动情期，10mg/kg 醋酸棉酚染毒 20 天组和 5mg/kg 醋酸棉酚染毒 76 天组仓鼠垂体中 FSH 含量均低于对照组（$P<0.05$）。	Wu Yuming，1981

表 2-3　农药对动物外周血垂体激素的影响

农药	动物	染毒方式	染毒剂量（染毒时间）	结果	文献
二嗪农	性成熟CD-1雄性小鼠	灌胃	2、4.1和8.2mg/kg（4周）	4.1和8.2mg/kg二嗪农可引起血清FSH和ICSH水平降低，8.2mg/kg二嗪农染毒组丁含量降低，4.1mg/kg二嗪农染毒组PRL水平升高。	RH Elmazoudy et al., 2012
艾氏剂	成年雄性Wistar大鼠	腹腔注射	150μg/kg（13和26天）	艾氏剂13和26天染毒组大鼠血浆ICSH和丁含量均降低（$P<0.01$）。但仅在26天染毒组发现血浆FSH水平显著下降（$P<0.01$）。	S Chatterjee et al. 1988
辛硫磷	成年雄性SD大鼠	灌胃	5.9、29.4、147.0mg/kg（15和30天）	辛硫磷染毒15天时，大鼠血清ICSH和FSH水平各染毒组均高于对照组（$P<0.01$）。147.0mg/kg染毒组大鼠血清丁水平高于对照组（$P<0.05$）。染毒至30天时，147.0mg/kg染毒组大鼠血清中ICSH水平高于对照组（$P<0.05$）。辛硫磷29.4mg/kg染毒组血清中FSH含量高于对照组（$P<0.05$）。	胡静熠等，2008

续表

农药	动物	染毒方式	染毒剂量（染毒时间）	结果	文献
氰戊菊酯	成年雄性SD大鼠	灌胃	2.4、12、60mg/kg（15和30天）	染毒15天时，血清中FSH水平在2.4和12mg/kg染毒组均明显升高（$P<0.01$），血清中ICSH含量在12mg/kg含量显著增加（$P<0.01$）。染毒至30天时，血清中FSH水平在12和60mg/kg染毒剂量范围继续呈现显著增加（$P<0.01$）。	胡静熠等，2002
硫丹	雌性SD大鼠	灌胃	0.61和6.12mg/kg（从怀孕开始至产后21天）	0.61和6.12mg/kg硫丹可引起雄性子鼠血清PRL含量降低以及ICSH含量增加，6.12mg/kg硫丹可使GH含量升高的同时引起TSH含量降低（$P<0.05$）。	A Caride，2010

表 2 - 4　物理因素对动物外周血垂体激素的影响

类型	动物	染毒方式	染毒剂量或强度（染毒时间）	结果	文献
X 射线	出生后 48 小时内去胸腺、去肾上腺、去睾丸的雄性 Wistar 大鼠	头部照射	剂量率 0.3Gy/min，总剂量为 10Gy	照射后 48 小时，去胸腺雄性大鼠血清 PRL、TSH 和 GH 水平与正常对照照射组比较差异均有统计学意义（P <0.01）。但与去胸腺假照射组比较，三种激素水平未见明显改变（P >0.05）。去肾上腺雄性大鼠血清 PRL 和 GH 含量均增高（P <0.05），但与去肾上腺假照照射组比较差异无统计学意义（P >0.05）。去睾丸后大鼠血清 PRL 水平明显增高（P <0.01），但与去睾丸假照射组比较差异无统计学意义。	龚守良等，1993
S 波段高功率微波	雄性 Wistar 大鼠	全身照射	平均功率密度 2、10、50 和 90mW/cm²（5 分钟）	S 波段高功率微波照射后 6 小时，10mW/cm² 照射组血清皮质醇含量降低（P <0.05）。照射 7 天时，10mW/cm² 照射组血清 ACTH 含量明显升高（P <0.01）。照射组血后 6 小时和 7 天时，50mW/cm² 照射组血清 GH 含量升高（P <0.05）。	孟丽等，2005

续表

类型	动物	染毒方式	染毒剂量或强度（染毒时间）	结果	文献
脉冲电磁场	雄性 SD 大鼠	全身照射	场强 200kV/m（200 次脉冲，脉冲间隔时间为 10 秒）	血清皮质醇水平干照射后 12 小时即达峰值，与对照组比较升高了 119.1%（$P<0.01$），24 小时恢复至正常水平。血清 PRL 水平干照射后 12 小时明显升高，与对照组相比升高了 43.9%（$P<0.05$）。此后呈上下波动，但与对照组相比未见明显变化。血清 GH 水平干照射后 12 小时即明显下降，与对照组相比降低了 67.8%（$P<0.01$）。此后仍比对照组降低 48.8%（$P<0.01$）。48 小时恢复至正常水平。血清 TSH 水平干照射后 12 小时即开始下降（$P>0.05$），在 24 小时降至最低点，与对照组比较降低了 35.6%（$P<0.01$）。此后逐渐回升，48 小时比对照组降低 26.5%（$P<0.05$）。96 小时恢复至正常水平。血清 ICSH 水平干照射后 12 小时即见升高（$P>0.05$）。24 小时达到高峰，与对照组比较升高了 44.3%（$P<0.01$）。48 和 96 小时仍明显高于对照组（$P<0.01$）。	方恒虎等，2009

续表

类型	动物	染毒方式	染毒剂量或强度（染毒时间）	结果	文献
微波	孕11天Wistar大鼠	全身照射	功率为10mW/cm²的2450MHz（90分钟）	孕鼠的血浆皮质酮、β-内啡肽和黄体酮水平升高，E_2水平下降（$P<0.05$）。	H Nakamura et al. 1997

表 2－5 药物对动物外周血垂体激素的影响

药物	动物与细胞	染毒方式	染毒剂量（染毒时间）	结果	文献
硫辛酸	2月龄雄性SD大鼠	腹腔注射	1、20、100mg/kg（3周）	发现3个剂量硫辛酸染毒组血浆ACTH水平明显低于正常对照组（$P<0.05$），表明不同剂量硫辛酸均能明显抑制正常大鼠腺垂体ACTH分泌。	卜乐等，2010
丙氨瑞林和戈那瑞林	成年雄性Wistar大鼠	腹腔注射	2μg/kg丙氨瑞林和8μg/kg戈那瑞林（1次）	1次性腹腔注射2μg/kg丙氨瑞林使大鼠血清ICSH水平明显升高，并在染毒后2小时达到峰值。染毒后4小时血清ICSH水平下降，与染毒前无明显差别。在染毒后0.5和1小时血清ICSH水平均较1次腹腔注射8μg/kg戈那瑞林后同时间血清ICSH水平为高。	周美华等，1997

续表

药物	动物与细胞	染毒方式	染毒剂量（染毒时间）	结果	文献
L-精氨酸	成年雄性SD大鼠	腹腔注射	30、60、90、120、150、180 和 210mg/kg（4天）	当L-精氨酸（L-arg）剂量增加至 60mg/kg 时，大鼠血清 FSH 含量开始增加（$P < 0.01$），剂量进一步增加时，FSH 含量呈进一步上升趋势，且 FSH 含量与 L-arg 剂量呈高度正相关（$r = 0.986$，$P < 0.01$）。当 L-arg 剂量为 30mg/kg 时，血清 ICSH 含量即开始增加（$P < 0.01$），随着 L-arg 剂量增加而 ICSH 含量亦增加，且 ICSH 含量与 L-arg 剂量呈高度正相关（$r = 0.969$，$P < 0.01$）。	贺丽萍等，2001

续表

药物	动物与细胞	染毒方式	染毒剂量（染毒时间）	结果	文献
吗啡	成年雄性SD大鼠	皮下注射	吗啡依赖大鼠（首天10mg/kg，以后每天递增10mg/kg，连续5天，第6天50mg/kg）；分为急性染毒组（大鼠末次注射吗啡4小时后皮下注射纳洛酮4mg/kg），催瘾治疗组（大鼠皮下注射纳洛酮30分钟前注射东莨菪碱0.5mg/kg），自然戒断组（连续6天注射吗啡后终止注射吗啡，皮下注射东莨菪碱0.5mg/kg）。	结果显示，吗啡依赖大鼠血浆ICSH、T和ACTH含量较正常对照组升高，而皮质醇含量降低（$P<0.05$）。经纳洛酮激发自然戒断反应时，血浆T、PRL、ACTH含量升高，在纳洛酮激发前半小时注射东莨菪碱（0.5mg/kg），大鼠血浆皮质醇和T含量降低（$P<0.05$）。自然戒断组东莨菪碱治疗6天后，血浆FSH、PRL、ACTH和皮质醇含量可恢复正常，而血浆T含量明显升高（$P<0.05$）。结果表明，东莨菪碱急性或慢性染毒对吗啡依赖大鼠血浆下丘脑-垂体-性腺轴和下丘脑-垂体-肾上腺轴的激素水平紊乱有一定的治疗作用。	周文华等，1998

续表

药物	动物与细胞	染毒方式	染毒剂量（染毒时间）	结果	文献
海洛因	成年雄性Wistar大鼠	腹腔注射	0.50、0.75、1.25、2.00、3.00、4.25、5.75、7.50mg/kg（每天2次，共10天）	与对照组比较，海洛因染毒组大鼠血浆FSH水平明显下降，但ICSH水平无明显改变，这种作用具有一定的持续性，戒断后作用不会立即消失。海洛因染毒组血浆ACTH含量明显下降（$P<0.05$），而戒断9天组则下降更为显著（$P<0.01$）。	崔佳乐等，2008
N-甲基-DL-天门冬氨酸	性成熟前期约克夏母猪和阉割公猪	静脉注射	2.5和5.0mg/kg（1次）	N-甲基-DL-天门冬氨酸（NMA）可引起约克夏母猪和阉割公猪血清GH水平显著增高，其中阉割公猪静脉注射2.5mg/kg NMA使血清GH水平提高883%，5.0mg/kg NMA则提高1095%。	MJ Estienne et al., 2000
赛庚啶	成年雌、雄两性SD大鼠	灌胃	2.3和4.6mg/kg（14天）	2.3mg/kg赛庚啶可明显降低雌性大鼠血清FSH和黄体酮的含量（$P<0.05$）。4.6mg/kg赛庚啶可使雌性大鼠血清FSH、E_2和黄体酮水平显著降低，升高LH的含量（$P<0.05$），而且使雄性大鼠血清ICSH和T的含量明显升高（$P<0.05$）。	康白等，2003

续表

药物	动物与细胞	染毒方式	染毒剂量（染毒时间）	结果	文献
二甲双胍	成年雌、雄两性SD大鼠	灌胃	135 和 270mg/kg（14 天）	135mg/kg 二甲双胍（MF）可使雄性大鼠血清 T 含量及雌性大鼠血清 LH 水平降低（$P < 0.05$）。270mg/kg MF 除明显降低雄性大鼠血清 T 和雌性大鼠血清 LH 的含量外，可使雌性大鼠血清黄体酮和 E_2 的含量升高（$P < 0.01$）。	康白等，2005
利福平	成年雌、雄两性昆明种小鼠	灌胃	90 和 180mg/kg（14 天）	利福平 180mg/kg 染毒组小鼠血浆中 T3 水平降低，利福平 90 和 180mg/kg 染毒组小鼠血浆中 T4 含量降低而 TSH 水平升高（$P < 0.05$）。结果提示，利福平可引起垂体-甲状腺轴功能紊乱。	康白等，1996
雷洛昔酚、17-β 雌二醇	120～150g 切除卵巢的雌性 Wistar 大鼠	皮下埋植	含有雷洛昔酚 200mg 和 17-β 雌二醇 20mg 的硅胶管（8 周）	17-β 雌二醇染毒组大鼠血清 PRL 水平最高，阴性对照组血清 PRL 水平最低。而雷洛昔酚染毒组血清 PRL 水平介于两者之间，分别与 17-β 雌二醇染毒组和对照组比较差异均具有统计学意义（$P < 0.01$）。	刘丽娜等，2012

续表

药物	动物与细胞	染毒方式	染毒剂量（染毒时间）	结果	文献
米非司酮	动情前期的成年雌性SD大鼠	肌内注射	在GnRH刺激之前（0, 0.5、1、2、24和48小时）先肌内注射2mg/kg米非司酮，再由外颈静脉插入套管，从套管中分两次（0和1小时）注入GnRH各100ng。	在GnRH诱导后血浆LH分泌出现两次高峰，与正常对照组比较，米非司酮组染毒组LH分泌量在0.5、1和2小时后明显降低（$P<0.05$）。实验进行到4小时后血浆中LH的浓度均逐渐恢复到起始基准线所需的时间，与正常对照组比较差异无统计学意义（$P>0.05$）。实验表明，米非司酮处理后会显著降低大鼠对GnRH的反应，而对LH水平的恢复无明显影响。	南震宇等，1992
左旋甲状腺素钠	成年雌性SD大鼠	腹腔注射	0.1和0.6mg/kg（21天）	0.1和0.6mg/kg左旋甲状腺素钠可显著降低大鼠血清LH水平（$P<0.01$），而对大鼠FSH的含量无明显影响（$P>0.05$）。	李淑珥等，2007
番泻叶提取物	雌性Wistar大鼠（体重170±5g）	灌胃	生药浓度为2、4、8和16g/kg（90天）	4、8和16g/kg染毒组血清E_2水平明显升高，而FSH、LH水平明显降低（$P<0.05$）。提示长期服用番泻叶能抑制FSH、LH的合成和分泌，可能是番泻叶的生物活性物质干扰了内分泌功能所致。	庄爱文等，2009

续表

药物	动物与细胞	染毒方式	染毒剂量（染毒时间）	结果	文献
N-甲基-DL-天门冬氨酸	成年约夏克母猪垂体细胞	体外处理	10^{-4}、10^{-6}和10^{-8} mol/L（4小时）	10^{-4} mol/L N-甲基-DL-天门冬氨酸（NMA）可引起体外培养的卵泡期、黄体期和卵巢切除的约夏母猪腺垂体细胞培养液中LH水平分别升高2.4、2.2和5.1倍。10^{-4}、10^{-6}和10^{-8} mol/L NMA使黄体期腺垂体细胞培养液中GH水平分别升高1.5、1.5和2.3倍，使卵巢切除的约卵巢期腺垂体细胞培养液中GH水平分别升高1.7、2.3和2.0倍。	CR Barb et al，1996

表2-6 卤族元素及其化合物对动物外周血垂体激素的影响

类型	动物	染毒方式	染毒剂量（染毒时间）	结果	文献
氟	4～5周龄雄性Wistar大鼠	喂饲	水氟100mg/L（高氟组）和水氟30mg/L（低氟组）（8周）	高氟染毒组、低氟染毒组血清FSH浓度均高于对照组，而且高氟染毒组血清FSH水平亦明显高于低氟染毒组（$P<0.05$）。血清ICSH浓度高氟染毒组、低氟染毒组分别低于对照组，但差异无统计学意义（$P>0.05$）。ICSH/FSH比值高氟染毒组、低氟染毒组均明显低于对照组，高氟染毒组亦明显低于低氟染毒组（$P<0.05$）。	马晓英等，2008
氟	110～130g雄性SD大鼠	喂饲	含氟20，40和60mg/kg的玉米饲料（90，120和180天）	随氟剂量增加和染毒时间延长，120和180天染毒组血清FSH、ICSH含量逐渐增高（$P<0.01$）。	孙发等，2011

表2-7　其他有害因素对动物外周血垂体激素的影响

类型	动物	染毒方式	染毒剂量（染毒时间）	结果	文献
乙醇	成年雄性Wistar大鼠	灌胃	50%乙醇 0.6 和 1.2ml（39天）	染毒第14天乙醇高剂量染毒组血清T和FSH含量均低于对照组（$P<0.05$）。染毒第27天和第40天时，乙醇高、低剂量染毒组血清ICSH，FSH和T含量均低于对照组。且乙醇高剂量染毒组血清T含量低于乙醇低剂量染毒组（$P<0.05$）。	赵永久等，2005
乙醇	成年雌性SD大鼠和4、6、8周龄雌性SD大鼠	灌胃	10%、20%和30%乙醇 2ml（成年雌性大鼠）（2ml/天、4周和8周）。20%乙醇（4、6、8周龄雌性大鼠）（2g/kg·d，4周）。	30%乙醇染毒成年雌性大鼠4周时血清PRL水平分别高于20%和10%乙醇染毒组以及对照组（$P<0.05$）。30%乙醇染毒大鼠8周时血清PRL水平反较染毒4周时显著下降（$P<0.05$）。10%和20%乙醇染毒8周后血清PRL水平较染毒4周组，染毒8周时显著升高（$P<0.05$）。且明显高于同期30%乙醇染毒组和对照组（$P<0.05$）。脑垂体湿重的变化与PRL一致。4、6和8周龄雌性大鼠20%乙醇染毒4周后，4周龄大鼠血清PRL水平和垂体湿重显著升高（$P<0.05$）。	符书馨等，2010

续表

类型	动物	染毒方式	染毒剂量（染毒时间）	结果	文献
白细胞介素-1	成年雄性 Wistar 大鼠	腹腔注射	1ml（用含 15% NBS 的 RPMI1640 培养液调整分泌 IL-1 的 P388DI 细胞浓度为 5×10^6 个/ml，取培养 48 小时的上清液）（1 次）	注射白细胞介素-1（IL-1）后血清 ICSH 和 FSH 水平降低，血清 PRL 水平增高。血清 TSH 水平在注射后 2 小时内增高，4 小时后恢复正常水平，而血清 T3 和 T4 水平降低。	龚守良等，1997

鱼涛等选择 153 名男性职业性铅接触作业工人，采用 ELISA 方法测定血清中 T、FSH、ICSH、E_2 和抑制素 B 的水平。结果显示，接触组血铅水平为 $370.2\mu g/L$，非接触组为 $221.2\mu g/L$，两者比较，差异具有统计学意义（$P<0.01$）。血清中 T 的平均水平接触组为 $8.20\mu g/L$，非接触组为 $9.65\mu g/L$，两者比较，差异具有统计学意义（$P<0.05$）。抑制素 B 的平均水平接触组为 240.5pg/ml，非接触组为 211.1 pg/ml，两者比较，差异具有统计学意义（$P<0.05$）。FSH、ICSH、E_2 水平两组间差异无统计学意义（$P>0.05$）。通过 Logistic 回归分析，发现血清 T 水平的异常变化主要与工龄和铅接触有关，而抑制素 B 水平的改变主要与铅接触有关。结果表明，职业性铅接触能诱导男工血清中 T 和抑制素 B 水平的改变，提示接触铅可损伤内分泌和睾丸支持细胞功能。

李新建等观察了 91 名蓄电池厂男性铅作业工人和 40 名服装厂（非铅接触对照组）男性工人生殖内分泌激素 FSH、ICSH、PRL 和 T 的血清浓度。结果发现，铅作业工人血铅水平显著升高，与对照组比较，差异具有统计学意义（$P<0.01$）。低铅负荷组接触工人（血铅为 $250\sim400\mu g/L$）血清 ICSH 含量明显降低，与对照组比较，差异具有统计学意义（$P<0.05$），且血清 T 水平也有降低的现象。提示较低的铅负荷对铅接触男性工人内分泌功能有干扰作用。

江世强等观察了 10 名铅冶炼厂接触铅的女工，铅作业工龄1.3～16 年。铅接触组女工尿铅均值明显高于对照组，差异具有统计学意义（$P<0.01$）。铅接触组女工血清 FSH 水平在排卵期明显低于对照组（$P<0.05$），而血清 LH 水平在月经期和黄体期则明显高于对照组，差异具有统计学意义（$P<0.05$）。血清 E_2 水平在排卵期也明显低于对照组，差异具有统计学意义（$P<0.05$）。与对照组比较，铅接触组女工血清 FSH、LH 和 E_2 在月经周期的分泌曲线中，可见其分泌高峰降低甚至消失，而高峰前的基础起点升高，则这些激素的分泌高峰的相对高度比对照组降低更明显。

李新建等报道了 56 名蓄电池厂铅接触女工和 40 名服装厂（对照组）女工排卵期（月经第 14 天）和黄体期（月经第 21 天）生殖内分

泌激素的血清浓度。结果显示，铅接触女工血铅水平显著高于对照组（$P<0.01$）。在黄体期和排卵期，血清 LH 水平在铅低负荷组（血铅为 $250\sim400\mu g/L$）升高，高铅负荷组（血铅$>400\mu g/L$）出现降低的现象。在黄体期，血清 E_2 和黄体酮（P）水平亦有类似改变。提示铅可干扰生殖内分泌激素的调节作用，尤以黄体期明显，这可能是影响铅接触女工生殖功能的原因之一。

2. 有机化合物 A Svensson 等调查了职业接触甲苯（TWA$<$$329mg/m^3$）的 47 名男性印刷工人，其血中甲苯浓度在 $0.19\sim7.99\mu mol/L$。随着接触甲苯浓度的 TWA 值从 $<20mg/m^3$ 增加至 $185mg/m^3$，发现血浆 ICSH 和 T 水平随之下降（$P<0.05$）。但累积接触甲苯浓度与血浆激素水平无关。表明接触低水平甲苯，可通过对垂体促性腺激素分泌的影响继而影响 T 分泌。

肖国兵等对聚苯乙烯制造厂作业工龄 1 年以上的 17 名男工进行了调查。结果发现，有 9 名（52.94%）血液中含有一定量的苯乙烯，血液样品中苯乙烯平均水平为 $0.01\sim0.09\mu mol/L$，其中 6 名血浆苯乙烯水平$\geq0.02mg/L$。在车间空气苯乙烯浓度超过国家标准时，工人短期接触可出现血清 T 含量显著降低，而血清 ICSH 和 FSH 含量则显著升高，该作者认为苯乙烯接触可影响男工生殖内分泌的功能。

丁丽娟等对聚苯乙烯制造厂作业工龄在 2 年以上的 21 名男工检查发现，接触组血清中 T 和 ICSH 含量降低，与对照组比较差异有统计学意义（$P<0.01$）。以各项性激素指标为因变量，工龄为自变量进行多元回归分析，发现血清中 T 和 ICSH 的降低与接触聚苯乙烯工龄增加呈负相关（睾酮 $r=-0.4768$，间质细胞刺激素 $r=-0.4297$），差异均有统计学意义（$P<0.01$）。

王仁元等调查了聚苯乙烯制造厂作业工龄 1 年以上的 25 名男工，结果发现，车间空气中苯乙烯浓度平均超过国家标准 12.65 倍。接触男工血清 T 和 ICSH 均明显降低，而 FSH 未发生变化。经多元线性回归分析发现，随着接触苯乙烯的时间延长，血清 T 和 ICSH 含量也随之降低，且接触工龄与血清 T 和 ICSH 水平呈负相关（睾酮 $r=-0.4864$，间质细胞刺激素 $r=-0.4179$，均 $P<0.01$）。

崔金山等调查了 47 对（年龄相差 5 岁的 1∶1 配对）化工厂二硫化碳（CS_2）生产车间男性工人，发现 CS_2 接触组工人血浆中 T 浓度明显低于对照组，差异具有统计学意义（$P<0.01$），提示在该生产条件下工作 7 年以上即可导致血浆中 T 浓度降低，且随工龄增加血浆中 T 浓度逐渐下降。CS_2 接触组工人血浆中 ICSH、FSH 浓度明显高于对照组，差异具有统计学意义（$P<0.01$），且在 ≤7 年工龄组，血浆中 T 浓度与对照组比较，差异无统计学意义，而血浆中 ICSH 浓度明显高于相应对照组（$P<0.05$）。上述结果说明，血浆中 ICSH 和 FSH 浓度升高是由于血浆中 T 下降产生的负反馈作用引起。

王兴海等选择镇江地区醋酸棉酚避孕受试者，22 名长期停药男子，年龄 36～53 岁，服药前身体健康和正常生育子女，口服醋酸棉酚常规剂量，服药时间为 6～75 个月，服药总剂量为 5.9±4.7g，停药恢复时间为 8.1±2.0 年。结果发现，22 名男子中，11 名生精功能未恢复（无精子症组）的血清 FSH 和 ICSH 基础值及其对间质细胞刺激素释放激素刺激反应均显著高于正常对照组（11 名男子）（$P<0.01$）；而血清 T 基础值和 T/ICSH 比值及 T 对 HCG 刺激反应显著低于正常对照组（$P<0.01$）。生精功能恢复组 11 名男子的血清 FSH 基础值及其对间质细胞刺激素释放激素刺激反应均显著高于正常对照组（$P<0.01$）。但血清 ICSH 和 T 基础值及其对间质细胞刺激素释放激素和 HCG 刺激反应，二者差异均无统计学意义。以上结果说明，不适当地采用醋酸棉酚避孕所引起的永久无精子症者，全睾丸细胞受到严重损害，垂体-睾丸轴系功能调节发生紊乱。而适量的醋酸棉酚所致的暂时无精子症，生精功能恢复以后，睾丸内分泌一般均正常。

张幸等调查了从事合成革生产而接触二甲基甲酰胺（DMF）的 52 名男工，发现 DMF 浓度在涂头工段其短时间接触容许浓度（permissible concentration-short term exposure limit，PC-STEL）和时间加权平均容许浓度（permissible concentration-time weighted average，PC-TWA）均超过国家规定作业场所有害因素职业接触限值，而放卷、收卷、整理工段均符合国家职业卫生标准。在涂头工段接触工人班末尿中甲基甲酰胺（NMF）含量明显高于放卷、收卷、整理各工段工人（$P<0.01$），则以涂头工段作业工人为 DMF 高水平接触组，其余工段作业工人为 DMF 低水平接触组。高水平接触组血清 T、FSH 浓度与低水平接触组比较，差异有统计学意义（$P<0.05$），两个接触组血清 FSH 浓度低于对照组，而血清 ICSH、T、PRL 均高于对照组（$P<0.05$）。除高水平接触组血清 T 平均浓度大于参考值外，血清 ICSH、FSH、PRL 浓度均在参考值范围内。T/ICSH 比值两个浓度接触组明显低于对照组（$P<0.05$）。结果表明，DMF 除了能使男工血清 FSH 水平变化外，尚存在间质细胞功能及垂体-睾丸轴异常，对男工具有一定的生殖毒性。

杨文秀等调查了抚顺市 3 个工厂接触苯乙烯 1 年以上的 158 名已婚工人，其中具有明显生殖功能障碍的女工 31 名，男工 15 名。接触组男工血清 T 和 FSH 的含量均显著降低（$P<0.05$）；接触组女工血清 E_2 和 FSH 含量均明显减少（$P<0.01$）。

侯光萍等选择接触氯乙烯且具有明显性功能障碍症状的男性作业工人 17 名，女性作业工人 11 名。接触氯乙烯浓度在高于国家卫生标准情况下，接触组男工血清 E_2 和 T 的含量均显著降低（$P<0.05$）。接触组女工血清 LH 和 FSH 的含量均比对照组明显降低（$P<0.01$）。调查结果提示，在氯乙烯浓度略高于卫生标准的浓度下，接触工人的性功能障碍，可能是由于氯乙烯损害内分泌器官，引起性激素和促性腺激素的下降，造成了下丘脑-垂体-卵巢轴或睾丸轴代谢失调所致。

段小燕等用横断面调查方法对接触苯系物的 966 名女工和 923 名对照组女性进行了生殖功能的回顾性调查。整个月经周期血清性激素平均含量比较，接触组女工整个月经周期血清 LH 平均含量显著低于对照组（$P<0.01$），血清中 FSH、E_2 平均含量两组间差异无统计学意义（$P>0.05$）。月经周期不同时相接触组与对照组比较，增殖期血清 E_2 含量降低（$P<0.01$），分泌期血清 LH 含量降低（$P<0.01$），其余差异无统计学意义。制漆和喷漆业女工月经周期不同时相血清中性激素含量的比较，发现喷漆作业组女工血清中 LH、E_2 在

增殖期和分泌期显著低于对照组（$P<0.05$）。随着工龄增加，接触苯系物女工血清性激素含量无改变，此结果提示，对性激素的影响主要因素是苯系物浓度。

3. 农药 J Blanco-Munoz 等对墨西哥莫雷洛斯州 104 名男性花艺师进行了调查，发现他们的尿液中有机磷农药二烷基磷酸酯类（DAPs）代谢产物中磷酸二甲酯（DMP）、磷酸二乙酯（DEP）、二乙基硫代磷酸酯（DETP）含量升高。DAPs 高浓度接触组（采用传统生产方式者，包括农药使用、农药熏蒸以及农药混合等设备的管理）和中浓度接触组（不直接处理农药者，包括行政人员以及切割、除草、种植、包装等作业工人）作业工人与低浓度接触组（采用有机生产方式者）比较，血清中 FSH、ICSH 和抑制素 B 水平均降低（$P<0.05$）。经相关分析发现，作业工人尿液中 DAPs、DMP、DEP 和 DETP 水平与血清抑制素 B 浓度呈负相关（DAPs $\beta=-0.00077$、DMP $\beta=-0.00094$、DEP $\beta=-0.00931$、DETP $\beta=-0.00378$，均 $P<0.05$），而 DEP 水平与血清 FSH 浓度呈负相关（$\beta=-0.00221, P<0.05$）。结果表明，DAPs 可能属于男性内分泌干扰物。

刘国红等调查了湖北省天门市妇幼保健院住院分娩的产妇 75 例，按总有机氯（即 α-、β-、γ-、δ-BHC；p,p'-DDE；o,p-DDT；p,p'-DDD；p,p'-DDT 的总和）在血中的检出量将研究对象分为 4 个组，即对照组 9 人（在最低检测限以下，$<0.005\mu g/L$）、低残留组 26 人（$0.005\sim10\mu g/L$）、中残留组 17 人（$10\sim40\mu g/L$）和高残留组 19 人（$\geqslant40\mu g/L$ 以上）。结果显示，产妇静脉血中 FSH 水平从低残留组（0.83mU/ml）开始逐渐上升，高残留组血中 FSH 达到 2.27mU/ml。经统计学检验，中残留组与低残留组血中 FSH 水平和对照组比较，差异有统计学意义（$P<0.01$），高残留组血中 FSH 水平与其他 3 组比较，差异均有统计学意义（$P<0.01$）。脐带血 FSH 水平也随着残留量的增大而上升，高残留组脐带血 FSH 水平显著高于其他 3 组（$P<0.01$）。产妇静脉血 LH 水平对照组高于其他各组，呈递减趋势，中残留组静脉血 LH 水平与对照组比较，差异有统计学意义，

高残留组静脉血 LH 水平明显低于对照组和低残留组（$P<0.05$）。而各组脐带血 LH 水平与产妇血 LH 水平刚好相反，呈递增趋势，高残留组明显高于其他各组（$P<0.05$）。

4. 物理因素　刘鸿义等调查了南京地区各类医疗单位从事医用 X 射线男性工作人员 34 名为照射组，并以该地区各医疗单位非从事医用 X 射线工作的男性工作人员 16 名为对照组。结果发现，从事医用 X 射线的男性工作人员血清 ICSH 含量降低（$P<0.05$），而 FSH 含量未见明显变化（$P>0.05$）。

Y Djeridane 等研究了 900MHz 的 GSM 手机射频辐射对 20 名健康男性志愿者腺垂体 TSH、GH、PRL、ACTH、皮质醇（cortisol）和 T 分泌的影响。20 名健康男性志愿者每天使用手机 2 小时，每周 5 天，共 4 周。结果发现，手机使用者平均血清 GH 水平下降了 28%，皮质醇下降了 12%，而其他激素未受影响。结果提示，900MHz 射频电磁场暴露对男性内分泌功能影响不明显。

K Mann 等用 900MHz 微波，以 $0.02mW/cm^2$ 照射 22 名志愿者，连续照射 8 小时，受照射者血清中 GH、ICSH 和褪黑激素水平无明显变化，但血清中皮质醇水平升高，说明微波辐射对垂体-肾上腺轴有短暂的激活作用。

黄金林等将在电磁辐射环境下工作 2 年以上的雷达站 37 名男性雷达操作员作为接触组，暴露在非电磁辐射环境下的 34 名男性作为对照组，检测两组人员血清 PRL 水平。接触组血清 PRL 含量为（12.84 ± 2.75）$\mu g/L$，而对照组为（7.55 ± 1.61）$\mu g/L$，两组比较差异有统计学意义（$P<0.01$）。

5. 药物　JH Mendelson 等研究了可卡因对神经-内分泌的急性影响。受试者为 18 名男性可卡因依赖者，年龄 26～39 岁，以研究者自身作为对照。在静脉注射 30mg 可卡因或安慰剂之前和之后测定其血浆激素水平。发现血浆可卡因浓度在静脉注射可卡因后 5 分钟达峰值（260g/L）。血浆 ICSH 水平在注射可卡因后 5 分钟和 15 分钟均显著高于基础水平（$P<0.01$）。而静脉注射安慰剂时血浆 ICSH 水平未见改变。在静脉注射可卡因或安慰剂后的 30、45、60、90 和 120 分

钟，血浆 PRL 均下降（$P<0.05$），但下降幅度较小。由此可见，静脉注射可卡因可引起可卡因成瘾男子血浆中 ICSH 和 PRL 水平改变。

张国富等采集海洛因依赖者及健康对照者血样，检测促甲状腺素（TSH）、游离三碘甲状腺原氨酸（FT3）和游离甲状腺素（FT4）水平。结果显示，强制戒毒组急性戒断期血清 TSH 浓度低于对照组（$P<0.05$），而血清 FT3 和 FT4 浓度与对照组比较差异均无统计学意义（$P>0.05$）；戒断后第 30 天血清 TSH 浓度仍低，而血清 FT4 水平降低，与对照组比较差异有统计学意义（$P<0.05$）；戒断后第 90 天血清 TSH 水平与对照组比较差异无统计学意义，但血清 FT3 与 FT4 水平分别处于升高与降低状态。自愿组血清 TSH 水平降低，但血清 FT3 和 FT4 水平与对照组比较差异均无统计学意义（$P>0.05$）。结果提示，相关激素在海洛因依赖及戒断期处于紊乱状态，某些激素恢复较缓慢。

许飞等将 54 例男性癫痫患者随机分为托吡酯（TPM 组）、丙戊酸（VPA 组）和卡马西平（CBZ 组）3 个组，TPM 组每天口服 TPM（起始剂量为 25mg/d，每周增加 25mg，目标剂量为 150mg/d）、VPA 组每天口服 VPA（起始剂量为 500mg/d，根据发作频率适当调整剂量）和 CBZ 组每天口服 CBZ 300mg，共 6 个月，观察对垂体激素的影响。TPM 组用药后 6 个月较用药前血清 PRL 水平明显下降，而 ICSH 水平明显升高（$P<0.05$）。VPA 组血清 FSH 水平显著下降（$P<0.01$），CBZ 组血清 ICSH 水平明显升高（$P<0.05$）。TPM 组与 CBZ 组、VPA 组与 CBZ 组间比较血清 PRL 水平下降明显（$P<0.05$）。提示抗癫痫药物对癫痫患者的垂体-性腺轴均有一定影响，TPM 主要影响垂体激素，可能与其抗癫痫作用机制有关。

6. 卤族元素及其化合物　郝鹏飞等选择饮水氟浓度为 3.89mg/L 的开封市孙营村为调查区，另选饮水氟浓度＜1.0mg/L 的沈李楼村作为对照区，通过对两地居住 5 年以上的全体居民进行健康体检和问卷调查，筛选出 150 名年龄在 20～45 岁的成人作为测试对象，其中高氟区男性 29 人、女性 38 人。对照区男性 37 人、女性 46 人。两区测试对象年龄、性别经统计学分析，差异无统计学意义。结果发现，高氟区水氟、土壤氟和粮食氟含量均高于对照区（$P<0.05$），且高于国家标准。高氟区人均日摄氟量高于对照区（$P<0.05$），且高于国家标准。高氟区人群尿氟含量明显高于对照区（$P<0.05$）。高氟区男性血清 ICSH 水平明显高于对照区（$P<0.05$）。高氟区男性血清 T 水平明显低于对照区，而女性血清 T 水平则明显高于对照区（$P<0.05$）。

陈培忠等选择地方性氟中毒（饮水含氟量为 $4.03\sim4.90$mg/L）重病区年龄 $20\sim55$ 岁的成年男性 31 名和当地非高氟（饮水含氟量为 <1.0mg/L）区健康成年男性 26 名作为对照，探讨高氟对成年男性生殖-内分泌功能的影响。结果发现，高氟区人群血清 ICSH、FSH 水平较对照组明显升高（$P<0.01$），而血清 T 水平则显著降低（$P<0.01$），表明高氟状态能够影响成年男性的生殖内分泌功能。

陈新华等选择 456 名长期居住在高碘饮水地区年龄 $11\sim60$ 岁的居民为高碘接触组和 153 名长期居住在非高碘饮水地区健康居民为对照组，探讨了高碘饮水对正常人垂体功能的影响。结果发现，高碘组地区饮水含碘量均高于 230μg/L，而对照组均低于 120μg/L。高碘组居民尿碘均高于 495μg/g 肌酐，而对照组均低于 200μg/g 肌酐。高碘接触组血清 TSH 含量升高，与对照组比较，差异具有统计学意义（$P<0.05$）。

三、对动物垂体细胞的毒性

外源性有害因素对垂体细胞毒性的研究，主要从细胞和分子水平阐释外源性有害因素直接或间接对垂体促性腺激素细胞、生长激素细胞、促肾上腺皮质激素细胞、催乳素细胞等的影响，主要表现为垂体细胞分泌相关激素、基因表达、细胞凋亡以及相关生化指标的变化等（详见表 2-8、表 2-9、表 2-10、表 2-11、表 2-12、表 2-13、表 2-14、表 2-15、表 2-16）。

表 2-8　金属与类金属及其化合物对动物的垂体毒性

类型	动物与细胞	染毒方式	染毒剂量（染毒时间）	结果	文献
镉	成年雄性 Wistar 大鼠	喂饲	含镉 0.133mmol/L 饮水（2个月）	镉下调垂体细胞中磷脂酶 D（PLD）mRNA 表达，这可能与滤泡细胞过度调亡及其 S-100 蛋白表达上调有关。同时镉下调腺垂体细胞催乳素 mRNA 表达以及催乳素阳性细胞百分比。	AM Calderoni et al. 2010
三氯化钐	Wistar 大鼠垂体细胞	体外处理	0.01、0.1、1.0mmol/L（24小时）	三氯化钐（$SmCl_3$）处理组嗜酸性细胞分泌 GH 和 PRL 较对照组明显增高，尤以 0.01 mmol/L $SmCl_3$ 处理组增高显著（$P<0.01$）。嗜碱性细胞分泌的 TSH, FSH 和 LH 浓度显著降低，以 1 mmol/L $SmCl_3$ 处理组降低更显著（$P<0.01$）。	崔丽等，1993
锗有机化合物	Wistar 大鼠腺垂体细胞	体外处理	0.01 和 1mmol/L（24小时）	0.01mmol/L 锗有机化合物（Ge-132）处理培养液中 GH 和 PRL 浓度较 1mmol/L Ge-132 处理组明显升高（$P<0.05$）。Ge-132 处理组培养液中 TSH, FSH 和 LH 浓度均明显低于对照组（$P<0.05$）。且随着 Ge-132 浓度的增高，培养液中 TSH, FSH 和 LH 浓度降低更显著。	崔丽等，1991

续表

类型	动物与细胞	染毒方式	染毒剂量（染毒时间）	结果	文献
锌	小鼠腺垂体瘤促皮质激素细胞克隆的垂体细胞系（AtT-20）细胞	体外处理	10^{-8}，10^{-7}，10^{-6}，10^{-5}，10^{-4}，10^{-2} 和 1mmol/L 锌 和 0.5μmol/L 促肾上腺皮质激素释放激素（12小时）	当锌浓度为 $10^{-7}\sim10^{-4}$ mmol/L 时对 AtT-20 细胞分泌 ACTH 有依次增强的促进作用。提示在一定剂量范围内，锌可促进 AtT-20 细胞分泌 ACTH，有类似促肾上腺皮质激素释放激素的作用。	杜可军等，2001
谷氨酸单钠	出生后第 2、4、6、8 和 10 天的雄性 SD 大鼠	皮下注射	4g/kg（1次）	52 日龄和 100 日龄染毒组大鼠的脑垂体湿重显著低于对照组（$P<0.01$）。各期染毒组大鼠血清 ICSH，FSH 浓度均显著低于对照组（$P<0.01$）。ICSH 细胞免疫组化结果显示，染毒组大鼠垂体 ICSH 免疫阳性细胞面积（像素值）显著低于对照组（$P<0.01$）。	杨荪等，1998

续表

类型	动物与细胞	染毒方式	染毒剂量（染毒时间）	结果	文献
谷氨酸单钠	出生后第2、4、6、8和10天，雌、雄两性SD大鼠	皮下注射	4g/kg（12周）	谷氨酸单钠（MSG）染毒组雌、雄两性大鼠体重明显低于对照组，脑垂体脏器系数高于对照组（$P<0.05$）。免疫组织化学检测结果显示，MSG染毒组雌、雄两性大鼠垂体细胞促肾上腺皮质激素分泌细胞数量明显多于对照组（$P<0.05$）。且染色较深。MSG染毒组雌、雄两性大鼠血清ACTH浓度高于对照组（$P<0.05$）。	蔡定芳等，1999

表2-9　有机化合物对动物的垂体毒性

有机化合物	动物与细胞	染毒方式	染毒剂量（染毒时间）	结果	文献
二甲磺酸乙烷	成年雄性Wistar大鼠	腹腔注射	75mg/kg（1次）	注射二甲磺酸乙烷（EDS）后3～7天，垂体ICSHβ免疫反应阴性细胞略增大，染色强度增进，染色活性增强、垂体ICSH行性下降，说明其分泌活性增强，垂体ICSH释放增加，与血清ICSH水平升高结果一致。	宋天保等，1989

续表

有机化合物	动物与细胞	染毒方式	染毒剂量（染毒时间）	结果	文献
邻苯二甲酸二正丁酯	成年雌性 SD 大鼠	喂饲	20、200、2000 和 10000ppm（妊娠第 15 天至出生后第 11 天和出生后第 21 天）	出生后第 11 天子鼠，在 2000ppm 邻苯二甲酸二正丁酯（DBP）染毒组雄性子鼠垂体相对重量增加，而雌性子鼠垂体相对重量降低。在 10000ppm DBP 染毒组雌、雄两性子鼠在出生后第 11 天即出现腺垂体卵泡刺激素免疫阳性细胞百分比升高。在出生后第 21 天，10000ppm DBP 染毒组雌、雄两性子鼠腺垂体黄体生成素或间质细胞刺激素免疫阳性细胞比例增加、卵泡刺激素和催乳素免疫阳性细胞比例降低。而在 200ppm DBP 染毒组雄性腺垂体卵泡刺激性细胞和 2000ppm DBP 染毒组黄体生成素或间质细胞刺激素免疫阳性细胞百分比均已发生类似改变。	KY Lee et. al, 2004

续表

有机化合物	动物与细胞	染毒方式	染毒剂量（染毒时间）	结果	文献
壬基酚	7 日龄雄性 SD 大鼠腺垂体细胞	体外处理	0.001、0.01、0.1 和 $1\mu mol/L$（48 小时）	MTT 法检测结果显示，$1\mu mol/L$ 壬基酚（NP）处理组腺垂体细胞吸光度值低于空白对照组（$P<0.05$），并呈现出剂量-反应关系（$r=0.70$，$P<0.01$）。流式细胞仪检测结果显示，$0.001\mu mol/L$ NP 处理组细胞数量减少，S 期和 G_2/M 期细胞数量增多（$P<0.05$），$0.01\mu mol/L$ NP 处理组 S 期细胞数量增加（$P<0.05$），$1\mu mol/L$ NP 处理组 G_0/G_1 期细胞数量增加，G_2/M 期细胞数量减少（$P<0.05$），且随着 NP 处理剂量增加，细胞增殖指数（proliferation index，PI）下降并呈剂量-反应关系（$r=0.83$，$P<0.01$）。经 $1\mu mol/L$ NP 处理后，大鼠腺垂体细胞增殖细胞核抗原（PCNA）阳性平均光密度值显著低于空白对照组（$P<0.05$），并呈现量-反应关系（$r=0.59$，$P<0.01$）。NP 各剂量处理组大鼠腺垂体细胞雌激素受体（ER）阳性平均光密度值高于空白对照组（$P<0.05$），且各剂量处理组间差异均有统计学意义（$P<0.05$）。	夏茵茵等，2005

表 2 - 10 农药对动物的垂体毒性

农药	动物	染毒方式	染毒剂量（染毒时间）	结果	文献
乐果	成年雌性 Swiss albino 小鼠	灌胃	4、8 和 16mg/kg（妊娠第 6 天至出生后第 21 天）	免疫组织化学结果显示，在乐果 8 和 16mg/kg 染毒组，出生后第 22 天和第 63 天的雄性子鼠腺垂体中间质细胞剌激素细胞免疫强度减弱，且细胞体积变小，细胞数目减少，而血清中 ICSH 和 T 含量均降低。	R Verma et al, 2009
硫丹	成年雌性 SD 大鼠	灌胃	0.61 和 6.12mg/kg（妊娠期和哺乳期）	RT-PCR 结果发现，硫丹高、低剂量均可引起出生后 30 天雄性子鼠脑垂体细胞 PRL, ICSH, GH 和 TSH mRNA 表达上调。	A Caride et al, 2010
草甘膦	成年雌性 Wistar 大鼠	灌胃	50mg/kg（妊娠第 18 天至出生后第 5 天）	出生后 60 天的雄性子鼠血清中 ICSH 含量升高，腺垂体细胞中 ICSH mRNA 和蛋白质表达均升高。	MA Romano et al, 2012

表 2 - 11 物理因素对动物的垂体毒性

类型	动物与细胞	染毒方式	染毒剂量或强度（染毒时间）	结果	文献
高功率微波	成年雄性 Wistar 大鼠	全身照射	2、10、50 和 90mW/cm²（5 分钟）	免疫组化结果显示，10 mW/cm² S 波段高功率微波（high power microwave，HPM）照射后 6 小时垂体细胞表达糖皮质激素受体（glucocorticoid receptor，GR）的细胞数量增多（$P<0.01$），照射后第 1 天与 3 天时腺垂体细胞表达 GR 强度增加。7 天后表达 GR 的细胞数量呈恢复趋势。50 mW/cm² HPM 照射后 1 天时腺垂体细胞表达 GR 增强并达高峰，3 天时表达增强仍有统计学意义（$P<0.05$），7 天后表达呈恢复趋势。	孟丽等，2005

续表

类型	动物与细胞	染毒方式	染毒剂量或强度（染毒时间）	结果	文献
冷应激和电击应激	成年雄性SD大鼠	冷水游泳和慢性电击	冷水游泳组：$4\sim6℃$，约20分钟。慢性电击组：同断足底电击作为应激源，输出电压为$60\sim100V$，间隔$0.5\sim2$秒电击1次；每天上、下午各2小时，持续1周。	游泳组和电击组大鼠血浆血管紧张素Ⅱ（Ang Ⅱ）含量显著高于对照组，其中以游泳组血浆 Ang Ⅱ含量升高更为显著（$P<0.05$）。大鼠腺垂体 Ang Ⅱ含量也显著高于对照组（$P<0.01$）。对照组大鼠腺垂体血管紧张素原（ANG）mRNA 阳性细胞颗粒积分光密度为10.94 ± 5.13，游泳组和电击组则分别为对照组的$229.14\pm98.16\%$和$195.06\pm72.76\%$，与对照组比较差异均有统计学意义（$P<0.01$）。游泳组与电击组大鼠腺垂体 ANG mRNA 表达的增高率均超过了 Ang Ⅱ含量的增高率（$P<0.05$）。	张素珍等，2002
低氧应激	雌、雄两性 Wistar 大鼠（体重$120\pm2.5g$）	高原地区	海拔为1700，3100和4050m（12天）	免疫组织化学染色后图像分析结果显示，1700m组大鼠腺垂体远端部促肾上腺皮质激素细胞的免疫反应细胞内 ACTH 相对含量与3100m组和4050m组 ACTH 含量比较差异均有统计学意义（$P<0.01$）。	吴洪福等，2004

续表

类型	动物与细胞	染毒方式	染毒剂量或强度（染毒时间）	结果	文献
冷应激	成年雄性SD大鼠腺垂体细胞	体外处理	10℃（4小时）	冷刺激后，原代培养的大鼠腺垂体细胞ACTH的分泌明显增加。冷刺激使大鼠腺垂体离体细胞阿片黑素促皮质激素原（POMC）mRNA的表达明显增强。	骆文静等，2004
电场刺激	成年雄性SD大鼠腺垂体组织	体外处理	参数为强度30mA，波宽0.5ms，频率为10Hz的恒流电场（15分钟）	电场刺激能明显促进离体的大鼠腺垂体释放ACTH（$P < 0.05$）。如在温育液中事先加入$10\mu mol/L$河豚毒素（tetrodotoxin，TTX）或$10\mu mol/L$藜芦碱，该效应可被明显阻断。温育中分别加入0.1和$0.001\mu mol/L$大鼠促肾上腺皮质激素释放素（corticotropin releasing hormone，CRH。ACTH分泌呈剂量依赖性显著增高。但在电场刺激的同时温育液中加入CRH，其对ACTH释放的效应与单独应用CRH相比并无明显差异。给大鼠垂体施加电场刺激前5分钟，温育液中加入$20\mu mol/L$地塞米松，可明显抑制电场刺激导致的ACTH分泌增加的效应。$4.7\mu mol/L$ γ-氨基丁酸A型受体阻断剂荷包牡丹碱（bicuculline）显著增强电	赵超等，1996

续表

类型	动物与细胞	染毒方式	染毒剂量或强度（染毒时间）	结果	文献
电场刺激	切除肾上腺的成年雄性SD大鼠垂体组织和腺垂体细胞	体外处理	参数为强度30mA，波宽0.5ms，频率10Hz的电场刺激（10分钟）。10^{-9} mol/L 精氨酸加压素（AVP），10^{-6} mol/L 荷包牡丹碱，10^{-7} mol/L CGRP8-37（CGRP受体拮抗剂）和 5μmol/L TTX（40分钟）	场刺激对ACTH释放的促进作用，该作用不受P物质受体拮抗剂 spantide 的影响。0.1μmol/L 降钙素基因相关肽（calcitonin gene-related peptide，CGRP）受体拮抗剂CGRP8-37片段可显著减低电场刺激对ACTH释放的效应。电场刺激可明显抑制肾上腺切除96小时后腺垂体组织块释放ACTH，但此效应可被预先给予的TTX所消除。AVP可显著刺激腺垂体组织块对ACTH的分泌无ACTH，但同样参数的电场刺激对ACTH的分泌无明显抑制作用。γ-氨基丁酸A型受体拮抗剂荷包牡丹碱可刺激腺垂体组织块大量释放ACTH，而电场刺激对其兴奋效应无影响。CGRP8-37可明显抑制腺垂体组织块ACTH的基础分泌，而电场刺激可使腺垂体组织块分泌ACTH水平明显提高。此作用可被预先给予的TTX完全阻断。荷包牡丹碱、CGRP8-37和TTX分别处理分散培养的腺垂体细胞40分钟，腺垂体细胞分泌ACTH和前阿黑皮素原（POMC）基因表达均无明显变化。	焦凯等，1999

续表

类型	动物与细胞	染毒方式	染毒剂量或强度（染毒时间）	结果	文献
电场刺激	切除双侧卵巢的成年动情间期雌性SD大鼠腺垂体组织	体外处理	频率为2和10Hz的电场刺激（2和10分钟）	在Krebs液灌流条件下，10Hz连续10分钟的电场刺激后，大鼠垂体组织灌流液中的FSH浓度（14.4±1.4 mIU/ml）较基础水平（8.4±1.4 mIU/ml）显著增高（$P<0.05$）。而改用含TTX的Krebs液灌流后，同条件的电场刺激后10分钟内FSH浓度为8.2±0.6 mIU/ml，提示其分泌被显著抑制（$P<0.05$）。其余各参数的电场刺激对FSH分泌均无明显影响。	刘玲等，2006

表 2-12 药物对动物的垂体毒性

药物	动物与细胞	染毒方式	染毒剂量（染毒时间）	结果	文献
海洛因	成年雄性 SD 大鼠	皮下注射	首日剂量为 3mg/kg，以后每天 2 次；增首天剂量，第 9 天递至药成瘾，第 9 天总剂量为 27mg/kg。此后每天皮下注射 27mg/kg 海洛因 1 次。（10，17，24，31，38 天）	免疫组织化学染色结果显示，与正常对照组大鼠和生理盐水对照组比较，海洛因依赖组大鼠腺垂体远侧部 β-内啡肽（β-EP）免疫反应显减弱，平均灰度值增高（$P < 0.05$），提示海洛因依赖使内源性阿片样物质的产生受到抑制。	梁文妹等，2009
盐酸吗啡	成年雄性 Wistar 大鼠	皮下注射	每天递增 5，10，20，40 和 50mg/kg 盐酸吗啡，连续 5 天。然后吗啡依赖组（于第 6 天开始大鼠每次皮下注射 10mg/kg 盐酸吗啡，每天 3 次）和自然戒断吗啡成瘾组（于第 6 天停药戒断）	免疫组织化学染色图像分析显示，吗啡依赖组大鼠腺垂体远侧部促甲状腺激素免疫反应细胞的面数密度和促甲状腺激素细胞的平均光密度显著低于对照组（$P < 0.01$），促肾上腺皮质激素细胞的平均光密度显著低于对照组（$P < 0.01$）。自然戒断组大鼠腺垂体远侧部促甲状腺激素免疫反应细胞的面数密度显著低于对照组（$P < 0.05$），促肾上腺皮质激素和促甲状腺激素显著低于对照组（$P < 0.05$），促肾上腺皮质激素细胞的平均光密度也低于对照组（$P < 0.05$），但与吗啡依赖组比较差异无统计学意义（$P > 0.05$）。	李强等，2000

续表

药物	动物与细胞	染毒方式	染毒剂量（染毒时间）	结果	文献
雌二醇苯甲酸	去卵巢雌性未孕SD大鼠	肌内注射	15μg/d雌二醇苯甲酸（6天），同时大鼠处死前1小时肌内注射1mg/kg ZK98.734，制备腺垂体细胞液，然后与不同浓度的^{3}H-R5020（0.05~3×10^{-9} mol/L）温育	对照组垂体细胞液孕激素受体的最大结合位点为127 fmoles/mg.prot. 1mg/kg ZK98.734（11β-[4-（N，N-二甲胺基）-苯基]-17β-羟基-17α-（3-羟丙烯-1）-Δ^{4,9}雌甾二烯-3-酮，抗黄体酮剂）注射后1小时，垂体细胞液游离的孕激素受体结合位点下降到3.8 fmoles/mg.prot。结果提示，ZK98.734的抗生育作用可能与腺垂体细胞中孕激素受体的阻断有关。	奈微明等，1990
米非司酮和米索前列醇	4~11岁的孕38~45天的雌性猕猴	鼻饲	米非司酮15mg/kg和米索前列醇200μg/kg，连续3天，于第3天米非司酮+米索前列醇联合经鼻饲给药1次	米索前列醇组与对照组比较，脑垂体中卵泡刺激素和黄体生成素免疫反应阳性细胞略有减少。米非司酮组和米非司酮+米索前列醇联合组脑垂体中卵泡刺激素免疫反应阳性细胞和黄体生成素免疫反应阳性细胞对照组较对照组明显减少。米非司酮和米索前列醇联合组脑垂体阴性细胞中卵泡刺激素和黄体生成素的平均光密度均低于正常对照组（$P<0.01$）。	汪大魏等，2004

续表

药物	动物与细胞	染毒方式	染毒剂量（染毒时间）	结果	文献
环磷酰胺	成年雄性 Wistar 大鼠	腹腔注射	200mg/kg（1次）	环磷酰胺（CP）染毒组大鼠垂体内精氨酸加压素样免疫活性物质（ir-AVP）含量从第1天就有明显增高，至实验结束时（注射CP 14天后）仍没有降低的趋势。生长抑素样免疫活性物质（ir-SS）含量在注射CP后1、3、7和14天呈持续性升高，直至实验结束时也未恢复正常。	凌昌全等，1993
雷公藤甲素	体重为160~180g的雄性 SD 大鼠	灌胃	20μg/kg（7周）	雷公藤甲素染毒组血浆 ACTH 含量高于空白对照组（$P<0.05$）。免疫组织化学染色后，形态计量结果表明，与空白对照组比较，雷公藤甲素染毒组大鼠脑垂体促肾上腺皮质激素免疫反应阳性细胞平均灰度值增加（$P<0.05$），平均光密度（OD值）值也增强（$P<0.05$）。	张武等，2010

续表

药物	动物与细胞	染毒方式	染毒剂量（染毒时间）	结果	文献
脂多糖	成年雄性 Wistar 大鼠	腹腔注射	50μg/kg（1次）	脂多糖（LPS）可引起血浆 TNF-α、IL-1β、IL-6 和 ACTH 含量升高（$P < 0.05$）。LPS 使脑垂体细胞中促肾上腺皮质激素释放因子受体 1（CRFR1）mRNA 表达水平下降 70%，上调血管紧张素 II AT1a 受体和 LPS 识别蛋白 CD14 mRNA 以及 IL-6 和 IL-1β 蛋白表达水平。LPS 升高脑垂体细胞中诱导型一氧化氮合酶（iNOS）mRNA 表达水平和 Ca^{2+}-依赖的 iNOS 活力而下调 Ca^{2+}-依赖的 eNOS/nNOS 活力。脑垂体细胞中环加氧酶-1（COX-1）mRNA 表达水平降低 53%，而环加氧酶 2（COX-2）mRNA 表达水平升高 2 倍，并引起脑垂体中 ACTH 含量降低。	E Sanchez-Lemus et al, 2009

续表

药物	动物与细胞	染毒方式	染毒剂量（染毒时间）	结果	文献
β-内啡肽和纳洛酮	成年雌性SD大鼠腺垂体细胞	体外处理	0.1μmol/L β-内啡肽、10μmol/L 纳洛酮和0.1μmol/L β-内啡肽+10μmol/L 纳洛酮联合（1、2、3、4和5小时），0.1μmol/L Gn-RH（6分钟）	各组大鼠腺垂体细胞分泌LH的基线值差异无统计学意义（$P>0.05$）。在GnRH刺激下，对照组LH分泌峰值明显高于β-内啡肽组（$P<0.01$）。但低于纳洛酮组（$P<0.01$）。β-内啡肽+纳洛酮联合组LH分泌峰值显著高于单纯β-内啡肽处理组（$P<0.01$）。LH净释放量/脉冲与峰值的变化一致，对照组高于β-内啡肽组（$P<0.01$），但低于纳洛酮组（$P<0.01$）。β-内啡肽+纳洛酮联合组高于单纯β-内啡肽组（$P<0.01$）。	喻晶华等，1992

续表

药物	动物与细胞	染毒方式	染毒剂量（染毒时间）	结果	文献
米非司酮、黄体酮	成年雌性SD大鼠腺垂体细胞	体外处理	$0.1\mu mol/L$ 米非司酮（MP）和（或）$0.1\mu mol/L$ 黄体酮（52小时），$10^{-3}\mu mol/L$ GnRH，$10^{-2}\mu mol/L$ 佛波酯（PMA）和 $60mmol/L$ K$^+$（3小时）	MP以剂量和时间依赖方式抑制 GnRH 诱导的大鼠垂体细胞的 LH 分泌，并可拮抗黄体酮调节 GnRH 诱导的 LH 效应。$0.1\mu mol/L$ MP处理 4 小时能抑制 $60mmol/L$ K$^+$ 和 $10^{-2}\mu mol/L$ PMA 诱导的 LH 分泌，而 $0.1\mu mol/L$ 黄体酮短时间处理则起促进作用。当处理时间延长为 52 小时，黄体酮对 60 $mmol/L$ K$^+$ 和 10^{-2} $\mu mol/L$ PMA 诱导的 LH 分泌无明显作用。黄体酮仅对 60 $mmol/L$ K$^+$ 刺激的 LH 分泌起抑制作用，但不影响 10^{-2} $\mu mol/L$ PMA 诱导的 LH 分泌。当黄体酮和 MP 同时联合处理时，则 MP 可逆转黄体酮对 K$^+$ 和 PMA 的 LH 分泌的调节作用。	朱四军等，2001

续表

药物	动物与细胞	染毒方式	染毒剂量（染毒时间）	结果	文献
维甲酸	SD大鼠胚胎腺垂体细胞	体外处理	0.01、0.1、1 和 10 μmol/L（2、4 和 6 天）	免疫组织化学和放射免疫分析结果显示，维甲酸处理 6 天后，1μmol/L 维甲酸可提高大鼠腺垂体细胞的百分比和 GH 分泌量（$P<0.05$）。当维甲酸浓度为 10μmol/L 时，生长激素细胞的百分比和 GH 分泌量较对照组明显增加（$P<0.05$），但与 1μmol/L 维甲酸处理组比较差异无统计学意义（$P>0.05$）。MTT 检测结果发现，1μmol/L 维甲酸处理组大鼠胚胎腺垂体细胞的数量与对照组比较差异无统计学意义（$P>0.05$）。	张广会等，2011
丹那唑	成年雌性 SD 大鼠腺垂体细胞	体外处理	0.1、0.5、1、5 和 10μmol/L（4 小时）	当丹那唑浓度为 0.1～10μmol/L 时，可使腺垂体细胞的 GnRH 受体结合量较对照降低 45%，丹那唑作用时间在 25～96 小时可使 GnRH 的结合活性明显降低（$P<0.01$），对腺垂体细胞 GnRH 受体的抑制作用也与其剂量及作用时间有关。丹那唑对 GnRH 结合活性的抑制作用是由于了 GnRH 的结合位点数量，而并未改变其亲和性。	M Menon et al, 1986

表 2-13 卤族化合物对动物的垂体毒性

类型	动物	染毒方式	染毒剂量（染毒时间）	结果	文献
氟化钠	成年雄性和 40 日龄雄、雌性 Wistar 大鼠	腹腔注射、喂饲两	氟化钠 30mg/kg（6 天），含氟 0.1 和 0.15μg/L 饮水（3 个月）	氟化钠染毒成年雄性大鼠 6 天，血清 PRL 和 ICSH 水平显著升高，但脑垂体 PRL 和 ICSH 含量无显著变化。40 日龄雌、雄性 Wistar 大鼠经饮水氟化钠染毒 3 个月，雌性大鼠血清 PRL 水平降低，且呈剂量-效应关系。脑垂体 PRL 含量则升高。雄性大鼠血清 PRL 水平无显著变化，但脑垂体 PRL 含量增高，且呈现剂量-效应关系。	袁淑德等，1988
氟化钠	40 日龄雄性 Wistar 大鼠	喂饲	含氟 100mg/L 的饮水（6 个月）	免疫组化结果显示，氟染毒大鼠脑垂体中生长激素细胞稍大，胞质内生长激素免疫反应阳性颗粒较正常对照组色浅，细小并弥散分布在胞质中。生长激素免疫反应阳性细胞的平均灰度值明显低于对照组（$P < 0.05$）。	尹鸿操等，1996

续表

类型	动物	染毒方式	染毒剂量（染毒时间）	结果	文献
碘	断乳 1 个月的雌、雄两性 Wistar 大鼠子鼠	喂饲	碘适对照组（正常饲料，平均含碘量为 300μg/kg）、I 组（饮水含碘 1845μg/L）、II 组（饮水含碘 10045μg/L）、III 组（饮水含碘 2025μg/L）及低碘组（饲料平均含碘量小于 50μg/kg，饮用去离子水，饲养 3 个月的雌、雄大鼠 1∶1 合笼交配生育子鼠	20 日龄子鼠中，II 组子鼠脑垂体中促甲状腺激素免疫反应阳性细胞的体积密度高于碘适应对照组（$P<0.05$）。低碘组脑垂体促甲状腺激素免疫反应阳性细胞的体积密度明显高于碘适应对照组（$P<0.01$）。60 日龄子鼠中，II 组和 III 组子鼠脑垂体促甲状腺激素免疫反应阳性细胞的体积密度、强阳性细胞百分数及血清 T4 水平明显高于碘适应对照组（$P<0.05$）。低碘组脑垂体促甲状腺激素免疫反应阳性细胞的体积密度明显高于碘适应对照组，血清 T4 水平明显低于碘适应对照组（$P<0.05$）。I 组、II 组和 III 组甲状腺的相对重量与碘适应对照组比较差异无统计学意义（$P>0.05$），低碘组子鼠甲状腺的相对重量明显高于碘适应对照组（$P<0.05$）。	郑丽娜等，2007

表 2 - 14　激素对动物的垂体毒性

激素	动物与细胞	染毒方式	染毒剂量（染毒时间）	结果	文献
苯甲酸雌二醇	体重为 150~180g 的雄性 SD 大鼠	皮下注射	100 微克/只（7 周）	注射苯甲酸雌二醇后大鼠脑垂体平均重量比对照组增加了 498%。免疫组化染色发现，催乳素免疫反应阳性细胞数及催乳素免疫反应阳性物质的染色强度从 30% 增加到 67%。	刘亚莉等，2002
睾酮	成年雄性 SD 大鼠	皮下注射	睾酮替代组：睾丸摘除后 1 周，隔天皮下注射睾酮 30 微克/只（4 周）	睾丸摘除组大鼠脑垂体雄激素受体（androgen receptor，AR）表达下降，而睾酮替代组大鼠 AR 表达恢复到接近正常水平，说明睾丸摘除大鼠由于缺乏内源性雄激素而引起脑垂体 AR 表达减少，补充外源性雄激素可缓解或抑制上述变化。	李定强等，2005
甲状腺素低下	成年雌、雄两侧 SD 大鼠	摘除两侧甲状腺	甲状腺素低下组：摘除两侧甲状腺后大鼠正常饲养 14 天	甲状腺素低下组大鼠脑垂体中 IFN-γ 样免疫反应阳性物质位于细胞的胞质内，其阳性细胞只分布于腺垂体，而神经垂体和中间部未见免疫反应阳性物质。对照组均未发现免疫反应阳性细胞。甲状腺素低下可以诱导大鼠腺垂体内 IFN-γ 样免疫阳性物质的表达。	胡格等，2007

续表

激素	动物与细胞	染毒方式	染毒剂量（染毒时间）	结果	文献
17-β雌二醇	成年雌性SD大鼠	皮下注射	17-β雌二醇治疗组：大鼠去卵巢后1周皮下注射17-β雌二醇10微克/只（2、4、6和8周）	免疫组化结果显示，去卵巢组大鼠垂体腺IFN-γ表达较对照组明显减少（$P<0.05$）。17-β雌二醇组大鼠垂体腺IFN-γ表达明显回升（$P<0.05$），且在第4周时回升至对照组水平。	陆永新等，2008
17-β雌二醇	成年雌性SD大鼠	肌内注射	17-β雌二醇治疗组：大鼠去卵巢后1周，隔天肌内注射17-β雌二醇10微克/只（2、4、6和8周）。假去卵巢组：用相同的方法仅摘除卵巢周围脂肪	在第2、4、6和8周，去卵巢组大鼠垂体腺内bcl-2的蛋白质表达水平显著增加，各相同时间段bcl-2和bax的蛋白质表达水平与假去卵巢组比较差异有统计学意义（$P<0.05$）。17-β雌二醇治疗组时间延长，腺垂体内bcl-2的蛋白表达水平逐渐降低，而bax的蛋白表达水平逐渐增加，各相同时间段bcl-2和bax的蛋白质表达水平与去卵巢组比较差异有统计学意义（$P<0.05$）。	龙敏等，2008

续表

激素	动物与细胞	染毒方式	染毒剂量（染毒时间）	结果	文献
苯甲酸雌二醇	成年雌性SD大鼠	皮下注射	5微克/只（14天）	免疫组化结果显示，正常雌性大鼠腺垂体存在IL-8样免疫反应物质，阳性染色物质存在于细胞质，强染阳性细胞分布在腺垂体的边缘部分，中央部分则是一些染色相对较弱的阳性细胞。注射苯甲酸雌二醇后腺垂体中强染的阳性细胞数目明显增加，且不局限于腺垂体的边缘部分，而弥散分布于整个腺垂体。	钟延清等，2002
17-β雌二醇	2月龄雌性SD大鼠	皮下注射	雌激素组：摘除卵巢+17-β雌二醇10微克/只，隔日1次（2周）；假手术组：不摘除卵巢	17-β雌二醇组和假手术组大鼠腺垂体中瘦素长型受体mRNA和蛋白质表达水平显著高于阴性对照组（摘除卵巢），提示雌激素可调节腺垂体瘦素长型受体的表达，雌激素对腺垂体的调节可能与瘦素有关。	陈红平等，2008

续表

激素	动物与细胞	染毒方式	染毒剂量（染毒时间）	结果	文献
17-β雌二醇	3和18月龄雌性SD大鼠	皮下注射	3月龄雌性SD大鼠分为青年组、假手术组、去卵巢组和去卵巢组＋17-β雌二醇（10微克/只，隔日1次，连续6周）组。18月龄雌性SD大鼠分为老年组、老年＋17-β雌二醇（10微克/只，隔日1次，连续6周）组	去卵巢组大鼠脑垂体中雌激素受体（ER）、神经生长因子（NGF）和胆碱乙酰转移酶（ChAT）免疫阳性细胞数目和表达强度较假手术组显著下降，而去卵巢组＋17-β雌二醇组上述3个指标的变化达到正常水平，且3个指标在免疫阳性细胞数目分布和表达强度变化趋势上存在一致性。老年组大鼠垂体中ER、NGF和ChAT免疫阳性细胞数目和表达强度均显著下降，而老年＋17-β雌二醇组大鼠上述3个指标的变化达到正常水平，且3个指标免疫阳性细胞分布和表达强度的变化趋势一致。	陈正礼等，2004

续表

激素	动物与细胞	染毒方式	染毒剂量（染毒时间）	结果	文献
己烯雌酚	切除卵巢成年雌性 Wistar 大鼠	皮下植入	雌激素组：含有 20mg 己烯雌酚的硅胶管（8 周）	雌激素组大鼠脑垂体中雌激素受体 α（ERα）、雌激素受体 β（ERβ）和断裂垂体组织（TERP）在各组大鼠脑垂体组织均有表达，其中雌激素受体 ERα 和 TERP mRNA 水平在雌激素组明显高于对照组（$P < 0.01$）。	张韶峰等，2009
孕二烯酮和 18-甲基炔诺酮	成年雌性 SD 大鼠	肌内注射	0.065、0.125、0.25mg/kg 孕二烯酮（gestodene）和 0.5mg/kg 18-甲基炔诺酮（1 次）	孕二烯酮和 18-甲基炔诺酮处理后大鼠脑垂体对 GnRH 激发效应降低，抑制脑垂体 LH 释放，使血清 LH 含量降低（$P < 0.05$），且孕二烯酮的抑制效应强于 18-甲基炔诺酮。孕二烯酮能与脑垂体细胞液孕激素受体相结合，其竞争结合力强于 18-甲基炔诺酮。	陆文燕等，1995
己烯雌酚和褪黑素	体重为 70~80g 的雌性 Wistar 大鼠	腹腔注射和皮下注射	己烯雌酚（DES）组：腹腔注射 5mg/kg，每周 2 次（12 和 16 周）。褪黑素干预组：腹腔注射 1mg/kg DES，每周 2 次（16 周），并于第 13 周开始皮下注射褪黑素 0.25 和 1.0mg/d 至第 16 周	长期给予己烯雌酚（DES）大鼠脑垂体组织 μ-和 m-calpain 蛋白表达水平升高，膜成分活性增高。而停止给予 DES 或同时给予同剂量褪黑素可不同程度降低 μ-和 m-calpain 蛋白表达水平，抑制两种非甲组织特异性 calpains 的激活。	赵炜疆等，2010

续表

激素	动物与细胞	染毒方式	染毒剂量（染毒时间）	结果	文献
重组瘦素	成年雌性SD大鼠	侧脑室注射	1μg（1次）	大鼠侧脑室注射重组瘦素（Leptin）能显著增加脑垂体GH mRNA的表达，提示Leptin可通过下丘脑调控动物脑垂体GH的合成与分泌。	刘国庆等，2002
苯甲酸雌二醇和他莫昔芬	体重为150~180g雄性SD大鼠垂体细胞	体外处理	0.1、1和10μmol/L苯甲酸雌二醇和10μmol/L他莫昔芬（tamoxifen）（24小时）	不同浓度的苯甲酸雌二醇对大鼠腺垂体细胞的增殖有促进作用，并存在剂量-效应关系。此作用可被雌激素受体（ER）阻断剂他莫昔芬阻断。	刘亚莉等，2002
间质细胞刺激素释放激素	成年雄性SD大鼠腺垂体细胞	体外处理	不同浓度（1×10^{-4}~1×10^{-2} μmol/L）和不同频率（1~4脉冲/小时）（5分钟）	在高浓度（10^{-3} μmol/L或更大）和高频率（3脉冲或更高）同质细胞刺激腺垂体细胞释放激素可表现自身激发作用。但低浓度（10^{-4} μmol/L）同质细胞刺激激素即使在高频率下也不能显著改变腺垂体细胞分泌ICSH。	屈智超等，1993

续表

激素	动物与细胞	染毒方式	染毒剂量（染毒时间）	结果	文献
17-β雌二醇	雄性SD大鼠腺垂体细胞	体外处理	1μmol/L 17-β雌二醇（17-β-E$_2$）、2-羟雌酮（2-OHE$_1$）、2-羟雌二醇（2-OHE$_2$）和 10μmol/L 多巴胺受体激动剂吡贝地尔（piribedil）（24 和 36 小时）	17-β-E$_2$ 可促进大鼠腺垂体细胞的增殖。加入 17-β-E$_2$ 和 2-OHE$_2$ 作用 24 小时后腺垂体细胞 DNA 含量增高（$P<0.01$），而吡贝地尔可抑制腺垂体细胞的增殖活性。提前 12 小时加入 17-β-E$_2$ 或 2-OHE$_2$，则 2-OHE$_2$ 可抑制吡贝地尔对的效应，但 17-β-E$_2$ 对吡贝地尔的效应无明显影响。	狄安稞等，1997
三碘甲状腺原氨酸	雄性SD大鼠腺垂体细胞	体外处理	0.001、0.01、0.1、1 和 10mg/L（24 小时）	1 和 10mg/L 的三碘甲状腺原氨酸（T3）明显抑制大鼠腺垂体细胞 ICSH 的分泌（$P<0.05$），而对 FSH 无影响。成年雄性 SD 大鼠高甲状腺激素血症和低甲状腺激素血症模型大鼠腺垂体细胞 ICSH 分泌均受抑制，FSH 无显著变化。	鎏京涛等，2001

续表

激素	动物与细胞	染毒方式	染毒剂量（染毒时间）	结果	文献
生长激素释放肽-2	1~3日龄新生子猪腺垂体细胞	体外处理	10^{-6}、10^{-5}、10^{-4}、10^{-3}、0.01、0.1、1、10 $\mu mol/L$（5~180分钟）	10^{-6}~10 $\mu mol/L$ 生长激素释放肽-2（GHRP-2）均可作用于体外培养的新生子猪腺垂体细胞而刺激腺垂体细胞分泌 GH（$P < 0.01$）。随着 GHRP-2 处理浓度的增加，腺垂体细胞 GH 释放量也随之增加。在 GHRP-2 浓度达到 1$\mu mol/L$ 时，10~20 分钟内就可使 GH 达到最大分泌量。1$\mu mol/L$ 的 GHRP-2 连续处理腺垂体细胞 1 小时共 6 次，前 3 次 GHRP-2 能促进 GH 的分泌，从第 4 次开始，GH 的分泌出现抑制状态，并随着处理次数的增加抑制状态更强。	兰云贤等，2007
瘦素	成年雄性 SD 大鼠腺垂体细胞	体外处理	10^{-6}、10^{-5}、10^{-3}、0.1 和 10$\mu mol/L$（3 小时）	瘦素（Leptin）使大鼠腺垂体细胞 FSH 和 ICSH 分泌呈剂量依赖性增加，在 10^{-3} 和 10^{-5} $\mu mol/L$ Leptin 作用下，FSH 和 ICSH 分泌达到高峰值。在 0.1 和 10$\mu mol/L$ 瘦素作用下，腺垂体细胞分泌 PRL 呈剂量依赖性升高。	WH Yu et al, 1997

续表

激素	动物与细胞	染毒方式	染毒剂量（染毒时间）	结果	文献
地塞米松和生长激素释放激素	受孕SD大鼠胚胎脑垂体细胞	体外处理	0、0.5、5、50、500 nmol/L 地塞米松、0、0.1、0.01和0.001μmol/L 生长激素释放激素（GHRH）（4、8、16、24和48小时）	免疫组化结果显示，地塞米松浓度为5nmol/L时能有效诱导大鼠胚胎垂体生长激素细胞分化，使生长激素免疫阳性细胞百分比明显增加（$P<0.05$）。地塞米松浓度为50nmol/L时效果最明显。放射免疫法测定结果显示，地塞米松在0.5nmol/L时，GH分泌量明显升高（$P<0.05$），并呈一定的剂量依赖性。地塞米松有效诱导生长激素细胞分化的最少时间为16小时。生长激素免疫阳性细胞明显增加以及GH分泌量明显增加。单独应用生长激素免疫阳性比和GH分泌。与对照组和单独应用GHRH比较，GHRH与地塞米松联合应用可以明显增加生长激素免疫阳性细胞的百分比和GH分泌（$P<0.01$）。与单独应用地塞米松比较，GHRH和地塞米松联合应用可以明显增加GH的分泌，并呈现一定的GHRH浓度依赖性。而	程玉等，2005

续表

激素	动物与细胞	染毒方式	染毒剂量（染毒时间）	结果	文献
地塞米松和生长激素释放激素	受孕SD大鼠胚胎脑垂体细胞	体外处理	0、0.5、5、50、500 nmol/L地塞米松，0、0.1、0.01和0.001μmol/L生长激素释放激素（GHRH）（4、8、16、24和48小时）	免疫组化显示，GHRH的浓度只有达到0.1μmol/L时才可增加生长激素免疫阳性细胞的百分比（$P<0.05$）。RT-PCR结果显示，单独应用GHRH不能提高GH mRNA的表达水平，而单独应用地塞米松能够提高大鼠胚胎脑垂体细胞内GH mRNA的表达水平。地塞米松与GHRH联合应用可进一步增加GH mRNA的表达水平。	程玉等，2005
睾丸支持细胞	成年雄性Wistar大鼠腺垂体细胞	体外处理	联合培养：将22～26日龄Wistar雄性大鼠睾丸支持细胞悬液置于已培养24小时的大鼠腺垂体细胞培养板内（72小时）	大鼠腺垂体细胞与睾丸支持细胞联合培养72小时后，培养液中FSH含量明显低于腺垂体细胞单独培养时的FSH含量（$P<0.01$），表明支持细胞在垂体水平抑制FSH分泌。	董永兰等，1988

续表

激素	动物与细胞	染毒方式	染毒剂量（染毒时间）	结果	文献
褪黑素	蒙古母羊腺垂体细胞	体外处理	0.01、0.1、1、2μg/L（24和48小时）	当单独用不同浓度的褪黑素（MLT）处理原代培养的母羊腺垂体细胞时，随时间的延长 FSH 的分泌量显著下降（$P<0.01$）。但对 LH 的基础分泌没有影响。无论用 10 IU/ml 人绒毛膜促性腺激素（HCG）单独刺激，还是用不同剂量 MLT 与 10 IU/ml HCG 共同刺激腺垂体细胞，FSH 和 LH 的分泌均显著高于对照组（$P<0.01$），但与 MLT 的剂量没有关系。单独用 10 IU/ml HCG 处理腺垂体细胞可使细胞 PRL 分泌减少，但这种作用可被 MLT 呈剂量依赖性抑制。	马友记等，2005

表 2 - 15　细胞因子对动物的垂体毒性

细胞因子	动物与细胞	染毒方式	染毒剂量(染毒时间)	结果	文献
干扰素-γ	妊娠第 9 天雌性 SD 大鼠	阴道口肌内注射	2.5×10^4 和 7.5×10^4 单位/只(1 次)	免疫组化染色结果可见,干扰素-γ(INF-γ)小剂量组大鼠腺垂体中腺岛素样生长因子-1(IGF-1)表达量显著低于对照组($P < 0.05$)。INF-γ 大剂量组大鼠腺垂体各细胞中 IGF-1 的阳性表达很弱,其表达量著低于对照组及 INF-γ 小剂量组($P < 0.01$)。	司丽芳等,2009
干扰素-γ	雌性 SD 大鼠	皮下注射和肌内注射	流产模型组:皮下注射 0.3mg/kg 溴隐亭(孕 6~8 天);流产模型+IFN-γ 组:肌内注射 100IU/kg IFN-γ(孕 9~11 天);流产模型+IFN-γ 多克隆抗体组:1μg/kg(孕 9~11 天)	与正常对照组(正常怀孕 12 天妊娠大鼠比较,流产模型组、流产模型+IFN-γ 多克隆抗体组大鼠腺垂体中转化生长因子-β1(TGF-β1)表达量显著降低($P < 0.01$)。与流产模型组比较,流产模型+IFN-γ 组大鼠腺垂体中 TGF-β1 免疫反应阳性细胞数减少($P < 0.01$)。流产模型+IFN-γ 多克隆抗体组大鼠腺垂体中 TGF-β1 表达量较流产模型组和 IFN-γ 组明显降低($P < 0.01$)。	李雅娜等,2010

续表

细胞因子	动物与细胞	染毒方式	染毒剂量（染毒时间）	结果	文献
胰岛素样生长因子-1	雄性SD大鼠腺垂体细胞	体外处理	1、5、10和15nmol/L（24小时）	10和15nmol/L胰岛素样生长因子-1（IGF-1）使1nmol/L GnRH刺激后腺垂体细胞ICSH分泌量增加30%，并呈剂量依赖性，而两个稀释度的抗IGF-1多克隆抗体（1：3000；1：10000）使ICSH分泌量降低30%。	R Soldani et al. 1995
人重组白细胞介素-6	25～30日龄雌性SD大鼠脑垂体组织块	体外处理	2.5×10^5和1.5×10^6 U/L（1、2、3、4和5天）	人重组白细胞介素-6（rhIL-6）处理组每天GH分泌明显增加（$P < 0.01$）。rhIL-6低剂量组促GH分泌效应以第5天最显著。rhIL-6处理组每天均显著抑制PRL的分泌（$P < 0.05$）。rhIL-6处理组以第1天抑制PRL分泌作用最强烈。rhIL-6高剂量组除第3日抑制作用强于rhIL-6低剂量组外（$P < 0.05$），其余各天两组PRL值差异均无统计学意义（$P > 0.05$）。rhIL-6处理组各天FSH分泌量与对照组无明显变化（$P > 0.05$）。	章振林等，1999

续表

细胞因子	动物与细胞	染毒方式	染毒剂量（染毒时间）	结果	文献
表皮生长因子、转化生长因子-β1 和 17-β-雌二醇	成年雄性 SD 大鼠腺垂体细胞	体外处理	10^{-8} mol/L 表皮生长因子（EGF）、$2\mu g$/L 转化生长因子-β1（TGF-β1）和 10^{-8} mol/L 17-β-雌二醇（17-β-E_2）（36 小时）	EGF 和 17-β-E_2 单独处理组腺垂体细胞 DNA 含量和 PRL mRNA 表达水平均明显高于对照组（$P<0.01$）。两者联合处理上述效应更显著，分别高于 17-β-E_2 和 EGF 单独处理组（$P<0.01$）。TGF-β1 对腺垂体细胞增值与 PRL mRNA 表达均有抑制作用（$P<0.01$）。两者联合处理时腺垂体细胞内 DNA 含量和 PRL mRNA 表达水平著高于 TGF-β1 单独处理组（$P<0.01$），但仍低于 17-β-E_2 单独处理组（$P<0.01$）。	吴雪梅等，1999

续表

细胞因子	动物与细胞	染毒方式	染毒剂量（染毒时间）	结果	文献
白细胞介素-2、白细胞介素-1和白细胞介素-6	成年雄性和雌性（包括妊娠期）SD大鼠垂体细胞	体外处理	1、10、100和500U/ml白细胞介素-2（IL-2），1、10和100ng/ml白细胞介素-1（IL-1），0.1、1和10 ng/ml白细胞介素-6（IL-6）（24小时）	10、100和500U/ml IL-2明显促进雌性大鼠（包括妊娠大鼠）腺垂体细胞的增殖，而抑制雄性大鼠腺垂体细胞的增殖。雌性大鼠行卵巢切除2周后，IL-2对其腺垂体细胞增殖的影响反转为抑制效应，若在卵巢切除2周内，每日给予大鼠皮下注射5μg苯甲酸雌二醇，IL-2的促增殖效应可基本恢复。雄性大鼠行睾丸切除术2周后，但并不发生反转。1～100 ng/ml IL-1促进雄性和雌性SD大鼠腺垂体细胞的增殖。0.1ng/ml的IL-6抑制雄性大鼠腺垂体细胞的增殖，而较高浓度的IL-6（1～10ng/ml）则表现为刺激雌性大鼠腺垂体细胞的作用。0.1～10ng/ml IL-6促进雌性大鼠腺垂体细胞的增殖。	王高峰等，1997

续表

细胞因子	动物与细胞	染毒方式	染毒剂量（染毒时间）	结果	文献
人重组白细胞介素-2	150～200g 雌性SD大鼠腺垂体细胞	体外处理	10μg/L（48小时）	在无血清培养条件下，人重组白细胞介素-2（rhIL-2）能增加腺垂体细胞雌激素受体α（ERα）亚型的蛋白质和基因表达水平，而rhIL-2使腺垂体细胞雌激素受体β（ERβ）亚型的蛋白质和基因表达水平降低。	张庆红等，2000
人重组白细胞介素-2	雌性Wistar大鼠腺垂体细胞	体外处理	1，10，100和500U/ml（2小时）	10，100和500U/ml人重组白细胞介素-2（rhIL-2）可促进雌性大鼠腺垂体细胞增殖和增加PRL分泌量（$P < 0.01$），尤其以100U/ml的rhIL-2作用最明显。	魏秀岩等，2002

表 2-16 其他有害因子对动物的垂体毒性

类型	动物与细胞	染毒方式	染毒剂量（染毒时间）	结果	文献
乙醇	成年雌、雄两性 Wistar 大鼠	喂饲	20% 乙醇（3、6 和 18 个月）	免疫组化结果显示，6 个月乙醇染毒大鼠腺垂体中促肾上腺皮质激素阳性细胞的免疫强度高于腺垂体对照组。各染毒组大鼠腺垂体中生长激素阳性细胞的染色强度和阳性细胞总数明显低于相应对照组，以 18 个月染毒组最显著。各染毒组大鼠腺垂体中黄体生成素或和间质细胞刺激素阳性细胞的免疫强度和阳性细胞总数明显低于相应对照组，且 3 个月、6 个月和 18 个月染毒组大鼠腺垂体中黄体生成素或间质细胞刺激素免疫反应阳性细胞总数呈递减趋势。	杨晓明等，2000
腺嘌呤	体重 160~180g 的雌、雄两性 SD 大鼠	灌胃	150mg/kg（4 周）	与正常组比较，腺嘌呤可显著降低大鼠血清 ACTH 含量，并可下调脑垂体 ACTH mRNA 及蛋白质的表达。	李淑零等，2010

续表

类型	动物与细胞	染毒方式	染毒剂量（染毒时间）	结果	文献
胰多肽	成年雄性SD大鼠	第三脑室微量注射	0.5和2.0μg（1次）	胰多肽（PP）显著抑制腺垂体中β-内啡肽（β-EP）和PRL的静息分泌，抑制效应随PP的剂量增加而增大。0.5μg PP能部分抑制限制性应激引起的PRL的释放，2.0μg PP只部分抑制应激引起的β-EP的释放，并显著抑制应激时PRL的释放。	许荣琨等，1993
海洛因	成年雌性Wistar大鼠	腹腔注射	首天染毒剂量为3mg/kg，以后逐天依次递增0.45mg/kg的整数倍，每天2次（3、9和21天）。	染毒3和9天组大鼠血浆催乳素（PRL）浓度降低（$P<0.01$），停止染毒后组两大鼠血浆PRL浓度仍低于对照组（$P<0.01$）。与对照组相比，染毒3和9天组大鼠血浆LH含量明显降低（$P<0.05$），停止染毒后组两大鼠血浆LH的水平与对照组相比仍然明显降低（$P<0.01$）。与对照组相比，染毒3和9天组大鼠血浆E_2含量显著增高，停止染毒后组两大鼠血浆E_2含量仍高于对照组（$P<0.01$）。染毒3和9天组脑垂体中PRL mRNA表达水平显著降低（$P<0.01$），停止染毒后3天组大鼠脑低（$P<0.01$）。	张纪周等，2006

续表

类型	动物与细胞	染毒方式	染毒剂量（染毒时间）	结果	文献
海洛因	成年雌性Wistar大鼠	腹腔注射	首天染毒剂量为3mg/kg，以后逐天依次递增0.45mg/kg的整数倍，每天2次（3、9和21天）。	垂体PRL mRNA的表达水平仍显著低于对照组（$P<0.01$）。海洛因染毒3天，大鼠脑垂体增殖细胞核抗原（PCNA）mRNA表达水平升高，但染毒9天则PCNA mRNA表达水平显著降低。同时，免疫组织化学检测结果显示，垂体细胞内PCNA的蛋白质表达水平明显低于对照组，即使停止染毒PCNA mRNA表达水平仍然持续降低。	张纪周等，2006
卵巢切除术后	成年雌性SD大鼠	双侧卵巢切除	术后第4和15天	卵巢切除后4天大鼠腺垂体出现了数量较多的生长相关蛋白-43（growth-associated protein 43，GAP-43）免疫反应神经纤维，术后15天免疫反应神经纤维明显增多，多走行于腺垂体细胞间，少量免疫反应神经纤维与卵泡刺激素细胞密切接触。GAP-43免疫反应神经纤维与P物质共存。	魏晓燕等，2003

续表

类型	动物与细胞	染毒方式	染毒剂量（染毒时间）	结果	文献
胰多肽	成年雄性SD大鼠腺垂体细胞	体外处理	0.05、0.625和1.00μg（1小时）	0.625和1.00μg 胰多肽（PP）显著抑制大鼠腺垂体细胞PRL的释放，抑制效应随PP的剂量增加而增大。上述3种剂量的分泌均无影响。垂体腺体细胞β-内啡肽对	许荣焜等，1993
乙醇	体重150~200g雄性SD大鼠神经垂体末梢	体外处理	10~100mmol/L（90~180秒）	用单通道记录大鼠垂体神经体末梢内向外膜片上大电导钙激活钾通道（large conductance Ca^{2+}-activated K^+ channels，BK通道）电流，10~100mmol/L乙醇可浓度依赖性并可逆性地增强大鼠神经垂体末梢BK通道活性。当乙醇浓度为50~100mmol/L时，作用达高峰，此时的数值相当于对照组的4.5倍。乙醇在10~100mmol/L时，也可不可逆地抑制神经垂体末梢L及N型钙通道，其效应与激活BK通道是相似的，均可减少加压素和催产素的释放。	AM Dopico et al，1996

续表

类型	动物与细胞	染毒方式	染毒剂量（染毒时间）	结果	文献
脂多糖	成年雄性SD大鼠腺垂体细胞	体外处理	0.5 和 1.0mg/L（12, 24, 48 和 72 小时）	脂多糖（LPS）可剂量依赖性地抑制大鼠腺垂体细胞培养上清中 S-100b 蛋白水平增高。腺垂体细胞培养 12 小时，对照组细胞胞质中 S-100b 蛋白水平显著增加，而 LPS 可完全抑制细胞胞质中 S-100b 蛋白水平上升。	赵玉峰等，2006
N-甲基-D-天冬氨酸	成年雌性 Wistar 大鼠腺垂体细胞	体外处理	0.01, 1 和 100μmol/L（48小时）	腺垂体细胞培养液中，对照组生长激素（GH）含量为（29.5±4.8）ng/ml，N-甲基-D-天冬氨酸处理组 GH 的含量分别为（49.2±6.5）、（55.3±7.9）和（59.2±8.2）ng/ml，与对照组比较，分别提高了 67.92%、87.46% 和 100.67%，差异具有统计学意义（$P<0.05$），并且呈剂量依赖关系。	李荃等，2005
P物质	动情期和动情期同期雌性 SD 大鼠腺垂体	体外处理	0.5mg/L（2, 3, 4 和 5天）	在动情间期，P 物质（P）可作用于下丘脑水平，从而抑制腺垂体 LH 的分泌。而对垂体本身则无直接作用。在动情期，P 物质可直接作用于垂体水平，抑制腺垂体 LH 分泌。	赵云阁等，1996

续表

类型	动物与细胞	染毒方式	染毒剂量（染毒时间）	结果	文献
L-硝基精氨酸甲酯、硝酸普钠	体重150g左右的雄性SD大鼠脑垂体	体外处理	0.5、1和5mmol/L（1小时）	一氧化氮生成抑制剂L-硝基精氨酸甲酯（L-NAME）增加垂体组织供体硝普钠（SNP）培养液中ICSH含量，而一氧化氮（SNP）则使含量减少。这些作用具有剂量依赖性。当L-NAME的浓度为5mmol/L时，ICSH含量增加至基础水平的5.5倍，而当SNP浓度增加至基础水平为5mmol/L时，ICSH含量减至基础水平的50%。	田宏等，2002

四、对垂体某些生化指标的影响

1. 整体动物实验 A Caride 等给成年雄性 SD 大鼠喂饲含 25mg/L $CdCl_2$ 的饮水 30 天，观察氯化镉对腺垂体和正中隆起中 γ-氨基丁酸（GABA）和牛磺酸分泌的影响。氯化镉染毒组腺垂体催乳素（PRL）分泌高峰值出现在 8:00。在腺垂体中，GABA 和牛磺酸分泌高峰提前 12 小时出现。而在正中隆起中，氯化镉使 GABA 和牛磺酸分泌量降低。相关分析显示，在腺垂体和正中隆起中 GABA 和牛磺酸含量呈正相关（腺垂体 $r = 0.969$，正中隆起 $r = 0.849$，均 $P < 0.01$），而催乳素水平与 GABA 和牛磺酸含量之间无相关性。结果表明，氯化镉对腺垂体和正中隆起中 GABA 和牛磺酸的日常分泌模式产生影响，这可能是催乳素调控模式发生改变的原因之一。

A Caride 等通过饮水（含 25、50mg/L $CdCl_2$）给成年雄性 SD 大鼠染毒 30 天，观察 24 小时内大鼠垂体中天门冬氨酸、谷氨酸和谷氨酰胺含量的变化。在腺垂体，25mg/L $CdCl_2$ 可引起 3 种氨基酸含量高峰在夜间消失，而谷氨酰胺的高峰期出现于自然光照的休止期。50mg/L $CdCl_2$ 组腺垂体 3 种氨基酸在 12:00 和 0:00 消失，在早上 8 点出现两个极小的高峰值。在神经垂体中，25mg/L $CdCl_2$ 可引起天门冬氨酸和谷氨酸含量高峰出现于 12:00，而谷氨酸高峰期在 16:00 消失。50mg/L $CdCl_2$ 组天门冬氨酸和谷氨酸含量分别在 0:00 和 4:00 出现两个最大的高分值，而谷氨酰胺未出现明显变化。结果表明，$CdCl_2$ 干扰了垂体中天门冬氨酸、谷氨酸和谷氨酰胺每天的分泌模式。

郭冰芳等给成年雄性 SD 大鼠[60]Co 照射源一次性全身均匀照射，剂量率为 2.45 Gy/min，照射剂量为 4Gy、8Gy 和 25Gy，检测照射后 24、48 和 72 小时垂体中亮氨酸脑啡肽（leucine-enkephalin，L-ENK）的含量变化。与正常对照组比较，25Gy 照射后垂体 L-ENK 含量明显降低（$P < 0.01$），其余两组间差异无统计学意义（$P > 0.05$）。各剂量组之间比较发现，25Gy 照射组 L-ENK 含量明显低于 4Gy 和 8Gy 照射组（$P < 0.01$），其余两组无明显差别（$P > 0.05$）。

信文君等分别给成年雄性 Wistar 大鼠一次性腹腔注射 0.7、1.2、2.2、3.2 和 3.7μg/kg 双氢埃托啡（DHE），染毒后 20 分钟采集血浆并取下丘脑和脑垂体，分别检测其中 β-内啡肽含量。随着 DHE 剂量增加，血浆、下丘脑中 β-内啡肽含量上升，与对照组比较差异均具有统计学意义（$P<0.05$）。脑垂体中 β-内啡肽含量在 DHE 1.2μg/kg 及以上组均降低（$P<0.01$）。DHE 低剂量时（低于无效剂量）可使痛阈降低，血浆 β-内啡肽含量下降，DHE 高剂量则表现为镇痛效应。结果提示：DHE 为纯阿片受体激动剂，对大鼠内源性镇痛系统中 β-内啡肽的含量呈剂量依赖性。

张立树等分别给成年雄性 Wistar 大鼠腹腔注射 10、20、30、40、60 和 120mg/kg 二甲苯胺噻嗪（xylaxine，α2-肾上腺素能受体激动剂）1 次和 3 次，观察大鼠血液和脑垂体中 β-内啡肽、亮啡肽和强啡肽 A 含量的变化。二甲苯胺噻嗪给大鼠染毒 1 次和 3 次后，血液和脑垂体中 β-内啡肽、亮啡肽的含量增加（$P<0.05$），但强啡肽 A 含量未发生明显变化（$P>0.05$）。结果表明，二甲苯胺噻嗪透过血脑屏障进入大脑，通过激活下丘脑的肽能神经元，使垂体中的 β-内啡肽和亮啡肽分泌和合成增加，通过垂体门脉系统进入血液，从而表现出血液中两种肽含量增加。

艾永兴等给成年雄性 Wistar 大鼠一次性腹腔注射盐酸二甲苯胺噻嗪 4、10、25、55、60mg/kg，发现血浆和脑垂体中 4mg/kg 及以上剂量组 β-内啡肽含量升高（$P<0.05$），随着染毒剂量的增加，血浆和脑垂体内的 β-内啡肽含量变化呈增加的趋势，这种趋势经相关分析表明，染毒剂量在 4～60mg/kg 的范围内时，血浆和脑垂体内的 β-内啡肽含量与染毒剂量呈正相关关系（血浆 $r=0.9748$、脑垂体 $r=0.977$，均 $P<0.01$）。

许荣焜等给成年雄性 SD 大鼠第三脑室分别一次性注射 1μg 和 5μg 胃泌素，观察胃泌素对大鼠腺垂体催乳素（PRL）和 β-内啡肽分泌的影响。结果显示，1μg 和 5μg 胃泌素均可抑制腺垂体 PRL 的静息分泌，5μg 胃泌素还可显著地抑制限制性应激时 PRL 的释放。5μg 胃泌素可兴奋腺垂体细胞 β-内啡肽的静息分泌，也可兴奋限制性应激

时 β-内啡肽的释放。

杨国栋等给成年雄性 SD 大鼠每天皮下注射盐酸吗啡 2 次（首天剂量 20mg/kg，以后每天增加 10mg/kg，至第 9 天剂量达到 100mg/kg，以后维持此剂量至第 14 天）建立吗啡成瘾大鼠，然后腹腔注射 0.3mg/kg 东莨菪碱给予治疗，每天 2 次，共 3 天和 4 天。同时于最后 1 次吗啡注射后 3 小时和最后 1 次东莨菪碱治疗后 2 小时，腹腔注射 4mg/kg 纳洛酮，观察东莨菪碱对吗啡成瘾大鼠脑垂体和血浆 β-内啡肽样免疫活性物质（immunoreactive-β-endorphin，ir-β-EP）和催产素样免疫活性物质（immunoreactive-oxytocin，ir-OT）含量的变化。吗啡成瘾后，大鼠下丘脑和血浆中 ir-β-EP 和 ir-OT 含量增加（$P<0.01$），而脑垂体中 ir-β-EP 和 ir-OT 含量降低（$P<0.01$），提示大鼠脑内 ir-β-EP 和 ir-OT 含量的改变可能与吗啡的依赖和耐受产生有关。东莨菪碱治疗 3 天和 4 天后，下丘脑中 ir-β-EP 的含量增加而 ir-OT 含量降低（$P<0.01$），但脑垂体中 ir-β-EP 和 ir-OT 含量增加（$P<0.01$）。提示东莨菪碱可能通过改变大鼠脑内下丘脑-垂体轴 ir-β-EP 和 ir-OT 含量从而减轻对吗啡的依赖和耐受的产生。

刘锦霞等给成年雌性 SD 大鼠 2.5 和 10mg/kg 醋酸甲地孕酮（MA）一次性肌内注射，10 天后处死，观察腺垂体及血浆内 β-内啡肽、强啡肽含量的变化。MA 大剂量组大鼠腺垂体和血浆中 β-内啡肽含量均高于对照组（$P<0.01$），而 MA 大剂量组大鼠血浆中强啡肽含量高于对照组（$P<0.01$）。提示 MA 抑制 LH 分泌作用可能与垂体中 β-内啡肽、强啡肽含量升高有关。

凌昌全等给健康雄性 Wistar 大鼠 [60]Co 照射源一次性全身均匀照射，剂量率为 1.8Gy/min，照射剂量为 6.8Gy，检测照射后 4、24、72 小时和 10 天脑垂体和血浆中 β-内啡肽、精氨酸加压素、生长抑素的水平。在照射后 4 和 24 小时脑垂体中 β-内啡肽含量升高，而血浆中 β-内啡肽含量升高主要见于照射后 4、24 和 72 小时（$P<0.05$）。精氨酸加压素在脑垂体中升高主要见于照射后 24 和 72 小时（$P<0.05$）。在照射后 24、72 小时和 10 天时，脑垂体和血浆中生长抑素含量升高（$P<0.01$）。

2. 体外试验 许荣焜等采用 5、50 和 100mg/L 胃泌素处理体外培养的雄性 SD 大鼠腺垂体细胞 1 小时,观察胃泌素对大鼠腺垂体催乳素 (PRL) 和 β-内啡肽分泌的影响。结果发现,5、50 和 100mg/L 胃泌素均增加腺垂体细胞分泌 PRL,且呈剂量依赖性。仅 100mg/L 胃泌素显著增加腺垂体细胞 β-内啡肽的分泌。

王小泉等采用无血清原代培养成年雄性 SD 大鼠脑垂体细胞的方法,研究镧离子 (La^{3+}) 对大鼠脑垂体细胞合成和释放 β-内啡肽的影响。当细胞培养液中的 La^{3+} 浓度为 10^{-5}、10^{-7} 和 10^{-9} mol/L 时可促进腺垂体和中/后叶细胞释放 β-内啡肽,并增加细胞内 β-内啡肽含量。

曹晓哲等对原代培养的雄性 Wistar 大鼠脑垂体细胞用高场强电磁脉冲 (EMP) 模拟源(场强为 6×10^4 V/m,脉冲上升时间为 20ns,脉宽为 $30\mu s$)照射,2 分钟内照射 5 次。并于照射后 0、1、6、12 和 24 小时测定培养上清中乳酸脱氢酶 (LDH)、天冬氨酸氨基转移酶 (AST)、胆碱酯酶 (ChE)、K^+ 和 Na^+ 浓度,探讨电磁脉冲对垂体细胞的损伤。培养上清中 LDH 活力在 EMP 照射后即刻(0 小时)即明显升高 ($P < 0.01$),在 1 和 6 小时 LDH 活力达到高峰 ($P < 0.01$)。照射后 0、1 和 6 小时 LDH 活力与对照组相比分别升高了 16.6%、30.9% 和 26.3%。在照射后 12 小时 LDH 活力已见降低,但仍高于对照组 8.17% ($P < 0.05$),24 小时 LDH 活力基本恢复正常。培养上清中的 AST 活力在 EMP 照射后 1 小时和 6 小时显著升高,并达到高峰 ($P < 0.01$),与对照组相比分别升高了 34.0% 和 31.7%。在照射后 12 小时 AST 活力开始降低,但仍明显高于对照组 12.71% ($P < 0.01$)。24 小时 AST 活力继续降低接近正常。培养上清中的 ChE 活力在 EMP 照射后即刻(0 小时)即明显升高 ($P < 0.01$),在 1 和 6 小时其活力仍显著高于对照组,其中 1 小时 ChE 活力达到高峰 ($P < 0.01$)。照射后 0、1 和 6 小时 ChE 活力与对照组比较分别升高了 161.76%、364.71% 和 229.41%。在照射后 12 小时 ChE 活力已明显降低,24 小时恢复正常。培养上清中的 K^+ 浓度在 EMP 照射后 1 小时即明显升高 ($P < 0.01$),6 小时 K^+ 浓度达到峰

值，并维持升高状态至 12 小时（$P<0.01$）。照射后 1、6 和 12 小时 K^+ 浓度与对照组相比分别升高了 8.5%、10.02% 和 3.92%，24 小时恢复正常。培养上清中的 Na^+ 浓度在 EMP 照射后 1 小时和 6 小时达到高峰（$P<0.01$），照射后 1 和 6 小时 Na^+ 浓度与对照组相比分别升高了 24.24% 和 14.06%。12 和 24 小时则 Na^+ 浓度降低并逐渐恢复至正常水平。结果提示，电磁脉冲照射可引起大鼠垂体细胞膜的损伤。

五、致垂体肿瘤发生

垂体瘤是常见的颅内肿瘤之一，其发生率仅次于脑胶质细胞瘤和脑膜瘤，占颅内肿瘤的 $10\%\sim15\%$。

1. 整体动物诱癌实验　K Miyajima 等给予 6 周龄雌性 Fischer344（F344）大鼠肌内注射 $3mg/kg$ 二丙酸雌二醇，每周 1 次，连续 13 周。结果显示，二丙酸雌二醇组大鼠垂体重量显著高于对照组（$P<0.01$）。垂体瘤表现为体积明显增大的良性肿块，重量达到正常垂体的 $10\sim20$ 倍。组织学检查表现为血管高度增生，常有出血，以及弥漫性泌乳素细胞增生肥大，但缺乏瘤巢。

高凤鸣等给 10 周龄雌性和雄性 C57BL 小鼠大腿肌内注射己酸孕酮 125 微克/只和戊酸雌二醇 25 微克/只，每月注射 1 次，共 10 次。结果发现，己酸孕酮和戊酸雌二醇组雌、雄两性小鼠肿瘤发生率分别为 82.1% 和 97.7%。肿瘤平均潜伏期分别为 237.9 ± 35.5 天和 230.9 ± 34.1 天。

张猛等给体重 $60\sim80g$ 的雌、雄两性 Wistar 大鼠腹腔注射二乙基己烯雌酚（DES）$5mg/kg$，每周 2 次，连续 4、8 和 12 周，观察成瘤情况和垂体重量变化，HE 染色及免疫组化染色的方法鉴别肿瘤类型及 CD31 表达。结果显示，处理后 2 周，DES 染毒组大鼠体重增长明显较对照组缓慢，并出现脱毛、行动缓慢等表现。各时间点 DES 染毒组垂体平均重量较对照组明显增加，而血清 PRL 水平显著升高（$P<0.01$）。在相应时点处死大鼠，DES 染毒组出现肿瘤形成，4 周、8 周和 12 周成瘤率分别为 30%、90% 和 100%，而对照组成瘤

率为 0。光镜 HE 染色表现为第 4 周 DES 染毒组腺垂体侧翼靠近其边缘的部分瘤样细胞的形成和原有的腺管样结构消失。第 8 周 DES 染毒组细胞数目增多明显，细胞呈圆形或多角形，胞质带增宽，核大小不一，深染，有核异型性，肿瘤充血并可见新生血管，腺管样结构呈总体消失状态。第 12 周 DES 染毒组大鼠垂体全部出现瘤样改变。免疫组化鉴别均为催乳素腺瘤。DES 染毒组垂体组织无论成瘤与否，CD31 阳性表达率与对照组相比，差异有统计学意义（$P<0.05$），且成瘤与否与大鼠性别无关。

2. 职业人群　李友好等对国内某氯碱厂于 1976 年 1 月至 1982 年 7 月间生产二溴氯丙烷（dibromo chloropropane，DBCP）乳剂期间接触 DBCP 的 20 名女工进行了职业卫生学调查。结果显示，20 名女工均为操作工，因工作需要常从事 DBCP 分装与包装作业，接触时间从 3 个月到 6.5 年，其中 9 名女工接触时间超过 4 年。2001 年体检时发现患垂体腺瘤 3 名，该组患者接触时间则均在 6～6.5 年，为接触时间最长者。如此高的发病率是否与 DBCP 有关，因例数太少有待于进一步研究。

第三节　外源化学物致垂体损伤的机制

一、细胞凋亡

细胞凋亡（apoptosis）指机体在一定的生理或病理条件下，为维持内环境稳定，在受到某些刺激后经多种途径的信号传导，导致细胞产生一系列形态和生化方面的改变，最终引起细胞自主的、有序的自我消亡的过程，但细胞过度凋亡或凋亡过低都会对机体产生不利影响。

朱伟等采用成年雄性 SD 大鼠经口灌胃 1.0、2.0 和 4.0mg/kg $CdCl_2$，每天 1 次，每周 5 天，连续 6 周。TUNEL 原位检测腺垂体细胞凋亡结果表明，2.0、4.0mg/kg $CdCl_2$ 染毒组腺垂体中 TUNEL 阳性细胞平均灰度值与对照组比较明显增高（$P<0.05$），凋亡细胞

的平均灰度随 $CdCl_2$ 剂量增加趋于增强，呈明显的剂量依赖关系。2.0 和 4.0mg/kg $CdCl_2$ 染毒组 procaspase-9 mRNA 阳性细胞相对灰度值分别为对照组的 1.2 和 1.4 倍（$P<0.01$）。Western blot 结果显示，随着 $CdCl_2$ 染毒剂量的增加，腺垂体细胞 caspase-9 表达逐渐增强，分别为对照组的 2.2 和 6.4 倍（$P<0.01$）。同时该作者又采用终浓度分别为 1.56、3.12、6.25、12.50、25.00、50.00、100.00 mol/L 的 $CdCl_2$ 处理体外培养的成年雄性 SD 大鼠腺垂体细胞 6 小时。TUNEL 法原位检测腺垂体细胞凋亡结果显示，$CdCl_2$ 3.12 mol/L 及以上各剂量组平均灰度值均增加（$P<0.05$），且凋亡细胞的平均灰度值随着 $CdCl_2$ 染毒剂量的增加呈现出不断增加的趋势。$CdCl_2$ 6.25mol/L 及以上各剂量组均出现 procaspase-9 mRNA 表达阳性细胞增多（$P<0.01$），随着 $CdCl_2$ 剂量的增加，腺垂体细胞 pro-caspase-9 mRNA 表达增强，呈明显的剂量-效应关系。采用丝分裂原活化蛋白激酶 p38（p38 MAPK）和细胞外调节蛋白激酶（extracellular regulated protein kinases，ERK1/2）的特异性阻断剂 SB203580 和 U0126 处理体外培养的成年雄性 SD 大鼠腺垂体细胞 2 小时，并观察 $CdCl_2$ 致腺垂体细胞凋亡转归特点。结果发现，2.65μmol/L SB203580 和 10μmol/L U0126 降低了 $CdCl_2$ 所致腺垂体凋亡细胞的平均灰度，2.65μmol/L SB203580 ＋ 100μmol/L $CdCl_2$ 组 和 10μmol/L U0126 ＋ 100μmol/L $CdCl_2$ 组腺垂体凋亡细胞的平均灰度值均低于 100μmol/L $CdCl_2$ 组（$P<0.05$）。流式细胞术检测腺垂体凋亡细胞百分率结果可见，10μmol/L U0126 和 2.65μmol/L SB203580 对 100μmol/L $CdCl_2$ 诱发凋亡的效应均有明显的阻断作用（$P<0.01$）。结果提示，$CdCl_2$ 在体内和体外均可诱发腺垂体细胞凋亡，在此过程中半胱氨酸天冬酶家族成员 caspase-9 及其酶原 mRNA 表达呈现出与腺垂体细胞凋亡率相一致的趋势，并且 MAPKs 家族成员 p38MAPK 和 ERK1/2 激酶通路在腺垂体细胞凋亡发生过程中可能发挥一定的作用。

FA Quinteros 等采用 10μmol/L Cr^{6+} 处理体外培养的成年雄性 Wistar 大鼠腺垂体细胞 6、12 和 24 小时。结果发现，Cr^{6+} 处理的大鼠腺垂体细胞中出现细胞核固缩和 DNA 片段化等典型的细胞凋亡形态学特征。流式细胞仪检测发现大鼠腺垂体细胞二倍体细胞明显减少，而亚二倍体细胞数显著增多。Cr^{6+} 处理腺垂体细胞 6、12 和 24 小时均可引起 Caspase-3 mRNA 表达上调。Cr^{6+} 处理腺垂体细胞 24 小时可致线粒体膜电位升高。同时各时间段细胞中活性氧（ROS）含量均明显升高。结果提示，Cr^{6+} 可诱导大鼠腺垂体细胞发生凋亡，其机制可能与 Cr^{6+} 使细胞中活性氧（ROS）产生过多而致细胞线粒体膜电位升高以及激活 Caspase-3 基因有关。

阳永东等用 0.01、0.1、1、5 和 10μmol/L 15-脱氧前列腺素（15PGJ2）处理 GH3 垂体腺瘤细胞 3、6、9、12 和 24 小时，用 real-time PCR 方法检测 15PGJ2 处理前后 GH3 垂体腺瘤细胞中 bad、bax、bcl-2、caspase3、caspase8 和 caspase9 等凋亡因子 mRNA 水平的变化，探讨过氧化物酶体增殖物激活受体 γ（peroxisome proliferator activated receptor γ，PPARγ）激动剂 15PGJ2 对生长激素型垂体腺瘤细胞增殖和凋亡的影响。结果显示，15PGJ2 能明显抑制 GH3 垂体腺瘤细胞的增殖，并存在时间-效应和剂量-效应关系（$P <$ 0.01）。可使 GH3 垂体腺瘤细胞的增殖周期停滞在 $G_0 \sim G_1$ 期，15PGJ2 作用后 $G_0 \sim G_1$ 期细胞占 $(88 \pm 6)\%$，明显高于对照组的 $(71 \pm 5)\%$（$P <$ 0.01）。通过 real-time PCR 方法检测，15PGJ2 处理后，GH3 垂体腺瘤细胞凋亡伴随有 bcl-2 mRNA 水平下降、caspase mRNA 水平明显上升（$P < 0.05$）。提示 PPARγ 激动剂 15PGJ2 对 GH3 垂体腺瘤细胞增殖有抑制作用，其诱导 GH3 垂体腺瘤细胞凋亡与下调 bcl-2 mRNA 和上调 caspase mRNA 水平有关。

浦松等对 5 名垂体瘤患者的垂体瘤标本行垂体瘤细胞培养，分别采用直线加速器 6MV 的 X 射线（射野为 10cm×10cm，深度为 3cm）5、10、15、20 和 25Gy 照射，常规培养 24～48 小时后采用流式细胞仪检测凋亡细胞和免疫组化法检测 p53 和 bcl-2 基因的蛋白质表达水平。结果随着照射剂量增加，正常存活细胞逐渐减少，而凋亡和坏死细胞数逐渐增加，照射 10 和 15Gy 时细胞凋亡率最高，剂量进一步增加则细胞凋亡率不再增加。凋亡组内 p53 蛋白表达高于对照组，而 bcl-2 蛋白表达低于对照组（$P < 0.05$）。结果表明，X 射线诱导的垂

体瘤细胞凋亡是 p53 基因依赖性凋亡。

二、氧化应激与亚硝化应激

（一）氧化应激

氧化应激（oxidative stress）是机体在一些损伤因素的作用下，细胞内的氧化代谢物增加或抗氧化保护机制不足，活性氧（ROS）产生过多并对细胞产生毒性，导致机体氧化和抗氧化失衡的现象。ROS 包括超氧阴离子（$O_2^-\cdot$）、羟自由基（$HO\cdot$）和过氧化氢（H_2O_2）等。机体存在两类抗氧化系统，一类是酶抗氧化系统，包括超氧化物歧化酶（SOD）、谷胱甘肽过氧化物酶（GSH-Px）、过氧化氢酶（CAT）等。另一类是非酶抗氧化系统，包括维生素 C、维生素 E、谷胱甘肽、类胡萝卜素、α-硫辛酸，以及微量元素铜、锌、硒等。在生理状态下，体内产生的自由基可作为信号分子，参与体内防御反应，但过多的自由基对机体可产生毒性作用，包括直接引起生物膜脂质过氧化，导致细胞死亡。引起细胞内蛋白质及酶变性，使蛋白质功能丧失和酶失活，导致细胞凋亡。引起 DNA 氧化损伤，破坏核酸和染色体，导致 DNA 链的断裂、染色体畸变或断裂。

何宝霞等选择 50 日龄健康海蓝白蛋鸡，分别给予 140 和 210mg/kg $CdCl_2$，分别于染毒 20、40 和 60 天时，分离脑垂体并检测脑垂体中抗氧化酶活力及 MDA 含量。结果发现，脑垂体中 GSH-Px 和 SOD 活力在各个时间点，各染毒组比对照组显著降低（$P<0.01$），而 210mg/kg $CdCl_2$ 染毒组 GSH-Px 和 SOD 活力比 140mg/kg 组也显著降低（$P<0.01$）。随着染毒时间的延长，两个染毒组 GSH-Px 和 SOD 活力逐渐下降。脑垂体中 MDA 含量在各个时间点，各染毒组比对照组显著升高（$P<0.01$），而 210mg/kg $CdCl_2$ 染毒组脑垂体 MDA 含量比 140mg/kg 组也显著升高（$P<0.01$）。随着染毒时间的延长，两个染毒组脑垂体 MDA 含量逐渐升高。结果提示，氧化应激可能是 $CdCl_2$ 致脑垂体细胞损伤的机制之一。

SI Nudler 等通过饮水（含 Cr^{6+} 100ppm）给成年雄性 Wistar 大鼠 Cr^{6+} 染毒 30 天，发现腺垂体中 Cr^{6+} 含量较正常上升 10 倍，脂质

过氧化物（LPO）含量明显升高的同时增强超氧化物歧化酶（SOD）活力，血红素加氧酶-1 和金属硫蛋白-1 mRNA 表达上调（$P <$ 0.05）。结果表明，长期染毒 Cr^{6+} 可引起腺垂体氧化应激增强，从而影响机体内分泌功能。

FA Quinteros 等采用 $10\mu mol/L$ Cr^{6+} 处理体外培养的成年雄性 Wistar 大鼠腺垂体细胞 2、4 和 8 小时。结果显示，Cr^{6+} 处理 4 小时可引起细胞内谷胱甘肽（GSH）含量升高，处理 2 小时使细胞内活性氧（ROS）含量升高，处理 2 和 8 小时后 Cr^{6+} 可抑制过氧化氢酶和谷胱甘肽过氧化物酶（GSH-Px）活力（$P < 0.05$），最终导致腺垂体细胞氧化应激效应增强。

M Shittu 等分别给予成年雄性 Wistar 大鼠有机磷农药毒死蜱（氯吡硫磷）8.5 和 10.6mg/kg 经口灌胃，每天 1 次，连续 28 天和 15 周。结果均显示，染毒组垂体组织匀浆中 MDA 含量升高，而 SOD 和过氧化氢酶（CAT）活力下降（$P < 0.05$）。结果提示毒死蜱在大鼠垂体细胞中可诱导氧化应激效应。

（二）亚硝化应激

亚硝化应激（nitrosative stress）是指机体在遭受各种外源性有害因素刺激时，体内活性氮自由基（reactive nitrogen species，RNS）产生过多，超出机体自身的清除能力而造成机体组织细胞受损。RNS 包括一氧化氮（NO·）、二氧化氮（NO_2·）和过氧化亚硝酸盐（peroxynitrite，$ONOO^-$）自由基等。一般认为，一氧化氮合酶（NOS）是生成内源性 NO 的最主要限速酶。Grisham 认为，过氧化亚硝酸盐（$ONOO^-$）是 NO 产生病理损伤作用的主要环节，在某些病理状态下由于 NO 和 O_2^- 均增多，两者可迅速反应生成大量 $ONOO^-$，而 $ONOO^-$ 作为强氧化剂可作用于酶、蛋白质、脂质及 DNA 等大分子物质，产生细胞毒性作用，使细胞功能、代谢障碍及能量耗竭，导致细胞损伤或死亡。

EA Miler 等给成年雄性 Wistar 大鼠每天喂饲含 5ppm $CdCl_2$ 饮水连续 30 天。结果发现，$CdCl_2$ 可引起腺垂体细胞脂质过氧化，使血红素加氧酶-1（HO-1）、金属硫蛋白-1（MT-1）和一氧化氮合酶 1

（NOS1）mRNA 表达上调（$P<0.05$）。

A Caride 等给孕期和哺乳期 SD 大鼠经口灌胃 0.61mg/kg 和 6.12mg/kg 硫丹，然后选择青春期雄性 SD 子鼠（出生后 30 天）检测脑垂体 NOS1 和 NOS2 基因表达水平。结果显示，硫丹可引起雄性 SD 子鼠 NOS1 和 NOS2 mRNA 表达上调，提示亚硝化应激可能参与硫丹所致的脑垂体毒性。

XY Huang 等给体重 140～160g 的雄性 SD 大鼠经呼吸道吸入 50、250 和 1250mg/m³ 的二硫化碳（CS_2），吸入 1250mg/m³ CS_2 + 5mg/kg 硝普钠（SNP，NO 供体，腹腔注射）以及吸入 1250mg/m³ CS_2 + 2mg/kg N-甲基-L-精氨酸（L-NMMA，NOS 抑制剂，腹腔注射），探讨 NO 在 CS_2 所致脑垂体毒性中的作用。结果显示，在大鼠脑垂体细胞中，各浓度 CS_2 均可抑制一氧化氮合酶（NOS）活力，250 和 1250mg/m³ CS_2 可抑制诱导型一氧化氮合酶（iNOS），1250mg/m³ CS_2 可致 NO 含量降低（$P<0.05$）。大鼠腹腔注射 NO 供体 SNP 后，与 1250mg/m³ CS_2 染毒组比较，1250mg/m³ CS_2 + 5mg/kg SNP 染毒组大鼠脑垂体细胞中 NOS 和 iNOS 活力升高，且 NO 含量也升高（$P<0.05$），但 1250mg/m³ CS_2 + 2mg/kg L-NMMA 染毒组上述指标无明显变化（$P>0.05$）。结果提示，CS_2 所致的脑垂体细胞功能紊乱与 NO 介导的亚硝化应激有关。

E Sanchez-Lemus 等给成年雄性 Wistar 大鼠一次性腹腔注射 50μg/kg 脂多糖（LPS），发现 LPS 可升高脑垂体细胞中诱导型一氧化氮合酶（iNOS）mRNA 表达水平和 Ca^{2+}-依赖的 iNOS 活力而下调 Ca^{2+}-依赖的 eNOS/nNOS 活性。

XY Han 等采用 5、10、15、20μmol/L $CdCl_2$ 处理体外培养的青春期前（5～6 个月）杜洛克长白约克夏公猪腺垂体细胞 24 小时。结果发现，$CdCl_2$ 可引起腺垂体细胞 GH 分泌量显著降低，升高细胞内 NO 含量和 NOS 活力（$P<0.05$）。结果提示，腺垂体细胞 GH 分泌量下降与 $CdCl_2$ 所致的细胞 NO 信号通路改变有关。

周劲松等将体重 150g 左右的健康雄性 SD 大鼠的脑垂体组织培养于 KRB 缓冲液中，并加入 0.5、1.0 和 5mmol/L 一氧化氮生成抑

制剂 L-硝基精氨酸甲酯（L-NAME）和一氧化氮供体硝普钠
（SNP），孵育 60 分钟后收集 KRB 液，用放射免疫法测定 KRB 液中
NO 和催乳素（PRL）的含量。结果显示，随着 L-NAME 浓度的升
高，KRB 液中的 NO 含量降低，而 PRL 含量却迅速上升，且各组间
差异均有统计学意义（$P<0.01$）。NO 含量随 SNP 浓度增加而上升，
而 PRL 含量却逐渐下降，且各组间差异均具有统计学意义（$P<
0.01$），提示一氧化氮对 PRL 的分泌有抑制作用。

三、对垂体细胞某些酶活力的影响

何宝霞等选择 50 日龄健康海蓝白蛋鸡，分别给予 140 和 210mg/
kg $CdCl_2$，分别于染毒 20、40 和 60 天后分离脑垂体，测定脑垂体中
ATP 酶活力。各时间点海蓝白蛋鸡脑垂体中 Na^+-K^+- ATP 酶活性
逐渐降低，与对照组比较差异有统计学意义（$P<0.01$），210mg/kg
$CdCl_2$ 染毒组 Na^+-K^+-ATP 酶活性下降水平与 140mg/kg $CdCl_2$ 染毒
组比较差异也具有统计学意义（$P<0.01$）。随着染毒时间的延长，
染毒组 Na^+-K^+-ATP 酶活性逐渐降低。Ca^{2+}-ATP 酶和 Mg^{2+}-ATP
酶活性与 Na^+-K^+-ATP 酶活性呈相似变化。

王颢等给成年雄性 SD 大鼠腹腔注射 $20\mu g/kg$ 哇巴因（毒毛花苷
G，Ouabain）和 $32\mu g/kg$ 地高辛，每天 1 次，连续 6 周。结果发现，
哇巴因与地高辛对脑垂体钠泵 A 亚单位 mRNA 和蛋白质表达的影响
存在明显不同。在转录水平，哇巴因下调脑垂体钠泵 A1、A2 及 A3
亚单位 mRNA 表达水平，而地高辛仅下调钠泵 A3 亚单位 mRNA 表
达水平。在蛋白质水平，哇巴因下调脑垂体钠泵 A2 及 A3 亚单位蛋
白质表达水平，对钠泵 A1 亚单位蛋白质表达无明显影响。地高辛可
下调脑垂体钠泵 A1 及 A3 亚单位蛋白质表达水平，但对钠泵 A2 亚
单位蛋白质表达水平无明显影响。提示两种药物引起脑垂体钠泵 A
亚单位表达差异可能与两者对大鼠的生物学效应（血压调节等）不同
有关。

尹鸿操等给 40 天龄健康雄性 Wistar 大鼠喂饲含 100mg/L 氟的
饮水 6 个月。电镜下发现，染氟大鼠脑垂体生长激素细胞的硫胺素焦

磷酸酶活性受到抑制。

杨勤等观察 4 月龄成年雄性 SD 大鼠下丘脑损毁及尾静脉注射兔抗-大鼠生长激素释放激素（抗-GHRH）血清（2.5ml/kg，抗血清的抗原结合能力>30％，效价 1：10000）后所致内源性 GHRH 不足对成年雄性大鼠垂体细胞膜腺苷酸环化酶（AC）活性的影响。结果显示，大鼠下丘脑损毁后第 5 天，垂体基础 AC 活性显著高于对照组（$P<0.05$）。兔抗-大鼠生长激素释放激素刺激后的大鼠 AC 活性明显低于对照组。下丘脑损毁后第 10 天，这种变化更加明显。结果表明，阻断成年大鼠下丘脑 GHRH 分泌及下丘脑与垂体的联系后，可致大鼠垂体基础 AC 活性增加，出现与老龄大鼠相似的 AC 活性变化。注射抗-GHRH 血清后第 5 天，大鼠垂体 AC 基础活性开始升高，兔抗-大鼠生长激素释放激素刺激后的大鼠 AC 活性明显低于对照组。注射抗-GHRH 血清后第 10 天，大鼠垂体 AC 基础活性显著高于对照组，且兔抗-大鼠生长激素释放激素刺激后的 AC 活性增高显著低于对照组。这一结果与下丘脑损毁组相似，从而排除了生长激素释放激素以外因素如生长激素释放肽、垂体腺苷酸环化酶活性多肽等对垂体的干扰，说明大鼠垂体 AC 基础活性增高主要是下丘脑 GHRH 分泌降低所致。

张纪周等给成年雌性 Wistar 大鼠腹腔注射海洛因，首天染毒剂量为 3mg/kg，以后逐天依次递增 0.45mg/kg 的整数倍，每天 2 次，连续 3、9 和 21 天。海洛因染毒 3 天和 9 天组大鼠垂体组织腺苷脱氨酶（ADA）mRNA 的相对表达量增高，分别增加 1.05、1.29 倍。海洛因停止染毒 3 天组垂体 ADA mRNA 的相对表达量仍然处于增高状态，比对照组高 1.27 倍，海洛因停止染毒 9 天组垂体 ADA mRNA 表达水平下降，是对照组的 76％。与对照组相比，海洛因染毒 3 天组大鼠垂体组织黄嘌呤氧化酶（XOD）mRNA 的相对表达量略有降低，是对照组的 94％，染毒 9 天组大鼠垂体 XOD mRNA 的相对表达量则明显增加，是对照组的 1.37 倍。海洛因停止染毒 3 天和 9 天组，垂体 XOD mRNA 的相对表达水平均高于对照组，分别高出对照组 1.12、1.02 倍，但停止染毒 9 天组大鼠的垂体 XOD mRNA 的表达已经降低到接近于正常对照组的水平。提示海洛因可增强垂体组织ADA 及 XOD mRNA 的表达，停止染毒后随时间延长可逐渐恢复，说明海洛因可能加速嘌呤核苷酸分解代谢。与对照组相比，海洛因染毒 3 天组大鼠垂体组织腺苷激酶（AK）mRNA 的相对表达量增高，比对照组增加了 1.22 倍，海洛因染毒 9 天组垂体 AK mRNA 的相对表达量是对照组的 98%。海洛因停止染毒 3 天和 9 天组垂体 AK mRNA 的相对表达量仍然低于对照组，分别是对照组的 82% 和 79%，从相对含量的比值上看，海洛因停止染毒 3 天和 9 天组大鼠垂体 AK mRNA 表达甚至低于正常对照组。与对照组相比，海洛因染毒 3 天组大鼠垂体组织次黄嘌呤鸟嘌呤核苷酸磷酸核糖（基）转移酶（HGPRT）mRNA 的相对表达量略降低，是对照组的 97%，海洛因染毒 9 天组垂体 HGPRT mRNA 的相对表达量则比对照组增加了 1.14 倍。海洛因停止染毒 3 天和 9 天组垂体 HGPRT mRNA 的相对表达量分别比对照组增加 1.15、1.20 倍。提示，海洛因降低垂体 AK 及 HGPRT mRNA 的表达，停止染毒后随时间的延长可逐渐恢复，说明海洛因可能抑制嘌呤核苷酸合成代谢。

四、对垂体细胞某些遗传物质的影响

訾乃涛等给雄性 SD 大鼠（体重为 $95 \pm 5g$）喂饲含锌量分别为 35.94mg/kg（正常组）和 3.15mg/kg（缺锌组）的饲料 6 周，应用表达谱基因芯片筛选锌缺乏 SD 大鼠垂体差异表达的基因，观察缺锌对 SD 大鼠垂体基因表达谱的影响。与正常组比较，缺锌组大鼠垂体中差异表达的基因有 42 个，其中 15 个基因如 EGL-9 家族缺氧诱导因子 3（egl-9 family hypoxia-inducible factor 3）、大果蝇同源相关蛋白 2（large drosophila homolog-associated protein 2，Dlgap2）、ADP 核糖基化因子样-1（ADP-ribosylation factor-like 1，Arl1）、O^6-甲基鸟嘌呤-DNA 甲基转移酶（O-6-methylguanine-DNA methyltransferase）、水通道蛋白-3（aquaporin 3，Aqp3）、花生四烯酸-15-脂氧合酶（arachidonate 15-lipoxygenase）、CD37 分子（CD37molecule，Cd37）、趋化因子样因子（chemokine-like factor，Cklf）、肌肉肌酸

激酶（creatine kinase，muscle，Ckm）、热休克 70kD 蛋白 1A（heat shock 70kD protein 1A，Hspa1a）、整合素连接激酶相关的丝氨酸/苏氨酸磷酸酶（integrin-linked kinase-associated serine/threonine phosphatase，Ilkap）、exocyst complex component 7（Exoc7）、速激肽前体（tachykinin，precursor 1，Tac1）、Kruppel 样因子 10（Kruppel-like factor 10，Klf10）、γ-谷氨酰转移酶 5（gamma-glu-tamyltransferase 5，Ggt5）表达下调。27 个基因如腺苷酸环化酶 2（adenylate cyclase 2，Adcy2）、α-微管蛋白 1A（tubulin，alpha 1A，Tuba1a）、δ-酪蛋白激酶 1（casein kinase 1，delta，Csnk1d）、atro-phin 1（Atn1）、真核延伸因子-2 激酶（eukaryotic elongation factor-2 kinase，Eef2k）、瓣结构特异性核酸内切酶 1（flap structure-spe-cific endonuclease 1，Fen1）、G 蛋白 β2 亚基（G-protein beta-2 sub-unit）、V-AKT 小鼠胸腺瘤病毒致癌基因同源物 1（v-akt murine thy-moma viral oncogene homolog 1，Akt1）、neurotrimin（Ntm）、POU-Ⅲ类同源盒 3（POU class 3 homeobox 3，Pou3f3）、26S 蛋白酶体 ATP 酶 2 调节亚基（proteasome（prosome，macropain）26S subunit，ATPase 2，Psmc2）、26S 蛋白酶体非 ATP 酶调节亚基 4（proteasome（prosome，macropain）26S subunit，non-ATPase，4，Psmd4）、Ⅰ型电压门控钠离子通道 α 亚基（sodium channel，volt-age-gated，type Ⅰ，alpha，Scn1a）、溶质载体家族 8（钠/钙交换体）成员 2（solute carrier family 8（sodium/calcium exchanger），member 2，Slc8a2）、转录因子 4（transcription factor 4，Tcf4）、中国仓鼠细胞 X 射线损伤修复交叉互补基因 1（X-ray repair comple-menting defective repair in Chinese hamster cells 1，Xrcc1）、UI-R-BS2-bep-b-06-0-UI. s1、食欲素前体蛋白（prepro-orexin）、适配器蛋白复合物 1-β1 亚基（adaptor-related protein complex 1，beta 1 sub-unit，Ap1b1）、ATP 结合盒亚家族 A 成员 2（ATP-binding cassette，subfamily A（ABC1），member 2，Abca2）、细胞色素 b5 还原酶 4（cytochrome b5 reductase 4，Cyb5r4）、神经纤维瘤 1（neurofibro-min 1，Nf1）、pim-1 oncogene（Pim1）、前列腺素 E 合酶（prostaglandin E synthase，Ptges）、secretogranin Ⅱ（Scg2）、UI-R-CX0s-ccw-h-12-0-UI. s1 等基因表达上调。

P Huang 等给雄性 129/SV/C57BL/6 小鼠一次性经口灌胃 50 和 250μg/kg 2,3,7,8-四氯二苯-p-二噁英（TCDD），分别于染毒后第 7 天和 28 天处死小鼠，摘取脑垂体，检测脑垂体细胞色素 P4501A1、芳烃受体（Aryl hydrocarbon receptor，AhR）、芳烃受体抑制因子（Aryl hydrocarbon receptor repressor，AhRR）、阿黑皮素原（proo-piomelanocortin，POMC）基因的表达水平。结果发现，TCDD 使小鼠垂体细胞 CYP1A1 mRNA 表达水平显著上升，为对照组的 910 倍，而 CYP1A1 的蛋白质表达水平也明显升高。芳烃受体和芳烃受体抑制因子 mRNA 表达水平也升高。在 TCDD 染毒后第 7 和第 28 天，POMC mRNA 表达上调。Western blot 检测 POMC 翻译产物 ACTH 的蛋白质表达水平，发现其蛋白质表达水平升高。整体动物实验结果表明，通过 AhR 介导的 POMC 基因表达上调在 TCDD 所致的内分泌功能改变中发挥重要作用。

阎晓凯等给成年雌性 Wistar 大鼠腹腔注射盐酸吗啡，第 1～2 天剂量为 20mg/kg，第 3～7 天剂量分别为 40、60、80、90 和 100mg/kg，利用核酸分子杂交技术检测垂体中阿黑皮素原（POMC）基因表达的变化。结果发现，吗啡依赖时垂体 POMC mRNA 含量明显降低（$P < 0.05$），表明吗啡依赖可抑制大鼠垂体 POMC 基因表达。

魏锁成等给 3 月龄日本大耳白雌兔颈背侧注射 100μg（EG-Ⅰ组）、100μg（EG-Ⅱ组）和 50μg（EG-Ⅲ组）促性腺激素释放激素类似物（GnRH-A 抗原），于 20 天 EG-Ⅱ组和 EG-Ⅲ组兔加强注射 1 次，用荧光定量 PCR 分析垂体中 GnRHR、FSH-β 和 LH-β mRNA 的表达水平，探讨 GnRH-A 激动剂主动免疫对雌兔垂体 GnRHR、FSH-β 和 LH-β mRNA 表达的影响及调节动物生殖功能的分子机制。结果表明，雌兔垂体中存在 GnRHR、FSH-β 和 LH-β 基因。EG-Ⅱ 和 EG-Ⅲ组 GnRHR、FSH-β 和 LH-β mRNA 表达水平均显著高于 EG-Ⅰ组（$P < 0.05$）；GnRHR、FSH-β 和 LH-β 的核苷酸序列的同源性分别为 98%、100% 和 94%。GnRH-A 能明显的影响兔 Gn-

RHR、FSH-β 和 LH-β mRNA 在垂体中的表达，而且重复注射会加大这种变化，这与 Lopot M 和 Schirman-Hildesheim TD 的报道一致。

T Huang 等选择小鼠垂体瘤（AtT-20）细胞进行体外实验，分别用 1pmol/L 和 1nmol/L TCDD 处理 AtT-20 细胞 3、12 和 30 小时，用 6μmol/L β-萘基黄酮（β-NF）处理 AtT-20 细胞 3、6、12 和 24 小时。结果发现，1nmol/L TCDD 和 6μmol/L β-NF 均可引起 AtT-20 细胞 CYP1A1 mRNA 表达显著上调，并呈剂量依赖性。TCDD 处理组 AhR mRNA 表达水平未改变，而 β-NF 处理 12 小时可引起 AhR mRNA 表达水平升高。TCDD 处理组芳烃受体抑制因子 mRNA 表达水平升高，为对照组的 7 倍，而 β-NF 处理组芳烃受体抑制因子 mRNA 表达水平为对照组的 13 倍，芳烃受体抑制因子和 CYP1A1 mRNA 的变化趋势一致。1nmol/L TCDD 处理 3 和 12 小时，POMC mRNA 表达水平明显升高。免疫细胞化学结果显示：1pmol/L 和 1nmol/L TCDD 处理 AtT-20 细胞 30 小时后，AtT-20 细胞中 ACTH 和 β-内啡肽阳性细胞显著增多。体外实验结果表明，通过 AhR 介导的 POMC 基因表达上调在 TCDD 所致的内分泌功能改变中发挥重要作用。

五、对细胞信号通路的影响

T Takeda 等采用雌、雄两性 Wistar 大鼠妊娠第 20 天胎鼠和出生后第 7 天两性子鼠的脑垂体进行体外培养，分别采用 100nmol/L GnRH，1 和 10nmol/L 2，3，7，8-四氯二苯-p-二噁英（TCDD），10nmol/L 佛波酯（phorbol 12-myristate 13-acetate，PMA）和 1nmol/L 8-溴-3′,5′-环磷酸腺苷（8-Br-cAMP）处理体外培养的雌、雄两性大鼠胎鼠和子鼠脑垂体 6 和 24 小时。结果发现，培养体系中不加 GnRH 的情况下，1 和 10nmol/L TCDD 处理组雌、雄两性大鼠胎鼠脑垂体促性腺激素 α 糖蛋白亚基（αGSU）、LHβ、FSHβ 和 PRL mRNA 表达水平与对照组比较，差异均无统计学意义（$P>0.05$）。培养体系中加入 GnRH 的情况下，GnRH 处理组雄性胎鼠脑垂体 αGSU、LHβ 和 PRL mRNA 表达水平显著高于对照组，而 1nmol/L

TCDD＋100nmol/L GnRH 和 10nmol/L TCDD＋100nmol/L GnRH 处理组雄性胎鼠脑垂体仅 LHβ mRNA 表达水平低于 GnRH 单独处理组（$P<0.05$）。GnRH 处理组雌性胎鼠脑垂体 αGSU、LHβ、FSHβ 和 PRL mRNA 表达水平显著高于对照组，而 1nmol/L TCDD＋100nmol/L GnRH 和 10nmol/L TCDD＋100nmol/L GnRH 处理组雌性胎鼠脑垂体 LHβ 和 FSHβ mRNA 表达水平明显低于 GnRH 单独处理组（$P<0.05$）。在培养体系中不加或加入 GnRH 情况下，1 和 10nmol/L TCDD 处理组或 1nmol/L TCDD＋100nmol/L GnRH 和 10nmol/L TCDD＋ 100nmol/L GnRH 处理组雌、雄两性子鼠脑垂体促性腺激素 α 糖蛋白亚基（αGSU）、LHβ、FSHβ 和 PRL mRNA 表达水平分别与对照组或 GnRH 单独处理组比较，差异均无统计学意义（$P>0.05$）。上述结果表明，TCDD 可使 GnRH 诱导的雌、雄两性胎鼠脑垂体 LHβ 和 FSHβ mRNA 表达水平降低，而对雌、雄两性子鼠脑垂体促性腺激素相关基因表达无影响。蛋白激酶 C 的活化剂 PMA 处理组雄性胎鼠脑垂体 αGSU、LHβ、FSHβ 和 PRL mRNA 表达水平显著高于对照组，而 1nmol/L TCDD＋10nmol/L PMA 处理组雄性胎鼠脑垂体仅 LHβ mRNA 表达水平明显低于 PMA 单独处理组（$P<0.05$）。蛋白激酶 A 的活化剂 8-Br-cAMP 处理组雄性胎鼠脑垂体 αGSU、LHβ 和 PRL mRNA 表达水平显著高于对照组（$P<0.05$），而 1nmol/L TCDD＋1nmol/L 8-Br-cAMP 处理组雄性胎鼠脑垂体 αGSU、LHβ 和 PRL mRNA 表达水平与 8-Br-cAMP 单独处理组比较，差异均无统计学意义（$P>0.05$）。PMA 处理组雌性胎鼠脑垂体 αGSU、LHβ、FSHβ 和 PRL mRNA 表达水平显著高于对照组（$P>0.05$），而 1nmol/L TCDD＋10nmol/L PMA 处理组雌性胎鼠脑垂体仅 LHβ mRNA 表达水平低于 PMA 单独处理组（$P<0.05$）。8-Br-cAMP 处理组雌性胎鼠脑垂体 αGSU、LHβ、FSHβ 和 PRL mRNA 表达水平均明显高于对照组（$P<0.05$），而 1nmol/L TCDD＋1nmol/L 8-Br-cAMP 处理组雌性胎鼠脑垂体 LHβ 和 FSHβ mRNA 表达水平与 8-Br-cAMP 单独处理组比较，差异均有统计学意义（$P<0.05$）。以上结果表明，TCDD 通过干扰雌、雄两性胎鼠脑垂体细胞

蛋白激酶 C（PKC）和蛋白激酶 A（PKA）的活化或其下游机制，以及下调促性腺激素 LHβ 和 FSHβ 的 mRNA 表达而引起脑垂体促性腺激素合成障碍。

M Kucka 等用 10、20、30、40 和 50μmol/L 阿特拉津（也称莠去津）处理体外培养的 50 天龄雌性 SD 大鼠腺垂体细胞 1、3 和 6 小时，同时在培养液中分别加入 1mmol/L 3-异丁基-1-甲基黄嘌呤（IB-MX，磷酸二酯酶抑制剂）、0.1 和 1μmol/L 毛猴素（腺苷酸环化酶活化剂），以及 500μmol/L 丙磺舒（环核苷酸转运抑制剂）。结果发现，阿特拉津迅速升高大鼠腺垂体细胞 cAMP 浓度，且随着阿特拉津处理浓度的增加细胞中 cAMP 浓度也升高。IBMX 单独处理组腺垂体细胞中 cAMP 浓度迅速升高并达高峰值，而 1mmol/L IBMX＋阿特拉津（处理浓度分别为 10、20、30、40 和 50μmol/L）处理组腺垂体细胞中 cAMP 浓度与 IBMX 单独处理组比较，差异均无统计学意义（$P > 0.05$）。采用毛猴素和丙磺舒处理腺垂体细胞，而不用 IBMX 处理腺垂体细胞，阿特拉津可进一步增加腺垂体细胞 cAMP 水平，表明阿特拉津通过抑制磷酸二酯酶活力而致腺垂体细胞 cAMP 累积。但阿特拉津对腺垂体细胞 cGMP 水平无影响，表明阿特拉津仅抑制与 cAMP 分解有关的特异性磷酸二酯酶。阿特拉津升高腺垂体细胞 cAMP 的水平可进一步促使垂体中催乳素分泌量增加。磷酸二酯酶 4（PDE4）抑制剂咯利普兰（Rolipram）可消除阿特拉津升高腺垂体细胞 cAMP 浓度的效应。结果表明，阿特拉津通过抑制腺垂体细胞中与 cAMP 分解有关的特异性 PDE4 活性而致细胞 cAMP 含量升高。

王晓东等用 0.1、0.01 和 0.001μmol/L 促甲状腺激素释放激素（TRH）和 0.1μmol/L TRH＋0.01～10U/ml IL-1β 处理大鼠 GH3 垂体瘤细胞 2 和 3 分钟，发现 3 个浓度的 TRH 均促进 GH3 垂体瘤细胞内游离钙离子（$[Ca^{2+}]$i）动员，其动员程度呈 TRH 剂量依赖性。单独用 0.01～10U/ml IL-1β 均可影响 GH3 垂体瘤细胞 $[Ca^{2+}]$i 水平。用 0.1U/ml IL-1β 与待测细胞温育 1 和 3 分钟后加入 TRH，GH3 垂体瘤细胞 $[Ca^{2+}]$i 释放受到明显抑制。但 TRH 和 IL-1β 同时处理 GH3 垂体瘤细胞，则对 $[Ca^{2+}]$i 释放的抑制作用明显减弱。

本研究证实，$[Ca^{2+}]i$ 对 TRH 在垂体细胞内的作用起重要信息传递作用，一定剂量 IL-1β 可能通过抑制 TRH 诱导的 $[Ca^{2+}]i$ 释放影响垂体功能。

刘婧等采用 10、50、100、500 和 1000nmol/L P 物质（P），$25\mu mol/L$ 毛猴贴（FSK，腺苷酸环化酶激动剂），$25\mu mol/L$ FSK＋$100\mu mol/L$ 可乐定（Clonidine，腺苷酸环化酶抑制剂）和 $25\mu mol/L$ FSK＋100nmol/L P 物质分别处理体外培养的成年雌性间情期 SD 大鼠腺垂体细胞 2 和 4 分钟。结果显示，P 物质浓度在 100nmol/L 以内时，P 物质以浓度依赖的方式提高了原代培养的雌性间情期大鼠腺垂体细胞内基础 cAMP 的水平，当 P 物质浓度为 100nmol/L 时，腺垂体细胞内基础 cAMP 浓度达到最高水平；若 P 物质浓度超过 100nmol/L 时，腺垂体细胞 cAMP 的含量则下降。对照组腺垂体细胞内 cAMP 含量为（1.16±0.05）pmol/4.27×10^5cell。与对照组比较，P 物质浓度为 10、50、100、500 和 1000nmol/L 时，腺垂体细胞内 cAMP 的含量分别为 2.05±0.20、1.92±0.13、2.58±0.14、2.50±0.42 和 1.90±0.11 pmol/4.27×10^5cell，分别是对照组的 177%±14%、166%±8%、222%±4%、216%±27% 和 164%±4%（$P<0.01$）。FSK 直接作用于腺苷酸环化酶的催化亚单位，使腺垂体细胞内 cAMP 含量发生一次快速、可逆的增加。实验中设立 FSK 组为阳性对照组以检验培养的腺垂体细胞是否具有产生 cAMP 的能力。结果显示，$25\mu mol/L$ FSK 处理后腺垂体细胞内 cAMP 的含量明显增加，为 2.13±0.03pmol/4.27×10^5cell，是对照组的 184%±7%（$P<0.01$）。P 物质在 10～1000nmol/L 范围内，对 FSK 诱发的腺垂体细胞内 cAMP 增高均无抑制作用。结果提示，P 物质兴奋腺垂体细胞 P 受体后的生物学效应部分是通过刺激第二信使 cAMP 的生成来完成的。

于洋等用 $5\mu Ci/ml$ [³H]-肌醇标记体外培养的成年雌性间情期 SD 大鼠腺垂体细胞，然后用 1、10 和 100nmol/L，以及 1 和 $10\mu mol/L$ 的 P 物质（P）处理腺垂体细胞 30 分钟，观察 P 物质对体外培养的大鼠腺垂体细胞中三磷酸肌醇（IP3）水平的影响。结果发现，P 物质以浓度依赖的方式使原代培养的雌性间情期大鼠腺垂体细胞内 IP3 的水平增加，当 P 物质浓度为 100nmol/L 时，腺垂体细胞内 IP3 水平达到高峰。对照组大鼠腺垂体细胞中 $[^3H]$-IP 计数为 (1027 ± 4) cpm，而 1、10 和 100nmol/L，以及 1 和 $10\mu mol/L$ 的 P 物质处理腺垂体细胞后，腺垂体细胞中 $[^3H]$-IP 计数分别为 (1171 ± 10)、(1558 ± 13)、(2295 ± 51)、(1873 ± 18) 和 (1311 ± 28) cpm，与对照组比较差异均具有统计学意义（$P<0.01$）。结果表明，P 物质兴奋腺垂体细胞 P 受体后的生物学效应至少有一部分是通过第二信使 IP3 来完成的。

王振华等应用 BrdU 标记法检测体外培养的 7 周龄雌性 Wistar 大鼠腺垂体细胞转染腺病毒载体后雌二醇促腺垂体细胞增殖作用的变化，实时荧光定量 PCR 方法检测腺病毒载体转染组雌激素反应基因 ABCG2 的 mRNA 表达水平，Western Blot 方法检测腺病毒载体对腺垂体 p38 MAPK 蛋白表达的影响。结果显示，转染腺病毒载体显著下调了雌二醇所致的促催乳素细胞增殖作用（$P<0.01$），腺病毒载体转染组 p38 MAPK 蛋白表达显著增加，ABCG2 基因的表达显著下降（$P<0.01$）。提示腺病毒载体转染下调雌二醇促腺垂体催乳素细胞的增殖作用，其机制可能与腺病毒载体改变 p38MAPK 和 ABCG2 基因的表达有关。

六、致垂体肿瘤机制

垂体瘤是单克隆发生的，即起源于一个原始的异常细胞，继发于单克隆扩增或自身突变导致的细胞复制增殖，或下丘脑激素、雌激素和生长因子可能通过使垂体内部环境发生改变从而促进肿瘤的发生。因此，基因突变可能是肿瘤形成的最根本的始发原因，而下丘脑激素和其他局部生长因子对已转化的垂体细胞的生长和肿瘤的增大及浸润可能起着一定的协同作用。

（一）基因突变和癌基因的异常表达

吴雪梅等摘取 28～30 天龄雄性 SD 大鼠脑垂体植入肾包膜下，然后在此大鼠腰椎右侧旁植入装有 10mg 17β-雌二醇（17β-E_2）的硅橡胶管，于洁净环境中饲养 120 天。发现 4 只大鼠 17β-E$_2$ 诱发的原位垂体催乳素瘤中催乳素基因-36bp 位点的胞嘧啶被腺嘌呤所取代，而移植脑垂体催乳素瘤中催乳素基因的相应序列无改变。结果提示，催乳素基因近端启动子区的点突变可能是原位垂体催乳素瘤形成过程中催乳素基因高表达的分子机制之一。17β-E$_2$ 诱发原位垂体与移植脑垂体形成催乳素瘤的机制可能不尽相同。

徐春等给成年雄性 Wistar 大鼠皮下植入含有己烯雌酚 20mg 的硅胶管，染毒 8 周。采用放射免疫法测定大鼠血清 PRL 水平，垂体称重并做组织病理学观察，用免疫组织化学方法检测垂体组织催乳素的蛋白质表达和分布，用 RT-PCR 法检测 c-fos 和垂体瘤转化基因（pituitary tumor tansforming gene，PTTG）在催乳素瘤组织中的表达。结果显示，己烯雌酚染毒 8 周后，根据大鼠垂体重量以及组织学和免疫组化的改变，证实已诱发出大鼠催乳素瘤。在催乳素瘤中，c-fos 和 PTTG mRNA 表达量均明显高于对照组（$P<0.01$）。提示己烯雌酚刺激垂体催乳素细胞表达癌基因 c-fos 以及 PTTG，且两者在己烯雌酚诱发大鼠催乳素细胞增生以至最终形成催乳素瘤的过程中起一定的作用。

张师前和许荣焜等给 28～30 天龄雄性 SD 大鼠背部皮下植入装有 10mg 17β-雌二醇（17β-E$_2$）的硅胶管，染毒 60 天。结果显示，大鼠皮下植入内装 17β-E$_2$ 的硅胶管 60 天后，染毒组与对照组垂体重量分别为 35.4±2.9mg 和 9.6±0.3mg，两者差异有统计学意义（$P<0.01$）。光镜结果显示，大鼠腺垂体细胞明显增生，以嫌色细胞增生为主，嗜酸性细胞相对减少，无局限癌灶形成，细胞形态尚无恶性特征。血浆催乳素含量显著升高，斑点杂交显示，垂体细胞原癌基因 c-myc 的转录水平明显增加。

Pit-1（pituitary specific transcriptional factor-1）蛋白是垂体特异的转录因子，对腺垂体胚胎期发育及垂体生长激素（GH）、催乳素（PRL）、促甲状腺激素（TSH）基因表达具有决定性作用。Pit-1 突变可导致腺垂体萎缩，GH、PRL 和 TSH 分泌完全缺乏。因此，Pit-1 蛋白对于腺垂体细胞表型的形成和垂体细胞的增生具有重要的作用。

N Sanno 等采用原位杂交技术检测了 15 名垂体催乳素腺瘤患者的瘤细胞中 Pit-1 和雌激素受体 mRNA 表达水平，并进行了免疫组化分析。结果显示，12 名患者（80％）检测到了 Pit-1 mRNA，而 14 名患者（94％）检测到了雌激素受体 mRNA。原位杂交结果显示，Pit-1 和雌激素受体 mRNA 可在具有催乳素免疫活性的细胞中检测到，且 Pit-1 mRNA 在垂体催乳素腺瘤细胞高表达。免疫组织化学检测发现，在垂体催乳素腺瘤细胞中雌激素受体的蛋白质表达水平也升高。提示 Pit-1 和雌激素受体相互作用促进了垂体催乳素腺瘤的发生和发展。

王晖等选择垂体腺瘤患者 34 名，对手术切除的垂体腺瘤组织采用 RT-PCR 方法观察 Pit-1 mRNA 在不同类型的垂体腺瘤中的表达，探讨 Pit-1 mRNA 与垂体腺瘤发生的关系。结果发现，11 名催乳素腺瘤、5 名生长激素腺瘤、4 名生长激素和催乳素混合腺瘤均有 Pit-1 mRNA 的表达。11 名无功能垂体腺瘤中有 9 名患者瘤组织表达 Pit-1 mRNA，包括 5 名寂静催乳素腺瘤和 4 名寂静生长激素腺瘤表达 Pit-1 mRNA。在 11 名催乳素腺瘤患者中，患者术前血清 PRL 含量与其催乳素腺瘤组织中 Pit-1 mRNA 表达水平呈正相关（$r = 0.90$，$P < 0.01$）。在 5 名生长激素腺瘤患者中，患者术前血清 GH 含量与其生长激素腺瘤组织中 Pit-1 mRNA 表达水平呈正相关（$r = 0.96$，$P < 0.01$）。结果表明，Pit-1 在垂体腺瘤中呈细胞特异性表达，提示 Pit-1 对垂体催乳素和生长激素腺瘤的细胞特异分化以及分泌功能具有一定的作用。

徐春等将体重 120～150g 的雌性 Wistar 大鼠切除卵巢后随机分为 3 组，即对照组（皮下植入空白硅胶管）、己烯雌酚组（皮下植入含有 20mg 己烯雌酚的硅胶管）、诺果宁组〔皮下植入含有 20mg 己烯雌酚硅胶管的同时用 $30\mu g/$（kg·d）多巴胺 2 型受体激动剂诺果宁灌胃〕。染毒第 8 周后，分析脑垂体组织中 Pit-1 mRNA 的表达水平。结果显示，己烯雌酚组 Pit-1 mRNA 水平分别高于对照组和诺果宁组（$P < 0.05$），对照组和诺果宁组 Pit-1 mRNA 水平差异无统计学意义。大鼠血清催乳素水平与垂体 Pit-1 mRNA 水平呈明显正相关（r

= 0.9045，$P<0.01$）。结果表明，雌激素刺激 Pit-1 基因的表达，多巴胺 2 型受体激动剂则可逆转这种刺激作用。

（二）DNA 甲基化

M Woloschak 等用甲基化敏感的限制性内切酶消化结合 PCR 法检测了 20 名垂体瘤患者瘤体中 p16 基因第 1 外显子中 HpaⅡ、SacⅡ和 SmaⅠ位点，以及第 2 外显子中 HpaⅡ位点的甲基化状况。Western blot 分析表明，20 名患者垂体瘤 p16 蛋白表达均丧失或几乎检测不到。20 名垂体瘤患者中，14 名患者垂体瘤 p16 基因第 1 外显子中 HpaⅡ位点被甲基化，3 名患者垂体瘤 p16 基因第 2 外显子中 HpaⅡ位点被甲基化。18 名患者垂体瘤 p16 基因第 1 外显子中 SacⅡ位点被甲基化，16 名患者垂体瘤 p16 基因第 1 外显子中 SmaⅠ位点被甲基化。结果表明，p16 基因 CpG 岛的甲基化是垂体瘤中 p16 基因失活的主要原因之一。

DJ Simpson 等用甲基化敏感的限制性内切酶消化结合 PCR 法检测了 46 名无功能垂体腺瘤和 21 名生长激素腺瘤患者瘤体中 p16 基因 CpG 岛的甲基化状况。结果发现，70% 无功能垂体腺瘤患者瘤体中 p16 基因 CpG 岛出现甲基化，而生长激素腺瘤 p16 基因的 CpG 岛仅 9.5% 的患者出现甲基化。而侵袭性和非侵袭性肿瘤患者瘤体中 p16 基因 CpG 岛甲基化发生率基本相等。结果表明，p16 基因 CpG 岛甲基化是垂体瘤形成的早期改变。

狄安稞等给雄性 SD 大鼠背部皮下植入装有 10mg 17β-雌二醇（17β-E_2）的硅胶管 30 天，诱发大鼠催乳素瘤。以皮下植入不含 17β-E_2 硅胶管的大鼠腺垂体作为对照组。提取基因组 DNA 并分别用对非甲基化 CCGG 位点不敏感，而对甲基化 CCGG 敏感的 HpaⅡ，以及对甲基化和非甲基化 CCGG 位点均不敏感的 MspⅠ进行完全消化后，利用聚合酶链反应方法，对含有 CCGG 位点的催乳素基因第 1、第 2 和第 4 外显子的部分序列进行扩增，探讨 17β-E_2 诱发的雄性大鼠垂体催乳素瘤中催乳素基因含 CCGG 位点的第 1、2 和 4 外显子中 CCGG 位点甲基化状态的改变。结果发现，用 HpaⅡ消化后，正常对照组大鼠腺垂体组织基因组 DNA 用三对不同引物（分别为扩增催乳素基因的第 1 外显子和部分第 2 外显子，1639bp；扩增催乳素基因的第 2 外显子，268bp；扩增催乳素基因的第 4 外显子，133bp）经 PCR 扩增，均得到预期的含 CCGG 位点的特异片段（分别为 1639bp、268bp 和 133bp），而 $17\beta\text{-}E_2$ 诱发的大鼠垂体催乳素瘤中则均未能扩增出相应的片段，提示正常大鼠腺垂体催乳素基因第 1、2 和 4 外显子 CCGG 位点均成甲基化状态，而 $17\beta\text{-}E_2$ 诱发的大鼠垂体催乳素瘤中催乳素基因第 1、2 和 4 外显子 CCGG 位点则均成非甲基化状态。用 Msp I 消化后，正常对照组大鼠腺垂体和 $17\beta\text{-}E_2$ 诱发的大鼠垂体催乳素瘤组织基因组 DNA 用前述三对不同引物扩增，均未能扩增出预期的催乳素基因片段。未经 Msp I 和 Hpa II 消化的正常对照组大鼠腺垂体和 $17\beta\text{-}E_2$ 诱发的大鼠垂体催乳素瘤组织基因组 DNA 用前述三对不同引物扩增，均扩增出了预期的片段。以上结果表明，$17\beta\text{-}E_2$ 所致的大鼠垂体催乳素瘤，其催乳素基因外显子中的 CCGG 位点均呈低甲基化改变，这可能是 $17\beta\text{-}E_2$ 致催乳素瘤及其所伴发的高催乳素血症的重要原因之一。

（三）细胞异常增殖

IH Hewedi 等对 7 名正常人（正常组）、187 名垂体腺瘤患者（腺瘤组）和 5 名垂体癌患者（垂体癌组）的垂体组织标本进行了免疫组织化学分析，探讨细胞周期蛋白 D1（cyclinD1）在垂体瘤中的表达及其与细胞增值相关的细胞核抗原单克隆抗体（monoclonal antibody of cell proliferation associated nuclear antigen，MIB-1）和 p27 之间的关系。结果显示，正常组腺垂体未发现 cyclinD1 阳性表达细胞。腺瘤组有 84 名患者腺瘤细胞核表达 cyclinD1，而垂体癌组 5 名患者均表达 cyclinD1，且腺瘤组 cyclinD1 蛋白标记指数（免疫组织化学染色标本中 1000 个细胞中细胞核染色阳性的细胞百分比）与垂体癌组比较，差异具有统计学意义（$P<0.01$）。正常组 MIB-1 蛋白标记指数为 $0\sim0.04\%$，腺瘤组 MIB-1 蛋白标记指数为 $0\sim9.76\%$（中位数为 0.37%），垂体癌组 MIB-1 蛋白标记指数为 $0.6\%\sim7.5\%$（中位数为 2.47%）。正常组 p27 蛋白标记指数为 $0.02\%\sim21.39\%$（中位数为 0.77%），腺瘤组 p27 蛋白标记指数为 $0.01\%\sim82.97\%$

（中位数为 2.95％），垂体癌组 p27 蛋白标记指数为 0.54％～3.39％（中位数为 1.76％）。经相关分析发现，腺瘤组和垂体癌组 cyclinD1 蛋白表达水平与 MIB-1 蛋白标记指数呈正相关（腺瘤组 $r = 0.619$，$P<0.01$；垂体癌组 $r = 0.894$，$P<0.05$），但腺瘤组和垂体癌组 cyclinD1 蛋白表达水平与 p27 蛋白标记指数之间无相关性（腺瘤组 $r = 0.059$，$P>0.05$；垂体癌组 $r = -0.112$，$P>0.05$）。结果表明，垂体瘤 cyclinD1 表达与垂体瘤的细胞增殖、复发和转移有关。

A Ortiz-Plata 等采用免疫组织化学方法检测了 49 名垂体腺瘤患者瘤体组织中端粒酶逆转录酶（hTERT）、增殖细胞核抗原（PCNA）和 CD34 的表达水平。结果发现，14 名垂体腺瘤患者瘤体中 hTERT 表达呈阳性，PCNA 指数和 CD34 阳性血管密度分别为 31.2±9.5 和 20.9±8.2。而在 hTERT 表达阴性的患者中，PCNA 指数和 CD34 阳性血管密度分别为 16.1±7.0 和 10.1±5.1。经相关分析，在 hTERT 表达阳性的 14 名垂体腺瘤患者中，PCNA 指数与 CD34 阳性血管密度呈正相关（$r = 0.894$，$P<0.01$）。结果表明，垂体腺瘤中 hTERT、PCNA 和 CD34 的高表达与腺瘤发生有关，且活化的 hTERT 可能是垂体腺瘤发生、发展和预后的一个重要标志，也是细胞增殖指数增加的原因之一。

W Jia 等选择 70 名垂体腺瘤患者，其中侵袭性腺瘤组 29 名，非侵袭性腺瘤组 41 名。采用 RT-PCR 技术探讨垂体腺瘤垂体瘤转化基因（pituitary tumor transforming gene，PTTG）与腺瘤侵袭性、PCNA、血管生成因子碱性成纤维细胞生长因子（bFGF）的关系。实时荧光定量 PCR 结果显示，PTTG 和 PCNA mRNA 表达水平在侵袭性腺瘤组比非侵袭性腺瘤组明显升高（$P<0.05$）。bFGF mRNA 表达水平在侵袭性腺瘤组升高，但与非侵袭性腺瘤组比较，差异无统计学意义（$P>0.05$）。经相关分析，PTTG mRNA 表达水平与 PCNA 和 bFGF 水平呈正相关（PCNA $r = 0.985$，$P<0.01$；bFGF $r = 0.266$，$P<0.05$），PCNA mRNA 表达水平与 bFGF 水平也呈正相关（$r = 0.355$，$P<0.01$）。结果表明，PTTG 通过刺激垂体腺瘤增值而促进侵袭性肿瘤的生长。

阳永东等采用过氧化物酶体增殖物激活受体 γ（peroxisome pro-liferator activated receptor γ，PPARγ）激动剂 15-脱氧前列腺素（15PGJ2）0.01、0.1、1、5 和 10μmol/L 处理大鼠源性垂体腺瘤细胞株（GH3 细胞）12、24、36、72、96 和 120 小时，探讨 15PGJ2 对生长激素型垂体腺瘤细胞增殖和凋亡的影响。结果发现，15PGJ2 能明显抑制 GH3 细胞的增殖，并存在时间-效应和剂量-效应关系（$P<0.01$）。15PGJ2 处理后 GH3 细胞的增殖周期停滞在 $G_0 \sim G_1$ 期，$G_0 \sim G_1$ 期细胞占 88±6%，而对照组占 71±5%，差异有统计学意义（$P<0.01$）。real-time PCR 结果显示，15PGJ2 处理后 GH3 细胞明显凋亡并伴随 bcl-2 mRNA 表达水平降低和 caspase3 mRNA 表达水平明显升高。结果表明，PPARγ 激动剂 15PGJ2 可明显抑制 GH3 细胞增殖，其诱导 GH3 细胞凋亡与 bcl-2 mRNA 表达下调和 caspase3 mRNA 表达上调有关。

（四）细胞信号通路异常

D Dworakowska 等选择 34 名垂体腺瘤患者（其中 16 名无功能垂体腺瘤，6 名生长激素腺瘤，6 名催乳素腺瘤和 6 名促肾上腺皮质激素腺瘤）的腺瘤组织和 16 名正常人（对照组）的垂体组织，采用免疫组织化学和 RT-PCR 方法检测垂体腺瘤细胞磷脂酰肌醇-3 激酶（phosphatidylinositol 3-kinase，PI3K）/丝氨酸或苏氨酸蛋白激酶 B（protein kinase B，Akt）信号通路下游组件丝裂原活化蛋白/细胞外信号调节蛋白激酶激酶 1/2（mitogen-activated protein/extracellular signal-regulated kinase kinase1/2，MEK1/2）、细胞外信号调节蛋白激酶 1/2（extracellular regulated protein kinases，ERK1/2）、哺乳动物雷帕霉素靶蛋白（mammalian target of rapamycin，mTOR）、结节性硬化症 2（tuberous sclerosis complex2，TSC2）、磷酸化 70kDa 核糖体蛋白 S6 激酶（phosphorylated 70kDa ribosomal S6 kinase，p70S6K）及其效应器 c-myc 和细胞周期蛋白 D1（cyclinD1）基因的表达水平。结果发现，在无功能垂体腺瘤、生长激素腺瘤、催乳素腺瘤和促肾上腺皮质激素腺瘤中，第 217 和 221 位丝氨酸残基磷酸化（pSer217/221）MEK1/2 的蛋白质表达水平与对照组比较分别升高了

$281\pm15\%$、$175\pm39\%$、$227\pm27\%$ 和 $287\pm14\%$（$P<0.01$）。在 4 种垂体腺瘤中 pSer217/221 MEK1/2 与总 MEK1/2 的蛋白质表达水平的比值也升高，与对照组比较，差异均具有统计学意义（$P<0.05$）。第 183 位苏氨酸残基磷酸化（pThr183）ERK1/2 的蛋白质表达水平在无功能垂体腺瘤、生长激素腺瘤、催乳素腺瘤和促肾上腺皮质激素腺瘤中分别升高了 $317\pm38\%$、$184\pm38\%$、$174\pm16\%$ 和 $231\pm46\%$，与对照组比较，差异均具有统计学意义（$P\leqslant0.01$）。在 4 种垂体腺瘤中 pThr183 ERK1/2 与总 MEK1/2 的蛋白质表达水平的比值也升高，与对照组比较，差异均具有统计学意义（$P\leqslant0.01$）。34 名垂体腺瘤患者腺瘤中 mTOR、TSC2 和 p70S6K 的蛋白质表达水平与对照组比较，差异均无统计学意义（$P>0.05$）。34 名垂体腺瘤患者腺瘤中，c-myc 蛋白表达水平均下调（$P<0.05$）。在 16 名无功能垂体腺瘤中，cyclinD1 蛋白表达水平显著升高（$P<0.05$）。与对照组比较，34 名垂体腺瘤患者腺瘤中 MEK1/2、ERK1/2、c-myc 和 cyclinD1 的 mRNA 表达水平均无明显变化（$P>0.05$）。结果表明，在垂体腺瘤中 Raf/MEK/ERK 和 PI3K/Akt/mTOR 信号通路在初始级联反应中被上调。

　　N Nataliya 等采用 $1\sim10$nmol/L 雌二醇（E_2）和己烯雌酚（DES）分别处理小鼠 GH3/B6/F10 垂体瘤细胞，发现 10nmol/L 两种激素可使细胞内钙离子水平增加。1nmol/L 两种激素即可引起 GH3/B6/F10 垂体瘤细胞中催乳素的释放，且 E_2 和 DES 均可激活该细胞株 ERKs，以及引起与 ERKs 激活相关通路如雌激素受体（ER）、表皮生长因子受体（EGFR）、磷脂酰肌醇 3-激酶（PI3-K）、Src 激酶和 Ca^{2+} 等信号通路的活化。

（五）细胞因子的参与

　　K Miyajima 等给予 7 周龄雌性 Fischer 344（F344）大鼠肌内注射 3mg/kg 二丙酸雌二醇，每周 1 次，连续 13 周。结果发现，二丙酸雌二醇组大鼠血清催乳素水平升高近 50 倍，垂体细胞 Ki-67 阳性细胞数明显增加（$P<0.05$）。同时二丙酸雌二醇组大鼠垂体细胞血管内皮生长因子（vascular endothelial growth factor，VEGF）基因

和蛋白质表达显著升高（$P<0.05$）。提示 VEGF 基因的高表达与雌激素诱导的垂体催乳素瘤的发生关系密切。

转化生长因子-α（transforming growth factor-α，TGF-α）影响多种垂体激素的分泌，诱导细胞增殖，尤其雌激素是诱导催乳素细胞增殖过程中重要的调节因子。吴雪梅等摘取体重 80～100g 的雄性 SD 大鼠垂体植入肾包膜下，然后在此大鼠腰椎右侧旁植入装有 10mg 17β-雌二醇（17β-E_2）的硅胶管，于洁净环境中饲养 120 天，诱发大鼠原位与异体移植催乳素瘤。采用 Northern 印迹杂交方法检测 17β-E_2 诱发的原位与移植垂体催乳素瘤中催乳素基因和两种转化生长因子 TGF-α 和 TGF-β1 基因表达水平的改变。结果表明，在 17β-E_2 长期作用后，原位垂体与异体移植于肾囊的垂体均可形成垂体催乳素瘤。原位与移植垂体催乳素瘤中均呈现催乳素基因的高表达，但移植瘤中催乳素基因表达水平低于原位垂体瘤。同时仅在原位催乳素瘤中发现上述两种转化生长因子呈较高水平的表达，移植垂体催乳素瘤与正常垂体中均检测不到这两种转化生长因子的表达。结果提示，TGF-α 和 TGF-β1 可能涉及 17β-E_2 诱发的原位垂体催乳素瘤形成。17β-E_2 诱发原位与移植垂体形成催乳素瘤的机制可能不同。

龚凤英等采用 20nmol/L 白细胞介素-11（IL-11）、10nmol/L 睫状神经营养因子（ciliary neurotrophic factor，CNTF）以及 5nmol/L 转化生长因子-β（TGF-β）分别处理体外培养的大鼠垂体瘤细胞株（MtT/S 细胞，且采用脂质体转染法转染了含有荧光素酶编码基因和人生长激素基因启动子－484～＋30bp 序列的表达质粒，通过测定荧光素酶的活力，反映外源化学物对生长激素基因启动子活性的影响）4 小时，采用荧光素酶报告基因的方法探讨了 IL-11、CNTF 和 TGF-β 对大鼠垂体 MtT/S 细胞中人生长激素（HGH）基因启动子活性的影响及其与垂体特异性转录因子 Pit-1 蛋白的关系。结果发现，20nmol/L IL-11 和 10nmol/L CNTF 均能刺激大鼠垂体 MtT/S 细胞中 GH 的分泌和合成，增强 MtT/S 细胞中荧光素酶的活力，分别增加到对照组的 134％、122％。5nmol/L TGF-β 可减少垂体 MtT/S 细胞中 GH 的分泌和合成，抑制荧光素酶的活力到对照组的 72％。说明 IL-11 和 CNTF 通过促进 HGH 基因启动子的活力促进 GH 基因转录，从而促进 GH 的合成；TGF-β 则通过抑制 HGH 基因启动子的活力而抑制 GH 基因转录，使 GH 的合成受阻。该作者同时将人 Pit-1 蛋白表达质粒转染于稳定转化的 MtT/S 细胞后，观察到 Pit-1 蛋白在 MtT/S 细胞中过表达，使 MtT/S 细胞中荧光素酶的活力增加，而加入 Pit-1 反义寡核苷酸后 MtT/S 细胞中 Pit-1 蛋白表达被显著抑制。20nmol/L IL-11 和 10nmol/L CNTF 同时处理转染 Pit-1 蛋白表达质粒的 MtT/S 细胞后，MtT/S 细胞中荧光素酶的活力比单独加入 IL-11 和 CNTF 时分别增加了 37％ 和 20％，分别是未转染 Pit-1 蛋白表达质粒对照组的 161％ 和 144％；当加入 Pit-1 反义寡核苷酸而抑制转染 Pit-1 蛋白表达质粒的 MtT/S 细胞中 Pit-1 蛋白的表达后，IL-11 和 CNTF 处理组转染 Pit-1 蛋白表达质粒的 MtT/S 细胞中荧光素酶的活力依然显著升高。5nmol/L TGF-β 处理转染 Pit-1 蛋白表达质粒的 MtT/S 细胞后，MtT/S 细胞中荧光素酶的活力是对照组的 102％；当加入 Pit-1 反义寡核苷酸而抑制 MtT/S 细胞中 Pit-1 蛋白的表达后，TGF-β 的抑制作用又重新出现。说明 Pit-1 蛋白过表达和表达被抑制对细胞因子的调节作用没有影响。上述结果表明，IL-11、CNTF 和 TGF-β 通过调节大鼠垂体 MtT/S 细胞中 HGH 基因启动子活力而影响 GH 的合成，Pit-1 蛋白可能不参与这一调节作用。

VK LeRiche 等报道，各型垂体腺瘤中均有表皮生长因子（epidermal growth factor，EGF）及其受体表达，EGF 可以促进 PRL、ACTH 的分泌，并刺激其细胞增殖，并且受体表达水平与肿瘤侵袭性密切相关。

G Vlotides 等采用 5nmol/L EGF 处理大鼠催乳素瘤细胞株（GH3 细胞），可选择性地升高 GH3 细胞基础和 EGF 诱导后的 PRL mRNA 水平，诱导表皮生长因子受体酪氨酸磷酸化。而用 $0.1 \sim 10\mu mol/L$ 吉非替尼（gefitinib，表皮生长因子受体拮抗剂）处理 GH3 细胞，发现吉非替尼可剂量依赖性地抑制 EGF 诱导的 GH3 细胞增殖和垂体瘤转化基因 1（PTTG1）mRNA 表达，阻断催乳素基因表达。同时该作者又采用整体动物实验，给 8～10 周龄雌性 NCR-

NU 小鼠皮下注射大鼠催乳素瘤细胞悬液 0.2ml（含 1.8×10^6 个细胞），然后选取部分荷瘤小鼠每天灌胃 125mg/kg 吉非替尼，每周 5 天，连续 2 周，观察表皮生长因子受体拮抗剂吉非替尼对荷瘤鼠生长激素瘤的增殖和分泌催乳素的影响。结果发现，小鼠注射催乳素瘤细胞悬液后体重明显增加，血清中 PRL、GH 和胰岛素样生长因子-1（IGF-1）水平升高。吉非替尼组荷瘤小鼠肿瘤体积和血清 PRL、GH 和 IGF-1 水平下降，小鼠体重基本恢复正常。同时吉非替尼可降低荷瘤小鼠肿瘤组织中 ERK1/2 磷酸化水平，下调肿瘤组织中催乳素和 PTTG1 mRNA 的表达水平。提示吉非替尼可以抑制荷瘤鼠生长激素瘤的生长和催乳素的分泌。

蓝妮等采用 5×10^{-8} mol/L EGF 处理原代培养的成年雌性 Wistar 大鼠腺垂体细胞，并在处理后 15、30 和 60 分钟，应用原位杂交方法检测细胞中 c-fos 和 PRL mRNA 水平。结果显示，基础状态时培养大鼠腺垂体细胞中有 c-fos 基因弱表达。经 EGF 处理 15 分钟后，c-fos mRNA 表达明显增强并达高峰，而后下降。基础状态时腺垂体细胞有 PRL mRNA 表达，经 EGF 处理后表达明显增强，在 60 分钟时达高峰。结果提示，EGF 可诱发原代培养大鼠腺垂体细胞中 c-fos 基因表达，c-fos 有可能参与介导 EGF 诱发的催乳素基因的激活。

研究证实，成纤维细胞生长因子（fibroblast growth factor，FGF）及其受体参与垂体腺瘤的形成、细胞增殖和血管增生。Ezzat S 等报道，碱性成纤维细胞生长因子（basic fibroblast growth factor，BFGF）在人垂体腺瘤细胞中高表达，通过旁分泌方式调控激素分泌和细胞增殖。动物实验研究显示，雌激素诱导垂体腺瘤发生过程中伴随 BFGF 表达上调。骨形态发生蛋白-4（bone morphogenetic protein 4，BMP-4）是转化生长因子 β 家族成员之一。

D Giacomini 等采用免疫组织化学方法观察了 15 名促肾上腺皮质激素细胞瘤患者瘤组织中 BMP-4 的表达。结果显示，在正常人垂体组织中，30% 的生长激素细胞、促肾上腺皮质激素细胞和促甲状腺细胞均表达 BMP-4，而在催乳素细胞、卵泡刺激素细胞和黄体生成素细胞或间质细胞刺激素细胞中 BMP-4 基本无表达。在 15 名促肾上腺皮质激素细胞瘤患者瘤组织中，3 名患者瘤组织中 BMP-4 强表达，7 名患者 BMP-4 弱表达，而 5 名患者 BMP-4 无表达。提示 BMP-4 可能与促肾上腺皮质激素细胞瘤的生长有关。因此，该作者又采用 10、50、100 和 200μg/L BMP-4，10μg/L TGF-β 分别处理垂体促肾上腺皮质激素细胞瘤细胞株（AtT-20 细胞）24、48、72、96 和 120 小时，探讨 BMP-4 在促肾上腺皮质激素细胞瘤中的作用。结果发现，BMP-4 处理 AtT-20 细胞 72 小时后，BMP-4 可明显抑制 AtT-20 细胞的增殖，但 TGF-β 对 AtT-20 细胞增殖无明显影响。BMP-4 可抑制 AtT-20 细胞 c-myc 基因启动子的活性。结果提示，BMP-4 可抑制促肾上腺皮质激素细胞瘤的增殖。

第四节　垂体毒性研究方法

一、整体动物实验

（一）急性毒性实验

急性毒性实验（acute toxicity test）是实验动物一次或 24 小时内多次染毒一定剂量外源化学物后所呈现的毒效应，可以在短期内获得许多有价值的信息，如外源化学物对雌、雄两性实验动物垂体内分泌功能的影响以及毒性的可逆性，也可提供毒作用机制的有关信息。

1. 实验动物　实验动物尽量选择对外源化学物毒性反应与人近似的雌、雄两性或单性别动物。常选择大鼠和小鼠。实验动物体重变异不应超过平均体重的 20%。一般大鼠体重为 180～240g，小鼠 18～25g。

2. 剂量选择和分组　主要依据受试外源化学物的 LD_{50} 或文献报道资料的剂量为依据来选择合理的染毒剂量。要求最高剂量应有明显的毒性，但不能使全部实验动物死亡。一般至少设 3 个染毒剂量组和 1 个阴性对照组。每组动物数大、小鼠至少为 10 只。剂量组距以 2～5 倍为宜。

3. 染毒途径　常用灌胃、呼吸道、经皮以及注射如尾静脉注射、皮下注射和腹腔注射等染毒途径。下面重点介绍家兔垂体注射技术。家兔在麻醉前，肌内注射 0.1mg 阿托品，然后用乙醚麻醉。兔仰卧位固定于手术台上，尽量使上颌前门齿贴近手术台面，撑开口腔，切开软腭后缘，剥离咽穹窿并暴露蝶骨。在颅底正中线的骨嵴上可见 1 小孔——颅咽孔。微量注射器注射针头向口腔内作水平方向刺入小孔抵蝶鞍垂体内，进针深度约 2mm，随后注入受试物 30～50μl。当技术熟练时，可不切开软腭，根据经验把注射针头直接穿刺软腭经颅咽孔而进入垂体。

4. 观察指标　主要观察实验动物的中毒症状、垂体湿重、垂体分泌激素水平以及垂体病理组织学改变等。

（二）亚急性毒性实验

亚急性毒性（subacute toxicity）是指实验动物连续染毒外源化学物 14 天或 28 天所产生的中毒效应。

实验动物、染毒途径、染毒剂量和观察指标等选择主要以急性毒性实验为依据，要求最高剂量应产生明显的垂体毒性。要求动物每天染毒，连续 14 天或 28 天。

（三）亚慢性与慢性毒性实验

1. 实验动物　一般选择两种实验动物，即啮齿类和非啮齿类，通常选择雌、雄两性或单性别大鼠和犬。亚慢性毒性实验通常选择离乳不久的实验动物，大鼠 6～8 周龄（体重 80～100g）。大鼠、小鼠每组不少于 20 只，犬、猴每组不少于 6 只。慢性毒性实验一般要求选择初断奶的动物，即小鼠出生后 3 周（体重 10～15g），大鼠出生后 3～4 周（体重 50～70g），犬一般在 4～6 月龄时开始实验。每组大鼠 40～60 只，犬 8～12 只。

2. 染毒期限　亚慢性毒性实验一般为 1～3 个月；慢性毒性实验一般为 3 个月及其以上，甚至终生染毒。

3. 染毒途径　染毒方式以经口、经呼吸道和经皮染毒为多。染毒频率：每天 1 次，连续给予或每周染毒 5～6 天。

4. 剂量选择和分组　以相同物种的毒性资料为依据。亚慢性和慢性毒性实验高剂量的选择，以受试物 LD_{50} 的 1/20～1/5 或急性毒性的阈剂量为最高剂量。高、中、低剂量间距为 3～10 倍为宜。慢性毒性实验的高剂量也可选为亚慢性毒性效应的最大耐受剂量（MTD），剂量间距以 2～5 倍为宜，最低不小于 2 倍。对于药物或保健品，亚慢性和慢性毒性实验的最高剂量一般为人拟用最大剂量的倍数，如化学药品为 30 倍，中药 50 倍，保健食品为 100 倍。

5. 观察指标　一般指标如垂体等重量及脏器系数计算以及病理组织学检查。垂体功能检测如垂体分泌激素水平以及机制研究等。

6. 数据处理和结果分析　研究资料的汇总，确定数据资料为计量资料（平均数和标准差）还是计数资料（发生率）。比较对照组与染毒组之间差异有无统计学意义，而不能作为受试物潜在效应的主要判断标准。当染毒组与对照组之间差别有显著性时，首先需确定这种差别是否为受试物引起的真实效应，还是一种偶然结果。如大鼠研究每组动物数较多，有的指标差异具有统计学意义，但无生物学意义或毒理学意义。

（四）垂体瘤动物模型

垂体瘤是颅内常见肿瘤之一，垂体瘤动物模型的建立是进行垂体瘤实验研究的先决条件，近年来国内外已建立了不同类型的垂体瘤动物模型，主要包括自发性垂体瘤动物模型、雌激素诱发性垂体瘤动物模型、可移植性垂体瘤动物模型和转基因垂体瘤动物模型。但各种方法在不同程度上均有其缺陷性，且主要见于垂体催乳素瘤，目前能完全模拟人类垂体瘤的动物模型尚未建立。

1. 自发性垂体瘤动物模型（spontaneous animal models of pituitary tumors）

动物自发性垂体瘤的发生率很低，其发生率与动物的品系、性别、年龄有关。Chandra M 等对 1450 只（雌雄各半）老年 CD-1 小鼠和 1480 只（雌雄各半）老年 F-344 大鼠进行了观察，发现 CD-1 雌性小鼠垂体腺瘤的发生率为 1.1%，而雄性小鼠未观察到垂体腺瘤。F-344 雄性大鼠垂体瘤的发生率为 20.5%，而雌性大鼠为 30.3%。

RA Prysor-Jones 等报道雌性 64～135 周龄的 Wistar-Furth 大鼠自发性垂体瘤的发生率高达 69%，而雄性 72～116 周龄的大鼠自发性垂体瘤的发生率仅为 6%，50 周龄以下的大鼠自发性垂体瘤的发生率极低。但上述自发性垂体瘤动物模型存在众多缺点，如花费时间长，仅老龄大、小鼠自发性垂体瘤发生率较高。瘤体小，位置深，不易观察等，使得这种模型很难广泛应用。

2. 雌激素诱发性垂体瘤动物模型（estrogen-induced animal modles of pituitary tumors）

雌激素诱发性垂体瘤动物模型的研究始于 1936 年，通过给大鼠或小鼠长期服用雌激素而诱使腺垂体发生肿瘤，以后随着研究的深入使雌激素诱发性垂体瘤动物模型逐渐完善，并用于基础研究。研究报道，Wistar、SD 和 F344 大鼠的诱发率为 100%，而其他品系大鼠较低如 Holtzman 大鼠的诱发率为 2%～6%。

3. 可移植性垂体瘤动物模型（transplantable animal models of pituitary tumors）

可移植垂体瘤动物模型是将肿瘤组织块或瘤细胞移植到动物体内某个部位，形成与原发瘤相同的肿瘤，进而再移植到下一代。可移植垂体瘤动物模型按被移植瘤的来源可分为三种：自发性可移植性垂体瘤动物模型、诱发性可移植性垂体瘤动物模型和人类可移植性垂体瘤动物模型。按移植部位分为皮下移植、肾囊内移植和颅内移植。

A Trouilas 等用来自 2 只 28 月龄的 Wistar/Furth WF /Ico 近交系大鼠自发性垂体瘤移植到 Wister /Furth 大鼠，建立了自发性可移植性垂体瘤动物模型（SMtTW）。诱发性垂体瘤移植模型最常用的是 MtTF4，即用 Fischer-344 大鼠建立的雌激素诱发性垂体瘤移植模型，这种模型的移植受体无需雌激素处理，容易建立，肿瘤生长迅速，可提供充足的瘤组织用于生化研究，并且可建立瘤细胞系。

M Acikgoz 等将手术切除的人催乳素腺瘤移植到 30 只大鼠双侧顶叶脑组织内，15 天后肿瘤组织存活且与周围脑组织关系正常者有12 只（占 40%），而免疫染色阳性者有 8 只（占 26%），一些手术切除的催乳素腺瘤植入大鼠脑内可继续存活并具有分泌功能。

4. 转基因垂体瘤动物模型（transgenic animal models of pituitary tumors）

近年来，随着对垂体瘤分子生物学的研究，发现大部分垂体瘤是单克隆发生的，即肿瘤起源于一个原始的异常细胞，预示着基因突变可能是肿瘤形成的始发原因，这就为转基因垂体瘤动物模型的建立提供了依据。Helseth 等将连接在编码多瘤病毒大 T 抗原（PyLT）cDNA 的早期启动基因通过显微注射器注入小鼠受精卵的精原核，建立了小鼠库欣病的转基因动物模型。Fedele M 等建立了 HMGA2 高表达的转基因小鼠，6 个月时 85％的雌性转基因小鼠形成了垂体瘤，并分泌催乳素和生长激素，18 个月时，40％的雄性小鼠产生了同样的肿瘤。Tascou 等建立的 TSPY-TAg 转基因小鼠，其形成的垂体瘤同时分泌 PRL 和 ACTH。

二、垂体毒性实验观察指标

（一）一般指标

垂体湿重的测定，其重量的增减可初步判断外源化学物是否引起垂体的损伤。

（二）对垂体的影响

1. 病理学改变　垂体病理组织学检查，是外源化学物毒作用研究的主要手段，可提供靶细胞形态学的相关信息。

大鼠垂体可采用主动脉灌注固定（4％多聚甲醛＋5％戊二醛）或 4％甲醛溶液（10％福尔马林）体外固定，一般采用 HE 染色观察细胞形态变化。此外，也可采用特殊染色方法——Adams-Swettenham 染色法和 Paget-Eccleston 染色法相结合行特殊染色，可将垂体细胞染成 6 种不同颜色，即催乳素细胞呈橘红色、生长激素细胞呈黄色、卵泡刺激素细胞和黄体生成素细胞或间质细胞刺激素细胞呈紫红色、促甲状腺素细胞呈紫蓝色、促肾上腺皮质激素细胞呈灰蓝色和嫌色细胞呈浅灰色。

染色步骤如下：切片用二甲苯和梯度乙醇常规脱蜡水化，蒸馏水洗后浸入过甲酸液（88％甲酸 40ml、过氧化氢溶液 4ml、浓硫酸 0.5ml）5 分钟，自来水冲洗 10 分钟。蒸馏水洗后入阿利新蓝液（阿利新 2g、2N 硫酸 100ml 加热溶解过滤），室温下过夜，自来水冲 10

分钟，蒸馏水洗。PAS 染色，入新配 1% 过碘酸 5 分钟，蒸馏水洗数次，Schiff 试剂（蒸馏水 200ml 煮沸，停火后加碱性品红 1g，不停搅拌溶解，溶液冷却至 50℃时，加入 1N 盐酸 20ml 冷却至室温，加偏重亚硫酸钾 1g 溶解混匀，置暗处过夜。再加活性炭 2g，充分摇荡混匀过滤，滤液呈无色或淡黄色，装入有色瓶中，放 4℃冰箱内保存备用）10 分钟，自来水冲洗 20 分钟，蒸馏水洗。0.5% 偶氮卡红液（偶氮卡红 0.5g、蒸馏水 100ml）56～60℃染色 30 秒，蒸馏水洗。2% 橘黄 G 染液（橘黄 G 2g、磷钨酸 1g、蒸馏水 100ml）30～40 分钟，0.1% 苯胺乙醇分化数秒钟，蒸馏水洗。常规脱水、二甲苯透明，中性树胶封固。

摘取垂体组织或获得的单细胞经特殊处理，在透射电镜下可观察垂体细胞的超微结构变化；在扫描电镜下可观察组织、细胞表面或割断面的情况。

2. 垂体激素测定　包括卵泡刺激素（FSH）、黄体生成素（LH）或间质细胞刺激素（ICSH）、促肾上腺皮质激素（ACTH）、生长激素（GH）、催乳素（PRL）、促甲状腺激素（TSH）、缩宫素（催产素，OXT）和抗利尿激素（ADH）。目前广泛使用的测定方法是放射免疫法，用于测定免疫活性。应用放射免疫法和体外垂体组织或细胞培养技术结合的细胞生物测定技术，既保持放射免疫法灵敏性，又具测定生物活性的特性。

（1）垂体组织细胞中激素水平测定：制备垂体粗提物：将丙酮保存的垂体去筋膜，分别搅碎成干粉状。用醋酸铵-乙醇提取液，4℃搅拌，低温离心，获得提取液，用同样方法重复 3 次，混合 3 次提取液。提取液用无水乙醇沉淀 48 小时，4000r/min 低温离心 20 分钟，沉淀部经无水乙醇、丙酮脱水，干燥，制成粗制激素产品（含 FSH，LH 或 ICSH，TSH）。将醋酸铵-乙醇提取后残渣部分用碱提取催乳素，经透析后获得粗制产品。两类粗制产品分别应用放射免疫法测定 FSH、LH 或 ICSH、TSH 和 PRL 含量。

（2）体外培养的垂体组织或细胞分泌激素水平的测定：将培养的组织或细胞采用外源化学物处理，然后收集培养液，可分别采用放射免疫法（RIA）、酶免疫分析（EIA）、荧光免疫分析（FIA）、电化学发光免疫分析（ELIA）或化学发光免疫分析（CLIA）测定培养液中 FSH、LH 或 ICSH、ACTH、GH、PRL、TSH、OXT 和 ADH 的含量。

（3）血清中垂体激素水平测定：采用上述测定垂体组织或细胞分泌激素的方法测定血清中垂体激素含量。

3. 其他检测技术 流式细胞术测定体外培养的垂体细胞大小和形状、胞质颗粒和色素沉着，其他如 DNA/RNA 含量。单细胞凝胶电泳技术可用于检测垂体细胞 DNA 损伤情况。此外，垂体细胞的氧化损伤与实验动物的内分泌功能紊乱有关，也可测定垂体细胞活性氧、脂质过氧化物和抗氧化酶活力水平等来评价外源化学物致垂体细胞氧化应激效应。

三、体外实验

垂体细胞的主要功能是合成和分泌 FSH、LH 或 ICSH、ACTH、GH、PRL、TSH、OXT 和 ADH。通过分离和体外培养垂体细胞，不仅可以研究外源化学物对垂体细胞功能和形态的影响，也可探明外源化学物的毒作用机制。目前有关垂体细胞体外分离和培养的方法，包括酶消化法和机械法相结合分离垂体细胞，采用单层细胞培养法和单层细胞灌流培养法进行垂体细胞原代培养。

（一）垂体细胞的保存

1. 离体垂体细胞 4℃保存 24 小时细胞破坏、死亡迅速增加。72 小时细胞存活率几乎为 0。离体垂体细胞在非冷冻条件下可在 4℃存放，但不宜超过 24 小时。

2. 离体小鼠垂体细胞液氮冻存 垂体细胞数和细胞存活率较冻前降低（与冷冻保护剂的种类、浓度及冷冻、解冻速度等有关），但回收细胞存活率仍可达到 72.69%。一般认为液氮冻存可作为一种长期保存垂体的方法。垂体细胞培养时间一般需控制在 20 天以内，以保证其正常激素分泌量。

（二）实验动物腺垂体细胞分离与原代培养

1. 实验动物 一般选择成年动物垂体作为实验材料，常采用成年雄性或雌性 Wistar 或 SD 大鼠。

2. 大鼠垂体细胞的分离和原代培养

(1) 大鼠垂体细胞的分离：处死大鼠，乙醇消毒头皮，去颅皮，骨钳掀开颅骨，用眼科镊轻轻掀起脑组织，暴露颅底。剪断丘脑垂体束即可见垂体窝，分离出垂体组织并将垂体后叶（神经垂体）与前叶（腺垂体）轻轻分开，将腺垂体用冰冷的 HEPES 缓冲液或 Hank's 液反复洗涤去除血渍。垂体细胞分离方法有酶消化法与机械分离法二种，一般采用酶消化与机械分散相结合的方法。用眼科剪将腺垂体组织块在 DMEM 培养液中充分剪碎，每个垂体加入 0.4% 胶原酶Ⅲ 或 0.25% 胶原酶Ⅱ、2% DNase Ⅰ，置于 37℃ 振摇酶解 15~20 分钟。然后加入 5% 胰蛋白酶 $200\mu l$，水浴振荡约 10 分钟，至垂体小组织块消失，取出酶解细胞悬液，1000r/min 离心 10 分钟，弃上清后再 1000r/min 离心 10 分钟，漂洗 2 次，定容吹打为均匀的细胞悬液。

(2) 垂体细胞的原代培养：计算细胞浓度后，用 DMEM（含 20% 小牛血清、葡萄糖、胰岛素、抗生素等）完全培养液稀释成 $1\times10^5 \sim 1\times10^6$/ml 接种于 24 孔细胞培养板（底部预先涂一层多聚赖氨酸），37℃、5% CO_2 恒温孵育，3~5 天后细胞黏附生长牢固时即可进行受试物刺激实验。

3. 单层细胞灌流培养法　将制备好的垂体细胞与薄玻片如普通的盖玻片或高分子物质微粒如 Cytodex 等放在一起进行贴壁培养，使细胞贴附在这些载体表面，接着将玻片或微粒移入培养室（玻片）或培养柱（微粒），然后培养液以恒定的流速通过室或柱，整个培养系统放在 37℃ 恒温水槽里，使细胞处于一个流动的培养液中培养，外源化学物可间歇、短暂、反复地随流入的培养液作用于细胞，并且可通过连续地测定流出液中的待测物质，以了解细胞的反应情况和动态变化。其优点是模拟体内生理状况下外源化学物作用于垂体，同时能连续观察垂体细胞受到每次刺激后其分泌反应的动态变化。

4. 垂体细胞活性及其鉴定　垂体细胞存活率采用锥虫蓝染色法并计算细胞活率（要求 >90%），利用免疫细胞化学染色进行鉴定，包括卵泡刺激素、黄体生成素或间质细胞刺激素、催乳素细胞等。

（三）人垂体组织和细胞培养

1. 垂体来源　正常引产 4～6 月龄胎儿、病理检查以及免疫细胞化学染色确诊的手术治疗患者的垂体腺瘤组织。

2. 胎垂体细胞培养　4～6 月龄引产胎儿，娩出后半小时内无菌切取垂体，在手术显微镜下切除垂体中叶后剪碎成 $0.5～1mm^3$ 组织块，用 DMEM 无血清培养液冲洗 2 次后加入预热至 37℃，0.25％胰蛋白酶液中，用细头吸管轻轻吹打至悬液状，加入冰冷的含血清培养液终止消化，200 目铜网过筛。经 Wilsoin 垂体细胞染色法染色确定细胞性质，并用 0.4％锥虫蓝染色检查细胞成活率后，37℃、5％CO_2进行细胞培养。采用免疫细胞化学染色进行鉴定，包括卵泡刺激素、黄体生成素或间质细胞刺激素、催乳素细胞等。

3. 垂体腺瘤组织块培养　将垂体腺瘤组织剪碎成 $1mm^3$ 大小的碎片，然后植入培养器皿内，加培养液 37℃温育。其优点是组织结构保持完好，组织细胞之间的关系与瘤组织在体内的情况相近，又无机械和消化酶的损伤。但此种方法因无法观察细胞形态结构变化，已较少应用。

4. 垂体瘤细胞的分离和培养　取新鲜垂体腺瘤放入无菌 PBS 中，将组织块剪成 $1mm^3$ 的小块，用 0.5g/L 胶原酶消化至肿瘤细胞分散为单细胞悬液。单细胞加入含 10％胎牛血清（FCS）的 DMEM 培养基（含 20mmol/L HEPES、0.75％ $NaHCO_3$、100mg/L 链霉素和 10^5 U/L 青霉素）并接种于没有包被多聚赖氨酸的 24 孔培养板中，37℃培养箱中培养，培养 24 小时后用吸管连续吹打数次后吸出，并接种至另 1 块 24 孔培养板中，24 小时后重复吹打一次，并吸出接种至包被有多聚赖氨酸的 24 孔培养板中，培养 24 小时后培养液换为 DMEM D-valine，再培养 72 小时后换为原培养液继续培养，以后每 2 天更换一次培养液。采用免疫细胞化学染色进行鉴定，包括卵泡刺激素、黄体生成素或间质细胞刺激素、催乳素细胞等，用上述方法培养垂体瘤细胞第 20 天纯度仍可达 95％以上。

（孙应彪　苏　莉　李芝兰）

主要参考文献

1. 何宝霞，傅业全，张久丽，等．镉对鸡垂体线粒体结构和 ATP 酶的影响．中国兽医杂志，2008，44（11）：28-29．

2. 魏青，杨杏芬，朱伟，等．镉致腺垂体-肾上腺皮质凋亡机制研究．中国公共卫生，2007，23（2）：195-196．

3. 何宝霞，傅业全，徐世文．镉中毒对鸡垂体氧化应激和凋亡的影响．毒理学杂志，2007，21（2）：124-126．

4. Miler EA，Nudler SI，Quinteros FA，et al. Cadmium induced-oxidative stress in pituitary gland is reversed by removing the contamination source. Hum Exp Toxicol，2010，29（10）：873-880．

5. Doumouchtsis KK，Doumouchtsis SK，Doumouchtsis EK，et al. The effect of lead intoxication on endocrine functions. J Endocrinol Invest，2009，32（2）：175-183．

6. 何庆峰，李燕杰，尤玲玲，等．亚慢性染镉对未成年大鼠雌性生殖内分泌毒性研究．天津农学院学报，2009，16（3）：11-13．

7. 鱼涛，李忠生，王笑笑，等．男性铅作业工人生殖内分泌变化的研究．卫生研究，2010，39（4）：413-415．

8. 王敏奇，雷剑，和玉丹，等．三价铬对肥育猪生长激素分泌及垂体 mRNA 表达的影响．中国兽医学报，2009，29（7）：939-943．

9. Banu SK，Samuel JB，Arosh JA，et al. Lactational exposure to hexavalent chromium delays puberty by impairing ovarian development，steroidogenesis and pituitary hormone synthesis in developing Wistar rats. Toxicol Appl Pharmacol，2008，232（2）：180-189．

10. Quinteros FA，Machiavelli LI，Miler EA，et al. Mechanisms of chromium（VI）-induced apoptosis in anterior pituitary cells. Toxicology，2008，249（2-3）：109-115．

11. Nudler SI，Quinteros FA，Miler EA，et al. Chromium VI administration induces oxidative stress in hypothalamus and anterior pituitary gland from male rats. Toxicol Lett，2009，185（3）：187-192．

12. Quinteros FA，Poliandri AH，Machiavelli LI，et al. In vivo and in vitro effects of chromium VI on anterior pituitary hormone release and cell viability. Toxicol Appl Pharmacol，2007，218（1）：79-87．

13. Poliandri AH，Machiavelli LI，Quinteros AF，et al. Nitric oxide protects the

mitochondria of anterior pituitary cells and prevents cadmium-induced cell death by reducing oxidative stress. Free Radic Biol Med，2006，40（4）：679-688.

14. Ferrandino I，Favorito R，Grimaldi MC. Cadmium induces changes on ACTH and PRL cells in Podarcis sicula lizard pituitary gland. Eur J Histochem，2010，54（4）：e45.

15. Caride A，Fernandez-Perez B，Cabaleiro T，et al. Cadmium chronotoxicity at pituitary level：effects on plasma ACTH，GH，and TSH daily pattern. J Physiol Biochem，2010，66（3）：213-220.

16. Caride A，Fernandez-Perez B，Cabaleiroa T，et al. Cadmium exposure disrupts GABA and taurine regulation of prolactin secretion in adult male rats. Toxicol Lett，2009，185（3）：175-179.

17. Calderoni AM，Biaggio V，Acosta M，et al. Cadmium exposure modifies lactotrophs activity associated to genomic and morphological changes in rat pituitary anterior lobe. Biometals，2010，23（1）：135-143.

18. Caride A，Fernandez-Perez B，Cabaleiro T，et al. Daily pattern of pituitary glutamine，glutamate，and aspartate content disrupted by cadmium exposure. Amino Acids，2010，38（4）：1165-1172.

19. Caride A，Lafuente A，Cabaleiro T. Endosulfan effects on pituitary hormone and both nitrosative and oxidative stress in pubertal male rats. Toxicol Lett，2010，197（2）：106-112.

20. Takeda T，Yamamoto M，Himeno M，et al. 2，3，7，8-tetrachlorodibenzo-p-dioxin potentially attenuates the gene expression of pituitary gonadotropin β-subunits in a fetal age-specific fashion：a comparative study using cultured pituitaries. J Toxicol Sci，2011，36（2）：221-229.

21. Huang X，Zhou Y，Ma J，et al. Nitric oxide mediated effects on reproductive toxicity caused by carbon disulfide in male rats. Environ Toxicol Pharmacol，2012，34（3）：679-687.

22. 季佳佳，丁情，周义军，等. CS$_2$ 吸入染毒对雄性大鼠下丘脑-垂体-性腺轴超微结构的影响及 NO 干预作用. 环境与职业医学，2012，29（8）：506-511.

23. 丁丽娟. 苯乙烯对男性生殖内分泌影响的实验分析. 中国校医，2009，23（6）：624.

24. 张幸，钱亚玲，孙晓楼，等. 接触二甲基甲酰胺对男工生殖内分泌机能影响. 中国职业医学，2005，32（2）：10-12.

25. 王 辉，陈正礼，祝春梅，等. 大豆异黄酮对去卵巢大鼠垂体 ER 和 NGF 蛋白表达的影响. 畜牧与兽医，2009，41（10）：62-65.

26. 符书馨，杨赛花，施晓波，等. 酒精对雌鼠血清泌乳素水平及垂体湿重的影响. 中国现代医学杂志，2010，20（19）：2883-2886.

27. 赵永久，陈昭典，任福金，等. 酒精对雄性大鼠生殖内分泌的影响. 中华男科学杂志，2005，11（12）：951-953.

28. 夏茵茵，詹平，张渝. 壬基酚对大鼠腺垂体细胞增殖的影响. 预防医学情报杂志，2005，21（3）：261-263.

29. 张园，赵琢，王华，等. 三丁基锡内分泌干扰及生殖毒性研究进展. 环境与健康杂志，2011，28（6）：556-558.

30. 杜鹃，胡淼，崔克勤. 双酚 A 对小鼠生殖内分泌影响的实验研究. 中国热带医学，2007，7（6）：891-892.

31. 胡军，李杰，张奎卫，等. 双巯基乙酸异辛酯二正辛基锡对大鼠生殖内分泌激素的影响. 环境与健康杂志，2006，23（3）：214-216.

32. 马纪英，季佳佳，陈国元. 一氧化氮在下丘脑-垂体-性腺轴中作用的研究进展. 毒理学杂志，2010，24（1）：70-73.

33. Yu B，Chen QF，Liu ZP，et al. Estrogen receptor α and β expressions in hypothalamus-pituitary-ovary axis in rats exposed lactationally to soy isoflavones and bisphenol A. Biomed Environ Sci，2010，23（5）：357-362.

34. Fernandez M，Bianchi M，Lux-Lantos V，et al. Neonatal exposure to bisphenol a alters reproductive parameters and gonadotropin releasing hormone signaling in female rats. Environ Health Perspect，2009，117（5）：757-762.

35. Lema SC，Dickey JT，Schultz IR，et al. Dietary exposure to 2,2′,4,4′-tetrabromodiphenyl ether（PBDE-47）alters thyroid status and thyroid hormone-regulated gene transcription in the pituitary and brain. Environ Health Perspect，2008，116（12）：1694-1699.

36. Kucka M，Pogrmic-Majkic K，Fa S，et al. Atrazine acts as an endocrine disrupter by inhibiting cAMP-specific phosphodiesterase-4. Toxicol Appl Pharmacol，2012，265（1）：19-26.

37. Blanco-Munoz J，Morales MM，Lacasana M，et al. Exposure to organophosphate pesticides and male hormone profile in floriculturist of the state of Mo-

relos，Mexico. Hum Reprod，2010，25（7）：1787-1795.

38. Shittu M，Ayo JO，Ambali SF，et al. Chronic chlorpyrifos-induced oxidative changes in the testes and pituitary gland of Wistar rats：ameliorative effects of vitamin C. Toxicol Lett，2012，214（3）：307-313.

39. Umosen AJ，Ambali SF，Ayo JO，et al. Alleviating effects of melatonin on oxidative changes in the testes and pituitary glands evoked by subacute chlor-pyrifos administration in Wistar rats. Asian Pac J Trop Biomed，2012，2（8）：645-650.

40. ElMazoudy RH，Attia AA. Endocrine-disrupting and cytotoxic potential of anticholinesterase insecticide，diazinon in reproductive toxicity of male mice. J Hazard Mater，2012，209-210：111-120

41. Romano MA，Romano RM，Santos LD，et al. Glyphosate impairs male off-spring reproductive development by disrupting gonadotropin expression. Arch Toxicol，2012，86（4）：663-673.

42. Verma R，Mohanty B. Early-life exposure to dimethoate-induced reproductive toxicity：evaluation of effects on pituitary-testicular axis of mice. Toxicol Sci，2009，112（2）：450-458.

43. 陈昱，严孙杰，陈华. 微波辐射对机体生殖内分泌的影响研究进展. 海峡预防医学杂志，2010，16（4）：15-17.

44. Djeridane Y，Touitou Y，de Seze R. Influence of electromagnetic fields emit-ted by GSM-900 cellular telephones on the circadian patterns of gonadal，ad-renal and pituitary hormones in men. Radiat Res，2008，169（3）：337-343.

45. 刘玲，高立，鞠躬. 电场刺激对离体去卵巢大鼠垂体前叶 FSH 分泌的兴奋作用. 生殖与避孕，2006，26（4）：200-203.

46. 黄金林，叶勇，苑同业，等. 电磁辐射对雷达操作员血液中垂体泌乳素含量的影响. 海军医学杂志，2007，28（1）：14-15.

47. 方恒虎，聂青，郭鹞，等. 脉冲电磁场对大鼠腺垂体及其靶腺功能的影响. 解放军预防医学杂志，2009，27（4）：254-257.

48. 李德喜，杨淑华，何剑斌. 热应激对兔垂体和下丘脑 CAT 与 SOD 水平的影响. 动物医学进展，2010，31（6）：77-80.

49. 尹锋，陈光英，余丝莉，等. 热应激对小鼠垂体前叶细胞构筑的影响. 安徽农业科学，2009，37（9）：4052-4053.

50. 韦敬锡. 应激对女性生殖内分泌功能影响的研究现状. 右江医学，2012，40

（5）：721-723.

51. 卜乐，刘志民.α-硫辛酸对 SD 大鼠下丘脑-垂体-肾上腺皮质轴形态和功能的影响.南方医科大学学报，2010，30（4）：664-667.

52. 司丽芳，范光丽，赵瑾，等.IFN-γ 对妊娠早期大鼠下丘脑-垂体-卵巢轴中 IGF-1 表达的影响.西北农林科技大学学报（自然科学版），2009，37（7）：1-5.

53. 李雅娜，王东，时彦，等.IFN-γ 对溴隐亭诱导的流产大鼠下丘脑-垂体-卵巢中 TGF-β1 表达的影响.生殖与避孕，2010，30（2）：81-86.

54. 庄爱文，李荣群，梁月琴，等.长期服用番泻叶对雌性大鼠垂体-性腺轴的影响.中国中医药科技，2009，16（5）：380-381.

55. 刘暎，刘勤，雷霆，等.蛋白激酶 C 对生长激素释放激素调节人垂体腺瘤激素分泌作用的影响.中国现代神经疾病杂志，2006，6（4）：288-290.

56. 程玉，胡志强，初明，等.地塞米松体外诱导大鼠胚胎垂体生长激素细胞的实验研究.中国微侵袭神经外科，2005，10（4）：176-179.

57. 康白，段鹏，李广宙，等.二甲双胍对大鼠垂体-性腺轴内分泌功能的影响.中国药理学通报，2005，21（8）：1003-1005.

58. 张洪芹，张连双，李雅娜，等.谷氨酸钠诱导雌性大鼠肥胖后对其生殖内分泌的影响.滨州医学院学报，2008，31（4）：244-252.

59. 王树林，张格祥，王玉，等.过量摄入维生素 A 和锌对垂体超微结构影响.中国公共卫生，2007，23（7）：851-852.

60. 梁文妹，李一欣，夏白娟，等.海洛因依赖对大鼠垂体 β-内啡肽表达的影响.贵阳医学院学报，2009，34（6）：622-624.

61. 张国富，任艳萍，盛利霞，等.海洛因依赖者垂体-甲状腺轴变化.临床精神医学杂志，2008，18（4）：217-219.

62. 杨涓，董江川，韩冰.雷公藤多苷对女性生殖内分泌系统的影响.中国药理学与毒理学杂志，2006，20（5）：437-440.

63. 张武，朱建华，关伟.雷公藤甲素对大鼠垂体促肾上腺皮质激素含量的影响.医学研究杂志，2010，39（5）：54-56.

64. 刘丽娜，王旭东，郑魏，等.雷洛昔酚对大鼠垂体的作用.中国实验动物学报，2012，20（3）：65-67.

65. 许飞，喻良，刘洁，等.托吡酯与传统抗癫痫药对男性癫痫患者垂体-性腺轴的影响比较.中国新药杂志，2007，16（22）：1898-1903.

66. 张广会，吕文明，贾文志，等.维甲酸体外诱导大鼠胚胎垂体生长激素细

胞的分化 . 中国微侵袭神经外科杂志，2011，16（12）：560-562.

67. 李淑雯，吴清和，黄萍，等 . 腺嘌呤对大鼠下丘脑-垂体-肾上腺皮质（HPA）轴的影响 . 时珍国医国药，2010，21（9）：2358-2360.

68. 赵玉峰，张万会，朱运龙，等 . 脂多糖抑制离体培养大鼠垂体前叶细胞释放 S-100b 蛋白 . 中国神经免疫学和神经病学杂志，2006，13（3）：133-136.

69. 李淑玮，康白，范应元，等 . 左旋甲状腺素钠对垂体-卵巢轴的影响 . 潍坊医学院学报，2007，29（6）：404-406.

70. Sanchez-Lemus E，Benicky J，Pavel J，et al. In vivo Angiotensin II AT1 receptor blockade selectively inhibits LPS-induced innate immune response and ACTH release in rat pituitary gland. Brain Behav Immun，2009，23（7）：945-957.

71. Dickerson SM，Walker DM，Reveron ME，et al. The recreational drug ecstasy disrupts the hypothalamic-pituitary-gonadal reproductive axis in adult male rats. Neuroendocrinology，2008，88（2）：95-102.

72. Mandal TK，Das NS. Testicular toxicity in cannabis extract treated mice：association with oxidative stress and role of antioxidant enzyme systems. Toxicol Ind Health，2010，26（1）：11-23.

73. Jeng YJ，Watson CS. Combinations of physiologic estrogens with xenoestrogens alter ERK phosphorylation profiles in rat pituitary cells. Environ Health Perspect，2011，119（1）：104-112.

74. Enright BP，Leach MW，Pelletier G，et al. Effects of an antagonist of neurokinin receptors 1，2 and 3 on reproductive hormones in male beagle dogs. Birth Defects Res B Dev Reprod Toxicol，2010，89（6）：517-525.

75. 李金茹，郑丽娜，刘皓，等 . 碘过量大鼠仔鼠垂体促甲状腺激素细胞的组织学研究 . 中国比较医学杂志，2007，17（7）：390-392.

76. 郑丽娜，李金茹，刘皓，等 . 碘过量对仔鼠垂体促甲状腺激素细胞的形态学影响 . 解剖学研究，2008，30（4）：255-257.

77. 郑丽娜，刘皓，李金茹，等 . 不同浓度碘对大鼠仔鼠垂体促甲状腺激素细胞的影响 . 中国组织化学与细胞化学杂志，2007，16（4）：478-482.

78. 郝鹏飞，马晓英，程学敏，等 . 氟对暴露人群下丘脑-垂体-性腺轴激素水平的影响 . 卫生研究，2010，39（1）：63-55.

79. 马晓英，程学敏，李富冉，等 . 氟对雄性大鼠下丘脑-垂体-性腺轴内分泌干扰作用的实验研究.卫生研究，2008，37（6）：733-735.

80. 孙发，李崇斌，肖跃海，等.燃煤型氟中毒对雄性大鼠生殖内分泌激素的影响.基础医学与临床，2011，31（10）：1077-1081.

81. 陆永新，赵慧英，杨静，等.17-β雌二醇对去卵巢大鼠垂体前叶 IFN-γ 表达的影响.西北农林科技大学学报（自然科学版），2008，36（10）：39-42.

82. 龙敏，赵慧英，陈树林，等.17-β雌二醇对去卵巢大鼠垂体中 Bcl-2 和 Bax 表达的影响.畜牧兽医学报，2008，39（9）：1262-1266.

83. 陈红平，张垒，康路妹，等.雌激素对大鼠腺垂体中瘦素长型受体表达的影响.解剖学杂志，2008，31（6）：755-757.

84. 张韶峰，徐春，付淑云.雌激素和多巴胺对大鼠垂体组织中雌激素受体基因表达的影响.中国比较医学杂志，2009，19（8）：55-57.

85. 李淑玮，范应元，康白，等.电镜观察甲状腺素对大鼠垂体-卵巢轴的作用.数理医药学杂志，2007，20（4）：455-457.

86. 胡格，杨佐君，段慧琴，等.甲低大鼠垂体前叶内 IFN-γ 样免疫反应阳性物质的表达.北京农学院学报，2007，22（3）：21-22.

87. 兰云贤，陈代文.生长激素释放肽-2 对猪垂体细胞分泌生长激素的影响.中国农业科学，2007，40（12）：2848-2852.

88. 赵炜疆，师忠芳，袁芳，等.褪黑素对长期接受己烯雌酚（DES）大鼠垂体非组织特异性 calpains 表达及活性调节.中国药理学通报，2010，26（5）：624～628.

89. 翟华玲，吴晖，张岚，等.雄激素和高脂饮食对雌性大鼠卵巢、垂体、肾上腺超微结构的影响.上海交通大学学报（医学版），2011，31（10）：1393-1397.

90. 刘立文，刘海斌，李元军，等.胰岛素对初情期前母猪垂体细胞促性腺激素释放及生长激素分泌的影响.安徽农业科学，2008，36（5）：1882-1884.

91. Barb CR，Kraeling RR，Rampacek GB，et al. The role of neuropeptide Y and interaction with leptin in regulating feed intake and luteinizing hormone and growth hormone secretion in the pig. Reproduction，2006，131（6）：1127-1135.

92. Grün F，Blumberg B. Endocrine disrupters as obesogens. Mol Cell Endocrinol，2009，304（1-2）：19-29.

93. 龚凤英，邓洁英，朱惠娟，等.细胞因子调节垂体 MtT/S 细胞中人生长激素基因启动子的活性.中国免疫学杂志，2010，26（2）：146-150.

94. 訾乃涛，孙建义，胥传飞，等 . 缺锌对 SD 大鼠垂体基因表达谱的影响 . 农业生物技术学报，2006，14（6）：992~993.

95. Wang X，Ying F，Chen Y，et al. Microcystin (-LR) affects hormones level of male mice by damaging hypothalamic-pituitary system. Toxicology，2012，59（2）：205-214.

96. 王振华，高铭，刘云会，等 . 转染腺病毒载体对雌二醇促垂体催乳素细胞增殖的影响 . 解剖科学进展，2010，16（6）：500-504.

97. Hausman GJ，Barb CR，Lents CA. Leptin and reproductive function. Biochimie，2012，94（10）：2075-2081.

98. Vlotides G，Eigler T，Melmed S. Pituitary tumor-transforming gene：physiology and implications for tumorigenesis. Endocr Rev，2007，28（2）：165-186.

99. Kim HJ，Gieske MC，Trudgen KL，et al. Identification of estradiol/ERα-regulated genes in the mouse pituitary. J Endocrinol，2011，210（3）：309-321.

100. Christensen HR，Zeng Q，Murawsky MK，et al. Estrogen regulation of the dopamine-activated GIRK channel in pituitary lactotrophs：implications for regulation of prolactin release during the estrous cycle. Am J Physiol Regul Integr Comp Physiol，2011，301（3）：R746-756.

101. 郑安潮，陈来照，段虎斌，等 . 雌激素诱导大鼠垂体腺瘤组织中泌乳素表达的研究 . 中西医结合心脑血管病杂志，2006，4（2）：134-135.

102. 徐春，徐立红 . 雌激素对垂体催乳素细胞致瘤机制的探讨 . 癌变·畸变·突变，2006，18（6）：435-438.

103. 阳永东，杜怡庆，周晓坤，等 . PPARγ 激动剂 15PGJ2 对生长激素型垂体腺瘤细胞增殖和凋亡的影响 . 广西医科大学学报，2012，29（4）：512-514.

104. 魏锁成，巩转娣，韦敏 . 垂体 GnRHR、FHS-β 和 LH-β 基因表达与 Gn-RHR 生物信息学研究 . 生物信息学，2011，9（3）：205-209.

105. Lopot M，Ciechanowska M，Malewski T，et al. Changes in the GnRH mR-NA and GnRH receptor (GnRH-R) mRNA levels in the hypothalamic ante-rior pituitary unit of anestrous ewes after infusion of GnRH into the third cerebral ventricle. Reprod Biol，2008，8（2）：149-161.

106. Schirman-Hildesheim TD，Bar T，Ben-Aroya N，et al. Differential GnRH

and GnRH receptor mRNA expression patterns in different tissues of the female rat across the estrous cycle. Endocrinology，2005，146：3401-3408.

107. Cakir M，Grossman AB. Targeting MAPK（Ras/ERK）and PI3K/Akt pathways in pituitary tumorigenesis. Expert Opin Ther Targets，2009，13（9）：1121-1134.

108. Dworakowska D，Wlodek E，Leontiou CA，et al. Activation of RAF/MEK/ERK and PI3K /AKT/mTOR pathways in pituitary adenomas and their effects on downstream effectors. Endocr Relat Cancer，2009，16（4）：1329-1338.

109. Labeur M，Paez-Pereda M，Haedo M，et al. Pituitary tumors：cell type-specific roles for BMP-4. Mol Cell Endocrinol，2010，326（1-2）：85-88.

110. Vlotides G，Eigler T，Melmed S. Pituitary tumor-transforming gene：physiology and implications for tumorigenesis. Endocr Rev，2007，28（2）：165-186.

111. 费毅. 垂体腺瘤与信号传导机制异常. 中国热带医学，2012，12（3）：370-371.

112. 张昊，赵炜疆. 实验性大鼠垂体泌乳素腺瘤主要发病机制研究. 中国神经肿瘤杂志，2011，9（4）：284-288.

113. 刘玉飞，张猛，李维平. 细胞信号转导通路与垂体瘤发病机制相关性的研究进展. 中国神经肿瘤杂志，2012，10（3）：189-195.

114. Miyajima K，Takekoshi S，Itoh J，et al. Inhibitory effects of anti-VEGF antibody on the growth and angiogenesis of estrogen-induced pituitary prolactinoma in Fischer 344 Rats：animal model of VEGF-targeted therapy for human endocrine tumors. Acta Histochem Cytochem，2010，43（2）：33-44.

115. Vlotides G，Siegel E，Donangelo I，et al. Rat prolactinoma cell growth regulation by epidermal growth factor receptor ligands. Cancer Res，2008，68（15）：6377-6386.

116. Hewedi IH，Osman WM，EI Mahdy MM. Differential expression of cyclin D1 in human pituitary tumors：relation to MIB-1 and p27/Kip1 labeling indices. J Egypt Natl Canc Inst，2011，23（4）：171-179.

117. Brito J，Saez L，Lemp M，et al. Immunohistochemistry for pituitary hormones and Ki-67 in growth hormone producing pituitary adenomas. Rev Med Chil，2008，136（7）：831-836.

118. van Rijn SJ，Grinwis GC，Penning LC，et al. Expression of Ki-67，PCNA，and p27kip1 in canine pituitary corticotroph adenomas. Domest Anim Endocrinol，2010，38（4）：244-252.

119. Jia W，Lu R，Jia G，et al. Expression of pituitary tumor transforming gene（PTTG）in human pituitary macroadenomas. Tumour Biol，2013，34（3）：1559-1567.

120. Ortiz-Plata A，Tena Suck ML，Lopez-Gomez M，et al. Study of the telomerase hTERT fraction，PCNA and CD34 expression on pituitary adenomas. Association with clinical and demographic characteristics. J Neurooncol，2007，84（2）：159-166.

121. Vlotides G，Siegel E，Donangelo I，et al. Rat prolactinoma cell growth regulation by epidermal growth factor receptor ligands. Cancer Res，2008，68（15）：6377-6386.

122. Labeur M，Paez-Pereda M，Haedo M，et al. Pituitary tumors：cell type-specific roles for BMP-4. Mol Cell Endocrinol，2010，326（1-2）：85-88.

123. 王新成，高慧英，李亚鲁，等. 腺垂体不同细胞染色法的改良和应用. 泰山医学院学报，2006，27（8）：715-716.

124. 郑慧媛，王兰，苏军龙，等. 大鼠腺垂体细胞的体外培养和鉴定. 陕西医学杂志，2010，39（6）：643-645.

125. 王新，谭建华，赖小平，等. 大鼠腺垂体细胞的体外原代培养及其 GTH 分泌活动的观察. 青岛农业大学学报（自然科学版），2010，27（4）：305-308.

126. 徐伟光，王海军，黄锦桃，等. 人垂体腺瘤细胞原代培养的纯化. 中国神经肿瘤杂志，2006，4（1）：44-47.

第三章

外源化学物对甲状腺的危害

甲状腺（拉丁语：glandula thyroidea；英语：thyroid）是脊椎动物非常重要的腺体，属于内分泌器官。在哺乳动物它位于颈部甲状软骨下方，气管两旁。人类的甲状腺形似蝴蝶，犹如盾甲，故名。随着社会的发展，生活水平的不断提高，现在女性的甲状腺疾病患病率不断攀升，据统计以每年 0.3% 的比例增加。

第一节　结构与功能

一、结构

甲状腺是人体最大的内分泌腺体，呈薄薄的一层，位于甲状软骨下紧贴在气管第三、四软骨环前面。成人甲状腺平均重 15~25g，在青春期发育成熟，女性的略大略重。甲状腺呈棕红色，分左右两侧叶，中间相连（称峡部），呈"H"形。两个侧叶各自的宽度为 2cm 左右，高度为 4~5cm，峡部宽度为 2cm，高度为 2cm。女性的甲状腺比男性的稍大一些。甲状腺后面有 4 枚甲状旁腺及喉返神经。血液供应主要有 4 条动脉，即甲状腺上下动脉，所以甲状腺血液供应较丰富，腺体受颈交感神经节的交感神经和迷走神经支配。

甲状腺有两层被膜，气管前筋膜包绕甲状腺形成甲状腺鞘，称为甲状腺假被膜；甲状腺自身的外膜伸入腺实质内，将腺体分为若干小叶，即纤维囊，又称甲状腺真被膜。甲状腺鞘与纤维囊之间的间隙内有疏松结缔组织、血管、神经和甲状旁腺等。手术分离甲状腺时，应在此间隙内进行，并避免损伤不该损伤的结构。在甲状腺左右叶的上端，假被膜增厚并连于甲状软骨，称为甲状腺悬韧带；左右叶内侧和甲状腺峡后面的假被膜与环状软骨和气管软骨环的软骨膜附着，形成甲状腺外侧韧带，上述韧带将甲状腺固定于喉及气管壁上。因此吞咽时甲状腺可随喉上、下移动，可以判断甲状腺是否肿大。喉返神经常在甲状腺外侧韧带和悬韧带后面经过，甲状腺手术处理上述韧带时注意避免损伤喉返神经。

甲状腺由许多滤泡组成。镜下可见滤泡由单纯的立方腺上皮细胞环绕而成，中心为滤泡腔。腺上皮细胞是甲状腺激素合成和释放的部位，滤泡腔内充满均匀的胶性物质，是甲状腺激素复合物，滤泡腔也是甲状腺激素的贮存库。滤泡形态学的改变可反映腺体功能状态：腺体活动减弱时，腺上皮细胞呈扁平状，滤泡腔内贮存物增加；如果活动亢进，腺泡上皮呈柱状，滤泡腔内贮存物减少。

在正常情况下，由于甲状腺很小很薄，因此在颈部既看不到，也摸不到。如果在颈部能摸到甲状腺，即使看不到，也被认为甲状腺发生了肿大。这种程度的肿大往往是生理性的，尤其是在女性青春发育期，一般不是疾病的结果，但有时也可以是病理性的。

二、功能

甲状腺的基本构成单位是腺泡，对碘有很强的聚集作用，虽然通常腺体中的碘含量比血液中的含量高 $25\sim50$ 倍，但每日饮食摄入的碘仍有 1/3 进入甲状腺，全身含碘量的 90% 都集中在甲状腺。甲状腺激素（thyroid homones，TH）是甲状腺分泌的激素。

甲状腺的主要功能是合成甲状腺激素，调节机体代谢。甲状腺激素合成包括 3 个基本环节，滤泡上皮细胞摄取和聚集碘、酪氨酸碘化生成一碘酪氨酸（monoiodotyrosine，MIT）残基和二碘酪氨酸（diiodotyrosine，DIT）残基、碘化酪氨酸缩合或耦联。在促甲状腺激素的作用下，滤泡上皮细胞释放 T3、T4、MIT 和 DIT 等。甲状腺激素可维持机体正常生长发育，调节能量和物质代谢，影响其他器官系统功能。

甲状腺分泌的有生物活性的激素有甲状腺素（又名 $3,5,3,5'$-四碘甲状腺原氨酸，tetraiodothyronine，T4）和 $3,5,3'$-三碘甲状腺原氨酸（triiodothyronine，T3）两种。它们是一组含碘的酪氨酸，是以碘和酪氨酸为原料在甲状腺腺细胞内合成。甲状腺腺细胞有很强的摄取碘的能力。人体每天从饮食摄取 $100 \sim 200 \mu g$ 碘，其中约有 1/3 进入甲状腺。甲状腺含碘总量约 $8000 \mu g$，占全身含碘量的 90%，说明甲状腺具有很强的泵碘能力。甲状腺功能亢进，泵碘能力超过正常，摄入碘量增加；功能低下时则低于正常，摄入碘量减少。故临床把甲状腺摄取放射性碘（^{131}I）的能力作为常规检查甲状腺功能的方法之一。

碘离子被摄入甲状腺腺泡上皮细胞后，在过氧化酶的作用下，迅速氧化为活化碘，然后经碘化酶的作用使甲状球蛋白中的酪氨酸残基碘化，生成一碘酪氨酸（MIT）和二碘酪氨酸（DIT），再在缩合酶的作用下，将它们缩合成 T4 或 T3。这样，含有四种酪氨酸残基的甲状球蛋白贮存在滤泡腔内。合成的甲状腺素（T4）和三碘甲状腺原氨酸（T3）分泌至血液循环后，主要与血浆中甲状腺素结合球蛋白（TBG）结合，以利转运和调节血中甲状腺素的浓度。甲状腺素（T4）在外周组织经脱碘分别形成生物活性较强的 T3 和无生物活性的反-三碘甲状腺原氨酸（reverse $3,3',5'$-triiodothyronine，rT3）。脱下的碘可被重新利用。所以，在甲状腺功能亢进时，血中 T4、T3 及 rT3 均增高，而在甲状腺功能减退时，则三者均低于正常值。甲状腺激素分泌量由垂体细胞分泌的 TSH 通过腺苷酸环化酶-cAMP 系统调节。而 TSH 则由下丘脑分泌的 TRH 控制，从而形成下丘脑-垂体-甲状腺轴，调节甲状腺功能。当甲状腺激素分泌过多时，甲状腺激素又会反过来刺激下丘脑与垂体，抑制下丘脑分泌的 TRH 与垂体分泌的 TSH，从而达到减少甲状腺激素分泌的效果，这种调节又叫反馈调节。

甲状腺受到 TSH 的作用，释放甲状腺激素时，腺上皮细胞先通过吞饮作用把滤泡腔内的甲状球蛋白吞入腺细胞，在溶酶体蛋白水解酶的作用下，使甲状球蛋白分解，解脱下来的 T4 和 T3 因能抗拒脱碘酶的作用，分子又小，可以透过毛细血管进入血液循环。甲状球蛋白分子上的 T4 数量远远超过 T3，所以分泌的激素中 T4 约占总量的 90%，T3 分泌量较少，但其活性大，是 T4 的 5 倍。T4 每日分泌总量约 $96 \mu g$，T3 约 $30 \mu g$。T4 释放入血后，一部分与血浆蛋白结合，另一部分则呈游离状态在血中运输,两者之间可以互相转变,维持 T4、T3 在血液中的动态平衡,因为只有游离型,才能进入细胞发挥作用。T3 释放入血后,因为与血浆蛋白的亲和力小,主要以游离型存在。每天约有 50% 的 T4 脱碘转变为 T3,故 T3 的作用不容忽视。

甲状腺激素的生理功能主要为:

(1) 促进新陈代谢,使绝大多数组织耗氧量加大,并增加产热。

(2) 促进生长发育,对长骨、脑和生殖器官的发育生长至关重要,尤其是婴儿期。此时缺乏甲状腺激素则会患呆小症。

(3) 提高中枢神经系统的兴奋性。

此外,还有加强和调控其他激素的作用及加快心率、加强心肌收缩力和加大心输出量等作用。

甲状腺激素的生物学作用主要有下列三方面:

(一) 促进生长发育

甲状腺激素促进生长发育作用最明显是在婴儿时期,在出生后头 4 个月内影响最大。它主要促进骨骼、脑和生殖器官的生长发育。若没有甲状腺激素,垂体的生长激素也不能发挥作用。而且,甲状腺激素缺乏时,垂体生成和分泌 GH 也减少。所以先天性或幼年时缺乏甲状腺激素,可引起呆小症。呆小症患者的骨生长停滞而身材矮小,上、下半身的长度比例失常,上半身所占比例超过正常人。又因神经细胞树突、轴突、髓鞘以及胶质细胞生长障碍,脑发育不全而智力低下,性器官也不能发育成熟。新生儿甲状腺功能低下时,应在 1 岁之内适量补充甲状腺激素,这对中枢神经系统的发育和脑功能的恢复还有效。迟于此时期,以后即使补充大量 T3 或 T4,也不能恢复正常功能,则治疗往往无效。

(二) 对代谢的影响

(1) 产热效应:甲状腺激素可提高大多数组织的耗氧率,增加产热效应。这种产热效应可能由于甲状腺激素能增加细胞膜上 Na^+-K^+ 泵的合成,并能增加其活力,后者是一个耗能过程。甲状腺激素使基础代谢率增高,1mg 甲状腺素可增加产热 4000kJ。甲状腺功能亢进患者的基础代谢率可增高 35% 左右;而功能低下患者的基础代谢率可降低 15％左右。

（2）对三大营养物质代谢的作用：甲状腺激素对三大营养物质代谢的影响十分复杂。总的来说，在正常情况下甲状腺激素主要是促进蛋白质合成，特别是使骨、骨骼肌、肝等蛋白质合成明显增加，这对幼年时的生长、发育具有重要意义。然而甲状腺激素分泌过多，反而使蛋白质，特别是骨骼肌的蛋白质大量分解，因而消瘦无力。在糖代谢方面，甲状腺激素有促进糖的吸收、肝糖元分解的作用。同时它还能促进外周组织对糖的利用。总之，它加速了糖和脂肪代谢，特别是促进许多组织的糖、脂肪及蛋白质的分解氧化过程，从而增加机体的耗氧量和产热量。

（三）其他

甲状腺激素对于一些器官的活动也有重要的作用。它对维持神经系统的兴奋性有重要的意义。甲状腺激素可直接作用于心肌，促进肌质网释放 Ca^{2+}，使心肌收缩力增强，心率加快。

梁启荣等对 138 名铅作业工人作为接触组和 20 名教师作为对照组进行血铅浓度、血清中促甲状腺激素、游离三碘甲状腺原氨酸、游离甲状腺素浓度进行检测。结果发现，接触组血铅浓度明显高于对照组，而接触组游离三碘甲状腺原氨酸和游离甲状腺素浓度明显低于对照组，说明铅对甲状腺功能有一定的损害作用。

三、甲状腺功能的体内协调

甲状腺是内分泌系统的一个重要器官，它和人体其他系统（如呼吸系统等）有着明显的区别，但和神经系统紧密联系，相互作用，相互配合，被称为两大生物信息系统，没有它们的密切配合，机体的内环境就不能维持相对稳定。内分泌系统包括许多内分泌腺，这些内分泌腺受到适宜的神经刺激，可以使这些内分泌腺的某些细胞释放出高效的化学物质，这种化学物质经血液循环被送到远距离的相应器官，发挥其调节作用，这种高效的化学物质就是我们平常所说的激素。甲状腺是人体内分泌系统中最大的内分泌腺，它受到神经刺激后分泌甲状腺激素，作用于人体相应器官而发挥生理效应。人体内主要有下丘脑-腺垂体-甲状腺轴的调节，同时还有其他感受器的调节及自身调节。

(一) 下丘脑-腺垂体-甲状腺轴

下丘脑神经内分泌细胞分泌 TRH，促进腺垂体分泌 TSH。TSH是调节甲状腺分泌的主要激素。动物去垂体后，其血中 TSH 迅速消失，甲状腺吸收碘的速率下降，腺体逐渐萎缩，只靠自身调节（见后）维持最低水平的分泌。给这种动物注射 TSH 可以维持甲状腺的正常分泌。切断下丘脑与脑垂体门脉的联系，或损坏下丘脑促甲状腺区，均能使血中 TRH 含量显著下降，TSH 及甲状腺激素含量也相应降低。这说明下丘脑-腺垂体-甲状腺间存在功能联系。

甲状腺激素在血中的浓度，经常反馈调节腺垂体分泌 TSH 的活动。当血中游离的甲状腺激素浓度增高时，将抑制腺垂体分泌 TSH，是一种负反馈。这种反馈抑制是维持甲状腺功能稳定的重要环节。甲状腺激素分泌减少时，TSH 分泌增加，促进甲状腺滤泡代偿性增大，以补充合成甲状腺激素，以供给机体的需要。

(二) 体内外的其他刺激

体内外各种刺激可以通过感受器，经传入神经传到中枢，促进或抑制下丘脑分泌 TRH，进而再影响甲状腺激素的分泌。例如寒冷就是通过皮肤冷感受器经上述环节促进甲状腺分泌。

(三) 自身调节

1. 甲状腺功能的自身调节　是指在完全缺少 TSH 或 TSH 浓度基本不变的情况下，甲状腺自身针对碘供应的多少而调节甲状腺激素的分泌。当食物中碘供应过多时，首先使甲状腺激素合成过程中碘的转运发生抑制，同时使合成过程也受到抑制，使甲状腺激素合成明显下降。如果碘量再增加时，它的抗甲状腺合成激素的效应消失，使甲状腺激素的合成增加。此外，过量的碘还有抑制甲状腺激素释放的作用。相反，外源碘供应不足时，碘转运机制将加强，甲状腺激素的合成和释放也增加，使甲状腺激素分泌不致过低。碘的这种作用原理尚不清楚。

2. 交感神经的作用　甲状腺滤泡受交感神经支配，电刺激交感神经可使甲状腺激素合成增加。

第二节　外源化学物致甲状腺毒性表现

一、动物实验资料

（一）镉及其化合物

徐海明等选择第 NF46/47 阶段生长正常、大小均一的非洲爪蟾蝌蚪，放入盛有 20L 水的玻璃缸内，每缸 35 只，实验根据水中所含镉浓度分 4 组：对照组、100ng/L BDE-209 染毒组、1μg/L CdCl₂ 染毒组和 BDE-209 100ng/L＋CdCl₂ 1μg/L 联合染毒组，每周换水 2 次。结果发现，与对照组相比，BDE-209 和镉单独以及联合染毒组非洲爪蟾甲状腺组织滤泡细胞均高度增加。出现代谢性增生组织学改变，主要表现为：甲状腺滤泡扩张，胶体减少，滤泡细胞高度增加等，变态发育有所延迟。提示 BDE-209 和镉对非洲爪蟾有一定的甲状腺功能干扰、生殖内分泌干扰作用。

田淑琴等采用含 CdCl₂ 浓度为 0、0.007％、0.014％、0.025％、0.04％（占饲料的百分比）的饲料，对出生 24 小时的 125 只樱桃谷肉鸭每天于 8 时、14 时、20 时进行添加饲料，不限量，且充足饮水。每隔 5 天取 5 只放血处死，测定其各内脏器官、血细胞等变化情况。结果发现，镉对樱桃谷肉鸭甲状腺损害严重，引起甲状腺细胞广泛坏死。

钱丽娟等将 NF51 阶段非洲爪蟾蝌蚪饲养在 Cd^{2+} 浓度为 0.01、0.1 和 1mg/L 的溶液中 21 天后。结果发现，各浓度染毒组非洲瓜蟾甲状腺出现滤泡数目减少，胶质减少甚至空泡化等现象。1mg/L Cd^{2+} 染毒组非洲瓜蟾甲状腺滤泡之间还出现溶通现象。由此可见，CdCl₂ 具有甲状腺毒性效应，推测可能与 Cd^{2+} 直接作用于甲状腺组织引起。

（二）铅及其化合物

朴丰源等将受孕 Wistar 大鼠分别以 20、40 及 60mg/kg 醋酸铅进行腹腔注射染毒。阳性组给予甲硫氧嘧啶 25mg/kg。实验结果表明，各染毒组胎鼠血清和羊水 T3、T4 水平及子鼠平均体重下降明显，各染毒组和甲硫氧嘧啶组子鼠多种神经行为发育明显延迟于对照组子鼠。说明铅对胎鼠甲状腺功能、子鼠体重增长以及多种神经行为发育有明显的抑制作用。

（三）氟化物

李红等对 40 只雄性 SD 大鼠分别给予含氟 0.4mg/L（普通自来水）、15.0mg/L（低氟组）、30.0mg/L（中氟组）、60.0mg/L（高氟组）饮水，各组均食用普通粮食配制饲料进行饲养 180 天后。结果发现，对照组甲状腺滤泡上皮细胞为单层柱状或立方状，滤泡空腔充满粉红色胶质；低氟组甲状腺滤泡上皮细胞增生活跃；中氟组滤泡增大，滤泡腔内充满深染、黏稠的胶质滤泡；高氟组滤泡上皮细胞明显扁平，滤泡胶质过度浓集，少量滤泡腔甚至有融合，形成巨型滤泡或囊腔。

李建珍按 0、40、80、160mg/L NaF 处理人甲状腺细胞 48 小时后，检测细胞存活率、甲状腺过氧化物酶抗体（thyroid peroxidase antibody，TPOAB）水平和血清 T4 水平。结果发现，80 和 160mg/L 处理组细胞存活率较对照组降低。血清 T4 水平随着处理剂量的升高而明显降低，甲状腺细胞 TPOAB 表达水平也随着处理剂量的升高而明显增加。提示高氟可损伤甲状腺细胞，降低细胞存活率，提高 TPOAB 表达，降低 T4 水平。

占秀安等选择 96 头体重 17kg 左右的"杜×长×大"三元杂交子猪，分为对照组、100、250 和 400mg/kg 氟染毒组，饲养 50 天后，解剖甲状腺进行分析。结果发现，随着氟染毒剂量的增高，甲状腺中滤泡体积变小，个别异常增大；但小滤泡占多数，胶质逐渐减少，个别呈空泡状；上皮细胞呈高柱状，滤泡间质纤维化，滤泡旁细胞增生。亦可见染毒组甲状腺滤泡上皮细胞线粒体肿胀、变形，膜破裂，线粒体基质和嵴缺失或消失，空泡化，周围聚集大量溶酶体，并有与之融合的现象。血清甲状腺激素水平随氟染毒剂量的增加而降低。提示过量氟能损伤子猪甲状腺的组织结构与分泌激素的功能。

于钧等用 90 只体重 70~90g 初断乳的 SD 雄性大鼠，根据饮水中含氟量分为对照组和氟化钠（100mg/L）染毒组。饲养 6 个月后发现，染毒组甲状腺的绝对和相对重量都明显高于对照组，具有统计学意义（$P<0.05$）。染毒组甲状腺滤泡上皮细胞多为扁平状，大滤泡多见且滤泡数量相对变少，胞内胶质淡染。病理结果显示甲状腺发生胶质潴留性肿大。

邱艳红等将 36 只成年 Wistar 大鼠（雌雄各半）随机分为对照组和高氟组（饮水含氟 100mg/L），7 个月后，通过对高氟组和对照组的比较，发现高氟组大鼠甲状腺部分滤泡上皮增生，数量及层次增加，排列紊乱，细胞呈柱状或高柱状，向滤泡腔内突出形成乳头状；部分滤泡腔缩小；滤泡内胶质减少。同时，高氟组血清 TT3、TT4 明显低于对照组，有统计学意义（$P<0.05$）。提示高氟可导致成年大鼠甲状腺损伤，进而造成其功能低下。

李术等将 12 只奶山羊分为染毒组和对照组，染毒组按体重喂饲氟化钠，第 1~6 个月 15mg/（kg·d），7~9 个月 30mg/（kg·d），10~12 个月 45mg/（kg·d）。1 年后，染毒组甲状腺普遍肿大，呈胶冻状。而病理组织超微结构的观察发现，正常奶山羊甲状腺滤泡上皮细胞为较规则的单层立方上皮，细胞饱满，细胞间连接紧密，细胞质内有丰富的细胞器，线粒体膜完整，有丰富的嵴，嵴排列规整，清晰可辨。细胞核双层膜结构清晰，染色质分布均匀。染毒组奶山羊甲状腺滤泡肿胀变形，形状不规则，滤泡上皮细胞变扁平，滤泡腔变大，上皮细胞核变得狭长，有的呈梭形，核内染色质浓缩，染色质核周边聚，有大量脂褐质，细胞有空泡，缺乏细胞器，有大量脂滴，线粒体变形，有的呈履状，线粒体内嵴减少，基质减少，有的呈空泡样变，内质网肿胀扩张，内质网池增大。

（四）苯系物

苯的同系物对甲状腺激素的影响也有实验证实和病例报道。李欣年等将 24 只 Sprague-Dawley 雌性大鼠随机分为对照组、低剂量染毒组 120mg/（kg·d）、中剂量染毒组 350mg/（kg·d）、高剂量染毒组 1000mg/（kg·d）。每天灌胃 BDE-209（十溴联苯醚，是一种广泛应用于电子产品、塑料泡沫及装饰材料中的化学阻燃剂，其在环境中难以降解，滞留时间长，具有强亲脂性和疏水特性），21天后检测血清中甲状腺激素水平。结果发现血清 TT3、TT4 和 FT4 浓度随着 BDE-209 染毒剂量的增大而逐渐下降。同样，冯承莲等给虹鳟鱼腹腔注射 0、100ng/g、500ng/g BDE-209，28 天后，也得到了类似的结果，血液中 T3 和 T4 都出现下降趋势，且 T4 的浓度下降趋势比较明显。

（五）其他

大鼠长期暴露于各种可能为诱导剂的药物，可诱导某些酶通路，扰乱下丘脑-垂体-甲状腺轴功能，导致甲状腺受到慢性刺激。对这些药物在大鼠的 2 年期或终生慢性毒性/致癌性研究中，甲状腺受到长期高水平的 TSH 刺激，常使滤泡细胞形成肿瘤的危险度增加。它们对甲状腺肿瘤的促进作用，通常在大鼠比在小鼠强，且雄性大鼠和小鼠甲状腺肿瘤发生率通常高于雌性大鼠和小鼠。在有些小鼠品系中这些药物能改变肝细胞更新率，促进自发肝细胞肿瘤。

FD&C Red No. 3（藻红）抑制 5'-单脱碘酶可引起啮齿类动物甲状腺功能紊乱和甲状腺良性肿瘤发生率上升。赤藓红抑制 5'-单脱碘酶，可引起啮齿类动物的甲状腺功能紊乱及甲状腺良性肿瘤发生率上升。血液中 rT3（反 T3，reverse T3）增高，而 T3 下降。

甲状腺中还有一种细胞为 C 细胞，能分泌降钙素（calcitonin, CT）。多种品系的高龄大鼠和某些动物种群，长期的高血钙下可会出现结节性和（或）散在性 C 细胞增生。射线和抗甲状腺药甲巯咪唑可导致大白鼠甲状腺 C 细胞和滤泡细胞的增生性损伤（增生和腺瘤）。而 C 细胞增生性损伤常发生于大白鼠，小白鼠少见。细胞增生分两型：散在性和局灶性，后者可为 C 细胞腺瘤或 C 细胞癌。

二、临床中毒资料

外源化学物和药物可引起甲状腺功能紊乱、甲状腺肿大及肿瘤等。毒性表现可以显示为甲状腺功能亢进（简称：甲亢）或甲状腺功能减退（简称：甲减）。其中大多数引起腺体增生、滤泡扩大，胶质留滞，腺体上皮过度增生可形成肿瘤。少数外源化学物引起甲状腺萎缩，比如铊。有些药物还可影响甲状腺功能试验的结果。可能发生的中毒临床表现包括甲状腺功能紊乱、甲状腺增生肿大和甲状腺肿瘤等。

（一）甲状腺功能紊乱

甲状腺功能紊乱包括功能亢进和功能低下。功能亢进的症状和体征有甲状腺肿、体重下降、肌肉退化、震颤以及原有的心律失常加重等。功能低下的症状和体征有疲劳、怕冷、精神委靡、活动迟钝和皮肤干燥等。可引起甲状腺功能紊乱的药物和外源化学物有以下多种。

1. 胺碘酮　胺碘酮（amiodarone）为广谱抗心律失常药，属Ⅲ类延长动作电位时程药物。可用于室上性心动过速、室性心动过速以及房颤等治疗。胺碘酮是苯并呋喃的碘化衍生物，其化学结构与 T4、T3 相似。胺碘酮中的 10％碘脱碘后成为碘离子，T4 合成增加。同时胺碘酮也可使 T4 转化成 T3 过程受阻，T3 降低或为正常低值。由胺碘酮诱发甲亢（aminodarone-induced thyrotoxicosis），多见于缺碘地区的患者。甲状腺功能检查见 T4 水平增高、TSH 水平降低，同时检测 T3 水平，可有助于非药源性甲亢的鉴别，后者 T3 水平增高，而胺碘酮诱发甲亢者则 T3 水平下降。由胺碘酮诱发的甲减（aminodarone-induced hypothyroidism）主要发生于长期使用的患者。长期服用胺碘酮可引起甲状腺炎、甲状腺功能减退等。在饮食摄入碘高的地区（有甲状腺自身抗体的妇女很易发生）。实验室检查结果为血清 TSH 水平升高，FT4 水平下降或正常。多数可在停药后恢复，少数则表现为持久性甲减。

陈化等在探讨口服小剂量胺碘酮对老年心律失常患者甲状腺功能的作用和影响的研究中，选择未服用过胺碘酮的老年冠心病心律失常患者 56 例，男 48 例，女 8 例；年龄 60 ～ 90 岁，平均（68.5 ± 6.5）岁。开始给予负荷量胺碘酮 600mg / d，6 天后改为 400mg / d 和 200mg / d，各 5 天，以后 50 ～100mg / d 维持。结果发现，56 例患者服用胺碘酮后第 6 天，总三碘甲状腺原氨酸（TT3）和游离三碘甲状腺原氨酸（FT3）分别较治疗前下降 11.2％和 23.1％（均为 P

<0.01）；第 30 天时，TT3 和 FT3 水平降到最低，各为 17.2% 和 27.6%（均为 $P<0.01$）。总甲状腺素（TT4）和游离甲状腺激素（FT4）水平于服用胺碘酮第 6 天时分别上升 7.1% 和 23.1%（均为 $P<0.01$），TSH 上升 65.8%（$P<0.01$）；第 90 天时，TSH 和 FT4 水平上升达峰值，分别为 118.8% 和 15.2%（均为 $P<0.01$）；第 180 天时，TT4 水平上升达峰值（22.0%，$P<0.01$）。说明，胺碘酮对老年心律失常患者甲状腺功能的影响主要表现为 TT3 和 FT3 水平的降低以及 TSH 和 TT4、FT4 水平的升高。

2. **聚维酮碘** 常用于妇科宫颈及阴道治疗炎症及术前准备，反复擦拭用药几天后可出现甲亢症状。

唐叶秋等对 4 名手术室工作的女护士（27、28、48、49 岁）研究发现，由于 4 人均常用 5% 聚维酮碘做手臂消毒，导致甲状腺功能亢进，在停用聚维酮碘，改用其他消毒剂做手臂消毒后，甲亢症状消失。因此，局部聚维酮碘擦拭后应用无菌干纱布再将其擦净。

3. **锂剂** 锂剂广泛应用于双相情感障碍及粒细胞减少症等的治疗。锂既可以抑制 T4、T3 的释放，引起甲减和甲状腺肿。也会因锂制剂停止使用后，解除了锂对甲状腺激素合成的抑制而出现反跳性甲亢。

4. **干扰素 α** 干扰素 α 具有广谱抗病毒繁殖作用，本类药物具有抗肿瘤、抗病毒及免疫调节作用。可用于慢性丙型、乙型肝炎，多发性硬化和肿瘤性疾病的治疗。干扰素 α 诱发的甲状腺疾病以慢性丙型肝炎患者应用时的发生率最高，甲状腺自身抗体阳性女性的危险增加，个别患者出现自身免疫性甲状腺炎等，易表现为甲状腺功能减退、甲状腺炎和毒性弥漫性甲状腺肿。干扰素 α 诱发的甲状腺疾病多数为亚临床型，多可自行缓解或恢复正常。

何丽对 21 例应用干扰素 α 治疗慢性丙型肝炎后出现甲状腺功能异常的患者的临床资料进行分析。21 例患者中男 6 例，女 15 例；年龄 25～63（42.3±12.1）岁，所有患者均排除慢性丙型肝炎以外的肝病，既往均无甲状腺疾病病史，21 例在应用干扰素 α 治疗前甲状腺功能均正常。21 例均每周 1 次肌内注射干扰素 α 300 万单位，疗程 8～52（29.3±11.6）周。结果发现，21 例中有 11 例出现甲亢，其中男 3 例，女 8 例，出现甲减的有 7 例，男 2 例，女 5 例，出现亚临床甲减的有 3 例，男 1 例，女 2 例。由此可见，在应用干扰素 α 治疗慢性丙型肝炎过程中会引起甲状腺功能异常。因此对有甲状腺病史或甲状腺抗体阳性者在应用干扰素 α 治疗时，应注意监测甲状腺功能。

5. 放射性碘　临床常用[131]I，主要用于甲状腺摄碘功能检查以及甲状腺功能亢进（甲亢）治疗。如不宜手术、术后复发及药物无效或过敏的甲亢患者。

许丽娜在观察放射性碘 131（[131]I）治疗甲状腺功能亢进的临床疗效的研究中，选择 160 例甲亢患者，其中男 58 例，女 102 例，年龄 18～64 岁，病程 1～10 年，观察患者应用[131]I 治疗后的一次性治愈率、总有效率和甲状腺功能减退发生率，分析[131]I 治疗后的临床疗效。结果发现，[131]I 治疗 160 例甲状腺功能亢进患者一次性治愈率为84.2％，甲状腺功能减退发生率为 13.1％。说明[131]I 治疗甲状腺功能亢进具有良好的治疗效果，不良反应轻微。[131]I 被甲状腺摄取后产生大量 β 射线，射程约 2mm，多损伤增殖细胞，很少影响周围组织。也可产生少量 γ 射线，在体外测得，可用于测定甲状腺摄碘功能。

胡平平采用 53 例来自 2008 年 3 月至 2009 年 6 月山东大学附属省立医院肿瘤科的患者作为研究对象，均经组织病理学确诊为恶性肿瘤。全部病例放疗前均无甲状腺、垂体、下丘脑疾病及放疗史，无甲状腺切除史，放疗前甲状腺功能正常。年龄 25～82 岁，平均年龄50.4 岁，其中 ≥60 岁 20 例，<60 岁 33 例。男性 36 例，女性 17例。颈段食管癌 14 例，口咽癌 3 例，下咽癌 17 例，喉癌 17 例，颈部转移癌 2 例。根据 2002 年 AJCC（美国肿瘤研究联合会）分期，Ⅰ 期 12 例、Ⅱ 期 15 例、Ⅲ 期 23 例和Ⅳ 期 3 例。放疗均在模拟定位机下透视定位行普通放疗，均采用 6MV-X 线照射，部分患者辅以电子线加量，每周 5 次，每次 200cGy，颈部总剂量为 5000～6600cGy，疗程 5～6.6 周。其中 23 例患者联合化疗，化疗方案均为 5-氟尿嘧啶＋顺铂（5-FU＋DDP）。甲状腺功能检测采用直接化学发光法，分别于放疗前及放疗结束时，以及放疗后 3 个月、6 个月、9 个月、12 个

月、18个月测定患者空腹血清中 TSH、T3、T4、FT3 和 FT4 值。正常值范围：T3（1.3～3.1nmol/L）、T4（66～181nmol/L）、FT3（3.1～6.8pmol/L）、FT4（12～22pmol/L）、TSH（0.27～4.2uIu/ml），以 TSH＞4.2uIu/ml 作为诊断甲减的标准。统计学处理应用 t 检验对各测量点血清甲状腺激素水平进行比较，用列联表确切概率法（Fisher's Exact Test）对不同因素对发病情况的影响进行检验。随访期间 10 例患者（18.9%）发生甲减，其中亚临床甲减 6 例，临床甲减 4 例。患者的最长随访时间为 18 个月，甲减发生的平均时间为放疗后 11.7 个月（范围从 3 个月～18 个月），约 70% 的患者是在放疗后 12 个月内确诊的。表明非甲状腺切除的颈部手术史增加了放疗后甲减的发生率，16 例患者放疗前曾行手术治疗，甲减的发生率为 37.55%（6/16）；未行手术治疗的放疗患者甲减发生率为 10.8%（4/37），（$P=0.032$），有统计学差异；而性别、年龄、联合化疗、吸烟与甲减的发生率无统计学差异，由于样本数量较小，未对不同肿瘤分期甲减的发病情况进行比较。证实头颈部肿瘤放射治疗后，可导致甲状腺功能减退，其诊断以实验室检测为依据。随着时间的延长，放疗后甲减的发生率可能增加，且部分亚临床甲减可能转变为临床甲减。颈部手术史是导致放疗后甲减发生的高危因素，而性别、年龄、联合化疗、吸烟与甲减的发生无明确关系。放疗后甲减的诊断中，TSH 增高决定了甲减的发生，而 T3、T4、FT3、FT4 水平决定了甲减的程度，因此定期监测甲状腺功能非常重要。对于监测的时间间隔没有定论，根据 2011 年 NCCN（美国国立综合癌症网络）《头颈部肿瘤临床实践指南》，对于放疗范围包括甲状腺的患者，应每 6～12 个月进行 TSH 的检测，以便及时发现甲状腺功能异常，并给予及时治疗，减少相关并发症的发生。

6. 有机磷农药 潘永锋等对 42 名急性有机磷农药中毒患者，男 14 例，女 28 例，年龄 12～72 岁，平均为（31.57±16.82）岁，和 40 名体检健康人，男 12 例，女 28 例，平均年龄为（35.41±17.29）岁，进行血清甲状腺激素水平调查，发现有机磷中毒患者无论轻度、中度还是重度患者，血清 T3 水平都有降低，且具有统计学意义（P

<0.01)，而重度患者中 T4 水平也较健康人有所下降，具有统计学
意义（$P<0.05$），提示有机磷对甲状腺功能有干扰作用。同样，高
建军等对 38 名急性有机磷中毒患者血清甲状腺激素水平进行检测发
现，急性有机磷中毒患者血清 T3、T4 水平低于正常。

覃永年等也对 48 名急性有机磷农药中毒者，其中男 18 例，女
30 例，年龄 10～62 岁，平均 36.4 岁，和 40 名体检健康人，男 21
例，女 19 例，年龄 22～54 岁，平均 38.2 岁，进行血浆甲状腺激素
水平检测。结果发现，轻度中毒者血浆 T3、T4 水平与健康人无差
异，而中度中毒以上患者 T3、T4 水平与健康人相比均降低，且具有
统计学意义（$P<0.01$）。

7. 其他 陈克等选择 8 个月～6 岁儿童，按血铅水平<100μg/
L，100～200μg/L，200～499μg/L 将儿童分为正常血铅组、轻度铅
中毒组和中度铅中毒组。其中正常血铅组 40 人，轻度铅中毒组 35
人，中度铅中毒组 22 人。结果发现，虽然未达到甲状腺功能低下的
程度，但是轻、中度铅中毒对儿童甲状腺功能已存在影响，主要表现
在血清 TSH 水平，FT4/TSH 比值下降，与正常血铅组相比较，具
有显著性差异（$P<0.05$）；并且随着血中铅浓度的增高，甲状腺功
能的损害程度也会加重。

赖关朝等以 36 名苯中毒患者，男 24 例，女 12 例，年龄 20～49
岁，作为病例组和 36 名与病例组年龄、性别构成相同的体检健康者
作为对照组检测血清甲状腺激素水平发现，与对照组相比，接触组血
清 T3 水平显著低于对照组，具有统计学意义（$P<0.01$），提示苯可
对甲状腺功能造成损害。

（二）甲状腺增生肿大及肿瘤形成

如果药物的作用使血液中甲状腺激素水平降低，垂体的 TSH 会
代偿性分泌增加。TSH 将促进甲状腺滤泡细胞发生增殖改变，包括
肥大、过度增生，直至形成肿瘤。引起甲状腺增生肿大及肿瘤形成的
化学药物有：在合成甲状腺激素过程中需要甲状腺过氧化物酶将无机
碘化物氧化为活性碘，如果过氧化物酶受抑制，甲状腺激素合成降
低。能抑制过氧化物酶的有：

（1）巯基酰胺，如硫脲、硫脲嘧啶、丙硫氧嘧啶、甲巯咪唑（他巴唑）、卡比马唑（甲亢平）等；

（2）苯胺衍生物，如磺胺类药物、对氨基苯甲酸、对氨基水杨酸和氨苯丁酮等；

（3）其他抑制剂，如安替比林及碘安替比林。

大剂量碘抑制甲状腺激素释放，可降低血液中甲状腺激素水平，用于治疗毒性弥漫性甲状腺肿（Graves disease）及甲状腺功能亢进。过量碘化物和锂引起甲状腺激素释放障碍，高碘对甲状腺激素分泌有抑制作用，包括降低溶酶体蛋白酶的活性（在人甲状腺）、抑制胶滴的形成（在小鼠和大鼠甲状腺）、抑制 TSH 调节的 cAMP 水平升高（在狗甲状腺）。治疗躁狂症的碳酸锂也对甲状腺激素释放有强抑制作用。

李强等人观察了 131 例双相障碍患者［非锂盐组（78 例，未用过碳酸锂），锂盐组（53 例，用过碳酸锂）］。观察两组患者血清三碘甲状腺原氨酸（T3）、甲状腺素（T4）和促甲状腺激素（TSH）的变化。结果非锂盐组甲状腺功能减退率明显低于锂盐组［躁狂：6.3% vs 28.0%（$P < 0.05$）；双相抑郁：10.8% vs 32.1%（$P < 0.05$）］。非锂盐组中躁狂患者长病程（>60 个月）与甲状腺功能减退有明显的相关性；躁狂患者血清 TSH 与病程呈正相关；双相抑郁患者 T4 水平降低与发作次数有关。锂盐组躁狂患者严重程度和发作次数与甲状腺功能减退有明显的相关性；双相抑郁患者 T3 水平降低与性别有关，TSH 水平升高与长病程有关。显示锂盐对双相障碍患者甲状腺功能的影响。

李炎等选择接受碳酸锂治疗的 28 例抑郁症患者作为抑郁症组，另选同期 30 例健康体检者作为对照组。分别在患者入院前和碳酸锂治疗 1 个月后采用美国 Access2 全自动化学发光免疫分析仪（化学发光免疫法与酶联免疫法），检测患者及健康者血清三碘甲状腺原氨酸（T3）、甲状腺素（T4）、游离三碘甲状腺原氨酸（FT3）、游离甲状腺素（FT4）、促甲状腺激素（TSH）浓度。结果治疗前，抑郁症患者血清 T4、FT3、FT4 显著低于对照组，而 2 组受检者血清 T3、TSH 无显著差异；经碳酸锂治疗 1 个月后，抑郁症患者血清 FT4 较治疗前显著降低，而其他激素无明显改变。说明碳酸锂治疗会降低抑郁症患者的甲状腺功能。

肝微粒体酶在甲状腺激素平衡中起着十分重要的作用，在肝微粒体酶系作用下，T4 经葡萄糖醛酸化，T3 经硫酸酯化后可从胆汁中分泌，而诱导肝微粒体酶可促进甲状腺激素的分解代谢及经胆汁排出，使血液中甲状腺激素水平降低。能诱导肝微粒体酶的药物和外源化学物包括苯巴比妥、苯二氮䓬类药物、钙通道阻断剂（如尼卡地平、苄普地尔）、䓛类化合物（螺内酯）、视黄醛、氯代烃类（如氯丹、DDT、TCDD）和多卤联苯（PCB、PBB）等。绝大多数肝微粒体诱导剂都没有致癌性和致突变性。长期使用苯巴比妥、苯二氮䓬类药物可使肝微粒体尿苷二磷酸（UDP）-葡萄糖醛酸转移酶活性提高，促进 T4-葡萄糖醛苷的形成，而后者经胆汁可从粪便排出，T4 水平降低，负反馈抑制消失，TSH 会代偿性分泌增加。甲状腺受到长期高水平的 TSH 刺激，常使滤泡细胞形成肿瘤的危险度增加。但在人类，还没有令人信服的证据证明诱导肝微粒体酶的药物能使发生甲状腺癌的危险性增加。

李玉华等将 65 例诊断为癫痫的患儿分为 3 组，探讨卡马西平（CBZ）、苯巴比妥（PB）、丙戊酸钠（VPA）对癫痫患儿甲状腺功能和血脂水平的影响。研究者对癫痫患儿分别行 CBZ、PB、VPA 单药治疗，于治疗前和治疗 6 个月、1 年后，以放射免疫法检测三碘甲状腺原氨酸（T3）、甲状腺素（T4）、促甲状腺激素（TSH），用酶法测定血清总胆固醇（TC）、三酰甘油（甘油三酯，TG）、高密度脂蛋白（HDL），并以 35 例健康儿童作对照。结果正常对照组与癫痫组服药前甲状腺功能和血脂差异无显著性（$P > 0.05$）；CBZ、PB 治疗 6 个月、1 年后，T4 水平较治疗前显著性降低（$P < 0.05$），T3、TSH 水平治疗前后差异无统计学意义（$P > 0.05$）；CBZ 治疗 6 个月后，TC、TG、HDL 水平较服药前差异无统计学意义（$P > 0.05$），治疗 1 年后，TC、TG、HDL 水平较服药前显著性升高（$P < 0.05$）；PB 治疗 6 个月、1 年后，TC、TG、HDL 水平较服药前显著性升高（$P < 0.05$）；VPA 治疗前后甲状腺功能和血脂水平无明显改变，差

异无统计学意义（$P > 0.05$）。提示 CBZ、PB 对癫痫患儿 T4 水平有明显影响，对 T3、TSH 水平无影响，对血脂水平随服药时间延长而有明显影响，VPA 对甲状腺功能和血脂水平均无影响。说明 CBZ、PB 治疗期间检测患儿甲状腺功能和血脂水平具有临床意义。

韩虹等观察抗癫痫药物对患儿甲状腺激素水平的影响。用放射免疫法对患儿血清中三碘甲状腺原氨酸（T3）、甲状腺素（T4）、游离三碘甲状腺原氨酸（FT3）、游离甲状腺素（FT4）和促甲状腺素（TSH）水平进行测定。结果卡马西平、苯巴比妥及两药与丙戊酸钠合用的患儿血清 T4、FT4 水平明显降低。而单用丙戊酸钠的患儿血清中甲状腺激素水平无明显改变。提示肝酶诱导剂的抗癫痫药物可影响血中甲状腺激素的水平，在药物控制癫痫发作的同时应注意其水平的改变。

（三）致甲状腺肿瘤

1. 放射性损伤 用 X 线照射治疗一些疾病可能会影响甲状腺功能，也有可能促使其癌变，发生甲状腺癌。[131]I 能使甲状腺细胞的代谢发生变化，细胞核变形，甲状腺激素的合成大为减少。可见放射线一方面引起甲状腺细胞的异常分裂，导致癌变；另一方面使甲状腺破坏而不能产生内分泌激素，由此引起的促甲状腺激素（TSH）大量分泌也能促发甲状腺细胞癌变。

2. 碘和 TSH 摄碘过量或缺碘均可使甲状腺的结构和功能发生改变。如瑞士地方性甲状腺肿流行区的甲状腺癌发病率为 2‰，较德国柏林等非流行区高出 20 倍。相反，高碘饮食也易诱发甲状腺癌，冰岛和日本是摄碘量最高的国家，其甲状腺癌的发病率较高。实验证明，长期的 TSH 刺激能促使甲状腺增生，形成结节和癌变。

3. 其他甲状腺病变 临床上有甲状腺腺瘤、慢性甲状腺炎、结节性甲状腺肿或某些毒性甲状腺肿发生癌变的报道，但这些甲状腺病变与甲状腺癌的关系尚难肯定。以甲状腺腺瘤为例，甲状腺腺瘤绝大多数为滤泡型，仅 2%～5% 为乳头状瘤；如甲状腺癌由腺瘤转变而成，则绝大多数应为滤泡型，而实际上甲状腺癌半数以上为乳头状癌，推测甲状腺腺瘤癌变的发生率是很小的。

4. 遗传因素　5%～10%的甲状腺髓样癌患者有明显的家族史，而且往往合并有嗜铬细胞瘤等，推测这类癌的发生可能与染色体遗传因素有关。

甲状腺癌的预防不是单纯补碘。因为，碘摄入量过多，也会导致甲状腺癌。其实，甲状腺癌致病因素并不明确，可能与土壤、遗传因素、放射线照射等有关。因此，生活中应避免头颈部 X 线照射；避免使用雌激素；避免食用肥腻、辛辣等食品。

（四）药源性甲状腺功能试验异常

甲状腺功能测试主要是测定血浆总 T4 和 T3 的浓度、血浆 TSH 基础浓度以及游离 T4 的浓度。药物有时可在未出现甲状腺功能障碍临床症状的情况下，使甲状腺功能测试结果超出正常参考值范围，如苯妥英钠、卡马西平、利福平导致血浆中 T3 和 T4 水平下降。

喻良等选择 100 名癫痫患者，其中男 60 例，女 40 例，年龄18～70 岁（平均 36.4±12.6 岁），和 40 名体检健康者，其中男 24 例，女 16 例，年龄 18～65 岁（平均 35.9±11.4 岁），探讨托吡酯（TPM）及卡马西平（CBZ）对成年癫痫患者甲状腺激素水平的影响。100 例患者随机分为 TPM 组和 CBZ 组，两组分别采用 TPM 及 CBZ 单药治疗。TPM 剂量从 25mg/d 起始，每周增加 25mg，至目标剂量 100mg/d～200mg/d，症状达满意控制后维持；CBZ 剂量为 6～8mg/（kg·d）。结果发现，CBZ 治疗 3 个月、6 个月及 1 年后的 FT4、TT3 及 CBZ 治疗 6 个月及 1 年后的 TT4 显著降低（$P < 0.05$），说明卡马西平可引起癫痫患者的甲状腺激素水平降低。

放射显影剂含碘能引起 T4 水平上升。可能干扰甲状腺功能试验的药物有胺碘酮、阿司匹林、β 受体阻滞剂、卡马西平、放射显影剂、糖皮质激素、肝素、非甾体类抗炎药、雌激素等。

第三节　外源化学物致甲状腺毒性机制

外源化学物和药物在一定情况下可以使甲状腺出现多种毒作用表现，可以导致甲状腺出现增生、肿大甚至肿瘤形成，也可以对甲状腺滤泡细胞产生直接毒性作用，还有的外源化学物会干扰甲状腺激素合成与分泌一个或多个环节（见图 3-1），影响甲状腺的功能，导致其功能紊乱。

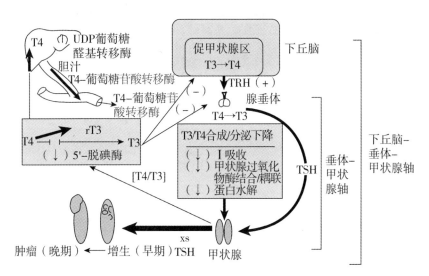

图 3-1　外源化学物干扰下丘脑-垂体-甲状腺轴的多个位点

资料来源：周宗灿. 毒理学教程. 3 版. 北京：北京医科大学出版社，2006：535.

一、引起甲状腺增生、肿大及肿瘤形成的机制及药物

（一）抑制甲状腺的碘摄取

通过主动转运从血液循环中吸收碘是甲状腺激素合成的起始步骤。这个过程中阴离子化合物高氯酸根（ClO_4^-）和硫代氰酸根（SCN^-）与碘离子 I^- 竞争，从而阻断甲状腺滤泡细胞富集碘，引起甲状腺增生肿大。

（二）抑制甲状腺激素的合成

甲状腺激素合成的第二步是碘与甲状腺球蛋白酪氨酸残基的结合，并逐步合成甲状腺激素。此过程中需要甲状腺过氧化物酶将无机碘化物氧化为反应态碘，如过氧化物酶受抑制，甲状腺激素合成可能

会降低。某些药物是通过抑制甲状腺过氧化物酶发挥作用。如丙硫氧嘧啶（PTU）能影响大鼠在碘转运之后甲状腺激素合成的每一步骤。灵长类和人类比啮齿类动物对磺胺二甲嘧啶的抑制作用更有耐受性。

（三）抑制甲状腺激素的分泌，即抑制 T3、T4 的释放

小剂量碘用于预防单纯性甲状腺肿。大剂量碘抑制甲状腺激素释放，降低血液中甲状腺激素水平，治疗躁狂症的碳酸锂对甲状腺激素释放有较强抑制作用（见图 3-2）。

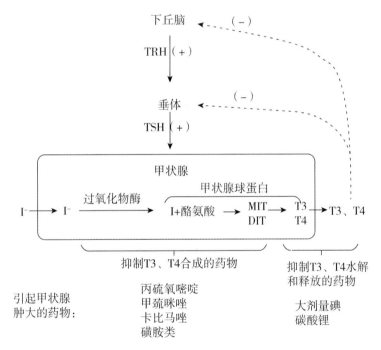

图 3-2　影响甲状腺激素合成药物致甲状腺肿大的作用环节

资料来源：楼宜嘉 . 药物毒理学 . 3 版 . 北京：人民卫生出版社，2011：74.

（四）诱导肝微粒体酶

机体肝微粒体酶系可以使 T4 经葡萄糖醛酸化，T3 经硫酸酯化，然后从胆汁中分泌，这分别是 T4 和 T3 从胆汁中分泌的限速步骤。

诱导肝微粒体酶可促进甲状腺激素的分解代谢及经胆汁排出，使血液中甲状腺激素水平降低。长期使用苯巴比妥、苯二氮䓬类药物可使肝微粒体尿苷二磷酸（UDP）-葡萄糖醛酸转移酶活性提高，促进 T4-葡萄糖醛苷的形成，后者经胆汁从粪便排出，T4 水平降低，负反馈抑制消失，TSH 会代偿性分泌增加。甲状腺受到长期高水平的 TSH 刺激，常使滤泡细胞形成肿瘤的危险度增加（图 3-3）。

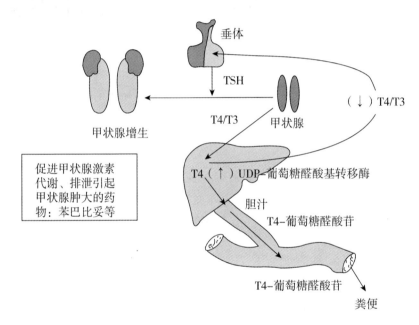

图 3-3　肝微粒体诱导剂致甲状腺增生形成示意图

资料来源：楼宜嘉．药物毒理学．3 版．北京：人民卫生出版社，2011：74.

（五）抑制 5′-单脱碘酶

抑制 5′-单脱碘酶后，T4 经单脱碘转化为 T3 的过程受阻，T4 蓄积，随之转化为 rT3。

二、甲状腺功能紊乱

很多药物会导致甲状腺功能紊乱。不同药物导致甲状腺功能异常的机制因化学结构不同而异。

（一）胺碘酮

因抗心律失常药胺碘酮的化学结构与 T4、T3 相似，碘占其分子量的 37％，而且其中 10％脱碘后成为碘离子，从而使 T4 合成增加。同时胺碘酮抑制 5′-脱碘酶致使 T4 转化成 T3 过程受阻，故可以出现 T3 水平的降低或成为正常的较低值。另外，也有因胺碘酮参与甲状腺抗体的形成，从而导致甲状腺功能减退。过量的碘可抑制甲状腺细胞对碘的摄取和氧化，甲状腺激素的合成与释放被抑制，即出现 Wolff-Chaikoff 效应。

（二）聚维酮碘

作为妇科宫颈及阴道治疗炎症及术前准备所使用的聚维酮碘，因反复擦拭用药易导致其经皮肤、黏膜吸收，从而可以出现甲状腺功能亢进症状。

（三）锂剂

锂剂广泛应用于治疗双相情感障碍及粒细胞减少等疾病。锂抑制 T4、T3 从腺体的释放，主要引起甲状腺功能减退和甲状腺肿。锂剂也可引起甲状腺功能亢进，可能的机制是当锂制剂停止使用后，解除了锂对甲状腺激素合成的抑制，而出现反跳性甲状腺功能亢进。

（四）干扰素 α

干扰素可能通过免疫机制影响甲状腺功能，可能诱导机体产生抗甲状腺的自身抗体，抑制甲状腺激素的生物合成。

（五）其他原因

治疗甲状腺功能亢进的药物正常量或过量也会致生理的异常而致甲状腺功能减退。

第四节　外源化学物对内分泌的毒性作用评价

外源化学物或药物对甲状腺毒性作用的分析研究可从体外试验和整体实验进行。内分泌器官重量能粗略反映药物对其毒性作用。研究方法可分为形态学和功能学检测，形态学检测包括光镜检查、电镜检查、免疫组织病理学检查等；功能学检测包括激素水平以及激素合成、释放、释放抑制及代谢检测等。

一、血清甲状腺激素的测定

血清游离甲状腺激素（FT4）、游离三碘甲状腺原氨酸（FT3）、血清总甲状腺素（TT4）、总三碘甲状腺原氨酸（TT3）、血清 rT3 等是临床常用的指标，可反映甲状腺功能状态。通常采用放射性标记和非放射性标记免疫法，后者具有无放射性、试剂稳定，结果显示快等优点，缺点是试剂和仪器价格较贵。关于激素测定主要有以下几种。

（一）总三碘甲状腺原氨酸（TT3）

TT3 是甲状腺激素对各种靶器官作用的主要激素。血清 TT3 浓度反映甲状腺对周边组织的功能优于反映甲状腺分泌状态。TT3 是查明早期甲状腺功能亢进、监控复发性甲状腺功能亢进的重要指标。TT3 测定也可用于 T3 型甲状腺功能亢进的查明和假性甲状腺毒症的诊断。正常参考值：0.8～3.1nmol/L。

（1）增高：甲状腺功能亢进，高甲状腺素结合球蛋白血症（thyroxine-binding globulin，TBG），医源性甲状腺功能亢进。甲状腺功能亢进治疗中及甲状腺功能减退早期 TT3 呈相对性增高。碘缺乏性甲状腺肿患者的 TT4 可降低，但 TT3 正常，亦呈相对性升高。T3 型甲状腺功能亢进，部分甲状腺功能亢进患者 TT4 浓度正常，TSH 降低，TT3 明显增高。

（2）降低：甲状腺功能减退，低 TT3 综合征（见于各种严重感染，慢性心、肾、肝、肺功能衰竭，慢性消耗性疾病等），低 TBG 血症等。

（二）总甲状腺素（TT4）

TT4 是甲状腺分泌的主要产物，也是构成下丘脑-腺垂体-甲状腺调节系统完整性不可缺少的成分。TT4 测定可用于甲状腺功能亢进、原发性和继发性甲状腺功能减退的诊断以及 TSH 抑制治疗的监测。正常参考值：80～157nmol/L。

（1）增高：甲状腺功能亢进，高 TBG 血症（妊娠，口服雌激素及口服避孕药，家族性），急性甲状腺炎，亚急性甲状腺炎，急性肝炎，肥胖症，应用甲状腺激素时，进食富含甲状腺激素的甲状腺组织等。

（2）降低：甲状腺功能减退，低 TBG 血症（肾病综合征，慢性肝病，蛋白质丢失性肠病，遗传性低 TBG 血症等），全垂体功能减退症，下丘脑病变，剧烈活动等。

（三）游离三碘甲状腺原氨酸（FT3）和游离甲状腺素（FT4）

FT3、FT4 是 T3、T4 的生理活性形式，是甲状腺代谢状态的真实反映，FT3、FT4 比 T3、T4 更灵敏，更有意义。FT3、FT4 测定的优点是不受其结合蛋白质浓度和结合特性变化的影响，因此不需要另外测定结合参数。正常参考值：FT3 3.2～9.2pmol/L；FT4 8.5～26.5pmol/L。

FT3 含量对鉴别诊断甲状腺功能是否正常、亢进或低下有重要意义，对甲状腺功能亢进的诊断很敏感，是诊断 T3 型甲状腺功能亢进的特异性指标。FT4 测定是临床常规诊断的重要部分，可作为甲状腺抑制治疗的监测手段。当怀疑甲状腺功能紊乱时，FT4 和 TSH 常常一起测定。TSH、FT3 和 FT4 三项联检，常用以确认甲状腺功能亢进或甲状腺功能减退，以及追踪疗效。

（四）促甲状腺激素（TSH）

TSH 检测是查明甲状腺功能的初筛试验。游离甲状腺素浓度的微小变化就会带来 TSH 浓度向反方向的显著调整。因此，TSH 是测试甲状腺功能的非常敏感的特异性参数，特别适合于早期检测或排除下丘脑-垂体-甲状腺中枢调节环路的功能紊乱。分泌 TSH 的垂体瘤患者血清 TSH 升高，TSH 是甲状腺癌术后或放疗以后采用甲状腺素抑制治疗监测的重要指标。正常参考值：0.49～4.67 mIU/L。

（1）增高：原发性甲状腺功能减退，异位促甲状腺素分泌综合征（异位 TSH 瘤），垂体促甲状腺素瘤，亚急性甲状腺炎恢复期。

（2）降低：继发性甲状腺功能减退，第三性（下丘脑性）甲状腺功能减退，EDTA 抗凝血者的测得值偏低。

（五）甲状腺自身抗体测定

临床常用的是甲状腺过氧化物酶抗体（thyroid peroxidase antibody，TPOAB）、甲状腺球蛋白抗体（thyroglobulin antibody，TGAB）和促甲状腺素受体抗体（TRAB）。近年来甲状腺自身抗体测定方法的敏感性、特异性和稳定性都显著提高，但各个实验室的方法差异较大，建议采用英国医学研究理事会（the UK Medical Research Council，MRC）提供的国际参考试剂标化，以实现各实验室抗体测定结果的可比较性。

TPOAB 是以前的甲状腺微粒体抗体（TMAB）的主要成分，是一组针对不同抗原决定簇的多克隆抗体，以 IgG 型为主，主要用于诊断自身免疫性甲状腺疾病。TPOAB 对于甲状腺细胞具有细胞毒性作用，引起甲状腺功能低下。目前测定 TPOAB 多应用高度纯化的天然或重组的人甲状腺过氧化物酶（TPO）作为抗原，采用放射免疫法（RIA）、酶联免疫吸附法（ELISA）、免疫化学发光法（ICMA）等方法进行测定，敏感性和特异性都明显提高。传统的不敏感的、半定量的 TMAB 测定已被淘汰。TPOAB 测定的阳性切点值（Cut-off Value）变化很大，由于各实验室使用的方法不同、试剂盒检测的敏感性和特异性不同而有差异。

TGAB 是一组针对甲状腺球蛋白（TG）不同抗原决定簇的多克隆抗体，以 IgG 型为主，也有 IgA 和 IgM 型抗体。一般认为 TGAB 对甲状腺无损伤作用。TGAB 测定方法经历了与 TPOAB 相似的改进，敏感性显著增高。TGAB 测定的临床应用：

（1）自身免疫性甲状腺疾病的诊断：其意义与 TPOAB 基本相同，抗体滴度变化也具有一致性；

（2）分化型甲状腺癌（DTC）：血清 TGAB 测定主要作为血清 TG 测定的辅助检查。因为血清中存在低水平的 TGAB 可以干扰 TG 测定。视采用的 TG 测定方法，可引起 TG 水平假性增高或降低。

因此，TG 测定时要同时测定 TGAB。

二、甲状腺¹³¹I 摄取率

根据[131]I 可产生 γ 射线的原理，可用盖革计数管测定法测定甲状腺[131]I 摄取率，用于甲状腺功能亢进的诊断。

三、下丘脑-垂体-甲状腺功能检测

可以进行 T3 抑制试验、血清促甲状腺激素（TSH）的测定及促甲状腺激素释放激素（TRH）兴奋试验。T3 抑制试验时，先测定基础[131]I 摄取率，口服 T3 之后，再做[131]I 摄取率试验。与基础[131]I 摄取率比较，正常人以及单纯性甲状腺肿患者[131]I 摄取率下降 50% 以上，而甲状腺功能亢进患者不被抑制，可用于鉴别甲状腺肿，伴[131]I 摄取率增高是由甲状腺功能亢进还是由单纯甲状腺肿所致。TSH 水平可采用放射免疫或荧光免疫技术测定，用于甲状腺功能亢进和甲状腺功能减退的诊断与治疗监测。TRH 兴奋试验时，静脉注射 TRH 后，如果 TSH 升高者，可排除甲状腺功能亢进；如果 TSH 不升高，则支持甲状腺功能亢进的诊断，因为甲状腺功能亢进时血清中 T4、T3 水平增高，反馈抑制 TSH，因而 TSH 不受 TRH 兴奋的影响。

四、甲状腺肿瘤发生危险性评估

阐明药物对甲状腺作用的机制为利用啮齿类动物长期实验结果来评估药物对人类的安全性提供了合理基础：许多药物或药物干扰甲状腺激素合成与分泌的一个或多个环节，使 T4 和 T3 的水平低于正常，导致腺垂体代偿性增加分泌 TSH。当用大鼠、小鼠等高灵敏度物种检测这些药物时，早期会出现滤泡细胞肥大/增生、甲状腺重量增加，长期实验时它们可通过与激素失调相关的继发（非基因型）机制使局灶性增生和肿瘤损伤（腺瘤）的发病率增加。

美国《医师案头参考》（Physician's Desk Reference，PDR）列举了许多在高浓度时能使啮齿类动物（主要是大鼠）出现甲状腺致肿瘤反应的市售药物（表 3-1）。胺碘酮（抗心律失常药）和碘化甘油（祛痰药）是高碘分子，它们干扰甲状腺系统的机制与食物色素 FD&C Red No.3（藻红）类似。在啮齿类动物甲状腺肿瘤发生的继发机制中，特定的药物或自身生理紊乱可激发其他的刺激信号（如长期分泌过多的 TSH），从而促进起源于滤泡细胞的结节性增生损伤的发展（最初为肥大，继而增生，接着腺瘤，还可偶见癌变）。药物对

甲状腺的"无效应"阈值（安全值）可以通过该药物不引起 TSH 循环水平升高的剂量来确定。通过激素水平失衡这种间接（继发）机制作用的药物常常不具有或很少具有致突变性或致 DNA 损伤作用。

表 3 - 1　部分能引起大鼠甲状腺肿瘤的市售药物

药物/分类	药物/分类
米诺环素/抗生素类药	胺碘酮/抗心律失常药
奥沙西泮/抗焦虑药	阿替洛尔/β-受体阻滞剂
尼卡地平/钙通道阻滞剂	苄普地尔/钙通道阻滞剂
盐酸舍曲林/抗抑郁药	氨苯砜/抗肿瘤药
斯伐他汀/抗高血脂药	灰黄霉素/抗生素类药
螺内酯/利尿药	碘化甘油/祛痰药
阿糖腺苷/抗病毒药	甲巯咪唑/抗甲状腺药
	咪达唑仑/镇静药

甲状腺功能明显改变且 TSH 水平升高的人，如常见的碘缺乏引起的甲状腺肿高发地区的患者，他们的甲状腺癌的发病率却很少升高。文献提示，TSH 长期刺激甲状腺诱导肿瘤只有在特别的情况下才会发生，其可能是与其他代谢或免疫异常共同作用的结果。

（李建祥　常元勋）

主要参考文献

1. 徐海明 . BDE-209 和镉单独及联合暴露对非洲爪蟾的甲状腺和生殖内分泌的干扰作用 . 保定：河北大学，2011.
2. 田淑琴，龙虎，黄志宏，等 . 实验性肉鸭镉中毒研究 . 西南民族学院学报 · 自然科学版，2001，27（2）：225-228.
3. 钱丽娟，郭素珍，曹庆珍，等 . 运用爪蟾变态实验检测镉的甲状腺激素干扰效应 . 华东师范大学学报，2010，2：58-66.
4. 陈克，陈均亚，叶祎 . 铅对儿童甲状腺功能影响的研究 . 中国儿童保健杂志，2009，17（1）：87-88.
5. 朴丰源，万伯健，朱文韬 . 铅对胎鼠甲状腺功能及仔鼠行为发育影响的研究 .

中国医科大学学报，1992，21（5）：349-353.

6. 梁启荣，廖瑞庆，王超英，等．铅作业工人甲状腺激素水平的研究．中国职业医学，2008，35（1）：77-78.

7. 潘永峰，李凤皖，何建平．急性有机磷农药中毒患者血清甲状腺激素的变化及意义．临床荟萃，2000，15（1）：26-27.

8. 覃永年，扈剑飞，梁路生．急性有机磷农药中毒血浆甲状腺激素含量测定的临床意义研究．中原医刊，2003，30（1）：10-11.

9. 高建军，赵平．急性有机磷中毒患者血清甲状腺激素的变化及意义．贵州医药，2000，11：680-681.

10. 李红，才琪，王丹．氟对大鼠甲状腺形态和甲状腺过氧化物酶活性及蛋白表达的影响．中国地方病学杂志，2012，31（3）：271-274.

11. 李建珍．高氟对人甲状腺细胞功能的影响．武警医学，2011，22（1）：48-50.

12. 占秀安，许梓荣，李建新，等．过量饲料氟对仔猪甲状腺结构与功能的影响．中国粮油学报，2006，21（1）：117-121.

13. 于钧，张智毅，石玉霞．氟对甲状腺形态的影响．中国地方病学杂志，2007，26：156-157.

14. 邱艳红，孔德明，杨勤，等．高氟对大鼠甲状腺功能和脑损伤的影响．中国地方病学杂志，2010，29（2）：146-149.

15. 李术，徐世文，康世良．慢性氟中毒奶山羊的甲状腺、肾和脑组织的超微结构．畜牧兽医学报，2003，34（6）：588-591.

16. 赖关朝，李斌，刘秋英，等．慢性苯中毒患者血清甲状腺激素测定及意义．广东医学，2011，32（16）：2144-2145.

17. 李欣年，黄敏，虞太六．十溴联苯醚（BDE-209）对成年大鼠甲状腺激素的影响．生态毒理学报，2009，4（4）：500-506.

18. 冯承莲，许宜平，何悦，等．十溴联苯醚（BDE-209）在虹鳟体内的羟基代谢产物及其对甲状腺激素水平影响的初步研究．生态毒理学报，2010，5（3）：327-333.

19. 江泉观，纪云晶，常元勋．环境化学毒物防治手册．北京：化学工业出版社，2004.

20. 常元勋．靶器官与环境有害因素．北京：化学工业出版社，2007.

21. 黄吉武，周宗灿．毒理学　毒物基础科学．6版．北京：人民卫生出版社，2005.

22. 楼宜嘉. 药物毒理学. 3版. 北京：人民卫生出版社，2011.

23. 周立国. 药物毒理学. 2版. 北京：中国医药科技出版社，2009.

24. 郝丽英，吕莉. 药物毒理学. 北京：清华大学出版社，2011.

25. 陈化，杨宇. 胺碘酮对老年心律失常患者甲状腺功能的影响. 中华老年医学杂志，2001，20（5）：346-348.

26. 唐叶秋，殷获屏. 聚维酮碘溶液致甲亢4例. 中国临床药学杂志，2000，9（6）：380-381.

27. 何丽. 干扰素α致甲状腺功能异常21例临床分析. 临床误诊误治，2014，27（4）：66-68.

28. 许丽娜. 放射性碘131治疗甲状腺功能亢进的临床疗效观察. 黑龙江科技信息，2013，（21）：129.

29. 喻良，黄雨兰，孙红斌，等. 托吡酯与卡马西平对成年癫痫患者甲状腺激素的影响. 中风与神经疾病杂志，2007，24（3）：315-317.

30. 李炎，肖展翅，姚振国. 碳酸锂对抑郁症患者甲状腺功能的影响. 国际检验医学杂志，2013，34（21）：2912-2913.

31. 李强，张樟进，亢万虎，等. 锂盐对双相障碍患者甲状腺功能的影响. 西安交通大学学报（医学版），2006，27（2）：195-206.

32. 韩虹，王清玲. 抗癫痫药物对癫痫患儿甲状腺激素水平的影响. 山西医药杂志，2003，32（5）：430-431.

33. 胡平平. 颈部放疗对患者甲状腺功能的影响. 济南：山东大学，2011.

34. 李玉华，张蕲，文飞球，等. 抗癫痫药物对癫痫儿童甲状腺功能及血脂水平的影响. 广东医学，2004，25（7）：852-853.

第四章

外源化学物对肾上腺皮质的危害

肾上腺（adrenal gland）是重要的内分泌器官，位于肾上端的前内侧，腹膜后隙，左右各一，通常左侧肾上腺较右侧大且稍长，呈半月形。右侧肾上腺稍短，呈三角形。肾上腺的实质可分为皮质和髓质两部分：皮质位于外层，将髓质包裹于中央。皮质呈浅黄色，由中胚层演化而成；髓质呈棕色，由外胚层演化而成。

肾上腺皮质（adrenal cortex）是一个多功能的类固醇源性器官，其组织结构分为三层，由外至内依次为球状带（zona glomerulosa）、束状带（zona fasciculata）和网状带（zona reticularis）。球状带分泌盐皮质激素，调节水、电解质代谢。束状带主要分泌糖皮质激素，调节糖、蛋白质和脂肪的代谢。网状带细胞以分泌雄激素为主，也分泌少量的雌激素和糖皮质激素，主要生理功能是促进男性第二性征发育，促进女性毛发生长、维持性欲。

外源化学物致肾上腺皮质结构和激素分泌功能损害，可导致水、电解质和碳水化合物代谢紊乱，从而引起循环衰竭、低血糖、昏迷甚至死亡等严重危害。

第一节　肾上腺皮质的结构与功能

一、肾上腺皮质的结构

肾上腺皮质占肾上腺总体积的 $80\%\sim90\%$，由外向内根据细胞的形态结构、排列、血管和结缔组织等特征分为球状带、束状带和网状带。

1. 球状带　位于被膜下方，约占皮质厚度的 15%，细胞呈低柱状或立方形，排列成球形或椭圆形团状，细胞团之间有窦状毛细血管和少量结缔组织。细胞核小而圆，染色深，胞质少，弱嗜碱性，含少量脂滴。电镜下，可观察到含有大量滑面内质网、粗面内质网、游离核糖体和高尔基复合体。球状带细胞分泌盐皮质激素。

2. 束状带　位于球状带里层，约占皮质厚度的 78%，由多边形的细胞排列成束。细胞胞体较大，细胞核呈圆形或卵圆形，染色浅，位于中央。细胞质内充满脂滴。滑面内质网远较球状带为多，常环绕脂滴和线粒体排列，粗面内质网也较发达。束状带细胞以分泌糖皮质激素为主。

3. 网状带　位于肾上腺皮质的最里层，约占皮质厚度的 7%。细胞排列成不规则的条索状，并交织成网。细胞较束状带细胞小，细胞核小，染色深，胞质略呈嗜酸性，含有少量脂滴和较多脂褐素。网状带细胞内含有大量滑面内质网。网状带细胞以分泌雄激素为主，也可以分泌少量的雌激素和糖皮质激素。

二、肾上腺皮质的功能

肾上腺皮质分泌的激素主要有盐皮质激素、糖皮质激素和性激素三类。它们的分子中都有环戊烷多氢菲的结构，属于类固醇类激素，具有脂溶性，可以通过细胞膜进入细胞内与受体结合形成激素-受体复合物，并进入细胞核与 DNA 特异位点结合。因此肾上腺皮质激素的生理功能主要是通过调节靶基因的转录实现的。此外，糖皮质激素可以通过作用于细胞膜上相应的受体并通过第二信使实现快速效应，称为糖皮质激素的非基因组作用（non-genomic effect）。

（一）盐皮质激素的生理功能

肾上腺皮质的球状带细胞分泌盐皮质激素（mineralocorticoid），以醛固酮（aldosterone）为主，主要作用为调节机体的水、盐代谢，其作用的靶器官包括肾、唾液腺、汗腺和胃肠道外分泌腺，其中肾是最重要的靶器官。盐皮质激素的分泌主要受血管紧张素和血液中钾离子水平的调节。

醛固酮可促进肾重吸收 Na^+、水并排出 K^+。远曲小管和集合管的盐皮质激素受体（mineralocorticoid receptor，MR）可与醛固酮作用，促进肾小管上皮细胞顶端膜钠离子通道的表达和基底侧膜 Na^+-

K^+-ATP 酶的表达，促进 Na^+、水的重吸收，而 K^+ 重吸收减少，起到保钠排钾、保水的作用。

(二) 糖皮质激素的生理功能

糖皮质激素（glucocorticoid）主要由肾上腺皮质的束状带细胞分泌，亦可由网状带少量分泌，主要有皮质醇（cortisol）和皮质酮（corticosterone），人类糖皮质激素主要是皮质醇，仅有少量皮质酮。大鼠和小鼠则以皮质酮为主。糖皮质激素的分泌主要受下丘脑-垂体-肾上腺皮质轴（hypothalamus-pituitary-adrenal cortex axis，HPA）的调节，且呈现一定的昼夜节律。

生理情况下所分泌的糖皮质激素主要影响物质代谢和水、盐代谢过程，超生理剂量的糖皮质激素则还有抗炎、参与机体应激反应等生理作用。

糖皮质激素对糖、蛋白质、脂肪的代谢均具有调节作用。糖皮质激素可以促进糖异生及蛋白质分解，减少外周组织对氨基酸的利用，增强肝内与糖异生有关的酶的活性，导致糖异生作用加强，升高血糖。同时，糖皮质激素有抗胰岛素作用，可促进血糖升高。糖皮质激素可促进肝外组织特别是肌肉组织蛋白质的分解，加速氨基酸转移至肝生成为肝糖原。糖皮质激素可促进脂肪分解，增强脂肪在肝内的氧化过程。

糖皮质激素与醛固酮受体可发生交叉结合，故糖皮质激素有保钠排钾、保水的作用，但作用较弱。皮质醇亦可降低肾小球入球血管阻力，增加肾小球血浆流量，使肾小球滤过率增加，同时抑制抗利尿激素的分泌，有利于水的排出。

(三) 肾上腺性激素的生理功能

肾上腺性激素主要由网状带细胞分泌，主要为雄激素，以脱氢表雄酮（dehydroepiandrosterone，DHEA）和雄烯二酮（androstenedione）为主，但其雄激素作用较弱。在女性，肾上腺雄激素是体内雄激素的重要来源，可促进毛发生长、维持性欲和性行为。肾上腺雄激素对正常男性作用并不明显。分泌入血的雄烯二酮可转化为雌二醇，是男性和绝经后女性体内雌激素的重要来源。

第二节 外源化学物致肾上腺皮质的毒性表现

肾上腺皮质是构成肾上腺外层的内分泌腺组织，分泌由数种类固醇混合而成的肾上腺皮质激素，皮质内还含有为数更多的类固醇。脑垂体前叶（腺垂体）的促肾上腺皮质激素具有促进肾上腺皮质发育和分泌的作用，球状带的激素分泌活动则受血管紧张素Ⅱ的支配。肾上腺皮质通过这些激素的分泌，调节物质代谢，特别是参与机体对一切有害刺激的应激反应。下丘脑-垂体-肾上腺轴、肾上腺皮质细胞、激素与外周细胞的作用过程上存在多个外源化学物的作用靶点。外源化学物毒作用可以引起肾上腺皮质功能亢进、肾上腺皮质功能减退、肾上腺皮质增生、肾上腺细胞凋亡和坏死等。

一、致肾上腺皮质损伤的外源化学物

外源化学物（xenobiotics）是在人类生活的外界环境中存在，可能与机体接触并进入机体，在体内呈现一定毒性作用的化学物。

一些外源化学物在常规剂量时即可发生有害且非预期的反应，而有些外源化学物在大剂量长期使用时才表现出肾上腺毒性。一些外源化学物特别是药物具有人类肾上腺毒性的临床资料，而多数外源化学物只有动物实验或细胞实验的毒性资料。本书尽可能全面地收录对肾上腺皮质有毒性损伤的外源化学物。

根据外源化学物的性质和分类，将致肾上腺皮质毒性外源化学物分类如下：

1. 金属与类金属：钴、镉、镍、锑、钡、汞、砷
2. 硫及其化合物：二硫化碳
3. 烷类化合物：正辛烷
4. 氯、碘代烷类：氯甲烷、四氯化碳、碘甲烷、二氯乙烷、1,2-二氯丙烷
5. 氯代烃类：二噁英、氯乙烯、六氯丁二烯
6. 卤代环烃类：氯苯、六氯苯（hexachlorobenzene）

7. 芳香族烃类：多氯联苯（PCB）、二乙苯、α-甲基苯乙烯、二甲基苯并蒽（7,12-dimethylbenz（a）anthracene，DMBA）

8. 芳香族氨基化合物：苯胺、5-氯-邻甲苯胺、亚甲基双苯胺

9. 酯类：甲酸甲酯、甲基丙烯酸甲酯

10. 醇类：乙醇、氯乙醇、木糖醇、山梨糖醇

11. 醚类：丁子香酚（eugenol）、丁基化羟基茴香醚

12. 酮类：二异丁基甲酮、甲基异戊基甲酮、2,3-丁二酮、环己酮

13. 醛和缩醛类：乙醛、丙烯醛

14. 腈类：丙烯腈（acrylonitrile）、乙二腈

15. 环氧化物：环氧乙烷、1,2-环氧丙烷、环氧氯丙烷

16. 农药：二氯二苯三氯乙烷（DDT）、乙基对硫磷、乐果（dimethoate）、鱼藤酮（rotenone）、o,p'-滴滴滴（o,p'-DDD）、杀虫畏、百草枯、西维因（甲萘威）、1,1-双（双氯苯）-2,2,2-三氯乙醇、十氯酮（chlordecone）

17. 药物：酮康唑（ketoconazole）、螺内酯（spironolactone）、衣福地平（efonidipine）、米贝地尔（mibefradil）、氨鲁米特（aminoglutethimide）、依托咪酯（etomidate）、美替拉酮（Metyrapone）、阿米替林、丙戊酸（valproic acid）、溴麦角环肽（bromocriptine）、赛庚啶（cyproheptadine）、酮色林（ketanserin）、利坦色林（ritanserin）、利血平（reserpine）、佐美酸（zomepirac）、异维 A 酸（isoretinoin）、那法瑞林（nafarelin）、毛喉素（forskolin）、可卡因（cocanine）、维生素 D_3

18. 其他：尼古丁（nicotine）、汽油、黄曲霉毒素、白细胞介素-4（IL-4）、雷公藤甲素

二、致肾上腺皮质生理功能损害

肾上腺皮质的主要生理功能是分泌肾上腺皮质激素，调节物质代谢，保障机体的应激生理反应等。外源化学物毒性损伤可引起肾上腺皮质功能亢进、肾上腺皮质功能减退、肾上腺皮质增生等。肾上腺皮

质球状带受到毒性损伤，会引起盐皮质激素合成和分泌功能障碍，引起体内 K^+ 滞留，Cl^-、Na^+ 和水随尿液过量排出，血容量减少，导致休克甚至威胁生命。外源化学物作用于肾上腺皮质束状带，血液中皮质醇水平升高，反馈作用于下丘脑和腺垂体，抑制促肾上腺皮质激素（adrenocorticotropic hormone，ACTH）的分泌。一些外源化学物能够刺激肾上腺皮质，导致糖皮质激素的过度分泌，例如：乙醇、十氯酮（chlordecone）、二硫化碳（carbondisulfide）、大麻类（cannabinoids）、可卡因（cocanine）、阿米替林（amitriptyline）等。

外源化学物引起肾上腺激素的合成和分泌减少或增加，往往表现为人或动物应激能力的不足或亢进。尽管已知许多外源化学物引起肾上腺结构和功能的损伤，但是外源化学物诱发的肾上腺功能亢进或不足的生理症状却很难发现，这主要是由于肾上腺激素合成能力不足通常被下丘脑-垂体-肾上腺皮质轴调节的代偿性自稳机制所掩盖。对人类来说，只有当面临大的应激刺激后出现肾上腺危象（adrenalcrisis）时，才会在临床上发现肾上腺功能不足。依托咪酯（etomidate）肾上腺皮质毒性的发现过程就是一个典型的例子。

20 世纪 80 年代早期，依托咪酯作为一种麻醉诱导剂被批准上市，在临床上开始作为一种长期镇静剂应用。1982 年，一篇报道提议在重症监护室（Intensive Care Units，ICU）用依托咪酯替代苯二氮䓬类药（benzodiazepina），作为镇静催眠药使用。这种药的应用出现了严重的后果，使用苯二氮䓬类药的 20 名患者中有 13 名死亡，病死率为 65％，而使用依托咪酯的 9 名患者全部死亡，病死率为 100％。研究发现，患者死亡的原因是依托咪酯引起的肾上腺皮质功能下降。进一步研究发现，依托咪酯致肾上腺皮质损伤的机制是抑制细胞色素 P450 11B1（CYP 11B1）酶，从而阻断皮质醇的生物合成。

三、致动物（人）肾上腺形态学改变

外源化学物引起肾上腺形态学改变有两种机制。一些外源化学物直接作用于肾上腺皮质，引起肾上腺皮质细胞凋亡、坏死、显微结构和超微结构的改变，还有一些外源化学物则作用于下丘脑-垂体-肾上腺皮质调节轴，引起肾上腺皮质激素分泌增加或减少，导致肾上腺皮质增生或萎缩。引起肾上腺皮质改变的外源化学物主要包括金属类、药物和其他有机化学物。外源化学物致肾上腺皮质形态学改变的毒性研究资料主要来源于动物实验，包括大鼠、小鼠、犬、鸟类等。研究的外源化学物包括金属、环境内分泌干扰物和其他的外源化学物。

螺内酯是一种醛固酮拮抗剂，其化学结构与醛固酮相似，可与远曲小管和集合管靶细胞的醛固酮受体结合，从而对抗醛固酮的保钠排钾作用，呈现出排钠保钾效应，临床上用来治疗醛固酮增多症（hyperaldosteronism），长期服用螺内酯会抑制肾上腺皮质分泌的醛固酮的生理作用，引起高血钾症。

K Kovas 等曾在 1973 年报道了一个典型病例，一位 36 岁的家庭妇女，患有原发性高醛固酮症，出现面部潮红、盗汗、头痛等症状，右侧肾上腺静脉醛固酮水平高达 69.3ng/100ml（正常值 21.2ng/100ml），血压升高（220/120mmHg），出现症状两年后手术切除右侧肾上腺。由于血压升高，手术前服用螺内酯达 3 个月，剂量 200～400mg/d。切除的肾上腺外观正常，对组织样本进行超微结构观察，则发现细胞质中出现大量的嗜酸性细胞质包涵体，呈同心圆状排列，直径约 25μm，即螺内酯小体。

镉是重要的工业和环境污染物，肾上腺是镉高度蓄积的器官，也是重要的毒作用靶器官。雄性豚鼠腹腔注射 $CdCl_2$，剂量为 45 和 90μg/kg，每周一次，连续两周。结果发现，肾上腺皮质细胞出现线粒体及微粒体变性、坏死、胞质脂质减少。光镜结果显示，低剂量染毒组肾上腺束状带细胞脂质略减少，出现少量早期坏死灶，胞质边界不清，细胞排列紊乱。高剂量染毒组肾上腺出现被膜不完整、球状带增厚、细胞排列紊乱，束状带细胞脂质减少，出现细胞融合和点状坏死灶，坏死灶周围出现纤维细胞增生现象。电镜观察显示，肾上腺皮质细胞线粒体扩张或肿胀、基质淡薄、嵴断裂或消失，核膜不完整、核内异染色质凝聚，部分细胞可见核固缩，部分细胞可见滑面内质网增多。

A Adamsson 等用含 50、100mg/kg o,p'-DDE 饲料给孕 13.5 天的雌性 SD 大鼠喂饲 4 天。孕 19.5 天时，解剖动物，取出胚胎，观察雄性胎鼠的肾上腺皮质细胞超微结构的变化。光镜下发现，肾上腺皮质细胞脂滴变小，基质淡薄，有空泡形成，滑面内质网及部分线粒体出现退行性变。

VP Eroschenko 等给雄性和雌性的幼年及成年日本鹌鹑一次性喂饲含 200ppm 的十氯酮饲料。结果显示，24 小时后所有剂量染毒组的幼年和成年鹌鹑均出现肾上腺皮质细胞和髓质细胞肥大。

MF Copeland 等给雄性比格犬每天喂饲含 50mg/kg o,p'-DDT 的胶囊制剂，连续 32 天。结果显示，染毒组比格犬的肾上腺明显增大。进一步进行组织学观察发现，肾上腺束状带细胞增大，胞质减少，有液泡形成，核浓染且趋边聚集。

J Jönsson 等分别向孕 12～17 天的雌性 C57B1 小鼠腹腔一次性注入放射性核素 [14] C 标记的 3-methylsulphonyl-2,2-bis（4-chlorophenyl）-1,1-dichloroethene（$MeSO_2$-DDE-[14] C）3.5mg/kg，放射性活度为 $1.11×10^5$ Bq。注入 8 小时后分别解剖孕 12、13、14、15、16 和 17 天的母鼠，取出全部雌性和雄性胎鼠，制作组织切片。放射自显影结果显示，[14] C 标记的 $MeSO_2$-DDE 主要集中在雄性和雌性胎鼠的肾上腺皮质，而且放射性核素的摄入量随着孕天数的增加而增大。向孕 14～17 天的雌性 C57B1 小鼠腹腔一次性注入 3-Methylsulphonyl-2,2-bis（4-chlorophenyl）-1,1-dichloroethene（$MeSO_2$-DDE）25mg/kg，注入 8 小时后分别解剖孕 14、15、16 和 17 天的母鼠，取出全部雌性和雄性胎鼠，制作组织切片。电子显微镜观察显示，雌性和雄性胎鼠肾上腺皮质细胞在胚胎期 14、15 天时可见明显损伤，16、17 天时损伤严重。具体表现为：细胞线粒体嵴肿胀，内质网扩张，线粒体肿胀、呈空泡状，偶有巨大线粒体及膜碎片，部分细胞出现退行性变及核固缩。

SH Jeong 等每天经口给予成年 SD 雌性及雄性大鼠 10、100 和 500mg/kg 丁基甲基苯酚，连续 7 周。子代出生后，继续经口给予其子代丁基甲基苯酚，每天 10、100 和 500mg/kg，连续 13 周。结果发现，每天给予亲代大鼠 500mg/kg 丁基甲基苯酚，7 周后，导致亲代大鼠肾上腺体质比升高，每天给予雌性、雄性亲代及雌性、雄性子代大鼠 100 及 500mg/kg 丁基甲基苯酚，13 周后，可导致子代大鼠肾上腺体质比升高，与对照组相比，差异具有统计学意义（$P<0.05$）。

C Pereira 等将成年 Wistar 大鼠分成 4 组，每组雌性、雄性大鼠各 6 只。第 1 组为对照组。第 2 组为多氯联苯单独染毒组，给予雌性及雄性大鼠 2.85mg/（kg·d）多氯联苯。第 3 组为邻苯二甲酸二乙酯单独染毒组，给予雌性及雄性大鼠 2.85mg/（kg·d）邻苯二甲酸二乙酯。第 4 组为联合染毒组，给予雌性及雄性大鼠 2.85mg/（kg·d）多氯联苯＋2.85mg/（kg·d）邻苯二甲酸二乙酯。这两种外源化学物掺入玉米油经口喂饲，每天一次，连续染毒 100 天后合笼。合笼 10 天后，雌性和雄性大鼠分笼饲养。在合笼期间和随后的分笼饲养时间，雌性和雄性大鼠继续以相同的剂量和染毒方式染毒 50 天。染毒期间出生的 F1 代子鼠由雌鼠母乳喂养。每组选取雌性和雄性 F1 代子鼠各 6 只，体重达到 75～100g 时以与亲代大鼠相同的方式染毒，将两种化物的剂量降低为 1.425mg/（kg·d），染毒 150 天。观察亲代及子代大鼠肾上腺皮质形态结构，发现雌性和雄性亲代大鼠及 F1 代雄性子鼠肾上腺皮质的束状带均出现空泡样及退行性变，F1 代雌性子鼠肾上腺皮质束状带则出现细胞内空泡。对于雄性亲代及雄性和雌性 F1 代子鼠，多氯联苯、邻苯二甲酸二乙酯联合染毒引起的上述病理变化比两种外源化学物单独染毒时更明显，表现为协同效应。对于亲代雌性大鼠，多氯联苯、邻苯二甲酸二乙酯单独染毒时的病理表现则比联合染毒明显，表现为拮抗作用。

SK Durham 等给成年雌性 WAG/Rij 大鼠腹腔注射 3,4,3′,4′-四氯联苯（TCB）20mg/kg，分别于 1、3、7、14 天后检测血清皮质醇水平，并进行大鼠肾上腺超微结构检测。结果表明，大鼠血清皮质醇水平有一过性的降低，电镜下发现大鼠肾上腺束状带超微结构发生变化，具体表现为线粒体肿大，线粒体膜呈向心性的螺纹层状排列。

孙克任等采用 50mg/kg 环氧氯丙烷对雄性 Wistar 大鼠连续皮下注射 3 天，每天 1 次，于第 4 天处死大鼠，取肾上腺组织于 4％戊二醛中固定。电镜下观察，可见肾上腺皮质束状带细胞发生明显改变，胞质内泡状或短管状滑面内质网显著增加，广泛分布在线粒体和脂滴之间，并聚集成堆，脂滴增多且线粒体腔扩大。线粒体嵴受损或脱落，高尔基复合体发育良好且聚集在核周围，核糖体和糖原粒减少。肾上腺皮质网状带细胞损伤较轻，仅少量细胞线粒体嵴受损伤、脂滴增多。

DÐikic 等分别采用 2 和 4g/kg 乙醇经腹腔注射未经处理和预先采用 L-NAME（一氧化氮合酶的抑制剂）皮下注射的雌性 Wistar 大鼠，乙醇注射后 30 分钟处死大鼠。光学显微镜下可见，乙醇注射后肾上腺皮质和束状带的绝对体积明显增加。4g/kg 染毒组肾上腺皮质束状带中毛细血管的体积、密度和长度明显增加；放射免疫分析可见促肾上腺皮质激素和皮质酮分泌量明显增加，并与乙醇摄入量存在剂量-反应关系。采用 L-NAME 预处理组与单独乙醇染毒组相比肾上腺无明显变化。

邹恩洺等用 8.6Gy 的 ^{60}Co-γ 射线对雄性云南种小鼠（体重 20～25g）进行全身照射，分别于照射后 3、24 和 72 小时后处死，取出肾上腺，制作超薄切片。电镜观察结果显示，照射后 3 小时，肾上腺皮质束状带细胞的线粒体体积增大、外壁增厚，线粒体嵴膨胀断裂，内容物模糊。照射后 24 小时，肾上腺束状带细胞出现异常细胞核，核孔减少，核仁染色加深，出现异染色质及脂滴融合现象。照射后 72 小时，线粒体高度畸形、伴随同心圆状髓鞘样结构或空泡状，内质网稀少、脂滴染色加深、高度密集或融合为巨大不规则的囊泡。结果提示，致死剂量 ^{60}Co-γ 射线照射可对小鼠肾上腺皮质细胞造成严重损伤。

四、对肾上腺激素合成与分泌的影响

外源化学物对肾上腺皮质激素合成与分泌的影响研究资料来源于动物整体实验和体外试验两个方面。动物实验用外源化学物经不同途径对动物染毒，测定动物外周血中和肾上腺组织中肾上腺激素的含量，研究外源化学物对动物肾上腺组织激素合成和分泌功能的影响。体外试验是在体外培养系统中加入外源化学物，测定培养体系中激素的含量。影响肾上腺激素合成与分泌的外源化学物主要包括金属、药物、农药、工业污染物、有机溶剂等。

（一）整体动物实验

地塞米松是一种人工合成的生物作用很强的糖皮质激素，正常情况下仅需要很小的量即可抑制动物下丘脑促肾上腺皮质激素释放激素和垂体促肾上腺皮质激素的分泌，使血液及尿中皮质醇含量减少。如果外源化学物对动物肾上腺皮质产生了毒性损伤，地塞米松诱导的皮质酮反馈性减少就会发生改变。

AR George 等用地塞米松负反馈性抑制实验研究了铅染毒对大鼠糖皮质激素分泌负反馈的影响。将 3 周龄雌性 Long-Evans 大鼠分为对照组和染毒组，对照组大鼠饮用自来水，染毒组大鼠饮用含 150ppm 醋酸铅的饮水，直至子鼠断奶。2 个月后对照组和染毒组雌性大鼠分别与正常雄性大鼠交配，雄性和雌性子代大鼠长至 $5 \sim 6$ 个月时，尾静脉采血，测定血浆皮质酮含量（C_A），8 个月大时，腹腔注射 $100\mu g/kg$ 地塞米松，15 分钟后尾静脉采血，测定血浆皮质酮含量（C_B），C_A 减去 C_B 得到的差值 C_E 的大小反映地塞米松对皮质酮分泌负反馈性抑制的强弱。结果显示，150ppm 醋酸铅染毒组的 C_E 值比对照组降低 57%，说明醋酸铅母体染毒减弱了地塞米松诱导的子代大鼠肾上腺皮质激素分泌的负反馈调节。

J Hidalgo 等研究了 $CdSO_4$ 对垂体-肾上腺轴的影响。80 日龄 SD 大鼠随机分为对照组和染毒组，染毒组单次腹腔注射生理盐水配制的 $CdSO_4$ 溶液，剂量为 $0.5mg/kg$，对照组腹腔注射生理盐水，分别注射后 1、3、10 小时断头处死大鼠，测定血清中皮质酮含量。结果发现，腹腔注射后 1 小时染毒组大鼠血清皮质酮水平是对照组的 10 倍；腹腔注射后 3 小时，染毒组大鼠血清皮质酮水平是对照组的 8 倍；腹腔注射后 10 小时，染毒组大鼠血清皮质酮水平和对照组基本相同，说明 $CdSO_4$ 急性染毒可显著刺激肾上腺皮质酮的分泌。

沈明浩等将 20 只孕 19 天的雌性 Wistar 大鼠随机分为 Ⅰ、Ⅱ、Ⅲ组和对照组，Ⅰ组（未切除两侧肾上腺＋剖检前 3 小时皮下注射 25mg/kg 百草枯）、Ⅱ组（切除两侧肾上腺＋剖检前 3 小时皮下注射生理盐水）、Ⅲ组（切除两侧肾上腺＋剖检前 3 小时皮下注射 25mg/kg 百草枯）和对照组（未切除两侧肾上腺＋剖检前 3 小时皮下注射生理盐水），3.5 天后进行剖检。结果显示，Ⅰ组雄性和雌性子鼠血浆肾上腺皮质激素浓度（400ng/ml）与对照组（240ng/ml）相比明显增加，差异具有统计学意义（$P<0.05$）。Ⅱ组和Ⅲ组中雄性和雌性子鼠血浆肾上腺皮质激素浓度与对照组相比均未发生明显变化。结果提示，百草枯可促使妊娠末期母鼠分泌肾上腺皮质激素。

MM Hart 等给雄性杂交犬（7～13kg）一次性静脉注射 60mg/kg o,p'-DDD（o,p'-DDD 1：1 溶解于丙二醇，用 95% 乙醇稀释至 60mg/L），对照组注射 1ml 溶剂。2 小时后解剖取出肾上腺，制作成组织切片，并将切片置于含 0.1U/ml 促肾上腺皮质激素（ACTH）的溶液中，孵育 60 分钟，测定组织培养液中类固醇激素的含量，分析 o,p'-DDD 静脉注射染毒对 ACTH 诱导类固醇激素合成的影响。结果发现，对照组组织培养液中的类固醇含量为 $5.2\mu g/100mg$，而 o,p'-DDD 染毒组类固醇含量几乎为 0，与对照组比较明显下降，两组差异具有统计学意义（$P<0.001$）。经口喂饲 200mg/kg o,p'-DDD，40 小时后，解剖取出肾上腺并制作组织切片，与上述一样将切片置于含 0.1U/ml ACTH 的溶液中，孵育 60 分钟，测定组织培养液中类固醇激素的含量，分析 o,p'-DDD 经口染毒对 ACTH 诱导合成类固醇的影响。结果发现，对照组组织培养液中 ACTH 诱导合成的类固醇含量为 $11.63\pm0.95\mu g/100mg$，o,p'-DDD 染毒组组织培养液中 ACTH 诱导合成的类固醇含量下降为 $1.80\pm0.36\mu g/100mg$，两者差异具有统计学意义（$P<0.05$）。结果显示，无论静脉注射或口服给药，o,p'-DDD 都可以抑制 ACTH 诱导合成类固醇。

G Nagyeri 等用 $1\mu g/kg$ 六氯苯和 1,2,4-三氯苯的混合物对 6～8 周雄性 Wistar 大鼠灌胃，每天 1 次，连续染毒 30、60 和 90 天后检测大鼠血浆中促肾上腺皮质激素（ACTH）的水平，结果发现，与对照组相比，染毒 30、60 和 90 天均可导致大鼠血浆 ACTH 水平明显增高，与对照组比较，差异有统计学意义（$P<0.05$），继而影响大鼠肾上腺皮质功能。

JJ Byrne 等研究了多氯联苯（Aroclor1254）和六溴代二苯低剂量长期染毒对雌性 SD 大鼠血清肾上腺皮质激素水平的影响。Aroclor1254 用丙酮稀释为 0、1、5、10 和 50mg/kg 4 个浓度组的溶液，均匀喷洒于等体积的饲料，完全干燥后喂饲大鼠。50 只体重 225～250g 的雌性 SD 大鼠分为 5 组，每组 10 只，分别喂饲用 0、1、5、10 和 50mg/kg 4 个浓度的 Aroclor1254 喷洒的饲料，其中 0mg/kg 组为对照组，连续染毒 5 个月以上，分别在染毒的第 0、14、35、60、110 和 155 天对各组动物尾静脉采血，测定血清中皮质酮含量。结果显示，在染毒第 14、35、60、110 和 155 天 5 个时间点上，所有染毒组大鼠血清皮质酮水平均比对照组明显降低，差异有统计学意义（$P<0.05$）。随着染毒剂量的增加和染毒时间的延长，血清皮质酮水平下降程度增大。50mg/kg 染毒组染毒 155 天后，血清皮质酮水平降低为对照组的 20%。六溴代二苯的毒性实验方案与 Aroclor1254 相似，区别为采血的时间改为染毒的第 30、80 和 175 天。结果显示，六溴代二苯的肾上腺毒性弱于 Aroclor1254，在染毒第 80 天，仅 50mg/kg 染毒组大鼠血清皮质酮水平明显降低，与对照组相比差异有统计学意义（$P<0.05$）。在染毒第 175 天，所有剂量染毒组大鼠血清皮质酮水平均明显降低，与对照组相比，差异有统计学意义（$P<0.05$），50mg/kg 染毒组大鼠血清皮质酮水平降低为对照组的 40%。

DB Miller 等经口给予雄性 Fischer 344 大鼠 0、0.1、1.0、10 及 25mg/kg 多氯联苯（Aroclor1254），每天 1 次，连续 15 周，发现各剂量染毒组大鼠血清皮质酮水平升高，与对照组比较，差异具有统计学意义（$P<0.05$），但肾上腺重量并无明显改变。0、0.1、1.0、10 及 25mg/kg 多氯联苯染毒组肾上腺重量（g）分别为：0.409±0.019、0.395±0.005、0.409±0.013、0.378±0.015 和 0.374±0.008，各剂量染毒组与对照组相比，差异没有统计学意义。

LL Bestervelt 等经口一次性给予雄性 SD 大鼠四氯二苯并-p-二噁英（TCDD）50μg/kg。检测发现染毒后第 1、3、5、7 天时，血清中促肾上腺皮质激素（ACTH）水平均明显提高，为对照组的 1.5～3.0 倍，差异具有统计学意义（$P<0.05$）。第 1 天和第 5 天大鼠血清皮质酮水平与对照组相比分别提高 5.1、8.0 倍，差异具有统计学意义（$P<0.05$）。在第 10 天及第 14 天血清皮质酮水平降低至对照组

的 50% 和 39%，差异具有统计学意义（$P < 0.05$）。取大鼠肾上腺组织制备匀浆，进行皮质酮水平检测，发现染毒第 5、7 及 14 天后大鼠肾上腺匀浆中皮质酮水平分别降低至对照组的 81%、72% 和 71%，差异具有统计学意义（$P < 0.05$）。以上结果表明，四氯二苯并-p-二噁英通过影响促肾上腺皮质激素，进而影响垂体-肾上腺轴的生理功能。

MD Franceschini 等对多氯联苯高度污染、中度污染流域，以及四氯二苯并-p-二噁英高污染流域的双色树燕进行了连续两年的调查。2003 年调查发现，成年双色树燕应激状态下血浆醛固酮水平与环境中多氯联苯污染程度关系曲线呈倒 U 字型，即多氯联苯中度污染流域成年双色树燕应激状态下血浆醛固酮水平（20.0ng/ml）比多氯联苯高度污染流域（7.5ng/ml）高，差异具有统计学意义（$P < 0.01$）。而多氯联苯高污染区雏双色树燕的应激状态下血浆醛固酮水平（60.0ng/ml）高于多氯联苯中度污染区（34.0ng/ml），差异具有统计学意义（$P < 0.01$）。在四氯二苯并-p-二噁英高污染区域，成年双色树燕血浆醛固酮水平（3.7ng/ml）低于正常的对照观测点成年双色树燕血浆醛固酮水平（6.0ng/ml）。作者认为，多氯联苯及四氯二苯并-p-二噁英慢性暴露可引起双色树燕体内正常状态及应激状态下醛固酮水平的改变，但机制尚不明确。

R Selvan 等每天给予雄性 Wistar 小鼠皮下注射槟榔碱 5、10、20mg/kg，连续 3 周。结果发现，20mg/kg 染毒组小鼠肾上腺束状带出现增生肥大，10、20mg/kg 染毒组的血清皮质酮水平分别为 174.33 ± 8.09、201.67 ± 7.27nmol/L，与对照组（158.33 ± 10.14nmol/L）相比明显增加，差异均具有统计学意义（$P < 0.05$），且血清皮质酮水平与染毒剂量呈现明显的剂量-反应关系。

何玉莺等对雄性 SD 大鼠经腹腔注射四氯化碳单次染毒（1mg/kg）和多次染毒（$1/100LD_{50}$、$1/30LD_{50}$，18 天），观察四氯化碳对大鼠肾上腺皮质激素分泌水平的影响。四氯化碳单次染毒 2 小时后，血浆皮质酮有升高的趋势（升高约 18%），但与对照组比较，差异无统计学意义（$P > 0.05$），于 6～48 小时逐渐下降，48 小时后下降为对照水平的 40%，差异有统计学意义（$P<0.01$）。染毒 24 和 48 小时，光镜检查可见肾上腺皮质束状带细胞排列紊乱，细胞边界不清晰，部分细胞体积缩小，脂质减少。四氯化碳多次染毒 18 天后，$1/100LD_{50}$ 和 $1/30LD_{50}$ 两个剂量组大鼠血浆皮质酮含量均无明显变化，肾上腺组织学检查也未见改变。

李海山等分别采用 1500、3000 和 4000mg/kg 乙醇给予雄性 Wistar 大鼠连续灌胃染毒 35 和 70 天，观察乙醇对雄性大鼠肾上腺皮质功能的影响。结果发现，染毒 35 天后各剂量染毒组大鼠血清中促甲状腺激素和皮质醇分泌量没有明显变化。染毒 70 天后 4000mg/kg 染毒组大鼠血清中肾上腺皮质醇（160.32 ± 18.08nmol/L）含量与对照组（139.11 ± 17.71nmol/L）含量相比明显升高，差异具有统计学意义（$P<0.05$），且与乙醇染毒剂量存在明显的剂量-反应关系，说明乙醇在一定程度上损害了大鼠肾上腺皮质的功能。

（二）体外试验

G Szabadkai 等研究了阳离子染料钌红（ruthenium red，RR）对血管紧张素 II（angiotensin II，Ang II）和 [K^+] 刺激的肾上腺皮质球状带细胞醛固酮分泌的影响。取 Wistar 大鼠肾上腺皮质组织，胶原酶消化，分离球状带细胞。培养液中加入 300pmol/L Ang II，可刺激细胞合成醛固酮，醛固酮合成量为对照组的 11.46 ± 0.3 倍，差异具有统计学意义（$P<0.001$）。钌红对 Ang II 诱导合成醛固酮没有抑制作用，反而通过诱导细胞膜的去极化，微弱增强 Ang II 诱导合成醛固酮。培养液中加入 6mmol/L [K^+]，诱导不依赖电压的跨膜 Ca^{2+} 离子信号，刺激细胞合成醛固酮，合成量为对照组的 26.56 ± 2.08 倍，差异具有统计学意义（$P<0.001$），钌红对 [K^+] 诱导合成醛固酮具有抑制作用。

M Lacroix 等分别用 1IU/ml ACTH、2mmo/L 二丁酰环腺苷酸（dbcAMP）、5μmol/L 毛喉素（forskolin），1 或 10μmol/L 孕烯醇酮（pregnenolone）处理体外培养的虹鳟鱼肾上腺皮质细胞 60 分钟，观察皮质酮的分泌情况。结果显示，各处理组皮质酮的分泌量均升高，分别为 ACTH（18.36 ± 4.09ng/ml）、dbcAMP（26.67 ± 5.69ng/

ml)、毛喉素（11.96±2.36ng/ml）、孕烯醇酮（1μmol/L）（11.97±2.57ng/ml）、孕烯醇酮（10μmol/L）（61.75±8.65ng/ml），与皮质酮基础分泌量（0.65±0.14ng/ml）比较，差异均具有统计学意义（$P<0.05$）。事先用50、75、100、200μmol/L o,p'-DDD处理肾上腺皮质细胞60分钟，用林格溶液（Ringers solution）洗涤后，用含1U/ml ACTH或5μmol/L毛喉素的完全培养液处理60分钟，观察由ACTH和毛喉素刺激引起的皮质酮的变化情况。结果发现，o,p'-DDD对ACTH和毛喉素刺激皮质酮的合成有明显的抑制作用（$F=31.57$，$P<0.0001$）。当o,p'-DDD浓度为75、100、200μmol/L时，（o,p'-DDD＋ACTH）组中皮质酮的含量分别减少了39％、57％、96％，与（0μmol/L o,p'-DDD＋ACTH）组比较，差异具有统计学意义（$P<0.01$）；（o,p'-DDD＋毛喉素）联合处理组中皮质酮的含量分别减少了25％、53％、85％，与（0μmol/L o,p'-DDD＋毛喉素）组比较，差异具有统计学意义（$P<0.01$）。

AM Woods等将成年牛肾上腺制成组织切片，利用免疫组织化学技术检测白细胞介素-4（IL-4）和白细胞介素-4受体（IL-4R）的分布情况。结果显示，IL-4和IL-4R均主要分布在肾上腺皮质细胞，在髓质细胞中很少或几乎没有。随后，将肾上腺皮质束状带细胞随机分为4组，即：对照组（用RPMI完全培养液培养）、IL-4组（分为5个亚组，分别用0.1、1、10、100和1000pmol/L IL-4处理24小时）、ACTH组（100nmol/L ACTH处理24小时）和IL-4＋ACTH联合处理组（分为5个亚组，分别用0.1、1、10、100和1000pmol/L IL-4处理24小时，各亚组再用100nmol/L ACTH处理24小时）。处理结束后测定皮质酮的分泌情况。结果显示，所有不同浓度的IL-4处理组中皮质酮与对照组比较，差异均无统计学意义。100nmol/L ACTH＋0.1～1000pmol/L IL-4联合处理组中皮质酮含量明显增加，与ACTH（100nmol/L）组比较，差异均具有统计学意义（$P<0.01$）。结果提示，IL-4通过ACTH促进束状带细胞分泌皮质酮。

CF Cobb等采用乙醇和乙醛离体灌注250～350g成年雄性Wistar大鼠肾上腺100分钟，观察大鼠肾上腺皮质酮、黄体酮和雄烯二酮分泌量的变化。结果发现 300mg/dl 乙醇单独灌注大鼠肾上腺，能引起雄烯二酮分泌量由 $8.7 \pm 0.5\mu g/g$ 增加到 $15.3 \pm 2.5\mu g/g$ （$P < 0.05$），与灌注前比较差异有统计学意义；皮质酮分泌量由 $500 \pm 50\mu g/g$ 增加到 $646 \pm 75\mu g/g$，与灌注前比较差异有统计学意义（$P < 0.05$）；黄体酮的分泌量没有明显变化。$0.3\mu mol/L$ 乙醛单独灌注大鼠肾上腺，皮质酮分泌量由 $500 \pm 50\mu g/g$ 增加到 $646 \pm 75\mu g/g$，与灌注前比较，差异有统计学意义（$P < 0.05$）；黄体酮和雄烯二酮的分泌量没有明显变化。在灌注前和灌注后检测灌注介质均未检测到促肾上腺皮质激素（ACTH），说明乙醇和乙醛灌注引起的肾上腺皮质激素分泌的增加不是灌注液里 ACTH 污染引起的。在含有乙醇或乙醛的灌注介质中加入 300mg/dl ACTH，雄烯二酮、皮质酮和黄体酮的分泌量不发生变化，说明乙醇和乙醛直接刺激肾上腺，引起皮质激素分泌的增加，而不是通过 ACTH 介导的。

（三）人体资料

杨杏芬等选择 65 名化纤厂工人作为 CS_2 接触组，工龄 2～25 年，平均工龄 13.6 年。按接触 CS_2 浓度分为低浓度接触组（< $70mg/m^3$）、高浓度接触组（> $70mg/m^3$）。选择 67 名商业机关工作人员为对照组。结果显示，低浓度接触组和高浓度接触组工人血清皮质醇水平与对照组相比明显降低，差异均具有统计学意义（$P < 0.05$），且呈现随着接触浓度增加而减少的趋势。高、低浓度接触组工人尿中游离皮质醇、皮质酮、醛固酮及 17-酮类固醇（17-KS）水平与对照组相比明显降低，差异有统计学意义（$P < 0.05$）。而且尿游离皮质醇及 17-KS 与 CS_2 浓度呈现剂量-反应关系的趋势。多元逐步回归分析显示，CS_2 浓度与血皮质酮，尿游离皮质醇、尿皮质酮、尿醛固酮及尿 17-酮类固醇（17-KS）呈负相关关系（血皮质酮 $r = -0.3776$，尿游离皮质醇 $r = -0.3397$，尿皮质酮 $r = -0.2985$，尿醛固酮 $r = -0.2632$，尿 17-KS $r = -0.4916$，$P < 0.01$）。

何玉莺等从广州某工厂生产和使用 CCl_4（车间中 CCl_4 浓度为 $39.70 \pm 83.00mg/m^3$ 和 $30.60 \pm 67.70mg/m^3$，均超标 25%）和氯乙烯（车间中氯乙烯浓度为 $118.16 \pm 376.01mg/m^3$，$228.02 \pm$

$411.63mg/m^3$，$21.63 \pm 23.33mg/m^3$，分别超标 32%、45.9% 和 6.7%）的车间中分别选择 54 和 46 名男工（21～49 岁）作为接触组进行调查。结果发现，CCl_4 接触组工人中血浆皮质醇浓度降低的占 25.9%（14/54），昼夜规律性失调的占 9.3%（5/54），尿 17-酮类固醇（17-KS）降低的占 7.4%（4/54），尿 17-羟类固酮（17-OHCS）升高的占 3.7%（2/54）。氯乙烯接触工人中血浆皮质醇水平升高的占 21.7%（10/46），上下午规律性失调的占 8.7%（4/46），尿 17-KS 降低的占 6.5%（3/46）。该结果表明，CCl_4 和氯乙烯可引起肾上腺皮质功能紊乱。

五、对肾上腺细胞的毒性

细胞毒性是外源化学物作用于细胞基本结构和（或）生理过程，如细胞膜或细胞骨架结构，细胞的新陈代谢过程，细胞组分或产物的合成、降解或释放，离子调控及细胞分裂等过程，导致细胞存活、增殖和（或）功能的紊乱。肾上腺皮质细胞具有特殊的结构和功能，最明显的特点是胞内含有大量的滑面内质网和粗面内质网。许多外源化学物能够引起肾上腺细胞的毒性损伤。

NG Tzi-Bun 和 Liu WK 研究了二价重金属对分离培养的大鼠肾上腺皮质细胞的毒性。培养液中分别加入 10mmol/L $HgCl_2$、$CdCl_2$、$CuCl_2$ 和 $CoCl_2$，细胞死亡率均不超过 20%。培养液中 $HgCl_2$ 的浓度增加到 100mmol/L 时，细胞的死亡率增加到 80%，$CdCl_2$、$CuCl_2$ 和 $CoCl_2$ 浓度达 100mmol/L 导致的细胞死亡率分别为 30%、27% 和 27%。

Li Lih-Ann 等用 10^{-5}、10^{-6}、10^{-7}、10^{-8}、10^{-9} mol/L 多氯联苯（PCB126）处理 H295R 人肾上腺皮质细胞。结果发现，10^{-5}mol/L PCB126 处理组在第 2、4、6、8 和 10 天时，细胞存活率与相应时点对照组相比均明显下降，差异具有统计学意义（$P < 0.05$）。与对照组相比，10^{-5} mol/L PCB126 处理组第 10 天时醛固酮分泌增加 3.31 倍，细胞 CYP 11B2 基因表达增强 5.05 倍。

六、对肾上腺皮质酶活力的影响

(一) 整体动物实验

B Eichelman 等用 1.5mmol/kg LiCl、NaCl、KCl、RbCl 和 CsCl 经腹腔注射雄性 SD 大鼠，共染毒 26 天，每天 2 次。结果发现染毒 15 天后，各染毒组大鼠打斗、攻击等行为发生了变化。LiCl 染毒组大鼠攻击性行为得分由 36.9 减少到 29.9，染毒前后差异有统计学意义（$P<0.05$）。NaCl 染毒组大鼠攻击性行为得分由 27.5 降低为 26.4，染毒前后差异无统计学意义（$P>0.05$）。RbCl 染毒组大鼠攻击性行为得分由 17.4 增加到 40.4，染毒前后差异有统计学意义（$P<0.01$）。CsCl 染毒组大鼠攻击性行为得分由 20.0 减少到 12.3，染毒前后差异有统计学意义（$0.05<P<0.1$）。染毒 26 天后，各染毒组大鼠肾上腺酪氨酸羟化酶和苯乙醇胺转甲基酶活性增高，LiCl、NaCl、KCl、RbCl 和 CsCl 染毒组双侧肾上腺每小时酪氨酸羟化酶活性分别由对照组的 219 ± 7.7pmol/L 增加到 398 ± 16.7pmol/L（$P<0.001$）、236 ± 8.18pmol/L（$P>0.05$）、302 ± 11.46pmol/L（$P<0.001$）、332 ± 11.79pmol/L（$P<0.001$）和 313 ± 23.43pmol/L（$P<0.001$）。苯乙醇胺转甲基酶的活性分别由对照组的 119 ± 3.11pmol/L 增加到 146 ± 3.82pmol/L（$P<0.001$）、126 ± 2.05pmol/L（$P>0.05$）、132 ± 3.59pmol/L（$P<0.05$）、142 ± 4.12pmol/L（$P<0.001$）和 135 ± 5.84pmol/L（$P<0.05$）。

JC Veltman 等采用微量渗透泵皮下注射的方式对雄性 SD 大鼠（$200\sim250$g）进行 $CuSO_4 \cdot 5H_2O$ 染毒，$CuSO_4 \cdot 5H_2O$ 浓度分别为 120 和 40μmol/kg，染毒时间分别为 1 天或 7 天。研究了 $CuSO_4 \cdot 5H_2O$ 对大鼠肾上腺细胞细胞色素氧化酶 P-450（CYP450）和甾体代谢的影响。随着大鼠肾上腺组织内 Cu^{2+} 含量的不断增加，Cu^{2+} 对线粒体 CYP450 和亚铁血红素含量起双向调节作用，继而对甾体激素的合成和分泌产生不同的影响。120μmol/kg $CuSO_4 \cdot 5H_2O$ 染毒 1 天后，大鼠肾上腺细胞线粒体内 Cu^{2+} 含量与对照组相比升高 $2\sim3$ 倍，CYP450 和亚铁血红素浓度增加 85%。依赖细胞色素氧化酶 P-450 的

甾体 11β-羟化酶活性（11.75 ± 0.62nmol/mg）与对照组（9.04 ± 0.7nmol/mg）相比明显增加，差异有统计学意义（$P<0.05$）。以结合型二烯烃为指标的脂质过氧化程度（1.02 ± 0.38nmol/mg）与对照组（2.92 ± 0.26nmol/mg）相比明显下降，差异有统计学意义（$P<0.05$）。40μmol/kg $CuSO_4\cdot5H_2O$ 染毒 7 天后，与对照组相比，肾上腺细胞内 Cu^{2+} 增加 5 倍。线粒体脂质过氧化程度（5.60 ± 0.61nmol/mg）与对照组（2.92 ± 0.26nmol/mg）相比明显增加，差异有统计学意义（$P<0.05$）。线粒体内 11β-羟化酶活性（5.15 ± 0.38nmol/mg）与对照组（9.04 ± 0.77nmol/mg）相比明显下降，差异有统计学意义（$P<0.05$）。δ-氨基酮戊酸合成酶活性（246.5 ± 37.0nmol/mg）与对照组（141.0 ± 13.0nmol/mg）相比增加（$P<0.05$），但增加程度与 120μmol/kg $CuSO_4\cdot5H_2O$ 染毒组（419.5 ± 69.0nmol/mg）相比降低（$P<0.05$），血红素单加氧酶的含量（0.58 ± 0.08nmol/mg）与对照组（0.56 ± 0.07nmol/mg）及 120μmol/kg $CuSO_4\cdot5H_2O$ 染毒组（0.55 ± 0.03nmol/mg）相比没有明显变化。研究结果提示，$CuSO_4\cdot5H_2O$ 对肾上腺细胞内依赖细胞色素氧化酶 P-450 的甾体合成活性的影响，是通过影响亚铁血红素生物合成和引起线粒体脂质过氧化两种方式引起的，这两种方式影响不同的 P-450 细胞色素氧化酶，从而影响不同的羟化反应。

（二）体外试验

JrCB Leonard 等用 0.078mmol/L o,p'-DDD 处理兔肾上腺组织，观察 1 小时内氧释放量，通过与对照组的氧释放曲线相比，发现 o,p'-DDD 几乎完全抑制氧的释放。同时发现，琥珀酸脱氢酶活性抑制率为 100%，细胞色素氧化酶活性抑制率为 50%。用 0.313mmol/L o,p'-DDD 处理人肾上腺细胞，发现 30 分钟内氧的释放几乎为 0。提示，o,p'-DDD 可以抑制肾上腺细胞的呼吸作用。

J Klimek 等分别用 0.1mmol/L NADPH、（0.1mmol/L NADPH$+0.1$mmol/L 百草枯）处理牛肾上腺皮质细胞，30 分钟后观察丙二醛含量的变化。结果发现，（0.1mmol/L NADPH$+0.1$mmol/L 百草枯）处理组丙二醛水平为 0.98 ± 0.08nmol/mg，与 0.1mmol/L

NADPH 处理组（8.5±0.30nmol/mg）相比明显下降，差异具有统计学意义（$P<0.05$）。丙二醛水平的下降提示，百草枯能够抑制线粒体中 NADPH 依赖的脂质过氧化。随后用 0.05mmol/L NADPH（Ⅰ组）、（0.05mmol/L NADPH＋0.1mmol/L 百草枯）（Ⅱ组）处理牛肾上腺皮质细胞。结果发现，Ⅱ组的细胞色素 C 还原酶和 2,6-二氯酚靛酚还原酶的活性分别为 8.8±0.36 和 21.0±0.98nmol/mg，与Ⅰ组（8.6±0.23、20.4±0.42nmol/mg）相比，差异不具有统计学意义（$P>0.05$），而Ⅱ组的细胞色素 P-450 还原酶活性与Ⅰ组相比几乎完全抑制（$P<0.05$）。结果提示，百草枯通过降低细胞色素 P-450 还原酶活性从而使 NADPH 依赖的脂质过氧化作用减弱。

七、肾上腺皮质肿瘤

MP Waalkes 等研究发现，C3H 雌性小鼠于孕 8 天时开始经喂饲摄入含 42.5、85ppm 砷酸钠（$NaAsO_2$）的饮水，每天 1 次，连续 10 天。85ppm 和 42.5ppm 染毒组雄性子鼠肾上腺癌发生率分别为 2.19±0.43％、2.13±0.41％，与对照组（0.58±0.18％）相比，肾上腺癌发生率均升高，差异有统计学意义（$P<0.05$）。

EJ Tokar 等在 CD1 雌性小鼠孕第 8～18 天喂饲含 0、85ppm 无机砷的饮水 10 天。子代雄性小鼠在断奶后喂饲含 0、200ppm 二甲基胂（DMA）的饮水，连续染毒 2 年。结果发现，摄入 0ppm 无机砷孕鼠，与摄入 0ppm DMA 子代雄性小鼠组，子代雄性小鼠肾上腺皮质肿瘤发生率为 0；摄入 85ppm 无机砷孕鼠，与摄入 0ppm DMA 子代雄性小鼠组，子代雄性小鼠肾上腺皮质肿瘤发生率为 2％；摄入 0ppm 无机砷孕鼠，与摄入 200ppm DMA 子代雄性小鼠组，子代雄性小鼠肾上腺皮质肿瘤发生率为 0；摄入 85ppm 无机砷孕鼠，与摄入 200ppm DMA 子代雄性小鼠组，子代雄性小鼠肾上腺皮质肿瘤发生率为 4％。

L William 等给予 F344 大鼠喂饲含 3300 和 6500ppm 环己酮的饮水连续 2 年。每个剂量染毒组包括 50 只雄性和 50 只雌性大鼠。结果发现，3300ppm 染毒组雄性大鼠肾上腺皮质腺瘤的发病率为 13％，对照组的发病率为 2%，两者差异具有统计学意义（$P < 0.05$）。
6500ppm 染毒组雄性大鼠和两个剂量染毒组雌性大鼠肾上腺皮质腺瘤发病率与对照组相比均没有差异。

第三节　外源化学物致肾上腺皮质的毒性机制

一、肾上腺皮质对外源化学物毒性敏感的原因

由于肾上腺下述特殊的结构和生理功能，使其成为对外源化学物毒性最为敏感的内分泌器官：

（1）肾上腺供血丰富，外源化学物容易被输送到腺体，亲脂性化学物容易被吸收且滞留在肾上腺内。

（2）肾上腺受到复杂的神经系统的调节，通过下丘脑-腺垂体-肾上腺轴起作用。外源化学物作用于这个调节系统的任何一个环节，都会影响到肾上腺的功能。

（3）合成甾体激素的原料——胆固醇的吸收和合成有多个途径，容易受到外源化学物毒性作用的影响。

（4）甾体激素生物合成为多种酶催化的一系列羟化反应，在微粒体或线粒体内进行，其中的多种催化酶（如细胞色素 P450 酶）对化学物毒性敏感。

（5）肾上腺细胞含有丰富的代谢酶，如丰富的细胞色素 P450 酶系。许多外源化学物（如四氯化碳和螺内酯）是这些酶的底物，代谢生成的活性产物能直接与生物大分子结合产生直接损伤，或者通过自由基产生间接损伤。

（6）肾上腺有外源化学物攻击的多个靶点：受体、转录因子、催化酶、甾体激素的代谢过程等。

（7）细胞膜含有大量的不饱和脂肪酸，容易发生脂质过氧化，如四氯化碳的肾上腺毒性与脂质过氧化有关。

（8）肾上腺皮质细胞对脂蛋白选择性吸收和储存，因此更容易受到脂溶性外源化学物的毒作用。DDT 代谢产物、甲基丙烯腈和多氯

联苯代谢物的毒性与其脂溶性有关。

二、细胞色素 P450 酶对外源化学物的活化

在肾上腺皮质组织中，细胞色素 P450 氧化酶系（CYP450s）的表达水平很高，这些酶能够催化多种化学物，使之代谢活化，产生肾上腺毒性。例如 7,12-二甲基苯丙蒽（7,12-dimethylben（a）anthracene，DMBA）就是在 CYP450 1B1 的催化下发生代谢活化的，活化产物会引起大鼠肾上腺组织出血和大面积坏死。螺内酯（spironolactone）是一种醛固酮拮抗剂，在肾上腺组织内经由 CYP450 催化，生成的活化代谢产物产生肾上腺毒作用，引起大鼠血浆肾上腺髓质素（adrenomedullin，ADM）浓度下降和血钾浓度上升。

三、外源化学物抑制或增强甾体激素合成酶活性

外源化学物对肾上腺皮质主要的毒性表现是影响甾体激素的合成和分泌。甾体激素合成是一系列酶促反应的结果，外源化学物对甾体激素合成酶表达量和活性的影响，是肾上腺皮质毒性的主要机制之一。多种药物直接抑制甾体激素合成酶，如地高辛（digoxin）、洋地黄毒苷（digitoxin）和强心苷类药（cardiacglycosides）等。

Xu Yan 等用浓度为 $10 \mu mol/L$ 的 4 种多氯联苯（PCB101、PCB110、PCB126、PCB149）处理人肾上腺皮质癌细胞系 H295R 48 小时，之后对细胞中 11 种类固醇分泌相关基因的 mRNA 表达量进行了检测，结果发现与 CYP450 相关的基因中 CYP450 17 受 PCB110 的影响表达下调 30%；PCB110、PCB149、PCB126 和 PCB101 分别诱发 CYP450 11B1 表达上调 250%、200%、100% 和 80%；PCB110、PCB149、PCB126 和 PCB101 分别诱发 CYP450 11B2 表达上调 2900%、400%、500% 和 300%；PCB110、PCB149、PCB126 和 PCB101 分别诱发 CYP450 19 表达上调 450%、300%、150% 和 200%；PCB110、PCB149 和 PCB101 分别诱发细胞 CYP450 21 表达水平 75%、50% 和 40%。

Li Lih-Ann 等采用 0、10^{-9}、10^{-7} 和 $10^{-5} mol/L$ PCB126 预处理

人肾上腺皮质细胞（H295R）10 天后，再给予 14mol/L KCl 处理 24 小时，分析细胞匀浆醛固酮含量，研究不同浓度 PCB126 预处理对 KCl 诱导 H295R 细胞类固醇激素合成的影响。结果发现，10^{-7} 和 10^{-5} mol/L PCB126 预处理组醛固酮合成量分别为 269.79±12.98、566.46±16.63pg/mg 蛋白质，与 0mol/L PCB126 预处理组（139.01 ±10.27pg/mg 蛋白质）相比明显升高，差异具有统计学意义（$P <$ 0.05）。对 14mol/L KCl 处理后的细胞进行基因表达水平检测发现，与 0mol/L PCB126 预处理组细胞相比，10^{-5} mol/L PCB126 预处理组细胞 CYP450 11B1 基因表达量提高 80%，CYP450 11B2 基因表达量提高 280%。

四、致肾上腺细胞凋亡及其机制

赵敏等用 0、0.625、1.25 和 2.5mg/kg $CdCl_2$ 给雄性豚鼠腹腔注射，1 小时后肾上腺皮质细胞应激活化蛋白激酶（stress activated protein kinase，SAPK）活性随染毒剂量增加而增加，当 $CdCl_2$ 染毒剂量为 0（对照）、0.625、1.25 和 2.50mg/kg 时，相应磷酸化的 c-Jun 蛋白的灰度值为 5779.53、7388.07、9904.17、10286.33，呈上升趋势。染毒 12 小时后，SAPK 活性在各剂量组间无明显变化，相应磷酸化的 c-Jun 蛋白灰度值为 3506.07、3371.42、3426.97、3443.88，各剂量组间无明显差异。电镜观察可见肾上腺皮质细胞出现早期凋亡。SAPK 是丝裂原活化蛋白激酶（MAPK）家族的重要成员之一，是应激信号传递的关键酶，与凋亡的发生密切相关。SAPK 经历短暂的磷酸化，将刺激信息传递到下游之后，立即恢复到非磷酸化状态。

魏青等用 1.0、2.0 和 4.0mg/kg $CdCl_2$ 溶液对雄性 SD 大鼠灌胃，每周 5 天，连续 6 周。结果发现，对照组、1.0、2.0 和 4.0mg/kg $CdCl_2$ 染毒组肾上腺皮质组织中 TUNEL 阳性细胞灰度值分别为 25.67±1.38、25.29±2.70、32.51±1.65、44.37±5.77，随 $CdCl_2$ 剂量增加 TUNEL 阳性细胞灰度值趋于增强，呈明显的剂量依赖关系。聚丙烯酰胺凝胶电泳-蛋白印迹-化学发光法检测 caspase-9 的表达量，与对照组相比，1.0、2.0 和 4.0mg/kg CdCl$_2$ 染毒组 caspase-9 表达量（灰度值）分别由对照组的 9.17 上升为 20.66、23.56、43.28，差异有统计学意义（$P < 0.05$）。1.0、2.0 和 4.0mg/kg CdCl$_2$ 染毒组 caspase-9 酶原 mRNA 表达量（灰度值）分别由对照组的 25.67 ± 1.38 上升为 25.29 ± 2.70、32.51 ± 1.65、44.37 ± 5.77，显示 3 个染毒剂量组 CdCl$_2$ 均可影响肾上腺皮质细胞 caspase-9 酶原 mRNA 表达。

　　张波等以 0、12.5、25、50、100 和 200μmol/L CdCl$_2$ 处理原代培养豚鼠肾上腺皮质细胞 1 小时，以 100μmol/L CdCl$_2$ 处理豚鼠肾上腺皮质细胞 0、15、30、60、90 和 120 分钟。结果发现，CdCl$_2$ 诱发肾上腺皮质细胞 P44、P42 磷酸化水平升高及 c-fos 的高表达。25、50、100 和 200μmol/L CdCl$_2$ 处理肾上腺皮质细胞 1 小时，P44 磷酸化水平分别升高了 1.0、1.2、2.1 和 3.2 倍；100 和 200μmol/L CdCl$_2$ 处理肾上腺皮质细胞 1 小时，P42 磷酸化水平升高了 0.8 和 1.3 倍；12.5、25、50、100 和 200μmol/L CdCl$_2$ 处理肾上腺皮质细胞 1 小时，c-fos 的表达水平升高了 0.6、1.2、1.4、2.3 和 1.8 倍。100μmol/L CdCl$_2$ 处理肾上腺皮质细胞 15、30、60、90 和 120 分钟后，P44 磷酸化水平分别升高了 0.5、3.1、4.9、5.9 和 5.3 倍，P42 的磷酸化水平分别升高了 0.1、0.5、0.9、1.1 和 1.1 倍。同时 c-fos 蛋白水平分别升高了 1.6、2.3、2.3、3.1 和 2.8 倍。

　　杨杏芬等以不同浓度的 CdCl$_2$（6.25、12.5、25、50、100 和 200μmol/L）处理原代培养的豚鼠肾上腺皮质细胞，发现 ATP 水平呈剂量依赖性下降。CdCl$_2$ 处理肾上腺皮质细胞 60 分钟后，50、100 和 200μmol/L 处理组 ATP 水平（灰度值）分别为 106685 ± 3213、61117 ± 3330、54223 ± 1864，与对照组（211708 ± 2963）相比下降明显，且差异均具有统计学意义（$P < 0.01$）。25、50、100 和 200μmol/L CdCl$_2$ 处理肾上腺皮质细胞，2~3 分钟后可见细胞内 Ca^{2+} 水平呈现渐进性、持续性升高，与对照组比较，差异有统计学意义（$P < 0.05$）。

第四节 外源化学物致肾上腺皮质的毒性研究方法

肾上腺是重要的内分泌器官，具有重要的生理功能，由于其特殊的结构和生理特点，对外源化学物的毒作用非常敏感。由于肾上腺激素的分泌受下丘脑-垂体-肾上腺（HPA）轴的调节，具有自稳机制，只有当外源化学物的毒性损伤超过 HPA 轴的反馈性代偿能力时，才会出现观察到的临床症状，而多数外源化学物对人体肾上腺的潜在毒作用难以发现。因此研究外源化学物的肾上腺毒作用，主要采用精心设计的动物实验和离体实验。动物实验的优点是能够反映吸收、分布、代谢和排出过程对外源化学物肾上腺毒性的影响，缺点是影响因素多，不利于机制研究。离体研究能够有效控制外源化学物毒作用的混杂因素，主要用于大量外源化学物肾上腺毒性的初步筛查和毒性机制研究。

一、整体动物实验

机体暴露于包括金属、有机溶剂、农药等在内的许多外源化学物时可引起肾上腺皮质应激反应，造成肾上腺皮质在功能或组织学上发生变化。动物实验主要研究外源化学物经各种途径进入机体后，对肾上腺皮质结构和功能的损伤。

（一）实验动物及分组

啮齿类动物是常用的研究外源化学物肾上腺皮质毒性的实验动物，如 SD 大鼠、WAG/Rij 大鼠、Fischer 344 大鼠、F1 小鼠和 Wistar 大鼠等。非啮齿类动物也可用于肾上腺皮质毒性研究，如双色树燕、日本鹌鹑等。实验多选用性成熟以后的动物，可选用单性别动物。研究外源化学物对子代的影响时，常同时处理雌、雄两性动物，子代出生后可对子代进行进一步染毒处理。

（二）剂量选择和分组

主要以外源化学物的 LD_{50} 或文献报道资料的剂量为依据来选择染毒剂量。最高剂量应有明显的毒性，但不能使全部实验动物死亡。

一般至少设 3 个剂量染毒组和 1 个阴性对照组。每组动物数大鼠、小鼠至少为 10 只。剂量组距以 2～5 倍为宜。

(三) 染毒途径

常采用经口、注射和吸入等方式对实验动物进行染毒，其中经口染毒主要包括灌胃和喂饲，注射染毒包括皮下注射、腹腔注射和静脉注射 3 种方式。实验中将受试物拌入饲料或饮水，动物自行摄入，称为喂饲法。人类在生产及生活环境中常经口接触外源化学物，因此喂饲法较为符合人类接触外源化学物的实际情况，是研究外源化学物对肾上腺作用时的常用染毒方法，但难以准确掌握动物摄入外源化学物的剂量，常需单笼饲养，计算每日的饮食量和饮水量，给药单位常以外源化学物与饲料或饮水的比例来表示。

(四) 观察指标

1. 一般形态   实验期间，动物自由饮水进食，室温 25℃，12 小时光照/12 小时黑暗条件下饲养，每天观察动物活动情况和饮食情况，每天称体重 1 次。观察和记录动物的食物消耗量、饮水量、中毒症状出现的时间和发展过程。处死动物后取双侧肾上腺进行称重，观察肾上腺颜色的变化及肾上腺是否有增生肥大。

2. 病理改变   肾上腺病理学检查可以直观地反应外源化学物对动物肾上腺组织形态的改变，是常用的观察指标。本节以大鼠肾上腺皮质病理检查为例说明：大鼠进行分组染毒后麻醉处死，取大鼠肾上腺，用生理盐水洗净后在卡诺依固定液（或无冰醋酸的 Bouin 固定液）中固定 24 小时，常规脱水、石蜡包埋，使用薄片切片机将包埋组织切为 $5\mu m$ 厚的薄片，之后进行 HE 染色和 PAS 染色，光学显微镜观察肾上腺皮质在细胞水平上的病理改变，揭示肾上腺皮质病理损伤发生的部位、范围和形态特征。取 $1mm \times 1mm \times 1mm$ 大小肾上腺组织固定于 2.5% 戊二醛磷酸钠缓冲液中，4℃ 冰箱保存 4 小时，常规脱水、浸透、包埋、切片，透射电镜观察超微结构改变，如线粒体、高尔基复合体及其他细胞器的变化。

3. 组织化学检查   采用酶标记法、放射性核素标记法以及免疫组织化学等方法，研究外源化学物的分布、肾上腺皮质病变的部位、细胞结构的变化以及外源化学物对肾上腺皮质代谢和酶系统的影响。

4. **激素分泌检测**　需要检测的激素包括肾上腺皮质激素（ACTH）、皮质酮（B）、脱氢异雄酮（DHEA）、硫酸化脱氢异雄酮（DHS）、醛固酮。可以是动物血清中激素水平的检测，也可对动物肾上腺组织中的激素水平进行直接测定。放射免疫测定法是常用的肾上腺皮质相关激素测定的方法，本节以大鼠血清皮质醇含量测定为例说明：大鼠快速断头取血（1分钟内完成），分别注入含肝素抗凝剂的试管和含 10% EDTA-2Na $30\mu l$ 的试管中，混匀，4℃，以离心半径 113mm，3500r/min，离心 15 分钟，分离血浆。按皮质醇激素放射免疫分析药盒说明书操作步骤测定血清皮质醇含量。

（五）整体动物实验检测肾上腺毒性需要注意的问题

1. 要注意下丘脑-垂体-肾上腺（HPA）轴的动态调节特点和自稳机制。在检测外源化学物肾上腺的毒性时，要同时测定血清中 ACTH 的水平和皮质甾体激素的水平，以正确评价外源化学物的肾上腺毒性。例如棉酚（gossypol）在引起肾上腺重量增加的同时，皮质醇的分泌却降低。这样的结果似乎是矛盾的，但是如果同时检测到血清中 ACTH 水平升高，那么结果就很容易解释了。棉酚引起肾上腺皮质醇分泌降低，通过 HPA 轴的负反馈调节机制，垂体的 ACTH 分泌增加，刺激肾上腺代偿性增生，以维持循环系统基本的皮质醇水平。

2. 要注意不同种属动物之间肾上腺功能的差异。例如大鼠肾上腺 CYP450 17 的表达极低，因此大鼠肾上腺分泌的糖皮质激素是皮质酮而不是皮质醇，分泌的雄性激素的量也很少。

3. 分泌甾体激素的肾上腺细胞和分泌多肽激素的细胞在激素的分泌过程中存在差异。分泌多肽激素的内分泌细胞内储存有已经合成的激素，遇到刺激后向胞外释放。肾上腺细胞内储存的是合成激素的前体——胆固醇，受到刺激后快速合成终末激素产物，因此在研究外源化学物对肾上腺皮质激素合成功能的影响时，分析肾上腺的激素合成能力（例如测定甾体激素合成酶的表达量和活性）比测定肾上腺内甾体激素的含量更有价值。

4. 肾上腺皮质激素的分泌存在着昼夜节律，不同时间点激素分泌水平差异很大，因此仅测定单个时间点的甾体激素分泌量对评价肾上腺皮质功能价值有限。

5. 动物抓取过程和样品采集过程对动物产生的应激刺激会激活 HPA 轴，影响肾上腺的激素分泌水平，因此在测定肾上腺激素水平时，应尽可能减少应激刺激。正确设立对照组，排除应激刺激对肾上腺激素水平的影响。有报道指出，测定动物粪便中糖皮质激素代谢物的水平对评价肾上腺功能具有参考意义，这种方法最大的优点是可以避免动物抓取和采样过程对动物产生的应激刺激。

6. 要注意鉴别外源化学物对肾上腺的直接毒性和通过 HPA 轴对肾上腺的间接影响。一些外源化学物可能不会对肾上腺产生直接的毒性，但是其引起的任何心理和生理的应激都会影响 HPA 轴，进而间接影响肾上腺激素的分泌。例如肾上腺重量的增加可能只是应激引起的 HPA 轴功能增强的结果，而未必是直接的肾上腺毒性损伤的表现。

7. 要注意排除混杂因素的影响。例如饮食和发情周期会影响雌性大鼠肾上腺对二甲基苯并蒽（dimethylbenzanthracene，DMBA）的代谢，进而影响 DMBA 对肾上腺的毒性。

二、体外实验

如上所述，肾上腺皮质毒性的整体动物研究存在着许多困难和不足，因此许多情况下采用体外细胞模型研究外源化学物的肾上腺皮质毒性及其作用机制。

（一）原代培养细胞

体外模型通常采用分离的肾上腺细胞或间质细胞。本节以 José M 等培养原代牛肾上腺球状带细胞为例，对原代肾上腺皮质细胞的分离培养方法进行说明。取 12 岁公牛肾上腺外侧组织，用显微切片机切成 0.5mm 厚的薄片，加入细胞消化液，在 37℃，5% CO_2 的培养箱中消化 4 次，每次 30 分钟。细胞消化液为无血清 DMEM 培养基中加入胶原酶 P 1mg/ml、胶原酶 A 0.5mg/ml、脱氧核糖核酸酶

（DNAse）25mg/ml、L-谷氨酰胺 10mmol/L、青霉素 200U/ml、链霉素 200mg/ml、HEPES 20mmol/L 和 NaHCO$_3$ 75mg/ml。每次消化结束时，用 10ml 移液管将消化液轻轻吸出过滤，100g 离心 10 分钟，用含有 Tris 1.7mmol/L 和 NH$_4$Cl 140mmol/L 的溶液 5ml 重悬细胞，pH＝7.2，37℃孵育 10 分钟，以含有 0.1％牛血清白蛋白（BSA）的 DMEM 培养液终止消化。4 次消化结束后，细胞重悬于细胞培养液中，以 $8×10^5$ 个细胞/毫升的密度接种于培养皿中，置于 37℃、5％ CO$_2$ 恒温箱中，1 天后换液，连续培养 3 天。培养液用 DMEM 培养基，加入 10％胎牛血清，20mmol/L L-谷氨酰胺，100U/ml 青霉素，100mg/ml 链霉素，75mg/ml 两性霉素 B 和 NaHCO$_3$。细胞培养 3 天后，以无血清培养基处理细胞 2 小时，用 HBS（NaHCO$_3$ 75mg/ml，杆菌肽 0.1mg/ml，胰蛋白酶抑制剂 0.1mg/ml，LiCl 10mmol/L，葡萄糖 1mg/ml，BSA 0.1mg/ml）处理细胞 15 分钟，对照组及实验组细胞分别进行处理后，吸取细胞培养液，20800g 4℃离心 5 分钟，采用放射免疫法测定上清液中醛固酮的含量，判断细胞醛固酮的分泌水平。

（二）细胞株

由于原代培养的肾上腺细胞在体外培养过程中很容易去分化，失去分泌甾体激素的能力，不能用于长期的毒性研究，因此肾上腺皮质毒性研究常用 H295R 细胞株。H295R 细胞株是一株多能人肾上腺皮质癌细胞株，表达醛固酮合成酶及 17-羟化酶，因此能分泌多种人肾上腺甾体激素，与正常的人肾上腺细胞对外源化学物的反应水平有很好的相关性，能从基因表达、酶活力和激素三个层面体外筛选肾上腺皮质毒性外源化学物和研究其作用机制。以 Oskarsson A 等的研究为例，对 H295R 细胞株的培养方法进行说明。H295R 细胞株购买自 ATCC 细胞库，培养基采用 D-MMEM：F12（1∶1）培养基，加入谷氨酰胺、15mmol/L HEPES、1％ITS＋Premix、2％Ultroser SF、1％青霉素。以毛喉素致 H295R 的毒性研究为例，说明外源化学物致肾上腺细胞株毒性的研究方法。H295R 细胞以 $2×10^4$ 个/孔接种于 96 孔板，72 小时后采用 10μmol/L 毛喉素或 DMSO（终浓度为

0.1％）处理细胞 72 小时，阳性对照组于最后 24 小时向细胞内加入六氯化苯，收集细胞，按照细胞活性检测试剂盒说明书操作步骤检测细胞活性。

（三）组织培养

本节以 Lindhe OR 等的研究为例，说明肾上腺组织培养方法。将人肾上腺组织置于冰冷的生理盐水中洗涤，取出后用 3％琼脂糖包埋。用组织切片机在冰冷的磷酸盐缓冲液中对包埋组织进行 $200\mu m$ 厚的精确切割，相似大小的组织切片置于钛网支架上，转移于六孔板中，加入组织培养液 2.5ml，恒温孵育。培养液用 FDMEN（Dulbecco's modified Eagle's Medium）培养液，加入 2％胎牛血清、0.1％庆大霉素、2mmol/L L-谷氨酰胺、100U/ml 青霉素、$100\mu g/ml$ 链霉素和 $50\mu mol/L$ 巯基乙醇。组织的切片与培养需在离体后 1 小时内完成。六孔板置于旋转恒温箱中（转速 1rpm，5％CO_2，38℃），可连续进行 3～60 小时的培养。

（曹　毅）

主要参考文献

1. 李国彰. 生理学. 2 版. 北京：人民卫生出版社，2003.

2. 徐玉红. 人体解剖生理学. 北京：人民卫生出版社，2007.

3. 姚泰. 生理学. 2 版. 北京：人民卫生出版社，2005.

4. 庄志雄. 靶器官毒理学. 北京：化学工业出版社，2006.

5. Edbrooke DL，Newby DM，Mather SJ，et al. Safer sedation for ventilated patients. A new application for etomidate. Anaesthesia，1982，37（7）：765-771.

6. Ledingham IM，Watt I. Influence of sedation on mortality in critically ill multiple trauma patients. The Lancet，1983，321（8336）：1270.

7. Fellows I，Byrne A，Allison S. Adrenocortical suppression with etomidate. The Lancet，1983，322（8340）：54-55.

8. Wagner RL，White PF，Kan PB，et al. Inhibition of adrenal steroidogenesis by the anesthetic etomidate. N Engl J Med，1984，310（22）：1415-1421.

9. Kovacs K，Horvath E，Singer W. Fine structure and morphogenesis of spironolactone bodies in the zonaglomerulosa of the human adrenal cortex. J Clin

Pathol，1973，26（12）：949-957.

10. 魏青，杨杏芬，陈铁江，等．重金属的肾上腺皮质毒性与机制研究Ⅱ，氯化镉影响肾上腺皮质激素合成分泌机制的整体实验研究．中国职业医学，1999，26（5）：1-3.

11. Adamsson A，Salonen V，Paranko J，et al. Effects of maternal exposure to di-isononylphthalate（DINP）and 1,1-dichloro-2,2-bis（p-chlorophenyl）ethylene（p,p'-DDE）on steroidogenesis in the fetal rat testis and adrenal gland. Reprod Toxicol，2009，28（1）：66-74.

12. Eroschenko VP，Wilson WO. Cellular changes in the gonads，livers and adrenal glands of Japanese quail as affected by the insecticide Kepone. Toxicol Appl Pharmacol，1975，31（3）：491-504.

13. Copeland MF，Cranmer MF. Effects of o,p'-DDT on the adrenal gland and hepatic microsomal enzyme system in the beagle dog. Toxicol Appl Pharmacol，1974，27（1）：1-10.

14. Jönsson J，Rodriguez-Martinez H，Brandt I. Transplacental toxicity of 3-methylsulphonyl-DDE in the developing adrenal cortex in mice. Reprod Toxicol，1995，9（3）：257-264.

15. Jeong SH，Kim BY，Kang HG，et al. Effects of butylatedhydroxyanisole on the development and functions of reproductive system in rats. Toxicology，2005，208（1）：49-62.

16. Pereira C，Mapuskar K，Vaman Rao C. A two-generation chronic mixture toxicity study of Clophen A60 and diethyl phthalate on histology of adrenal cortex and thyroid of rats. Actahistochem，2007，109（1）：29-36.

17. Durham S，Brouwer A. 3,4,3',4'-Tetrachlorobiphenyl distribution and induced effects in the rat adrenal gland. Localization in the zonafasciculata. Lab Invest，1990，62（2）：232-239.

18. 孙克任，李伯勤，杨东昌．环氧氯丙烷升高血糖作用的动力学特性和肾上腺超微结构改变．山东大学学报（医学版），1988，26（3）：11-15.

19. Đikić D，Budeč M，Vranješ-Đurić S，et al. The Acute Effect of Ethanol on Adrenal Cortex in Female Rats—Possible Role of Nitric Oxide. Alcohol and Alcoholism，2011，46（5）：523-528.

20. 邹恩洺，秦传芳．小白鼠肾上腺皮质对电离辐射反应电镜观察．新疆医科大学学报，1982，Z1：160-161.

21. Rossi-George A，Virgolini MB，Weston D，et al. Alterations in glucocorticoid negative feedback following maternal Pb，prenatal stress and the combination：A potential biological unifying mechanism for their corresponding disease profiles. Toxicol Appl Pharmacol，2009，234（1）：117-127.

22. Hidalgo J，Armario A. Effect of Cd administration on the pituitary-adrenal axis. Toxicology，1987，45（1）：113-116.

23. 沈明浩，任大勇，张作杰，等. 百草枯引起胎鼠动脉管收缩与肾上腺皮质激素及其受体的关系研究. 吉林农业大学学报，2006，28（4）：462-465.

24. Hart MM，Straw JA. Effects of 1-（o-chlorophenyl）-1-（p-chlorophenyl）-2,2-dichloroethane and puromycin on adrenocorticotropic hormone-induced steroidogenesis and on amino acid incorporation in slices of dog adrenal cortex. Biochem Pharmacol，1971，20（2）：257-263.

25. Nagyeri G，Valkusz Z，Radacs M，et al. Behavioral and endocrine effects of chronic exposure to low doses of chlorobenzenes in Wistar rats. Neurotoxicol Teratol，2012，34（1）：9-19.

26. Byrne JJ，Carbone JP，Pepe MG. Suppression of serum adrenal cortex hormones by chronic low-dose polychlorobiphenyl or polybromobiphenyl treatments. Arch Environ Contam Toxicol，1988，17（1）：47-53.

27. Miller DB，Earl L，Gray JJ，et al. Repeated exposure to the polychlorinated biphenyl（Aroclor 1254）elevates the basal serum levels of corticosterone but does not affect the stress-induced rise. Toxicology，1993，81（3）：217-222.

28. Bestervelt LL，Cai Y，Piper DW，et al. TCDD alters pituitary-adrenal function I：Adrenal responsiveness to exogenous ACTH. Neurotoxicol Teratol，1993，15（6）：365-370.

29. Franceschini MD，Custer CM，Custer TW，et al. Corticosterone stress response in tree swallows nesting near polychlorinated biphenyl-and dioxin-contaminated rivers. Environ Toxicol Chem，2008，27（11）：2326-2331.

30. Selvan R，Venkateswaran K，Rao AR. Influence of arecoline on immune system：I. Short term effects on general parameters and on the adrenal and lymphoid organs. Immunopharmacol Immunotoxicol，1989，11（2-3）：347-377.

31. 何玉莺，周炯亮，蔡秀君，等. 四氯化碳肝损害与肾上腺皮质激素水平的关系. 中华劳动卫生职业病杂志，1990，8（5）：276-279.

32. 李海山，马明月，张玉敏，等. 乙醇对雄性大鼠甲状腺和肾上腺皮质功能影

响 . 沈阳医学院学报，1999，1（2）：104-106.

33. Szabadkai G，Várnai P，Enyedi P. Selective inhibition of potassium-stimulated rat adrenal glomerulosa cells by ruthenium red. Biochem Pharmacol，1999，57（2）：209-218.

34. Lacroix M，Hontela A. The organochlorineo，p'-DDD disrupts the adrenal steroidogenic signaling pathway in rainbow trout（*Oncorhynchusmykiss*）. Toxicol Appl Pharmacol，2003，190（3）：197-205.

35. Woods AM，Judd AM. Interleukin-4 increases cortisol release and decreases adrenal androgen release from bovine adrenal cells. Domest Anim Endocrinol，2008，34（4）：372-382.

36. Cobb CF，Van Thiel DH，Gavaler JS，et al. Effects of ethanol and acetaldehyde on the rat adrenal. Metabolism，1981，30（6）：537-543.

37. 杨杏芬，庄志雄 . 二硫化碳作业工人尿中皮质激素及代谢产物的检测及生物监测价值初探 . 中国工业医学杂志，1998，11（1）：1-3.

38. 何玉莺，蔡秀君，庹旌生，等 . 化学性肝损害与肾上腺皮质激素Ⅲ . 趋肝毒物四氯化碳，氯乙烯对作业工人肾上腺皮质功能的影响及其与肝损害的关系 . 职业医学，1990，2（17）：72-74.

39. Tzi-Bun NG，Liu WK. Toxic effect of heavy metals on cells isolated from rat adrenal and testis. In Vitro Cell Rev Biol，1990，26（1）：24-28.

40. Lih-Ann L，Wang Peiwen，Louis WC. Polychlorinated biphenyl 126 stimulates basal and inducible aldosterone biosynthesis of human adrenocortical H295R cells. Toxicol Appl Pharmacol，2004，195（1）：92-102.

41. Eichelman B，Thoa NB，Perez-Cruet J. Alkali metal cations：Effects on aggression and adrenal enzymes. Pharmacol Bioche and Behav，1973，1（1）：121-123.

42. Veltman JC，Maines MD. Regulatory effect of copper on rat adrenal cytochrome P-450 and steroid metabolism. Biochem Pharmacol，1986，35（17）：2903-2909.

43. Leonard Jr CB，Katkow EA，Ances IG，et al. Effect of 2，2-bis（2-chlorophenyl-4-chlorophenyl）-1，1-dichloroethane（o，p'-DDD）on cellular respiration in adrenal carcinoma. Biochem Med，1967，1（3）：280-287.

44. Klimek J，Schaap AP，Kimura T. Effect of paraquat on cytochrome P-450-dependent lipid peroxidation in bovine adrenal cortex mitochondria. Biochim Bio-

phys Acta（BBA），1983，752（1）：127-136.

45. Waalkes MP，Ward JM，Diwan BA. Induction of tumors of the liver，lung，ovary and adrenal in adult mice after brief maternal gestational exposure to inorganic arsenic：promotional effects of postnatal phorbol ester exposure on hepatic and pulmonary，but not dermal cancers. Carcinogenesis，2004，25（1）：133-141.

46. Tokar EJ，Diwan BA，Waalkes MP. Renal，hepatic，pulmonary and adrenal tumors induced by prenatal inorganic arsenic followed by dimethylarsinic acid in adulthood in CD1 mice. Toxicol Lett，2012，209（2）：179-185.

47. Lijinsky W，Kovatch RM. Chronic toxicity study of cyclohexanone in rats and mice. J Natl Cancer Inst，1986，77（4）：941-949.

48. Laskey JW，Phelps PV. Effect of cadmium and other metal cations on in vitro Leydig cell testosterone production. Toxicol Appl Pharmacol，1991，108（2）：296-306.

49. Klaassen CD. Casarett and Doull's Toxicology，The Basic Science of Poison. New York：McGraw-Hill，Medical Publishing Division，2012.

50. Lindhe Ö，Granberg L，Brandt I. Target cells for cytochrome P450-catalysed irreversible binding of 7，12-dimethylbenz［a］anthracene（DMBA）in rodent adrenal glands. Arch Toxicol，2002，76（8）：460-466.

51. Colby HD，LaCagnin LB，Los LE. Stimulation of microsomal spironolactone metabolism by reduced glutathione. Pharmacology，1996，52（1）：30-34.

52. Xu Yan，Richard MK，Zhang Xiaowei，et al. Effects of PCBs and $MeSO_2$-PCBs on adrenocortical steroidogenesis in H295R human adrenocortical carcinoma cells. Chemosphere，2006，63（5）：772-784.

53. Lih-Ann L，Tsu-Chun EL. Interacting influence of potassium and polychlorinated biphenyl on cortisol and aldosterone biosynthesis. Toxicol Appl Pharmacol，2007，220（3）：252-261.

54. 赵敏，杨杏芬，魏青，等. 应激活化蛋白激酶介导氯化镉致肾上腺皮质细胞凋亡作用探讨. 中国职业医学，2001，2（28）：9-11.

55. 魏青，杨杏芬，朱伟，等. 镉致腺垂体-肾上腺皮质凋亡机制研究. 中国公共卫生，2007，23（2）：195-196.

56. 张波，杨杏芬，魏青，等. 氯化镉致豚鼠肾上腺皮质细胞凋亡作用. 中国公共卫生，2008，24（10）：1220-1222.

57. 杨杏芬，庄志雄. 氯化镉影响肾上腺皮质细胞分泌功能的实验研究. 中国职业医学，1999，26（6）：1-4.

58. Singhal RL. Testicular cyclic nucleotide and adrenal catecholamine metabolism following chronic exposure to cadmium. Environ Healthperspect，1981，38（4）：111.

59. Hinson JP，Raven PW. Effects of endocrine-disrupting chemicals on adrenal function. Best Pract Res Clin Endocr Metab，2006，20（1）：111-120.

60. Akingbemi B，Rao P，Aire T. Ethanol intake may modify gossypol toxicosis in the rat. J Appl Toxicol，1996，16（5）：375-380.

61. Young K，Walker S，Lanthier C，et al. Noninvasive monitoring of adrenocortical activity in carnivores by fecal glucocorticoid analyses. Gen Comp Endocrinol，2004，137（2）：148-165.

62. Rainey WE，Bird IM，Mason JI. The NCI-H295 cell line：a pluripotent model for human adrenocortical studies. Mol Cell Endocrinol，1994，100（1-2）：45-50.

63. Oskarsson A，Ullerås E，Plant KE，et al. Steroidogenic gene expression in H295R cells and the human adrenal gland：adrenotoxic effects of lindane in vitro. J Appl Toxicol，2006. 26（6）：484-492.

64. Lindhe OR，Skogseid B，Brandt I. Cytochrome P450-catalyzed binding of 3-methylsulfonyl-DDE and o，p'-DDD in human adrenal zonafasciculata/reticularis. J Clin Endocr Metab，2002，87（3）：1319-1326.

65. Bruckner JV，MacKenzie W，Ramanathan R，et al. Oral toxicity of 1，2-dichloropropane：Acute，short-term，and long-term studies in rats. Fundam Appl Toxicol，1989，12（4）：713-730.

66. Komaki F，Akiyama T，Yamazaki T，et al. Effects of intravenous magnesium infusion on in vivo release of acetylcholine and catecholamine in rat adrenal medulla. Auton Neurosci，2013，177（2）：123-128.

67. O'Connor EF，Naylor SK，Cox RH，et al. Lithium chloride stabilizes systolic blood pressure and increases adrenal catecholamines in the spontaneously hypertensive rat. Physiol Behav，1988，44（1）：69-74.

68. Baggett J，Thureson-Klein Å，Klein R. Effects of chlordecone on the adrenal medulla of the rat. Toxicol Appl Pharmacol，1980，52（2）：313-322.

69. 孙雪莲，沈潞华，谢苗荣. 急性酒精中毒大鼠心脏功能和交感-肾上腺髓质系统变化研究. 中国全科医学，2007，10（14）：1160-1161.

70. Perman E. The Effect of Acetaldehyde on the Secretion of Adrenaline and Korndrenaline from the Suprarenal Gland of the Cat. Acta Physiol Scand, 1958, 43 (1): 71-76.

71. 尹占莉, 孙克任. 环氧氯丙烷染毒大鼠肾上腺中儿茶酚胺含量的变化. 青岛大学医学院学报, 1993, 29 (1): 51-53.

72. Arqueros L, Daniels AJ. Manganese as agonist and antagonist of calcium ions: Dual effect upon catecholamine release from adrenal medulla. Life Sci, 1981, 28 (13): 1535-1540.

73. Kanthasamy AG, Isom GE, Borowitz JL. Role of intracellular Cd^{2+} in catecholamine release and lethality in PC12 cells. Toxicol Lett, 1995, 81 (2): 151-157.

74. Yanagita T, Maruta T, Uezono Y, et al. Lithium inhibits function of voltage-dependent sodium channels and catecholamine secretion independent of glycogen synthase kinase-3 in adrenal chromaffin cells. Neuropharmacol, 2007, 53 (7): 881-889.

75. 李煌元, 吴思英. 百草枯诱导 PC12 细胞损害和 miR-133b 表达的变化. 中华劳动卫生职业病杂志, 2011, 29 (1): 2-6.

76. Lou Dan, Chang Xiuli, Li Weihua, et al. Paraquat affects the homeostasis of dopaminergic system in PC12 cells. Pestic Biochem Physiol, 2012, 103 (2): 81-86.

77. Lynch DW, Lewis TR, Moorman WJ, et al. Carcinogenic and toxicologic effects of inhaled ethylene oxide and propylene oxide in F344 rats. Toxicol Appl Pharmacol, 1984, 76 (1): 69-84.

78. Leal RB, Posser T, Rigon AP, et al. Cadmium stimulates MAPKs and Hsp27 phosphorylation in bovine adrenal chromaffin cells. Toxicology, 2007, 234 (1): 34-43.

79. 曾季平, 王立祥, 胡晓燕, 等. 氯化钴诱导 PC12 细胞凋亡的分子机制. 毒理学杂志, 2005, 19 (3): 193-195.

80. 黄敏, 娄丹, 常秀丽, 等. 百草枯诱导 PC12 细胞损害中 microRNA 的变化及 bcl-2 调控机制. 中国药理学与毒理学杂志, 2013, 27 (1): 383.

81. Derome G, Tseng R, Mercier P, et al. Possible muscarinic regulation of catecholamine secretion mediated by cyclic GMP in isolated bovine adrenal chromaffin cells. Biochem Pharmacol, 1981, 30 (8): 855-860.

82. Yamagami K, Nishimura S, Sorimachi M. Cd^{2+} and Co^{2+} at micromolar con-

centrations stimulate catecholamine secretion by increasing the cytosolic free Ca^{2+} concentration in cat adrenal chromaffin cells. Brain Res, 1994, 646 (2): 295-298.

83. Sorimachi M, Yamagami K, Rhee JS, et al. Excitatory effect of Cd^{2+} on cat adrenal chromaffin cells. Brain Res, 1999, 832 (1-2): 23-30.

84. Yamagami K, Nishimura S, Sorimachi M. Cd^{2+} and Co^{2+} at micromolar concentrations mobilize intracellular Ca^{2+} via the generation of inositol 1, 4, 5-triphosphate in bovine chromaffin cells. Brain Res, 1998, 798 (1): 316-319.

85. Nakazawa K, Inoue K. Roles of Ca^{2+} influx through ATP-activated channels in catecholamine release from pheochromocytoma PC12 cells. J Neurophysiol, 1992, 68 (6): 2026-2032.

86. Tachikawa E, Yoshinari H, Takahashi S, et al. Cisplatin, an antineoplastic drug, inhibits catecholamine secretion from bovine adrenal chromaffin cells. Eur J Pharmacol, 1993, 236 (3): 355-361.

87. Powis DA, O'Brien KJ, Harrison SM, et al. Mn^{2+} can substitute for Ca^{2+} in causing catecholamine secretion but not for increasing tyrosine hydroxylase phosphorylation in bovine adrenal chromaffin cells. Cell Calcium, 1996, 19 (5): 419-429.

第五章

外源化学物对肾上腺髓质的危害

肾上腺髓质位于肾上腺中心，为神经内分泌器官，主要由对交感神经刺激反应的嗜铬性细胞组成，主要合成和分泌肾上腺素和去甲肾上腺素。该部分具有自主神经系统的特征，是交感神经系统的组成部分，参与大范围的调节反应。肾上腺髓质的结构和功能受到外源化学物的损害，会引起机体的应激反应障碍。

第一节　肾上腺髓质的结构与功能

一、肾上腺髓质的结构

肾上腺髓质（adrenal medulla）位于肾上腺的中心，占肾上腺总体积的 $10\%\sim20\%$，周围有皮质包绕。髓质细胞排列成索，吻合成网，其间有窦状毛细血管和少量结缔组织。此外，有散在分布的交感神经节细胞和中央静脉穿行。髓质细胞体积较大，细胞核圆，细胞质内有颗粒物质。经铬盐处理后，胞质内可见黄褐色的嗜铬颗粒，故髓质细胞亦称为嗜铬细胞（chromaffin cell）。电镜观察可见嗜铬细胞内含有电子密度较高的分泌颗粒，根据颗粒内所含物质可将嗜铬细胞分为肾上腺素细胞和去甲肾上腺素细胞。肾上腺素细胞胞体大，数量多，可分泌肾上腺素。去甲肾上腺素细胞胞体小，数量少，可分泌去甲肾上腺素。

二、肾上腺髓质的功能

肾上腺髓质嗜铬细胞分泌的激素主要包括肾上腺素（epinephrine 或 adrenaline）、去甲肾上腺素（norepinephrine 或 noradrenaline）及少量的多巴胺（dopamine）。3 种激素的结构中都有一个儿茶酚基，属于儿茶酚胺类激素，肾上腺素和去甲肾上腺素分泌量的比例约为

4：1。去甲肾上腺素细胞首先形成去甲肾上腺素，后经过嗜铬细胞中的苯乙醇胺-N-甲基转移酶（phenylethanolamine-N-methyl-transferase，PNMT）甲基化形成肾上腺素。肾上腺髓质激素的分泌受交感神经系统的调控。

肾上腺素和去甲肾上腺素均通过激活靶组织细胞膜的相应受体发挥效应。肾上腺素能受体包括 α 和 β 两个亚型，α 受体通过磷脂酰肌醇系统发挥作用，β 受体通过 cAMP 信号传导系统发挥作用，两种受体均广泛分布于机体的多种组织。肾上腺髓质激素可以对心血管、糖和脂肪代谢产生影响，同时在机体应激反应中发挥重要作用。

肾上腺素和去甲肾上腺素由于激动的受体不同而表现出对心血管作用的不同。去甲肾上腺素对 α 受体亲和力强于 β_1 受体，对 β_2 受体作用较小，故去甲肾上腺素可以通过激动 α 受体使血管收缩；通过激动心肌 β_1 受体，增强离体心脏的收缩力和加快心率。在整体水平上，去甲肾上腺素引起血压的升高可以引起压力感受性反射，从而导致心率减慢。肾上腺素对 α、β_1 和 β_2 受体均有较强的亲和力。肾上腺素可以通过激动 β_1 受体引起心脏收缩力增强及心率加快，通过激动 β_2 受体引起骨骼肌和肝的血管舒张，这种舒血管作用能够超过 α 受体激动导致的其他部位血管的舒张，因此总的外周阻力降低。

肾上腺素和去甲肾上腺素均可促进肝糖原分解，增强肠道对葡萄糖的吸收，抑制胰岛素分泌，使血糖升高。肾上腺素和去甲肾上腺素均可以促进脂肪的分解及氧化，使血浆中脂肪酸增加。同时，增加组织耗氧量，使产热增加、基础代谢率升高。

在失血、缺氧、剧痛、寒冷、强烈的情绪反应等应激情况下，交感神经系统及肾上腺髓质都被激活产生相应效应以对抗紧急情况，因此合称为交感-肾上腺髓质系统（sympatho-adrenomedullary system）。交感神经末梢释放的去甲肾上腺素和肾上腺髓质释放的儿茶酚胺类激素作用可以使得肺通气增加、心肌收缩力加强、心率加快、血流量发生重新分配（骨骼肌、心肌血流量增加，内脏血流量减少）、肝糖原和脂肪分解加强等。

第二节　外源化学物致肾上腺髓质的毒性表现

肾上腺髓质是位于肾上腺中心的神经-内分泌组织，其合成分泌的髓质激素对机体的应激反应具有重要生理意义。外源化学物进入机体，能够对肾上腺髓质的结构和功能产生影响，引起髓质增生、肾上腺髓质肿瘤等毒性表现。致肾上腺髓质毒性外源化学物包括 Mn^{2+}、Zn^{2+}、Sr^{2+}、Ba^{2+}、La^{2+}、Hg^{2+}、Pb^{2+} 和 Mg^{2+} 等二价金属离子，以及利血平、硝苯地平、尼古丁、烟碱、乳糖、木糖醇、山梨糖醇、D-甘露醇、维生素 D_3、丙烯腈、丙二腈、马拉硫磷、四氧嘧啶、硫尿嘧啶、十氯酮、巯乙胺、二氯甲烷、环氧氯丙烷、1,2-二氯丙烷、7,12-二甲基苯蒽、雌激素、生长激素、甲状腺激素、白细胞介素-2 等。

一、致动物（人）肾上腺髓质形态学改变

孙克任等研究发现，雄性 Wistar 大鼠皮下注射 50mg/kg 环氧氯丙烷，每天 1 次，连续 3 天，第 4 天处死动物，取肾上腺组织，制作组织切片，电子显微镜观察结果显示，肾上腺髓质细胞结构有明显改变，表现为胞质内分泌颗粒显著增多并分布在细胞周边，部分分泌颗粒内容物缺失，呈空泡状，线粒体嵴受损或脱落，脂滴增多并聚集成堆，并可见发育良好的高尔基复合体。

JV Bruckner 等采用 0、100、250、500、750mg/kg 1, 2-二氯丙烷对雄性 SD 大鼠（180～200g）连续灌胃 13 周，每周 5 次，发现750mg/kg 染毒组灌胃 10 天内大鼠死亡过半，存活大鼠组织病理学检查可见肾上腺髓质空泡化、皮质脂质沉积。

二、对肾上腺髓质激素合成与分泌的影响

F Komaki 等研究了大鼠经静脉注射 $MgSO_4$ 对神经刺激诱导的肾上腺髓质乙酰胆碱和儿茶酚胺（肾上腺素和去甲肾上腺素）释放的影响。雄性 Wistar 大鼠静脉注入低剂量 $MgSO_4$［$25\mu mol/$（$kg \cdot min$）］30 分钟，血浆 Mg^{2+} 浓度增加到 2.5mmol/L，神经刺激诱导

的去甲肾上腺素释放被抑制约 30％，肾上腺素释放被抑制 20％，乙酰胆碱（acetylcholine，Ach）释放不受影响。高剂量 $MgSO_4$ [50μmol/（kg·min）]静脉注入 30 分钟，血浆 Mg^{2+} 浓度增加到 3.8mmol/L，乙酰胆碱释放被抑制约 25％，去甲肾上腺素释放被抑制约 60％，肾上腺素释放被抑制约 45％。阴性对照 Na_2SO_4 [50μmol/（kg·min）]静脉注入 30 分钟，不会抑制对神经刺激诱导的肾上腺髓质乙酰胆碱和儿茶酚胺类激素释放。通过微型透析管向肾上腺髓质局部注射硝苯地平（钙离子通道抑制剂）（200μmol/L）可抑制去甲肾上腺素释放约 40％，抑制肾上腺素释放约 30％，但不会抑制乙酰胆碱的释放。

EF O'Connor 等给雄性高血压大鼠（10 周龄）一次性腹腔注射 3.0mmol/L LiCl，观察 1 周后血压和肾上腺儿茶酚胺分泌的变化。结果显示，染毒组大鼠的收缩压为 177±7mmHg（23.56±0.93 kPa），与对照组 196±4mmHg（26.09±0.53kPa）相比明显降低，差异有统计学意义（$P<0.05$）。染毒组血浆肾上腺素和去甲肾上腺素含量分别为 40.33±1.73 和 9.51±0.62μg/ml，与各自的对照组（28.91±2.15 和 6.36±0.19μg/ml）相比均明显升高，差异有统计学意义（$P<0.05$）。上述研究表明，LiCl 可增加肾上腺髓质肾上腺素和去甲肾上腺素的分泌，延缓高血压的发生。

J Baggett 等给雄性 SD 大鼠喂饲含 200ppm 十氯酮（chlordecone）的饲料，连续 8 天。随后处死大鼠，取肾上腺，测定儿茶酚胺含量，检测肾上腺超微结构。结果显示，肾上腺组织总儿茶酚胺含量比对照组降低了 54％，其中肾上腺素含量降低 63％，去甲肾上腺素含量升高 28％。电子显微镜下观察超微结构，染毒组大鼠肾上腺髓质中含肾上腺素分泌颗粒的细胞数减少，含去甲肾上腺素分泌颗粒的细胞数增加，研究结果表明，十氯酮对大鼠肾上腺髓质造成了损伤。

孙雪莲等给予成年雄性 SD 大鼠一次性灌胃 5.357ml/kg 乙醇（56％），对照组经口给予等量 0.9％氯化钠溶液，观察染毒后 45 和 120 分钟大鼠交感-肾上腺髓质系统的变化。结果表明，45 分钟后，染毒组大鼠血浆肾上腺素和去甲肾上腺素分别为（1334.78±62.33）

pg/ml 和（455.25±75.11）pg/ml，与对照组肾上腺素（157.67±62.18）pg/ml 和去甲肾上腺素（138.37±46.59）pg/ml 相比明显升高，差异具有统计学意义（$P<0.01$）。120 分钟后，肾上腺素和去甲肾上腺素分别为（430.00±81.34）和（225.96±40.46）pg/ml，与对照组肾上腺素（323.00±92.16）pg/ml 和去甲肾上腺素（164.4±48.80）pg/ml 相比明显升高，差异有统计学意义（$P<0.05$）。

E Perman 等给予猫一次性静脉注射 7.5～50mg/kg 乙醛，发现肾上腺素分泌量的增加明显，由 3.8～5.4μg/（kg·min）（对照组）增加到 11.2～122μg/（kg·min）（染毒组）；去甲肾上腺素的分泌量由 11.5～99.0μg/（kg·min）（对照组）增加到 15～110μg/（kg·min）（染毒组）。内脏神经切除后这种效应仍然存在，说明乙醛引起的激素分泌增加不是通过刺激内脏神经间接作用的结果，而是直接作用于肾上腺髓质刺激激素的合成和分泌。

尹占莉等采用 20% 环氧氯丙烷以 30 和 50mg/kg 皮下注射雌性和雄性 Wistar 大鼠，每天 1 次，连续 9 天，第 10 天处死动物，取双侧肾上腺置于液氮中，观察肾上腺的重量和儿茶酚胺类激素（肾上腺素和去甲肾上腺素）含量的变化。结果发现，随着环氧氯丙烷染毒剂量的增加，肾上腺中去甲肾上腺素含量变化不明显。肾上腺中肾上腺素在低剂量和高剂量染毒组分别为（4.48±0.93）和（4.04±0.43）nmol/mg，与对照组（3.78±0.41）nmol/mg 相比，低剂量染毒组明显增加，差异有统计学意义（$P<0.05$），高剂量染毒组无明显变化，差异无统计学意义（$P>0.05$）。肾上腺重量则随环氧氯丙烷染毒剂量增加而明显增加，低剂量和高剂量染毒组肾上腺重量分别为（40.00±3.92）和（43.14±4.81）mg，高于对照组（35.29±6.37）mg，差异均具有统计学意义（$P<0.05$）。结果提示，环氧氯丙烷染毒可致肾上腺增生肥大，使肾上腺素总的合成和分泌增加，并有一定的耗竭现象。高剂量染毒组肾上腺重量增加明显，但肾上腺素总的含量却比低剂量染毒组低，自身反馈调节可能是原因之一。

G Derome 等用乙酰胆碱和烟碱 2 种类胆碱能化学物处理原代培养的牛肾上腺髓质嗜铬细胞，检测处理后细胞儿茶酚胺及 cGMP 的分泌水平。半数有效剂量（50% effective dose，ED_{50}）分别为 10、2mol/L 的乙酰胆碱和烟碱可导致牛肾上腺嗜铬细胞儿茶酚胺分泌增加 8 倍及 10 倍。0.2 和 0.5mol/L 的乙酰胆碱与烟碱共同作用，与烟碱单独处理细胞相比儿茶酚胺水平降低了 19% 和 33%。

三、对肾上腺髓质细胞的毒性

AG Kanthasamy 等用雄性 SD 大鼠肾上腺嗜铬瘤细胞（PC12 细胞）研究发现，培养液中加入 $100\mu mol/L$ $CdCl_2$ 溶液，Cd^{2+} 通过 PC12 细胞表面的 Ca^{2+} 通道进入细胞，与胞内的钙调蛋白结合，产生细胞毒性，刺激激素分泌，引起细胞死亡率增加，与对照组比较，差异具有统计学意义。

T Yanagita 等用 WST-8 方法研究了 LiCl 对原代培养的牛肾上腺嗜铬细胞的细胞毒性，发现 $0.1\sim30mmol/L$ LiCl 处理对细胞存活没有影响，100mmol/L LiCl 处理会减少细胞存活，与对照组比较，差异具有统计学意义。

李煌元等采用 0、50、100、$300\mu mol/L$ 百草枯（paraqua）处理大鼠肾上腺嗜铬瘤细胞（PC12 细胞），24 小时后收集细胞，用噻唑蓝（MTT）法检测细胞毒性，Annexin V-FITC/PI 法检测细胞凋亡。结果显示，当百草枯浓度为 100、$300\mu mol/L$ 时，细胞存活率明显下降，与对照组比较差异均具有统计学意义（$P<0.05$，$P<0.01$）。当百草枯浓度为 100、$300\mu mol/L$ 时，细胞凋亡明显升高，与对照组比较，差异均具有统计学意义（$P<0.01$）。提示，百草枯可损害 PC12 细胞并诱导其凋亡。

D Lou 等分别采用 50、100、200、500、$1000\mu mol/L$ 百草枯处理体外培养的大鼠肾上腺嗜铬瘤细胞（PC12 细胞）24 小时。MTT 法检测结果显示，当百草枯浓度为 100、200、500、$1000\mu mol/L$ 时，各处理组的细胞的生存率均降低，与对照组比较差异均具有统计学意义（$P<0.05$）。百草枯浓度为 100、$1000\mu mol/L$ 时对应的细胞生存率分别为 $74.5\pm10.8\%$、$51.7\pm2.46\%$。Annexin V-FITC 法检测细胞凋亡率，各处理组的细胞凋亡率与对照组相比均升高（$P<$

0.05），并且呈现剂量-反应关系。百草枯浓度为 $50\mu mol/L$ 时，细胞凋亡率为 $9.78\pm1.59\%$。

四、肾上腺髓质肿瘤

DW Lynch 等分别采用 0、50 和 100ppm 环氧乙烷，100 和 300ppm 环氧丙烷给 Fischer 344 雄性幼龄大鼠连续吸入染毒 104 周，一天 7 小时，一周 5 天。观察两种外源化学物的慢性吸入毒性和致癌性。结果显示，100 和 300ppm 环氧丙烷染毒组肾上腺嗜铬细胞瘤的发病率分别为 32.05％ 和 27.50％，与对照组（10.25％）相比，发病率均明显升高（$P<0.05$），但无剂量-反应关系。

第三节　外源化学物致肾上腺髓质的毒性机制

一、致肾上腺髓质细胞生化改变

RB Leal 等研究了氯化镉对牛肾上腺嗜铬细胞（BACC）蛋白质磷酸化的影响。培养液中加入 $5\sim50\mu mol/L$ 氯化镉，牛肾上腺嗜铬细胞存活率没有明显的改变，但是蛋白质磷酸化水平发生了改变，有丝分裂原激活蛋白激酶（mitogen-activated protein kinase，MAPK）家族的两个成员 p38^{MAPK} 和胞外信号调节激酶（extracellularsignal-regulatedkinase，ERK-1/2）被磷酸化，活化的 p38^{MAPK} 进一步磷酸化下游蛋白质 HSP27。氯化镉暴露引起的这些生化改变，干扰了嗜铬细胞的正常分泌功能。

二、致肾上腺细胞凋亡及其机制

曾季平等采用 $500\mu mol/L$ CoCl$_2$ 分别处理大鼠肾上腺嗜铬瘤细胞（PC12 细胞）（Ⅰ组）、10mmol/L N-乙酰半胱氨酸（NAC）预保护 1 小时后的 PC12 细胞（Ⅱ组）、2mmol/L 二硫代苏糖醇（DTT）预保护 1 小时后的 PC12 细胞（Ⅲ组）24 小时。结果显示，Ⅰ组细胞存活率为 53.11％，加入了 NAC 和 DTT 的Ⅱ、Ⅲ组，细胞存活率分别上升为 94.18% 和 92.13%，与 I 组相比，差异均具有统计学意义（P <0.01）。I 组中 ROS 的生成量为对照组 PC12 细胞的 2.92 倍，II、III 组中 ROS 的生成量分别为对照组 PC12 细胞的 0.24 和 0.82 倍，与 I 组相比，差异具有统计学意义（P<0.01）。琼脂糖凝胶电泳检测发现，II 和 III 组 PC12 细胞的 DNA 片段化程度明显低于 I 组。RT-PCR 法检测结果显示，I 组中 bcl-xl 基因表达显著低于对照组，但 bax 基因表达与对照组相比，差异无统计学意义。II 组和 III 组中 bcl-xl 基因的表达显著高于 I 组，对 bax 基因表达无明显影响。化学发光法检测 caspase-3 的表达量，发现与对照组 PC12 细胞相比，I 组中 caspase-3 表达量由 7301815 上升为 16963510，差异具有统计学意义（P<0.01）。II 组、III 组中 caspase-3 的表达量分别为 10218210 和 12692110，和 I 组比较，差异具有统计学意义（P<0.01）。上述结果提示，$CoCl_2$ 诱导的 PC12 细胞的凋亡中，ROS 的生成量明显增加，bcl-xl 基因表达显著下降，且抗氧化剂 NAC 和 DTT 能显著地阻断 ROS 的产生，降低 DNA 片段化程度，抑制 caspase-3 的表达量。研究结果提示，ROS 介导了 $CoCl_2$ 诱导的 PC12 细胞凋亡，凋亡的机制与 bcl-xl 基因表达抑制及 caspase-3 活化有关。

李煌元等采用 0、100、300μmol/L 百草枯（paraqua）处理大鼠肾上腺嗜铬细胞（PC12 细胞），24 小时后收集细胞，用荧光定量反转录聚合酶链反应（RT-PCR）法检测 miR-133b 的相对表达水平。当百草枯浓度为 300μmol/L 时，可诱导 miR-133b 的表达，与对照组比较，差异具有统计学意义（P<0.01）。提示百草枯可能通过调节 miR-133b 的表达发挥毒性作用。

黄敏等采用 62.5μmol/L 百草枯处理大鼠肾上腺嗜铬瘤细胞（PC12 细胞）24 小时。微列阵芯片技术发现共有 19 个 miRRNA 的异常表达，其中，miR-34a 上调、miR-Let-7e 下调，与对照组比较，差异均具有统计学意义（P<0.01）。随后分别用 62.5、125、250、500、1000μmol/L 百草枯处理 PC12 细胞 24 小时。Annexin V-FITC/PI 法测定细胞凋亡率，与空白对照组相比，各处理组细胞凋亡率均显著上升，差异均具有统计学意义（P<0.05），且呈现剂量

依赖关系。RT-PCR 结果显示，随着百草枯浓度的增加，miR-34a 的表达水平持续升高。Western blot 结果显示，随着百草枯浓度的增加，bcl-2 蛋白表达水平明显降低，与对照组比较差异均具有统计学意义（$P<0.05$），且与 miR-34a 的表达量呈剂量-反应关系。研究结果提示，百草枯可能通过上调 miR-34a 表达，降低 bcl-2 蛋白表达，进而诱导 PC12 细胞凋亡。

三、致钙离子信号发生改变

肾上腺髓质激素的释放受细胞内自由钙离子浓度的调控。胞内自由钙离子浓度增加，会刺激儿茶酚胺的分泌。一些二价阳离子能够影响 Ca^{2+} 对激素合成和释放的调控作用。在肾上腺髓质内，内脏神经元通过突触和嗜铬细胞接触。内脏神经末端电压门控 Ca^{2+} 通道被神经信号激活开放，细胞外的 Ca^{2+} 内流，触发神经递质乙酰胆碱的释放。乙酰胆碱激活突触后嗜铬细胞表面的类胆碱受体，引起电压门控 Ca^{2+} 通道开放，Ca^{2+} 内流，触发儿茶酚胺的释放。大鼠静脉注入 $MgSO_4$ 后，Mg^{2+} 在肾上腺髓质的内脏神经末端和嗜铬细胞两个位点上抑制 Ca^{2+} 通过电压门控 Ca^{2+} 通道内流，从而抑制 Ach 和儿茶酚胺的释放。

L Arqueros 等的研究表明，$2.2mmol/L$ $MnCl_2$ 作为钙离子的拮抗剂抑制胞外的钙离子通过电压门控钙通道进入细胞，从而抑制钙离子内流触发的儿茶酚胺的分泌。以牛肾上腺皮质细胞为研究对象，高浓度 $MnCl_2$（6.6、11 和 $22mmol/L$）暴露情况下，通过电压门控钙通道进入细胞的 Mn^{2+} 增多，Mn^{2+} 作为 Ca^{2+} 的激动剂替代 Ca^{2+} 触发儿茶酚胺分泌。

K Yamagami 等用 $CdCl_2$ 和 $CoCl_2$ 处理猫肾上腺嗜铬细胞，会引起嗜铬细胞膜的去极化，促进 Ca^{2+} 内流，增加胞质自由 Ca^{2+} 的浓度，刺激儿茶酚胺的分泌。Yamagami K 等用 $CdCl_2$ 和 $CoCl_2$ 处理原代培养的牛肾上腺嗜铬细胞，发现 Cd^{2+} 和 Co^{2+} 与细胞表面的受体结合，刺激细胞产生 1，4，5-三磷酸肌醇（1，4，5-inositol trisphos-ophate，1，4，5-IP3），触发细胞内钙库释放钙离子，导致胞质自由 Ca^{2+} 的浓度增加，刺激儿茶酚胺的分泌。

第四节 外源化学物致肾上腺髓质的毒性研究方法

一、整体动物实验

肾上腺髓质毒性的实验动物研究与肾上腺皮质研究方法相似，主要的区别在于检测的指标不同，激素分泌水平检测主要测定血清和肾上腺髓质组织中肾上腺素和去甲肾上腺素含量，实验动物主要采用啮齿类动物，用大鼠进行的研究较多。重复部分本节不再赘述。

肾上腺髓质分泌的激素主要包括儿茶酚胺、肾上腺素和去甲肾上腺素。主要采用放射免疫分析法、高效液相色谱（HPLC）法对激素分泌水平进行检测。本节以尹占莉等的研究为例，说明外源化学物致肾上腺髓质激素合成、分泌变化的研究方法。采用 20％环氧氯丙烷以 30 和 50mg/kg 经皮下注射 Wistar 大鼠（分 3 组，每组 8 只，雄性大鼠 3 只，雌性大鼠 5 只），每天 1 次，连续 9 天，第 10 天处死大鼠，取双侧肾上腺置于液氮中，肾上腺在冷冻状态下准确称量后，加入 3ml 0.08mol/L $HClO_4$（含 0.05％ EDTA-2Na），于冰浴中制成匀浆，以 2000g，0℃离心 30 分钟，上清液稀释 10 倍，取出 $5\mu l$ 稀释液，采用高效液相色谱法对激素分泌进行分析。

二、体外实验

（一） 细胞株

PC12 细胞是从大鼠肾上腺嗜铬细胞瘤克隆的细胞株，主要分泌产物为儿茶酚胺类激素，包括多巴胺、去甲肾上腺素等，常用于研究外源化学物对肾上腺嗜铬细胞激素分泌的影响。细胞形态为多角型，贴壁较松，容易成团。培养液为：RPMI1640 培养液＋10％马血清＋5％胎牛血清＋1％青霉素/链霉素，37℃，5％ CO_2 培养。培养液中添加不同浓度的待测外源化学物，用高效液相色谱法（HPLC）分析培养液中多巴胺浓度，研究外源化学物对细胞激素分泌的刺激作用。

（二） 原代培养细胞

本节以牛肾上腺髓质嗜铬细胞为例，说明原代培养的肾上腺髓质细胞分离培养和毒性研究的方法。

牛在屠宰场被宰杀后，分离肾上腺，置于冰上，尽快送至实验室。无菌条件下，肾上腺组织用胶原酶/脱氧核糖核酸酶 I （collage-nase/Dnase I）消化，制备细胞悬液，用密度梯度离心法去除杂质细胞。制备的嗜铬细胞以 5×10^5 /ml 密度，37℃，5% CO_2 条件下培养。培养液用 DMEM（Dulbecco's modified Eagle's Medium）培养液，添加下列成分：10% 胎牛血清、15mmol/L HEPES（用 NaOH 调 pH 至 7.4）、5.5mmol/L 葡萄糖，4mmol/L 左旋谷氨酰胺、10μmol/L 5-氟脱氧尿苷、10μmol/L 胞嘧啶阿拉伯糖苷，167000IU/L 青霉素，75000IU/L 链霉素。细胞培养过程中每 3 天换液 1 次。细胞培养的第 3~10 天用于外源化学物毒性研究。

下面以 $MnCl_2$ 致肾上腺髓质嗜铬细胞儿茶酚胺合成和分泌改变研究为例，说明研究外源化学物致原代培养髓质细胞激素合成分泌变化的研究方法。

配制 HBLS 缓冲液（HEPES-buffered Locke's Solution）：NaCl（144mmol/L），KCl（5.4mmol/L），$MgCl_2$（1.8mmol/L），$CaCl_2$（1.8mmol/L），HEPES（10.0mmol/L），葡萄糖（11.0mmol/L），维生素 C（0.3mmol/L），牛血清球蛋白（0.2% w/v），NaOH 调 pH 至 7.2。细胞接种于 24 孔板中，5×10^5 细胞/孔，加入含 [^{3}H] -去甲肾上腺素的培养液，调节培养液的体积使得每孔中 ^{3}H 放射性活度为 1μCi（3.7×10^{10} Bq），培养 60 分钟后弃去培养液，用 HBLS 缓冲液洗两次，去除细胞外的放射性核素，测定细胞中 ^{3}H 的活度。用不含 Ca^{2+} 的 HBLS 培养 10 分钟，用含烟碱的培养液 22℃培养 15 分钟，或者用去极化 HBLS 缓冲液（增加 K^+ 的浓度，降低 Na^+ 的浓度）37℃培养。培养液中加入 1.8mmol/L $MnCl_2$ 进行染毒。染毒结束后，收集培养液，测定培养液中 ^{3}H 的放射性活度，用 ^{3}H 释放量占细胞起始 ^{3}H 活度的百分比表示嗜铬细胞儿茶酚胺的释放能力。

（曹　毅）

主要参考文献

见第四章后。

第六章

外源性有害因素对睾丸的危害

第一节　睾丸的结构与功能

一、睾丸一般解剖学

睾丸（testis）呈扁椭圆形，位于阴囊内，左、右各一。睾丸的表面被覆睾丸被膜，被膜由鞘膜、白膜和血管膜三层膜结构组成。外周的睾丸鞘膜与阴囊内表面的鞘膜围成一个很窄的鞘膜腔，腔内含少量液体，起润滑作用。中间的白膜为一层致密结缔组织，白膜在睾丸后缘局部增厚形成睾丸纵隔（mediastinum testis）。纵隔的结缔组织呈放射状伸入睾丸实质，将睾丸实质分隔成为 200～300 个锥形的睾丸小叶（lobuli testis）。每个小叶含有 1～4 条生精小管（seminiferous tubule）。生精小管之间的疏松结缔组织称睾丸间质。生精小管在近睾丸纵隔处互相合并成为单一的短的直精小管（straight seminiferous tubule），各睾丸小叶的直精小管进入睾丸纵隔后反复分支、彼此吻合形成睾丸网（rete testis）。

二、睾丸组织学结构

（一）支持细胞

支持细胞（sustentacular cell）又称 Sertoli 细胞，是一种高柱状非增殖性细胞，底部附着于基底膜上，顶部伸向腔面，胞质伸出许多突起，形成许多陷窝，各级生精细胞即在这些陷窝中完成发育过程。细胞核多位于基底，呈三角形或不规则，核膜有许多皱褶，核质均匀，核染色质稀疏，染色浅，核仁明显，核仁周围有卫星核小体。电镜下，其胞质内高尔基复合体发达，粗面内质网、滑面内质网丰富，线粒体及溶酶体数量多，并有较多的微丝和微管。支持细胞的细胞骨架是由微管、微丝和中间纤维组成。微管是由微管蛋白组成的长管状细胞器结构，其基本单位是 α 与 β 微管蛋白组成的微管蛋白异二聚体，主要参与物质运输、维持细胞形状和促进细胞运动。毒物或药物可破坏支持细胞的微管结构，从而引起生精细胞的变形和迁移阻滞。

支持细胞在结构上为生精细胞的分化成熟提供支架，供给生精过程所需的营养物质及能量，也可通过分泌生长因子类、类固醇类等多种调节因子及蛋白质参与生精细胞的分化成熟，保证精子的正常发生。毗邻的支持细胞在靠近基底膜处的细胞膜紧密连接构成血-睾屏障（blood-testis barrier），将精原细胞与其他各级生精细胞分隔开，使精原细胞与其他生精细胞处于不同的微环境中，并可阻止某些物质进出生精上皮引起生精细胞损害，对维持生精小管内稳定的微环境具有重要作用。

此外，支持细胞还能分泌多种物质。胚胎早期能分泌抗苗勒管激素（anti-müllerian hormone，AMH），具有使雄性苗勒管退化的作用。支持细胞可特异性分泌雄激素结合蛋白（androgen blinding protein，ABP）。ABP 进入生精小管中可以结合、运输和浓缩雄激素，维持生精上皮内雄激素的高含量。另外，支持细胞分泌的液体进入生精小管的管腔中，组成睾丸液，帮助精子从睾丸输送到附睾的输出小管。同时，高浓度的 ABP 随睾丸液流向附睾，对于维持附睾头部功能具有重要作用。分泌的抑制素（inhibin）能选择性的抑制腺垂体分泌卵泡刺激素（follicle stimulating hormone，FSH），对下丘脑-垂体-睾丸轴起调节平衡作用。支持细胞还能合成和分泌少量类固醇激素，主要是雌激素。除上述功能外，支持细胞还能吞噬精子细胞变性脱落的残余胞质，在溶酶体作用下进行分解。

（二）间质细胞

间质细胞（interstitial cell）又称 Leydig 细胞，位于生精小管间的间质中，占睾丸体积的 $5\% \sim 12\%$。细胞呈圆形、椭圆形或多边形。胞体较大，直径 $15 \sim 20\mu m$。胞质嗜酸性，呈粗颗粒状。核呈圆形或卵圆形，核仁明显。超微结构显示，胞质内含有丰富的滑面内质网、高尔基复合体、线粒体、脂滴和溶酶体。由于滑面内质网上含有丰富的合成类固醇的酶，因而滑面内质网的发达程度能反映细胞合成雄激素的能力。高尔基复合体可能与类固醇激素的合成与分泌相关。间质细胞中常见脂滴，脂滴周围有可溶性酯酶。在酯酶的作用下，胆固醇酯释放出游离的胆固醇作为合成类固醇的原料。合成雄激素功能活跃的间质细胞利用脂滴中物质的速度较快，因而脂滴少，体积较小。反之，合成雄激素功能不活跃的间质细胞，脂滴多，体积大。因此脂滴的多少，在一定程度可作为衡量间质细胞功能的一个形态学指标。

（三）管周细胞

管周细胞（peritubular cell）是分布在生精上皮基膜外，围绕生精小管呈环形排列的一类肌成纤维细胞。管周细胞为一到多层，位于生精小管界膜中层，内侧有生精上皮基膜，外侧有少量成纤维细胞，细胞扁平呈星形或长形，核椭圆，轮廓平滑，相邻管周细胞的突起形成连接复合体，胞质有细长的线粒体、发达的高尔基复合体、内质网及游离核糖体。另外还有大量的细丝束和细丝，为细胞骨架成分。管周细胞可通过收缩促进精子和睾丸液向附睾方向输送。管周细胞含有雄激素受体（androgen receptor，AR），间质细胞分泌的睾酮作为主要旁分泌刺激物，影响管周细胞中肌样细胞旁分泌因子的合成，从而可调节支持细胞的功能和营养供给，从而间接地影响生精细胞的发育。管周细胞还可合成和分泌其他多种生物活性物质，介导睾丸的生精过程和雄激素合成的调节。

三、睾丸的内分泌功能

睾丸的间质细胞分泌雄激素（androgen），支持细胞分泌抑制素（inhibin）。

（一）雄激素

具有生物活性的雄激素主要有睾酮（testosterone，T）、双氢睾酮（dihydrotestosterone，DHT）、脱氢表雄酮（dehydroepiandrosterone，DHEA）、雄烯二酮（androstenedione）和雄酮（androsterone）。

1. 雄激素的合成与分泌　男性血浆中的睾酮 95% 由睾丸分泌，肾上腺皮质分泌的甚少。双氢睾酮大部分由睾酮在外周组织转化而来，小部分由睾丸分泌。脱氢表雄酮、雄烯二酮及雄酮主要来自肾上腺皮质，睾丸亦能产生少量。睾酮的分泌在一定程度上受生物节律、季节、应激强度、持续时间等因素的影响。

睾酮在睾丸间质细胞内合成，其原料为胆固醇。间质细胞利用的胆固醇由醋酸盐合成，胆固醇的合成是在滑面内质网中进行。胆固醇必须从线粒体膜外转运到膜内进而合成睾酮，转运过程需要类固醇激素合成急性调节蛋白（steroidogenic acute regulatory protein，StAR）参与才能完成。StAR 还可加速胆固醇向细胞色素 P450 胆固醇侧链裂解酶（P450 cholesterol side-chain cleavage，P450scc）的传递，这是睾酮合成的限速步骤。胆固醇转运到线粒体内膜后，通过羟化、侧链裂解形成孕烯醇酮。由孕烯醇酮合成睾酮可通过两条途径：

（1）一条称 Δ^5 途径，即以孕烯醇酮为前体，经过一系列酶作用的产物。Δ^5 途径合成雄激素时，首先在 17α-羟化酶的作用下，在孕烯醇酮第 17 位碳原子增添了 α 羟基，从而变成 17α-羟孕烯醇酮，再经 17,20 碳链裂解酶的作用，将 17 位和 20 位碳原子上的侧链断开，形成脱氢表雄酮，又在 17β-羟基类固醇脱氢酶（17β-HSD）作用下形成雄烯二醇。脱氢表雄酮和雄烯二醇都是较弱的雄激素。

（2）雄激素合成的另一条途径为 Δ^4 途径，即孕酮在 17α-羟化酶作用下形成 17α-羟孕酮，又经 17,20 碳链裂解酶作用形成雄烯二酮，再经 17β-羟基类固醇脱氢酶作用后形成活性最强的雄激素——睾酮。

Δ^4 是合成睾酮的主要途径。Δ^5 途径的每一步产物均可经 3β-羟基类固醇脱氢酶（3β-HSD）和 Δ^{5-4} 异构酶的作用而形成相当的 Δ^4 产物（图 6-1）。

研究表明，类固醇合成酶及相关蛋白质的表达受多种转录因子的影响。有些转录因子可直接结合在靶基因的启动子上，激活后直接调节靶基因的转录，如睾丸间质细胞与肾上腺皮质细胞核中的类固醇生成因子（steroidogenic factor 1，SF-1），其能影响 P450scc、3β-HSD、StAR 的基因表达，进而影响睾酮的合成。有些转录因子需要

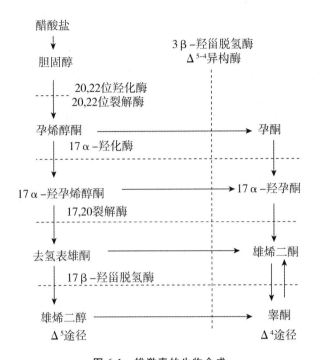

图 6-1 雄激素的生物合成

→：雄激素合成的途径；┈：酶作用的部位

通过调节其他的转录因子来间接实现对基因的调控，如核因子-κB（nuclear factor-κB，NF-κB），NF-κB 可通过增加组蛋白去乙酰化酶（histone deacetylase，HDAC）的表达，进而抑制 SF-1 的调节转录活性。此外，蛋白质磷酸化是间质细胞信号传导途径中重要的环节，睾丸间质中的磷酸酯酶可通过调节蛋白质磷酸化起到间接调控的作用，如分裂原活化蛋白激酶磷酸酶（mitogen-activated protein kinase phosphatases，MKPs）。间质细胞自分泌的转化生长因子-α（transforming growth factor-α，TGF-α）通过与表皮生长因子受体（epidermal growth factor receptor，EGFR）结合，刺激睾酮合成蛋白的表达。总之，任何因素只要能影响睾酮生物合成的任一环节，最终都可导致睾酮合成的变化。

2. 雄激素的运输　血浆中存在一种与睾酮有很高亲和力的蛋白质，称为性激素结合球蛋白（sex hormone blinding globulin，SHBGS）。血液中 97%～99% 的雄激素以结合形式存在，主要与 SHBGS 结合。少量（1%～3%）呈游离状态，睾酮只有在游离状态才有生物活性。结合与游离形式的睾酮处于动态平衡状态。与蛋白质结合的睾酮，可以脱掉蛋白质重新成为有活性的游离状态。睾丸中睾酮的转运主要依赖于支持细胞分泌的 ABP，ABP 与睾酮和双氢睾酮具有很高的亲和力和低饱和容量，能与来自血液和睾丸的雄激素结合，维持生精小管内雄激素的高含量。

3. 雄激素的代谢　睾酮主要在肝内降解、灭活。在肝内经还原、氧化及侧链裂解形成 17-酮类固醇，包括雄酮、异雄酮及原胆烷醇酮，这些代谢产物与葡萄糖醛酸或硫酸结合，随尿排出体外。睾酮在前列腺和附睾等靶器官被摄取后，在细胞内的 5α-还原酶作用下转变为双氢睾酮，然后与细胞内受体结合发挥作用。在某些组织中，如骨骼和肌肉等，睾酮直接与其受体结合而发挥作用。睾酮也可在脂肪组织中转化为雌二醇与雌酮，一般情况下这种转变可能没有重要的生理意义。

4. 雄激素的生理功能　雄激素的作用比较广泛，主要有以下几个方面：

（1）对胚胎性分化的影响：雄激素可诱导含 Y 染色体的胚胎向男性分化，促进内生殖器的发育。

（2）维持生精作用：睾酮由间质细胞分泌后，进入支持细胞转变为双氢睾酮，随后进入生精小管，促进生精细胞的分化和精子的生成过程。

（3）刺激生殖器官的发育和维持性欲：睾酮能刺激附性器官的生长发育，也能促进男性副性征的出现并维持在正常状态。

（4）促进蛋白质的合成：睾酮能促进蛋白质的合成，特别是促进肌肉和生殖器官的蛋白质合成，同时也有促进骨骼生长与钙、磷沉积以及红细胞生成等作用。

（二）抑制素

抑制素（inhibin）是一类糖蛋白激素，由 α 和 β 两种亚单位组成，由于 β 亚单位的差异，有抑制素 A（αβ_A）和抑制素 B（αβ_B）两种形式。抑制素 B 是唯一由睾丸产生的，主要来自支持细胞。抑制素的主要作用是选择性地抑制腺垂体合成和分泌 FSH，生理剂量的抑制素对间质细胞刺激素（interstitial cell stimulating hormone，IC-SH）无明显作用，大剂量的抑制素也能抑制 ICSH 的分泌。

四、睾丸功能的调节

睾丸的生精作用和内分泌功能均受到下丘脑、腺垂体、睾丸构成的下丘脑-腺垂体-睾丸轴（hypothalamus-adenohypophysis-testes axis）的调节。睾丸分泌的激素又对下丘脑-腺垂体进行反馈调节，从而维持睾丸生精过程和内分泌水平的稳态。此外，睾丸内细胞之间还存在复杂的局部调节。

（一）下丘脑-垂体对睾丸功能的调节

下丘脑分泌的促性腺激素释放激素（gonadotropin- releasing hormone，GnRH）经垂体门脉直接作用于腺垂体，促进腺垂体促性腺细胞合成与分泌卵泡刺激素（follicle- stimulating hormone，FSH）与间质细胞刺激素（interstitial cell stimulating hormone，ICSH）。进而对睾丸的生精作用以及支持细胞和间质细胞的内分泌活动进行调节。

1. 腺垂体对生精作用的调节　ICSH 与 FSH 对生精过程都有调节作用，FSH 直接作用于生精细胞与支持细胞，ICSH 则是通过促进间质细胞分泌雄激素实现的。生精过程受 FSH 与睾酮的双重控制，FSH 启动生精过程，睾酮维持生精过程。FSH 经血液循环到达睾丸后，与支持细胞膜上的相应受体结合，经环磷酸腺苷-蛋白激酶系统，促进支持细胞合成分泌促精子生成所需的蛋白质，其中可能存在启动生精过程的物质。同时，在 FSH 作用下，支持细胞分泌 ABP。ABP 能与睾酮和双氢睾酮结合，并将其转运至生精小管内，提高生精小管内雄激素的局部浓度，有利于生精过程。此外，由抑制素的 β 亚单位组成的同二聚体（β_Aβ_A，β_Bβ_B）或异二聚体（β_Aβ_B），称为激活素，激活素对 FSH 有兴奋效应。

2. 腺垂体对睾酮分泌的调节 雄性动物体内，垂体分泌的 ICSH 促进间质细胞合成与分泌睾酮。ICSH 与睾丸间质细胞膜上的受体结合，通过 G 蛋白介导，使细胞内环磷酸腺苷（cAMP）的生成增加，cAMP 再激活依赖 cAMP 的蛋白激酶，加速蛋白质磷酸化过程，导致胆固醇酯水解增强，并促使胆固醇进入线粒体内合成睾酮。同时，ICSH 可通过增强间质细胞线粒体和滑面内质网中与睾酮合成有关的酶系的活性，加速睾酮的合成。ICSH 还可增加间质细胞膜对 Ca^{2+} 的通透性，促进睾酮的分泌。此外，有实验表明，FSH 和 ICSH 对间质细胞分泌睾酮有协同作用，其机制可能与 FSH 使 ICSH 受体增加以及受体对 ICSH 的亲和力增强有关。

（二）睾丸激素对下丘脑-垂体的负反馈调节

当血中睾酮浓度达到一定水平后，通过负反馈抑制下丘脑分泌 GnRH 和腺垂体分泌 ICSH，同时降低腺垂体对 GnRH 的反应性。睾酮对腺垂体的反馈抑制只限于 ICSH 合成与分泌，对 FSH 分泌无影响。机体也可以通过抑制素对腺垂体进行负反馈调节，抑制素能选择性抑制 FSH 的合成和分泌，还可阻断下丘脑分泌 GnRH 刺激所引起垂体的 FSH 释放。

（三）睾丸的局部调节

在睾丸局部，特别是在支持细胞与间质细胞和生精细胞之间，还存在错综复杂的局部调节系统，这一局部调节系统主要由激素、局部旁分泌-自分泌激素、细胞因子、生长因子、代谢产物和局部组织分泌的特异性蛋白质等物质组成。

研究证实，睾丸间质细胞、支持细胞及生精细胞中均含有芳香化酶，可合成雌激素，雌激素在雄性体内也是通过雌激素受体（estrogen receptor，ER）发挥作用，由雌激素 α 受体（ERα）介导下的雌激素对睾丸内的输出小管管腔液重吸收具有重要的调节作用。ERα 基因破坏的小鼠，输出小管重吸收功能受到破坏，过多液体积聚造成生精小管压力升高，生精小管扩张，生精上皮损伤，最终导致生殖功能下降。此外，雌激素在局部起旁分泌调节作用，间质细胞含有雌激素的受体，在胎儿期，阻滞其前体细胞发育成间质细胞，并抑制雄激素的合成。

管周细胞合成的胰岛素样生长因子-1（IGF-1）、表皮生长因子（EGF）样物质、转化生长因子-α（TGF-α）和转化生长因子-β（TGF-β）均可作为旁分泌因子调节间质细胞的功能。管周细胞中肌样细胞旁分泌因子影响支持细胞功能，它能刺激支持细胞产生 ABP、转铁蛋白等许多因子，并抑制芳香化酶的活性。

内皮素-1（ET-1）是调控管周细胞收缩的多肽，在睾丸内由支持细胞合成，旁分泌参与调节生精小管和间质的功能。管周细胞膜上有高度亲和的 ET-1 受体，通过受体-配体复合体向细胞内转导信号，促进管周细胞收缩。

支持细胞可通过旁分泌因子和局部的营养因子来调节生精过程。如支持细胞分泌的胰岛素样生长因子-1（IGF-1）是一种广泛存在的旁分泌因子，睾丸间质细胞存在 IGF-1 特异性受体。IGF-1 能通过受体作用于间质细胞，促进睾酮分泌及 DNA 合成。转化生长因子-α（TGF-α）和转化生长因子-β（TGF-β）也参与支持细胞对生精细胞的调节过程。白细胞介素-1（IL-1）能刺激生精细胞的生长，胰岛素样生长因子-2（IGF-2）能影响生精细胞的代谢活性。此外，支持细胞上存在内啡肽受体及内啡肽类物质如：促肾上腺皮质激素（ACTH）、α-黑色素细胞刺激素（α-MSH）、β-黑色素细胞刺激素（β-MSH）等，这些物质均能使支持细胞内 cAMP 含量增高。

总之，支持细胞、间质细胞和生精细胞三者间存在复杂的局部调节，主要通过以下途径进行：

（1）通过调节生精细胞对激素的反应性及支持细胞的功能，调节生精作用的下列步骤：生精细胞的繁殖分化、生精细胞由生精小管近基底部向近管腔部移动以及精子释放。

（2）支持细胞、间质细胞和生精细胞通过各种因子相互作用，调节间质细胞合成类固醇激素的能力。

（陈文才　汪燕妮　李芝兰）

第二节　致睾丸毒性的外源化学物及毒性表现

近年来，从器官水平、细胞水平、分子水平和基因水平研究，发现对睾丸内分泌有影响的常见外源性物质包括：

（1）金属与类金属：铅、汞、镍、砷、镉、锰、钐、铈、铝、锂、硒、镧、钛、钼、硅、铬、钒等。

（2）有机化合物：二硫化碳、2-溴丙烷、2,2-二（4-羟基苯基）-1,1,1-三氯乙烷（HPTE）、氯乙烯、苯、甲醛、六氯联苯、多氯联苯、氮丙啶类化合物、全氟辛烷磺酸（PFOS）、2-甲-4氯苯氧乙酸、1,3-二氯-2-丙醇、2-乙氧基乙醇、3-硝基-1,2,4-三唑-5-酮、辛基酚、壬基酚、3-甲基-4-硝基酚、双酚A、氯乙酸甲酯、甲苯二异氰酸酯、磷酸二丁酯、邻苯二甲酸单丁酯、马尿酸、邻苯二甲酸二丁酯（DBP）、邻苯二甲酸单乙基己基酯、邻苯二甲酸二（2-乙基己基）酯（DEHP）、邻苯二甲酸丁基苄酯、邻苯二甲酸二环己酯、二苯基甲烷二异氰酸酯、异佛尔酮二异氰酸酯、甲基叔丁基醚、芥子气、十溴联苯醚、丙烯腈、丙烯醛、3,4-二氯苯胺、三苯氧胺、丙烯酰胺、三聚氰酸、三聚氰胺、二甲基甲酰胺、苯并（a）芘（BaP）、三苯基醋酸锡、三丁基锡（TBT）、苯丁锡、2,3,7,8-四氯二苯并二噁英等。

（3）农药：2-甲-4-氯苯氧乙酸、对硫磷、甲基对硫磷、辛硫磷、氧乐果、毒死蜱、硫丹、氰戊菊酯、氯氰菊酯（CYP）、高效氯氰菊酯、2,4-D丁酯、快杀灵、灭多威、草甘膦、高效吡氟氯禾灵、恶喹酸、啶虫脒、阿特拉津、矮壮素、多菌灵、利谷隆、绿麦隆、乙草胺等。

（4）药物：奥硝唑、美他多辛、多效唑原药、白消安、喹烯酮、腺嘌呤、维生素 B_6、环磷酰胺、异环磷酰胺、表柔比星、氟他胺、非那雄胺、苯甲酸雌二醇、雌二醇、己烯雌酚、炔雌醇、恩诺沙星、雷公藤、大黄提取物（主要为蒽醌类化合物）、仙茅醇提取物、中药碘、赖氨酸型促动物生长剂粉末、外源性褪黑激素、乌头碱、硼酸等。

（5）物理与生物因素：电离辐射、非电离辐射、微波、弓形虫速殖子、微囊藻毒素、番茄红素、龙葵碱、橘青霉素、玉米赤霉醇、T-2 毒素等。

（6）其他因素：氟、吸烟、乙醇、水中有机物质、汽车尾气、油漆、芹菜素等对雄性生殖内分泌影响等。

睾丸组织结构的正常是其具有内分泌功能的基础，睾丸湿重和脏器系数的改变在一定程度上可影响其内分泌功能。脏器的湿重在一定程度上反映脏器的损伤状况，体重由于受到饲料、饮水等因素的影响，波动比较大，脏器系数又称脏体比，即脏器的重量与其体重的比值，相对的脏器湿重比较恒定。在正常状态下，动物各脏器的脏器系数是较恒定的，若脏器发生充血、水肿、增生肥大等现象时，则会引起脏器系数的增大；脏器发生萎缩或其他退行性改变以后，脏器系数会相应的减小。脏器系数的变化，在一定程度上可以间接说明脏器的损伤程度。睾丸内主要与内分泌相关的细胞有间质细胞（Leydig cell）、支持细胞（Sertoli cell）和管周细胞（peritubular cell），其中间质细胞分泌雄激素，支持细胞分泌抑制素（inhibin），管周细胞含有雄激素受体（androgen receptor，AR），其细胞形态及血液激素水平的改变均可反映出对内分泌功能影响。某些外源性物质可致雄激素结合蛋白（androgen binding protein，ABP）、细胞色素 P450 胆固醇侧链裂解酶（P450scc）、17β-羟基类固醇脱氢酶（17β-HSD）、3β-羟甾脱氢酶（3β-HSD）等变化，影响雄激素合成与分泌等。

外源化学物对睾丸内分泌的影响主要有以下方面的表现：

一、致动物睾丸形态学的改变

（一）对睾丸脏器湿重和脏器系数的影响

常见外源化学物对睾丸湿重和脏器系数的影响，详见表 6-1～表6-6。

表 6-1　金属与类金属及其化合物对睾丸湿重和脏器系数的影响

类型	动物	染毒方式	染毒剂量（染毒时间）	结果	文献
醋酸铅	3~5周龄昆明种雄性小鼠	灌胃	0.5、1、2mg/kg（4周）	各剂量染毒组睾丸重量减轻，与对照组比较，差异有统计学意义（$P<0.01$）。	李建秀等，2002
	4周龄ICR雄性小鼠	腹腔注射	1.5、6、24mg/kg（10次、1次/3天）	高剂量染毒组睾丸脏器系数降低，与对照组比较，差异有统计学意义（$P<0.005$）。	金龙金等，2003
	0~21日龄昆明种雄性小鼠	饮水染毒	100、300、500mg/L（出生后0~21天染毒，于45日龄取材）	高、中浓度染毒组睾丸重量低于对照组，差异有统计学意义（$P<0.05$）。	刘海涛等，2006
醋酸铅和乙醇	成年Wistar雄性大鼠	灌胃 自由饮水	乙醇（26%）组：2.16g/kg（灌胃，醋酸铅组：5‰（自由饮水），以及二者联合染毒（5天/周，8周）	联合染毒组睾丸脏器系数高于对照组，差异有统计学意义（$P<0.05$）。	谭成森等，2006
氯化汞	6~7周龄Wistar雄性大鼠	腹腔注射	1、3mg/kg（3周）	高剂量染毒组睾丸脏器系数低于对照组，差异有统计学意义（$P<0.05$）。	陈小玉等，2001

续表

类型	动物	染毒方式	染毒剂量（染毒时间）	结果	文献
氯化汞	3月龄雄性Wistar大鼠	饮水染毒	50、100mg/L（3、7、15、30、60、90天）	低剂量染毒组：饮水染毒7天后睾丸重量减轻，其他时间点睾丸脏器系数在7、30天时升高；高剂量染毒组：饮水染毒3、15、30天时睾丸重量减轻，7天时睾丸重量轻微增加，60、90天时睾丸重量增加，与对照组比较，差异均有统计学意义（$P < 0.05$）。	MA Boujbiha et al, 2009
朱砂	6~7周龄SD雄性大鼠	灌胃	0.1、0.3、1g/kg（6周）	高、低剂量染毒组睾丸脏器系数均降低，与对照组比较，差异有统计学意义（$P < 0.05$）。	谷颖敏等，2011
碳酸锂	6~7周龄性成熟Wistar雄性大鼠	喂饲染毒	0.5、0.8、1.1g/kg（90天）	高、中剂量染毒组睾丸重量减轻，与对照组比较，差异有统计学意义（$P < 0.01$）。	SC Thakur et al, 2003
代森锰锌	80~90日龄Swiss雄性小鼠	灌胃	0.8g/kg（5、10、20、30天）	灌胃20、30天后睾丸脏器系数与对照组比较降低，差异有统计学意义（$P < 0.05$）。	RL Ksheerasagar et al, 2003

续表

类型	动物	染毒方式	染毒剂量（染毒时间）	结果	文献
氯化镉	6~7周龄成年雄性SD大鼠	饮水染毒	8、40、200mg/kg（2个月）	高剂量染毒组睾丸脏器系数升高，与对照组比较，差异有统计学意义（$P<0.01$）。	苏念军等，2005
	6~7周龄成年SD雄性大鼠	腹腔注射	0.25、0.5、1mg/kg（1周）	高、中剂量染毒组左、右侧睾丸量和睾丸脏器系数均低于对照组，差异有统计学意义（$P<0.01$）。	李煌元等，2007；朱善良等，2003
	5~6周龄SD雄性大鼠	皮下注射	0.1、0.2、0.4mg/kg（5周）	高剂量染毒组睾丸脏器系数高于对照组，差异有统计学意义（$P<0.05$）。	王文祥等，2008
	8~10周龄昆明种雄性小鼠	皮下注射	0.5、1、2mg/kg（5周）	各剂量染毒组睾丸重量减轻，并随染毒剂量的增加，下降趋势更明显。高、中剂量染毒组与对照组比较，差异有统计学意义（$P<0.01$）。	余荣等，2007
	3~5周龄ICR雄性小鼠	腹腔注射	1、5、10μmol/kg（20天、1次/2天）	高剂量染毒组睾丸脏器系数低于对照组和低剂量染毒组，差异有统计学意义（$P<0.01$）。	曹琼洁等，2010
	30日龄康海兰公鸡	灌胃	150mg/kg（60天）	染毒组睾丸脏器系数降低，与对照组比较，差异有统计学意义（$P<0.01$）。	孙刚等，2004

续表

类型	动物	染毒方式	染毒剂量（染毒时间）	结果	文献
氯化镉	50日龄成年雄性鹌鹑	灌胃	10、20、40mg/kg（1、2周）	染毒1周后，低剂量染毒组睾丸脏器系数降低，与对照组比较，差异有统计学意义（$P<0.05$），染毒1周后的高、中剂量染毒组和染毒2周后的各剂量染毒组睾丸脏器系数降低，与对照组比较，差异有统计学意义（$P<0.01$）。	江燕琼等，2007
硫酸镍和重铬酸钾	5～6周龄昆明种雄性小鼠	灌胃	硫酸镍＋重铬酸钾：0＋2.5、0＋5、2.5＋0、2.5＋2.5、2.5＋5、5＋0、5＋2.5、5＋5（mg/kg）（5天）	睾丸脏器系数随染毒剂量增加而降低，各剂量染毒组与对照组比较，差异有统计学意义（$P<0.05$），并存在一定的剂量-效应关系。镍和铬之间存在交互作用（$P<0.05$），直观分析可见低镍染毒组毒效应为0.06、低联合染毒组毒效应为0.25、低铬染毒组毒效应为0.12、低于低剂量联合染毒组0.18，高铬染毒效应为0.15、高剂量联合染毒组毒效应为0.38、高镍染毒组毒效应＋高铬染毒组毒效应为0.33、低于高剂量联合染毒组毒效应0.38。说明镍与铬对小鼠睾丸脏器系数的交互影响是协同作用。	李紫，2012

续表

类型	动物	染毒方式	染毒剂量（染毒时间）	结果	文献
重铬酸钾	90±10日龄SD雄性大鼠	腹腔注射	0.2、0.4、0.6mg/kg（13、26天）	染毒26天后高剂量染毒组睾丸重量减轻，与对照组比较，差异有统计学意义（$P<0.05$）；染毒13、26天后，各剂量染毒组睾丸脏器系数均降低，差异有统计学意义（$P<0.05$）。	AK Chandra et al，2007
氯化镉和二苯基二硒	5周龄Swiss雄性小鼠	皮下注射	氯化镉：2.5mg/kg，二苯基二硒：5μmol/kg以及二者联合染毒（1、2、3、4周，5次/周）	染毒1周后氯化镉单独染毒组以及二者联合染毒组睾丸脏器系数降低，与对照组比较，差异有统计学意义（$P<0.001$）。	FW Santos et al，2006
氯化锰	3~5周龄性成熟昆明种雄性小鼠	腹腔注射	2.5、5、10、20mg/kg（12周，5天/周）	随着染毒剂量的增加，睾丸脏器系数降低，其中20mg/kg剂量染毒组睾丸器系数与对照组比较，差异有统计学意义（$P<0.05$）。	宦容峰等，2002
氯化锰	4~5周龄性成熟昆明种雄性小鼠	腹腔注射	10、20、40mg/kg（7周）	高剂量染毒组睾丸重量及脏器系数均升高，与对照组比较，差异均有统计学意义（$P<0.05$）。	张玉敏等，2004

续表

类型	动物	染毒方式	染毒剂量（染毒时间）	结果	文献
氯化锰	50日龄海兰褐公鸡	喂饲染毒	0.5、0.8、1.7g/kg（30、60、90天）	在不同的时间点随着染毒剂量的增加，各剂量染毒组的睾丸脏器系数除60天低剂量染毒组外均呈下降趋势；随着染毒时间的延长，除低剂量染毒组变化波动外其他剂量染毒组睾丸脏器系数均呈逐渐降低趋势；在各时间点，各剂量染毒组与对照组相比除30天各剂量染毒组、60天中剂量染毒组与对照组比较，差异无统计学意义（$P > 0.05$），其他各剂量染毒组与对照组比较，差异均有统计学意义（$P < 0.05$），各染毒组间除30天各剂量染毒组、60天、90天中剂量染毒组与高剂量染毒组差异无统计学意义（$P > 0.05$），其他各剂量染毒组之间相比较，差异均有统计学意义（$P < 0.05$）。	张黎明等，2009
三氧化二砷	5～6周龄SD雄性大鼠	灌胃	0.375、0.75、1.5mg/kg（16周）	高、中剂量组睾丸脏器系数降低，与对照组比较，差异有统计学意义（$P < 0.01$）。	陈伟等，2008；陆祥等，2008；舒小林等，2007

续表

类型	动物	染毒方式	染毒剂量（染毒时间）	结果	文献
三氧化二砷	6周龄昆明种雄性小鼠	灌胃	2、4、8mg/kg（1周）	高、低剂量染毒组睾丸重量减轻，其中高剂量染毒组与对照组比较，差异有统计学意义（$P<0.05$），中剂量染毒组与对照组比较，差异无统计学意义（$P>0.05$）；高、中剂量染毒组睾丸脏器系数均有不同程度的升高，但与对照组比较，差异无统计学意义（$P>0.05$）。	夏雅娟等，2009
氯化铝	4~6周龄昆明种雄性小鼠	腹腔注射	50、75、100mg/kg（2周，连续染毒2天，间隔1天）	各剂量染毒组睾丸脏器系数均低于阴性对照组，差异有统计学意义（$P<0.05$），且睾丸脏器系数随着染毒剂量的增加而降低。	崔慧慧等，2009
	4~5周龄Wistar雄性大鼠	饮水染毒	64.18、128.36、256.72mg/kg（120天）	随着染毒剂量的增加，睾丸器官系数呈下降趋势，高、中剂量染毒组与对照组比较，差异有统计学意义（$P<0.05$），存在剂量-效应关系。	孙浩，2011
氧化铈	3~4周龄昆明种雄性小鼠	灌胃	普通氧化铈和纳米氧化铈各 5g/kg（1、3、5、7、14天）	染毒14天后，普通氧化铈毒染组睾丸脏器系数均降低，与对照组比较，差异有统计学意义（$P<0.05$）。	陈陵等，2010

续表

类型	动物	染毒方式	染毒剂量（染毒时间）	结果	文献
硝酸钐	初断乳ICR雄性小鼠	饮水染毒	5、50、500、2000mg/L（90天）	仅2000mg/L浓度染毒组睾丸脏器系数低于对照组，差异有统计学意义（$P<0.05$）；且随着染毒浓度的增加，睾丸脏器系数逐渐下降的趋势。而其他浓度染毒组小鼠睾丸重量与对照组比较，差异均无统计学意义（$P>0.05$）。	阮琴等，2012
硝酸镧	3~4周龄昆明种雄性小鼠	灌胃	1、5、10mg/kg（2周）	高剂量染毒组睾丸脏器系数低于对照组，差异有统计学意义（$P<0.05$）。	杜鹃等，2012年

表6-2 有机化合物对睾丸湿重和脏器系数的影响

有机化合物	动物	染毒方式	染毒剂量（染毒时间）	结果	文献
二硫化碳	5~6周龄Wistar雄性大鼠	静式吸入染毒	50、250、1250mg/m³（10周，5天/周，2小时/天）	睾丸脏器系数随着染毒浓度的增加呈降低趋势，但只有高浓度染毒组与对照组比较，差异有统计学意义（$P<0.05$）。	季佳佳等，2008
正己烷	5~6周龄SD雄性大鼠	吸入染毒	35.2mg/m³（1、3、7天，8小时/天）	7天染毒组睾丸重量减轻，3、7天染毒组睾丸脏器系数升高，与对照组比较，差异有统计学意义（$P<0.05$）。	曹静婷，2007

续表

有机化合物	动物	染毒方式	染毒剂量（染毒时间）	结果	文献
甲醛	7~10周龄昆明种雄性小鼠	腹腔注射	0.2、2、20mg/kg（1周）	随着染毒剂量增加，睾丸脏器系数呈降低趋势，高、中剂量染毒组与阴性对照组比较，差异有统计学意义（$P<0.05$）。	王晓平等，2005
苯	5~7周龄SD雄性大鼠	吸入染毒	5、10、15mg/m³（5周，2小时/天）	高、中浓度染毒组睾丸脏器系数降低，与对照组比较，差异有统计学意义（$P<0.05$）。	邹学敏等，2010
2-乙氧基乙醇	5~7周龄SD雄性大鼠	灌胃	0.8、1.6、3.2g/kg（一次性灌胃，分别于染毒后的12、24、48、72小时处死）	从染毒后12小时开始，各染毒组睾丸脏器系数与对照组相比均有不同程度的降低。经F检验，染毒48、72小时，各剂量染毒组间差异有统计学意义（$P<0.05$）。Q检验显示，在染毒后48、72小时高剂量染毒组和对照组、高剂量染毒组低于低剂量染毒组，差异有统计学意义（$P<0.05$）。	马文军等，2005
全氟辛烷磺酸	4~6周龄昆明种雄性小鼠	灌胃	0.1、0.3、0.6g/kg（5周）	睾丸脏器系数随染毒剂量的增加而降低（相关系数 $r=-0.799$）。高剂量染毒组与对照组比较，差异有统计学意义（$P<0.01$）。	聂燕敏等，2007
	1周龄雄性黄羽鹌鹑	喂饲同染毒	12.5、25、50、100、200mg/kg（15天）	200mg/kg剂量染毒组睾丸重量与对照组比较较减轻，差异有统计学意义（$P<0.01$）。	张璐，2005

续表

有机化合物	动物	染毒方式	染毒剂量（染毒时间）	结果	文献
2-甲-4-氯苯氧乙酸	4～5周龄昆明种雄性小鼠	灌胃	20、100、200mg/kg（17天，6次/周）	高、中剂量染毒组睾丸脏器系数与对照组和低剂量染毒组比较降低，差异有统计学意义（$P<0.05$）。且高剂量染毒组与中剂量染毒组比较降低，差异均有统计学意义（$P<0.05$）。	赵淑华等，2003
三聚氰胺和三聚氰酸	21日龄ICR雄性小鼠	灌胃	三聚氰胺+三聚氰酸：1+1、5+5、25+25（mg/kg）（13周）	5+5、25+25（mg/kg）联合染毒组平均睾丸重量减轻，与对照组比较差异有统计学意义（$P<0.05$）。	Lv YJ et al, 2013
3-硝基-1,2,4-三唑-5-酮	6～8周龄SD雄性大鼠	灌胃	0.25、0.5、1g/kg（4周）	高、中剂量染毒组睾丸脏器系数降低，与对照组比较，差异有统计学意义（$P<0.05$）。	孙苑菡等，2011
十溴联苯醚	7～9周龄成年SD雄性大鼠	灌胃	0.25、0.5、1g/kg（30天）	各剂量染毒组睾丸重量和脏器系数均降低，与溶剂对照组比较差异均有统计学意义（$P<0.05$），并且随着染毒剂量的增加呈下降趋势。	李祥等，2011
氯丙嗪类化合物	3～4周龄昆明种雄性小鼠	灌胃	10、20、40mg/kg（5周）	各剂量染毒组睾丸脏器系数与阴性对照组比较降低，差异有统计学意义（$P<0.01$）。	彭开良等，2000

续表

有机化合物	动物	染毒方式	染毒剂量（染毒时间）	结果	文献
壬基酚	6~7周龄 SD雄性大鼠	灌胃	0.05、0.1、0.2g/kg（孕1天到出生后21天）	70日龄雄性子代大鼠的睾丸重量和脏器系数随着染毒剂量的增加而降低，中剂量染毒组睾丸的重量与对照组比较，差异有统计学意义（$P<0.05$），高剂量染毒组睾丸的脏器系数与对照组比较，差异有统计学意义（$P<0.01$）。	范奇元等，2001
	5周龄 Swiss雄性小鼠	腹腔注射	21.25、42.5mg/kg（5周）	高剂量染毒组睾丸重量减轻，与对照组比较，差异有统计学意义（$P<0.05$）。	H Mai et al. 2007
辛基酚	8周龄 SD雄性大鼠	灌胃	50、150、450mg/kg（30天）	高剂量染毒组睾丸重量减轻，与对照组比较，差异有统计学意义（$P<0.01$）。	Q Bian et al. 2006
	3~5周龄 SD雄性大鼠	灌胃	80、160、320mg/kg（雌性大鼠染毒两个月后与正常雄性交配直至哺乳期结束）	高剂量染毒组雄性子代大鼠睾丸重量减轻，与对照组比较，差异有统计学意义（$P<0.01$）。	黄丽华等，2009
	110±10日龄 Wistar雌性大鼠	腹腔注射	50mg/kg（孕第1、7、14天染毒，雄性子鼠于出生后100天处死）	雄性子代大鼠睾丸器官系数降低，与对照组比较，差异有统计学意义（$P<0.05$）。	SB Sainath et al. 2011

续表

有机化合物	动物	染毒方式	染毒剂量（染毒时间）	结果	文献
双酚A	8周龄SD雄性大鼠	喂饲（同染毒）	1、5g/kg（2周）	高剂量染毒组右侧睾丸平均重量减轻，与对照组比较，差异有统计学意义（$P<0.05$）。	邓茂先等，2004
	3～4周龄Wistar雄性大鼠	腹腔注射	1、25mg/kg（8周）	各剂量染毒组睾丸脏器系数升高，与对照组比较，差异有统计学意义（$P<0.05$）。而睾丸重量无明显改变。	桂军红等，2005
	8～9周龄SD雌性大鼠	灌胃	50、100、200mg/kg（孕0天到出生后20天）	雄性子代大鼠出生后20天高、中剂量染毒组睾丸器官系数低于对照组，差异有统计学意义（$P<0.05$）。	王佳，2006
	出生后23日龄SD雄性大鼠	灌胃	5、50、500mg/kg（出生后23～53天）	低剂量染毒组睾丸重量增加，与对照组比较差异有统计学意义（$P<0.05$）。	宋清坤等，2008
	5～6周龄SD雌性大鼠	灌胃	10、50、100mg/kg（孕7天到出生后21天）	高、中剂量染毒组雄性子代大鼠睾丸重量减轻，与对照组比较，差异有统计学意义（$P<0.01$）。	肖维华等，2011
	5～6周龄SD雄性大鼠	灌胃	2、20、200mg/kg（8周）	睾丸重量与染毒剂量呈负相关（相关系数 $r=-0.903$，$P<0.001$），高、中剂量染毒组睾丸重量减轻，与对照组比较，差异有统计学意义（$P<0.05$）。	肖永强，2012

续表

有机化合物	动物	染毒方式	染毒剂量（染毒时间）	结果	文献
双酚A	4周龄Wistar雄性大鼠	皮下注射	20、100、200mg/kg（6周，4次/周，皮下注射）	高剂量染毒组睾丸重量减轻，与对照组比较，差异有统计学意义（$P<0.05$）。	D Nakamura et al., 2010
	3~4周龄昆明种雄性小鼠	腹腔注射	0.25、0.5、1mg/kg（5天）	高、低剂量染毒组睾丸脏器系数降低，与对照组比较，差异有统计学意义（$P<0.05$）。	孙延霞等，2008
3-甲基-4-硝基酚	21日龄SD雄性大鼠	皮下注射	1、10、100mg/kg（5天）	各剂量染毒组睾丸重量和中、低剂量染毒组睾丸脏器系数均低于对照组，差异有统计学意义（$P<0.05$）。	岳卓等，2010
氯乙酸甲酯	成年Wistar雄性大鼠	灌胃	4.3、8.6、17.2、34.4mg/kg（13周）	睾丸脏器系数随着染毒剂量的增加而升高，34.4mg/kg剂量染毒组与对照组比较，差异有统计学意义（$P<0.05$）。	罗红等，2005
磷酸二丁酯	3~5周龄昆明种雄性小鼠	灌胃	268.75、537.5、716.67mg/kg（5天）	高、中剂量染毒组睾丸重量低于对照组，差异有统计学意义（$P<0.05$）。	孙艳等，2006

续表

有机化合物	动物	染毒方式	染毒剂量（染毒时间）	结果	文献
邻苯二甲酸二丁酯	3～6周龄Wistar雄性大鼠	灌胃	0.25、0.5、1、2g/kg（30天、恢复期15天）	染毒期同0.5、1、2g/kg剂量染毒组睾丸脏器系数均低于对照组，差异有统计学意义（$P<0.05$）。在恢复期，1、2g/kg剂量染毒组睾丸脏器系数低于对照组，差异有统计学意义（$P<0.05$）。	张晓峰等，2008
	5周龄SD雄性大鼠	灌胃	10、100、500mg/kg（30天）	高剂量染毒组睾丸重量和脏器系数均低于对照组，差异有统计学意义（$P<0.01$）。	满孝明等，2010
	3～5周龄昆明种雄性小鼠	腹腔注射	0.25、0.5、1、2mg/kg（3天）	2g/kg剂量染毒组睾丸脏器系数高于对照组，差异有统计学意义（$P<0.05$）。	李玲等，2010
邻苯二甲酸二（2-乙基己基）酯	3～4周龄Wistar雄性大鼠	灌胃	10、100、1000mg/kg（30天）	高剂量染毒组睾丸重量和脏器系数均低于对照组，差异有统计学意义（$P<0.01$）。	逯晓波等，2009
	6周龄Wistar雄性大鼠	灌胃	1.5、3、4.5、6g/kg（2周）	各剂量染毒组睾丸脏器系数降低，与对照组比较，差异有统计学意义（$P<0.05$）。	蔡红平等，2009

续表

有机化合物	动物	染毒方式	染毒剂量（染毒时间）	结果	文献
邻苯二甲酸二（2-乙基己基）酯	3～5周龄ICR雄性小鼠	灌胃	0.25、0.5、1、2g/kg（30天）	各剂量染毒组睾丸重量均低于阴性对照组，差异有统计学意义（$P<0.05$）。睾丸重量与染毒剂量呈剂量-效应关系（相关系数 $r=-0.578$，$P<0.01$）。	李丽萍等，2008
邻苯二甲酸二（2-乙基己基）酯和氯氰菊酯	21日龄SD雄性大鼠	灌胃	邻苯二甲酸二（2-乙基己基）酯（DEHP）：500mg/kg，氯氰菊酯（CYP）：80mg/kg以及二者联合染毒（30天）	DEHP、CYP单独及联合染毒组睾丸重量减轻，与对照组比较，差异有统计学意义（$P<0.05$）；联合染毒组与对照组睾丸重量差异有统计学意义（$P<0.05$）；联合染毒组比较，差异有统计学意义（$P<0.05$）；DEHP单独染毒组比较，差异有统计学意义（$P<0.05$）。联合染毒对大鼠睾丸重量的影响呈现交互作用，表现为拮抗效应。	李洋婷等，2012

续表

有机化合物	动物	染毒方式	染毒剂量（染毒时间）	结果	文献
邻苯二甲酸二丁酯和邻苯二甲酸二（2-乙基己基）酯	6~7周龄雄性SD大鼠	灌胃	邻苯二甲酸二丁酯（DBP）：1g/kg，邻苯二甲酸二（2-乙基己基）酯（DEHP）：1.7g/kg以及二者联合染毒（8周）	DBP和DEHP单独染毒组睾丸脏器系数与阴性对照组比较降低，其主效应有统计学意义（$P<0.01$）；联合染毒组睾丸脏器系数与阴性对照组及DBP和DEHP单独染毒组比较降低，交互作用有统计学意义（$P<0.01$）。DBP和DEHP联合染毒表现为协同作用。	田晓梅等，2009
邻苯二甲酸二（2-乙基己基）酯	4周龄昆明种雄性小鼠	喂饲染毒	0.75、1.5、3g/kg（4周）	高剂量染毒组睾丸脏器系数降低，与对照组比较，差异有统计学意义（$P<0.01$）。	崔月美等，2009
二苯基甲烷二异氰酸酯	昆明种雌性小鼠	灌胃	68.75、137.5、275mg/kg（孕14天至自然分娩，雄性子代小鼠饲养至8周龄处死）	高剂量染毒组雄性子代小鼠睾丸重量和脏器系数降低，与玉米油对照组比较，差异有统计学意义（$P<0.01$）。	林大枫等，2009
异佛尔酮二异氰酸酯	8周龄昆明种雄性小鼠	腹腔注射	50、100、200mg/kg（2周）	高剂量染毒组睾丸重量和脏器系数降低，与溶剂对照组比较，差异有统计学意义（$P<0.05$）。	吴子俊等，2009

续表

有机化合物	动物	染毒方式	染毒剂量（染毒时间）	结果	文献
丙烯酰胺	21日龄 SD 雄性大鼠	饮水染毒	5、10mg/kg（8周）	高剂量染毒组睾丸重量减轻，与对照组比较差异有统计学意义（$P<0.01$）。	H Wang et al. 2010
	5 周龄昆明种雄性小鼠	腹腔注射、皮肤染毒、灌胃	均分别为 25mg/kg（5天）	各染毒方式下，睾丸重量和脏器系数均降低，与空白对照组比较，差异均有统计学意义（$P<0.05$）。	张晓芩等，2009
3，4-二氯苯胺	7～8 周龄昆明种雄性小鼠	皮肤染毒	10、20、40mg/kg（5周）	各剂量染毒组睾丸重量及脏器系数与对照组比较均降低，高、中剂量染毒组与对照组比较，差异有统计学意义（$P<0.01$）。	黄莘等，2010
	7～8 周龄 Wistar 雄性大鼠	灌胃	39、81、170、357mg/kg（5周）	357mg/kg 剂量染毒组睾丸脏器系数升高，与溶剂对照组比较，差异有统计学意义（$P<0.01$）。	芦冉，2008
三苯氧胺	3～5 周龄昆明种雄性小鼠	灌胃	0.02、0.2、2mg/kg（20天）	高剂量染毒组睾丸脏器系数低于对照组，差异有统计学意义（$P<0.05$）。	佘同辉等，2004

续表

有机化合物	动物	染毒方式	染毒剂量（染毒时间）	结果	文献
二甲基甲酰胺	4~5周龄昆明种雄性小鼠	灌胃	0.5、1、2g/kg（30天）	随着染毒剂量的增加睾丸重量和脏器系数降低，高剂量染毒组与对照组比较，差异有统计学意义（$P<0.01$）。	侯旭剑，2008
苯并（a）芘	刚出生的SD雄性大鼠	灌胃	5、10、25mg/kg（出生后第1~7天染毒，分别于出生后第8、35、90天处死）	出生后第8、35天高剂量染毒组睾丸重量减轻，与对照组比较，差异有统计学意义（$P<0.05$）。	JR Liang et al.，2012
苯并（a）芘和3'，4'，4'，5'，5'-六氯联苯	刚出生的SD雄性大鼠	喂饲染毒	苯并（a）芘（BaP）：5、10、25mg/kg，3'，4'，4'，5'，5'-六氯联苯+苯并（a）芘（BaP）：0.25+5、0.25+10、0.25+25（mg/kg）（出生后第1~7天染毒，分别于出生后第8、35、90天处死）	在出生后第8、35天，睾丸重量呈下降趋势，除BaP 5mg/kg染毒组外，其余各剂量染毒组与对照组比较，差异有统计学意义（$P<0.05$）。BaP和3'，4'，4'，5'，5'-六氯联苯有交互作用，表现为协同作用（$P<0.05$）。	梁继仁，2012

续表

有机化合物	动物	染毒方式	染毒剂量（染毒时间）	结果	文献
氯化二丁基锡	7～8周龄昆明种雄性小鼠	腹腔注射	0.025、0.05、0.1、0.2、0.4μg/kg（7天）	0.05、0.1、0.2、0.4μg/kg染毒组睾丸重量均减轻，与对照组比较，差异均有统计学意义（$P<0.05$）。	D Ananie et al, 2000
三苯基醋酸锡和苯丁锡	50±5日龄Swiss雄性小鼠	腹腔注射	均分别为10、25μg/kg（第1、3、5天）	两种化学物高剂量染毒组睾丸重量均减轻，与对照组比较，差异有统计学意义（$P<0.001$）。	PS Reddy et al, 2006
三丁基锡	5～6周龄昆明种雌性小鼠	灌胃	1、10、100μg/kg（孕6天至出生后第21天染毒，雄性子代小鼠于出生后49和152天分批处死）	出生后49天雄性子代小鼠高剂量染毒组睾丸器官系数升高，与对照组比较，差异有统计学意义（$P<0.01$）；出生后152天雄性子代小鼠中剂量染毒组睾丸器官系数升高，与对照组比较，差异有统计学意义（$P<0.05$）。	王成恩，2010
五氯酚钠	6～8周龄昆明种雄性小鼠	灌胃	13.44、26.88、57.36mg/kg（5天，分别于染毒后第2、23天处死）	染毒后第2、23天，高剂量染毒组睾丸重量减轻，与阴性对照组比较，差异有统计学意义（$P<0.05$）。	尹晓晨等，2008
2、3、7、8-四氯二苯并二噁英	45日龄Wistar雄性大鼠	灌胃	1、10、100ng/kg（45天）	各剂量染毒组睾丸重量和脏器系数均降低，与对照组比较，差异有统计学意义（$P<0.05$）。	C Latchoumycandane et al, 2002

表 6-3　农药对睾丸湿重和脏器系数的影响

农药	动物	染毒方式	染毒剂量（染毒时间）	结果	文献
对硫磷	6~8周龄SD雄性大鼠	灌胃	0.1, 0.2, 0.5mg/kg（4周）	高剂量染毒组睾丸脏器系数升高，与阴性对照组比较，差异有统计学意义（$P<0.05$），染毒剂量与睾丸脏器系数呈剂量-效应关系。	宋春华等，2008
甲基对硫磷	6~7周龄SD雄性大鼠	灌胃	1.2, 6, 30mg/kg（6周）	高剂量染毒组睾丸脏器系数降低，与对照组比较，差异有统计学意义（$P<0.05$）。	黄斌等，2009
氧化乐果	5~7周龄SD雄性大鼠	灌胃	0.44, 1.32, 3.97mg/kg（60天）	睾丸重量随染毒剂量的增加而逐渐增加，高剂量染毒组与对照组比较，差异有统计学意义（$P<0.01$）。睾丸脏器系数随染毒剂量的增加呈升高趋势，高、中剂量染毒组与对照组比较，差异有统计学意义（$P<0.01$）。	文一等，2009
氧化乐果和毒死蜱	5~7周龄SD雄性大鼠	灌胃	氧化乐果：0.44, 1.32, 3.97mg/kg；毒死蜱：0.82, 2.45, 3.75mg/kg（10周, 6天/周）	随着染毒剂量的增加，毒死蜱染毒组睾丸和睾丸重量和脏器系数均升高，氧化乐果、中剂量染毒组与对照组比较，差异有统计学意义（$P<0.01$）。氧化乐果各剂量染毒组睾丸脏器系数升高，氧化乐果和中剂量染毒组睾丸重量与对照组有差异有统计学意义（$P<0.01$）。具有一定的剂量-效应关系。毒死蜱高剂量染毒组睾丸重量和脏器系数均高于对照组，差异有统计学意义（$P<0.01$）。	文一，2008

续表

农药	动物	染毒方式	染毒剂量（染毒时间）	结果	文献
高效氯氰菊酯	6～8周龄雄性SD大鼠	吸入染毒	3.36、16.61、111.05mg/m³（4周）	高浓度染毒组睾丸脏器系数升高，与对照组比较，差异有统计学意义（$P<0.05$）。	黄振烈等，2009
氰戊菊酯	SD雌性大鼠	灌胃	2、10、50mg/kg（孕第12～18天）	各剂量染毒组雄性子代大鼠出生后30天，睾丸脏器系数较对照组逐渐降低，其中高、中剂量染毒组雄性子代大鼠睾丸脏器系数与对照组比较，差异有统计学意义（$P<0.05$）。	周义军等，2010
2,4-D丁酯	4～5周龄昆明种雄性小鼠	灌胃	40、150、300mg/kg（4周，6次/周）	高剂量染毒组睾丸脏器系数低于中、低剂量染毒组和对照组，差异有统计学意义（$P<0.05$）。	王怀富等，2006
快杀灵	3～5周龄昆明种雄性小鼠	灌胃	9.1、18.2、36.4mg/kg（10天）	各剂量染毒组睾丸重量减轻，与对照组比较，差异有统计学意义（$P<0.01$）。	甘亚平等，2003
草甘膦	6～8周龄昆明种雄性小鼠	灌胃	290、580、1160mg/kg（5天，分别于染毒后第1、4、5周处死）	染毒后4周，高剂量染毒组睾丸重量较对照组减轻，差异有统计学意义（$P<0.05$），染毒后5周，各剂量染毒组睾丸和脏器系数较对照组均降低，差异有统计学意义（$P<0.05$）。	黄婷，2010

续表

农药	动物	染毒方式	染毒剂量（染毒时间）	结果	文献
硫丹	9～10周龄Wistar雄性大鼠	皮下注射	2.5、5、7.5mg/kg（10周）	高剂量染毒组睾丸脏器系数升高，与对照组比较，差异有统计学意义（$P<0.05$）。	朱心强等，2002
2-甲-4-氯苯氧乙酸	4～5周龄昆明种雄性小鼠	灌胃	20、100、200mg/kg（17天，6次/周）	高、中剂量染毒组睾丸脏器系数低于低剂量染毒组和对照组，高剂量染毒组睾丸器官系数低于中剂量染毒组，差异均有统计学意义（$P<0.05$）。	赵淑华等，2003
高效吡氟氯禾灵	3～5周龄SD雄性大鼠	灌胃	1、4、15、60mg/kg（90天）	4、15、60mg/kg剂量染毒组睾丸脏器系数降低，与对照组比较，差异有统计学意义（$P<0.05$）。	顾军等，2006
	5～6周龄Wistar雄性大鼠	喂饲染毒	40、200、1000mg/kg（13周）	高、中剂量染毒组睾丸脏器系数较对照组降低，差异有统计学意义（$P<0.05$）。	王智琴等，2008
精吡氟禾草灵	4～6周龄SD雄性大鼠	喂饲染毒	290、1160、4640mg/kg（90天）	高剂量染毒组睾丸重量低于对照组，差异有统计学意义（$P<0.01$）。	杨校华等，2007
利谷隆	5～6周龄Wistar雄性大鼠	灌胃	9.3、23、54mg/kg（90天）	高剂量染毒组睾丸脏器系数高于对照组，差异有统计学意义（$P<0.05$）。	高耘等，2002

续表

农药	动物	染毒方式	染毒剂量（染毒时间）	结果	文献
矮壮素	3～5周龄ICR雄性小鼠	灌胃	20、60、180mg/kg（4周）	高剂量染毒组睾丸脏器系数高于对照组，差异有统计学意义（$P<0.05$）。	李春梅，2012

表 6-4　物理与生物因素对睾丸湿重和脏器系数的影响

类型	动物	染毒方式	染毒剂量或强度（染毒时间）	结果	文献
极低频电磁场	3～4周龄昆明种雄性小鼠	直接暴露	0.2、3.2、6.4mT的电磁场，暴露间断各2小时为一周期（持续2、4周）	6.4mT强度下，暴露4周后，睾丸重量减轻，与对照组比较，差异有统计学意义（$P<0.05$）；暴露4周后各强度组睾丸重量均低于暴露2周各强度组。仅在6.4mT强度下暴露组睾丸重量下降，与中、低强度组和下暴露组睾丸重量比较，差异有统计学意义（$P<0.05$）。	洪蓉等，2003
电磁辐射	4周龄雄性SD大鼠	直接暴露	辐射（电脑为辐射源）强度为0.9～6.9 V/m（30、60、90天）	照射60、90天后，睾丸重量减轻，与对照组比较，差异有统计学意义（$P<0.01$）。	王尚洪等，2009

续表

类型	动物	染毒方式	染毒剂量（染毒时间）	结果	文献
X射线	6～8周龄BALB/c雄性小鼠	全身照射	1, 2Gy（2周）	各剂量照射组睾丸重量和脏器系数较对照组降低，差异有统计学意义（$P<0.05$），不同照射剂量组间的睾丸和脏器系数间差异也有统计学意义（$P<0.05$）。	王艳梅，2009
弓形虫速殖子	9～10周龄BALB/c雄性小鼠	腹腔注射	2.5×10^{3}, 5×10^{3}, 1×10^{4}, 2×10^{4}个/ml, 0.2ml/只（一次性）	各剂量染毒组睾丸脏器系数均有不同程度的降低，与对照组比较，差异有统计学意义（$P<0.05$）。	杨瑞等，2006
龙葵碱	4周龄昆明种雄性小鼠	灌胃	5, 10, 20mg/kg（2周）	高剂量染毒组睾丸重量和中剂量染毒组睾丸脏器系数均低于对照组，差异有统计学意义（$P<0.05$），呈剂量-效应关系。	季宇彬等，2010
	7～8周龄NK雄性小鼠	腹腔注射	5.25, 10.5, 21mg/kg（2周）	高剂量染毒组睾丸重量及脏器系数降低，与对照组比较，差异有统计学意义（$P<0.01$）。中剂量染毒组睾丸脏器系数降低，与对照组比较，差异有统计学意义（$P<0.05$）。	孙晶超，2011
橘青霉素	4月龄昆明种雄性小鼠	腹腔注射	0.0625, 0.625, 6.25mg/kg（1周）	各剂量染毒组睾丸脏器系数较对照组升高，差异有统计学意义（$P<0.05$）。	QQ Han et al., 2012

续表

类型	动物	染毒方式	染毒剂量（染毒时间）	结果	文献
番茄红素	4~5周龄Swiss雄性小鼠	喂饲染毒	2、6g/kg（6周）	各剂量染毒组睾丸重量较对照组减轻，差异有统计学意义（$P<0.001$）。	S Sharma et al, 2008
微囊藻毒素	12月龄SD雄性大鼠	腹腔注射	0.5、1.0、1.5μg/kg（2周）	高剂量染毒组睾丸重量和脏器系数均降低，与对照组比较，差异有统计学意义（$P<0.01$）。	李燕等，2008

表 6 - 5 药物对睾丸湿重和脏器系数的影响

药物	动物	染毒方式	染毒剂量（染毒时间）	结果	文献
异环磷酰胺	6月龄新西兰白兔	静脉注射	60、90、120、240mg/kg（1、18周）	染毒1周后，90、120、240mg/kg剂量染毒组睾丸重量较对照组减轻，差异有统计学意义（$P<0.05$），染毒18周后，睾丸重量与对照组比较，差异无统计学意义（$P>0.05$）。	P Ypsilantis et al, 2003
乙烷硒啉	3~4周龄SD雄性大鼠	灌胃	0.16、0.4、1g/kg（12周）	高剂量染毒组睾丸脏器系数升高，与对照组比较，差异有统计学意义（$P<0.05$）。	林飞等，2008

续表

药物	动物	染毒方式	染毒剂量（染毒时间）	结果	文献
白消安	4～6周龄BALB/c雄性小鼠	腹腔注射	10、20、30mg/kg（4周，分别于首次注射后第4、8、12、24、48周处死）	染毒4周后，各剂量染毒组睾丸重量较同期对照组均减轻，差异有统计学意义（$P<0.05$），其中高、中剂量染毒组较低剂量染毒组下降更明显，差异有统计学意义（$P<0.05$）；首次染毒后第8周，低剂量染毒组睾丸重量基本恢复正常，高、中剂量染毒组仍低于同期对照组和低剂量染毒组，差异有统计学意义（$P<0.05$）；首次染毒后第12周，中剂量染毒组睾丸重量与同期对照组比较，差异无统计学意义（$P>0.05$），但是绝对值减轻，高剂量染毒组仍低于同期对照组和其他各剂量染毒组，差异有统计学意义（$P<0.05$）；中剂量染毒组在首次染毒后第24周，睾丸重量基本恢复，与对照组比较，差异无统计学意义（$P>0.05$）；高剂量组随着时间的延长逐渐恢复，但是在染毒后48周仍低于同期对照组，差异有统计学意义（$P<0.05$）。	王得志，2010

续表

药物	动物	染毒方式	染毒剂量（染毒时间）	结果	文献
表柔比星	5~6周龄Wistar雄性大鼠	腹腔注射	1.2mg/kg（2、4、6、8、10周，1次/周）	随着染毒时间的延长左侧睾丸重量增加，在染毒第8、10周时左侧睾丸重量与对照组比较较低，差异有统计学意义（$P<0.05$）。	J Genga et al. 2009
奥硝唑	6~7周龄SD雄性大鼠	灌胃	0.1、0.4、0.8g/kg（20天）	随着染毒剂量的增加睾丸重量染毒有逐渐降低的趋势，高剂量染毒组与对照组比较，差异有统计学意义（$P<0.01$）。	熊芬等，2006
复方奥硝唑甲磺酸培氟沙星牙周缓释制剂	11~13周龄SD雄性大鼠	灌胃	0.1、0.4、0.8g/kg（6周）	高剂量染毒睾丸脏器系数降低，与阴性对照组比较，差异有统计学意义（$P<0.05$）。	董正谋等，2011
美他多辛	6~7周龄SD雄性大鼠	灌胃	0.25、0.5、1g/kg（4周）	高、中剂量染毒组睾丸脏器系数降低，与对照组比较，差异有统计学意义（$P<0.05$）。	陈江等，2007
	6~8周龄SD雄性大鼠	灌胃	0.4、0.8、1.6g/kg（60天）	高剂量染毒组睾丸脏器系数降低，与对照组比较，差异有统计学意义（$P<0.001$）。	王茵等，2005

续表

药物	动物	染毒方式	染毒剂量（染毒时间）	结果	文献
邻苯二甲酸二（2-乙基己基）酯和木黄酮	6~8周龄SD雌性大鼠	灌胃	邻苯二甲酸二（2-乙基己基）酯（DEHP）+木黄酮：250+0、250+50、250+400、0+400（mg/kg）（孕3天到出生后21天）	出生后90日龄雄性子代大鼠睾丸脏器系数仅250mg/kg DEHP+400mg/kg木黄酮染毒组较对照组和DEHP单独染毒组降低，差异有统计学意义（$P<0.05$）。	张连栋等，2012
炔雌醇	6~7周龄雄性大鼠	腹腔注射	0.1、0.5、1、5mg/kg（5次、1次/3天）	0.5、1、5mg/kg剂量染毒组睾丸重量减轻，与对照组比较，差异有统计学意义（$P<0.05$）。	杨翠君等，2012
雌二醇	4周龄Wistar雄性大鼠	皮下注射	10、100μg/kg（6周，4次/周，皮下注射）	高剂量染毒组睾丸重量和脏器系数以及中剂量染毒组睾丸重量较对照组均降低，差异有统计学意义（$P<0.05$）。	D Nakamura et al. 2010
苯甲酸雌二醇	21日龄SD雄性大鼠	皮下注射	0.1、100μg/kg（出生后22天到出生后35天染毒，分别于出生后第50、64、150天处死）	出生后第50、64天高剂量染毒组睾丸体积缩小、质地变软，睾丸重量较对照组减轻，差异有统计学意义（$P<0.01$）；出生后150天染毒组睾丸重量与对照组比较，差异无统计学意义（$P>0.05$）。	李和程等，2009

续表

药物	动物	染毒方式	染毒剂量（染毒时间）	结果	文献
己烯雌酚	21日龄SD雄性大鼠	皮下注射	0.01、0.1、1、10μg/kg（出生后第35天到出生后第50、64、150天处死）	出生后第50和64天，0.01、0.1μg/kg剂量染毒组单侧睾丸重量与对照组比较无显著变化，差异无统计学意义（$P>0.05$）。1、10μg/kg剂量染毒组单侧睾丸单侧睾丸重量均减轻，与对照组比较，差异有统计学意义（$P<0.05$）。	李和程等，2008
腺嘌呤	2~3月龄SD雄性大鼠	灌胃	0.3、0.5g/kg（30天）	各剂量染毒组睾丸重量和脏器系数均降低，与空白对照组比较，差异有统计学意义（$P<0.05$）。	俞铮铮等，2009
维生素B₆	5~6周龄SD雄性大鼠	灌胃	140、280、560mg/kg（4周）	高、中剂量染毒组睾丸脏器系数降低，与对照组比较，差异有统计学意义（$P<0.05$）。	陈江等，2006
噻嗪酮	6~7周龄SD雄性大鼠	灌胃	32.8、164、820mg/kg（6个月）	高、中剂量染毒组睾丸脏器系数升高，与对照组比较，差异有统计学意义（$P<0.01$），存在剂量-效应关系。	许建宁等，2005
大黄提取物（主要为蒽醌类化合物）	8周龄SD雄性大鼠	灌胃	0.3、0.6、1.2g/kg（30天）	高、中剂量染毒组睾丸重量减轻，与对照组比较，差异有统计学意义（$P<0.05$）。	胡晓丞等，2012

续表

药物	动物	染毒方式	染毒剂量（染毒时间）	结果	文献
仙茅醇提取物	5~6周龄SPF级雄性大鼠	灌胃	30、60、120g生药/kg（30、90天）	染毒90天后，高剂量染毒组睾丸脏器系数升高，与对照组比较，差异有统计学意义（$P<0.05$）。	鲍荟竹等，2011
中药碘	6~7周龄Wistar雄性大鼠	灌胃	7.5、30mg/kg（1、2、3、4个月）	高剂量染毒组随着染毒时间的延长，睾丸重量减轻，其中高剂量染毒组染毒3、4个月后与对照组比较，差异有统计学意义（$P<0.05$）。	武继彪等，2001
雷公藤甲素	3~4周龄昆明种雄性小鼠	灌胃	25、50、100μg/kg（60天）	各剂量染毒组睾丸器官系数均有不同程度的降低，与对照组比较，差异均有统计学意义（$P<0.05$）。	刘良等，2001
雷公藤甲素衍生物MC004	6~7周龄Wistar雄性大鼠	尾静脉注射	0.25、0.50、0.75mg/kg（4周，1次/2天）	各剂量染毒组睾丸重量和脏器系数降低，与对照组比较，差异有统计学意义（$P<0.01$）。	骆永伟等，2009

表 6-6　其他因素对睾丸湿重和脏器系数的影响

类型	动物	染毒方式	染毒剂量（染毒时间）	结果	文献
乙醇加高脂饮食	5~6周龄Wistar雄性大鼠	灌胃	5%、20%、40%的乙醇溶液，以及5%、20%、40%的乙醇溶液加高脂饮食，灌胃剂量均为10 ml/kg（12周）	乙醇高剂量染毒组睾丸重低于正常对照组和高脂饮食染毒组，差异有统计学意义（$P<0.05$）。乙醇高剂量染毒组和乙醇高剂量加高脂饮食	于东等，2007
化工厂废水	6~8周龄ICR雄性小鼠	腹腔注射	生产用水组、已处理生产废水组、未处理生产废水组 0.1ml/只稀释液（相当于原水样5.6 ml）（1周）	各剂量染毒组睾丸重量减轻，与对照组比较，差异有统计学意义（$P<0.001$），染毒组间比较，差异也有统计学意义（$P<0.001$）。	钱晓薇等，2004
交通污染的空气	4周龄昆明种雄性小鼠	直接暴露	重度污染区（车流量：5000~6000辆/小时），轻度污染区（车流量：2000~3000辆/小时），清洁区（车流量500辆/小时以下）（35天，10小时/天）	重度污染区暴露小鼠睾丸重量和脏器系数均降低，与对照组比较，差异有统计学意义（$P<0.05$）。	王征桦等，2012

续表

类型	动物	染毒方式	染毒剂量（染毒时间）	结果	文献
汽车尾气	6 周龄 SD 雄性大鼠	灌胃	0.1ml/10g，（2ml 相当于 1L 汽车尾气）（4，6，8 周，5 天/周）	随着染毒时间的延长，睾丸脏器系数呈下降趋势，染毒 6，8 周睾丸脏器系数与同期对照组比较，差异有统计学意义（$P<0.05$）。	贺栋梁等，2008
氯化消毒饮水中有机提取物	3~5 周龄 ICR 雄性小鼠	灌胃	125，250，500mg/kg（15 天，500mg 相当于 50L 自来水中的有机提取物）	高、中剂量染毒组睾丸脏器系数低于对照组，差异均有统计学意义（$P<0.05$）。	赵淑华等，2008
烹调油烟	5~6 周龄 SD 雄性大鼠	吸入染毒	（43±4）mg/m³（20，40，60 天，30 分钟/次）	染毒 40，60 天后，睾丸脏器系数均低于同期对照组，差异有统计学意义（$P<0.05$），呈时间-效应关系。	李东阳等，2005
稀释油漆（含 66% 甲苯、20% 丙酮、10% 乙酸异丁酯、3% 丁二醇和 1% 异丁醇）	6~7 周龄雄性 Wistar 大鼠	吸入染毒	1.5ml/L（15，30 天，2 小时/天）	睾丸重量与染毒剂量呈时间依赖关系，染毒 15，30 天后睾丸重量减轻，与对照组比较，差异有统计学意义（$P<0.01$）。	B Yilmaz et al，2006

续表

类型	动物	染毒方式	染毒剂量（染毒时间）	结果	文献
氟化钠	4～5 周龄 Wistar 雄性大鼠	饮水染毒	30、100mg/L（8 周）	低剂量染毒组睾丸重量高于对照组，差异有统计学意义（$P < 0.05$），高剂量染毒组睾丸重量低于对照组，差异有统计学意义（$P < 0.05$）。	马晓英等，2008

（二）对睾丸组织形态学的影响

1. 金属与类金属及其化合物　3～5 周龄昆明种雄性小鼠用 0.5、1、2g/kg 醋酸铅灌胃 3 天后，肉眼观察发现：各剂量染毒组小鼠睾丸与对照组相比，有不同程度的萎缩。光镜下可见，对照组小鼠睾丸生精小管中有 5～7 层细胞，生精细胞层次分明；随着染毒剂量的增加，各剂量染毒组睾丸生精上皮细胞的层数减少，低剂量染毒组睾丸出现灶性生精细胞层次减少，中剂量染毒组睾丸病变进一步加重，出现广泛性的生精细胞层次减少、稀疏，仅剩 2～3 层，高剂量染毒组睾丸生精细胞广泛脱落，仅剩 1～2 层，残留以精原细胞和支持细胞组成的网状结构，胞质中有大小不等的空泡变性，细胞核皱缩、溶解，细胞质嗜伊红染色，胞质不完整，间质结缔组织增生，间隙扩大，可见有新生的间质细胞团（李建秀等，2002 年）。

6～7 周龄 SD 雄性大鼠通过氯化镉灌胃和自由饮含氯化镉水 1、2 个月，剂量均分别为 8、40、200mg/kg。光镜下可见，两种染毒方式的对照组睾丸组织切片可见生精小管排列整齐，基膜完整，生精上皮有 4～5 层细胞，支持细胞和各级生精细胞间排列紧密，生精小管管腔中有密集的精子，睾丸间质无充血、水肿；高剂量染毒组均观察到生精小管局限性生精上皮脱落，在精原细胞层与初级精母细胞层之间发生分离；自由饮水喂饲高剂量染毒组可见生精上皮细胞层次减少至 2～3 层，个别生精小管甚至仅剩余精原细胞层，初级精母细胞排列紊乱，细胞分布稀疏，局部基膜增厚，睾丸间质出现水肿。电镜下，两种染毒方式的对照组睾丸支持细胞间的紧密连接清晰可见，灌胃染毒 1 个月后，高剂量染毒组支持细胞胞质电子密度减小，环形线粒体和残余小体多见；自由饮水喂饲 2 个月后，高剂量染毒组观察到生精小管界膜内陷，支持细胞间的紧密连接难辨，支持细胞胞质电子密度减小，次级溶酶体、脂滴、残余小体、环形线粒体多见，支持细胞近腔面胞质内滑面内质网扩张（苏念军等，2005 年）。

10 周龄 SD 雄性大鼠腹腔注射氯化镉 0.2、0.8mg/kg 2 周，电镜下可见，两个剂量染毒组大部分支持细胞出现细胞器模糊，内质网减少，线粒体空泡化，胞质内空泡；高剂量染毒组少部分支持细胞还显示溶酶体增加，大部分支持细胞之间有空泡，部分精原细胞之间及精原细胞和支持细胞之间出现大量空泡；低剂量染毒组间质细胞溶酶体、脂滴增多，大部分间质细胞滑面内质网、线粒体明显减少；高剂量染毒组少数间质细胞内滑面内质网扩张、空泡化（张莉等，2006 年）。

90±10 日龄 SD 雄性大鼠腹腔注射 0.2、0.4、0.6mg/kg 重铬酸钾 13、26 天，光镜下可见，高、中剂量染毒组退化的睾丸间质细胞（Chandra AK et al，2007 年）。

成年雄性青蛙（来自于杭州郊区）直接暴露于氯化镉浓度为 2.5、5、7.5、10mg/L 的水环境 14 天，电镜下可见，10mg/L 浓度染毒组生精细胞与支持细胞间的连接断裂（Zhang HJ et al，2012 年）。

成年雄性大鼠腹腔注射 2、4、8mg/kg 三氧化二砷 2 周，光镜下可见，高剂量染毒组部分生精小管出现破裂、渗出，基膜溶解，精子生成明显减少，间质出现水肿渗出，支持细胞和各级生精细胞也有所减少（张育等，2003 年）。

1 月龄 SD 雄性大鼠喂饲含氯化锰 0.5、5g/L 的水 60 天后，光镜下可见，各剂量染毒组睾丸组织中呈现不同程度的病理改变，支持细胞和间质细胞数量显著减少，间质内可见间隙增多、扩大，渗出增多（吴燕明等，2008 年）。

3～4 周昆明种雄性小鼠饮用焦亚硫酸钠 1‰ 和 1‰ 的水溶液 10 天，电镜下可见，各浓度染毒组支持细胞的线粒体空泡化、嵴消失，内质网肿胀（马全祥等，2006 年）。

1 日龄海兰白公鸡喂饲缺硒饲料（饲料中硒本底值 0.026～0.031mg/kg）饮水染毒 1、5、10、15、20mg/kg 硒 22 周，电镜下可见，10mg/kg 剂量染毒组间质细胞有轻度的空泡变性，15、20mg/kg 剂量染毒组，中毒症状严重，空泡变性连接成片，细胞核凹陷，核膜溶解、破裂，核质外流，粗面内质网扩张成长条袋形，核糖体脱落，失去合成功能（张建新等，2004 年）。

3 月龄 CD-1 雄性小鼠腹腔注射四氧化二钒 4.7、9.4、18.8mg/kg 60 天，光镜下可见，各剂量染毒组支持细胞空泡形成、线粒体嵴消失；非典型的包涵体结构和数量改变，出现在支持细胞细胞核内和精子细胞周围，包涵体内部出现高电子密度和弥散性改变（Aragon MA et al，2005 年）。

0.5、0.8、1.1g/kg 碳酸锂喂饲 6～7 周龄 Wistar 雄性大鼠 90 天，光镜下可见，高、中剂量染毒组支持细胞空泡化和睾丸间质细胞变性，睾丸间质内液体量降低（Thakur SC et al，2003 年）。

2. 有机化合物　5～6 周龄 Wistar 雄性大鼠静式吸入染毒二硫化碳 50、250、1250mg/m³ 10 周，5 天/周，2 小时/天，电镜下可见，高浓度染毒组支持细胞胞质密度降低，基质肿胀、甚至空泡化，核膜增厚，染色质凝聚，形成染色质颗粒（赵艳芳等，2007 年）。

10 周龄 SD 雄性大鼠喂饲含 3.5g/kg 2-溴丙烷的饲料 1、3、5、7、14、28、42、70 天，染毒 70 天后，电镜下可见，支持细胞出现形状不规则的细胞核、基底膜卷曲（Son HY et al，1999 年）。

5～6 周龄 SD 雄性大鼠静式吸入染毒浓度为 35.2g/m³ 的正己烷 1、3、7 天，8 小时/天，光镜下可见，染毒 3、7 天组支持细胞形态模糊不清（曹静婷，2007 年）。

5～6 周龄 SD 雄性大鼠腹腔注射氯乙烯 10、100、1000mg/kg 2、4 周，电镜下可见，各剂量染毒组睾丸间质细胞胞核畸形、边集，线粒体嵴模糊不清，膜不完整或电子密度增高，溶酶体增多，内质网扩张，有的可见凋亡细胞；各剂量染毒组睾丸支持细胞内亦见染色质呈斑块状边集，胞质内空泡增多，线粒体肿胀等现象，亦可见凋亡细胞存在（王笑笑，2008 年）。

6～7 周龄 Wistar 雄性大鼠腹腔注射甲醛 0.1、1、10mg/kg 3 天，光镜下可见，高、中剂量染毒组生精小管萎缩，生精小管直径减小，生精上皮层数减少，细胞排列紊乱，支持细胞数量减少，细胞间的紧密连接破坏，间隙增大，部分细胞线粒体空泡化，核染色质边集（周党侠等，2009 年）。

SD 雄性大鼠在出生后 3～8 天用六氯联苯 0.025、0.25、2.5mg/kg 灌胃，电镜下可见，各剂量染毒组睾丸支持细胞线粒体肿胀（张杰等，2011 年）。

3～4 周龄 Wistar 雄性大鼠喂饲含 10^{-8}、10^{-7}、10^{-6}mol/L 多氯

联苯的饲料 3 个月，光镜下可见，低浓度染毒组睾丸生精小管发生变形，间质细胞排列散乱，间质细胞间有透明液体存在；中浓度染毒组支持细胞数目减少；高浓度染毒组支持细胞数目进一步减少，生精小管完整结构破坏，间质细胞结构消失，间质水肿明显（常德辉等，2005 年）。

用含 12.5、25、50、100、200mg/kg 全氟辛烷磺酸的饲料喂饲 1 周龄大黄羽雄性鹌鹑 15 天，光镜下可见，25mg/kg 剂量染毒组睾丸间质减少，间质细胞少见，生精小管排列紧密；50mg/kg 剂量染毒组可见睾丸生精小管排列更加拥挤，生精小管间界限不清晰，各级生精细胞排列轻微紊乱；100mg/kg 剂量染毒组睾丸生精小管萎缩，生精小管上皮排列疏松，排列较紊乱；200mg/kg 剂量染毒组睾丸生精小管排列紧密，间质被挤压（张璐，2005 年）。

1 周龄黑羽雄性鹌鹑喂饲含 10、30mg/kg 全氟辛烷磺酸的饲料 54、70 天，染毒 54 天后，肉眼观察泄殖腔变小，双侧睾丸未发育成熟，染毒 70 天后由于睾丸未发育成熟，睾丸体积明显变小，双侧睾丸发育不对称。光镜下可见，低剂量染毒组睾丸组织生精小管排列紊乱，间质细胞少见，基底膜完整，无管腔破裂现象，高剂量染毒组睾丸组织生精小管排列拥挤，少见间质细胞（宋锦兰，2008 年）。

3～5 周龄昆明种雄性小鼠自由饮用含 1g/L 壬基酚自来水 10 天，电镜下可见，生精细胞排列紊乱，细胞器多变性，支持细胞线粒体空泡化、嵴消失，内质网肿胀（路军秀等，2008 年）。

5～6 周龄 SD 雄性大鼠灌胃 2，3，7，8-四氯二苯并二噁英：10μg/kg，多氯联苯：10mg/kg 以及二者联合染毒 12 天，电镜下可见，多氯联苯单独染毒组间质细胞排列散乱，2，3，7，8-四氯二苯并二噁英单独染毒组支持细胞数减少，间质细胞明显减少，联合染毒组支持细胞数显著减少，间质细胞结构消失（卢春凤等，2009 年）。

3～4 周龄 Wistar 雄性大鼠以双酚 A 1、25mg/kg 腹腔注射 8 周，光镜下可见，各剂量染毒组睾丸间质轻度水肿，生精小管细胞层次稍紊乱，支持细胞线粒体轻微肿胀，高剂量染毒组睾丸间质细胞轻微脂肪增加（桂军红等，2005 年）。

21～22 日龄 SD 雄性大鼠用双酚 A 5mg/kg 灌胃 4 周，光镜下可见，睾丸生精小管支持细胞与生精细胞分离，细胞排列稀疏、紊乱，细胞核染色质呈絮状，或固缩凝聚（罗冬梅等，2008 年）。

4～5 周龄昆明种雄性小鼠腹腔注射双酚 A 10、50、100mg/kg 1 周，电镜下可见，中剂量染毒组部分支持细胞和生精细胞分离；高剂量染毒组可见支持细胞与生精细胞大量分离（孙小娜等，2010 年）。

5 周龄雄性大鼠用邻苯二甲酸丁基苄酯 0.25、0.5、1g/kg 灌胃 6 周后，电镜下可见，生精上皮内支持细胞与生精细胞结构明显紊乱，细胞间连接结构消失，出现大的液化池和脂滴，支持细胞胞质内可见较多的脂滴和体积大、不规则的次级溶酶体，细胞核表面有切迹，核仁明显，滑面内质网丰富，部分线粒体空泡变性（杨波等，2007 年）。

6～8 周龄 SD 雌性大鼠在受孕第 2 日至雄性子代大鼠出生后 21 天用邻苯二甲酸二丁酯 50、250、500mg/kg 灌胃，分别于出生后第 14、21、70 天处死，光镜下可见，出生后第 14 天，高剂量染毒组雄性子代大鼠睾丸组织生精上皮变为单层，支持细胞出现空泡样改变；出生后第 70 天，中剂量染毒组雄性子代大鼠睾丸支持细胞减少，高剂量染毒组雄性子代大鼠生精小管外形不规则，生精上皮几乎消失殆尽，仅在基底部见到少量的支持细胞和精母细胞，基膜尚完整（张蕴晖，2004 年）。

21 日龄 SD 雄性大鼠用邻苯二甲酸二丁酯 50、200、600mg/kg 灌胃 14、21、28 天，电镜下可见，中剂量染毒组：染毒 14 天后支持细胞空泡样变，染毒 21 天后支持细胞数目较少，许多支持细胞空泡样变；高剂量染毒组：染毒 21 天后大量生精小管萎缩伴随睾丸间质细胞增生，生精上皮发育停滞，染毒 28 天后睾丸大部分生精小管萎缩变形，生精细胞退化变性，仅由精原细胞和少量精母细胞构成，甚至生精细胞耗竭，生精小管内精子细胞和精子完全缺失。此外睾丸间质可见明显积液（龙廷等，2008 年）。

5 周龄 SD 雄性大鼠用邻苯二甲酸二丁酯 10、100、500mg/kg 灌胃 30 天，光镜下可见，高剂量染毒组支持细胞内出现空泡（满孝明等，2010 年）。

8～9 周龄 BALB/c 雄性小鼠用邻苯二甲酸二丁酯 500mg/kg 灌胃 4、5、6、7、8 周，电镜下可见，染毒 4 周小鼠支持细胞多核畸形（白晨等，2011 年）。

用含 0.75、1.5、3g/kg 邻苯二甲酸二（2-乙基己基）酯与饲料混合喂饲 4 周龄昆明种雄性小鼠 4 周后，光镜下可见，对照组睾丸生精小管排列规则，结构正常，生精小管由多层生精细胞和支持细胞组成，从基底部到管腔各层生精细胞依次为精母细胞、精原细胞、圆形精子细胞、长形精子细胞和精子等，支持细胞位于精母细胞和精原细胞之间，细胞排列致密而规则；低剂量染毒组与对照组比较没有明显的改变，中剂量染毒组睾丸生精小管腔径变小，间质增宽，生精上皮层次减少，支持细胞减少；高剂量染毒组睾丸生精小管外形明显不规则，生精上皮细胞严重损伤，仅基底部见到少量的支持细胞和精母细胞（崔月美等，2009 年）。

7～10 周龄 SD 雌性大鼠孕 12～21 天期间用邻苯二甲酸二（2-乙基己基）酯 10、100、750mg/kg 灌胃，光镜下可见，低剂量染毒组雄性子代大鼠胚胎间质细胞聚集呈簇分布，高、中剂量染毒组雄性子代大鼠均可见胚胎间质细胞呈瘤样增生，各处理组中睾丸生精小管排列尚规则。电镜下可见低剂量染毒组雄性子代大鼠胚胎间质细胞呈椭圆形、长梭形，脂质颗粒减少，线粒体、滑面内质网丰富；中剂量染毒组雄性子代大鼠胚胎间质细胞呈梭形或椭圆形，大小不一，核大、圆，胞质丰富，细胞聚集一起，胞质内可见丰富的脂质颗粒，脂质颗粒染色深，滑面内质网及线粒体扩张；高剂量染毒组雄性子代大鼠间质细胞聚集成堆，呈镶嵌连接，细胞大小不一，大部分细胞体积增大，胞质丰富，核圆大，脂质颗粒丰富，染色深，线粒体、滑面内质网扩张（郑海红等，2010 年）。

6～7 周龄 SD 雄性大鼠灌胃邻苯二甲酸二丁酯 1g/kg、邻苯二甲酸二（2-乙基己基）酯 1.7g/kg，以及二者联合灌胃 8 周，光镜下可见，阴性对照组生精小管排列规则，结构正常，由多层生精细胞和支持细胞组成，支持细胞位于精母细胞和精原细胞之间，细胞排列致密而规则。单独染毒时各剂量染毒组生精小管外形尚规则，生精细胞与支持细胞连接明显减少，支持细胞数目明显减少，生精上皮层数减少，仅有少量的精母细胞和支持细胞组成，且有脱落的现象，细胞排列疏松紊乱；联合染毒组生精小管外形不规则、萎缩、变性、间质增宽，生精上皮退化变性、甚至消失，生精细胞耗竭，基底部仅有少量的支持细胞，且细胞肿胀、变性，出现空泡样改变，基膜尚完整（田晓梅等，2009 年）。

4～5 周龄 SD 雄性大鼠腹腔注射丙烯腈 7.5、15、30mg/kg 13 周，5 次/周，电镜下可见，高剂量染毒组间质细胞核膜水肿，核质淡染，但结构完整（吴鑫，2003 年）。

21 日龄 SD 雄性大鼠喂饲含 5、10mg/kg 丙烯酰胺的水溶液 8 周，电镜下可见，高剂量染毒组生精小管邻近的睾丸间质细胞表现为畸形、空泡以及生精小管精子数量减少（Hao Wang et al，2010 年）。

3～5 周龄发育期昆明种雄性小鼠用三苯氧胺 0.02、0.2、2mg/kg 灌胃 20 天，于末次染毒 15 天后处死，电镜下可见，高剂量染毒组支持细胞内有空泡变性、脂质增多及髓鞘样结构，间质细胞有明显的空泡变性，脂滴增多、密度降低，自噬泡与髓鞘样结构形成（佘同辉等，2004 年）。

7～8 周龄 Wistar 雄性大鼠用 3，4-二氯苯胺 39、81、170、357mg/kg 灌胃 5 周，电镜下可见，170mg/kg 剂量染毒组睾丸支持细胞内出现明显空穴，细胞器异常，内质网扩张，线粒体出现聚集，细胞核内异色质增多，核膜模糊不清或缺失（芦冉，2008 年）。

昆明种雄性小鼠用氯化三丁基锡 0.5、5、50μg/kg 灌胃 15 次，3 天/次，光镜下可见，高剂量染毒组睾丸支持细胞的数量显著减少（鄢绯寰，2008 年）。

3. 农药　5～7 周龄 SD 雄性大鼠用氧化乐果 0.44、1.32、3.97mg/kg 灌胃 60 天，光镜下可见，随着染毒剂量的增加，生精小管排列逐渐稀疏，间质缝隙逐渐增宽，生精小管的各级生精细胞数目呈不同程度的减少，高剂量染毒组的部分生精小管中的生精细胞脱落为一层，支持细胞数量逐渐减少（文一等，2009 年）。

5～7 周龄 SD 雄性大鼠分别灌胃氧化乐果：0.44、1.32、

3.97mg/kg，毒死蜱：0.82、2.45、9.355mg/kg，共 10 周，6 天/周，光镜下可见，氧化乐果中剂量染毒组生精小管排列稀疏，间质细胞减少，高剂量染毒组生精小管缩小，排列稀疏；毒死蜱染毒主要表现为生精小管排列松散，间质逐渐增宽，间质细胞逐渐减少，出现严重水肿（文一，2008 年）。

7～8 周龄 SD 雌性大鼠在孕 12～17 天用利谷隆 120mg/kg 灌胃，光镜下可见雄性子代大鼠睾丸组织中部分生精小管结构破坏，生精细胞及精子溢出，伴少量淋巴细胞、浆细胞浸润。电镜下可见，雄性子代大鼠睾丸间质细胞形态异常，胞内除线粒体肿胀外，还有粗面内质网扩张（白建伟，2011 年）。

6～7 周龄 Wistar 雄性大鼠用高效氯氰菊酯 20、40、80mg/kg 灌胃 8 周，电镜下可见，高剂量染毒组支持细胞轮廓不清，核膜破损，胞质内线粒体呈空泡样改变，部分胞质溶解，间质细胞未见异常（安丽等，2003 年）。

4 月龄雄性家兔喂饲含 1.5、3、4.5mg/kg 氯氰菊酯喷洒的饲草 8 周，光镜下可见，高剂量染毒组睾丸间质细胞、支持细胞数量明显减少，支持细胞出现部分脱落和退化；中剂量染毒组间质细胞数量虽比高剂量组有所增加，但仍明显少于对照组（李海峰等，2006 年）。

雄性小鼠用绿麦隆 321.5、1250、2500、5000mg/kg 和阿特拉津 18.75、875、1750mg/kg 两两联合灌胃 25 天，电镜下可见，1250mg/kg 绿麦隆＋875mg/kg 阿特拉津联合染毒组睾丸中支持细胞水肿变性，细胞膜节段性溶解改变，细胞间紧密连接部分破坏（穆洪等，2007 年）。

6～7 周龄 SD 雄性大鼠灌胃西维因：11.2mg/kg，氰戊菊酯：9.02mg/kg 以及二者联合 8 周，光镜下可见，西维因和氰戊菊酯单独染毒组生精小管外形尚规则，生精细胞与支持细胞连接减少，生精细胞和支持细胞较对照组减少，且有脱落的现象；西维因和氰戊菊酯联合染毒组生精小管外形不规则、萎缩、间质增宽（王秀琴等，2011 年）。

21 日龄 SD 雄性大鼠用 500mg/kg 邻苯二甲酸二（2-乙基己基）酯（DEHP）、80mg/kg 氯氰菊酯（CYP）以及二者联合灌胃 30 天。

光镜下可见，对照组睾丸生精上皮呈规则圆形或椭圆形，排列紧密，结构清晰，间质细胞成群分布在生精小管之间，在生精小管管壁中，镶嵌于基膜中的是柱状的支持细胞；染毒组睾丸生精小管有不同程度的损伤，表现为生精上皮层数减少，排列紊乱，生精小管管腔中成熟精子数减少；DEHP 单独染毒组生精小管萎缩变形，支持细胞骨架结构破坏，胞质中出现大量空泡，间质细胞结构消失；CYP 单独染毒组仅有部分生精小管受损，生精细胞层数减少，间质细胞数量减少且排列紊乱；联合染毒组可见部分生精小管萎缩变形，间质细胞排列紊乱。电镜下可见，对照组生精上皮基膜平整，支持细胞间嵌着各级处于不同时期的生精细胞，有精原细胞、初级精母细胞和变态期精子细胞。间质细胞呈菱形，胞质内有丰富的滑面和粗面内质网，高尔基复合体及含有丰富嵴的线粒体。DEHP 单独染毒组可见睾丸间质细胞线粒体肿胀，空泡化。支持细胞内溶酶体增多，细胞肿胀。CYP 单独染毒组间质细胞、支持细胞的损害同前，但损伤程度较 DEHP 单独染毒组轻。DEHP、CYP 联合染毒组可见间质细胞滑面内质网扩张，较多脂滴堆积于间质细胞内，生精上皮变性，但支持细胞超微结构未见异常（李祥婷等，2012 年）。

　　4～5 周龄昆明种雄性小鼠用啶虫脒 30mg/kg 灌胃 5 周，电镜下可见，睾丸支持细胞内溶酶体数量减少，内质网出现扩张，线粒体出现固缩（张姣姣等，2011 年）。

　　3～4 周龄昆明种雄性小鼠用乙草胺 75、225、750mg/kg 灌胃 90 天，光镜下可见，低剂量染毒组细胞排列比较稀疏，间质水肿；中剂量染毒组生精上皮变薄，结构紊乱，支持细胞出现空泡样变性，间质水肿充血；高剂量染毒组生精小管萎缩变性，支持细胞、间质细胞数目明显减少，排列紊乱，间质明显水肿、充血（胡伟军，2010 年）。

　　6～8 周龄昆明种雄性小鼠用草甘膦 290、580、1160mg/kg 连续灌胃 5 天，光镜下可见，高剂量染毒组生精小管上皮支持细胞明显脱落（黄婷，2010 年）。

　　4. 物理与生物因素　4～5 月龄 Wistar 雄性大鼠直接暴露于电磁波吸收比值（specific absorption rate，SAR）为 1.58 的手机低强度电磁场（手机产生）3 个月，电镜下可见，在支持细胞的细胞质中有广泛的空泡形成，这与滑面内质网池扩宽有关，大的脂质液滴也明显观察到，支持细胞间紧密连接明显（Çelik S et al，2012 年）。

3～5 周龄 Wistar 雄性大鼠直接照射 90W/cm² 电磁辐射 15 分钟，分别于 3、6、24、72 小时各时相点观察，电镜下可见，电磁辐射照射后 3 小时，间质细胞线粒体明显肿胀，嵴明显减少，基质电子密度降低，部分线粒体出现空泡，内质网明显扩张；电磁辐射照射后 6 小时，可见巨噬细胞从血管内游出；电磁辐射照射后 24 小时，间质细胞线粒体数量减少，且明显肿胀，部分线粒体出现空泡，基质电子密度降低，溶酶体增加，内质网扩张，并出现膜性退变；电磁辐射照射后 72 小时仍可见线粒体肿胀和内质网的损伤表现，可见髓鞘样结构（杨进清等，2010 年）。

6～8 周龄昆明种雄性小鼠直接照射场强为 8×10³、2×10⁴、6×10⁴V/m 电磁脉冲 2 分钟/次，共 5 次，分别于照射后 6 小时、24 小时、3 天、7 天、14 天、28 天取材，光镜下可见，3 种场强的电磁脉冲照射后 6 小时～28 天，各组睾丸间质细胞病变相似，主要表现为细胞水肿和空泡变性、核变形、体积缩小、染色质凝聚、着色加深、核质分离等，28 天时病变尚未恢复。电镜下可见，照射后 6 小时，间质细胞线粒体明显肿胀，嵴明显减少，基质电子密度降低，内质网扩张，大多数脂滴电子密度降低，着色变浅，部分或完全空泡化；照射后 1～14 天，间质细胞核膜模糊，局灶性溶解，部分细胞染色质凝集边移，细胞趋于凋亡，线粒体肿胀，数目明显减少，内质网明显扩张，大多数脂滴电子密度降低，着色变浅，少数呈半月形、环状电子密度增高，或脂滴浓缩深染（可能为脂褐素），或出现致密颗粒，脂滴相互粘连，呈葫芦状、哑铃状融合，可见脂滴外排；照射后 28 天，间质细胞线粒体数目明显减少，脂滴显著增加，但大多数脂滴完全排空，部分呈环状深染（王水明等，2003 年）。

10 周龄 BALB/c 雄性小鼠直接照射 100、400kV/m 电磁脉冲（脉冲前沿 3ns，半宽 340ns，脉冲间隔 25s），共计 200 个电磁脉冲，分别于照射后 1、7、14、28 天取材，光镜下可见，在 400kV/m 电磁脉冲照射组，照射 1 天后支持细胞胞核明显缩向基底面；照射 7 天后，支持细胞突起明显减少；照射 14 天后支持细胞的形态已基本恢复正常。电镜下可见，在 400kV/m 电磁脉冲照射组，照射后 1 天支持细胞突起明显减少，镧颗粒突破支持细胞紧密连接；照射后 14 天镧颗粒在生精小管近腔室生精细胞间的沉淀开始减少。至照射后 21 天，仍可见镧颗粒突破支持细胞紧密连接沉积在近腔室生精细胞间（侯武刚等，2005 年）。

21 日龄初断乳 Wistar 雄性大鼠喂饲含 50、70μg/L 贫铀的饮水 3 个月，分别在第 3、6、9、12 个月后处死，电镜下可见，在贫铀染毒 3 个月后，染毒组大鼠睾丸支持细胞核肿胀，有空泡形成，胞质内吞噬体和溶酶体增多，线粒体肿胀，有空泡变。染毒 6 个月后，支持细胞内出现大量空泡，大量溶酶体，内有许多致密的吞噬颗粒，部分支持细胞与精原细胞坏死肿胀。间质细胞增生，胞核核膜皱褶，有凹陷，异染色质少，边聚成块；染毒 12 个月后，超微结构可见，支持细胞胞质内溶酶体增多，内有沉积颗粒，间质细胞体积小，分散萎缩，胞质内有许多吞噬溶酶体，致密颗粒沉积（冷言冰等，2008 年）。

12 月龄 SD 雄性大鼠用微囊藻毒素 0.5、1、1.5μg/kg 腹腔注射 2 周，光镜下可见，高剂量染毒组支持细胞、间质细胞数量均显著减少（李燕等，2008 年）。

4~5 周龄 SD 雄性大鼠用微囊藻毒素 5、10、15μg/kg 腹腔注射 4 周，光镜下可见，高剂量染毒组间质细胞、支持细胞数量减少（Li Y et al，2008 年）。

4 周龄昆明种雄性小鼠用龙葵碱 5、10、20mg/kg 灌胃 2 周，光镜下可见，中剂量染毒组生精小管排列更加疏松，管壁变薄，细胞数量减少，排列不规则，支持细胞骨架稀疏；高剂量染毒组支持细胞骨架崩解，生精细胞与支持细胞分离（季宇彬等，2010 年）。

7~8 周龄 NK 雄性小鼠用龙葵碱 5.25、10.5、21mg/kg 腹腔注射 2 周，光镜下可见，中剂量染毒组支持细胞骨架稀疏，高剂量染毒组生精小管发生明显的形态学萎缩并且排列较致密，大量细胞脱落至管腔及管腔外面，间质区细胞明显增多，支持细胞的骨架崩解，大量的生精细胞与支持细胞分离，管腔内细胞排列紊乱（孙晶超，2011 年）。

用含 2、6g/kg 番茄红素的饲料喂饲 4～5 周龄 Swiss 雄性小鼠 6 周，光镜下可见，高剂量染毒组睾丸间质细胞体积减小（S Sharma et al，2008 年）。

6～7 周龄昆明种雄性小鼠用玉米赤霉醇 25、50、100mg/kg 灌胃 5 周，电镜下可见，高剂量染毒组支持细胞和间质细胞的线粒体肿胀、空泡化，胞质出现许多空泡，胞质溶酶体数量增多，核膜溶解、核破坏，核周间隙和细胞间隙增宽（张振玲等，2012 年）。

5. 药物 21 日龄 SD 雄性大鼠一次性腹腔注射环磷酰胺 0.5、0.75、1ml/100g，染毒后 24 小时，4 周和 8 周分批处死，光镜下可见，染毒后 24 小时睾丸生精小管有不同程度的损伤，随染毒剂量增大，组织损伤也越大，主要表现为间质水肿，管腔内上皮变薄，生精小管内细胞层次紊乱，支持细胞明显减少，分布稀疏，染毒后 4、8 周间质细胞未见明显异常。电镜下可见，染毒后 24 小时大鼠睾丸支持细胞线粒体肿胀、空泡化，嵴消失，溶酶体增多，内质网扩张，髓样小体结构形成，胞质变淡，电子密度降低，肿胀明显，细胞间紧密连接增大，基底膜变薄，间质水肿，染毒后 8 周时生精小管内基底部细胞较前稀疏、变薄，线粒体仍有肿胀、空泡化，有大量的髓样结构，间质中有巨噬细胞，血管内皮空泡化，环磷酰胺的剂量越大，破坏的程度和范围越大（李禄生，2007 年）。

11～13 周龄 SD 雄性大鼠用复方奥硝唑甲磺酸培氟沙星牙周缓释制剂 0.1、0.4、0.8g/kg 灌胃 6 周，电镜下可见，高剂量染毒组支持细胞线粒体肿胀，滑面内质网数目减少，间质细胞异染色质明显，线粒体质膜皱缩，内质网稀疏，溶酶体增多（董正谋等，2011 年）。

12 周龄 Swiss 雄性小鼠用恩诺沙星 150mg/kg 皮下注射 14、30 天，光镜下可见，支持细胞胞质内出现空泡（Aral F et al，2008 年）。

45 日龄 Swiss 雄性小鼠用 200g/kg 乙胺嗪灌胃 12 天，光镜下可见，支持细胞空泡化，大多数间质细胞过度增大，充满脂滴（KLA Saraiva et al，2006 年）。

成年 SD 雄性大鼠亲代和子一代各用多效唑原药 41.4、128、

421.2mg/kg 喂饲 8 周，光镜下可见，支持细胞变性，间质血管充血（陈润涛等，2008 年）。

21 日龄 SD 雄性大鼠用苯甲酸雌二醇 0.1、100μg/kg 皮下注射 2 周，分别于出生后第 50、64 和 130 天处死，光镜下可见，出生后 50 天间质细胞幼稚呈梭形，胞体和胞核体积较小，出生后 64 天，间质细胞仍较幼稚，但是较出生后 50 天时有所改善。出生后 130 天，与对照组比较无明显差异（李和程等，2009 年）。

21 日龄 SD 雄性大鼠在出生后第 22～35 天皮下注射己烯雌酚 0.01、0.1、1、10μg/kg，分别于出生后第 50、64 和 130 天处死，光镜下可见，出生后第 50 天时，1、10μg/kg 剂量染毒组间质细胞幼稚（细胞呈梭形，胞体和胞核较小），出生后 64 天，1、10μg/kg 剂量染毒组间质细胞的损害较出生后 50 天有所改善，但是间质细胞仍较幼稚，出生后 130 天，与对照组比较无明显差异（李和程等，2008 年）。

5～6 周龄 SD 雄性大鼠用美他多辛 0.25、0.5、1g/kg 灌胃 4 周，光镜下可见，高剂量染毒组部分支持细胞轻度水肿、变性（陈江等，2003 年）。

6～8 周龄 SD 雄性大鼠用美他多辛 0.4、0.8、1.6g/kg 灌胃 60 天，电镜下可见，高剂量染毒组支持细胞空泡化，线粒体减少（王茵等，2005 年）。

2～3 月龄 SD 雄性大鼠用腺嘌呤 0.3、0.5g/kg 灌胃 30 天，光镜下可见，各剂量染毒组生精小管基膜增厚，生精上皮变薄，生精小管上皮细胞排列紊乱，一些支持细胞与生精细胞呈分离状，间质水肿，间质细胞减少（俞铮铮等，2009 年）。

5～6 周龄 SD 雄性大鼠用维生素 B6 140、280、560mg/kg 灌胃 4 周，光镜下可见，高剂量染毒组睾丸支持细胞轻度水肿、变性（陈江等，2006 年）。

5～6 周龄 SD 雄性大鼠用 30mg/kg 雷公藤多苷灌胃 30 天，电镜下可见，生精小管管壁内外基底膜层呈皱曲状，近管壁层有较多极不规则核的支持细胞，核大，核膜多有内陷，形成核内胞质沟、袋，染色质主要为常染色质，核仁明显，胞质中线粒体肿胀、空化、嵴消失，内质网轻度扩张，支持细胞间常有巨大的空泡，支持细胞中包有变性死亡的生精细胞（李德忠等，2006年）。

3～4周龄昆明种雄性小鼠用105mg/kg（含雷公藤甲素40μg/kg）雷公藤片灌胃4周，光镜下可见，支持细胞有所减少（吴建元等，2005年）。

8周龄SD雄性大鼠用大黄提取物（主要为蒽醌类化合物）0.3、0.6、1.2g/kg灌胃30天，光镜下可见，低剂量染毒组间质细胞出现破裂，管腔增大；中剂量染毒组的间质细胞部分破裂，管腔不规则，生精上皮细胞层次紊乱，细胞间隙增大；高剂量染毒组间质细胞部分消失，生精小管支持细胞缺失，细胞层明显减少、变薄（胡晓丞等，2012年）。

6～7周龄Wistar雄性大鼠用中药碘7.5、30mg/kg灌胃1、2、3、4个月，光镜下可见，高剂量中药碘染毒组随着染毒时间延长，睾丸组织损害逐渐加重。至染毒4个月时，大部分大鼠生精小管上皮细胞数目层次明显减少，生精上皮细胞几乎消失，仅剩少量精原细胞、支持细胞和间质细胞（武继彪等，2001年）。

6. 其他因素　4～5周龄Wistar雄性大鼠喂饲含氟浓度为150mg/L的饮水10周，光镜下可见，支持细胞数量减少，结构疏松（姜春霞等，2003年）。

4周龄SD雄性大鼠氟化钠腹腔注射10、20mg/kg 26天，2天/次，光镜下可见，低剂量染毒组支持细胞数量减少，结构疏松；高剂量染毒组生精小管管径变小，排列疏松，生精小管周围间隙变宽（江琴等，2005年）。

用含1g/kg氟化钠的饲料喂饲1日龄海兰褐公鸡90天，光镜下可见，睾丸间质细胞严重变性坏死，电镜下可见睾丸间质细胞核浓染或空泡化、核膜破裂、线粒体肿胀、断裂、溶解、消失、空泡化、粗面内质网肿胀、脱颗粒、形成空泡，高尔基复合体肿胀、结构模糊（关丽萍，2007年）。

5～6周龄SD雄性大鼠用10ml/kg乙醇（50%）灌胃26天，光镜下可见，睾丸组织生精小管内生精细胞排列紊乱疏松，间质细胞弥漫增生（吴顺理等，2005年）。

6～8周龄Wistar雄性大鼠用6ml/kg乙醇（50％）灌胃39天，电镜下可见，生精小管基膜厚薄不均，基膜与基膜外胶原组织疏松增厚，呈波浪式皱褶，并可见基膜断裂；精原细胞与基膜和支持细胞之间可见到很多大空泡，使得精原细胞与基膜和支持细胞之间接触面减少，甚至成点状接触，近乎游离状态（金霆等，2006年）。

5～7周龄SD雄性大鼠用乙醇2.7、4.5、7.5g/kg灌胃13周，电镜下可见，各剂量染毒组支持细胞内溶酶体增多、滑面内质网变性退化（赵松等，2005年；解丽君等，2009年）。

21日龄断乳昆明种雄性小鼠直接喂饲啤酒（2.8％）、白酒（5％）5周，光镜下可见，啤酒染毒组间质间隙增宽，间质细胞增生，白酒染毒组间质间隙进一步增宽，生精小管内生精细胞排列紊乱疏松（杨郑州，2009年）。

以2ml/d市售44°白干酒给6～7周龄SD雄性大鼠灌胃26天后，光镜下可见，睾丸间质间隙增宽，生精小管萎缩变细，间质细胞弥漫增生（杨利丽等，2005年）。

5周龄昆明种雄性小鼠用棉酚50、120、200mg/kg灌胃20天，光镜下可见，高、中剂量染毒组部分生精小管排列较疏松，有些间质细胞消失（陈思东等，2007年）。

3～5周龄昆明种雄性小鼠每千克体重腹腔注射相当于12.5、25、50L水样中的有机污染物饮用水5周，光镜下可见，染毒后35天，50L/kg剂量染毒组间质细胞呈大片聚集状增生，间质中散在炎细胞浸润。电镜下可见，间质细胞受到损伤，表现为：染毒后10天，50L/kg剂量染毒组线粒体肿胀、嵴紊乱、甚至空泡化，脂滴数量增加，体积增大；染毒后35天，25L/kg剂量染毒组线粒体肿胀较前更严重，有些线粒体嵴断裂，脂滴增大，部分核膜电子密度降低，50L/kg剂量染毒组，细胞表面微绒毛消失，脂滴明显减少，线粒体进一步肿胀，嵴消失，出现无定形空泡，同时有炎细胞浸润。染毒后35天，50L/kg剂量染毒组电镜下可见，支持细胞核膜凹陷较深，核仁似碎裂，膜包颗粒较少（田怀军等，2002年）。

6～8 周龄 BALB/c 雄性小鼠用孔雀石绿 100、400、800mg/kg 灌胃 30 天，电镜下可见，低剂量染毒组支持细胞与生精细胞之间有空隙，支持细胞胞质内有小空泡；中剂量染毒组支持细胞胞质空泡现象多见，胞内大量内质网扩张成池或囊泡状，有的支持细胞核内容物异常；高剂量染毒组支持细胞胞质空泡化严重，与生精细胞间有较大空泡，线粒体肿胀或空泡化，高尔基复合体不发达，溶酶体增多；中剂量染毒组间质细胞溶酶体和脂滴增多，胞质有空泡；高剂量染毒组多见间质细胞空泡化，核固缩，脂滴增多且内质网扩张，亦见凋亡的间质细胞（朱伟杰等，2008 年）。

9～10 周龄 BALB/c 雄性小鼠尾静脉注射 1mg/ml 羧基化多壁碳纳米管和氨基化多壁碳纳米管 15 天，光镜下可见，基底膜处的支持细胞出现部分消失和空泡化以及一些血管的扩张和充血，氨基化多壁碳纳米管组的小鼠睾丸受损程度要低于羧基化多壁碳纳米管组（白预弘，2011 年）。

二、对动物睾丸激素水平的影响

外源化学物对睾丸分泌激素水平的影响详见表 6-7～表 6-12。

三、对睾丸支持细胞及间质细胞的影响

近年来，一些体外试验研究结果显示，某些外源化学物可直接对睾丸支持细胞及间质细胞产生明显的毒作用。详见表 6-13、表 6-14。

四、对雄激素合成与分泌有关物质的影响

整体动物实验和体外试验结果显示，一些外源化学物可影响睾丸内分泌细胞的能量代谢及雄激素的合成分泌等，详见表 6-15。

五、对动物睾丸肿瘤的影响

关于外源化学物引起睾丸肿瘤的研究较少，化学物诱发睾丸间质细胞瘤的报道，详见表 6-16。

表 6-7 金属与类金属及其化合物对睾丸分泌激素水平的影响

类型	动物	染毒方式	染毒剂量（染毒时间）	结果	文献
醋酸铅	成年雄性黑斑蛙	所处水环境染毒	0.1、0.2、0.4、0.8、1.6mg/L（30天）	血清T水平随染毒浓度的增加而降低。除0.1mg/L浓度染毒组外，其余各浓度染毒组血清T水平与对照组比较，差异均有统计学意义（$P<0.05$），呈剂量效应关系（相关系数 $r=-0.991$，$P<0.01$）。血清E_2水平随染毒浓度的增加而升高。除0.1mg/L浓度染毒组外，其余各浓度染毒组血清E_2水平与对照组比较，差异均有统计学意义（$P<0.05$），呈剂量效应关系（相关系数 $r=0.927$，$P<0.01$）。	贾秀英等，2009
醋酸铅	8～9周龄Wistar雄性大鼠	饮水染毒	0.025%、0.05%、0.1%、0.3%（24周）	0.05%、0.1%、0.3%浓度染毒组可以观察到血清T水平升高，但是仅0.05%浓度染毒组血清T水平与对照组比较，差异有统计学意义（$P<0.05$）。	L Allouche et al. 2009

续表

类型	动物	染毒方式	染毒剂量（染毒时间）	结果	文献
醋酸铅和乙醇	6～7周龄近交系雄性大鼠	灌胃染毒	铅染毒组：11、22mg/kg，乙醇（分析纯）染毒组：0.9、1.8g/kg，以及二者两两交叉联合染毒（4周）	联合染毒组血清T水平降低，与对照组比较，差异有统计学意义（$P<0.05$）。	于素芳等，2001
醋酸铅和氯化镉	1日龄爱拨益加公鸡	喂饲染毒	醋酸铅+氯化镉：10+2、10+50、100+2、100+50（mg/kg）(2、4、6周)	染毒第2、4周时，各剂量染毒组血清T水平与对照组比较，差异无统计学意义（$P>0.05$）。染毒第6周时，10+2mg/kg醋酸铅+氯化镉剂量染毒组血清T水平与对照组比较升高，差异有统计学意义（$P<0.05$）；10+50、100+2、100+50（mg/kg）醋酸铅+氯化镉剂量染毒组血清T水平与对照组比较降低，差异有统计学意义（$P<0.05$）。	张永辉等，2011
氯化铝	4～5周龄Wistar雄性大鼠	饮水染毒	64.18、128.36、256.72mg/kg（120天）	随着染毒剂量的增加，血清T水平逐渐降低，高、中剂量染毒组T水平低于对照组，差异有统计学意义（$P<0.05$）。	孙浩，2011

续表

类型	动物	染毒方式	染毒剂量（染毒时间）	结果	文献
氯化汞	5~7周龄Wistar雄性大鼠	腹腔注射	1, 3mg/kg（3周）	各剂量染毒组血清T水平均低于对照组及染毒前，差异有统计学意义（$P<0.05$）。	陈小玉等，2001
氯化镉	6~7周龄SD雄性大鼠	腹腔注射	0.25, 0.5, 1mg/kg（1周）	中剂量染毒组睾丸匀浆和血清T水平均低于对照组，差异有统计学意义（$P<0.05$）。	李煌元等，2007
	50日龄成年雄性鹌鹑	灌胃	10, 20, 40mg/kg（1, 2周）	染毒1周后高、中剂量染毒组和染毒2周后的各剂量染毒组血清T水平降低，与对照组比较，差异有统计学意义（$P<0.05$或$P<0.001$）。	江燕琼等，2007
硫酸镍	6~7周龄Wistar雄性大鼠	腹腔注射	1.25, 2.5, 5mg/kg（14天）	随着染毒剂量的增加，血清T水平呈降低趋势，其中高、中剂量染毒组与对照组比较，差异有统计学意义（$P<0.05$）。	孙应彪等，2003

续表

类型	动物	染毒方式	染毒剂量（染毒时间）	结果	文献
硫酸镍和重铬酸钾	5～6周龄昆明种小鼠	灌胃	硫酸镍＋重铬酸钾：0＋2.5、0＋5、2.5＋0、2.5＋2.5、2.5＋5、5＋0、5＋2.5、5＋5（mg/kg）（5天）	各剂量染毒组血清T水平降低，尤其是高剂量染毒组和联合剂量染毒组，与对照组比较，差异有统计学意义（$P<0.05$）。呈现剂量-效应关系。镍和铬之间存在交互作用（$P<0.05$）。低铬染毒组毒效应为1.61，低镍染毒组毒效应为0.78，低剂量联合染毒组毒效应为7.34，低铬染毒组毒效应＋低镍染毒组毒效应为2.39，低剂量联合染毒组毒效应7.34，低于低铬染毒组毒效应＋低镍染毒组毒效应4.82，高镍染毒组毒效应为3.62，高剂量联合染毒组毒效应为11.57，高镍染毒组毒效应＋高铬染毒组毒效应为8.44，低于高剂量联合染毒组毒效应11.57，说明镍与铬是协同作用。交互影响小鼠血清T水平的。	李紫，2012
重铬酸钾	90±10日龄SD雄性大鼠	腹腔注射	0.2、0.4、0.6mg/kg（13、26天）	染毒13天的高剂量染毒组和染毒26天的高、中剂量染毒组血清T水平下降，与对照组比较，差异有统计学意义（$P<0.05$）。	AK Chandra et al, 2007

续表

类型	动物	染毒方式	染毒剂量（染毒时间）	结果	文献
三氧化二砷	成年雄性大鼠	腹腔注射	2、4、8mg/kg（2周）	高、中剂量染毒组血清T水平降低，与对照组比较，差异有统计学意义（$P<0.05$）。	张育等，2004
二氧化硅	6～8周龄Wistar雄性大鼠	气管滴注	纳米SiO_2组：1.5、7.5mg/kg，微米SiO_2：1.5、7.5mg/kg（5周）	高剂量纳米SiO_2染毒组血清T水平降低，与对照组比较，差异有统计学意义（$P<0.01$）。低剂量纳米SiO_2染毒组血清和睾丸匀浆T水平也降低，与对照组比较，差异有统计学意义（$P<0.05$）。	林本成等，2007
钼酸钠	60日龄ICR雄性小鼠	自由饮水染毒	100、200、400mg/kg（4周）	随着染毒剂量的增加血清T水平逐渐降低，至高剂量染毒组降至最低，各剂量染毒组间差异有统计学意义（$P<0.05$）。	张才等，2012
纳米二氧化钛（粒径10、25纳米）	3～4周龄昆明种雄性小鼠	灌胃	5g/kg（14天）	两种不同粒径的纳米二氧化钛染毒组血清T水平降低，与对照组比较，差异有统计学意义（$P<0.05$），并且粒径10纳米染毒组与粒径25纳米染毒组比较，差异有统计学意义（$P<0.05$）。	王燕，2010
碳酸锂	6～7周龄Wistar雄性大鼠	喂饲染毒	0.5、0.8、1.1g/kg（90天）	高、中剂量染毒组血清T水平降低，与对照组比较，差异有统计学意义（$P<0.05$）。	SC Thakur et al，2003

表 6-8　有机化合物对睾丸分泌激素水平的影响

有机化合物	动物	染毒方式	染毒剂量（染毒时间）	结果	文献
氯乙烯	5～6周龄SD雄性大鼠	腹腔注射	10、100、1000mg/kg（2、4周）	染毒4周后，大鼠睾丸匀浆T水平和抑制素B水平随着染毒剂量的增加而降低。其中高、中剂量染毒组和对照组比较，差异有统计学意义（$P<0.05$），存在剂量-效应关系，r值分别为-0.695和-0.571（$P<0.05$）；高、中剂量染毒组血清T水平较对照组降低，差异有统计学意义（$P<0.05$），有剂量-效应关系，相关系数$r = -0.662$（$P<0.05$）。	王笑笑，2008
苯	5～6周龄SD雄性大鼠	吸入染毒	5、10、15mg/m³（前后各7天，中间间隔28天，2小时/天）	高、中浓度染毒组血清T低于对照组，差异有统计学意义（$P<0.05$）。	潘艳，2010
甲醛	3～4周龄昆明种雄性小鼠	吸入染毒	21、42、84mg/m³（13周，2小时/天）	高、中浓度染毒组血清T水平低于阴性对照组，差异有统计学意义（$P<0.05$）。	王南南等，2006

续表

有机化合物	动物	染毒方式	染毒剂量（染毒时间）	结果	文献
甲醛和苯	3~4周龄昆明种雄性小鼠	吸入染毒	甲醛：42mg/m³，苯：500mg/m³，以及二者联合染毒（12周，6天/周，2小时/天）	各浓度染毒组血清T水平均较对照组降低，差异有统计学意义（$P<0.01$）。	潘永宁，2006
2-乙氧基乙醇	6~8周龄Wistar雄性大鼠	灌胃	0.8、1.6、3.2g/kg（于灌胃后的6、12、24、48小时分批处死）	染毒后6、12小时，各剂量染毒组血清T水平与对照组均有不同程度的降低，F检验差异有统计学意义（$P<0.01$），Q检验显示，染毒后6、12小时，各剂量染毒组血清T水平低于对照组，差异有统计学意义（$P<0.05$）。	马文军等，2001
全氟辛烷磺酸	5~7周龄SD雄性大鼠	喂饲染毒	32mg/kg（12周）	血清T水平降低，与溶剂对照组比较，差异有统计学意义（$P<0.05$）。	刘清国等，2010
	21日龄SD雄性大鼠	灌胃	5、10、20mg/kg（出生后21~27天，在出生后56天处死）	各剂量染毒组血清T水平均有所降低，高剂量染毒组与对照组比较，差异有统计学意义（$P<0.05$）。	李洪志等，2012

续表

有机化合物	动物	染毒方式	染毒剂量（染毒时间）	结果	文献
十溴联苯醚	7~8周龄SD雄性大鼠	灌胃	0.2、0.5、1g/kg（30天）	随着染毒剂量的增加，各剂量染毒组血清T水平降低，与对照组比较，差异有统计学意义（$P<0.05$）。各组间差异有统计学意义（$P<0.05$）。	李祥等，2012
壬基酚	28~30日龄SD雄性大鼠	喂饲染毒	125、250mg/kg（50天）	高剂量染毒组血清T水平降低，与对照组比较，差异有统计学意义（$P<0.01$）。	XD Han et al. 2004
	6~7周龄SD雄性大鼠	灌胃	20、40、80、200mg/kg（孕14~19天，于90日龄处死）	80、200mg/kg剂量染毒组雄性子代大鼠血清T水平低于对照组，差异有统计学意义（$P<0.05$）。	许洁等，2008
	5~7周龄SD雄性大鼠	灌胃	50、100、200mg/kg（4周）	高剂量染毒组血清T水平降低，与对照组比较，差异有统计学意义（$P<0.01$）。	冯剀琳等，2012
	5~6周龄Wistar雄性大鼠	皮下注射	12.5、25、50、100mg/kg（30天）	12.5mg/kg剂量组血清E_2水平升高，各剂量染毒组血清E_2水平升高，E_2/T比值降低，与对照组比较，差异均有统计学意义（$P<0.05$）。	朱建林等，2009

续表

有机化合物	动物	染毒方式	染毒剂量（染毒时间）	结果	文献
辛基酚	110±10日龄 Wistar 雌性大鼠	腹腔注射	50mg/kg（孕第 1、7、14 天染毒，雄性子鼠子出生后 100 天处死）	雄性子代大鼠血清 T 水平降低，与对照组比较，差异有统计学意义（$P<0.05$）。	SB Sainath et al，2011
双酚 A	7～9 周 SD 雌性大鼠	灌胃	50、100、200mg/kg（孕 0 天到出生后 20 天）	各剂量染毒组出生 20 天的雄性子代大鼠血清 T 水平降低，与对照组比较，差异有统计学意义（$P<0.05$）。	王佳，2006
	6～8 周龄 SD 雄性大鼠	灌胃	0.0005、0.5、5、50mg/kg（8 周）	血清 T 水平随着染毒剂量的升高而升高，呈现出一定的剂量-效应关系，50mg/kg 剂量染毒组与对照组比较，差异有统计学意义（$P<0.05$）。	王轩，2008
	4 周龄 Wistar 雄性大鼠	皮下注射	0.05、0.10、0.20g/kg（6 周，每周 4 次染毒）	随着染毒剂量的增加，血清 T 和 E_2 水平呈下降趋势，高剂量染毒组与对照组比较，差异有统计学意义（$P<0.05$）。	刘艳等，2008

续表

有机化合物	动物	染毒方式	染毒剂量（染毒时间）	结果	文献
双酚A	3～4周龄昆明种雄性小鼠	腹腔注射	剂量效应：4、20、40、80μmol/kg（3天），时间效应：20μmol/kg，一次性腹腔注射后，观察时间为0.5、4、12、24、36、48、72小时	剂量效应：随着染毒剂量的增加睾丸匀浆T水平逐渐降低，各剂量染毒组与阴性对照组比较，差异有统计学意义（$P<0.05$），但各染毒组之间差异无统计学意义（$P>0.05$）。时间效应：染毒后0.5小时，睾丸匀浆T水平迅速下降，与对照组比较，差异有统计学意义（$P<0.05$），4小时后仍低于对照组，此后逐渐回升，至12小时时回到正常水平后继续上升，至24小时达到最高峰，36小时后恢复至正常水平且保持平衡状态。	杜鹃，2005
	4～5周龄昆明种雄性小鼠	腹腔注射	10、50、100mg/kg（7天）	各剂量染毒组血清T水平均低于对照组，差异有统计学意义（$P<0.05$）。	孙小娜等，2010
	4周龄Wistar雄性大鼠	皮下注射	20、100、200mg/kg（6周、4次/周）	高、中剂量染毒组血浆T水平较同期对照组降低，差异有统计学意义（$P<0.05$）。	D Nakamura et al, 2010

续表

有机化合物	动物	染毒方式	染毒剂量（染毒时间）	结果	文献
芥子气	6~8周龄SD雄性大鼠	皮下注射	5mg/kg（一次性染毒，分别于染毒后第1、3、5、7、28天处死）	血清T水平在中毒最初（1~5天）均降低，与对照组比较，差异有统计学意义（$P<0.01$），在28天时均基本恢复中毒前水平。	尚丽新等，2007
氯乙酸甲酯	成年Wistar雄性大鼠	灌胃	4.3、8.6、17.2、34.4mg/kg（13周）	血清T水平随着染毒剂量的增加而降低，8.6和34.4mg/kg剂量染毒组与对照组比较，差异有统计学意义（$P<0.05$）。	罗红等，2005
甲苯二异氰酸酯	3~4周龄昆明种雄性小鼠	吸入染毒	4.30、9.43、18.86、37.71mg/m³（2周，4小时/天）	37.71mg/m³浓度染毒组血清T水平降低，与对照组比较，差异有统计学意义（$P<0.01$）。	季宇彬等，2006
二苯基甲烷二异氰酸酯	8周龄昆明种雄性小鼠	腹腔注射	62.5、125、250mg/kg（2周）	各剂量染毒组睾丸匀浆T水平与对照组比较，差异无统计学意义（$P>0.05$）；各剂量染毒组血清T水平均低于对照组，差异有统计学意义（$P<0.01$），且高剂量染毒组最低。	周金鹏等，2008

续表

有机化合物	动物	染毒方式	染毒剂量（染毒时间）	结果	文献
磷酸二丁酯	3～4周龄昆明种雄性小鼠	灌胃	268.75、537.5、716.67mg/kg（5天）	各剂量染毒组血清T水平低于阴性对照组，差异有统计学意义（$P<0.05$）。	孙艳等，2006
邻苯二甲酸丁基苄酯	6～7周龄Wistar雄性大鼠	灌胃	0.45、0.9、1.8ml/kg（30、60天）	随着染毒剂量的增加，血清和睾丸匀浆T水平下降，染毒30天后，高剂量染毒组，染毒60天后，高、中剂量染毒组血清和睾丸匀浆T水平低于对照组，差异均有统计学意义（$P<0.01$）。	杨波等，2006
邻苯二甲酸二丁酯	6周龄SD雄性大鼠	灌胃	250、500、1000mg/kg（4周，5天/周）	随着染毒剂量的增加，血清和睾丸匀浆T水平呈降低趋势，高、中剂量染毒组血清和睾丸匀浆T水平与对照组比较，差异有统计学意义（$P<0.01$）。	王玉邦等，2005
	21日龄Wistar雄性大鼠	灌胃	0.25、0.5、1g/kg（8周，分别于染毒后第4、8周分批处死）	各剂量染毒组染毒8周血清T水平降低，高、中剂量染毒组与对照组比较，差异有统计学意义（$P<0.05$）；高剂量染毒组恢复8周血清T水平依然低于对照组，差异有统计学意义（$P<0.05$）。	常兵等，2007

续表

有机化合物	动物	染毒方式	染毒剂量（染毒时间）	结果	文献
邻苯二甲酸二丁酯	3~4周龄Wistar雄性大鼠	灌胃	0.25、0.5、1、2g/kg（30天、恢复期15天）	染毒期间，1、2g/kg剂量染毒组血清T、17β-E$_2$水平低于对照组，差异有统计学意义（P<0.05）；在恢复期，不同剂量染毒组血清T、17β-E$_2$水平基本恢复正常。	张晓峰等，2008
	4~5周龄SD雄性大鼠	灌胃	50、250mg/kg（30、60、90天）	低剂量染毒组血清T水平较对照组升高，高剂量染毒组较低剂量组降低，差异有统计学意义（P<0.05）；高剂量染毒组血清T水平降低，差异有统计学意义（P<0.01）；染毒时间对血清T水平随的影响结果表明，高剂量染毒组血清T水平先降低而后升高，处理时间延长染毒60天比30天降低，染毒90天比60天升高，差异有统计学意义（P<0.01）。	赵清等，2009
	8周龄SD雌性大鼠	灌胃	500mg/kg（孕第13~21天、子鼠出生后4、15、25、90天抽取外周静脉血检测T水平）	出生后第4天雄性子代大鼠血清T水平与对照组比较，差异无统计学意义（P>0.05）；在出生后第15、25及90天雄性子代大鼠血清T水平低于对照组，差异有统计学意义（P<0.05）。	刘国昌等，2010

续表

有机化合物	动物	染毒方式	染毒剂量（染毒时间）	结果	文献
邻苯二甲酸二丁酯	5周龄SD雄性大鼠	灌胃	10、100、500mg/kg（30天）	高剂量染毒组血清T水平降低，与对照组比较，差异有统计学意义（$P<0.01$）。	满孝明等，2010
	21日龄SD雄性大鼠	灌胃	50、200、600mg/kg（14、21、28天）	染毒21、28天高剂量染毒组血清T水平与对照组比较降低，差异有统计学意义（$P<0.05$）。	龙廷等，2008
邻苯二甲酸二丁酯和苯并（a）芘	断乳SD雄性大鼠	灌胃	邻苯二甲酸二丁酯（DBP）：50mg/kg，苯并（a）芘（BaP）：1mg/kg以及二者联合（90天）	联合染毒组血清T水平降低，与对照组及BaP单独染毒组比较，差异有统计学意义（$P<0.05$）。	黄玉晶等，2010
邻苯二甲酸二丁酯和邻苯二甲酸二（2-乙基己基）酯	5~7周龄SD雄性大鼠	灌胃	邻苯二甲酸二丁酯（DBP）：1g/kg、邻苯二甲酸二（2-乙基己基）酯（DEHP）：1.7g/kg及二者联合染毒（8周）	DBP和DEHP单独染毒组血清T水平较低，与阴性对照组比较，其主效应有统计学意义（$P<0.01$）。与联合染毒组比较，阴性对照组及DBP和DEHP单独染毒组血清T水平较高，交互作用有统计学意义（$P<0.01$）；在对血清T水平的影响中，DBP和DEHP联合染毒表现为协同作用。	田晓梅等，2010

续表

有机化合物	动物	染毒方式	染毒剂量（染毒时间）	结果	文献
邻苯二甲酸二(2-乙基己基)酯	7~10周龄SD雄性大鼠	灌胃	10, 100, 750mg/kg（孕12~21天）	出生后1天的雄性子代大鼠血清T水平升高，与对照组比较，差异均有统计学意义（$P<0.01$）。高、中剂量染毒组雄性子代大鼠血清T水平降低，与对照组比较，差异有统计学意义（$P<0.05$）。	郑海红等，2010
	5~6周龄SD雄性大鼠	灌胃	10, 100, 500mg/kg（30天）	血清T水平随着染毒剂量的增加而降低，存在剂量-效应关系，各剂量染毒组与对照组比较，差异有统计学意义（$P<0.05$）。	张浩川等，2010
邻苯二甲酸二(2-乙基己基)酯和氯氰菊酯	21日龄SD雄性大鼠	灌胃	邻苯二甲酸二(2-乙基己基)酯（DEHP）：500mg/kg，氯氰菊酯（CYP）：80mg/kg以及二者联合染毒（30天）	DEHP、CYP单独及联合染毒组血清T水平均降低，与对照组比较，差异有统计学意义（$P<0.01$），但是二者联合不存在交互效应。	李祥婷等，2012
邻苯二甲酸二环己酯	5~6周龄Wistar雄性大鼠	灌胃	125, 250, 500mg/kg（8周）	各剂量染毒组血清T水平降低，高、中剂量染毒组与对照组比较，差异有统计学意义（$P<0.05$）。	常兵等，2007

续表

有机化合物	动物	染毒方式	染毒剂量（染毒时间）	结果	文献
异佛尔酮二异氰酸酯	8周龄昆明种雄性小鼠	腹腔注射	50、100、200mg/kg（2周）	各剂量染毒组血清T水平和高、中剂量染毒组睾丸匀浆T水平均降低，与溶剂对照组比较，差异均有统计学意义（$P<0.01$）。	吴子俊等，2009
丙烯腈	ICR和昆明种小鼠	灌胃	6、12、24mg/kg（8周，5次/周）	各剂量染毒组ICR小鼠血清T水平均低于对照组，且随染毒剂量的增加呈下降趋势（相关系数 $r=-0.85$），高剂量染毒组血清T水平与对照组比较，差异有统计学意义（$P<0.01$）。各剂量染毒组昆明种雄性小鼠血清T水平随染毒剂量的增加呈下降趋势（相关系数 $r=-0.97$），高剂量染毒组与对照组比较，差异有统计学意义（$P<0.05$）。	吴鑫，2003

续表

有机化合物	动物	染毒方式	染毒剂量（染毒时间）	结果	文献
氟他胺	体重230～250g SD雄性大鼠	皮下注射	4492.2、4882.8、5273.4、5664、6054.6、6250μg/kg（对孕12～17天雌性大鼠染毒。雄性子鼠于出生后第2天处死）	雄性子代大鼠血清T水平与染毒剂量之间的相关系数$r=-0.7802$, $t=2.7887$, $P<0.05$。说明血清T水平与染毒剂量之间呈负相关，两者具有剂量-效应关系。除4492.2μg/kg剂量染毒组外，其他剂量染毒组血清T水平与对照组比较、差异均有统计学意义（$P<0.05$）。	李岩等，2007
二甲基甲酰胺	4～5周龄昆明种雄性小鼠	灌胃	0.5、1、2g/kg（30天）	各剂量染毒组血清和睾丸匀浆T水平均降低，与对照组比较、差异均有统计学意义（$P<0.01$）。	侯旭剑，2008
丙烯酰胺	8周龄SD雄性大鼠	灌胃	4、10、18mg/kg（9周）	随着染毒剂量的增加，血清和睾丸匀浆T水平呈降低趋势，各剂量染毒组睾丸匀浆T水平与对照组比较，差异均有统计学意义（$P<0.05$）。	宋宏绣等，2008
	5～6周龄雄性SD大鼠	灌胃	4、12、36mg/kg（30天）	各剂量染毒组血清T水平降低，与对照组比较、差异有统计学意义（$P<0.05$）。	袁玲燕等，2012

续表

有机化合物	动物	染毒方式	染毒剂量（染毒时间）	结果	文献
丙烯酰胺	21日龄SD雄性大鼠	饮水染毒	5、10mg/kg（8周）	高剂量染毒组血清T水平升高，与对照组比较，差异有统计学意义（$P<0.01$）。	H Wang et al. 2010
苯并(a)芘	3~4周龄青春期SD雄性大鼠	灌胃	1、5mg/kg（30、60、90天）	除90天高剂量染毒组血清T水平下降，差异有统计学意义（$P<0.05$）以外，染毒30和60天高剂量染毒及染毒60天两个剂量染毒组均比对照组升高。差异有统计学意义（$P<0.05$）；染毒时间对血清T水平影响的结果表明，低剂量染毒组血清T水平随处理时间延长而上升，染毒90天组高于染毒30天组，差异有统计学意义（$P<0.05$），高剂量染毒组却与之相反，随处理时间延长而下降，染毒90天组低于染毒30天染毒组，差异有统计学意义（$P<0.05$）。	赵清等，2009

续表

有机化合物	动物	染毒方式	染毒剂量（染毒时间）	结果	文献
苯并(a)芘	刚出生的SD雄性大鼠	灌胃	5、10、25mg/kg（在出生后1～7天染毒，子出生后第8、35、90天处死）	出生后第8、35天高，中剂量染毒组和出生后90天高剂量染毒组血清T水平下降，与对照组比较，差异有统计学意义（$P<0.05$）。	JR Liang et al, 2012
三丁基锡	21日龄雄性小鼠	腹腔注射	0.05、0.5mg/kg（出生后24～45天，1次/3天，染毒结束后继续喂养至出生后第49和56天）	在出生后49天时，高剂量染毒组血清T水平低于对照组，差异有统计学意义（$P<0.01$），而低剂量染毒组与对照组比较，差异无统计学意义（$P>0.05$）；在出生后56天时，各剂量染毒组血清T水平与对照组比较，差异无统计学意义（$P>0.05$）。	司纪亮等，2010
	5～6周龄昆明种雌性小鼠	灌胃	1、10、100μg/kg（妊娠第6天到子代出生后21天、子代于出生后49和152天分批处死）	各剂量染毒组雄性子代小鼠血清E_2/T比值较对照组升高，差异有统计学意义（$P<0.05$）；各剂量染毒组雄性子代小鼠睾丸匀浆T水平有升高的趋势，但与对照组相比，差异无统计学意义（$P>0.05$）；各剂量染毒组雄性子代小鼠睾丸匀浆E_2/T比值和高、中剂量染毒组睾丸匀浆E_2较对照组降低，差异有统计学意义（$P<0.05$）。	王成恩，2010

续表

有机化合物	动物	染毒方式	染毒剂量（染毒时间）	结果	文献
三丁基锡	昆明种雄性小鼠	灌胃	0.5、5、50μg/kg（15次，1次/3天）	各剂量染毒组睾丸匀浆T水平均高于对照组，并且呈现出剂量依赖性。与对照组相比较，中、高剂量染毒组T水平分别升高了24.4%（$P=0.268$）、53.5%（$P=0.013$）、112.2%（$P<0.001$）。	鄢绯褰，2008
三苯基醋酸锡和苯丁锡	7~8周龄swiss雄性小鼠	腹腔注射	染毒剂量均分别为10、25μg/kg（第1、3、5天）	两种化学物染毒组血清T水平均降低，与对照组比较，差异有统计学意义（$P<0.001$）。	PS Reddy et al. 2006

表6-9　农药对睾丸分泌激素水平的影响

农药	动物	染毒方式	染毒剂量（染毒时间）	结果	文献
辛硫磷和灭多威	5~7周龄SD雄性大鼠	灌胃	辛硫磷组：25.2mg/kg，灭多威组：0.47mg/kg，以及二者联合染毒（60天）	各剂量染毒组血清T水平均降低，与对照组比较，差异有统计学意义（$P<0.01$）。单独染毒对血清T主效应有统计学意义（$P<0.01$）。联合染毒对血清T交互作用有统计学意义（$P<0.01$），表现为协同作用。	虎明明等，2008

续表

农药	动物	染毒方式	染毒剂量（染毒时间）	结果	文献
辛硫磷和氰戊菊酯	6~8周龄SD雄性大鼠	灌胃	辛硫磷组：8.2、73.5mg/kg，氰戊菊酯组：3.3、30mg/kg，辛硫磷＋氰戊菊酯染毒组：8.2＋3.3、73.5＋30（mg/kg）（60天）	在低剂量染毒组，两农药均未引起血清T水平的显著改变，且联合染毒对血清T水平的影响不存在交互作用，与对照组比较，差异无统计学意义（$P>0.05$）；在高剂量染毒组，氰戊菊酯引起血清T水平的降低，联合染毒对血清T水平的影响存在交互作用，表现为拮抗作用，与对照组比较，差异有统计学意义（$P<0.05$）。	詹宁育等，2001
毒死蜱	3~4周龄Wistar雄性大鼠	灌胃	1、5、10mg/kg（16周）	血清T水平出现剂量依赖性的降低，高剂量染毒组血清T水平较对照组比较下降60.5%。	焦利飞，2011
氧化乐果和毒死蜱	5~7周龄SD雄性大鼠	灌胃	氧化乐果：0.44、1.32、3.97mg/kg；毒死蜱：0.82、2.45、7.35mg/kg（10周，6天/周）	高、中剂量氧化乐果染毒组睾丸匀浆T水平低于对照组，差异有统计学意义（$P<0.05$）；毒死蜱高剂量染毒组睾丸匀浆T水平低于对照组，差异有统计学意义（$P<0.05$）。	文一，2008

续表

农药	动物	染毒方式	染毒剂量（染毒时间）	结果	文献
氰戊菊酯	6~7周龄SD雄性大鼠	灌胃	2.4、12、60mg/kg（15、30天）	染毒15天时，睾丸匀浆T水平随染毒剂量的增加而降低，存在剂量-效应关系，相关系数 $r = -0.6120$（$P < 0.01$）。线性关系 $Y = 13.5902 - 0.1234x$。睾丸匀浆T水平，中剂量染毒组与对照组比较，差异有统计学意义（$P < 0.01$）。染毒30天时，睾丸匀浆T水平高剂量染毒组与对照组比较，差异有统计学意义（$P < 0.05$）。	胡静熠等，2002
	成年SD雄性大鼠	灌胃	20、40、80mg/kg（15、30天）	染毒15天时，血清、睾丸匀浆T水平随染毒剂量的增加先降低后升高，睾丸匀浆T水平在中、高剂量染毒组与对照组比较，差异有统计学意义（$P < 0.05$）。其余各组血清、睾丸匀浆T水平和对照组比较，差异无统计学意义（$P > 0.05$）。染毒30天时，血清T水平随染毒剂量的增加先升高后降低，睾丸匀浆T水平随染毒剂量的增加先降低后升高，但与对照组比较，差异无统计学意义（$P > 0.05$）。	姚兑文等，2008

续表

农药	动物	染毒方式	染毒剂量（染毒时间）	结果	文献
氯氰菊酯	6~7周龄Wistar雄性大鼠	灌胃	20、40、80mg/kg（8周）	随着剂量的增加，血清T水平呈升高趋势，其中高剂量染毒组血清T水平与对照组相比，差异有统计学意义（$P<0.05$）。	安丽，2001
	成年昆明种雄性小鼠	灌胃	80、160、200mg/kg（1周）	高剂量染毒组血清T水平降低，与对照组比较，差异有统计学意义（$P<0.05$）。	王鲜忠等，2007
利谷隆	7~9周龄SD雌性大鼠	灌胃	50、100、150、200mg/kg（孕13~18天染毒，雄性子鼠出生后第2天取材）	随着染毒剂量的增加出生后第2天雄性子代大鼠血清T分泌量逐渐降低，高、中剂量染毒组与对照组比较，差异有统计学意义（$P<0.05$）。血清T水平染毒剂量之间的相关系数$r=-0.688$，$P<0.05$。	韩华，2009
	SD雌性大鼠	灌胃	12.5、25、50、75mg/kg（孕13~18天）	50、75mg/kg剂量染毒组胎鼠体内T水平降低，与对照组比较，差异有统计学意义（$P<0.01$）。	Wilson et al.，2009

表 6-10　物理与生物因素对睾丸分泌激素水平的影响

类型	动物	染毒方式	染毒剂量或强度（染毒时间）	结果	文献
^{60}Co-γ射线	6 周龄雄性 SD 大鼠	睾丸局部照射	4＋4、6＋6、2＋10、6＋8（Gy）（中间间隔 24 小时）（48 小时）	各剂量染毒组血清 T 水平降低，与对照组比较，差异有统计学意义（$P<0.05$）。	张卫星等，2011
电磁辐射	8 周龄 Wistar 雄性大鼠	直接照射	无屏蔽辐照组、全身屏蔽辐照组（90W/cm²）直接照射 15 分钟后，分别于 3、6、24、72 小时各时相点取血	无屏蔽辐照组：血清 T 水平在辐照后 3 小时即降低，与对照组比较，差异有统计学意义（$P<0.01$）。6 小时仍低于对照组，差异有统计学意义（$P<0.01$），24 小时恢复到正常水平，72 小时再次降低，差异有统计学意义（$P<0.01$）。全身屏蔽辐照组：各观察时相血清 T 水平与对照组相比较，差异均无统计学意义（$P>0.05$）。	周文等，2005
电磁辐射	3～5 周龄昆明种雄性小鼠	直接暴露	电磁波辐射峰值功率为 90 W/cm²，每组照射时间固定为 15 分钟，照射后观察 3、6、24、72 小时 4 个时相点	辐照后 3 小时血清 T 水平降低，与对照组比较，差异有统计学意义（$P<0.01$），6 小时仍低于对照组，差异有统计学意义（$P<0.01$），24 小时恢复到正常水平，72 小时再次降低，与对照组比较，差异有统计学意义（$P<0.01$）。	杨进清等，2010

续表

类型	动物	染毒方式	染毒剂量或强度（染毒时间）	结果	文献
电磁脉冲	6~8周龄昆明种雄性小鼠	直接照射	场强为 8×10^3、2×10^4、6×10^4 V/m（2分钟/次，共5次，分别于辐照后6小时、24小时、3天、7天、14天和28天取材）	3种不同场强电磁脉冲照射后6小时~28天，血清T水平与对照组相比较均不同程度降低，其中 6×10^4 V/m 电磁脉冲照射后1天，血清T水平即迅速下降至最低点，与对照组比较，差异有统计学意义（$P<0.01$），此后持续维持在低水平直至28天，与对照组比较，差异有统计学意义（$P<0.05$）。2×10^4 V/m 电磁脉冲照射后3天，血清T水平下降至最低点，差异有统计学意义（$P<0.05$），且在照射后6小时~7天与对照组相比较均降低，差异有统计学意义（$P<0.05$）。8×10^3 V/m 电磁脉冲照射后6小时，血清T水平迅速下降至最低点，与对照组比较，差异有统计学意义（$P<0.01$），此后持续维持在低水平直至14天，与对照组比较，差异有统计学意义（$P<0.05$）。	王水明等，2003

续表

类型	动物	染毒方式	染毒剂量或强度（染毒时间）	结果	文献
极低频电磁场	4~6周龄雄性大鼠	直接暴露	暴露参数分别为1、4.8、9mT，暴露间断各2小时为一周期（持续8、12、16周）	随着暴露参数的加大，以及接触时间的延长，血清T、E_2水平均呈现低降趋势。除时间8周组外，其余各暴露参数组与对照组比较，差异均有统计学意义（$P<0.05$）。血清E_2水平在暴露组参数为9mT，持续时间为8、12、16周组与对照组比较，差异均有统计学意义（$P<0.05$）。	朱世忠，2009
贫铀	21日龄初断乳Wistar雌、雄性大鼠	喂饲染毒	0.4、4、40mg/kg［乳鼠食入含贫铀饲料，生长至4个月左右、至性成熟期。每组大鼠雌雄各取25只，按照雌雄1:1同笼，直到受孕取出单独饲养。亲代大鼠（F0）所生子鼠为第1代（F1）。对F1代大鼠继续喂饲含贫铀饲料，至性成熟期	F0代各剂量染毒组雄性子代大鼠血清T水平高于对照组，差异有统计学意义（$P<0.05$）；F1代高、中剂量染毒组雄性子代大鼠血清T水平高于对照组，差异有统计学意义（$P<0.05$）。	李蓉等，2007

续表

类型	动物	染毒方式	染毒剂量或强度（染毒时间）	结果	文献
贫铀	21日龄初断乳Wistar雄性大鼠	饮水染毒	50、70μg/L（3月）	各剂量染毒组血清T水平高于对照组，差异有统计学意义（$P<0.05$）。	冷言冰等，2008
微波	8周龄SD雄性大鼠	直接照射	3、6、24、74小时	血清T水平在照射后3小时即降低，与对照组比较差异有统计学意义（$P<0.01$），6小时仍低于对照组，差异有统计学意义（$P<0.01$），24小时回升，与对照组比较差异无统计学意义（$P>0.05$），72小时再次降低，与对照组比较，差异有统计学意义（$P<0.01$）。	钟敏等，2005
弓形虫速殖子	10周龄BALB/c雄性小鼠	腹腔注射	0.2×10^3、0.4×10^3、0.8×10^3、1.6×10^3个/只（一次性）	随着染毒浓度的增加，血清T水平0.8×10^3、1.6×10^3个/只浓度染毒组与对照组比较降低，差异有统计学意义（$P<0.05$）。睾丸匀浆T水平在0.4×10^3、0.8×10^3、1.6×10^3个/只浓度染毒组与对照组比较降低，差异有统计学意义（$P<0.05$）。	杨端等，2009

续表

类型	动物	染毒方式	染毒剂量或强度（染毒时间）	结果	文献
弓形虫速殖子	6~7周龄SD雄性大鼠	腹腔注射	4×10^5个/只（1周）	血清T水平降低，与对照组比较，差异有统计学意义（$P<0.05$）。	王瑞兵等，2009
微囊藻毒素	12月龄SD雄性大鼠	腹腔注射	0.5、1、1.5μg/kg（2周）	高、中剂量染毒组血清T水平降低，与对照组比较，差异有统计学意义（$P<0.05$）。	李燕等，2008
	4~5周龄SD雄性大鼠	腹腔注射	5、10、15μg/kg（4周）	高、中剂量染毒组血清T水平降低，与对照组比较，差异有统计学意义（$P<0.01$）。	Li Y et al.，2008
橘青霉素	4月龄昆明种雄性小鼠	腹腔注射	0.0625、0.625、6.25mg/kg（1周）	血清T水平以剂量依存方式降低，各剂量染毒组与对照组比较，差异有统计学意义（$P<0.05$）。	QQ Han et al.，2012

表 6-11　药物对睾丸分泌激素水平的影响

药物	动物	染毒方式	染毒剂量（染毒时间）	结果	文献
外源性褪黑激素	20、30日龄昆明种雄性小鼠	腹腔注射	20日龄：10、50、100μg/只；30日龄：50、100、200μg/只（10天）	20日龄染毒组血清T水平抑制作用大于30日龄染毒组。	陈国华等，2003
雌二醇	4周龄Wistar雄性大鼠	皮下注射	10、100μg/kg（6周，4次/周）	各剂量染毒组血浆T水平降低，与同期对照组比较，差异有统计学意义（$P<0.05$）。	D Nakamura et al, 2010
复方奥硝唑甲磺酸培氟沙星牙周缓释制剂	11~13周龄SD雄性大鼠	灌胃	1、2、4g/kg（6周）	高剂量染毒组血清T水平降低，与阴性对照组比较，差异有统计学意义（$P<0.05$）。	董正谋，2011
雷公藤多苷	5~7周龄SD雄性大鼠	腹腔注射	30mg/kg（80天）	血清T水平降低，与对照组比较，差异有统计学意义（$P<0.05$）。	杨静娴等，2002
中药碘	6~7周龄Wistar雄性大鼠	灌胃	7.5、30mg/kg（2、4个月）	染毒4个月后，高剂量染毒组血清T水平降低，与对照组比较，差异有统计学意义（$P<0.05$）。	武继彪等，2001

续表

药物	动物	染毒方式	染毒剂量（染毒时间）	结果	文献
大黄提取物（主要为蒽醌类化合物）	8周龄雄性SD大鼠	灌胃	0.3、0.6、1.2g/kg（30天）	高、中剂量染毒组血清T水平低于对照组，差异有统计学意义（$P<0.05$），并且组间差异有统计学意义（$P<0.05$）。	胡晓丞等，2012
赖氨酸型促动物生长剂粉末	青春期Wistar雄性大鼠	喂饲染毒	1.44%、2.88%、5.76%（食物中添加的比例）（30天）	各浓度染毒组血清T水平降低，与对照组比较，差异有统计学意义（$P<0.01$），各浓度染毒组血清E_2水平升高，与对照组比较，差异有统计学意义（$P<0.01$）。	侯丽艳，2008
硼酸	6~8周龄SD雄性大鼠	饮水染毒	10mg/kg（2、4周）	染毒4周时血浆T水平升高，与对照组比较，差异有统计学意义（$P<0.05$）。	MR Naghii et al, 1997

表 6-12 其他因素对睾丸分泌激素水平的影响

类型	动物	染毒方式	染毒剂量（染毒时间）	结果	文献
氟化钠	4~5周龄Wistar雄性大鼠	饮水染毒	150mg/L（10周）	血清T水平降低，ICSH水平升高，与对照组比较，差异均有统计学意义（$P<0.05$）。	崔留欣等，2003；姜春霞等，2003

续表

类型	动物	染毒方式	染毒剂量（染毒时间）	结果	文献
氟化钠	4~5周龄Wistar雄性大鼠	饮水染毒	30，100mg/L（8周）	各剂量染毒组血清T水平低于对照组，差异有统计学意义（$P<0.05$），且高剂量染毒组低于低剂量染毒组，差异有统计学意义（$P<0.05$）。	马晓英等，2008
	1周龄褐海兰公鸡	喂饲染毒	1g/kg（30、60、90天）	在染毒的各时间段血清T水平均低于对照组，差异有统计学意义（$P<0.01$）。	关丽萍，2007
乙醇	4~5周龄Wistar雄性大鼠	灌胃	0.5、1.5、3、4g/kg（5、10周）	染毒5周后，4g/kg剂量染毒组血清T水平降低，与对照组比较，差异有统计学意义（$P<0.05$）；染毒10周后，3、4g/kg剂量染毒组血清T水平降低，与对照组比较，差异有统计学意义（$P<0.05$）。	刘艳等，2000
	5~7周龄SD雄性大鼠	灌胃	2.7、4.5、7.5g/kg（13周）	各剂量染毒组血清T水平均降低，与对照组比较，差异有统计学意义（$P<0.01$）。	解丽君等，2005；赵松等，2005

续表

类型	动物	染毒方式	染毒剂量（染毒时间）	结果	文献
乙醇	6～7周龄SD雄性大鼠	灌胃	市售44°白干酒 2ml/天（26天）	染毒26天后血清T水平降低，与对照组比较，差异有统计学意义（$P<0.01$）。在恢复1个生精周期后血清T水平有所上升，但与对照组比较，差异有统计学意义（$P<0.05$），恢复2个生精周期后，血清T水平与对照组比较，差异无统计学意义（$P>0.05$）。	杨利丽等，2005
吸烟	2～4月龄Wiatar雄性大鼠	吸入染毒	每次20支、75分钟/次、5次/周（4周）	血浆T水平降低，与对照组和实验前比较，差异有统计学意义（$P<0.01$）。	李珉等，2001
尼古丁	8周龄昆明种雄性小鼠	皮下注射	4.286mg/kg（8周）	血清和睾丸匀浆T水平降低，与对照组比较，差异有统计学意义（$P<0.05$）。	乔彦，2011
氯化消毒饮水中有机提取物	3～5周龄ICR雄性小鼠	灌胃	125、250、500mg/kg（15天，500mg相当于50L自来水中的有机提取物）	各剂量染毒组血清和睾丸匀浆T水平均低于对照组，随着染毒剂量的增加，降低的趋势明显，差异均有统计学意义（$P<0.05$）。	赵淑华等，2008

续表

类型	动物	染毒方式	染毒剂量（染毒时间）	结果	文献
稀释油漆（含66%甲苯、20%丙酮、10%乙酸异丁酯、3%丁二醇和1%异丁醇）	6~7周龄Wistar雄性大鼠	吸入染毒	1.5ml/L（15、30天，2小时/天）	血清T水平降低，与染毒剂量呈时间依赖关系，染毒15、30天后血清T水平与对照组比较，差异有统计学意义（$P<0.01$）。	B Yilmaz et al. 2006
棉酚	6~7周龄Wistar雄性大鼠	灌胃染毒	50mg/kg（隔日染毒，2周）	血清T水平低于对照组，差异有统计学意义（$P<0.01$）。	楚世峰等，2008
棉籽壳	3月龄雄性细毛羊	喂饲染毒	500、1000g/d（2、4、6、8个月）	喂饲4、6、8个月后，除低剂量染毒8个月染毒组外，血清T水平均升高，与对照组比较，差异有统计学意义（$P<0.05$）。	吐尔逊帕夏，2010

表 6-13　外源化学物对睾丸支持细胞的毒性表现

外源化学物	细胞	染毒方式	染毒剂量（染毒时间）	结果	文献
羟基化多溴联苯醚（6-HO-BDE-137）	SD 雄性大鼠睾丸支持细胞	体外处理	0.1、1、10 μmol/L（24、48 小时）	与同一时间对照组比较，处理 24 小时后，高浓度处理组促进支持细胞增殖，差异有统计学意义（$P<0.05$）；随着暴露时间的延长，到 48 小时时，高浓度处理组对支持细胞产生抑制效应，与对照组比较，差异有统计学意义（$P<0.05$），其他浓度处理组与对照组比较，差异均无统计学意义（$P>0.05$）。光镜下可见，大鼠睾丸支持细胞多为多边形，相邻细胞发生连接，形成网状结构，细胞铺展良好，分布均匀，胞质中有少量空泡存在，作用 48 小时后，细胞开始出现体积变小、皱缩变形、胞质粗糙、颗粒感增强，部分细胞周围出现透明圈、胞质中出现大小不等的空泡等现象，并且这种现象随暴露浓度的增高而增强，其中支持细胞在高浓度作用下变化最为显著，大量细胞变圆飘起，细胞空泡化现象显著。	胡伟等，2009

续表

外源性化学物	细胞	染毒方式	染毒剂量（染毒时间）	结果	文献
五氯酚	28日龄SD雄性大鼠睾丸支持细胞	体外处理	0.01、0.1、1、10μmol/L（72小时）	光镜下可见，0.01μmol/L浓度处理组，支持细胞没有明显的形态学改变，但细胞密集度降低。随着处理浓度的升高，出现细胞质的稀薄、细胞膜的破坏、核萎缩等改变，在10μmol/L浓度处理组时细胞核消失，仅细胞核可见。	SZ Yang et al, 2005
邻苯二甲酸二丁酯和苯并（a）芘	18～21日龄SD雄性大鼠睾丸支持细胞	体外处理	空白对照组、二甲基亚砜、DMSO（dimethyl sulfoxide，DMSO）溶剂对照组、邻苯二甲酸二丁酯（DBP）：0.1、1、10、100、500μg/ml，苯并（a）芘（BaP）：0.01、0.1、1、10、50μg/ml，邻苯二甲酸二丁酯（DBP）＋苯并（a）芘（BaP）：0.1＋0.01、1＋0.1、10＋1、100＋10、500＋50（μg/ml）（12、24小时）	处理12小时后，DMSO溶剂对照组支持细胞的D值（490nm处的吸光值）与空白对照组比较，差异无统计学意义（$P > 0.05$）。处理12小时后，DBP处理组和联合处理各组支持细胞的D值均呈现随剂量的增加而升高的趋势，DBP 500μg/ml浓度处理组和500μg/ml DBP＋50μg/ml BaP联合处理组支持细胞D值与DMSO溶剂对照组比较，差异有统计学意义（$P < 0.01$）。处理24小时后，DMSO溶剂对照组支持细胞D值与空白对照组比较，差异无统计学意义（$P > 0.05$）。	邱志群，2008

续表

外源化学物	细胞	染毒方式	染毒剂量（染毒时间）	结果	文献
邻苯二甲酸二丁酯和苯并（a）芘	18～21日龄SD雄性大鼠睾丸支持细胞	体外处理	空白对照组、二甲基亚砜（dimethyl sulfoxide, DMSO）溶剂对照组、邻苯二甲酸二丁酯（DBP）：0.1, 1, 10, 100, 500μg/ml, 苯并（a）芘（BaP）：0.01, 0.1, 1, 10, 50μg/ml, 邻苯二甲酸二丁酯（DBP）+苯并（a）芘（BaP）：0.1+0.01, 1+0.1, 10+1, 100+10, 500+50（μg/ml）（12, 24小时）	处理24小时后，DBP 100μg/ml浓度处理组，支持细胞D值与DMSO溶剂对照组比较升高，差异有统计学意义（$P<0.01$）。100μg/ml DBP+10μg/ml BaP联合处理组，支持细胞D值与DMSO组比较升高，差异有统计学意义（$P<0.01$）。而在500μg/ml DBP+50μg/ml BaP联合处理组支持细胞D值与DMSO组比较下降，差异有统计学意义（$P<0.05$）。处理24小时后，光镜下可见，DBP各浓度处理组支持细胞空泡化严重；BaP各浓度处理组支持细胞体积偏小，细胞长核形明显，胞质中空泡明显增加。处理24小时后，电镜下可见，100μg/ml DBP处理组的支持细胞线粒体肿胀、细胞器突起，核旁有空泡，核内有包涵体；10μg/ml BaP处理组支持细胞线粒体肿胀，部分内质网局部囊性扩张，细胞出现空泡化，细胞出现脂滴	邱志群，2008

续表

外源化学物	细胞	染毒方式	染毒剂量（染毒时间）	结果	文献
邻苯二甲酸二丁酯和苯并(a)芘	18～21日龄SD雄性大鼠睾丸支持细胞	体外处理	空白对照组、二甲基亚砜(dimethyl sulfoxide, DMSO)溶剂对照组、邻苯二甲酸二丁酯(DBP)：0.1、1、10、100、500μg/ml，苯并(a)芘(BaP)：0.01、0.1、1、10、50μg/ml，邻苯二甲酸二丁酯(DBP)+苯并(a)芘(BaP)：0.1+0.01、1+0.1、10+1、100+10、500+50（μg/ml）（12、24小时）	明显增多，有细胞表面有突起而且有类似凋亡小体出现；100μg/ml DBP+10μg/ml BaP联合处理时支持细胞有突起、肿胀、脂滴泡化，细胞有空泡化，100μg/ml DBP+10μg/ml BaP联合处理组多，内质网扩张，100μg/ml BaP高浓处理组的损害要略小于10μg/ml BaP高浓度组。	邱志群，2008

续表

外源化学物	细胞	染毒方式	染毒剂量（染毒时间）	结果	文献
丙烯醛	9日龄小鼠未成熟睾丸支持细胞	体外处理	$100\mu mol/L$（3、12小时）	睾丸支持细胞同距增宽，细胞同连接减少，细胞萎缩呈狭窄梭形，类似成纤维细胞，胞质透光性降低，胞质内可见颗粒样改变，细胞与瓶壁贴附不紧，部分细胞漂浮。	李禄生，2007
多氯联苯	90日龄雄性Wistar大鼠睾丸支持细胞	体外处理	10^{-10}, 10^{-9}, 10^{-8}, 10^{-7} mol/L（6、12、24小时）	在10^{-7}, 10^{-8}, 10^{-9} mol/L浓度下培养24小时及10^{-7} mol/L浓度下培养12小时，与对照组比较睾丸支持细胞活率降低，差异有统计学意义（$P<0.05$）。	G Krishnamoorthy et al. 2015
乌头碱	18～20日龄SD雄性大鼠睾丸支持细胞	体外处理	5×10, 5×10^2, 5×10^3, 5×10^4 ng/ml（24小时）	5×10, 5×10^2, 5×10^3 ng/ml浓度时可促进睾丸支持细胞的增殖，5×10^4 ng/ml浓度时可抑制睾丸支持细胞的增殖，与对照组比较，差异均有统计学意义（$P<0.01$）。	张建军等，2007

续表

外源化学物	细胞	染毒方式	染毒剂量（染毒时间）	结果	文献
邻苯二甲酸丁基苄酯，邻苯二甲酸单丁酯，马尿酸，邻苯二甲酸	3周龄昆明种雄性小鼠睾丸支持细胞	体外处理	邻苯二甲酸丁基苄酯：1.0×10^{-7}，1.0×10^{-5}，1.25×10^{-4}，5×10^{-4} mol/L，邻苯二甲酸单丁酯：1×10^{-6}，1×10^{-5}，1×10^{-4} mol/L，马尿酸：1×10^{-6}，1×10^{-5}，1×10^{-4} mol/L，邻苯二甲酸：1×10^{-6}，1×10^{-5}，1×10^{-4} mol/L（24，48，72小时）	（1）邻苯二甲酸丁基苄酯各浓度处理组及邻苯二甲酸单丁酯各浓度处理组均可抑制支持细胞增殖，与对照组比较，差异有统计学意义（$P < 0.01$）。（2）高、中浓度邻苯二甲酸处理组可明显抑制支持细胞增殖，并且随处理时间的延长抑制率下降。（3）低剂量的马尿酸作用支持细胞24小时后，也会抑制细胞增殖，但随着处理时间的延长细胞抑制率变为负值。（4）邻苯二甲酸苄酯各浓度处理组抑制支持细胞后，细胞抑制率也均为负值，只有处理初期24小时的最高浓度处理组可抑制细胞增殖，与对照组比较，差异有统计学意义（$P < 0.05$）。	寇胜男，2012
多菌灵	18～20日龄Wistar雄性大鼠睾丸支持细胞	体外处理	0.1，1，10，$100 \mu g/ml$（24，48，72小时）	10，$100 \mu g/ml$浓度处理组睾丸支持细胞在3个时间点都存在明显的抑制作用，在72小时时表现最为明显，与对照组比较，差异有统计学意义（$P < 0.05$）。	宋远超，2011

续表

外源化学物	细胞	染毒方式	染毒剂量（染毒时间）	结果	文献
氯化汞	18~20日龄Wistar雄性大鼠睾丸支持细胞	体外处理	10^{-10}，10^{-9}，10^{-8}，10^{-7}，10^{-6}，10^{-5}，10^{-4} mol/L（24小时）	10^{-4} mol/L浓度处理组会导致睾丸支持细胞死亡，与对照组比较差异有统计学意义（$P<0.01$）。	苏晓东，2010

表 6 - 14　外源化学物对睾丸间质细胞的毒性表现

外源化学物	细胞	染毒方式	染毒剂量（染毒时间）	结果	文献
硫酸镍	6~7周龄Wistar雄性大鼠睾丸间质细胞	体外处理	62.5，125，250，500，1000μmol/L（3、6、12小时）	相同处理时间随着处理浓度的增加，各浓度对间质细胞的抑制率呈上升趋势，与对照组比较，处理6小时，125μmol/L及其以上浓度组比较，差异有统计学意义（$P<0.05$）；处理12小时，各浓度处理组间比较，差异均有统计学意义（$P<0.05$）。	郑菁等，2012

续表

外源化学物	细胞	染毒方式	染毒剂量（染毒时间）	结果	文献
硫酸镍	6～7周龄Wistar雄性大鼠睾丸间质细胞	体外处理	62.5、125、250、500、1000μmol/L（3、6、12小时）	电镜下可见，62.5μmol/L浓度处理组睾丸间质细胞仅有个别线粒体轻度肿胀、内质网无明显变化；125μmol/L浓度处理组可见线粒体轻度肿胀、内质网扩张不明显；250μmol/L浓度处理组可见线粒体肿胀、内质网部分扩张；500μmol/L浓度处理组线粒体肿胀明显并空泡化、粗面内质网出现脱颗粒现象；1000μmol/L浓度处理组线粒体严重肿胀、内质网明显扩张、各浓度处理组未见高尔基复合体的异常变化。	郑菁等，2012
2,2-二（4-羟基苯基）-1,1,1-三氯乙烷	青春期SD雄性大鼠睾丸间质细胞	体外处理	1、10、100、500、1000nmol/L（1、2、4、24小时）	处理4小时后，100nmol/L剂量处理组以最高剂量处理组T水平逐渐降低，最高剂量处理组T水平是对照组的26%；处理24小时后，可观察到相同的现象，1000nmol/L剂量处理组T水平下降到对照组的11%。	EP Murono et al, 2004

续表

外源化学物	细胞	染毒方式	染毒剂量（染毒时间）	结果	文献
邻苯二甲酸单乙基己基酯	5～6周龄青春期SD雄性大鼠睾丸间质细胞	直接处理	62.5、125、250、500μmol/L（24小时）	125μmol/L浓度下睾丸间质细胞T的分泌量是对照组的3.32倍，差异有统计学意义（$P<0.01$）。其他剂量处理组与对照组比较，差异无统计学意义（$P>0.05$）。	朱正平，2011
微囊藻毒素	2月龄以上SD雄性大鼠睾丸间质细胞	体外处理	0.5、5、50、500nmol/L（12、24、48小时）	500nmol/L浓度处理组培养24小时、0.5、5、50、500nmol/L浓度处理组培养48小时时睾丸间质细胞存活率下降，与对照组比较，差异有统计学意义（$P<0.05$）。	Li Y et al.，2008
T-2毒素	4～6周龄昆明种雄性小鼠睾丸间质细胞	体外处理	10^{-9}、10^{-8}、10^{-7} mol/L（24小时）	随着处理浓度的增加，各浓度处理组T合成水平降低，与对照组比较，差异有统计学意义（$P<0.05$）。	杨建英等，2010

续表

外源化学物	细胞	染毒方式	染毒剂量（染毒时间）	结果	文献
芹菜素	7~8周龄SD雄性大鼠睾丸间质细胞	体外处理	10^{-8}、10^{-7}、10^{-6}、10^{-5} mol/L（1、2、3、4小时）	各浓度处理组均可抑制睾丸间质细胞分泌T，与对照组比较，差异均有统计学意义（$P<0.05$），并在$10^{-8}\sim10^{-6}$ mol/L浓度时呈剂量依赖性。当浓度达到10^{-6} mol/L时，T生成被最大程度抑制，但10^{-6} mol/L与10^{-5} mol/L浓度相比较，对T抑制作用无统计学差异（$P>0.05$）。	韩丹等，2005

表6-15　外源化学物致睾丸内分泌相关物质改变

外源化学物	动物与细胞	染毒方式	染毒剂量（染毒时间）	结果	文献
重铬酸钾	90±10日龄SD雄性大鼠	腹腔注射	0.2、0.4、0.6mg/kg（13、26天）	高、中剂量染毒组睾丸匀浆3β-HSD、17β-HSD活性降低，与对照组比较，差异有统计学意义（$P<0.05$）。	AK Chandra et al. 2007

续表

外源化学物	动物与细胞	染毒方式	染毒剂量（染毒时间）	结果	文献
辛基酚	110±10日龄 Wistar 雌性大鼠	腹腔注射	50mg/kg（孕第1、7、14天染毒，雄性子鼠于出生后100天处死）	雄性子代大鼠睾丸匀浆中StAR、3β-HSD、17β-HSD活性降低，与对照组比较，差异有统计学意义（$P<0.05$）。	SB Sainath et al. 2011
三苯基醋酸锡和苯丁锡	50±5日龄 Swiss 雄性小鼠	腹腔注射	均分别为10、25μg/kg（第1、3、5天）	两种物质染毒，睾丸匀浆中3β-HSD和17β-HSD活性下降，与对照组比较，差异有统计学意义（$P<0.001$）。	S Pr Reddy et al. 2006
二（4-羟基苯基）-1,1,1-三氯乙烷	出生1～3天大鼠间质细胞	体外处理	100、500、1000nmol/L（24小时）	低剂量处理组 P450scc 活性降低为对照组的72%，高、中剂量处理组则分别降低为对照组的46%和57%。	EP Murono et al. 2005
硫酸镍	性成熟 Wistar 雄性大鼠	腹腔注射	1.25、2.50、5.00mg/kg（30天）	随着染毒剂量的增加，大鼠睾丸中葡萄糖含量降低，高、中剂量染毒组与对照组比较，差异有统计学意义（$P<0.05$）。	李成云，2009

续表

外源化学物	动物与细胞	染毒方式	染毒剂量（染毒时间）	结果	文献
磷酸二丁酯	16～22日龄 Wistar 雄性大鼠睾丸支持细胞	体外处理	2.1、21、210 $\mu mol/L$（4天）	各浓度处理组可使大鼠睾丸支持细胞孵育液中乳酸含量减少，中浓度处理组与溶剂对照组相比，差异有统计学意义（$P<0.05$）。磷酸二丁酯对孵育液中乳酸含量的影响存在剂量-效应关系。	曲昕等，2010
维生素 B_6	3～4周龄 SD 雄性大鼠睾丸支持细胞	体外处理	0.1、1、10、20mg/ml（24 小时）	10、20mg/ml 浓度处理组，乳酸含量降低，与对照组比较，差异有统计学意义（$P<0.01$）。	陈江等，2006
乌头碱	18～20日龄 SD 雄性大鼠睾丸支持细胞	体外处理	5×10、5×10^2、5×10^3、5×10^4 ng/ml（24 小时）	乳酸分泌随处理剂量的增加而增多，但在 5×10^4 ng/ml 下，乳酸分泌开始减少。各浓度处理组与溶剂对照组相比，差异均有统计学意义（$P<0.05$）。	张建军等，2007

续表

外源化学物	动物与细胞	染毒方式	染毒剂量（染毒时间）	结果	文献
多氯联苯	90 日龄 Wistar 雄性大鼠睾丸支持细胞	体外处理	10^{-10}，10^{-9}，10^{-8}，10^{-7} mol/L（6，12，24 小时）	10^{-7}，10^{-8} mol/L 浓度下处理 6 小时，10^{-10} mol/L 浓度下处理 24 小时，ABP 分泌量下降；10^{-7}，10^{-8}，10^{-9} mol/L 浓度下处理 6 小时，10^{-7}，10^{-8} mol/L 浓度下处理 24 小时，乳酸分泌量升高，与对照组相比较，差异均有统计学意义（$P<0.05$）。	G Krishnamoorthy et al，2005
邻苯二甲酸二丁酯和苯并（a）芘	18～21 日龄 SD 雄性大鼠睾丸支持细胞	体外处理	邻苯二甲酸二丁酯（DBP）：1，10，100μg/ml；苯并（a）芘（BaP）：1，10μg/ml，DBP＋BaP：1＋0.1，10＋1，100＋10（μg/ml）（12，24，48 小时）	处理 12 小时后，DBP 高浓度处理组乳酸含量增高，BaP 处理高浓度组的乳酸含量降低，联合处理高浓度组乳酸含量增高；处理 24 小时后，DBP 高浓度处理组和联合处理高浓度组乳酸含量升高；处理 48 小时后，除 DBP 中、低浓度处理组以外的各浓度处理组乳酸含量均升高，与对照组比较，差异均有统计学意义（$P<0.05$）。	寇胜男，2012

表 6-16 外源化学物致睾丸肿瘤

外源化学物	动物	染毒方式	染毒剂量（染毒时间）	实验结果	文献
恶唑酸	雄性大鼠	喂饲染毒	100、1000、3000mg/kg（104周）	中剂量染毒组能够诱发睾丸间质细胞瘤。	T Yamada et al, 1994
非那雄胺	雄性小鼠	灌胃	2.5、25、250mg/kg（83周）	高剂量染毒组睾丸间质细胞瘤发生率为32%。	S Prahalada et al, 1994
氯化镉	雄性大鼠	皮下注射	20μmol/kg 连续处理5周，两年后处死	染毒组诱导睾丸间质细胞肿瘤的发生率大于84%。	P Michael et al, 1997
甲基叔丁基醚	雄性大鼠	灌胃	10、100、500、1000mg/kg（104周）	高剂量染毒组睾丸间质细胞瘤发生率为18.3%。	F Belpoggi et al, 1998
全氟辛酸铵	雄性大鼠	喂饲染毒	300mg/kg（24个月）	染毒组睾丸间质细胞瘤发病率为11%。	LB Biege et al, 2001
邻苯二甲酸二（2-乙基己基）酯	雄性大鼠	喂饲染毒	30、95、300mg/kg（159周）	高剂量染毒组睾丸间质细胞瘤发生率为28.3%，随染毒剂量增加，睾丸间质细胞瘤的发生率增高，呈剂量-反应关系。	C Voss et al, 2005

六、对人睾丸内分泌影响

外源化学物对人睾丸内分泌毒性的报道较少。李寿祺等（2003年）曾报道，职业接触正己烷可引起睾丸萎缩；二溴氯丙烷、二硝基苯和二硝基甲苯可损伤睾丸支持细胞；硼酸可以降低前列腺、附睾头、附睾体的重量。

张秋玲等（2009年）对职业性无机铅中毒患者进行观察研究，经睾丸活检发现，铅中毒患者生精小管中央发生玻璃样变，间质细胞和支持细胞大量增生，邻近组织由于间质和生精小管钙化而融合在一起。

周健等（2008年）的研究发现，氟的过量摄入可以破坏各级生精细胞、支持细胞及睾丸间质细胞的结构。

男工接触外源化合物对性激素水平的影响，详见表6-17。

表 6 - 17 男性接触外源化学物对睾丸分泌激素的影响

外源化学物	对象与方法	结果	文献
铅	选择在某床垫厂接触铅1年以上男工17名为接触组，另选12名非铅接触者为对照组，进行现况研究	铅接触组男工血清 T 水平降低，与对照组比较，差异有统计学意义（$P<0.05$）。	李国玉等，1999
镉	选择 294 名居住在镉污染区 35 年以上，并以当地自产米为主食的居民为调查对象，进行现况研究	血清 T 水平异常增高的比例增加。	金泰廙等，2002
二硫化碳	对 18 名长期接触二硫化碳的作业工人进行现况研究	长期接触二硫化碳浓度在 $21.90\sim41.51\,\mathrm{mg/m^3}$ 的情况下，接触工人血清 T 水平低于对照组，差异有统计学意义（$P<0.05$）。	邓丽霞等，1998

外源化学物	对象与方法	结果	文献
丙烯腈	选择 71 名长期接触丙烯腈作业男工为接触组，选不接触任何毒物的男工 50 人为对照组，进行现况研究 测定浓度最高达 42.0m/m³，时间加权平均值（TWA）最高达 19.12mg/m³，合格率仅仅为 26.9%（现行作业场所有害物质卫生标准 TWA 为 1mg/m³）	接触组男工血清 T 水平下降，E_2 水平升高，与对照组比较，差异有统计学意义（$P < 0.05$）。 40 岁以上年龄段接触工人血清 T 水平下降，接触组血清 T 水平随工龄增加逐渐下降，伴雌激素升高。空气中丙烯腈浓度相对较低的溶剂车间，男工血清 T 水平高于浓度高的其他车间。接触工人血清 T 水平随着接触剂量的增加呈下降趋势，累积接触剂量大于 50、100g 的工人血清 T 水平降低，与对照组比较，差异均有统计学意义（$P < 0.05$）。	崔金山等，2001 吴鑫，2003
电子垃圾	在有 10 余年历史的电子垃圾拆解区选择 58 名居民为接触组，另选距该地区约 50km 无明显工业污染的农业区的 80 名居民为对照组，进行现况研究	在男性居民中，接触组血清 E_2 和 T 水平低于对照组，差异有统计学意义（$P < 0.05$）。	居颖等，2009

重金属被美国毒理学会认为是人类致癌物。p Joseph 等（2001年）研究发现，镉接触可以诱发前列腺癌、睾丸癌等。

SH Safe（2001 年）的研究结果提示，睾丸肿瘤的发生与外环境中类激素污染物增加有关，如滴滴涕（DDT）与二氯二苯二氯乙烯

（P，P'-DDE）具有抗激素活性，可能是睾丸肿瘤的病因之一。

李湘鸣（2003 年）报道，我国与美国、日本相比，睾丸癌与前列腺癌的发病率较低，可能与我国居民的生活方式，特别是饮食结构与美、日不同有关。美、日国民饮食主要以奶酪、动物性脂肪与牛奶为主；有报道 20～39 岁人群睾丸癌发病率与奶酪摄入量高关系较密切，其次是动物性脂肪和牛奶摄入。

栾荣生等（2004 年）通过中国疾病监测系统收集 145 个监测点 1991—1999 年男性前列腺癌、睾丸癌的死亡资料，同时收集对应监测点的环境监测资料和地理资料，分析 1991—1999 年上述肿瘤与环境监测数据的相关性，结果发现，与男性前列腺肿瘤、睾丸肿瘤相关的主要环境因素为单位面积废水排放量和大气环境中废气的排放量。

杨培谦（2010 年）报道，过量饮用咖啡和酒类与前列腺癌的发生有关。

（冯玉娟　党瑜慧　李芝兰）

第三节　外源化学物致睾丸毒性机制

一、氧化应激

Li Yan 等（2008 年）以 0.5、5、50、500nmol/L 微囊藻毒素对雄性 SD 大鼠间质细胞体外处理 12、24、48 小时。50、500nmol/L 浓度培养 24 小时后可观察到脂质过氧化反应，5、50、500nmol/L 浓度培养 24 小时后细胞质基质反应性氧化物 ROS 活性降低。

秦港（2006 年）以自来水（含氟量为 0.748mg/L）、自来水中加入 32.50mg/L 氟化钠对 150 日龄黄羽公鸡进行饮水饲喂。染毒第 80 天，活鸡逐一心脏取血，测定血浆睾丸酮（testosterone，T）、间质细胞刺激素（interstitial cell stimulating hormone，ICSH）水平，制备睾丸匀浆液，测定超氧化物歧化酶（superoxide dismutase，SOD）和谷胱甘肽过氧化物酶（glutathione peroxidase，GSH-Px）活性、丙二醛（malondialdehyde，MDA）和唾液酸（sialic acid，SA）浓

度。结果显示，染毒组血浆 T 和 ICSH 含量较对照组明显降低，差异有统计学意义（$P<0.01$），说明氟可显著降低血浆 T 和 ICSH 水平。与对照组相比，染毒组睾丸组织 MDA 含量升高，差异有统计学意义（$P<0.01$）；SOD、GSH-Px 活性和 SA 含量均降低，差异有统计学意义（$P<0.01$）。与对照组相比，染毒组 MDA 上升了14.90%，SOD 活性下降了44.93%，GSH-Px 活性下降了28.76%，SA 含量下降了11.59%，差异均有统计学意义（$P<0.05$）。研究结果提示，睾酮可能通过影响唾液酸糖基转移酶和唾液酸苷酶的活性调节 SA 的合成和分泌。氟中毒鸡睾丸组织 MDA 含量升高与睾丸组织富含磷脂不饱和脂肪酸，易受过氧化诱导物攻击有关。氟致睾丸组织SOD 和 GSH-Px 活性降低，说明机体抗氧化性能降低，脂质过氧化加强，进而可导致细胞膜和生物大分子结构破坏。

孙巧平（2010 年）将 5000、1000、200mg/kg α-萘乙酸（α-naphthalene acetic acid，NAA）加入饲料中，饲喂雄性昆明小鼠，染毒 4 周。检测血清谷胱甘肽过氧化物酶（GSH-Px）活性、丙二醛（MDA）含量。结果发现，中、高剂量染毒组血清 GSH-Px 活性较正常对照组降低，差异有统计学意义（$P<0.05$），说明小鼠的抗氧化能力降低，GSH-Px 被自由基灭活，小鼠体内存在氧化损伤；中、高剂量染毒组小鼠血清 MDA 含量较正常对照组升高，差异有统计学意义（$P<0.05$），说明小鼠体内脂质过氧化反应增强，使其代谢产物MDA 含量增多，提示 NAA 能使小鼠体内氧化/抗氧化平衡失调，造成小鼠组织器官的氧化损伤。

柯翔鸿（2008 年）以 125、250、375mg/kg 邻苯二甲酸二（2-乙基己基）酯（di-2-ethylhexyl phthalate，DEHP）对 4 周龄雄性昆明纯系小鼠进行腹腔注射，每天 1 次，染毒 2 周。检测睾丸匀浆中超氧化物歧化酶（SOD）的活性、丙二醛（MDA）含量。结果显示，与对照组相比，低、中剂量染毒组睾丸组织 SOD 的活性升高，差异有统计学意义（$P<0.05$）；高剂量染毒组睾丸组织 SOD 的活性下降，差异有统计学意义（$P<0.05$）。与对照组相比，低、中剂量染毒组睾丸组织 MDA 含量降低，差异有统计学意义（$P<0.05$）；高剂量

染毒组睾丸组织 MDA 含量升高，差异有统计学意义（$P < 0.05$）。提示随着 DEHP 染毒剂量的升高，DEHP 经代谢后能产生大量的自由基引起脂质过氧化作用，诱导产生的自由基，超过机体代偿清除能力，未被及时清除的自由基对细胞产生明显的毒性损伤，导致细胞活力下降，引起包括抗氧化酶在内的细胞内 SOD 活性的降低，MDA 含量升高。此外，DEHP 的主要代谢产物邻苯二甲酸单（2-乙基）己酯（mono（2-ethylhexyl）phthalate，MEHP）可选择性诱导睾丸细胞氧化应激反应以及线粒体细胞色素 C 的释放，而细胞色素 C 的释放是凋亡的关键步骤之一，说明 DEHP（MEHP）诱导的氧化应激（主要影响线粒体功能、诱导精母细胞凋亡）是引起睾丸萎缩的可能机制之一。

李卫华等（2010 年）以 5030mg/m³ 1-溴丙烷（1-bromopropane，1-BP）对 9 周龄雄性 F344/NSlc 大鼠进行动态吸入染毒 8 小时。运用大鼠性腺 cDNA 微阵列和实时定量聚合酶链反应（real-time quantitative polymerase chain reaction，RQ-PCR）方法测定 1-BP 染毒后性腺相关基因表达谱的变化。结果显示，1-BP 染毒后有 272 个 mRNA 表达下调（62 个基因和 210 个 ESTs），有 5 个 mRNA 表达上调（3 个基因和 2 个 ESTs），其中包括 S100 的钙结合蛋白（s100 calcium binding protein，S100a4）、肌酸激酶（creatine kinase，CKb）、谷胱甘肽-S-转移酶（glutathione S-transferases，GST）、细胞色素 P450 芳香化酶（cytochrome P450 aromatase，CYP19a）、甲状旁腺激素调节序列及髓鞘和淋巴细胞蛋白（myelin and lymphocyte，Mal）等基因；运用 GeneSpring 4.1.5 版本软件（silicon genetics，USA）以及查找 SCSC Genome Bioinformatics（http：//genome.ucsc.edu/）确定 1-BP 染毒后有 272 个 mRNA 表达下调的 62 个基因的生物学功能，显示绝大多数基因与蛋白质/脂类代谢相关，其次是应激防御反应相关的基因。急性高剂量染毒 1-BP 可引起睾丸组织 CYP19a、S100a4、GST、Mal 等基因的下调，提示 1-BP 可能通过内分泌干扰和氧化应激效应而导致雄性生殖毒性。

二、细胞凋亡

Li Yan 等（2008 年）以 0.5、5、50、500nmol/L 微囊藻毒素对雄性 SD 大鼠间质细胞体外处理 12、24、48 小时。50、500nmol/L 染毒组细胞生存能力随着时间的延长显著降低，5nmol/L 浓度组培养 24 小时睾丸间质细胞出现凋亡，且在 50、500nmol/L 时达到最大值。

姜春明（2004 年）以 0.385、0.77、3.85mg/kg 甲基汞对成年雄性昆明小鼠进行一次性灌胃。采用末端脱氧核苷酸转移酶介导的脱氧尿嘧啶核苷三磷酸（dUTP）原位切口末端标记技术（terminal deoxynucleotidyl transferase（TdT）-mediated dUTP nick end labeling，TUNEL）检测睾丸生殖细胞凋亡情况。结果显示，甲基汞染毒组 TUNEL 染色凋亡细胞散在分布，细胞核或细胞质呈棕黄色着染。对照组仅见个别散在的凋亡细胞。图像分析结果表明，低剂量染毒组凋亡指数高于对照组，但差异无统计学意义（$P > 0.05$）。随着染毒剂量的增加，中、高剂量染毒组与对照组相比凋亡指数升高，差异有统计学意义（$P < 0.01$）。免疫组织化学法观察 fas、fasL、半胱氨酸天冬氨酸蛋白酶-3（cysteine aspartic acid specific protease 3，caspase-3）表达情况。结果显示，甲基汞染毒组 fas 阳性表达为细胞膜或细胞质呈棕黄色染色。图像分析结果表明，低剂量染毒组 fas 表达高于对照组，随着染毒剂量的加大，各染毒组平均灰度值逐渐增大，fas 表达降低，各染毒组与对照组比较，差异无统计学意义（$P > 0.05$）。组间比较：低剂量与高剂量染毒组、中剂量与低剂量染毒组比较，差异有统计学意义（$P < 0.05$）。甲基汞染毒组 fasL 阳性表达为细胞膜或细胞质呈深棕黄色染色。图像分析结果表明，低剂量染毒组 fasL 表达高于对照组，随着染毒剂量的加大，各染毒组平均灰度值逐渐增大，fasL 表达降低，各染毒组与对照组比较差异无统计学意义（$P > 0.05$）。甲基汞染毒组 caspase-3 阳性表达为细胞膜或细胞质呈棕黄色染色。图像分析结果表明，低剂量染毒组 caspase-3 表达高于对照组，差异有统计学意义（$P < 0.05$）。随着甲基汞染毒剂

量的增加，平均灰度值逐渐加大，caspase-3 表达降低。甲基汞诱导睾丸生殖细胞凋亡，在低剂量染毒组即引起表达 fas、fasL 和 caspase-3 增高，随着染毒剂量的增加，表达量没有继续增高，反而出现下降趋势。分析原因，可能是随着甲基汞染毒剂量的增加，睾丸生殖细胞出现坏死性死亡，凋亡细胞数量相对减少，fas、fasL、caspase-3 表达量降低。以上结果提示，甲基汞在小剂量 0.385mg/kg [1/100 半数致死量（lethal dose 50%，LD_{50}）] 即可引起睾丸生殖细胞凋亡，随着染毒剂量增加，更可出现细胞坏死。

张斌（2011 年）以 10、25、50mg/L 氟化钠对雄性昆明小鼠进行饮水饲喂，染毒 120 天。采用 TUNEL 法进行睾丸细胞凋亡的原位检测。光镜下观察，阳性细胞的细胞核呈棕黄色，细胞核出现黄至棕褐色颗粒均为阳性细胞，凋亡细胞的形态学特征为染色质浓集、核裂解以及核周新月体样浓集染色质，细胞内可见深色凋亡小体者为凋亡细胞。结果显示，对照组细胞核呈现出淡紫色，染毒组细胞核呈现出棕黄色，阳性细胞胞核略小或呈碎片状；染毒组引起大量阳性细胞。氟化钠可促进睾丸细胞的过度凋亡及引起细胞坏死，且细胞凋亡率比同剂量同时间组细胞坏死率高；提示细胞过度凋亡可能是氟化钠诱发的睾丸细胞损伤的主要形式，细胞坏死则是细胞凋亡晚期的表现，氟化钠诱发睾丸细胞损伤，氟化钠通过诱发睾丸细胞过度凋亡而对睾丸造成功能性或器质性损害。该作者以 5、10、20mg/L 氟化钠对 4~5 周龄雄性昆明小鼠睾丸间质细胞进行体外培养，处理 48 小时后，检测睾丸间质细胞凋亡情况。发现对照组染色细胞着色浅，caspase-3 蛋白无表达；中、高剂量处理组细胞胞质被染成棕黄色，caspase-3 蛋白高表达；但中剂量处理组染色程度低于高剂量处理组，两者的灰度值比较，差异有统计学意义（$P < 0.05$）。提示 caspase-3 蛋白在高剂量处理组的表达高于中剂量处理组，随着氟化钠浓度的增加，灰度值降低，因此，氟化钠浓度和 caspase-3 灰度值呈负相关，即阳性率越高，灰度值越低，蛋白质表达越强。结果证实了 caspase-3 是睾丸间质细胞发育过程中重要的细胞因子之一，参与正常和异常间质细胞发育调节；同时也证实了随着氟化钠处理剂量的增加，细胞凋亡也增

强。采用免疫组织化学对与凋亡密切相关的半胱氨酸天冬氨酸蛋白酶-9（cysteine aspartic acid specific protease，caspase-9）基因表达进行检测，结果显示，在处理 48 小时后，与对照组相比，低剂量处理组对 caspase-9 基因表达变化差异无统计学意义（$P > 0.05$），中、高剂量处理组 caspase-9 基因表达增强，差异有统计学意义（$P < 0.05$）。提示低浓度的氟化钠进入睾丸间质细胞后不一定能马上引起细胞色素 C（cytochrome C，CytC）与 APaf-1 激活而使 caspase-9 激活，随着氟化钠处理剂量的增加，氟化钠有可能引起线粒体的损伤，导致 Cyt C 与 APaf-l 激活，然后进一步激活 caspase-9，进而激活 caspase-3 最终导致睾丸间质细胞的凋亡。该研究观察到随着氟化钠处理剂量的增加，bax 阳性表达率及蛋白质表达强度差异不大，但随处理剂量增加，其表达有逐渐增强的趋势；而 bcl-2 蛋白表达呈下降趋势，低剂量处理组与对照组比较差异有统计学意义（$P < 0.05$），中、高剂量处理组蛋白质表达强度与对照组比较差异有统计学意义（$P < 0.05$）；蛋白质表达降低，提示 bcl-2 和 bax 可能在氟化钠处理过程中引起睾丸间质细胞异常中参与了细胞凋亡过程的调控作用；氟化钠引起睾丸间质细胞凋亡异常及其调控基因的变化可能是其损害小鼠生殖功能的重要机制之一。

王群（2011 年）采用 160、480mg/kg 双酚 A（bisphenol A，BPA）对 5 周龄雄性 CD-1 小鼠进行灌胃，每天 1 次，染毒 2 周。采用 TUNEL 法检测部分睾丸组织中生殖细胞凋亡情况；采用免疫印迹（Immunoblotting）技术检测雄鼠睾丸生殖细胞凋亡相关蛋白 [fas、fasL、半胱氨酸天冬氨酸蛋白酶-8（cysteine aspartic acid specific protease，caspase-8）、细胞色素 C（cytochrome C，Cyt C）、bax、bcl-2、caspase-9、活性 caspase-3] 表达。结果显示，两剂量染毒组均引起小鼠睾丸细胞发生凋亡，其中主要是管内生殖细胞凋亡；高剂量和低剂量染毒组引起的雄鼠睾丸生殖细胞凋亡主要集中在第Ⅶ~Ⅷ期生精小管；与对照组相比，高剂量染毒组小鼠睾丸平均每管生殖细胞凋亡数量增加，差异有统计学意义（$P < 0.01$），睾丸组织内阳性生精小管百分率升高，差异有统计学意义（$P < 0.01$）。与对照

组相比，高剂量和低剂量染毒组小鼠睾丸组织内活化型 caspase-3（分子量为 17 kDa）的蛋白质水平上调，差异有统计学意义（$P<$0.05）；高剂量和低剂量染毒组小鼠睾丸组织内 fas 和 fasL 的蛋白质水平均上调，差异有统计学意义（$P<0.05$）；高、低剂量染毒组雄鼠睾丸组织内活化型 caspase-8 表达水平均升高，差异有统计学意义（$P<0.05$）。与对照组相比，低剂量和高剂量染毒组小鼠睾丸组织内活化型 bax（分子量为 18kD）和活化型 caspase-9（分子量为 37kD）蛋白质水平均上调，差异有统计学意义（$P<0.05$），而高剂量染毒组小鼠睾丸组织内 bcl-2 蛋白表达水平升高，差异有统计学意义（$P<0.05$）；高剂量和低剂量染毒组小鼠睾丸组织胞质中 Cyt C 的蛋白质水平均上调，差异有统计学意义（$P<0.05$）；高剂量染毒组小鼠睾丸组织线粒体中 bax 蛋白水平升高，差异有统计学意义（$P<0.05$）；高剂量和低剂量染毒组小鼠睾丸组织线粒体中 Cyt C 蛋白水平均下调，差异有统计学意义（$P<0.05$）。提示 fas/fasL 信号通路可能介导 BPA 引起小鼠睾丸生殖细胞凋亡。BPA 所致睾丸生殖细胞凋亡可能与线粒体信号通路激活有关。BPA 引起 bax 蛋白上调并向线粒体转移可能引起小鼠睾丸生殖细胞 Cyt C 由线粒体释放到细胞质，继而依次激活下游 caspase-9 和 caspase-3，最终诱发小鼠睾丸组织生殖细胞凋亡。

焦利飞（2011 年）以 1、5、10mg/kg 毒死蜱（chlorpyrifos, CPF）对 3～4 周龄雄性 Wistar 大鼠进行灌胃，每天 1 次，染毒 16 周。采用 TUNEL 法检测睾丸生精细胞凋亡情况。TUNEL 阳性细胞为凋亡生精细胞，呈深棕色，正常细胞很少能够染色。结果显示，睾丸生精细胞 TUNEL 染色阳性细胞的表达量出现染毒剂量依赖性的增加，低、中、高剂量染毒组 TUNEL 染色阳性结果的表达量与对照组比较均升高，差异有统计学意义（$P<0.01$），其中高剂量染毒组生精细胞阳性表达量与对照组比较增加了 2.5 倍。表明 CPF 重复染毒能导致雄性大鼠睾丸细胞发生凋亡，减低生精细胞数量。蛋白印迹（western blotting）结果显示，经 16 周 CPF 重复染毒后 fas 和 fasL 蛋白的表达量均出现显著剂量依赖性的增加，其中在高剂量染毒组，fas 蛋白的表达量与对照组比较增加了 1.8 倍，差异有统计学

意义（$P<0.01$），fasL 的表达量与对照组比较增加了 1.2 倍，差异有统计学意义（$P<0.05$）。免疫组织化学结果显示，经 16 周 CPF 重复染毒后 fas 和 fasL 蛋白的表达量均出现显著性剂量依赖性增加，其中在高剂量染毒组，fas 的表达量与对照组比较增加了 2.4 倍，差异有统计学意义（$P<0.01$），fasL 的表达量与对照组比较增加了 10.9 倍，差异有统计学意义（$P<0.01$）。两种方法检测结果基本一致，提示 CPF 重复染毒能导致雄性大鼠睾丸细胞中 fas/fasL 表达量显著性增加，可能通过死亡受体途径诱导凋亡发生。蛋白印迹结果显示，经 16 周 CPF 重复染毒后 bax 和 bcl-2 蛋白的表达量均出现显著性剂量依赖性的增加，其中在高剂量染毒组，bax 的表达量与对照组比较增加了 2.9 倍，差异有统计学意义（$P<0.01$），bcl-2 的表达量与对照组比较增加了 2.0 倍，差异有统计学意义（$P<0.01$）；免疫组织化学结果显示，经 16 周 CPF 重复染毒后 bax 和 bcl-2 蛋白的表达量均出现显著剂量依赖性的增加，其中在高剂量染毒组，bax 的表达量与对照组比较增加了 5.2 倍，差异有统计学意义（$P<0.01$），bcl-2 的表达量与对照组比较增加了 3.4 倍，差异有统计学意义（$P<0.01$）；两种蛋白质表达量用两种方法检测的结果基本一致。蛋白印迹结果显示，经 16 周 CPF 重复染毒后 bax/bcl-2 的比值显著增加，且呈剂量依赖性关系，在中、高剂量染毒组 bax/bcl-2 比值与对照组比较分别增加了 1.5 和 1.4 倍，差异有统计学意义（$P<0.01$）。CPF 重复染毒能导致雄性大鼠睾丸组织中 bax/bcl-2 表达量及比值均显著增加，提示可能通过线粒体受体途径诱导凋亡发生。蛋白印迹结果显示，经 16 周 CPF 重复染毒后 caspase-3 的前体（pro-caspase-3）和活化后的 caspase-3 蛋白的表达量均出现显著剂量依赖性增加，其中在高剂量染毒组，pro-caspase-3 的表达量与对照组比较增加了 2.3 倍，差异有统计学意义（$P<0.01$），caspase-3 的表达量与对照组比较增加了 1.4 倍，差异有统计学意义（$P<0.01$）。免疫组织化学结果显示，经 16 周 CPF 重复染毒后 caspase-3 蛋白的表达量均出现显著性剂量依赖性增加，其中在高剂量染毒组，caspase-3 的表达量与对照组比较增加了 2.7 倍，差异有统计学意义（$P<0.01$）。用蛋白印迹

与免疫组织化学方法检测的结果基本一致，表明 CPF 重复染毒能导致雄性大鼠睾丸细胞中凋亡执行蛋白 caspase-3 的表达量显著性增加，诱导组织细胞凋亡的发生。

张蕴晖等（2006 年）以 50、250、500mg/kg 邻苯二甲酸二丁酯（dibutyl phthalate，DBP）对雌性 SD 大鼠，自孕第 2 天开始灌胃至哺乳期结束，每天 1 次。于子鼠出生后 70 天处死雄性子鼠，采用免疫组织化学方法染色观察睾丸细胞 fas/fasL 凋亡基因。结果发现，中剂量染毒组大鼠睾丸细胞 fas 蛋白着色的细胞层数与对照组比较略多，但差异无统计学意义（$P > 0.05$）；中剂量染毒组大鼠的睾丸支持细胞 fasL 染色加深、着色范围明显扩大、着色细胞数量明显增多，沿基底膜呈放射状向生精小管管腔扩散；由于高剂量染毒组大鼠睾丸生精上皮破坏严重，仅见基底层少量支持细胞，因此仅见 fasL 染色。免疫组织化学结果表明，正常对照组睾丸很少细胞有 fas/fasL 着色，而中、高剂量染毒组子鼠出生后 70 天子鼠睾丸细胞 fas/fasL 染色范围扩大，着色细胞数增多，且与睾丸损害程度呈正相关，说明 DBP 对大鼠睾丸生精细胞损伤可能是由于 DBP 启动了睾丸支持细胞 fas/fasL 系统，阻抑生精过程造成的，fas/fasL 系统在 DBP 雄性生殖毒性中起一定作用。

三、对睾丸细胞能量代谢的影响

陈言峰（2008 年）以 25、50、100μg/g 氯化镧（LaCl$_3$）对性成熟的雄性昆明小鼠进行灌胃，每天 1 次，染毒 7 天。制备睾丸组织匀浆液，测定乳酸脱氢酶（lactate dehydrogenase，LDH）、酸性磷酸酶（acid phosphatase，ACP）、碱性磷酸酶（alkaline phosphatase，AKP）的活力。结果显示，中、高剂量染毒组与对照组比较 LDH 活力下降，差异有统计学意义（$P < 0.05$），低、中、高剂量染毒组 AKP 活力与对照组比较上升，差异有统计学意义（$P < 0.05$），各剂量染毒组 ACP 的活力差异无统计学意义（$P > 0.05$）；提示 LaCl$_3$ 通过影响 LDH 活性，干扰了生殖细胞的能量代谢。

李成云（2009 年）以 1.25、2.50、5.00mg/kg 硫酸镍（NiSO$_4$）

对性成熟雄性 Wistar 大鼠进行腹腔注射，每天 1 次，染毒 30 天。分光光度法测定大鼠睾丸细胞线粒体中琥珀酸脱氢酶（succinate dehydrogenase，SDH）、苹果酸脱氢酶（malate dehydrogenase，MDH）、谷胱甘肽过氧化物酶（glutathione peroxidase，GSH-Px）活性以及睾丸匀浆中葡萄糖（glucose，GLU）和乳酸（lactic acid，LD）含量。实时定量聚合酶链反应（real-time quantitative polymerase chain reaction，RQ-PCR）技术检测睾丸线粒体 SDH、MDH 和 GSH-Px 的基因表达水平；蛋白印迹（western blotting）技术检测睾丸线粒体 SDH、MDH 和 GSH-Px 的蛋白质表达水平。结果显示，随着染毒剂量的增加，MDH 和 SDH 酶活性逐渐降低，中、高剂量染毒组 MDH 和 SDH 活性下降，与对照组比较，差异有统计学意义（$P<0.05$）；GSH-Px 活性在大鼠睾丸线粒体中呈降低趋势，仅高剂量染毒组 GSH-Px 活性下降，与对照组比较，差异有统计学意义（$P<0.05$）。随着染毒剂量的增加，大鼠睾丸组织匀浆中 GLU 含量降低，中、高剂量染毒组 GLU 含量下降，与对照组比较，差异均具有统计学意义（$P<0.05$）；LD 含量在各剂量染毒组与对照组比较，差异均无统计学意义（$P>0.05$）。表明 $NiSO_4$ 腹腔注射染毒 30 天后可对大鼠睾丸细胞的能量代谢关键酶 MDH 和 SDH 活性产生直接的抑制作用，从而引起代谢产物 GLU 含量的降低。同时 GSH-Px 在高剂量染毒组睾丸组织中活力显著降低，提示 $NiSO_4$ 可能通过对大鼠睾丸细胞线粒体的氧化损伤而间接干扰睾丸细胞的能量代谢过程。RQ-PCR 技术检测睾丸线粒体 SDH、MDH 和 GSH-Px 的基因表达水平。结果显示，中、高剂量染毒组 SDH 和 MDH 基因表达量降低，与对照组比较，差异有统计学意义（$P<0.05$），而 GSH-Px 基因表达量仅高剂量染毒组降低，与对照组比较，差异有统计学意义（$P<0.05$）。提示，$NiSO_4$ 染毒可使大鼠睾丸组织细胞能量代谢相关酶 SDH、MDH 和抗氧化酶 GSH-Px 的基因表达水平降低，与前述各种酶活性检测结果基本一致。蛋白印迹技术检测睾丸线粒体 SDH、MDH 和 GSH-Px 的蛋白质表达水平。结果显示，各剂量染毒组 SDH、MDH 和 GSH-Px 蛋白表达水平呈下调趋势，中、高剂量染毒组 SDH 蛋白表达水平

与对照组比较，差异均有统计学意义（$P<0.05$）；各剂量染毒组 MDH 蛋白表达水平与对照组比较，差异均有统计学意义（$P<0.05$）；GSH-Px 蛋白表达水平仅高剂量染毒组与对照组比较，差异有统计学意义（$P<0.05$）。$NiSO_4$ 染毒可使大鼠睾丸组织细胞 SDH、MDH 和抗氧化酶 GSH-Px 的蛋白质表达水平下降，进一步证实了 $NiSO_4$ 可抑制大鼠睾丸线粒体 SDH、MDH 和抗氧化酶 GSH-Px 活性，提示 $NiSO_4$ 可能通过对大鼠睾丸细胞线粒体氧化损伤而间接干扰睾丸细胞的能量代谢过程。

任绪义（2005 年）以 $4\mu mol/kg$ 镉对成年雄性 SD 大鼠进行一次性腹腔注射，染毒后 1、3、6、12、24 小时，取睾丸组织制备睾丸匀浆液提取总 RNA，应用半定量逆转录聚合酶链式反应（reverse transcription polymerase chain reaction，RT-PCR）观察镉对大鼠睾丸生精细胞已知基因 mRNA 表达水平。结果显示，镉诱导后 UDP-葡萄糖醛酸转移酶（No1）和血红素加氧酶（No4）基因的 mRNA 水平明显上调；错配修复蛋白（No2）、T-激肽原（No3）和 calmegin（No5）则明显下调；而且 5 个基因的表达均具有时间依赖性。另外，除了血红素加氧酶，各基因在对照组大鼠睾丸组织内的 mRNA 水平未见明显变化。镉处理大鼠睾丸能量代谢有关基因下调，提示镉毒性可能是通过能量代谢途径产生的。镉处理大鼠睾丸中保护性基因的表达下调，提示睾丸较其他组织对镉毒性更为敏感。

四、某些遗传物质异常与 DNA 损伤

史晓丽（2007 年）以甲醛 0.2、2、20mg/kg，苯 100、200、400mg/kg，甲醛与苯 0.1＋50、1＋100、10＋200mg/kg 对 7 周龄雄性昆明小鼠进行腹腔注射，每天 1 次，染毒 5 天。检测小鼠睾丸细胞 DNA 损伤情况。结果显示，在甲醛和苯单独染毒组中，各剂量染毒组彗星细胞率与阴性对照组（0.005＋0.005ml/g 生理盐水与花生油）比较均升高，差异有统计学意义（$P<0.05$）。随甲醛、苯单独染毒剂量的增加，彗星细胞率呈上升趋势，与阴性对照组比较差异有统计学意义（$P<0.05$）。从彗星细胞尾长来看，甲醛染毒组中，只有低

剂量染毒组彗星细胞尾长与阴性对照组比较延长，差异有统计学意义（$P<0.05$）；高剂量甲醛染毒组彗星细胞尾长与阴性对照组比较缩短，差异有统计学意义（$P<0.05$）。苯的不同剂量染毒组彗星细胞尾长与其阴性对照组比较均延长，差异有统计学意义（$P<0.05$）。随苯的染毒剂量的增加，彗星细胞尾长表现出延长趋势，与阴性对照组比较差异有统计学意义（$P<0.05$）。各剂量甲醛与苯联合染毒组与阴性对照组比较，彗星细胞率均增加，差异有统计学意义（$P<0.05$），并有随着联合染毒剂量的增加而彗星细胞率增加的趋势；甲醛与苯联合染毒的低、中、高剂量染毒组分别与苯或甲醛单独染毒的低、中、高剂量染毒组比较，彗星细胞率均增加，差异有统计学意义（$P<0.05$）。各剂量甲醛与苯联合染毒组的彗星细胞尾长与其阴性对照组比较均延长，差异有统计学意义（$P<0.05$）。低剂量甲醛与苯染毒组的彗星细胞尾长与甲醛、苯单独染毒低剂量组比较延长，差异有统计学意义（$P<0.05$）。中、高剂量甲醛与苯染毒组的彗星细胞尾长与甲醛单独染毒中、高剂量染毒组比较延长，差异有统计学意义（$P<0.05$）。与苯单独染毒的中、高剂量染毒组比较，甲醛与苯联合染毒的中、高剂量染毒组的彗星细胞尾长缩短，差异有统计学意义（$P<0.05$）。甲醛和苯均可导致 DNA 的断裂，可能机制有：

（1）甲醛作为强氧化剂直接攻击 DNA 分子，氧化 DNA 碱基，形成 DNA 加合物，从而进一步导致 DNA 链断裂。

（2）甲醛和苯在代谢过程中产生自由基，引起膜脂质过氧化作用，影响附着在膜上的蛋白质和各种酶的结构和功能，间接影响 DNA 的损伤和修复过程，使细胞生理代谢紊乱、遗传物质受损伤。

（3）甲醛和苯破坏抗氧化系统会造成体内自由基的积累，从而导致 DNA 链断裂。

肖琳（2010 年）以 0.5、1.0、3.0mg/m³ 甲醛对成年雄性 Wistar 大鼠进行动态吸入染毒，连续 72 小时。应用 KCl-SDS 沉淀法检测大鼠睾丸细胞 DNA-蛋白质交联（DNA-protein crosslinks，DPC）的含量。结果显示，0.5mg/m³ 甲醛染毒略微降低了大鼠睾丸细胞的 DPC 系数，与对照组比较，差异无统计学意义（$P>0.05$）；当甲醛

浓度达到 $1.0mg/m^3$ 时，大鼠睾丸细胞的 DPC 系数与对照组比较增加，差异有统计学意义（$P<0.01$）；$3.0mg/m^3$ 甲醛染毒可使大鼠睾丸细胞 DPC 系数增加到 0.12，与对照组比较，差异有统计学意义（$P<0.01$）。提示，甲醛可致大鼠睾丸细胞 DNA 蛋白质交联系数增加。

董玲（2008 年）以 3、6、$12\mu g/kg$ 微囊藻毒素-LR（microcystins，MC-LR）对 6～7 周龄雄性昆明小鼠腹腔注射，每天 1 次，染毒 7 天。采用 KCl-SDS 沉淀法检测小鼠睾丸细胞中 DPC 的水平。结果显示，低剂量染毒组小鼠睾丸细胞的 DPC 系数与对照组比较，差异无统计学意义（$P>0.05$）。中、高剂量染毒组小鼠睾丸细胞的 DPC 系数与对照组比较，差异有统计学意义（$P<0.05$）。中剂量染毒组 DPC 系数均值最大。提示当 MC-LR 的染毒剂量超过一定限度时，由其所引起的细胞 DPC 系数增高的效应有所下降。原因可能是 MC-LR 可通过多种机制作用于 DNA，如 DNA 断裂、DNA 碱基突变、DNA-DNA 交联、DNA-蛋白质交联等，在不同的染毒剂量下，各种机制作用所占的比重存在有差异，从而表现出不同的主要效应。

韩宁（2007 年）以 100、200、$400mg/kg$ 羟基脲（hydroxyurea，HU）对 6～7 周龄雄性昆明小鼠腹腔注射，每天 1 次，染毒 5 天。制备睾丸细胞悬液，检测睾丸细胞 DNA 受损率，根据小鼠睾丸细胞尾部的 DNA 含量将 DNA 损伤程度分为 5 级，0 级：$<5\%$，细胞核完整；1 级：$5\%\sim20\%$，中度损伤，可见彗尾，细胞核缩小；2 级：$20\%\sim40\%$，中度损伤，可见明显彗尾，细胞核缩小；3 级：$40\%\sim95\%$，重度损伤，彗尾荧光信号强而密，并见明显缩小的细胞核；4 级：$\geqslant95\%$，完全损伤，仅见荧光强而密的彗尾，细胞核基本消失。采用受损率（1、2、3、4 级别的细胞数除以总的细胞数 300 来反应 DNA 损伤的程度）。结果发现，各剂量染毒组小鼠睾丸细胞 DNA 受损率均增高，与对照组比较，差异有统计学意义（$P<0.01$）；且 DNA 受损率随染毒剂量增高而增高，与 HU 的染毒剂量呈正相关（Pearson 相关系数：$r=0.927$，$P<0.01$）；各剂量染毒组在 DNA 受损伤级别 1、2、3 级中发生率均增高，与对照组比较，差异有统计学意义（$P<0.01$）；高剂量染毒组在 DNA 受损伤级别 4 级中发生率明

显增高，与对照组比较，差异有统计学意义（$P<0.01$）。HU 对睾丸细胞 DNA 损伤机制有以下几种可能：

（1）其本身可以造成 DNA 单链的断裂导致 DNA 损伤；

（2）HU 可以导致 DNA 合成前体物质的衰竭而抑制 DNA 损伤的修复；

（3）HU 可通过形成 H_2O_2 和硝基过氧化物而引起特异性 DNA 碱基，尤其是胸腺嘧啶（thymine，T）和胞嘧啶（cytosine，C）的损伤导致 DNA 链断裂造成损伤。

邬静等（2007 年）以 5、10、20、40mg/L 的玉米赤霉烯酮（zearalenone，ZEA）、阳性对照重铬酸钾（15mg/L）、乙醇为阴性对照对 18～21 日龄雄性 SD 大鼠睾丸支持细胞进行体外培养，处理 24 小时后，用单细胞凝胶电泳技术（single cell gel electrophoresis assay，SCGE）观察支持细胞 DNA 的损伤情况。结果显示，各剂量染毒组的支持细胞受损率、彗星尾长和细胞损伤分级记数与阴性对照组相比较，除低剂量染毒组差异无统计学意义（$P>0.05$）之外，其余各剂量染毒组与阴性对照组比较，差异均有统计学意义（$P<0.01$）。各剂量染毒组之间两两比较即相邻高、低剂量染毒组之间比较，差异均有统计学意义（$P<0.01$），并且随着染毒剂量的增加，支持细胞受损率及 DNA 损伤的程度也越严重。该试验利用 SCGE 检测 ZEA 致大鼠睾丸支持细胞 DNA 损伤，发现不同染毒剂量的 ZEA 在无明显支持细胞毒性的剂量下也能引起大鼠支持细胞 DNA 损伤，如果其损伤不能修复，或者不能通过凋亡等方式将受损细胞排除，则可以对支持细胞造成严重的损害。

姜春明（2004 年）以 0.385、0.77、3.85mg/kg 甲基汞对成年雄性昆明小白鼠进行一次性灌胃，分离睾丸生殖细胞，体外培养 18 小时，加入 0.0001、0.001、0.01、0.1mmol/L 甲基汞，继续培养 1 小时后，利用 SCGE 观察甲基汞对 DNA 损伤的情况。实验结果表明：0.0001mmol/L 甲基汞即可引起生殖细胞出现拖尾现象，随着甲基汞处理剂量的增加，损伤程度逐渐加重，0.1mmol/L 甲基汞处理组细胞 DNA 损伤率达到 96%。各剂量处理组与阴性对照组相比较，差异均有统计学意义（$P<0.05$），各剂量处理组间相比较，差异无统计学意义（$P>0.05$）。提示甲基汞可以导致 DNA 二级结构的破坏，进而使 DNA 的结构完整性受损。甲基汞能够促进脂质过氧化，并且可以通过 Rentotype 反应分解脂质过氧化产物，产生自由基。当机体自由基动态平衡被破坏时，造成 DNA 链的断裂。

五、干扰睾丸的内分泌功能

（一）干扰类固醇甾体的合成与分泌

合成睾酮是睾丸间质细胞的主要功能，孕酮合成是睾酮合成的第一步。雄激素的合成依赖于下丘脑-垂体-睾丸轴（hypothalamus-hypophysis-testis axis）以及睾丸内部调节的平衡，胆固醇侧链裂解酶 P450scc（cholesterol side-chain lyase P450scc，P450scc）和类固醇激素合成急性调节（steroidogenic acute regulatory，StAR）蛋白是睾酮合成的两个关键性物质，影响睾酮合成水平。

王皓（2010 年）以 5、10mg/kg 丙烯酰胺溶液对 21 日龄雄性断奶 SD 大鼠进行自由饮水方式喂饲，对照组大鼠喂饲蒸馏水，每天 1 次，分别染毒 4、8 周。采用放射免疫方法检测血清总睾酮含量。结果显示，高剂量染毒组大鼠血清中总睾酮含量与对照组相比升高，差异有统计学意义（$P<0.05$）。免疫组织化学结果显示，$sGC_{\alpha1}$ 在睾丸间质细胞中强表达，而 $sGC_{\beta1}$ 在睾丸精原细胞、支持细胞、胞质小滴与精子溶酶体中表达强烈，提示两种蛋白亚基可能分别在精子发生与类固醇激素合成中起着不同的作用。应用 Tissue Gnostics 全景组织体细胞定量分析仪分析睾丸中 $sGC_{\alpha1}$ 表达情况。结果显示，睾丸间质细胞中表达 $sGC_{\alpha1}$ 的阳性细胞占总细胞数的 83.52%。高剂量染毒组表达 $sGC_{\alpha1}$ 阳性细胞率为 14.72%。提示丙烯酰胺对大鼠睾丸间质细胞的 $sGC_{\alpha1}$ 蛋白表达产生了抑制作用。

常树丽（2008 年）将 MA-10 小鼠间质细胞瘤细胞（mouse Leydig tumor cells-1，mLTC-1）单细胞悬液以 4.0×10^4 个/毫升的密度接种于 24 孔板，培养 36 小时后，弃培养上清，分别加入 0、10^{-8}、10^{-7}、10^{-6}、10^{-5}mol/L 氯化汞（$HgCl_2$）、含人绒毛膜促性

腺激素（human chorionic gonadotropin，HCG）浓度为 10IU/ml 的无胎牛血清（fetal bovine serum，FBS）的 RPMI1640 培养基处理 2 小时。提取培养上清，采用放射免疫法（radioimmunoassy，RIA）测定培养上清中黄体酮的含量，观察不同染毒剂量 $HgCl_2$ 对 mLTC-1 细胞分泌黄体酮能力的影响。结果显示，mLTC-1 细胞经过含有 10IU/ml 的 HCG 和 10^{-8}、10^{-7}、10^{-6}、10^{-5} mol/L 的 $HgCl_2$ 的处理后，mLTC-1 细胞分泌黄体酮量与对照组比较均有所下降，但仅 10^{-7} 和 10^{-6} mol/L $HgCl_2$ 处理组分泌黄体酮量与对照组比较，差异有统计学意义（$P < 0.05$）；10^{-8} 和 10^{-5} mol/L $HgCl_2$ 处理组分泌黄体酮量，与对照组比较，差异无统计学意义（$P > 0.05$）。该作者将 mLTC-1 单细胞悬液以 4.0×10^4 个/ml 的密度接种于 100ml 细胞培养瓶中，培养 48 小时后，弃旧培养基，分别加入 $HgCl_2$ 浓度为 0、10^{-8}、10^{-7}、10^{-6}、10^{-5} mol/L 的无 FBS 的 RPMI1640 培养基处理 2 小时，提取 RNA，检测 mLTC-1 细胞中 StAR 蛋白 mRNA 和 P450scc mRNA 表达水平。结果显示，10^{-8} mol/L $HgCl_2$ 剂量处理组的 StAR 蛋白 mRNA 的表达量与对照组比较有所下降，但差异无统计学意义（$P > 0.05$）；10^{-5}、10^{-6}、10^{-7} mol/L $HgCl_2$ 剂量处理组的 StAR 蛋白 mRNA 表达量比对照组比较下降，差异有统计学意义（$P < 0.05$）；10^{-8} mol/L $HgCl_2$ 剂量处理组的 P450scc mRNA 的表达量与对照组比较有所下降，但差异无统计学意义（$P > 0.05$）；10^{-5}、10^{-6}、10^{-7} mol/L 处理组的 P450scc mRNA 蛋白表达量比对照组下降，差异有统计学意义（$P < 0.05$）。在 $HgCl_2$ 为 $10^{-6} \sim 10^{-7}$ mol/L 剂量处理下，mLTC-1 细胞分泌的孕酮量与对照组比较下降，差异有统计学意义（$P < 0.05$）。同时，StAR 蛋白基因和 P450scc 基因的 mRNA 表达水平与对照组比较下降，差异有统计学意义（$P < 0.05$）。提示在该处理剂量下 $HgCl_2$ 可能是通过影响 StAR 蛋白基因和 P450scc 基因的 mRNA 表达水平而影响 mLTC-1 细胞黄体酮的分泌量。$HgCl_2$ 在 10^{-5} mol/L 的剂量处理下，StAR 蛋白基因和 P450scc 基因的 mRNA 表达水平与对照组比较下降，差异有统计学意义（$P < 0.05$），而 mLTC-1 细胞分泌的黄体酮量却没有明显变化，提示可

能是由于在该剂量下 $HgCl_2$ 的适应性代偿反应，通过自身调节即相对增加该细胞的数量和酶的表达来抵抗 $HgCl_2$ 的毒性作用。

柯翔鸿（2008 年）以 125、250、375mg/kg 邻苯二甲酸二（2-乙基己基）酯（di-2-ethylhexyl phthalate，DEHP）对 4 周龄雄性昆明纯系小鼠腹腔注射，每天 1 次，染毒 2 周。提取睾丸组织总 RNA，应用半定量逆转录聚合酶链式反应（reverse transcription polymerase chain reaction，RT-PCR）检测 P450scc mRNA 和 StAR mRNA 的表达水平。结果显示，随 DEHP 染毒浓度升高，小鼠睾丸组织中 P450scc mRNA 表达下调。P450scc 转录水平（P450scc mRNA 与内参 β-actin 的光密度比值）分析，各 DEHP 染毒组的小鼠睾丸组织中 P450scc mRNA 表达水平与空白对照组（小鼠自由进食、饮水）比较均下调，差异有统计学意义（$P<0.01$）。随 DEHP 染毒浓度升高，小鼠睾丸组织中 StAR 蛋白 mRNA 表达下调，StAR 转录水平（StAR 蛋白 mRNA 与内参 β-actin 的光密度比值）分析，各 DEHP 染毒组的小鼠睾丸组织中 StAR 蛋白 mRNA 表达水平与空白对照组比较均下调，差异有统计学意义（$P<0.01$）。随着 DEHP 染毒剂量的升高，P450scc mRNA 和 StAR 蛋白 mRNA 的表达水平下降，呈现明显的剂量-效应关系。这两组结果都表明，DEHP 可能是通过抑制 P450scc mRNA 和 StAR 蛋白 mRNA 的表达水平，从而抑制睾酮的合成。

司纪亮（2007 年）以 0.01、0.1、1mg/kg 二月桂酸二丁基锡（dibutyltin dilaurate，DBTD）对出生 10 小时的新生雄性 Wistar 大鼠皮下注射，每天 1 次，染毒 5 天，饲养至出生后第 49 天。检测血清间质细胞刺激素（interstitial cell stimulating hormone，ICSH）、卵泡刺激素（follicle-stimulating hormone，FSH）、睾酮（testoster-one，T）浓度。结果显示，各剂量染毒组血清 T 浓度都有不同程度升高，且随染毒剂量升高呈上升趋势，高剂量染毒组与玉米油阴性对照组比较，差异有统计学意义（$P<0.05$）。各剂量染毒组血清 ICSH 浓度都有不同程度升高，且随染毒剂量增加呈上升趋势，高剂量染毒组与玉米油阴性对照组比较，差异有统计学意义（$P<0.05$）。各剂

量染毒组血清 FSH 浓度都有不同程度升高，且随染毒剂量增加呈上升趋势，高剂量染毒组与玉米油阴性对照组比较，差异有统计学意义（$P<0.05$）。血清 T 浓度的升高伴随着 ICSH、FSH 浓度的升高，提示 DBTD 可干扰大鼠下丘脑-垂体-性腺轴（hypothalamic-pituitary-gonadal axis），导致血液睾酮浓度升高的反馈信号无法传递到下丘脑，从而影响到下丘脑对性腺的调节、控制作用。应用 RT-PCR 检测 P450scc mRNA 和 StAR mRNA 的表达水平，DBTD 染毒组大鼠睾丸组织中 StAR mRNA 的相对表达量有升高的趋势，但各剂量染毒组与玉米油阴性对照组比较，差异无统计学意义（$P>0.05$）。各剂量染毒组大鼠睾丸组织中 P450scc mRNA 的相对表达量有升高的趋势，且与 DBTD 有较好的剂量-效应关系，但各剂量染毒组与玉米油阴性对照组比较，差异无统计学意义（$P>0.05$）。应用 RT-PCR 检测 3β-羟甾脱氢酶（3β-hydroxysteroid dehydrogenase，3β-HSD）mRNA 和细胞色素 P450 17α-羟化酶（CYP17）mRNA 的表达水平。结果显示，各剂量染毒组大鼠睾丸组织中 3β-HSD mRNA 的相对表达量在各剂量染毒组都有升高，但各剂量染毒组与玉米油阴性对照组比较，差异无统计学意义（$P>0.05$）。各剂量染毒组中大鼠睾丸组织中 CYP17 mRNA 的相对表达量相对于对照组都有所升高，且中剂量染毒组与玉米油阴性对照组比较，差异有统计学意义（$P<0.05$）。提示 CYP17 可能是大鼠 DBTD 暴露的相对敏感指标，CYP17 mRNA 转录表达量增加，可能促进了孕烯醇酮、孕酮的固醇转变为脱氢异雄甾酮、雄烯二酮的过程，从而使睾酮合成速度加快而导致血清睾酮水平升高。

　　吴丹等（2008 年）以 125、250、500、1000mg/kg 邻苯二甲酸丁苄酯（benzyl butyl phthalate，BBP）对 7 周龄雄性昆明小鼠灌胃，每天 1 次，染毒 14 天。睾丸组织提取总 RNA，运用 RT-PCR 方法分析 BBP 对小鼠睾丸白细胞介素-1β（interleukin-1β，IL-1β）和肿瘤坏死因子-α（tumor necrosis factor-α，TNF-α）表达水平的影响。结果显示，与对照组比较，各剂量染毒组的 IL-1β mRNA 表达增多，250、500 和 1000mg/kg BBP 染毒组小鼠睾丸 IL-1β 的转录均上调，差异有统计学意义（$P<0.05$ 或 $P<0.01$）；与对照组比较，各剂量染毒组的 TNF-α mRNA 表达增多，且随着染毒剂量增加，TNF-α mRNA 的表达呈浓度依赖性地上升。250、500 和 1000mg/kg 剂量染毒组小鼠睾丸 TNF-α 的转录均上调，差异有统计学意义（$P<0.05$ 或 <0.01）。提示较高剂量 BBP 染毒可使小鼠睾丸内细胞因子 IL-1β 和 TNF-α 的转录水平明显上升，从而表达增强，这可能是 BBP 对小鼠雄性生殖毒性的重要机制之一。

刘海东（2011 年）以 0、10^{-6}、10^{-7}、10^{-8} mol/L 重铬酸钾（六价铬）工作液对 18~21 日龄雄性 SD 大鼠睾丸支持细胞体外培养 24 小时，提取 RNA。运用蛋白印迹（western blotting）检测支持细胞中雄激素结合蛋白（androgen binding protein，ABP）、转铁蛋白（transferrin，Tf）、抑制素（inhibin）蛋白表达情况。结果显示，六价铬不同剂量的工作液处理支持细胞后，随处理剂量增加，ABP 的蛋白质相对表达量也随之上升，但与对照组比较，只有高剂量处理组差异有统计学意义（$P<0.05$）。抑制素的蛋白质相对表达量也随处理剂量增加而总体呈上升趋势，与对照组比较，中、高剂量处理组均有统计学意义（$P<0.05$）。抑制素的蛋白质相对表达量随处理剂量增加总体呈下降趋势，但与对照组比较，只有高剂量处理组差异有统计学意义（$P<0.05$）；中剂量处理组，蛋白质相对表达量略有升高，但与对照组比较，差异无统计学意义（$P>0.05$）。运用 RT-PCR 方法检测支持细胞中 ABP mRNA、Tf mRNA、抑制素 mRNA 表达水平。结果显示，ABP mRNA 持续表达，在低剂量处理组其相对表达量和对照比较降低，而随处理剂量增加，其相对表达量也在升高，中、高剂量处理组的相对表达量分别为 1.06 ± 0.803 和 1.19 ± 0.788，与对照组比较，差异有统计学意义（$P<0.05$）。Tf mRNA 持续表达，低剂量处理组其相对表达量与对照组比较稍微降低，其值接近于 1，但差异无统计学意义（$P>0.05$）。随处理剂量的增加，其相对表达量也在升高，在高剂量处理组其相对表达量为 1.69 ± 0.698，与对照组比较，差异有统计学意义（$P<0.05$）。抑制素 mRNA 持续表达，其相对表达量随着处理剂量增加而逐渐降低，且下降

明显，在中、高剂量处理组的相对表达量分别为 0.87 ± 0.250 和 0.39 ± 0.768，与对照组比较，差异有统计学意义（$P < 0.05$）。ABP mRNA 的表达对六价铬的作用存在剂量依赖性，随处理剂量增加，其代偿性增高，提示六价铬处理能够影响细胞 ABP 分泌变化，ABP mRNA 表达增高，可能是一种保护性机制。随六价铬处理剂量的改变，Tf 蛋白表达的变化与 ABP 蛋白表达的变化基本相同，这可能与两者都是支持细胞的重要蛋白质有关，都是对支持细胞受到损害时产生的一种保护作用。

孙钰铭（2011 年）以 50、100、200 μmol/L 氯化锰（$MnCl_2$）对 18～20 日龄雄性 SD 大鼠睾丸支持细胞在 DMEM/F12 培养液中培养 24 小时，采用实时定量聚合酶链反应（real-time quantitative polymerase chain reaction，RQ-PCR）法检测睾丸支持细胞 ABP、Tf 和抑制素 mRNA 的表达量变化。结果发现，随着处理剂量的增加，ABP mRNA 的相对表达量逐渐降低，呈一定的剂量依赖性，各处理组的 ABP mRNA 相对表达量与对照组比较均降低，差异有统计学意义（$P < 0.05$）。各处理组抑制素 mRNA 相对表达量随着处理剂量的增加而降低，各处理组抑制素 mRNA 相对表达量与对照组比较升高，差异有统计学意义（$P < 0.05$）。各剂量处理组 Tf mRNA 相对表达量与对照组比较均降低，差异有统计学意义（$P < 0.05$），但 Tf mRNA 相对表达量随着处理剂量的增加，呈升高趋势。用蛋白印迹（western blotting）检测支持细胞中 ABP、Tf、抑制素蛋白表达情况。结果显示，各剂量处理组支持细胞 ABP 蛋白表达量随着处理剂量的增加而降低，各剂量处理组与对照组比较均降低，差异有统计学意义（$P < 0.05$）。高剂量处理组抑制素蛋白表达量下降，与对照组比较，差异有统计学意义（$P < 0.05$）。支持细胞 Tf 蛋白相对表达量随着处理剂量的增加而降低，中、高剂量处理组与对照组比较，差异有统计学意义（$P < 0.05$）。结果表明，随着处理剂量的增加，ABP mRNA 的相对表达量逐渐降低，呈一定的剂量依赖性，各处理组 ABP mRNA 表达量与对照组比较均下降，差异有统计学意义（$P < 0.05$），其蛋白质表达的结果与 ABP mRNA 的表达量变化一致，提

示 $MnCl_2$ 可能通过影响 ABP 基因表达，从而对支持细胞的功能造成影响，影响 ABP 与睾酮的结合，降低生精小管中睾酮的浓度，从而影响精子的成熟。Tf mRNA 转录和蛋白质表达的结果提示，过量的 $MnCl_2$ 可影响转铁蛋白的分泌，使支持细胞的功能受到影响。氯化锰可在该处理剂量下降低支持细胞 ABP、Tf 和抑制素 mRNA 转录及蛋白质的表达，提示锰可能通过抑制 ABP、Tf 和抑制素基因表达而损伤支持细胞。

李凯芳（2009 年）选择 6 周龄雌性昆明小鼠，与同种雄鼠合笼并每日检查阴栓。于雌鼠见阴栓当日起，以 1、2mW/cm² 1800MH 微波照射，每天 12 小时，直至分娩。随机选择出生后子鼠继续对应照射至 30 日龄。测定雄性子鼠血清睾酮含量，免疫组织化学法检测 StAR 蛋白在小鼠睾丸组织中的表达情况。结果显示，与对照组相比，小鼠经过微波照射后，高、低剂量照射均可使小鼠血清中睾酮水平降低，差异有统计学意义（$P<0.05$）。免疫组织化学检测结果显示，正常小鼠睾丸中 StAR 蛋白免疫反应主要集中在睾丸间质细胞，DAB（DAB-H_2O_2 显色 10 分钟）染色呈棕褐色，StAR 蛋白阳性细胞数量较多，充满整个睾丸生精小管的间质，低剂量照射组睾丸间质细胞数量减少，表达 StAR 蛋白阳性细胞数量也相应减少；高剂量照射组中睾丸间质细胞变性、坏死脱落严重，表达 StAR 蛋白阳性细胞数极少。随着照射强度的增大，睾丸组织中 StAR 蛋白的表达量呈下降趋势，且与对照组比较，差异有统计学意义（$P<0.05$）。与对照组相比，高、低剂量照射组小鼠睾丸组织中 StAR 蛋白 mRNA、P450scc mRNA 和 SF-1 mRNA 的表达水平均下调，差异有统计学意义（$P<0.05$）。结果表明，微波照射后，P450scc mRNA、StAR 蛋白 mRNA 及 SF-1mRNA 的表达量均显著减少，是微波照射造成睾酮水平下降的可能机制之一。

（二）干扰雌激素、雄激素、间质细胞刺激素和卵泡刺激素受体表达

张超（2007 年）以正常对照组（正常饲料喂养）、阴性对照组（玉米油 2ml/kg）、邻苯二甲酸二（2-乙基己基）酯（di-2-ethylhexyl phthalate，DEHP）500mg/kg、葡萄糖酸锌 2mg/kg ＋ DEHP 500mg/kg 对出生后 20 天、50 天雄性昆明小鼠进行灌胃，每天 1 次，染毒 10 天。用抗生链霉素蛋白复合物（streptavidin-biotin complex，SABC）法检测附睾组织中雄激素受体（androgen receptor，AR）、雌激素受体（estrogen receptor，ER）表达情况。阳性结果判断：胞核/质成棕黄色为阳性表达。每张切片随机选取 5 个高倍镜视野，利用 OLYMPUS U-PMTVC 数码图像采集系统和 Image-Pro Plus 6.0 图像分析软件，测量棕黄色阳性颗粒的总面积，计算面密度。强度分级：光密度值＞0.25：为强阳性表达；光密度值 0.15～0.25：为阳性表达；光密度值 0.04～0.15：为弱阳性表达；光密度值＜0.04：为阴性表达。结果发现，出生后 20 天子鼠的正常对照组、阴性对照组和 DEHP＋葡萄糖酸锌染毒组附睾组织细胞 AR 均呈强阳性表达，各染毒组间阳性染色面密度相比较，差异均无统计学意义（P＞0.05）；出生后 20 天子鼠的 DEHP 染毒组 AR 表达水平明显下降，阳性染色面密度与正常对照组、阴性对照组、DEHP＋葡萄糖酸锌染毒组相比较，差异均有统计学意义（P＜0.01）。出生后 50 天子鼠的正常对照组、阴性对照组和 DEHP＋葡萄糖酸锌染毒组附睾组织细胞 AR 呈强阳性表达，各染毒组间阳性染色面密度比较，差异均无统计学意义（P＞0.05）。出生后 50 天子鼠的 DEHP 染毒组阳性染色面密度与正常对照组比较，差异有统计学意义（P＜0.01）。提示 DEHP 可通过降低附睾液中雄激素水平和降低附睾组织中 AR 的表达，对附睾同时发挥抗雄激素样作用，从而抑制附睾上皮细胞的发育和分泌功能。出生后 20 天子鼠的正常对照组、阴性对照组、DEHP＋葡萄糖酸锌染毒组附睾组织细胞 ER 均呈阳性表达，各染毒组间阳性染色面密度相比较，差异均无统计学意义（P＞0.05）；DEHP 染毒组 ER 表达水平明显升高，阳性染色面密度与正常对照组、阴性对照组、DEHP＋葡萄糖酸锌染毒组相比较，差异均有统计学意义（P＜0.01）。出生后 50 天子鼠的正常对照组、阴性对照组、DEHP＋葡萄糖酸锌染毒组附睾组织细胞 ER 均呈阳性表达，各染毒组间阳性染色面密度相比较，差异均无统计学意义（P＞0.05），DEHP 染毒组与正常对照组比较 ER 阳性染色面密度升高，差异有统计学意义（$P<$ 0.01）。提示 DEHP 可通过促进 ER 表达而使雌激素发挥其抑制附睾上皮主细胞的增殖及抑制蛋白质分泌的作用，从而协同发生抗雄激素样作用。

张升敏（2005 年）以正常组（不给药）、对照组〔二甲基亚砜（dimethyl sulfoxide，DMSO）16.5μl/（kg·d）＋生理盐水 33.0ml/（kg·d）〕和己烯雌酚（diethylstilbestrol，DES）0.1、0.5、10.0、25.0、50.0、100.0μg/kg 对 8～10 周龄雌性昆明小鼠进行皮下注射，每天 1 次，染毒自孕第 9 天至孕第 17 天。分别取孕第 17 天和孕第 19 天的雄性仔鼠，出生当天、出生第 3 天和出生第 7 天雄性子鼠，取其盆腔部（含有睾丸及睾丸引带），固定、石蜡包埋、切片，免疫组织化学观察雄激素受体（AR）的表达情况。结果显示：

（1）在相同发育阶段，随着 DES 染毒剂量的增加，睾丸组织中 AR 的表达均逐渐减少。DES 10.0、25.0、50.0 和 100.0μg/kg 染毒组与正常组及对照组比较，差异均有统计学意义（$P<0.05$）。睾丸引带中，AR 表达量随染毒剂量增加而降低，染毒剂量越大，AR 表达越低，DES 100、50、25 和 10μg/kg 染毒组与正常组及对照组比较，差异均有统计学意义（$P<0.05$）。

（2）同一剂量染毒组，不同发育阶段睾丸细胞中，出生第 3 天、出生第 7 天组与孕第 17 天、孕第 19 天组比较，AR 表达增强，差异有统计学意义（$P<0.01$），显示从孕第 17 天到出生第 7 天的时间段内随着小鼠日龄的增加，小鼠睾丸细胞中 AR 的表达呈现出逐渐增强的趋势。睾丸引带中，出生第 3 天组、出生第 7 天组与孕第 17 天、孕第 19 天组比较，AR 表达降低，差异有统计学意义（$P<0.01$），显示在孕第 17 天到出生第 7 天时间段内随着小鼠日龄的增加，小鼠睾丸引带中 AR 的表达量呈现出逐渐下降的趋势。DES 能影响睾丸组织中 AR 的表达，提示 DES 可以通过 AR 变化进而影响生殖机能。

苏小霞（2008 年）以玉米油和 0.5、2.5、5.0、7.5、10mg/kg 氯化三丁基锡（tributyltin chloride，TBT）对 23 日龄雄性 SD 大鼠灌胃，每天 1 次，染毒 30 天。免疫组织化学法观察雌激素受体

（ER）表达情况。结果显示，5.0、7.5、10.0mg/kg 剂量染毒组，由于生精小管发育不全，不同程度的出现了 ER 表达的降低；在 7.5、10.0mg/kg 剂量染毒组中，ER 只在部分的精原细胞中表达，而在支持细胞、各级精母细胞以及精子中均未见表达。提示 TBT 可以通过 ER 变化进而影响生殖机能。

焦利飞（2011 年）以溶剂对照组和 1、5、10mg/kg 毒死蜱（chlorpyrifos，CPF）对 3～4 周龄的雄性 Wistar 大鼠灌胃，每天 1 次，染毒 16 周。采用蛋白印迹（western blotting）法及免疫组织化学法测定雄激素受体（AR）、黄体生成素受体（luteinizing hormone receptor，LHR）和卵泡刺激素受体（follicle stimulating hormone receptor，FSHR）；采用 western blotting 法测定睾酮生成过程中类固醇激素合成急性调节（steroidogenic acute regulatory，StAR）蛋白、腺苷酸环化酶（adenylyl cyclase，Ac）、细胞色素 P450 侧链裂解酶（cytochrome P450 side chain cleavage lyase，P450scc）和 3β-羟基类固醇脱氢酶（3β-hydroxysteroid dehydrogenase，3β-HSD）的蛋白质表达量。结果显示，AR、LHR 和 FSHR3 种受体蛋白的表达量均出现剂量依赖性的降低，高剂量染毒组，AR 的表达量与对照组比较下降了 46.3%，差异有统计学意义（$P<0.01$）；LHR 的表达量与对照组比较下降了 34.4%，差异有统计学意义（$P<0.01$）；FSHR 的表达量与对照组比较下降了 42.1%，差异有统计学意义（$P<0.01$）。免疫组织化学法结果显示，经 16 周 CPF 重复染毒后 AR、LHR 和 FSHR 蛋白的表达量均出现剂量依赖性的降低。高剂量染毒组，AR 的表达量与对照组比较下降了 44.0%，差异有统计学意义（$P<0.01$）；LHR 的表达量与对照组比较下降了 40.2%，差异有统计学意义（$P<0.01$）；FSHR 的表达量与对照组比较下降了 22.8%，差异有统计学意义（$P<0.01$）。两种方法检测的结果基本一致。经 16 周 CPF 重复染毒后 StAR 蛋白、P450scc 和 3β-HSD 的蛋白质表达量均出现剂量依赖性的降低，高剂量染毒组，Ac 蛋白的表达量与对照组比较下降了 21.5%，差异有统计学意义（$P<0.05$）；StAR 蛋白的表达量与对照组比较下降了 43.0%，差异有统计学意义（$P<$

0.01）；P450scc 的表达量与对照组比较下降了 54.2%，差异有统计学意义（$P<0.01$）；3β-HSD 的表达量与对照组比较下降了 34.0%，差异有统计学意义（$P<0.01$）。结果表明，CPF 重复染毒能影响睾酮与受体的结合，影响雄性大鼠睾丸中睾酮的生成，进而影响睾丸中睾酮对精子发生的调节。

六、细胞信号通路异常

在睾丸生精小管中，支持细胞为生精细胞提供增殖发育和分化的微环境，如果支持细胞的蛋白质和骨架系统损坏将阻碍精子形成。波形蛋白（vimentin）是支持细胞中一种含量很丰富的蛋白质。生理状态下，支持细胞与生精细胞间具有特殊的胞间联系，波形蛋白在维持支持细胞与生精细胞的黏附以及二者间的信号传递等方面起着重要作用。因此，任何影响波形蛋白表达、结构降解的因素都必将影响支持细胞的功能，进而干扰精子的发生和成熟。

张杰（2010 年）将 2,2',4,4',5,5'-六氯联苯（2,2',4,4',5,5'-hexa-chlorobiphenyl，PCB153）、全氟辛烷磺酸（perfluorooetane sulfonates，PFOS）、苯并（a）芘［benzopyrene，B（a）P］分别溶于二甲基亚砜（dimethyl sulfoxide，DMSO）中，配制成 0、1、10、50、100μmol/L 的溶液，对 5 日龄雄性 SD 大鼠精原-支持细胞共培养系，处理 24 小时后用激光共聚焦显微镜观察支持细胞波形蛋白、骨架蛋白的改变。镜下可见，随着 PCB153、PFOS、B（a）P 处理剂量增加，波形蛋白染色变淡，细胞间空隙明显增大，形态变得瘦长、细小，有的由多边形收缩为索状或圆形。荧光软件分析显示，3 种外源化学物都使波形蛋白表达水平下降，且呈剂量-反应关系。与对照组比较，处理 24 小时后，B（a）P 处理组在 10μmol/L 即可引起波形蛋白下降，PFOS 与 PCB153 处理组分别在 50μmol/L 和 100μmol/L 才引起了波形蛋白表达下降，差异有统计学意义（$P<0.05$）。结果提示，PCB153、B（a）P 和 PFOS 都能在体外培养系统中影响支持细胞的波形蛋白，进而影响支持细胞的功能。

陈言峰（2008 年）以 25、50、100μg/g 氯化镧（LaCl$_3$）对性成

熟雄性昆明小鼠灌胃，每天 1 次，染毒 7 天。制备睾丸组织匀浆液，测定一氧化氮合酶（nitric oxide synthase，NOS）活力。结果显示，与对照组相比，低、中、高剂量染毒组小鼠睾丸 NOS 活力上升，差异有统计学意义（$P < 0.05$）。随着染毒剂量的增加，睾丸匀浆液中 NOS 的活性逐渐升高，提示镧可能使间质细胞、支持细胞和生精细胞受损，并形成一个损伤链，从而影响雄性小鼠的生殖功能。

王鲜忠等（2010 年）以 1、10、25、50、100ng/ml 卵泡刺激素（follicle-stimulating hormone，FSH）对 2～3 周龄雄性长白子猪睾丸支持细胞进行体外培养，进行细胞增殖及有关基因表达检测。结果显示：

（1）在 0～50ng/ml 处理剂量内，随着 FSH 处理剂量的增加，睾丸支持细胞数量与对照组比较增加，差异有统计学意义（$P < 0.05$）。当处理剂量为 50ng/ml 时，FSH 促增殖作用最明显；支持细胞内 cAMP 的浓度也随着 FSH 的剂量而增加（$P < 0.05$）。

（2）FSH 作用后 5 分钟内就激活了细胞外信号调节激酶（extracellular-signal regulated kinase，ERK）中 ERK1/2 级联反应，在 48 小时内，ERK1/2 的激活有一定的周期性；加入 ERK1/2 的抑制剂 PD98059 和 U0126 后明显降低了 FSH 诱导的睾丸支持细胞的增殖和增殖细胞核抗原（PCNA）的表达（$P < 0.05$）。

（3）加入 FSH 和毛喉素（forskolin）增强了细胞的增殖和 ERK1/2 的激活（$P < 0.05$）。而加入环磷酸腺苷抑制剂（rp-cyclic adenosine $3', 5'$-monophosphate，Rp-cAMP）则明显降低了 FSH 诱导的细胞增殖和 ERK1/2 的激活（$P < 0.05$）。L-Ca^{2+} 通道抑制剂维拉帕米（verapamil）抑制了细胞的增殖和 ERK1/2 的激活。Rp-cAMP 与 verapamil 共同作用强于单独作用，表现出一定的协同效应（$P < 0.05$）。结果表明，FSH 通过 cAMP、Ca^{2+} 激活 ERK1/2，并通过 ERK1/2 调节 PCNA 的表达进而调节支持细胞的增殖。

邹萍（2011 年）以 24.18、48.33、73.85μmol/L 氯化镉对睾丸间质细胞肿瘤细胞株（R2C 细胞）体外培养 24 小时，检测细胞分泌黄体酮的功能和线粒体膜电位；提取细胞总蛋白，采用基质辅助激光解析飞行时间质谱仪（matrix assisted laser desorption lonization time of flight mass spectrometry，MALDI-TOF-MS）蛋白质组学技术分析，筛选出差异表达蛋白，通过相关数据库和软件对差异表达蛋白进行功能和相关性分析，构建差异蛋白信号网络；应用蛋白印迹（western blotting）技术和实时定量聚合酶链反应（real-time quantitative polymerase chain reaction，RQ-PCR）的方法验证其中有意义的差异表达蛋白，并进一步探讨其相关信号通路。结果显示，随着氧化镉处理剂量的增加，各处理组孕酮含量逐渐下降，存在剂量-效应关系；各处理组孕酮含量与对照组相比，差异均有统计学意义（$P<0.01$）；且各处理组组间比较差异亦有统计学意义（$P<0.01$）。与对照组相比，中、高剂量氯化镉处理组诱导线粒体膜电位下降，差异有统计学意义（$P<0.01$），显示线粒体发生膜损伤。经过 2D-MALDI-TOF/TOF-MS 分析和蛋白质信息资源数据库（protein information resource，PIR）检索，鉴定出 32 个差异表达蛋白。从细胞定位上分，有 13 种差异蛋白定位于线粒体，且都表现出下调趋势；从功能上分，有 9 种差异蛋白具有氧化还原活性；有 9 种差异蛋白参与蛋白质合成与转运过程；有 5 种蛋白质参与细胞内能量的合成转运代谢过程。通过在线软件输入信息，构建的差异表达蛋白相互作用通路发现，其中 22 个蛋白质有直接相互作用，ATP 合成酶 β 亚基（ATP synthase subunit beta，ATP5β），二氢硫辛酰胺脱氢酶（dihydrolipoamide dehydrogenase，DLD），超氧化物歧化酶 2（superoxidedismutase 2，SOD2）位于通路的中心，而其中的 DLD 与睾酮的合成通路相关。以 DLD 作为靶标蛋白，应用蛋白印迹和 RQ-PCR 技术验证发现，与对照组相比，R2C 细胞中的 DLD 随着氧化镉处理剂量的增加，在蛋白质和基因水平上均呈现表达下调，差异有统计学意义（$P<0.01$）。作为 DLD 的下游信号分子，细胞内腺苷-3′,5′环化-磷酸（cyclic AMP，cAMP）水平也随着处理剂量增加而显著下降（$P<0.001$）。提示氧化镉对睾丸间质细胞生理功能的影响，是由 DLD 的变化开始，再导致胞内 cAMP 水平下降，最终影响睾丸间质细胞合成睾酮的能力。

七、致睾丸肿瘤机制

（一）基因突变与癌基因的异常表达

金属硫蛋白（metallothionein，MT）是一类低分子量、富含半胱氨酸的金属结合蛋白，在重金属解毒、清除自由基以及金属离子运输等方面发挥着重要作用。

任绪义（2005 年）以 $4\mu mol/kg$ 镉对成年雄性 SD 大鼠进行一次性腹腔注射，分别于 0、1、3、6、24 小时后处死，取睾丸组织，抽提总 mRNA，应用半定量逆转录聚合酶链式反应（reverse transcription polymerase chain reaction，RT-PCR）检测金属硫蛋白 MT1 与 MT2 基因的表达水平。结果显示，对照组 MT 两种 mRNA 亚型都具有较高的基础表达水平；镉染毒后睾丸支持细胞和间质细胞的 MT mRNA 在 6 小时后达到峰值，睾丸支持细胞的 MT1 mRNA 的变化要低于 MT2 mRNA。在睾丸间质细胞则相反。镉处理后 0～3 小时，生精细胞中 MT1 mRNA 水平先是降低的，然后再升高；MT2 mRNA 的变化则相反，而且它们的诱导程度较其他细胞低。实验表明，睾丸各型细胞中均有 MT 基因的表达。镉诱导 MT mRNA 亚型的表达不仅具有组织依赖性，而且具有细胞和时间依赖性。镉虽然能诱导睾丸各型细胞中 MT mRNA 的转录，但 MT 不能相应表达，不能诱导具有金属解毒功能的 MT 蛋白，可能是睾丸组织对镉毒性及致癌作用较其他组织更敏感的一个重要原因。该作者以 $6\mu mol/kg$ 镉对 SD 成年雄性大鼠进行一次性腹腔注射，染毒 12 小时后，取睾丸组织，抽提蛋白质，进行大鼠睾丸毒性相关蛋白质分类分析。确定了 16 个蛋白质丰度出现明显上调或下调的点；采用基质辅助激光解析飞行时间质谱仪（matrix assisted laser desorption lonization time of flight mass spectrometry，MALDI-TOF-MS）技术进行肽指纹图谱比对并确定。筛选出的 16 种蛋白质大致可以分为三类：①与能量代谢相关的蛋白质：如肉碱棕榈酰转移酶Ⅱ（spot A）、二氢硫辛酰胺脱氢酶（spot B）、电压依赖阴离子通道 2（spot L）、醛脱氢酶家族 7 成员 AI（spot D）、3-磷酸甘油酸脱氢酶（spot E）。②与氧化损伤与保护机制相关的蛋白质：如碳酸酐酶Ⅱ（spot K）、碳酸酐酶Ⅰ（spot J）和丝氨酸蛋白酶抑制剂3（spots MNOP）。③与基因调控和DNA修复机制相关的蛋白质：如类似CREM转录调控元件激活因子（spot H）、CGI-51蛋白（spot C）、类似NGF结合免疫球蛋白重链（spot I）、类似亮氨酸氨基肽酶（spot F）和类似神经分化相关基因（spot G）。结果表明，与对照组相比，镉染毒组大鼠睾丸能量代谢有关的蛋白酶spot A、spotB、spot D、spot E、spot L表达均下调，差异有统计学意义（$P<0.05$）；与抗氧化作用相关的蛋白酶spot K、spot J和spots MNOP的表达均上调，差异有统计学意义（$P<0.05$）。提示镉毒性作用干扰了大鼠睾丸组织的能量代谢，同时组织的抗氧化保护作用增强。与对照组相比，镉染毒组大鼠与基因调控和DNA修复机制相关的蛋白质spot H、spot C、spot I、spot F、spot G表达均下调，差异有统计学意义（$P<0.05$）。提示DNA修复系统的减弱可能导致镉的致癌作用增强。

（二）细胞因子参与

p19是细胞周期调控中的一种抑制因子，属于CKIs中的INK4家族蛋白，是一种抑癌基因，特异性地抑制G_1CD4/6的激酶活性，从而阻止细胞从DNA合成前期（first gap，G_0）向DNA合成期（synthesis，S）的转化。p19的表达与多种肿瘤的发生有关。

赵恒等（2008年）用免疫组织化学法（链霉菌抗生物-过氧化物酶连结法）测定31例人睾丸组织肿瘤和20例人正常睾丸组织中p19的表达。结果显示，31例睾丸肿瘤组织中p19的表达均为阴性，而20例正常睾丸组织中p19阳性表达19例，阴性表达1例。提示p19在正常人睾丸组织中高表达，在睾丸肿瘤中表达缺失，说明p19抑癌基因的表达缺失可能与睾丸肿瘤的发生、发展有密切关系。而另有研究发现，即使在肿瘤的晚期，部分分化好的组织细胞中仍然有p19的活化，表明睾丸肿瘤中p19在DNA水平上没有出现突变、缺失，没有遗传缺陷，是遗传外因素导致了p19表达的缺失。

J Bartkova（2000年）检测p19蛋白在成人睾丸原位癌组织和成人正常睾丸组织中的表达，发现p19蛋白在成人睾丸原位癌组织中的表达均为阴性（20/20），而在成人正常睾丸组织中的表达均为阳性（8/8），提示 p19 蛋白表达的缺失与睾丸肿瘤间存在密切联系。同时在对正常胎儿睾丸组织 p19 蛋白表达的检测结果显示，p19 蛋白在正常胎儿睾丸组织中的表达均为阴性（6/6），与成人睾丸原位癌组织中的表达一致，而在胎儿睾丸组织和原位癌组织中都不再有大量精子产生，即只有在有正常生精功能的睾丸组织中才有 p19 蛋白的大量表达，提示 p19 蛋白可能只在青壮年男性生精过程中的一个特定时期表达，以确保有丝分裂向减数分裂的转变。

LB Biegel 等（1995 年）给予成年雄性 CD 大鼠 25mg/kg 全氟辛酸铵（ammonium perfluorooctanoate，C8）连续灌胃 14 天作为染毒组，对照组大鼠给予染毒组大鼠前一天饲料消耗的平均值，测定睾丸间质液转化生长因子 α（transforming growth factor α，TGFα）的浓度和雌二醇（estradiol，E_2）的浓度。结果显示，染毒组大鼠睾丸间质液 TGFα 浓度（38.0 ± 2.7pg/ml）与对照组（29.0 ± 2.0pg/ml）相比升高，差异有统计学意义（$P < 0.05$）；染毒组大鼠睾丸间质液 E_2 浓度（22.6 ± 4.0pg/ml）与对照组（10.5 ± 1.8pg/ml）相比升高，差异有统计学意义（$P < 0.05$）。TGFα 在睾丸间质细胞中的表达已被确认，而 C8 诱导 E_2 浓度的升高是睾丸间质细胞腺瘤发生的可能机制之一，可能通过 E_2 刺激睾丸间质细胞分泌 TGFα 实现。实验结果表明，C8 诱导睾丸间质液 TGFα 浓度和 E_2 浓度的升高，而睾丸间质液 TGFα 浓度和 E_2 浓度的升高提示 TGFα 的过度表达可能促进睾丸间质细胞肿瘤的发生。

PS Nassif 等（1998 年）研究表明：TGFα 出现高表达，主要与 TGFα 的自分泌或旁分泌促使肿瘤的生长有关，或使细胞正常生长出现障碍，使细胞转化或生长失控，通过自分泌促进生长，导致脱氢胆酸盐的增加使致癌因素增加。

苏燕胜等（2010 年）用免疫组织化学法检测 60 例人睾丸肿瘤组织和 10 例正常睾丸组织中转化生长因子 β_1（transforming growth factor β_1，TGFβ$_1$）蛋白的表达情况。结果显示，睾丸肿瘤组织中 TGFβ$_1$ 蛋白的阳性表达率为 85.0%（51/60），而正常睾丸组织中为

10.0%（1/10），二者相比差异有统计学意义（$P<0.05$）。睾丸组织高分化组的 $TGF\beta_1$ 蛋白的阳性表达率 11.1%（2/18）与低分化组 64.3%（27/42）比较明显降低，差异有统计学意义（$P<0.05$）。睾丸肿瘤组织的临床分期越高，$TGF\beta_1$ 蛋白的阳性表达率越高，差异有统计学意义（$P<0.05$）。有淋巴结转移组的 $TGF\beta_1$ 蛋白的阳性表达率为 68.8%（22/32）与无淋巴结转移组的 14.3%（4/28）比较升高，差异有统计学意义（$P<0.05$）。表明 $TGF\beta_1$ 蛋白的高表达与睾丸肿瘤的产生关系密切，且与睾丸肿瘤的病理分级、临床分期及淋巴结转移有关。随着睾丸肿瘤临床病理分期、分级的升高，$TGF\beta_1$ 蛋白的表达呈现增高趋势，而在正常睾丸组织中 $TGF\beta_1$ 蛋白不表达或少量表达，说明 $TGF\beta_1$ 蛋白的异常表达可能导致了 $TGF\beta_1$ 信号通路的失活，从而导致了睾丸肿瘤细胞对抑制性生长调控的逃避，促进了睾丸肿瘤细胞的发生、发展。此外，$TGF\beta_1$ 蛋白的表达在睾丸肿瘤有淋巴结转移组中显著高于无淋巴结转移组，提示 $TGF\beta_1$ 在睾丸肿瘤的转移中可能起到重要作用。

X Huang 等（2003 年）研究表明，睾丸肿瘤组织中 $TGF\beta_1$ 蛋白增加后，可刺激肿瘤内血管生成，抑制体液免疫和细胞免疫，使肿瘤细胞逃避机体的免疫监视，协助肿瘤细胞移动并分泌蛋白酶，有利于肿瘤细胞浸润。

（三）DNA 甲基化

DNA 甲基化能引起染色质结构、DNA 构象、DNA 稳定性及 DNA 与蛋白质相互作用方式的改变，从而控制基因表达。随着表观遗传学的兴起与发展，发现抑癌基因启动子区 CpG 岛发生异常甲基化可能是癌发生过程中的早期事件和频发现象。

哺乳动物的 DNA-甲基转移酶 1（DNA-methyltransferase 1，DNAMT1）具有较高的甲基转移酶活性。DNA（胞嘧啶-5）甲基 3a [DNA（cytosine-5-）-methyltransferase 3a，DNAMT3a] 定位于染色体 2p23，在成人组织中普遍表达，并且在某些肿瘤中具有高表达。人类 DNAMT1、DNAMT3a 和 DNAMT3b 基因编码甲基转移酶，催化甲基基团加入到 CpG 岛的胞嘧啶残基，导致某些基因的甲基化。

基因上游 CpG 岛的丛集往往更易引起下游基因的表达减低，异常的甲基化被认为是肿瘤发生的机制之一。虽然肿瘤细胞基因组倾向于低甲基化，但是抑癌基因启动子的 CpG 岛超甲基化在许多肿瘤中依然非常普遍。异常的超甲基化被认为在恶性肿瘤的发生中具有重要作用。认为 DNAMT 表达的上调会引发超甲基化最终导致肿瘤的发生。

L Mirabello 等（2012 年）从 153 名睾丸生精细胞肿瘤（testicular germ cell tumor，TGCT）患者及 116 名健康男性家族对照组新鲜全血（2003—2006 年收集血样）中提取基因组 DNA，从冷冻的淋巴细胞中提取 RNA，采用焦磷酸盐测序法分析 PDE11A、KITLG、SPRY4、BAK1 和 DND1（Dead-end homologue 1，DND1）5 个候选基因启动子甲基化和睾丸生精细胞肿瘤之间的关联性。结果显示，KITLG 启动子区有 24 个 CpG 岛，TGCT 患者的 KITLG 启动子区，最具有代表性的 CpG 岛的平均甲基化水平（2.4）相对于对照组（平均甲基化水平：2.7）降低，差异有统计学意义（$P < 0.05$）；TGCT 患者组与对照组在 KITLG 启动子区 4 个 CpG 岛的平均甲基化水平间的差异有统计学意义（$P < 0.05$）。PDE11A 启动子区有 7 个 CpG 岛，在所有 CpG 岛的甲基化水平，TGCT 患者组（平均甲基化水平：14.4）与对照组（平均甲基化水平：13.5）比较均升高，其中有 1 个 CpG 岛甲基化水平与对照组间的差异有统计学意义（$P < 0.05$）；高甲基化（甲基化的前 1/3 顶部）与启动子区 2 个 CpG 岛的 TGCT 风险的增加有明显的相关性（$OR = 1.9$，$95\% CI：1.02 \sim 3.7$；$OR = 2.3$，$95\% CI：1.2 \sim 4.3$）；PDE11A 启动子区的平均甲基化中的高甲基化与 TGCT 上升风险有相关性（$OR = 1.94$，$95\% CI：1.03 \sim 3.65$，$P = 0.04$）。SPRY4 启动子区有 16 个 CpG 岛，TGCT 患者组（平均甲基化水平：2.1）大多数 CpG 岛的甲基化水平相对于对照组（平均甲基化水平：1.9）升高，其中有 1 个 CpG 岛甲基化水平差异有统计学意义（$P < 0.05$），且高甲基化与启动子区 TGCT 风险的增加有明显的相关性（$OR = 1.99$，$95\% CI：1.06 \sim 3.76$；$P = 0.03$）。BAK1 启动子区有 10 个 CpG 岛，TGCT 患者组（平均甲基化水平：1.9）大多数 CpG 岛的甲基化水平与对照组（平均甲基化水平：1.7）

比较升高，但差异无统计学意义（$P > 0.05$）；但启动子区结合甲基化中的高甲基化与启动子区 TGCT 风险的增加有明显的相关性（OR $= 1.86$，95% CI：$1.01 \sim 3.42$；$P = 0.04$）。DND1 启动子区有 15 个 CpG 岛，TGCT 患者组（平均甲基化水平：82.7）大多数 CpG 岛的甲基化水平与对照组（平均甲基化水平：82.9）比较差异无统计学意义（$P > 0.05$）。提示 KITLG、PDE11A、SPRY4 和 BAK1 在初级淋巴细胞的启动子甲基化差异与家族性睾丸生精细胞肿瘤有关。

BF Chen 等（2014 年）采用实时定量聚合酶链反应（real-time quantitative polymerase chain reaction，RQ-PCR）检测 DNA（胞嘧啶-5）甲基 3a ［DNA（cytosine-5-）-methyltransferase 3a，DNAMT3a］同种型 1 和 2 在正常人体睾丸细胞（human testicular cells）和睾丸癌细胞（testicular cancer cells）的表达。结果显示，与对照组相比，睾丸癌细胞中 DNAMT3a1 表达水平呈现 1.5 倍上调，DNAMT3a2 表达水平呈现 44 倍上调，差异有统计学意义（$P < 0.05$）。蛋白印迹（western blotting）分析结果也与此相符，与对照组相比，DNAMT3a 在睾丸癌细胞中的表达明显上调，差异有统计学意义（$P < 0.05$）。克隆含有待测的 miR-199a-3p 识别序列的 DNAMT3a-3'-UTR 片段到荧光素酶报告基因载体 pmirGLO。重组质粒共转染用 miR-199a-3p 模拟物或阴性对照的 RNA，或用 miR-199a-3p 空 pmirGLO 模仿到睾丸癌细胞，当共转染 miR-199a-3p 模拟物，萤光素酶报告基因 pmirGLO-DNAMT3a-3UTR 的荧光素酶活性在睾丸癌细胞近 50% 被抑制，提示 DNAMT3a 是 miR-199a-3p 的靶目标。通过 RQ-PCR 和蛋白印迹分析分别测定 miR-199a-3p 模拟物瞬时转染入睾丸癌细胞 48 小时后的 DNAMT3a1/2 mRNA 水平及蛋白质水平。结果显示，在睾丸癌细胞中，与对照组相比，miR-199a-3p 表达可显著降低 DNAMT3a1 和 DNAMT3a2 在 mRNA 和蛋白质水平上表达，DNAMT3a2 表达的减少更为显著，差异有统计学意义（$P = 0.0104$）。在人睾丸细胞中，使用抑制 miR-199a-3p 表达的抗 miRNA 抑制剂可导致 DNAMT3a1/2 mRNA 和蛋白质表达的显著上调，尤其是 DNAMT3a2，差异有统计学意义（$P = 0.0017$）。提示

miR-199a-3p 调节内源性 DNAMT3a 的表达, 尤其是 DNAMT3a2 表达。该作者在 25 个临床病例中, 对 miR-199a-3p 和 DNAMT3a1/2 的表达水平进行了测试。结果显示, 与正常组织相比, DNAMT3a2 在肿瘤组织 (无论是胚胎癌或精原细胞瘤) 中表达上调, 差异有统计学意义 ($P < 0.05$)。DNAMT3a1 表达差异无统计学意义 ($P > 0.05$)。与对照组相比, miR-199a-3p 在被观察肿瘤组织 (无论是在胚胎癌或精原细胞瘤) 中的表达下调, 差异有统计学意义 ($P < 0.05$)。相关结果显示, DNAMT3a2 mRNA 和 miR-199a-3p 之间呈负相关 ($N = 25$, $r = -0.591$, $P = 0.002$)。表明人类睾丸细胞肿瘤患者抑癌基因 miR-199a-3p 与靶目标 DNAMT3a2 的相互调节, 提示 miR-199a-3p 的下调可能是异常的 DNA 甲基化导致睾丸细胞肿瘤发展的一个原因。另外 DNAMT3a 并不影响 miR-199A 通过启动子甲基化调控其在睾丸癌细胞的表达。为了检验这一假设, 在睾丸癌细胞转染 siDNAMT3a (特异性靶向 DNAMT3a 的小分子干扰 RNA) 后, DNAMT3a 的表达被抑制。类似于用 miR-199a-3p 过度表达, siDNAMT3a 显著下调 DNAMT3a1 和 DNAMT3a2 的 mRNA 及蛋白质表达水平, 并且 DNAMT3a2 表达的降低更显著 ($P = 0.0188$, $P = 0.0008$)。转染 48 小时后, 前 miR-199a 的两个成熟的衍生物, miR-199a-3p 和 miR-199a-5p 的表达均上调, 差异有统计学意义 ($P = 0.0165$, $P = 0.0021$)。用甲基化特异性 PCR (methylation-specific PCR, MSP) 法来研究前 miR-199a 的启动子甲基化的改变。结果显示, 被 siDNAMT3a 转染的前 miR-199a 的两个位点的启动子甲基化水平未见明显改变。

miR-199a-3p 的变化可影响激活蛋白 C (activated protein C, APC) 和甲基鸟嘌呤-DNA 甲基转移酶 (methylguanine-DNA methyltransferase, MGMT) 肿瘤抑制基因的表达, 以及在睾丸癌细胞的启动子区的 DNA 甲基化模式, miR-199a-3p 表达的下调允许 DNAMT3a2 的表达上调, 可能导致甲基化的增加。为了评估 miR-199a-3p 是否会影响 mRNA 的表达, 该研究在 miR-199a-3p 过度表达的睾丸癌细胞中, 采用 RQ-PCR 定量检测肿瘤抑制基因 (PRSS21、

RASSF1A、MGMT、SCGB3A1、HIC1、OXA9、APC 及 RUNX1)
mRNA 的表达水平。结果显示,与阴性对照组相比,miR-199a-3p 模
拟组中测试的 5/8 的肿瘤抑制基因(MGMT、SCGB3A1、HIC1、
HOXA9 及 APC)的表达水平上调,差异有统计学意义($P<0.05$)。
在人睾丸细胞中,使用抑制 miR-199a-3p 表达的抗 miRNA 抑制剂可
导致以上 miR-199a-3p 模拟组中 3/5 的肿瘤抑制基因(MGMT、
SCGB3A1 及 APC)明显下调,差异有统计学意义($P<0.05$)。以上
结果显示,在睾丸细胞肿瘤,APC、MGMT 和 SCGB3A1 间接受到
miR-199a-3p 的影响,可能是通过 DNAMT3a 的作用。与对照组相
比,在转染 siDNAMT3a 组中,当 DNAMT3a 被抑制时 APC、MG-
MT 及 SCGB3A1 的表达上调,差异有统计学意义($P<0.05$),表明
APC、MGMT 及 SCGB3A1 受到 DNAMT3a 的影响。用亚硫酸盐测
序法(bisulfite sequencing PCR,BSP)对睾丸癌和人睾丸细胞中的
APC、MGMT 及 SCGB3A1 基因启动子甲基化模式进行了评估。结
果显示,睾丸癌细胞与人睾丸细胞中三个抑癌基因的甲基化分别为
(APC:38.1% 和 3.75%,MGMT:40.7% 和 12.7%,SCGB3a1:
42.2% 和 17.8%);转染了 miR-199a-3p 模拟到睾丸癌细胞后,miR-
199a-3p 模拟组 APC 和 MGMT 基因启动子甲基化分别为 24.4% 和
14.3%,与对照组(40.6% 和 39.2%)相比降低,差异有统计学意
义($P<0.05$);但 SCGB3a1 基因的启动子甲基化与对照组相比差异
无统计学意义($P>0.05$)。提示 miR-199a-3p 是通过其启动子甲基
化来影响这三个肿瘤抑制基因的表达。

(四)细胞信号通路异常

1. 细胞外信号调节激酶(extracellular regulated kinase,ERK)
和蛋白激酶 A(protein kinase A,PKA)　Bouskine A 等(2008
年)用不同浓度的 17β-雌二醇共价牛血清白蛋白(17β-estradiol con-
jugated to bovine serum albumin,17β-E_2-BSA)体外培养人精原细胞
瘤 JTK-1 细胞系,观察 17β-E_2-BSA 通过活化细胞外信号调节激酶
(extracellular regulated kinase1/2,ERK1/2)和蛋白激酶 A(pro-
tein kinase A,PKA)而刺激 JTK-1 细胞的增殖情况。结果显示,

$17\beta\text{-}E_2\text{-}BSA$ 能够刺激 JTK-1 细胞的增殖，在 10^{-9} mol/L 处理剂量时，ERK1/2 的活化在 5 分钟时就可以观察到，在 15 分钟时达到最大值，在之后的几小时内逐渐恢复到基线水平。提示，人精原细胞瘤 JTK-1 细胞的增殖需要 ERK1/2 的活化。$17\beta\text{-}E_2\text{-}BSA$ 通过活化 PKA 进而促进 JTK-1 细胞的增殖，细胞外的刺激通过活化细胞内的蛋白激酶级联而改变了靶细胞的基因表达，这种蛋白激酶是细胞内的一种磷酸化转录因子。cAMP 反应原件结合蛋白（cAMP response-element-binding protein，CREB）就是这种转录因子，它通过包括 PKA 和 ERK 在内的许多蛋白激酶诱导的丝氨酸 133 的磷酸化而活化基因的转录。用抗磷酸化 CREB 抗体识别磷酸化的丝氨酸 133，5 分钟时可以观察到 $17\beta\text{-}E_2\text{-}BSA$ 诱导的 JTK-1 细胞中 CREB 的活化，在 15 分钟时则达到最大值，这种活化是 PKA 依赖性的。

A Bouskine 等（2009 年）体外培养人精原细胞瘤 JKT-1 细胞，加入不同浓度（$10^{-12} \sim 10^{-5}$ mol/L）双酚 A（bisphenol A，BPA）培养 24 小时。结果显示，低剂量 BPA（$10^{-12} \sim 10^{-9}$ mol/L）处理能够刺激 JKT-1 细胞增殖。BPA 激活环磷酸腺苷（cyclic adenosine monophosphate，cAMP）依赖性蛋白激酶 A（protein kinase A，PKA）和环磷酸鸟苷（guanosine 3',5'-cyclic phosphate，cGMP）依赖性蛋白激酶 G（protein kinase G，PKG）信号通路，并且能够引起转录因子 CREB 和细胞周期调节蛋白的快速磷酸化。这种活化作用只能由不能进入细胞的 $17\beta\text{-}E_2$ 和牛血清白蛋白（bovine serum albumin，BSA）联合产生。在 $17\beta\text{-}E_2\text{-}BSA$ 作用下，BPA 能够促进 JKT-1 细胞增殖，这是通过 G 蛋白耦联非典型膜受体 ER（G-protein-coupled nonclassical membrane ER，GPER）起作用，而参与其中的主要是 Gαs 和 a Gαi/Gαq 亚组。

2. G 蛋白耦联雌激素受体　GPER30 蛋白（G-protein-coupled receptor 30，GPER30）是一种 7 次跨膜的 G 蛋白耦联雌激素受体，其功能是与传统的雌激素受体一起调节细胞对 17β-雌二醇（17β-estradiolum，$17\beta\text{-}E_2$）和环境雌激素的反应。

Franco R 等（2011 年）用免疫组织化学法分析 48 例青春后期人

睾丸生精细胞瘤组织（30 例精原细胞瘤，5 例畸胎瘤，12 例胚胎癌，1 例卵黄囊瘤）GPER30 蛋白表达。结果显示，GPER30 蛋白在精原细胞瘤（23/30）和胚胎癌（8/12）组织中高度表达，而在畸胎瘤（1/5）中低表达。提示 GPER30 蛋白的高表达与睾丸生精细胞肿瘤关系密切。

V Rago 等（2011 年）用免疫组织化学法测定了 20 例睾丸恶性肿瘤患者（2 名间质细胞癌、1 名支持细胞癌、17 名睾丸生精细胞癌）和 3 名非睾丸癌患者睾丸组织中 G 蛋白耦联雌激素受体（G-protein-coupled estrogen receptor，GPER）的表达。结果显示，非睾丸癌患者（对照组）睾丸间质细胞和支持细胞细胞质中可检测到 GPER 的表达，而其他生精细胞中均未见 GPER 的表达。间质细胞癌和支持细胞癌睾丸组织肿瘤细胞细胞质中 GPER 的表达阳性。提示，在非瘤睾丸组织中，GPER 在睾丸间质细胞、生精小管内支持细胞中唯一的表达，而在生精细胞中未见表达。GPER 在睾丸肿瘤组织间质细胞和支持细胞，以及生精细胞中均有表达，表明 GPER 能够调节人睾丸正常细胞和转化体细胞中雌激素的作用。同时，全部精原细胞癌胚胎癌睾丸组织中均检测到 GPER 的表达，而在对照组生精细胞中未见表达，提示 GPER 可能与睾丸癌形成关系密切。

3. G 蛋白　Rho 蛋白家族属于 Ras 超家族（包括 Ras、Rho、Rab、Ran 和 Raf 家族）的小 DTP 结合蛋白，在所有的真核细胞当中作为分子开关控制着众多信号转导途径。Rho 蛋白和其他的小 G 蛋白一样，具有保守的鸟苷三磷酸酶（guanosine triphosphatase，GTP 酶）结构域、鸟（嘌呤核）苷三磷酸/鸟苷二磷酸（guanosine triphosphate /guanosine diphosphate，GTP/GDP）结合域和效应物结合域，通过效应物结合域与下游效应因子相互作用，向下游传递信号。

T Kamai 等（2002 年）用半定量逆转录聚合酶链式反应（reverse transcription polymerase chain reaction，RT-PCR）法分析了57 名手术确诊的睾丸生精细胞癌患者（其中 35 名单纯精原细胞癌，22 名精原细胞癌合并非精原细胞癌）睾丸肿瘤组织和非癌肿瘤组织中 RhoA 和 Rho 蛋白激酶基因 mRNA 水平。结果显示，与睾丸非肿瘤组织比较，睾丸肿瘤组织中 RhoA 和 Rho 蛋白激酶 mRNA 的表达升高，差异有统计学意义（$P < 0.05$），且肿瘤分期越高，RhoA 和 Rho 蛋白激酶 mRNA 的表达越高。结果表明，RhoA/Rho 激酶通路可能与睾丸生精细胞癌的进展有关。

T Kamai 等（2001 年）研究发现，RhoA mRNA 在睾丸生精细胞癌肿瘤组织中高度表达，进一步表明 RhoA 和 Rho 激酶可能在睾丸生精上皮癌症形成过程中具有重要的意义。同时发现，与单纯的精原细胞癌组织组相比，混合肿瘤组织中 RhoA 和 Rho 蛋白激酶 mRNA 的表达升高，差异有统计学意义（$P < 0.05$），提示非精原细胞癌的侵袭性可能是 RhoA/Rho 激酶通路活性增强的结果。

4. 酪氨酸激酶受体　酪氨酸激酶受体（tyrosine kinase receptor，TKR）是指受体分子的膜内侧部分本身具有酪氨酸激酶活性的受体。当受体的细胞外部分与配体结合后便可引起受体分子胞质侧部分酪氨酸激酶的活化，继而触发各种信号蛋白质沿不同路径的信号转导。

I Durán 等（2010 年）用免疫组织化学法分析了来自 84 名患者的 109 份生精细胞癌组织中的表皮细胞生长因子受体（epidermal growth factor receptor，EGFR）、人类表皮生长因子 2（human epidermal growth factor receptor 2，HEGFR-2/neu）和 cKIT 的表达。结果显示，肿瘤组织中 EGFR 和 HEGFR-2/neu 的表达分别为 28%、13%，主要分布于非精原细胞癌中，在精原细胞癌中存在 97% cKIT 表达，但在绒毛膜癌和畸胎癌等亚型中的表达缺失。提示，EGFR、HEGFR-2/neu 和 cKIT 的表达与生精细胞肿瘤有一定的关系，但因不同的亚型而表现出表达的不同。

（张　洁　常锐霞　李芝兰）

第四节　睾丸毒性研究方法

睾丸（testis）是雄性动物的性腺器官，其分泌的雄激素（androgen）包括睾酮（testosterone，T）、双氢睾酮（dihydrotestoster-one，DHT）和雄烯二酮（androstenedione），具有维持生精、刺激生殖器官发育和维持性欲等作用。此外睾丸还分泌雌二醇（estrodi-ol，E_2）、活化素、抑制素（inihibin）等，与雄激素共同维持雄性生殖功能。

睾丸毒理学的动物实验方法主要有两类：整体动物实验和体外试验，研究内容包括睾丸组织器官的病理学改变，间质细胞和支持细胞的细胞毒性、分泌功能异常等。人群研究在很多方面都直接沿用了横断面调查、队列调查和病例对照调查等流行病学观察研究方法，研究内容包括激素水平、激素相关肿瘤、发育异常和生育能力等。

一、动物实验

（一）整体动物实验

1. 一般毒性实验 外源化学物的一般毒性作用研究是毒理学工作中非常重要的内容。根据染毒时间的长短，观察和研究一般毒性的实验分别为急性毒性实验、亚急性毒性实验、亚慢性和慢性毒性实验。

（1）急性毒性（acute toxicity）实验：观察外源化学物对雄性动物的急性毒性表现，对睾丸的毒作用，初步探索毒性的可逆性等，并为机制研究提供一定的线索。染毒结束后，应至少观察一个生精周期后再处死实验动物，然后进行毒性评价。此外，实验动物处死前应预留部分实验动物继续观察 1～5 个生精周期，用于了解其毒作用的可逆性。

（2）亚急性毒性（subacute toxicity）实验：又称为 14 或 28 天短期重复剂量毒性。实验动物、染毒途径选择和观察指标等与急性毒性实验基本相同。要求动物每天染毒，连续 14 天或 28 天。剂量的选择主要以急性毒性实验的剂量为依据，要求最高剂量应产生明显的毒作用。

（3）亚慢性毒性（subchronic toxicity）实验：指实验动物连续染毒较长时间（相当于生命周期的 1/10）、较大剂量的外源化学物所产生的中毒效应。所谓"较长期"通常为 1～3 个月。

（4）慢性毒性（chronic toxicity）实验：是指实验动物长期（甚至终生）反复染毒外源化学物所产生的毒性效应。观察雄性动物长期染毒外源化学物的生殖毒作用靶点，并探索其毒性机制。发现急性和亚急性毒性实验未发现的生殖毒作用。研究受试物亚慢性和慢性生殖毒性的剂量-反应（效应）关系，了解并确定其观察到有害作用最低剂量（lowest observed adverse effect level，LOAEL）和未观察到有害作用剂量（no observed adverse effect level，NOAEL）。探索亚慢性和慢性生殖毒性损害的可逆性等。

（5）质量控制：研究睾丸毒性的实验在设计的时候除了要遵循一般毒理学实验设计原则外，还要考虑激素分泌的特征来进行质量控制。①激素水平波动性：激素水平受实验对象种属、品系、性别、年龄、体重、健康状况的影响。因此要严格控制实验对象的均衡性。在进行亚急性、亚慢性和慢性毒性实验时要设立同期对照。②睾酮（testosterone，T）的分泌有时间节律性：测定外周血或尿中激素水平时尤其要注意采样时间尽量一致。更精确的采样时间和测量时间，应当考虑生物节律和环境信号两方面的因素，例如，研究对象的日夜活动-休息模式、生理周期、光照长度、季节变化等。

2. 致癌实验 睾丸内分泌紊乱是睾丸癌发生的危险因素。研究外源化学物对睾丸致癌实验，一般选用断乳或断乳不久的动物，目前常选用两种动物（大鼠和小鼠）进行实验。一般使用 3 个剂量，最大耐受剂量（maximal tolerance dose，MTD）为高剂量，中、低剂量按等比级数下推，低剂量不产生任何毒效应，但高于人的接触剂量。染毒时间小鼠至少为 1.5 年，大鼠 2 年。实验结束后分析肿瘤发生率、潜伏期等指标。

3. 雄激素干扰物哺乳动物整体实验评价方法

（1）5 天和 7 天 Hershberger 实验：给予去势的雄性大鼠受试物，检测副性腺组织的生长发育情况，若重量增加，则受试物有雄激素样作用。给予去势的雄性大鼠雄激素的同时，再给予受试物，检测副性腺的重量，若重量有变化，可用于评价受试物的雄激素拮抗作用。

雄性 SD 大鼠，5 周龄，行睾丸切除术后恢复 7 天备用。至少 3 个剂量染毒组，最高染毒剂量为最大耐受剂量（maximal tolerance dose，MTD），按 2 倍组距再向下设两个或以上低剂量组。另设阳性对照和阴性对照组。染毒时间 5 天或 7 天。灌胃或其他染毒途径，连续 5 天或 7 天给予受试物，检测外源化学物的雄激素拮抗作用时氟卡尼［FLU，25mg/（kg·d）］为阳性对照物，同时所有实验组和对照组皮下注射丙酸睾酮 0.4mg/（kg·d）。检测外源化学物的雄激素样作用时丙酸睾酮［0.4mg/（kg·d）］为阳性对照物。染毒结束后处死大鼠，称副性腺重量，取血测定血清睾酮（testosterone，T）、催乳素（prolactin，PRL）、雌二醇（estrodiol，E_2）、双氢睾酮（dihydrotestosterone，DHT）、卵泡刺激素（follicle stimulating hormone，FSH）、间质细胞刺激素（interstitial cell stimulating hormone，ICSH）、促甲状腺激素（thyroid stimulating hormone，TSH）、三碘甲状腺原氨酸（$3,5,3'$-triiodothyronine，T3）、甲状腺素（T4）水平。

（2）雄性大鼠青春期毒性整体实验：检测外源化学物对雄性大鼠青春期发育毒性的整体实验。选择离乳雄性大鼠，连续染毒 30 天后，测定血清激素水平，称量睾丸、副性腺的重量，进行睾丸、附睾的组织病理学检查。

（3）15 天正常雄性大鼠整体实验：实验方法同雄性大鼠青春期毒性整体实验，用于鉴定外源化学物内分泌干扰作用可能的潜在作用模式。

（4）宫内发育-哺乳实验：通过染毒孕鼠，观察外源化学物对子代大鼠生殖器官的影响，评价外源化学物的内分泌干扰作用。选择受孕的动物，于受孕后第 6 天至分娩后第 21 天染毒。观察母鼠并测定雄性子鼠的生殖器与肛门间的距离、青春期动物阴茎包皮分离等指标以及雌性子鼠的相关指标，检测受试物的拟激素样或激素拮抗作用。

（二）体外试验

1. 器官培养

（1）整体器官培养：对于睾丸有整体器官简单培养和灌流法培

养，常用离体大鼠睾丸。

①简单培养：麻醉大鼠后摘取睾丸，37℃、95% O_2 + 5% CO_2 条件下培养在 Krebs-Ringer 营养液（简称 K 液，氯化钠 7.8g、氯化钾 0.35g、碳酸氢钠 1.37g、氯化镁 0.02g、磷酸二氢钠 0.22g、葡萄糖 1.48g 加水至 1000ml，pH 7.6）。培养体系中含有或不含有受试物和刺激物。

②灌流法培养：摘取大鼠睾丸，精索动脉插管，以灌流液冲洗血液。将睾丸放于器官培养瓶中，开始灌流。在刚灌流的 1 小时内，检测并维持温度（37℃），流速（20ml/h），压力，pH7.4。灌流可维持 6~10 小时。睾丸以间质细胞刺激素（ICSH，100ng/ml）刺激后收集灌流液分析。

（2）睾丸切片培养：麻醉 10~12 周龄成年 SD 大鼠，切开阴囊，取出睾丸，去掉相连的组织并称重。去除睾丸筋膜，沿着纵轴切开睾丸，1 个睾丸分成 2~8 个纵切面。称重睾丸切片，每个切片放到含有 5ml 培养液的培养瓶中。34℃、95% O_2 + 5% CO_2 条件下旋转培养 1 小时，取 0.5ml 培养液检测激素的基线水平。将受试物加入培养液中（终浓度为 5、50、500μmol/L），每个浓度设 6 个平行样。一半的平行样中加入刺激物人绒毛膜促性腺激素（human chorionic gonadotropin，HCG），另一半不加。继续旋转培养 2、3、4 小时后取 0.5ml 培养液测定激素的浓度。

2. 细胞培养

（1）睾丸间质细胞的分离和原代培养：睾丸间质细胞（Leydig cell）的主要功能是合成和分泌睾酮（testosterone，T）。通过分离和体外培养睾丸间质细胞，可以研究外源化学物对间质细胞形态和功能的影响，也可探明外源化学物的毒作用机制。一般采用成年动物如大鼠的睾丸作为实验材料。

大鼠颈椎脱臼处死，取睾丸，剥除被膜、血管。将除被膜睾丸置于 0.1~0.5% 的Ⅳ型胶原酶中，34℃恒温震荡消化 10~15 分钟，然后用 100 目钢筛过滤。收集滤液于 4℃、1000r/min 离心 5~10 分钟，除去上清液，用 0.01mol/L PBS（pH 7.4）漂洗 3 次，弃上清，留沉淀细胞。将密度为 1.173 的 Percoll 原液用 10 倍生理盐水配成等渗，与细胞悬液充分混匀后配成 60% 浓度混合液，于 4℃、1600r/min 离心 30～60 分钟，离心后于 1.068 密度 Percoll 层小心吸取细胞悬液。加等量 PBS 漂洗 3 次，4℃ 离心（1000r/min，5～10 分钟），弃上清。用含 5% 胎牛血清的培养液稀释细胞至 $1×10^5$/ml，接种于 96 孔板中，在 34℃、95% O_2＋5% CO_2 培养箱中培养 18～20 小时，弃培养液，则贴壁间质细胞纯度可达 90% 及以上。

　　睾丸间质细胞存活率采用锥虫蓝染色并计算细胞活率。间质细胞的主要功能是合成和分泌睾酮（testosterone，T）并受间质细胞刺激素（interstitial cell stimulating hormone，ICSH）或人绒毛膜促性腺激素（human chorionic gonadotropin，HCG）的调控，因此，选择 HCG 刺激间质细胞 T 的分泌量作为功能鉴定指标。在睾丸组织细胞中，3β-羟基类固醇脱氢酶（3β-HSD）是合成 T 的关键酶，成年大鼠睾丸中只有间质细胞表达 3β-HSD，因此分离的间质细胞可经 3β-HSD 特异性染色鉴定。

　　（2）支持细胞的分离和原代培养：睾丸支持细胞（sertoli cell）是许多睾丸毒物的作用靶点，且多数损伤可能是不可逆的。支持细胞原代培养通常有 3 种方法：支持细胞分离培养、生精细胞-支持细胞共培养及组织培养（器官培养），可依据不同的研究目的选择理想的培养方法。

　　一般用出生 18～22 天雄性大鼠和出生 18～20 天雄性小鼠，常用大鼠。支持细胞分离主要参照 Welsh 和 Wiebe 的方法并加以改进。颈椎脱白法处死大鼠，无菌条件取双侧大鼠睾丸，将睾丸置于预冷的无菌 PBS 中，剥开睾丸被膜，挤出睾丸实质，小心剔除血管，用眼科剪将组织剪成 1～2mm³ 碎块。加入 0.25% 胰蛋白酶，于 35℃、95% O_2＋5% CO_2 培养箱中消化 20～30 分钟，加入含有小牛血清的培养液终止消化，800～1000r/min 离心去除胰酶。再加入 0.05% Ⅰ 型胶原酶，于 37℃、95% O_2＋5% CO_2 培养箱中消化 30～60 分钟，加入含有小牛血清的培养液终止消化，100 目细胞筛过滤，800～1000r/min 离心去除胶原酶。加入培养液（DEME、L-谷胺酰胺3mg/

ml、20％胎牛血清、青霉素 100U/ml、链霉素 100U/ml）制成睾丸单细胞悬液。将细胞稀释成 $3×10^5$/ml 浓度的细胞悬液，接种于培养瓶中，35℃、95％ O_2＋5％ CO_2 培养箱培养 48 小时后，支持细胞贴壁，生精细胞悬浮在培养液中。在此培养液中加入少量 20mmol/L Tris-HCl（pH 7.4），低渗处理去除生精细胞，继续培养。隔日换液一次，支持细胞全部贴壁而达到第二次纯化的目的。

支持细胞的鉴定方法：①油红 O 染色鉴定支持细胞：支持细胞爬片培养，当细胞生长至 70％融合时取出玻片，用 PBS 漂洗盖玻片，50％异丙醇固定，油红 O 染色液染色，苏木素复染，显微镜下观察计数阳性细胞。②电镜鉴定：收集培养的支持细胞，在 2.5％戊二醛固定液中预固定，经锇酸后固定、脱水、包埋、半薄切片定位，然后制备超薄切片，在透射电子显微镜下观察，可见相邻支持细胞间的紧密连接和核仁两侧的卫星核小体。③其他鉴定方法：甲基绿-哌郎宁染色和 Feulgon 染色。免疫标记如波形蛋白、P-胎盘钙黏蛋白和 Fas-L 等也可以鉴定支持细胞。

（3）表达类固醇激素代谢酶的细胞系与其应用：B-1 小鼠间质细胞瘤细胞系，来源于小鼠间质细胞瘤，细胞的增长明显依赖于雌二醇（estrodiol，E_2）和雄激素。该细胞系用于研究外源化学物的雌/雄激素样作用如钒酸盐、羟基他莫昔芬和花生四烯酸，以及雌二醇受体的代谢。

非肿瘤细胞的 TM3 小鼠细胞克隆。TM3 细胞来自于未成熟小鼠睾丸原代培养。该细胞用于研究特异的受体，如精氨酸抗利尿激素受体和降钙素受体，降钙素可通过增加 cAMP 的浓度和 E_2 和雄激素受体（androgen receptor，AR）的数量来提高基线睾酮（testosterone，T）水平。细胞也用于研究睾丸中酶的激素调节，细胞的相互作用，外源化学物对 T 产生的毒性作用以及间质细胞功能表达的调节。

R2C 大鼠间质细胞瘤细胞系，该细胞系来自于大鼠肿瘤，表达高水平的细胞色素 P450 芳香酶活性。用于研究激素和神经内分泌对性腺的调节。

（4）芳香酶实验：在睾丸内，睾酮（testosterone，T）可被芳构化为雌二醇（estrodiol，E_2），这一途经提供了下丘脑-垂体-睾丸轴一个主要的负反馈机制的短回路。芳香酶抑制剂可阻断 E_2 的合成，升高 T 水平。短回路反馈的破坏还可能导致睾丸间质细胞腺瘤发生率的增加。芳香酶可代谢雄烯二酮，通过测量芳香酶对标记雄烯二酮的代谢能力，判断受试物是否干扰芳香酶的活性。实验方法包括人类胎盘微粒体芳香酶实验和细胞系的芳香酶实验。

（三）指标及测定方法

1. 一般指标　包括睾丸重量和脏器系数，附睾、精囊、前列腺和尿道球腺的重量及脏器系数，雄性性行为如跨上、插入和射精等。

2. 睾丸的组织病理学检查

（1）病理：直接切取脏器的一小部分，制成包埋块（石蜡、火棉胶或其他特殊包埋剂包埋），切片，染色。在光学显微镜下观察组织结构和细胞形态。切取的小块组织或获得的单细胞经特殊处理，在透射电镜下可观察多种细胞器的超微结构，在扫描电镜下可观察组织、细胞表面或割断面的情况。

（2）器官组织的抽吸活检：方法简便，可获得活组织，并可用于人体。睾丸抽吸活检，用注射针头穿刺、抽吸少量组织，涂片或固定包埋切片，染色后观察睾丸间质以及其他细胞的一般结构或超微结构。

（3）印片：方法简单，特别适于荧光显微镜观察，亦可制成普通光镜和电镜的标本。制作印片时，将取出的新鲜脏器切开后，将切开面在载玻片上按压，即可将组织断面上的一些细胞印在玻片上。因印上的细胞都是活的，马上进行荧光观察，效果很佳。印片最适于腺体，对睾丸、前列腺等是个可选的方法。

（4）免疫组化：主要用于检测雄性性腺轴各种激素的分泌细胞，如睾丸间质细胞。用这种方法可以了解雄性生殖毒性、整个性腺轴的状况以及参与细胞的功能状态，能将微量的激素通过放大作用显示出来。常用方法有 PAP 法（过氧化物酶-抗过氧化物酶）、ABC 法（卵白素生物素复合物）、SPA 法（葡萄球菌 A 蛋白）以及免疫荧光法等。免疫组化法还可显示固醇类激素如睾酮（testosterone，T），以此来反应睾丸间质细胞的功能。用免疫荧光法可以检测男性血清中或间质细胞上是否有类固醇细胞抗体。免疫组化法也是研究受体分布、结合力等的直接手段。

3. 雄激素水平、合成功能和受体水平的评价

（1）激素水平测定：在睾丸分泌的雄激素中，睾酮（testosterone，T）的测定最为重要。T 水平的变化在一定程度上能反映出间质细胞的损伤情况。不论 T 水平下降或正常，只要间质细胞刺激素（interstitial cell stimulating hormone，ICSH）水平升高，就提示间质细胞可能已经受到了损伤。因此可以通过综合分析 T 和 ICSH 水平或 T/ICSH 比值，来评价间质细胞的功能是否损伤。外周血中的总睾酮（total testosterone，TT）水平是目前实验室最常用的雄激素检测指标，但不能准确反映出机体组织真正能够利用的雄激素水平，能比较准确地反映雄激素水平和活性的指标，是生物可利用睾酮或游离睾酮。但是后者的测定比较困难，可采用酶联免疫吸附法或利用 Vermeulen 公式计算得到。

常用的检测样本有血液、尿液，其他还有睾丸组织匀浆、精液等。全面评价睾丸功能和探索机制，还需测定促性腺激素释放激素（gonadotropin-releasing hormone，GnRH）、卵泡刺激素（follicle stimulating hormone，FSH）、间质细胞刺激素（interstitial cell stimulating hormone，ICSH）、催乳素（prolactin，PRL）、雌二醇（estrodiol，E_2）水平。

目前激素测定方法有生物测定法、免疫测定法和物理化学测定法。化学测定法是根据基团与化学试剂进行颜色反应来测定物质的含量，在 20 世纪 50 年代，对类固醇激素的检测常采用这种方法，但该法灵敏度低，已被色谱法和电泳法所取代。现今免疫测定法应用最为广泛，包括放射免疫分析（RIA）、酶联免疫分析（ELISA）、单克隆抗体（MAb）技术。生物测定法是根据激素的生物学作用而设计的方法，能直接体现激素的生物学活性，可分为常规生物测定和微量生物测定。常规生物测定灵敏度不高，微量生物测定灵敏度较高，但操作复杂，一般仅用于含量较低的激素样本。放射免疫分析可以获得更

精确的结果，但放射免疫分析不能分辨活性激素和无活性的激素代谢物和前体。应用放射免疫法和体外组织培养技术结合的细胞生物测定技术，既保持放射免疫法灵敏性，又具测定生物活性的特性。

（2）睾酮合成有关的酶、蛋白和调控因子测定：睾丸间质细胞合成睾酮（testosterone，T）是一系列酶促反应，主要包括细胞色素P450家族（P450scc及P450c17）和3-羟基固醇脱氢酶（3-HSD及17-HSD）。其中P450scc被认为是T合成的限速步骤，近年的研究多认为，将胆固醇从线粒体外膜转移到内膜的过程是真正的限速步骤。这一步骤由类固醇合成快速调节蛋白（steroidogenic acute regulatory protein，StAR）负责，某些外源化学物诱导T分泌紊乱的机制，可能是通过降低StAR的表达来抑制类固醇激素的合成。还可以测定调控转录激素合成酶及蛋白质表达的多种反式作用因子，如类固醇生成因子-1（steroidogenic factor 1，SF-1）、孤核受体Nur77、过氧化物酶体增殖激活受体γ（PPARγ）、芳香烃受体（AhR）、核因子-κB（NF-κB）。睾丸间质细胞中的酪氨酸磷酸脂酶、丝裂原激活蛋白激酶磷酸脂酶（MAPK phosphatases，MAPKPs）、睾丸间质细胞自分泌产生的转化生长因子-α（TGF-α）、促性腺激素调节睾丸解螺旋酶（gonadotropin regulated testicular helicase，GRTH）等。

（3）雄激素受体：已知雄激素受体（androgen receptor，AR）存在于睾丸、副性腺、外周血液、胸腺、肾上腺皮质、心肌、肝和骨髓等组织中。通过AR，雄激素发挥广泛的生理作用。因此，当AR密度或亲和力发生变化时，必然会影响到雄激素的功能发挥。而AR基因的多态性还可能是某些疾病和生殖危害的易感性所在，可能为某些疾病和生殖危害的预防、控制提供一定的指导意义。目前，针对AR研究的方法很多，如放射配体结合法、药理学方法、蛋白质化学和生物化学方法、免疫学技术和分子生物学方法等。

AR实验可以用来检测外源化学物是否具有干扰雄激素与AR结合的作用，是筛选雄激素干扰物的一种手段。AR转录激活实验通过将AR基因、协同分子基因和报告蛋白的基因（哺乳动物细胞中氯霉素乙酰基转移酶和荧光素以及酵母中β-半乳糖苷酶）转染到细胞中，通过定量报告蛋白的表达，可反映受试物对 AR 的干扰作用。

4. 评价支持细胞功能的指标　支持细胞的分泌物如雄激素结合蛋白（androgen binding protein，ABP）、转铁蛋白、血浆铜蓝蛋白、组织纤溶酶原激活剂、硫酸糖蛋白等对评价雄性生殖功能具有潜在的价值。在这些蛋白质中 ABP 研究最多，已被广泛用于支持细胞生理、病理及激素调控研究，是评价支持细胞功能的特异性指标。有的研究，用未成熟大鼠支持细胞产生的乳酸和抑制素 B 来反映外源化学物尤其是金属及其化合物对支持细胞的损伤情况。支持细胞的细胞膜上有卵泡刺激素受体（follicle stimulating hormone receptor，FSHR），当 FSHR 与 FSH 结合以后刺激支持细胞合成和分泌 ABP，进而调节睾丸的内分泌功能。FSHR 的测定可采用免疫组织化学染色的方法来标记并计算 FSHR 含量。

5. 睾丸中外源化学物、代谢产物和代谢酶的测定　通过测定睾丸组织中外源化学物或其代谢产物的浓度，可以说明睾丸对该外源化学物的摄取、代谢与贮存情况。镉、铬、钴、锰、镍、铅等，可采用石墨炉原子吸收光谱法测定。农药及其代谢产物的含量可用液相色谱仪检测。放射性示踪术和放射自显影术已应用于研究外源化学物在睾丸细胞中的分布等。近年来已在睾丸中检出一些外源化学物代谢酶，如微粒体芳烃羟化酶和环氧化物水解酶，在芳烃类和环氧化合物及烷化剂的解毒过程中发挥重要作用。因此，在评价外源化学物的睾丸毒性时也可以测定睾丸内某些外源化学物代谢酶。

6. 精子分析　精子评价作为雄性生殖系统的特异终点，在评价激素水平的同时有必要评价精子数量（计数）和质量（形态、活动度）等指标。

7. 其他　流式细胞术可用于睾丸生精上皮多倍体细胞及其比例分析，间接反映其生精功能。此外还有对睾丸细胞 DNA/RNA 和染色质结构的测定。单细胞凝胶电泳技术可用于检测生精细胞和精子的 DNA 损伤。还可测定睾丸组织脂质过氧化物、丙二醛、活性氧含量等指标。

二、流行病学观察与研究

人类生产和生活环境中存在多种外源有害因素可影响雄激素合成、运输、代谢过程，干扰或抑制体内雄激素的生理、生化作用，进而危害生殖系统功能。常见的干扰男性生殖内分泌的外源化学物有氟他胺、利谷隆、苯乙烯、邻苯二甲酸酯、林丹和铅等，与人类生殖（育）危害（不孕不育、自然流产、出生缺陷等）、发育异常（隐睾症、尿道下裂、性分化异常等）和恶性肿瘤（睾丸癌、前列腺癌等）的发生有关。

男性生殖内分泌的研究方法在很多方面都直接沿用了流行病学的研究方法。横断面调查方法应用于进行某一人群健康状况及影响因素的调查。病例对照研究较为广泛地用来研究暴露因素与出生结局、肿瘤的关系等，更适用于发病率低的疾病，但检验病因假说的效能没有队列研究强。队列研究中，由于掌握了研究对象的暴露状况并随访了结局的发生率，可估计暴露人群发生某结局的危险程度。但由于人群研究存在着一些局限性和混杂因素，因此对单独一次的调查应持审慎态度。

（一）研究方法

1. 横断面调查　调查特定群体中的个体是否患病和是否具有某些变量（或特征）等情况，从而描述所研究的疾病（或某种健康状况）以及有关变量（因素）在目标人群中的分布，为研究的纵向深入提供线索和病因学假说。

栾荣生等（2004 年）通过中国疾病监测系统收集 145 个监测点1991—1999 年男性前列腺癌以及睾丸癌的死亡资料，同时收集对应监测点的环境监测资料和地理面积资料。分析了我国生殖内分泌相关肿瘤的地区分布、城市和非城市（包括县和农村地区）分布。运用单因素方差分析（ANOVA）、多因素方差分析（MNOVA）以及 Possion 回归模型，分析 1991—1999 年上述肿瘤与环境监测数据的相关性。研究发现，与内分泌肿瘤相关的主要环境因素为单位面积废水排放量和大气环境质量。推测环境污染可能与生殖内分泌相关肿瘤发生有关。废水和废气排放可能是导致内分泌相关肿瘤发生的原因之一。

2. 队列研究　通过直接观察危险因素暴露状况不同的人群的结局来探讨危险因素与所观察结局的关系。队列调查能估计暴露人群发生某结局的危险程度，因而能预测危险因素。

PC Hsu 等（2005 年）以中国台湾地区"米糠油"事件中因孕妇在孕期暴露多氯联苯（PCBs），致使胎儿宫内大剂量暴露于 PCBs 的男性胎儿为接触组，无 PCBs 接触者为对照组，均随访至青春期，测定血清性激素水平。接触组与对照组相比血清 E_2 水平升高、T 水平降低、FSH 水平升高、TT/E_2 及 TT/FSH 比值降低。由此可见，男性胎儿在子宫内暴露多氯联苯能影响青春期时的激素分泌平衡。

3. 病例对照研究　选择确诊的有生殖（育）功能异常（不孕不育、自然流产、出生缺陷等）或发育异常（隐睾症、尿道下裂、性分化异常等）或恶性肿瘤（睾丸癌、前列腺癌等）患者，以不患有该病的可比性的个体作为对照，通过询问、实验室检查或复查病例，搜集研究对象既往可能的危险因素暴露史，推断出某个或某些暴露因素是疾病的危险因素，从而达到探索和检验疾病病因假说的目的。

M Hardell 等（2003 年）在西班牙选择 61 名睾丸癌患者作为病例组和 58 名年龄匹配的正常人为对照组。同时对病例和对照者的母亲进行匹配，测定母亲血浆多氯联苯（PCBs）和六氯苯（HCB）浓度。在该项病例对照研究中，观察到睾丸癌患者母亲血浆多氯联苯和六氯苯水平较高。PCB 暴露，$OR = 3.8$（$95\% CI$：$1.4 \sim 10$）；HCB 暴露，$OR = 4.4$（$95\% CI$：$1.7 \sim 12$）。说明睾丸癌的危险度因暴露 PCBs 和 HCB 而增加。

4. 系统综述和 meta 分析　在观察性研究中使用系统综述（systematic review，SR）和 meta 分析（meta-analysis，MA）可使研究者从世界范围的现存文献中提取大量科学的、有针对性的信息。以文献为研究对象，搜集和综合关于疾病的发病率和现患率等，客观评价和合成针对某一特定问题的研究证据，以引导卫生资源的分配，为循证决策提供高质量的证据。

（二）研究内容

1. 性激素水平测定 采集职业或环境接触男性血清、尿液样本，测定 T、GnRH、FSH、ICSH 和 E_2 含量的变化，反映接触外源化学物对生殖激素的合成、分泌、代谢等的干扰和破坏作用，为探讨毒作用部位和机制提供线索。由于生物节律的存在，在进行人群流行病学调查时，应在人体测试的前 $2\sim3$ 周避免剧烈的生活改变，同时应当说明调查的年份、月份、昼夜时点、环境温湿度、进餐时间等可能的干扰性因素。通过周期性的而不是一次的采样和实验，可望获得更为精确的实验结果。在进行激素水平的研究时，应充分考虑激素分泌的特征来确定采样时间、次数和样本种类等。研究发现，尿液中 FSH 水平较血液中 FSH 水平更稳定，选择尿液样本能较好评价男工 FSH 水平。男性 T 的分泌呈节律变化，因此测得的外周血 T 水平的差异较大。选择合适的指标来反映雄激素水平非常重要。同时应选择适宜的统计学检验方法，若测得数据为非正态分布宜采取非参数检验，或对数据进行满足正态分布的转换后行参数检验。在进行数据描述时对 T 水平离散趋势过大者可加入百分位数。

2. 与男性生殖系统相关肿瘤发生的研究 许多环境内分泌干扰物如多氯联苯、DDT、二噁英等是明确的致癌物、也是典型的环境雌激素，与男性睾丸癌、前列腺癌等发生有关。

M Garner 等（2008 年）在文献中报道，大多数已被证实的引起睾丸癌的危险因子可能与胎儿时期母体接触内源性 E_2 等因素有关。目前还没有令人信服的证据表明，暴露于环境雌激素或其他激素活性物质有助于增加睾丸癌发生率。

3. 生殖能力

（1）精液分析：精液分析常作为评价睾丸及副性腺功能的主要指标。精子评价的重要参数包括精子计数、活力及形态学指标。计算机辅助精子运动分析（computer-aided sperm motion analysis，CAS-MA）系统被普遍应用于精子形态、生理、活力和鞭毛的分析。精液细胞学检查可通过观察精液中脱落的各种细胞，包括间质细胞、支持细胞等的形态学改变，来评估睾丸功能，在某种程度上可代替睾丸活体检查。

（2）妊娠所需时间研究：评估夫妇婚后无避孕同居生活开始到获得妊娠之间的时间，即妊娠所需时间（time to pregnancy，TTP），可以作为判断育龄夫妇生育能力的敏感指标。TTP 是一种已经被证明在研究导致男女生育力低下的暴露因素方面很有成效的方法。研究生育力低下，最好的选择应该是纵向研究，但执行起来有难度，且花费也大。

4. 生殖系统发育异常研究　动物实验表明，环境内分泌干扰物（环境雌激素）几乎可引起各种类型的雄性生殖系统发育障碍，包括性腺发育不良、睾丸萎缩等。近些年来，国内外相继发表了许多关于男性及雄性动物生殖损伤的报道。Gill 等（1979 年）研究发现，宫内暴露己烯雌酚与男性附睾囊肿、睾丸发育不良和隐睾的发生有关。环境雌激素样物质对雄（男）性生殖内分泌的影响及确切机制，仍需深入研究。

（刘玲飞　薛红丽　李芝兰）

主要参考文献

1. 朱大年，吴博威，樊小力．生理学．北京：人民卫生出版社，2009.
2. 程治平．内分泌生理学．北京：人民卫生出版社，1984.
3. 迟素敏．内分泌生理学．西安：第四军医大学出版社，2006.
4. Sanders S. 内分泌与生殖系统．上海：上海世界图书出版社，2005.
5. 刘健，刘振举，石秀臣，等．现代内分泌学．长春：吉林科学技术出版社，2007.
6. 葛秦生．临床生殖内分泌学：女性与男性．北京：科学技术文献出版社，2001.
7. 余晓晖，胡云飞．睾丸支持细胞的生物学特性及研究进展．中国组织工程研究与临床康复，2010，14（44）：8311-8314.
8. 高瑞娟．睾丸间质细胞睾酮生物合成的局部调节．国外医学计划生育分册，2000，19（2）：65-68.
9. 曹兴午，林凯，李翠英，等．睾丸生精小管界膜和管周肌样细胞调控睾丸功

能 . 中国男科学杂志，2011，25（12）：59-62.

10. 秦达念 . 睾丸内抑制素与激活素的表达、分泌及其生物学作用 . 中国男科学杂志，2000，14（1）：56-57.

11. 孙佳音，应锋，韩晓冬 . 睾丸间质细胞中睾酮合成酶及蛋白表达的调控因子 . 生殖与避孕，2009，29（1）：42-47.

12. 李冬梅 . 雌激素对雄性生殖功能的影响 . 中华男科学，2004，10（3）：211-214.

13. 史铁綮 . 睾丸功能的局部调节 . 生理科学进展，1986，17（4）：350-354.

14. 张桥，王心如，周宗灿 . 毒理学基础 . 北京：人民卫生出版社 . 2004：222-244.

15. Chandra AK，Chatterjee A，Ghosh R，et al. Chromium induced testicular impairment in relation to adrenocortical activities in adult albino rats. Reprod Toxicol，2007，24（3-4）：388-396.

16. Yilmaz B，Canpolat S，Sandal S，et al. Paint thinner exposure inhibits testosterone synthesis and secretion in a reversible manner in the rat. Reprod Toxicol，2006，22（4）：791-796.

17. Biege LB，Hurtt ME，Frame SR，et al. Mechanisms of extrahepatic tumor induction by peroxisome proliferators in male CD rats. Toxicol Sci，2001，60（1）：44-55.

18. Latchoumycandane C，Chitra KC，Mathur PP. The effect of 2,3,7,8-tetrachlorodibenzo-p-dioxin on the antioxidant system in mitochondrial and microsomal fractions of rat testis. Toxicology，2002，171（2-3）：127-135.

19. Voss C，Zerban H，Bannasch P，et al. Lifelong exposure to di-（2-ethylhexyl）-phthalate induces tumors in liver and testes of Sprague – Dawley rats. Toxicology，2005，206（3）：359-371.

20. Nakamura D，Yanagiba Y，Duan Z，et al. Bisphenol A may cause testosterone reduction by adversely affecting both testis and pituitary systems similar to estradiol. Toxicol Lett，2010，194（1-2）：16-25.

21. Murono EP，Derk RC. The effects of the reported active metabolite of methoxychlor，2,2-bis（p-hydroxyphenyl）-1,1,1-trichloroethane，on testosterone formation by cultured Leydig cells from young adult rats. Reprod Toxicol，2004，19（1）：135-146.

22. Murono EP，Derk RC. The reported active metabolite of methoxychlor，2,2-

bis（p-hydroxyphenyl）-1，1，1-trichloroethane，inhibits testosterone formation by cultured Leydig cells from neonatal rats. Reprod Toxicol，2005，20（4）：503-513.

23. Aral F，Karacal F，Bab F. The effect of enrofloxacin on sperm quality in male mice. Res in Veter Sci，2008，84（1）：95-99.

24. Krishnamoorthy G，Murugesan P，Muthuvel R，et al. Effect of Aroclor 1254 on Sertoli cellular antioxidant system，androgen binding protein and lactate in adult rat in vitro. Toxicology，2005，212（2-3）：195-205.

25. Han QQ，Yu LB，Guo YQ，et al. Toxic effects of citrinin on the male reproductive system in mice. Exp Toxicol Pathol，2012，64（5）：465-469.

26. Zhang H，Cai C，Shi C，et al. Cadmium-induced oxidative stress and apoptosis in the testes of frog Rana limnocharis. Aquat Toxicol，2012，122-123：67-74.

27. Wang H，Huang P，Lie T，et al. Reproductive toxicity of acrylamide-treated male rats. Reprod Toxicol，2010，29（2）：225-230.

28. Son HY，Kim YB，Kang BH，et al. Effect of 2-bromopropane on spermatogenesis in the sprague-dawley rat. Reprod Toxicol，1999，13（3）：179-187.

29. Wu JJ，Wang KL，Wang SW，et al. Differential effects of nonylphenol on testosterone secretion in rat Leydig cells. Toxicology，2010，268（1-2）：1-7.

30. Genga J，Fanb J，Jiang HW，et al. Elevated serum soluble Fas ligand is a promising marker of testicular toxicity induced by epirubicin in rats. Toxicol Lett，2009，186（2）：96-103.

31. Liang JR，Zhu Hy，Li CZ，et al. Neonatal exposure to benzo [a] pyrene decreases the levels of serum testosterone and histone H3K14 acetylation of the StAR promoter in the testes of SD rats. Toxicology，2012，302（2-3）：285-291.

32. Allouchea L，Hamadouche M，Touabti A. Chronic effects of low lead levels on spermquality，gonadotropins and testosterone in albino rats. Exp Toxicol Pathol，2009，61（5）：503-510.

33. Aragón MA，Ayala ME，Fortoul TI，et al. Vanadium induced ultrastructural changes and apoptosis in male germ cells. Reprod Toxicol，2005，20（1）：127-134.

34. Mai H，El-Dakdoky，Mona A MH，et al. Reproductive toxicity of male mice

after exposure to nonylphenol. Bull of Environ Contam Toxicol, 2007, 79
(2): 188-191.

35. Boujbiha MA, Hamden K, Guermazi F, et al. Testicular toxicity in mercuric
chloride treated rats: Association with oxidative stress. Reprod Toxicol, 2009,
28 (1): 81-89.

36. Takahashi O, Oishi S. Testicular toxicity of dietarily or parenterally adminis-
tered bisphenol A in rats and mice. Food Chem Toxicol, 2003, 41 (7): 1035-
1044.

37. Reddy PS, Pushpalatha T, Reddy PS. Reduction of spermatogenesis and ste-
roidogenesis in mice after fentin and fenbutatin administration. Toxicol Lett,
2006, 166 (1): 53-59.

38. Ypsilantis P, Papaioannou N, Psalla D, et al. Effects of single dose adminis-
tration of ifosfamide on testes and semen characteristics in the rabbit. Reprod
Toxicol, 2003, 17 (2): 237-245.

39. Bian Q, Qian J, Xu L, et al. The toxic effects of 4-tert-octylphenol on the re-
productive system of male rats. Food Chem Toxicol, 2006, 44 (8):
1355-1361.

40. Ksheerasagar RL, Kaliwal BB. Temporal effects of mancozeb on testes, acces-
sory reproductive organs and biochemical constituents in albino mice. Environ
Toxicol Pharmacol, 2003, 15 (1): 9-17.

41. Sainath SB, Meena R, Kumar CHVS, et al. Embryonic exposure to octylphe-
nol induces changes in testosterone levels and disrupts reproductive efficiency
in rats at their adulthood. Food Chem Toxicol, 2011, 49 (4): 983-990.

42. Sharma S, Goyal RP, Chakravarty G, et al. Toxicity of tomato red, a popu-
lar food dye blend on male albino mice. Exp Toxicol Pathol, 2008, 60 (1):
51-57.

43. Yang S, Han X, Wei C, et al. The toxic effects of pentachlorophenol on rat
Sertoli cells in vitro. Environ Toxicol Pharmacol, 2005, 20 (1): 182-187.

44. Thakur SC, Thakur SS, Chaube SK, et al. Subchronic supplementation of
lithium carbonate induces reproductive system toxicity in male rat. Reprod
Toxicol, 2003, 17 (6): 683-690.

45. Rana T, Gupta S, Kumar D, et al. Toxic effects of pulp and paper-mill efflu-
ents on male reproductive organs and some systemic parameters in

rats. Environ Toxicol Pharmacol，2004，18（1）：1-7.

46. Wilson VS，Lambright CR，Furr J，et al. The herbicide linuron reduces testosterone production from the fetal rat testis during both in utero and in vitro exposures. Toxicol Lett，2009，186（2）：73-77.

47. Hana XD，Tu ZG，Gong Y，et al. The toxic effects of nonylphenol on the reproductive system of male rats. Reprod Toxicol，2004，19（2）：215-221.

48. Li Y，Sheng J，Sha JH，et al. The toxic effects of microcystin-LR on the reproductive system of male rats in vivo and in vitro. Reprod Toxicol，2008，26（3-4）：239-245.

49. Lv YJ，Liu ZJ，Tian YJ，et al. Effect on morphology，oxidative stress and energy metabolism enzymes in the testes of mice after a 13-week oral administration of melamine and cyanuric acid combination. Regul Toxicol Pharmacol，2013，65（2）：183-188.

50. 安丽，鲍清，靳翠红，等. 乙体氯氰菊酯对雄性大鼠睾丸的损伤作用. 卫生毒理学杂志，2003，17（3）：146-148.

51. 白晨，张茨，杜贤进，等. 邻苯二甲酸二丁酯致小鼠睾丸生殖细胞凋亡及超微结构观察. 海南医学院学报，2011，17（4）：438-440.

52. 白预弘. 功能化多壁碳纳米管对小鼠生殖毒性的研究. 济南：山东大学，2011.

53. 常德辉，马慧，杨银书，等. 多氯联苯对大鼠睾丸 bcl-2 及 TGFβ1 表达影响的研究. 中华男科学杂志，2005，11（2）：116-118.

54. 陈江. 美他多辛对大鼠的雄性生殖毒性及机制研究. 杭州：浙江大学，2004.

55. 陈陵，赵学成，邓琼，等. 纳米氧化铈急性染毒对雄性小鼠体重和脏器系数及血常规的影响. 环境与健康杂志，2010，27（10）：899-902.

56. 陈润涛，邓莹玉，陈晓燕，等. 多效唑原药 SD 大鼠两代繁殖毒性研究. 毒理学杂志，2008，22（3）：195-196.

57. 董正谋. 复方奥硝唑甲磺酸培氟沙星牙周缓释制剂对大鼠生殖毒性研究. 重庆：第三军医大学，2011.

58. 杜鹃，宋春梅，胡森，等. 硝酸镧对小鼠睾丸组织酶活性及铜、铁、锰、锌含量的影响. 中国现代医学杂志，2012，22（2）：43-46.

59. 韩丹，姜恩魁，等. 芹菜素对雄性大鼠睾丸间质细胞作用机制的研究. 锦州医学院学报，2005，26（1）：18-20.

60. 贺栋梁，李梓民，周艳，等. 汽车尾气的生殖毒性及对微量元素的影响. 实用预防医学，2005，15（2）：306-307.

61. 侯丽艳. 赖氨酸型动物促生长剂对雄性大鼠生殖系统的影响. 济南：山东大学，2008.

62. 胡伟军. 除草剂乙草胺对雄性小鼠生殖毒性的研究. 长春：吉林大学，2010.

63. 黄婷. 农达对雄性生殖细胞的毒性作用及其机制的初步研究. 长沙：中南大学，2010.

64. 江燕琼，王佳月，唐思贤，等. 镉对鹌鹑睾丸组织的毒性研究. 复旦学报（自然科学版），2007，46（6）：869-873.

65. 冷言冰，李蓉，艾国平，等. 贫铀长期摄入对大鼠某些性激素水平和睾丸的影响. 毒理学杂志，2008，22（4）：269-271.

66. 李春梅. 矮壮素对小鼠生殖毒性的研究. 杨凌：西北农林科技大学，2012.

67. 李海峰，李五福，魏学良，等. 高效氯氰菊酯对雄兔睾丸及精液的生殖毒性研究. 环境与职业医学，2006，23（3）：246-248.

68. 李洪志，李洁婷，张春雷，等. PFOS青春期暴露对成年期雄性大鼠的生殖毒性. 生态毒理学杂志，2012，7（4）：434-438.

69. 李煌元，闫平，夏品仓，等. 镉对大鼠睾丸生精功能与性激素含量影响. 中国公共卫生，2007，23（11）：1371-1373.

70. 邱志群. 邻苯二甲酸二丁酯和苯并（a）芘对大鼠睾丸支持细胞的联合毒性研究. 重庆：第三军医大学，2008.

71. 秦港. 公鸡慢性氟中毒生殖毒性研究. 重庆：西南大学，2006.

72. 孙巧平. 萘乙酸对睾丸细胞增殖与凋亡的影响研究. 青岛：青岛大学，2010.

73. 柯翔鸿. 邻苯二甲酸二（2-乙基己基）酯对小鼠的氧化损伤和生殖毒性分子机制的研究. 武汉：华中师范大学，2008.

74. 李卫华，市原学，王海兰，等. 1-溴丙烷引发雄性大鼠性腺基因表达谱的变化. 卫生研究. 2010，39（2）：191-196.

75. 姜春明. 甲基汞致雄性小鼠生殖细胞凋亡及其调控过程研究. 长春：吉林大学，2004.

76. 张斌. 氟诱导小鼠睾丸间质细胞凋亡及机制研究. 太原：山西医科大学，2011.

77. 王群. 双酚A诱导小鼠睾丸生殖细胞凋亡的分子机制. 合肥：安徽医科大学，2011.

78. 焦利飞. 有机磷农药毒死蜱低剂量重复染毒致雄性大鼠生殖毒性及其作用机制研究. 北京：军事医学科学院，2011.

79. 张蕴晖，曾郁，林玲，等．Fas/FasL 系统在邻苯二甲酸二丁酯睾丸毒性机制中的作用．复旦学报（医学版），2006，33（6）：749-752.

80. 陈言锋．稀土元素镧对雄性小鼠生殖毒性的实验研究．贵阳：贵州大学，2008.

81. 李成云．硫酸镍对大鼠睾丸细胞能量代谢的影响．兰州：兰州大学，2009.

82. 任绪义．睾丸镉毒性机理研究．上海：第二军医大学，2005.

83. 史晓丽．甲醛和苯联合染毒对雄性小鼠生殖毒性的研究．太原：山西医科大学，2007.

84. 肖琳．甲醛对雄性大鼠脑和睾丸组织毒性机制的体内研究及其对 Hela 细胞毒性机制的体外研究．武汉：华中师范大学，2010.

85. 董玲．微囊藻毒素-LR 对雄性小鼠肝、肾和睾丸细胞的毒作用研究．郑州：郑州大学，2008.

86. 韩宁．羟基脲对雄性小鼠生殖系统毒性作用的研究．太原：山西医科大学，2007.

87. 邹静，袁莉芸，袁慧．F-2 毒素致体外培养大鼠睾丸支持细胞 DNA 损伤．中国兽医学报，2007，27（5）：731-732，736.

88. 王皓．丙烯酰胺对雄性动物生殖及成体干细胞的毒理学研究．南京：南京农业大学，2010.

89. 常树丽．氯化汞对小鼠睾丸间质瘤细胞类固醇激素合成的影响及机制研究．郑州：郑州大学，2008.

90. 司纪亮．二月桂酸二丁基锡内分泌干扰作用及藻毒素进化关系研究．济南：山东大学，2007.

91. 吴丹，唐蓓，杨迪，等．BBP 对小鼠睾丸 IL-1β mRNA 和 TNF-α mRNA 表达的影响．环境科学学报，2009，29（5）：1063-1067.

92. 刘海东．六价铬对大鼠睾丸支持细胞 ABP、Tf 和 INH mRNA 转录及蛋白表达的影响．郑州：郑州大学，2011.

93. 孙钰铭．$MnCl_2$ 对大鼠睾丸支持细胞 ABP、Tf 和 INHB mRNA 转录及蛋白表达的影响．郑州：郑州大学，2011.

94. 李凯芳．微波辐射对小鼠睾丸组织结构及功能的影响研究．重庆：西南大学，2009.

95. 张超．邻苯二甲酸二（2-乙基）己酯（DEHP）致附睾生殖毒性及锌保护作用研究．重庆：重庆医科大学，2007.

96. 张升敏．环境雌激素对小鼠生殖系统雄激素受体影响的实验研究．汕头：汕头大学，2005.

97. 苏小霞. 氯化三丁基锡对 SD 大鼠生殖发育毒性及机制的研究. 重庆：重庆医科大学，2008.

98. 张杰. 持久性有机污染物比较毒性的体外研究. 上海：复旦大学，2010.

99. 王鲜忠，周玉兰，赵伯川，等. FSH 通过 cAMP、Ca^{2+} 调节仔猪睾丸支持细胞的增殖. 畜牧兽医学报，2010，4（10）：1240-1245.

100. 邹萍. 重金属锡对睾丸间质细胞的毒理作用分子机制研究. 广州：暨南大学，2011.

101. 赵恒，刘紫庭，王海燕. p19 在睾丸肿瘤中的表达. 中国男科学杂志，2008，22（5）：49-51.

102. Bartkova J，Thullberg M，Rajpert-De Meyts E，et al. Lack of p19INK4d in human testicular germ-cell tumours contrasts with high expression during normal spermatogenesis. Oncogene，2000，19（36）：4146-4150.

103. Biegel LB，Liu RC，Hurtt ME，et al. Effects of ammonium perfluorooctanoate on Leydig cell function：in vitro，in vivo，and ex vivo studies. Toxicol Appl Pharmacol，1995，134（1）：18-25.

104. Nassif PS，Simpson SQ，Izzo AA，et al. Epidermal growth factor and transforming growth factor-alpha in middle ear effusion. Otolaryngol Head Neck Surg，1998，119（6）：564-568.

105. 苏燕胜，陆向东，秦卫军，等. 转化生长因子 β_1 在睾丸肿瘤中的表达及临床意义. 现代泌尿外科杂志，2011，16（1）：42-44.

106. Huang X，Lee C. From TGF-β to Cancer Therapy. Curr Drug Targets，2003，4（3）：243-250.

107. Mirabello L，Kratz CP，Savage SA，et al. Promoter methylation of candidate genes associated with familial testicular cancer. Int J Mol Epidemiol Genet，2012，3（3）：213-227.

108. Chen BF，Gu S，Suen YK，et al. microRNA-199a-3p，DNMT3A，and aberrant DNA methylation in testicular cancer. Epigenetics，2014，9（1）：119-128.

109. Bouskine A，Nebout M，Mograbi B，et al. Estrogens promote human testicular germ cell cancer through a membrane-mediated activation of extracellular regulated kinase and protein kinase A. Endocrinology，2008，149（2）：565-573.

110. Bouskine A，Nebout M，Brücker-Davis F，et al. Low doses of bisphenol A promote human seminoma cell proliferation by activating PKA and PKG via a membrane G-protein-coupled estrogen receptor. Environ Health Perspect，2009，117（7）：1053-1058.

111. Franco R，Boscia F，Gigantino V，et al. GPR30 is overexpressed in post-puberal testicular germ cell tumors. Cancer Biol Ther，2011，11（6）：609-613.

112. Rago V，Romeo F，Giordano F，et al. Identification of the estrogen receptor GPER in neoplastic and non-neoplastic human testes. Reprod Biol Endocrinol，2011，9：135.

113. Etienne-Manneville S，Hall A. Rho GTPases in cell biology. Nature，2002，420（6916）：629-635.

114. Paduch M，Jeleń F，Otlewski J. Structure of small G proteins and their regulators. Acta Biochim Pol，2001，48（4）：829-850.

115. 王军，杨献光，侯成千，等. Rho 蛋白调控分子机理研究进展. 河南师范大学学报（自然科学版），2008，36（3）：101-104.

116. Kamai T，Arai K，Sumi S，et al. The rho/rho-kinase pathway is involved in the progression of testicular germ cell tumour. BJU Int，2002，89（4）：449-453.

117. Kamai T，Arai K，Tsujii T，et al. Overexpression of RhoA mRNA is associated with advanced stage in testicular germ cell tumour. BJU Int，2001，87（3）：227-231.

118. Durán I，García-Velasco A，Ballestín C，et al. Expression of EGFR，HER-2/neu and KIT in germ cell tumours. Clin Transl Oncol，2010，12（6）：443-449.

119. 王心如. 毒理学基础. 6 版. 北京：人民卫生出版社，2012.

120. 彭双清，郝卫东，伍一军. 毒理学替代法. 北京：军事医学科学出版社，2008.

121. 王争鸣，章燕程. 雄（男）性生殖毒性及障碍的检测与研究方法. 国外医学卫生学分册，1989，2：68-72.

122. 吴卫平，蒋学之，王簶兰. 男性职业生殖毒性研究方法. 职业医学，1993，20（135）：109-111.

123. 王笑笑，李斌，肖经纬. 男性生殖内分泌系统调节的研究进展. 毒理学杂志，2007，21（6）：501-504.

124. 王锋. 动物繁殖学. 北京：中国农业大学出版社，2012.

125. 楚新梅，李小鹰. 雄激素受体研究方法的进展. 军医进修学院学报，2005，26（6）：486-487.

126. Monsees TK，Franz M，Gebhardt S，et al. Sertoli cells as a target for reproductive hazards. Andrologia，2000，32（4-5）：239-246.

127. 张晶璇. 中药对雄性动物生殖毒性的体内外试验方法研究. 上海：上海医药工业研究院，2006.

128. 刘先利，刘彬. 环境内分泌干扰物研究进展. 上海环境科学，2003，22（1）：57-63.

129. 刘民，李竹. 流行病学研究方法在生殖健康研究中的应用. 中华流行病学杂志，2003，24（8）：737-739.

130. 龚楠，王心如. 生殖危害评价. 职业医学，1997，24（4）：43-45.

131. 栾荣生，李佳圆，吴德生，等. 我国生殖内分泌相关肿瘤与环境污染的生态学相关研究. 环境与健康杂志，2004，21（4）：204-206.

132. Hsu PC，Lai TJ，Guo NW，et al. Serum hormones in boys prenatally exposed to polychlorinated biphenyls and dibenzofurans. Toxic Environ Health，2005，68（17-18）：1447-1456.

133. Hardell L，Bavel BV，Lindstr MG，et al. Increased concentrations of polychlorinated biphenyls，hexachlorobenzene，and chlordanes in mothers of men with testicular cancer. Environ Health Perspe，2003，111（7）：930-934.

134. 邓家刚，李好文，杜玉开. 国外生殖健康流行病学研究进展. 中国社会医学杂志，2010，27（5）：269-271.

135. 顾祖维. 现代毒理学概论. 北京：化学工业出版社，2005.

136. 徐莉春. 促卵泡成熟激素与男性生殖功能评价. 国外医学计划生育分册，1998，17（4）：208-212.

137. 李江源，李小鹰，李明，等. 健康成年男子性激素水平调查. 中华老年心脑血管病杂志，2004，6（4）：232-234.

138. Garner M，Turner MC，Ghadirian P，et al. Testicular Cancer and Hormonally Active Agents. Toxic Environ Health，2008，11（3-4）：260-275.

139. Gill WB，Schumacher GF，Bibbo M，et al. Association of diethylstilbestrol exposure in utero with cryptorchidism，testicular hypoplasia and semen abnormalities. J Urol，1979，122（1）：36-39.

第七章

外源性有害因素对卵巢的危害

第一节　概述

卵巢是雌（女）性重要的生殖器官及性腺，具有产生卵子并排卵的功能，以及产生性激素的功能。在卵巢的周期性变化中，同时伴有多种激素的分泌，如雌激素（estrogen）、孕激素（progesterone）及少量雄激素（androgen）等。这些激素对机体代谢、生长、发育和生殖等具有极其重要的作用。

近年来，很多学者们从器官、细胞、分子及基因水平等多层次探讨了各种外源性有害因素对卵巢毒性及其可能毒性机制。常见的外源性有害因素包括：

（1）金属与类金属及其化合物：氯化镉、硝酸铅及醋酸铅、三氯化铬、硫酸镍及氯化镍、氯化汞、硫酸锰、硝酸铝、亚硝酸钠、氟化钠、氯化钴、碳酸锂、亚硒酸钠及三氧化二砷等。

（2）有机溶剂：二氧化硫及其衍生物、二羟基乙二肟、多氯联苯、2,2',4,4'-四溴联苯醚、邻苯二甲酸（2-乙基）己酯［di-（2-ethylhcxyl）phthalate，DEHP］、邻苯二甲酸（2-乙基）单己酯（mono-2-ethylhexyl phthalate，MEHP）、邻苯二甲酸二丁酯（dibu-tyl phthalate，DBP）、双酚 A（bisphenol-a，BPA）、4-乙酰基环乙烯-双环氧化物（4-vinylcyclohexene diepoxide，VCD）、甲醛、壬基酚、三聚氰胺、城市饮用水有机污染物、樟脑丸等。

（3）农药：敌百虫、毒死蜱、西维因、甲氧滴滴涕（methoxy-chlor，MXC）、三氯杀螨醇（dicofol，DCF）、氯氰菊酯、甲基对硫磷、炔咪菊酯、辛硫磷、灭多威、西玛津、乙酰甲胺磷、莠去津、特丁津等。

（4）药物：顺铂（cis-diaminedichloroplatinum，CDDP）、环磷

酰胺、雷公藤多苷、米非司酮、吗啡、麻醉药物（如氯胺酮）、亮丙瑞林、磷酰胺氮芥、去甲斑蝥酸钠、林蛙卵油、赛庚啶、乌头碱、金雀异黄素、莪术醇原药、番泻叶提取物、抗早 2 号方、氯丙嗪、硝普钠等。

（5）物理因素：如电磁辐射、超声波等。

（6）生物因素：如 T-2 毒素。

（7）其他：如烟草，饮食中含半乳糖、蓖麻油等，长期饮酒等。

外源性有害因素致卵巢毒性主要表现为：

（1）实验动物卵巢湿重及其脏器系数改变。

（2）组织病理学改变，如卵巢细胞形态学改变。

（3）雌性动物动情周期异常或女性月经周期异常、卵巢细胞凋亡发生。

（4）卵巢部分生化指标改变，如超氧化歧化酶（superoxide dismutase，SOD）、过氧化氢酶（catalase，CAT）、谷胱甘肽过氧化物酶（glutathione peroxidase，GSH-Px）、一氧化氮合酶（nitric oxide synthase，NOS）、丙二醛（malondialdehyde，MDA）及一氧化氮（nitrogen monoxidum，NO）等。

（5）部分基因/蛋白质水平改变，如 bcl-2 和 bax、fas、p53、半胱氨酸蛋白酶（caspase）家族（caspase-3、caspase-8、caspase-9、mch3）、细胞周期蛋白（cyclin B1）、类固醇激素合成急性调节蛋白（StAR）、P450 侧链裂解酶（P450scc）、3β-羟类固醇脱氢酶（3β-HSD）、17β-羟类固醇脱氢酶（17β-HSD）和细胞色素 P450 17α 羟化酶（CYP17α）、过氧化物酶体增殖物激活受体（peroxisome proliferators-activated receptor，PPAR）家族成员，包括 PPARα、PPARβ、PPARγ、雌激素合成酶（CYP19）基因等。

（6）干扰内分泌而引起血清激素水平改变，如雌二醇（estradiol，E_2）、黄体酮（progesterone，P）、睾酮（testosterone，T）、雄烯二酮（androstenedione，A）、黄体生成素（luteinizing hormone，LH）、卵泡刺激素（follicle stimulating hormone，FSH）。

毒性机制主要涉及氧化应激与亚硝化应激、细胞凋亡、细胞信号通路异常、内分泌干扰（包括干扰类固醇合成、模拟或拮抗雌激素及雄激素受体、结合部分调控细胞核受体）、遗传物质异常以及线粒体DNA损伤、致卵巢肿瘤发生机制（包括基因突变或癌基因异常、细胞因子参与、DNA甲基化、细胞信号通路异常）等。

第二节 卵巢的结构与功能

一、卵巢

卵巢是位于子宫底后外侧的一对卵圆形生殖器官，以韧带附着于腹腔内，与盆腔侧壁相连。左右各一，灰红色，质较韧硬，呈扁平的椭圆形，表面凸隆。到绝经期以后，卵巢可逐渐缩小到原体积的1/2。由于卵巢屡次排卵，卵泡破裂萎缩，由结缔组织代替，故其实质渐次变硬。

卵巢表面覆盖有一层单层扁平或立方上皮。上皮下方是由薄层致密结缔组织构成的白膜。卵巢内部结构可分为皮质和髓质。皮质较厚位于卵巢外周部分，由不同发育阶段的卵泡、黄体和退变的闭锁卵泡等组成。在卵泡之间的结缔组织富含有网状纤维和梭形基质细胞。髓质位于卵巢中央，由疏松结缔组织构成，与皮质部分无明显分界，内含有丰富的血管、淋巴管和神经。

卵泡（follicle）是卵巢的结构和功能单位，卵泡的形态学单位主要由卵母细胞（oocyte）、颗粒细胞（granulosa cells，GC）和卵泡膜三种细胞组成。雌性激素和生殖细胞的产生均在卵泡中完成。因而，卵巢内卵泡的数目、发育、成熟和闭锁是反映卵巢内分泌功能和雌性生殖能力的重要标志。卵巢的基本生殖单位是始基卵泡，也称原始卵泡（primordial follicle）。从卵泡发育开始，在下丘脑-垂体促性腺激素的作用下，每个性周期都有数十个卵泡同时发育，但通常只能有一个卵泡发育成熟并排出，其他卵泡则在发育的不同阶段先后萎缩闭锁，表现为一种选择性生理性的细胞死亡过程。因此卵泡闭锁是维持卵巢正常生理功能的重要过程。卵泡的闭锁有两类途径：一种起始于卵母细胞的凋亡，一种起始于卵巢颗粒细胞（ovarian granulosa cells）的凋亡。

二、卵巢卵泡的发育

在机体发育过程中，卵巢连续不断地进行着自我修复，而这个动态修复过程的正常运转则依赖于机体细胞凋亡的发生。卵泡是卵巢的结构和功能单位。原始卵泡生长发育极其缓慢，当其所处内外环境中各种调节因子浓度达到正常时，卵泡开始迅速生长发育，呈现"卵泡波"（foilicular wave）的特征。主要经历了原始卵泡的募集、腔前卵泡的发育、有腔卵泡的选择和生长、排卵或闭锁等一系列连续的过程。一般来说，哺乳动物的卵泡生长及分化过程分为：原始卵泡、初级卵泡、次级卵泡（窦前卵泡和窦卵泡）及排卵前卵泡4个阶段。小鼠出生后第2～3天原始卵泡池形成并开始初始募集，第5天出现初级卵泡，第7天出现次级卵泡，第14天形成窦前卵泡。

（一）原始卵泡

原始卵泡（primordial follicle）位于皮质浅部，体积小，数量多。原始卵泡在胚胎期即已形成，仅由基膜和单层扁平卵泡细胞（即颗粒细胞）包绕一个初级卵母细胞（primary oocyte）组成。初级卵母细胞较大呈圆形，核大而圆，染色质细疏，核仁大且明显，胞质嗜酸性。电镜下可见初级卵母细胞除还有一般细胞器外，在其核周处有层状排列的滑面内质网（即环层板），且内质网与核膜之间有连接，推测可能参与胞质和核之间的物质传递。卵巢颗粒细胞亦是卵泡内主要的功能细胞之一，通过间隙连接，以自分泌和旁分泌的方式，维持有利于卵母细胞生长和成熟的微环境，在卵母细胞的成熟过程中起重要的作用。在此阶段，原始卵泡中产生卵泡刺激素受体（follicle stimulating hormone receptor，FSHR）、雌二醇受体（estradiol receptor，ER）、睾酮受体（andrusol receptor，AR）、卵泡内膜和裂隙连接等五种变化。

（二）初级卵泡

在原始卵泡启动以后，初级卵母细胞周围的一层原始颗粒细胞的形态由扁平状转变成立方或柱状,即初级卵泡 (primary follicle)。此时,初级卵母细胞体积增大。在紧密排列的卵泡细胞间开始出现考尔-爱克斯诺小体 (Call-Exner body),且随着卵泡的生长而逐渐增多。随着初级卵泡的生长发育,卵泡由无血管的卵巢皮质进入富有血管的髓质部分,并由结缔组织、毛细血管网和分泌甾体激素的细胞共同形成卵泡内膜。这一时期卵泡内膜的形成,促使卵泡与血液循环建立起联系,因而将卵泡置于激素调控之中,这对于初级卵泡发育成次级卵泡有着重要的生理意义。初级卵泡发育的后期,颗粒细胞上出现了 FSHR 与 ER。在 FSH 和 E_2 的协同作用下,诱发颗粒细胞与内膜细胞上出现黄体生成素受体 (luteinizing hormone receptor,LHR),且数量随着卵泡的发育成熟而不断增加。

(三) 次级卵泡

随着卵泡的进一步发育,初级卵母细胞继续增大,颗粒细胞增多并由单层变成多层,在第二层颗粒细胞出现时,透明带开始形成,并伴有卵泡膜细胞的形成,此时的卵泡称为次级卵泡 (secondary follicle)。次级卵泡进一步发育成为三级。次级卵泡最显著的形态学变化是卵泡液生成,出现窦腔。当卵泡细胞增加至 6～12 层,细胞间出现一些不规则腔隙,并逐渐发生融合形成一个半月形的腔,称为卵泡腔 (follicullar antrum),腔内充满卵泡液。卵泡液是由卵泡分泌液和卵泡膜血管渗出液组成,除具有营养成分外,还富有卵泡分泌的类固醇激素和多种生物活性物质 (如芳香化酶,LHR、催乳素受体、前列腺素受体),对于卵泡的生长发育具有重要生理意义。

(四) 成熟卵泡

随着垂体促性腺激素大量分泌,次级卵泡进入成熟阶段。此阶段卵泡体积很大,直径可达 20mm,并向卵巢表面突出。成熟卵泡 (mature follicle) 的卵泡腔很大,颗粒层变薄,颗粒细胞增殖停止。初级卵母细胞又恢复成熟分裂,在排卵前 36～48 小时完成第一次减数分裂,形成一个次级卵母细胞 (secondary oocyte) 和一个很小的第一极体 (first polar body)。此时,卵泡芳香化酶活性进一步增强,雌激素分泌达高峰,对大脑神经-内分泌中枢产生正反馈效应,使促性腺激素释放增加，从而形成排卵前峰。后者的释放促使卵泡发生一系列结构变化，终致排卵。

三、黄体形成

黄体（corpus luteum）是排卵后由卵泡迅速转变成富有血管的腺体样结构。成熟卵泡排卵后，残留在卵巢内的卵泡壁塌陷，颗粒层向内形成皱襞，伴有卵泡膜内层毛细血管出血，愈合后，卵泡腔封闭，腔内充满浆液性液体及血液，同时基膜崩溃，结缔组织和毛细血管随之伸入颗粒层。在 LH 作用下，卵泡壁细胞体积增大，分化成富含毛细血管并具有内分泌功能的细胞团，因胞质内有黄色颗粒和脂滴，新鲜时呈黄色，故称为黄体。黄体由颗粒细胞和卵泡膜内层细胞分裂增生形成，其中颗粒细胞分化成粒黄体细胞，膜细胞分化呈膜黄体细胞。粒黄体细胞数量多且大，位于黄体中央呈多角形，染色较浅，主要分泌黄体酮；膜黄体细胞小且少，分布于黄体外周，表面不平坦，核和质都较粒黄体细胞染色深，主要分泌雌激素。

黄体存在时间的长短，与排出的卵是否完成受精有关。若卵细胞未受精，黄体细胞迅速变小和退化，最终萎缩而被结缔组织所取代，称为白体（corpus albicans）。如果卵细胞受精成功并开始妊娠，在胎盘分泌的人绒毛膜促性腺激素（human chorionic gonadotrophin，HCG）的作用下黄体继续增长，直径可达 4～5cm，此时称为妊娠黄体（corpus luteum of pregnancy）。妊娠黄体的粒黄体细胞可以分泌松弛素（relaxin），使妊娠子宫平滑肌松弛，维持妊娠。至妊娠 6 个月甚至更长时间后，妊娠黄体亦慢慢萎缩，退化为白体。

四、卵泡发育的激素调节

卵巢的周期性活动受下丘脑-垂体调控，而卵巢分泌激素使子宫内膜发生周期性变化，同时对下丘脑-垂体进行反馈调节。在卵泡发育的不同阶段，其影响及调控因素亦不同。原始卵泡发育成初级卵泡的过程是由卵巢自身调节，垂体促性腺激素和肾上腺皮质激素不发生作用。然而，次级卵泡后期至成熟卵泡发育与排卵阶段，则受垂体促性腺激素和卵巢激素调控。在窦腔形成和卵泡成熟排卵过程中，FSH 能够刺激颗粒细胞增殖，类固醇激素合成以及直接促进窦前卵泡及窦状卵泡的生长发育。在卵泡期晚期，FSH 诱导颗粒细胞生成 LHR，为排卵及黄素化做准备。

卵泡期开始时，血清雌激素与孕激素浓度均处于低水平，对垂体分泌 FSH 与 LH 有较弱的反馈抑制作用，因此血清 FSH 浓度逐渐升高，随之 LH 亦有所增加。排卵前一周，卵泡分泌雌激素明显增多，血清雌激素浓度迅速升高。同时，由于雌激素的增加和颗粒细胞所分泌的抑制素对垂体产生负反馈作用，而导致垂体 FSH 分泌减少。此时，血清 FSH 浓度暂时处于低水平，但雌激素浓度并未减少，反之继续增加，可能与雌激素加强内膜细胞分裂与生长，使 LHR 数量增加有关。后者促使雄激素合成增加，较多的雄激素扩散至颗粒细胞，促进了芳香化酶的作用，致使雄激素加速转化为雌激素。排卵前一天，血清雌激素浓度达至顶峰，诱使下丘脑促性腺激素释放激素（gonadotropin releasing hormone，GnRH）分泌增加，GnRH 经垂体门脉转运至腺垂体，促进垂体释放 LH 与 FSH，血清 LH 浓度明显增加，形成 LH 峰，从而促进卵母细胞成熟和卵泡破裂。

五、卵巢的内分泌功能

卵巢的内分泌功能主要是指卵巢可以分泌雌激素、孕激素、少量的雄激素、松弛素和抑制素，在卵泡液中还存在一种卵泡刺激素释放蛋白（FSH-releasing protein）。

(一) 雌激素及其生理功能

卵巢是分泌雌激素的主要器官。卵巢分泌的雌激素主要为雌二醇（E_2）、雌酮和雌三醇，尤以 E_2 最重要。卵巢内雌激素的合成主要是卵泡膜细胞和颗粒细胞在 FSH 和 LH 的共同作用下完成的（即双重细胞学说），LH 与卵泡膜细胞上的 LHR 结合后，通过 G 蛋白-AC-cAMP-蛋白激酶系统，使胆固醇形成睾酮（testosterone，T）和雄烯二酮（androstenedione），通过扩散方式转运至颗粒细胞内，成为合成雌激素的前体物质。FSH 与颗粒细胞上 FSHR 结合后激活芳香化酶，将 T 和雄烯二酮分别转化为 E_2 和雌酮，进入血液循环和卵泡液中。雌激素的浓度随着卵泡发育而不断升高，直至排卵前达到峰值，排卵期下降，黄体期再度升高，如此周而复始呈周期性分泌。血液中的雌激素在肝内灭活形成活性较小的雌酮和雌三醇，并与葡萄糖醛酸或硫酸结合，可随尿液排出体外。

雌激素可使阴道黏膜上皮细胞的糖原增加。糖原分解时，阴道内液成酸性（pH 4～5），利于阴道乳酸菌的生长，不利于其他细菌生长繁殖，故可增加局部抵抗力。雌激素还能刺激阴道上皮细胞分化，使上皮细胞增生和发生角质化的脱落。雌激素量越多，角化程度也愈高。随着雌激素浓度的变化阴道细胞亦相应发生变化。雌激素可以促进输卵管上皮增生，加强输卵管蠕动与分泌，以利于受精卵向子宫内运行。但过量的雌激素则产生相反的效应。在月经周期与妊娠期间，雌激素能促进子宫肌增厚，子宫内膜增殖，子宫颈腺体分泌大量清亮稀薄液体，其中的黏蛋白分子沿子宫颈纵形排列，以利于精子通过。雌激素具有刺激乳房发育、维持性欲的功能。雌激素对下丘脑-垂体具有反馈性调节作用。

（二）孕激素

孕激素在卵巢内主要在 LH 的作用下由黄体产生，主要为黄体酮（P）、20α-羟孕酮和 17α-羟孕酮，其中黄体酮的活性最强。体内的孕激素在肝中灭活，转变为孕二醇再与葡萄糖醛酸结合后由尿液排出或胆汁随粪便排出。

一般来说，孕激素往往是在雌激素作用的基础上发生作用的。雌激素主要促进子宫内膜上皮细胞的增殖，孕激素则抑制上皮细胞增殖，促使其分化为具有分泌功能的上皮，迎接胚胎着床。孕激素使子宫内膜进一步增生肥厚，糖原含量增加，内部腺体继续生长并分泌含糖原的黏液进入分泌期，以利于受精卵着床。黄体酮还可降低子宫肌的兴奋性和对缩宫素（催产素）的敏感性，抑制子宫收缩，抑制母体对胎体的排斥反应。孕激素与雌激素、生乳素协同作用促使乳腺腺泡进一步发育成熟，为妊娠后分泌乳汁做好准备。

(三) 雄激素、抑制素和松弛素

卵巢除了合成少量雄激素外，还能产生一些对卵巢功能产生抑制作用的调控激素。如卵巢颗粒细胞分泌抑制素，抑制卵母细胞的成熟。哺乳动物的卵巢还能分泌松弛素，有利于卵子受精和着床。在妊娠后期松弛素可松弛子宫颈和扩张产道，有利于分娩。

第三节　外源有害因素致卵巢损伤的毒性表现

一、对卵巢脏器湿重和脏器系数的影响

脏器系数是毒理实验中一个非特异性指标，卵巢脏器系数更是评价其功能的基本指标。脏器系数（又称为脏器相对重量）是指实验动物每100g体重某脏器（湿）所占的重量。正常情况下，实验动物各脏器与体重的比值相对恒定。动物染毒后，受损靶脏器重量可能发生改变，则脏器系数也相应改变。脏器系数增大，往往表示脏器充血、水肿或增生肥大等。减小则意味着脏器萎缩及其他退行性改变。此法简便易行，而且较为敏感。许多环境因素如外源化学物、农药、药物及物理因素等都可能对动物卵巢湿重及脏器系数造成影响。详见表 7-1。

表 7-1　外源有害因素对卵巢湿重和脏器系数的影响

外源有害因素类型	动物	染毒方式	染毒剂量（时间）	实验结果	文献
氯化镉	70日龄SD雌性大鼠	皮下注射	0.625、1.25、2.5mg/kg，每周5天（6周）	各剂量染毒组大鼠卵巢重量及脏器系数均未见显著改变。	夏丽苍等，2005
氯化汞	21日龄ICR雌性小鼠	腹腔注射	0.5、1.5mg/kg（3天）	各剂量染毒组卵巢脏器系数显著高于对照组，差异有统计学意义（$P<0.05$）。	沈维干等，2000
砷	成年Wistar雌性大鼠	经口灌胃	每只大鼠3ppm（30天）	染毒组大鼠卵巢脏器系数显著低于对照组，差异有统计学意义（$P<0.01$）。	S Mondal等，2013
亚硒酸钠	6周龄雌性昆明种小鼠	经口灌胃	0.135（1/80 LD_{50}）、0.54（1/20 LD_{50}）、2.16（1/5 LD_{50}）mg/kg（30天）	高剂量染毒组小鼠卵巢脏器系数显著低于对照组，差异有统计学意义（$P<0.05$）。	韩玉与侯振中，2012
二硫化碳	成年且动情周期正常的SD雌性大鼠	腹腔注射	0、400mg/kg（28天）	高剂量染毒组大鼠卵巢脏器系数显著高于对照组，差异有统计学意义（$P<0.05$）。	李煌元等，2001

续表

外源有害因素类型	动物	染毒方式	染毒剂量（时间）	实验结果	文献
2,2',4,4'-四溴联苯醚	出生后10天SD雌性子鼠	经口灌胃	1、5、10mg/kg，一次性。2月龄时处死子鼠取卵巢	中、高剂量染毒组子鼠卵巢脏器系数均高于对照组，差异有统计学意义（$P<0.05$）。	何平等，2010
邻苯二甲酸二（2-乙基己基）己酯（DEHP）	3周龄ICR雌性小鼠	经口灌胃	20、100、500mg/kg（10天）	中、高剂量染毒组卵巢重及脏器系数均显著低于对照组，差异有统计学意义（$P<0.05$）。	张玉敏等，2012
甲醛	8周龄昆明种雌性小鼠	动态吸入	1.0mg/m³，每天6小时（14天）	染毒组小鼠卵巢脏器系数显著低于对照组，差异有统计学意义（$P<0.05$）。	付正英等，2012
甲醛	成年ICR雌性小鼠	腹腔注射	2、20和50mg/kg（6天）	高剂量染毒组小鼠卵巢脏器系数显著低于对照组，差异有统计学意义（$P<0.05$）。	薛庆於等，2006
甲醛	8周龄SD雌性大鼠	腹腔注射	0.2、2.0和20.0mg/kg（14天）	中、高剂量染毒组大鼠卵巢脏器系数显著低于对照组，差异有统计学意义（$P<0.05$）。	彭国庆等，2010

续表

外源有害因素类型	动物	染毒方式	染毒剂量（时间）	实验结果	文献
室内主要挥发性污染物（主要成分为甲醛、二甲苯和氨）	6周龄昆明种雌性小鼠	吸入	甲醛浓度为0.6、6和60mg/m³，二甲苯浓度为0.4、4和40mg/m³，氨浓度为0.5、5和50mg/m³（28天）	小鼠卵巢重量及脏器系数均随甲醛、二甲苯及氨混合污染物染毒剂量的增加而显著降低。与对照组比较，差异有统计学意义（$P<0.05$）。	刘佳，2012
	昆明种孕小鼠		从孕7天开始每天2小时吸入室内主要挥发性污染物（同前）至孕14天结束	孕鼠卵巢重量及脏器系数亦随甲醛、二甲苯及氨混合污染物染毒剂量的增加而显著降低，差异有统计学意义（$P<0.05$）。	
邻苯二甲酸二丁酯（DBP）＋邻苯二甲酸二（2-乙基）己酯（DEHP）	成年SD雌性大鼠	经口灌胃	1.0g/kg DBP（$1/20\ LD_{50}$）和1.7g/kg DEHP（$1/20\ LD_{50}$）单独及联合染毒，每周5天（8周）	DBP、DEHP单独染毒组和联合染毒组大鼠卵巢重量及脏器系数显著低于对照组，差异有统计学意义（$P<0.05$或$P<0.01$）。阴性对照组及DBP和DEHP单独染毒组大鼠卵巢重量及脏器系数显著高于联合染毒组，差异有统计学意义（$P<0.05$或$P<0.01$）。	李玲等，2010

续表

外源有害因素类型	动物	染毒方式	染毒剂量（时间）	实验结果	文献
甲苯	60日龄SD雌性大鼠	经口灌胃	35、70、330mg/kg（相当于连续3小时吸入200、400和2000ppm甲苯）。染毒40~45天时，每天观察动情周期，选择处于动情期大鼠，称重并灌胃染毒，处死取卵巢	低剂量染毒组大鼠卵巢脏器系数与对照组比较，差异无统计学意义（$P>0.05$）。中、高剂量染毒组大鼠卵巢脏器系数显著低于对照组，差异有统计学意义（$P<0.05$）。	郑伊芳等，2009
樟脑丸	21日龄ICR雌性小鼠	直接接触小时（布袋）	0.025g/只、每天染毒8小时（3或5天）	两个染毒时间的染毒组小鼠卵巢脏器系数显著高于对照组，差异有统计学意义（$P<0.05$）。	季坚等，2001

续表

外源有害因素类型	动物	染毒方式	染毒剂量（时间）	实验结果	文献
三聚氰胺	体重80~90g SD雌性大鼠	经口灌胃	400、800和1600mg/kg（35天）	各剂量染毒组大鼠卵巢湿重显著低于对照组，差异均有统计学意义（$P<0.05$）；高剂量染毒组大鼠卵巢湿重较中、低剂量染毒组亦有所减轻，差异有统计学意义（$P<0.05$）。	关华与谭季，2012
壬基酚	当年生成年玫瑰无须鲃	半静止更换水方式染毒	0.17、0.34和0.68μmol/L，每24小时更换一次（21天）	染毒组玫瑰无须鲃卵巢脏器系数随着浓度增大而显著降低，差异有统计学意义（$P<0.05$），且呈剂量-效应关系。	肖勤等，2007
西维因+氯戊菊酯	成年SD雌性大鼠	经口灌胃	西维因11.2mg/kg、氯戊菊酯9.02mg/kg，单独及联合染毒（8周）	氯戊菊酯单独染毒组和联合染毒组卵巢脏器系数显著高于对照组，差异有统计学意义（$P<0.05$）。	李玲等，2012
甲基对硫磷+氯氰菊酯	3月龄Wistar雌性大鼠（孕）	经口灌胃	甲基对硫磷（浓度0.8、0.5265和8.0mg/kg）和氯氰菊酯（浓度0.023、0.0725和0.23mg/kg），（孕1~15天染毒）	中剂量染毒组所产10周龄雌性子鼠卵巢脏器系数显著高于其他组，差异有统计学意义（$P<0.05$）。而且卵巢脏器系数与混配农药剂量之间存在剂量-效应关系（$r_s=0.3144$，$P=0.0172$）。	刘毛毛等，2007

续表

外源有害因素类型	动物	染毒方式	染毒剂量（时间）	实验结果	文献
敌百虫	21日龄ICR雌性小鼠	腹腔注射	0.084、0.25g/kg（3天）	高剂量染毒组卵巢器官系数显著高于对照组，差异有统计学意义（$P<0.05$）。	吴一丁等，2002
敌百虫	成年昆明种雌性小鼠（孕）	经口灌胃	12.5、25、50mg/kg，孕第6天开始染毒（连续10天）	各剂量染毒组小鼠卵巢脏器系数均未见显著改变，与对照组比较，差异无统计学意义（$P<0.05$）。	戴斐等，2007；沈莉等，2008
敌百虫	成年ICR雌性小鼠（孕）	饮水方式	10、50mg/kg（孕前14天染毒，合笼后再染毒16天）	各剂量染毒组小鼠卵巢器官系数未见显著改变，与对照组比较，差异无统计学意义（$P>0.05$）。	丁瑜等，2009
毒死蜱	6周龄无生育史ICR雌性小鼠	经口灌胃	7.5、15、30mg/kg，每周6天（2周）	各剂量染毒组小鼠卵巢器官系数未见显著改变，与对照组比较，差异无统计学意义（$P>0.05$）。	阮素莉等，2012
甲氧滴滴涕	3月龄SD雌性大鼠	经口灌胃	16、32、64mg/kg（20或21天）	中、高剂量染毒组大鼠卵巢重量及脏器系数均显著低于对照组，差异有统计学意义（$P<0.05$）。	常飞等，2011；2009

续表

外源有害因素类型	动物	染毒方式	染毒剂量（时间）	实验结果	文献
快咪菊酯母液	性未成熟SD雌性大鼠	饲料喂养	441, 1543, 5400mg/kg（6个月）。据食物消耗量计算，实际摄入剂量为44.05, 136.05, 540.70mg/kg	高剂量染毒组大鼠卵巢脏器系数显著高于对照组，差异有统计学意义（$P<0.01$）。	黄振烈等，2006
三氯杀螨醇	成年雌性中华蟾蜍	腹腔注射	0.25, 0.50, 1.00 和 2.00mg/kg，每3天注射一次（30天）	各剂量染毒组蟾蜍卵巢脏器系数均明显高于对照组，差异有统计学意义（$P<0.01$），其中1.00mg/kg染毒组蟾蜍的卵巢脏器系数最大。	唐超智等，2009
辛硫磷	成年SD雌性大鼠	经口灌胃	5.88, 29.4 和 98.0mg/kg（30天）	各剂量染毒组大鼠卵巢脏器系数均低于对照组，差异均有统计学意义（$P<0.05$ 或 $P<0.01$）。	刘茹等，2004
表术醇原药	成年SD雌性大鼠	经口灌胃	97, 290, 580mg/kg（180天）	高剂量染毒组大鼠卵巢脏器系数显著低于对照组，差异有统计学意义（$P<0.05$）。	曾建红等，2008
雷公藤多苷	成年SD雌性大鼠	经口灌胃	12mg/kg（12周）	染毒组卵巢脏器系数显著低于对照组，差异有统计学意义（$P<0.05$）。	王瑞峰等，2008

续表

外源有害因素类型	动物	染毒方式	染毒剂量（时间）	实验结果	文献
雷公藤多苷片	7~8周龄昆明种雌性小鼠	经口灌胃	40mg/kg（成人量的30倍）（10周）。染毒期间观察动物情况变化情况，以确定染毒成功。染毒组动物分为两组，即恢复组每天灌服生理盐水，雷公藤组继续染毒。至恢复组小鼠动情期恢复较明显（恢复1组）或接近正常时（恢复2组）分批处死	雷公藤组与恢复1组小鼠卵巢脏器系数显著低于对照组，差异有统计学意义（$P<0.01$）；恢复2组卵巢脏器系数与对照组比较，差异无统计学意义（$P>0.05$）。	吴克明等，2008
雷公藤多苷片	12周龄SD雌性大鼠	经口灌胃	40mg/kg（10周）	染毒组大鼠卵巢脏器系数呈降低趋势，但与对照组比较，差异无统计学意义（$P>0.05$）。	付雨与郑君，2010
顺铂	成年Wistar雌性大鼠	腹腔注射	3、2.5和2mg/kg（7天）2.5mg/kg（5天）	各剂量染毒组大鼠卵巢脏器系数均显著低于对照组，差异有统计学意义（$P<0.05$）。	梁丹等，2012

续表

外源有害因素类型	动物	染毒方式	染毒剂量（时间）	实验结果	文献
顺铂＋亮丙瑞林	12周龄SD雌性大鼠	腹腔注射＋皮下注射	腹腔注射2mg/kg顺铂（连续10天）或单次皮下注射亮丙瑞林0.25mg/只或先单次皮下注射亮丙瑞林0.25mg/只，10天后再腹腔注射2mg/kg顺铂（连续10天）	染毒10天时，各剂量染毒组大鼠卵巢湿重显著低于对照组，差异有统计学意义（$P<0.05$）。且顺铂单独染毒组大鼠卵巢湿重最明显。染毒30天时，顺铂单独染毒组大鼠卵巢组重恢复缓慢；顺铂与亮丙瑞林联合染毒组及亮丙瑞林单独染毒组大鼠卵巢卵巢湿重有所回升。	韩萍等，2009
抗早2号方（制半夏、陈皮、茯苓、知母、黄柏、海藻、棱、昆布、麦芽等）	6周龄SD雌性大鼠	灌服	每100g体重给予0.5、1和2ml（生药浓度为1.25g/ml），每天2次（4周）	各剂量染毒组大鼠卵巢湿重均未发生显著变化，与对照组比较，差异无统计学意义（$P>0.05$）。	赵翠等，2006
D-半乳糖	8周龄昆明种雌性小鼠	皮下注射	120mg/kg（67天）	染毒组小鼠卵巢脏器系数显著低于对照组，差异有统计学意义（$P<0.05$）。	龚玉芳等，2012

续表

外源有害因素类型	动物	染毒方式	染毒剂量（时间）	实验结果	文献
被动吸烟	21日龄ICR雌性小鼠	被动吸入	8支/天（2、3、4、6、8天）	各剂量染毒组小鼠卵巢脏器系数显著高于对照组，差异有统计学意义（$P<0.05$）。	沈维干等，2000
香烟烟雾水溶液	21日龄ICR雌性小鼠	经口灌胃	每只小鼠0.4支/kg（2、3、4、6、8天）	各剂量染毒组小鼠卵巢明显充血，且卵巢脏器系数显著高于对照组，差异均有统计学意义（$P<0.01$）。	沈维干等，2000
负重游泳	3月龄SD雌性大鼠	负重游泳	每日负重5%游泳至接近力竭（即以负重大鼠游泳动作明显失调，不能再坚持或沉入水底超过3秒不能回水面为力竭），每日1次20分钟（21天）	负重组大鼠卵巢脏器系数显著低于对照组，差异有统计学意义（$P<0.01$）。	熊若虹等，2004
酒	21日龄昆明种雌性小鼠	自由饮用	啤酒（含体积分数2.8%的乙醇）或稀释白酒（含体积分数为5%的乙醇）作为唯一水源。5周后采用孕马血清促性腺激素处理，48小时后麻醉处死	孕马血清促性腺激素处理前啤酒组和白酒组小鼠卵巢湿重显著高于对照组，差异有统计学意义（$P<0.05$）。处理后白酒组小鼠卵巢湿重显著低于对照组和啤酒组，差异有统计学意义（$P<0.05$）。	王正朝等，2008

外源有害因素类型	动物	染毒方式	染毒剂量（时间）	实验结果	文献
光照	1 月龄和 3 月龄昆明种雌性小鼠	自然光照或避光饲养	避光饲养组用不透光黑布罩子罩住整个笼子，且在避光处饲养；自然光照组则接受自然光照（处理期 100 天）	1 月龄和 3 月龄避光饲养组小鼠卵巢湿重及脏器系数均低于同月龄自然光照组，差异有统计学意义（$P<0.05$）。	张振汉等，2007

二、致雌性动物卵巢组织形态学的改变

雌性动物生殖系统的大体病理学和组织病理学检查对其生殖能力的评价很重要，卵巢的正常结构与功能对于维持雌性动物的妊娠具有重要意义。近年来，很多研究发现金属及类金属、有机化合物、农药、药物、放射线等理化因素均可导致卵巢损伤，主要表现为卵巢组织结构不完整、闭锁卵泡数目增多、卵母细胞或卵泡变形、卵细胞萎缩、卵细胞膜裂解、卵膜和卵丘细胞脱离、卵泡内颗粒细胞排列紊乱等卵巢发育受阻现象。

（一）金属与类金属及其化合物

1. 整体动物实验 体重为 $158\pm7g$ 的 SD 雌性大鼠每周 5 天经腹腔注射氯化镉（剂量分别为 0.25、0.5、1.0mg/kg），6 周后光镜下观察到高、中剂量染毒组大鼠闭锁卵泡构成比均显著升高（张文昌等，1999 年；2002 年）。

喻凯与童夙明（1992 年；1992 年）选取体重为 $200\sim300g$ 的成年 Wistar 雌性大鼠，于妊娠第 7 天起经口灌胃给予 100 和 200mg/kg 硝酸铅连续 5 天。妊娠第 12 天剖腹检查并取孕鼠卵巢。观察发现，对照组卵巢表面有多个膨出的黄体、且结构良好，呈多边形，胞体较大，核圆形，细胞间有丰富的毛细血管及少量结缔组织。电镜观察，黄体细胞含有结构正常的各种细胞器，如胞质中有较多的线粒体及丰富的滑面内质网和层状排列的粗面内质网，脂滴散在分布，高尔基复合体结构良好。低剂量染毒组个别孕鼠黄体可见少量点状坏死等轻度病变，电镜下黄体细胞线粒体肿胀、嵴少，内质网呈轻度或中度扩张。高剂量染毒组卵巢显著充血呈暗紫色，且体积缩小。光镜下多见黄体局灶性坏死严重并有大片结缔组织增生。电镜下黄体细胞呈不可逆变性，粗面内质网高度扩张并伴脱颗粒，线粒体肿胀明显、嵴稀疏，基质内出现不规则形电子致密物质，核弯曲、染色质边聚，细胞缩小及坏死。

20 日龄昆明种雌性小鼠采用腹腔注射给予 10、20 和 40mg/kg 醋酸铅，染毒 2 天后肉眼观察发现卵巢萎缩、出血。镜下观察发现原始

卵泡、闭锁卵泡数目较多，而初级卵泡、次级卵泡和成熟卵泡数目明显减少，且呈剂量-效应关系。同时，卵巢组织结构不完整，卵巢皮质区变薄，有大量的颗粒细胞和纤维母细胞增生，形成巢状。中、高剂量染毒组出现部分卵泡破裂、出血，卵泡内颗粒细胞排列紊乱，缺少卵母细胞、部分卵泡变形（贺秀媛等，2010年）。

采用静水法生物测试对 2 龄性未成熟黄颡鱼进行氯化铅和氯化铜（其中 Pb^{2+}、Cu^{2+} 浓度各为 0、0.1、0.25 和 0.50mg/L）联合染毒30 天。在染毒第 10 天内即出现卵细胞受损，卵巢正常发育受阻。染毒 10～20 天时，部分卵细胞出现卵膜脱落和萎缩现象。染毒 20～30天时，卵细胞严重萎缩并相互黏结（唐建勋等，2012年）。

清洁级 3 周龄昆明种雌性小鼠饮用含有三氯化铬浓度为 0.24、0.48、0.72mmol/L 的水 30 天后，光镜下观察发现，中剂量染毒组卵母细胞分布松散，部分细胞核内质边缘化。高剂量染毒组凋亡卵母细胞数目增多，卵核内质浓缩，卵膜和卵丘细胞相脱离，卵细胞膜裂解，卵丘细胞大量凋亡并可见凋亡小体。电镜下，中剂量染毒组凋亡卵母细胞核膜局部内陷，核内质疏松。高剂量染毒组凋亡中期的卵母细胞核膜内陷甚至解体消失，染色质周缘化，线粒体空泡及体积显著增加，细胞膜与其他细胞脱离。高剂量染毒组凋亡后期的卵母细胞膜溶解，胞质溃散且呈空泡化，胞核萎缩（王亮亮等，2009年）。

8～9 周龄 Wistar 雌性大鼠通过喂饲法联合给予氟化钠（NaF）和三氧化二砷（As_2O_3），其中 NaF 浓度分别为 6、30、150mg/L，As_2O_3 浓度分别为 3、15、75mg/L。8 周后，雌性大鼠与雄性大鼠按2：1 比例合笼饲养。并且，在大鼠交配、怀孕和哺乳期间以相同剂量持续饲养。结果显示，高剂量氟、砷联合染毒组大鼠各级卵母细胞明显减少，不同阶段闭锁卵泡较多（张晨等，2000年）。

6 周龄昆明种雌性小鼠每天经口灌胃 0.135（1/80 LD$_{50}$）、0.54（1/20 LD$_{50}$）、2.16（1/5 LD$_{50}$）mg/kg 亚硒酸钠，连续 30 天。第 30天处死小鼠取卵巢。电镜下观察发现，对照组卵巢颗粒细胞内核膜完整，结构清晰，各细胞器完整，未见异常变化。低剂量染毒组颗粒细胞核膜间隙大，部分核仁凝聚成团及线粒体空泡变性。中剂量染毒组颗粒细胞变形，核膜溶解，线粒体数目减少，内质网肿胀，呈凋亡细胞的形态变化。高剂量染毒组颗粒细胞严重变形，核膜皱缩，线粒体肿胀且有空泡形成，凋亡细胞数目增多（韩玉与侯振中，2012年）。

体重100±5g 未经产成年雌性叙利亚金黄色仓鼠每天腹腔注射亚硝酸钠2、4和8mg/kg，连续5天。第6天后，处死仓鼠取卵巢。光镜下观察发现，中、高剂量染毒组卵巢毛细血管明显扩张充血，卵泡颗粒细胞排列紊乱，而低剂量染毒组和对照组卵巢形态结构正常。电镜下观察发现，对照组卵巢透明带以及颗粒细胞在透明带中的微绒毛正常，颗粒细胞线粒体、脂滴含量和滑面内质网均表现正常。中、低剂量染毒组卵巢变化情况与对照组比较无显著差异。高剂量染毒组卵巢可见透明带变窄以及颗粒细胞在透明带内的微绒毛减少，且颗粒细胞的线粒体、脂滴和滑面内质网减少（顾宪敏等，2008年）。

2. 体外实验　21日龄 ICR 雌性小鼠卵母细胞经3.0和6.0mg/L硝酸铅体外处理24小时后，观察到3.0mg/L硝酸铅体外处理可引起卵母细胞变形、高度颗粒化且不均匀。当硝酸铅剂量为6.0mg/L 时，卵母细胞透明带变形及卵周隙增大、卵母细胞高度收缩、颗粒致密且分布不均（季坚等，2000年）。

牛卵母细胞经0.8、1.6和2.4μg/ml 氯化镉体外处理22小时后，卵母细胞周围的颗粒细胞颜色发黑，有凝集现象。当用透明质酸酶消化时，随氯化镉浓度增加，颗粒细胞愈容易从卵母细胞上脱落（刘涛等，2011年）。

（二）有机化合物

体重为220～260g 的清洁级未孕 SD 雌性大鼠于发情后期皮下注射1.89mg/kg 二硫化碳。7天后，观察到卵巢处于发情间期，黄体数量较多，卵泡数量较少。卵巢组织切面上可见各级生长卵泡，但卵泡细胞核可发生异变或缺失。原始卵泡数量减少，闭锁卵泡的数量增加。黄体多为大黄体，部分细胞变性，出现空泡。卵巢间质中结缔组织成分较少，血管充血。妊娠中期组于孕第7天以相同剂量染毒，卵巢中可见各级生长卵泡，卵泡的结构受损，表现为细胞核异常，核仁消失，染色质浓缩，部分出现空泡，颗粒细胞侵入卵泡腔。原始卵泡数量减少，黄体细胞出现大量空泡，分泌颗粒减少，但未见细胞核发生变化。卵巢间质中的静脉血管也出现充血。妊娠末期组于孕第 14 天以同样的剂量开始染毒，黄体组织大面积溶解，细胞核消失，黄体组织表面可见大量褐色屑状、粒状物质的沉积，部分黄体组织已退化形成白体。卵巢间质血管充血现象明显（汤国梅和翁恩琪，1999 年）。

体重为 100～200g 的 SD 雌性大鼠采用含二羟基乙二肟（剂量分别为 81、157、808mg/kg）的饲料喂养 90 天后，处死大鼠并取卵巢。光镜下观察发现，卵巢黄体细胞胞质内线粒体肿大、嵴减少，基质空泡变，内有包含物。部分包含物内有晶体结构，线粒体出现髓鞘样结构（刘卫东等，1998 年）。

4 周龄 SD 雌性大鼠隔日经口灌胃 100、200 和 400mg/kg 双酚 A，180 天后取大鼠卵巢组织。光镜下观察发现，对照组大鼠可见卵巢上皮细胞与卵泡细胞，细胞排列分布均匀、形态规则。各剂量染毒组大鼠卵泡细胞颗粒层排列间隙明显。进一步采用免疫组化方法检测雌激素受体（ER）和 p53 在大鼠卵巢中分布及表达，结果表明，染毒组大鼠卵巢细胞中 ER 和 p53 表达较对照组增强，差异有统计学意义（$P < 0.05$），且呈剂量-效应关系（谭艳芳等，2011 年）。

李玲等（2010 年）选择体重为 180～220g 的清洁级成年 SD 雌性大鼠每周 5 天经口灌胃 1.0g/kg DBP（1/20 LD_{50}）和 1.7g/kg DEHP（1/20LD_{50}）单独及联合染毒，连续 8 周。对照组大鼠卵巢组织中可见各级卵泡，尤以次级卵泡和成熟卵泡较多，颗粒细胞结构完整呈圆形或椭圆形，细胞核大小均一，胞膜、核膜完整。DBP 和 DEHP 单独染毒组可见黄体及许多初级、次级卵泡，成熟卵泡较为少见。DBP 和 DEHP 联合染毒组闭锁卵泡数量增多，次级卵泡和成熟卵泡均少见。

体重为 200±20g 的成年性周期规律清洁级 Wistar 雌性大鼠连续 14 天腹腔注射 0.5、1.0g/kg 二氧化硫衍生物（亚硫酸钠/亚硫酸氢钠，3∶1）后，低剂量染毒组生长卵泡数目较少，未见较大直径卵泡。高剂量染毒组卵巢皮质下可见始基卵泡和初级卵泡，闭锁卵泡数量增多（薄芳芳等，2012 年）。

3 周龄 SPF 级初断乳 SD 雌性大鼠每天经口灌胃 50、150、500mg/kg DEHP，连续 28 天。停止染毒 24 小时后阴道涂片，确认大鼠处于发情间期后处死大鼠。光镜下观察发现，对照组卵巢皮质中各级卵泡发育正常，中、高剂量染毒组大鼠闭锁卵泡较对照组明显增多、黄体数目明显减少，差异有统计学意义（$P < 0.05$），但各级卵泡结构未见明显异常（马明月等，2011 年）。

6 周龄昆明种雌性小鼠每天 2 小时静式吸入含甲醛（0.6、6、60mg/m^3）、二甲苯（0.4、4、40mg/m^3）和氨（0.5、5、50mg/m^3）混合挥发性污染物，连续 28 天。电镜下观察发现，对照组卵泡细胞正常，未出现核固缩和细胞凋亡现象，且卵母细胞中线粒体丰富。然而，甲醛、二甲苯、氨的混合挥发性污染物染毒可导致雌性小鼠卵泡细胞核固缩和线粒体肿胀，剂量较大时甚至导致卵泡细胞发生凋亡。采用同样剂量的混合挥发性污染物从孕第 7～14 天对小鼠染毒，电镜下观察卵巢超微结构变化。结果发现，对照组孕小鼠卵母细胞正常，可见原始卵泡和发育中的卵泡，细胞器丰富且正常。各剂量染毒组孕小鼠卵巢皮质中卵母细胞明显减少，成熟的卵母细胞极少，卵泡细胞核固缩和凋亡发生。高剂量染毒组甚至出现坏死、卵母细胞线粒体肿胀并减少，且病变程度随染毒剂量的增加而严重（刘佳，2012 年）。

8 周龄清洁级成年 SD 雌性大鼠每天经腹腔注射 0.2、2.0 和 20.0mg/kg 甲醛，连续 14 天。染毒过程中，每天对大鼠行阴道脱落细胞学涂片，显微镜下观察阴道脱落细胞形态变化，染毒前、染毒后至第 6 天各组大鼠均有相对稳定的周期性细胞形态改变。染毒至第 10 天时，高剂量染毒组大部分大鼠阴道涂片显示白细胞、黏液增多及细胞形态杂乱，而对照组仍保持稳定的阴道脱落细胞形态改变。光镜下观察，低剂量染毒组和对照组卵巢体积正常，卵巢皮质各级卵泡基本正常。中剂量染毒组大鼠卵巢皮质轻度萎缩、体积缩小，但各级卵泡未见明显改变，仅见黄体细胞轻微增大变空。高剂量染毒组卵巢部分区域可见纤维组织增生，间质小血管扩张充血，严重者卵巢皮质变薄、结构紊乱，卵母细胞明显减少，成熟卵泡极少或消失，黄体细胞明显增大变空。电镜下观察，卵母细胞超微结构发现对照组和低剂量染毒组卵母细胞核膜清晰，核呈椭圆，核仁明显，胞质内有丰富的线粒体和内质网，且结构清晰。中剂量染毒组亦可见细胞核轮廓，但核膜模糊、不规则，胞质内线粒体肿胀，整个核质及胞质内的结构基本清晰，有少许细胞崩解液化，残存一些杂乱无章的细胞碎片。高剂量染毒组卵母细胞界线欠清晰，胞质内粗面内质网及线粒体数量明显减少，线粒体嵴模糊，高尔基复合体结构不明显，胞质内出现较多的脂滴样结构，大部分细胞核核膜皱缩呈花边状，核内染色质边集，核仁变小或消失，细胞呈早期凋亡改变。在大鼠卵巢组织内，阳性凋亡细胞核呈深棕色，以高剂量染毒组卵巢中裸露的卵母细胞和原始卵泡的卵母细胞为主，且染色较强，低剂量染毒组阳性少见，卵细胞周围的颗粒细胞和间质细胞部分阳性，染色较弱。电镜下观察，发现对照组和低剂量染毒组颗粒细胞核膜清晰、核仁明显，胞质中含丰富的粗面内质网及核糖体，高尔基复合体发育良好。中剂量染毒组亦可见细胞核轮廓，但核膜模糊、不规则，胞质内线粒体轻度肿胀。高剂量染毒组颗粒细胞界线欠清楚，核膜轻度皱缩，大多数细胞核呈扁平条索状，胞质内粗面内质网及核糖体数量较对照组明显减少，胞质内出现大小不一的脂滴样结构，部分内质网扩张，高尔基复合体结构不明显，细胞呈早期凋亡改变。低剂量染毒组大鼠卵巢组织内阳性凋亡细胞数目少，部分颗粒细胞和间质细胞呈弱阳性。中、高剂量染毒组阳性凋亡细胞数目多，以卵巢中裸露的卵母细胞和原始卵泡的卵母细胞为主且呈强阳性，部分黄体细胞呈较强的阳性染色，卵泡周围的间质细胞可见少量阳性染色（彭国庆，2010 年；2010 年）。

　　7 周龄清洁级昆明种雌性小鼠经腹腔注射 1.25、2.50 和 5.00mg/kg 甲醛，连续 5 天。光镜下观察，发现对照组和低剂量染毒组卵巢皮质各级卵泡正常。中、高剂量染毒组小鼠卵巢体积缩小、萎缩，原始卵泡、初级卵泡和次级卵泡均无明显改变，黄体细胞增大变空。间质小血管扩张充血，且部分纤维组织增生，尤以高剂量染毒组显著。电镜下观察，发现对照组及低剂量染毒组卵母细胞核膜及核仁清晰，核质稀薄，胞质内线粒体丰富、线粒体膜与嵴清晰可辨，粗面内质网及溶酶体等细胞器结构正常。中剂量染毒组仍可见卵母细胞核轮廓、核膜模糊且不规则，胞质中有少量线粒体并空泡变，整个核质及胞质内结构不清晰，细胞部分崩解，残存一些杂乱无章的细胞碎片。高剂量染毒组卵母细胞崩解液化，周边的卵丘细胞内线粒体肿胀、空泡变（程度略轻于卵母细胞），粗面内质网正常、丰富，间质内可见小静脉扩张，血管内皮细胞轻度空泡变（王伟等，2002 年）。

赵冬梅等（2010 年）给体重为 26.13±2.82g 的昆明种雌性小鼠每天腹腔注射 0.3、1.2 和 4.8mg/kg 甲醛，连续 7 天。光镜下观察，对照组与低剂量染毒组小鼠卵巢皮质各级卵泡正常；但中、高剂量染毒组小鼠卵巢体积缩小、萎缩，原始卵泡、初级卵泡和次级卵泡无明显改变，黄体细胞增大变空，间质小血管扩张充血，部分纤维组织增生。

另有研究对体重为 80～90g 的清洁级 SD 雌性大鼠每天经口灌胃 400、800 和 1600mg/kg 三聚氰胺连续 35 天。染毒结束后 24 小时处死大鼠，摘取卵巢。结果各剂量染毒组大鼠卵巢的总卵泡数、成熟卵泡数、初级卵泡数和生长卵泡数均显著低于对照组，差异有统计学意义（$P<0.05$）。其中，低、中剂量染毒组各级卵泡数均减少，中剂量染毒组卵巢组织伴间质及颗粒细胞崩解坏死，高剂量染毒组卵巢中生长卵泡、成熟卵泡数均明显减少（关华与谭季，2012 年）。

当年生性成熟玫瑰无须鲃饲养在 10 L 体积的玻璃缸中，其中实验溶液体积为 4 L，壬基酚浓度分别为 0.17、0.34 和 0.68μmol/L，采用半静止换水方式进行染毒，时间为 21 天，每天喂食一次，喂食量约为鱼体重的 0.5%。在整个染毒过程中，实验用水为曝气 3 天以上的自来水，每天更换约 1/5 体积的水，水体 pH 6.8～7.1。其余光照、温度等环境条件各组均相同，且每 24 小时更换实验溶液 1 次，以保持壬基酚浓度以及溶解氧在整个实验过程中一致。21 天后取卵巢，光镜下观察，发现对照组玫瑰无须鲃卵巢内有不同发育阶段的卵细胞，主要由卵原细胞、初级卵泡、次级卵泡以及成熟卵泡组成。各剂量染毒组玫瑰无须鲃卵巢内卵泡发育迟缓，卵泡闭锁明显增多，这种趋势随着染毒剂量增大而逐渐加大，高剂量染毒组很少观察到发育成熟的卵泡（肖勤等，2007年）。

60日龄清洁级SD雌性大鼠每天经口灌胃35、70、330mg/kg甲苯（相当于连续3小时吸入200、400和2000ppm甲苯），在染毒40~45天时，每天上午观察大鼠动情周期，选择处于动情期大鼠，称重并灌胃染毒，于下午1时处死动物取卵巢。结果各剂量染毒组原始卵泡数目与对照组比较，差异无统计学意义（$P < 0.05$）。中、高剂量染毒组生长卵泡数较对照组降低，闭锁卵泡数较对照组增加，差异有统计学意义（$P < 0.05$）。高剂量染毒组成熟卵泡较对照组增加，差异有统计学意义（$P < 0.05$）。各剂量染毒组卵泡形态学未见明显改变，个别高剂量染毒组可见较多成熟卵泡位于卵巢表面。中、高剂量染毒组黄体数目较对照组降低，差异有统计学意义（$P < 0.05$ 或 $P < 0.01$），且随着染毒剂量的增加黄体体积减小，黄体细胞空泡样变加重，卵巢间质充血明显。此外，还观察到卵巢中凋亡阳性细胞核呈棕黄色或黄褐色，阳性细胞主要出现在闭锁卵泡中。其中中、高剂量染毒组卵巢颗粒细胞凋亡率（分别为26.6%和35.3%）显著高于对照组（10.9%），差异有统计学意义（$P < 0.001$）。低剂量染毒组颗粒细胞凋亡率为12.4%略高于对照组，但差异无统计学意义（$P > 0.05$）（郑伊芳等，2009年）。

21日龄ICR雌性小鼠置于同一布袋（20cm×16cm）染毒（布袋铺在笼内），染毒剂量平均为每只小鼠0.025g樟脑丸，每天染毒8小时，连续3或5天，使小鼠皮毛直接与染毒布袋接触，每天更换染毒布袋。结果发现各剂量染毒组小鼠卵巢组织周围有一层血肿，且充血明显（季坚等，2001年）。

（三）农药

1. 整体动物实验 21日龄雌性ICR小鼠腹腔注射0.084、0.25g/kg敌百虫3天后，经超排卵处理取出卵子进行体外培养0、24、48小时，观察发现高剂量染毒组卵巢明显充血，且有血囊肿（吴一丁等，2002年）。

10~14周龄昆明种雌性小鼠从孕第6天开始经口灌胃12.5、25、

50mg/kg敌百虫连续10天，各剂量染毒组卵巢平均黄体数和着床率均未见显著改变（戴斐等，2007年；沈莉等，2008年）。

研究显示，6周龄无生育史清洁级ICR雌性小鼠每周6天经口灌胃7.5、15、30mg/kg毒死蜱连续2周后，中、高剂量染毒组原始卵泡和高剂量染毒组闭锁卵泡数目增加。相反，中、高剂量染毒组生长卵泡和高剂量染毒组成熟卵泡数目降低。且随着染毒剂量升高，原始卵泡构成比呈上升趋势，成熟卵泡构成比呈下降趋势，生长卵泡构成比呈先上升后下降的趋势，而闭锁卵泡构成比呈先下降后上升趋势（阮秦莉等，2012年）。

采用剂量为9.02mg/kg的氰戊菊酯每天经口灌胃体重为180～220g的成年清洁级SD雌性大鼠，染毒8周后，卵巢中少见成熟卵泡，仅可见黄体及许多初级卵泡、次级卵泡。在同一研究中，作者采用剂量为11.2mg/kg的西维因和剂量为9.02mg/kg的氰戊菊酯每天联合经口灌胃8周后，卵巢组织中仅可见初级卵泡、增多的闭锁卵泡和黄体，而次级卵泡和成熟卵泡均较为少见（李玲等，2012年）。

王博等（2008年）对39日龄昆明种雌性小鼠每日腹腔注射16、32和64mg/kg甲氧滴滴涕，连续21天。电镜下观察，发现对照组颗粒细胞排列整齐，大小均匀，细胞表面可见微绒毛，胞质线粒体等细胞器结构清晰，核膜光滑、核仁清晰可见。32mg/kg以上染毒组颗粒细胞排列松散，体积缩小，胞质内线粒体结构致密，嵴减少甚至消失，并可见凋亡小体及染色质边集呈典型凋亡形态学改变。

唐超智等（2009年）对雌性中华蟾蜍每3天腹腔注射1次，剂量分别为0.25、0.50、1.00和2.00mg/kg三氯杀螨醇，连续30天。于第31天处死蟾蜍取卵巢，HE染色光镜下观察。结果显示，对照组中华蟾蜍Ⅰ期卵泡数量最多，卵母细胞核仁多位于核膜下方，卵泡细胞呈矮立方形。Ⅱ期卵泡数量次之，Ⅲ期卵泡较少。所有卵泡均呈近椭圆形、边缘平滑。0.25和0.50mg/kg染毒组多数卵泡处于Ⅰ期，卵母细胞核仁较小且遍布核内。卵泡细胞亦为矮立方形。少数卵泡处于Ⅱ期，未见Ⅲ期卵泡。部分卵泡边缘出现缺刻。1.00mg/kg染毒组多数卵泡处于Ⅱ期，卵泡细胞呈扁平状或矮立方形。少数卵泡处于Ⅰ期，未见Ⅲ期卵泡。大部分卵泡边缘有较多缺刻。2.00mg/kg染毒组绝大部分卵泡处于Ⅰ期，卵泡细胞不清晰。少数卵泡处于Ⅱ期，未见Ⅲ期卵泡，大部分卵泡边缘有严重缺刻。

苗春云等（2011年）将发育到第30期的蝌蚪（中华大蟾蜍）进行西玛津染毒实验，剂量分别为0.1、1.0、10.0、100.0μg/L。每个剂量组随机挑选75只蝌蚪，各设3个25cm×20cm×20cm的平行缸，每缸25只，盛放10L实验用水。每3天换实验用水1次。染毒69天时，各剂量组解剖10只并取卵巢。HE染色后光镜下观察，对照组蝌蚪卵巢包含大量卵黄卵和较少早期卵，并包含由上皮细胞环绕的髓质空腔。在同一生长发育阶段下，西玛津各剂量染毒组蝌蚪卵巢中卵细胞溶解坏死，并形成大面积腔隙。同时，西玛津染毒组部分蝌蚪还出现性腺明显发育迟缓，以致无法辨认性别。

刘秀芳等（2008年）选择体重为180～220g的成年清洁级SD雌性大鼠每天经口灌胃47.25、23.63和11.81mg/kg乙酰甲胺磷，连续30天。末次染毒24小时后，处死大鼠取卵巢。光镜下观察，对照组大鼠卵巢组织未见异常，上皮下可见不同发育阶段的卵泡。低、中剂量染毒组卵巢可见各级卵泡及黄体，高剂量染毒组卵巢可见大量始基卵泡和初级卵泡，少见次级卵泡和成熟卵泡，且闭锁卵泡增多。

张晗等（2010年）选取体长为3.67±0.30cm、体重为1.58±0.08g的成熟雌性日本沼虾进行莠去津染毒。莠去津浓度分别为25.0、32.0、42.3、54.9、71.4和91.5mg/L，实验在35.5cm×15.5cm×15.0cm的玻璃缸中进行，每缸随机放10尾虾，水量为6L。实验期间不投饵，保持连续微充气。实验过程中每24小时观察并记录虾的中毒症状，去除死亡个体，实验96小时。光镜下观察，发现空白与溶剂对照组雌虾卵巢结构正常，卵母细胞排列紧密，胞体较大呈卵圆形，胞核较大，清晰可见。随莠去津浓度增加，卵巢组织结构出现不同程度异常。当莠去津浓度为32.0mg/L时，卵母细胞排列不规则且出现间隙，胞体略有膨胀并轻微变形。当莠去津浓度为54.9mg/L时，卵母细胞间隙增大，胞体膨胀加剧，细胞变形。莠去津浓度为71.4mg/L时，卵巢结构明显异常，卵母细胞排列混乱，胞体严重变形。实验结束时，91.5mg/L 浓度组已无存活个体，故无法观察卵巢组织结构。

2. 体外实验 王宝平等（2008 年）选取体重为 18～22g 的未性成熟昆明种雌性小鼠，提取卵巢颗粒细胞后，采用终浓度为 5μg/ml 的甲氧滴滴涕（MXC）体外处理 36 小时。电镜下观察，发现对照组颗粒细胞呈椭圆形，可见正常的细胞核及核仁，常染色体和异染色质均匀分布于核中，胞质内可见长圆形线粒体，线粒体内有许多嵴，可见大量滑面内质网及少量溶酶体，粗面内质网。而 MXC 处理组颗粒细胞核膜皱缩，核型不整，染色质浓缩、边集化，线粒体肿胀呈絮状变，线粒体嵴断裂、模糊、紊乱，空泡化，滑面内质网减少，类脂呈板层状。

程杏安等（2010 年）对草地贪夜蛾（spodoptera frugperda）Sf9 细胞系采用 1.5μg/ml 印楝素 A 体外处理，并在 0、6、12、24、30、36、48 和 60 小时用倒置显微镜定点观察，拍片记录细胞形态变化。结果发现对照组 Sf9 细胞处于旺盛的增殖状态，其外部形态饱满呈圆形，核区可见。在 0 和 6 小时印楝素 A 处理组 Sf9 细胞形态上仍处于增殖状态，无明显变化。处理 12 小时，贴壁细胞未见明显减少，少数细胞出现颗粒状的凋亡小体。处理 24 和 30 小时，细胞增殖明显受抑制，大量细胞周围出现聚集型凋亡小体，部分细胞完全解体形成颗粒状凋亡小体，甚至出现漂浮的死亡细胞或细胞团，且随处理时间的延长贴壁细胞逐渐减少，凋亡和漂浮死亡细胞逐渐增多。处理 36 和 48 小时，贴壁细胞和细胞总数明显减少，大量细胞逐渐解体形成凋亡小体并分散分布于整个培养皿，部分凋亡小体因被周围活细胞吞噬而减少。处理 60 小时，可见少数贴壁细胞，多数细胞已解体成凋亡小体且被活细胞吞噬或形成漂浮的死亡细胞。随后，作者在印楝素 A 体外处理 Sf9 细胞 24 小时，电镜下观察其超微结构。结果对照组细胞溶酶体呈圆形或椭圆形，大小不一，数量少且多以残体出现，内含致密颗粒或网状、指纹状的膜性结构。线粒体紧密多呈囊状和管状，嵴丰富且清晰。内质网丰富，以膨大的囊泡状为主。细胞核饱满呈圆形、异染色质分布均匀，核膜结构均匀、清晰，周围有大量内质网环绕，还有丰富的小囊泡（即内质网、高尔基复合体等膜性细胞器形成的运输小泡）。印楝素 A 对 Sf9 细胞 24 小时处理组细胞内出现大量溶酶体，包括初级溶酶体、次级溶酶体及残体等多种形式。线粒体嵴模糊。内质网多呈线管状。细胞核出现分叶现象及染色质丢失，有的细胞核皱缩，核膜部分区段出现膨胀。

（四）药物

1. **整体动物实验** 体重 190～250g 的成年 SD 雌性大鼠经口灌胃 12mg/kg 雷公藤多苷连续 12 周，光镜下观察，初级卵泡、次级卵泡及成熟卵泡相对减少，部分黄体萎缩退化（王瑞峰等，2008 年）。

12 周龄清洁级 SD 雌性大鼠每天经口灌胃 40mg/kg 雷公藤多苷片，连续 10 周。光镜下观察，对照组大鼠卵巢体积大，可见各级卵泡，颗粒细胞层次多，卵泡液含量多，黄体体积大且细胞丰富。雷公藤染毒组卵巢体积萎缩，可见生长卵泡、成熟卵泡及黄体，但卵泡数目较少且小（部分被纤维组织所代替），黄体数目同样较少且偏小，颗粒细胞层次较少。经计算，雷公藤染毒组大鼠卵泡总数、生长卵泡数、黄体数均较对照组明显减少，差异有统计学意义（$P<0.05$）（付雨与郑君，2010 年）。

张艳等（2012 年）将体重 230～300g 的成年 SD 雌性大鼠正常饲养两周后，每天胃饲 0.6mg/100mg 的雷公藤多苷片 9 天。HE 染色结果显示，雷公藤染毒组大鼠卵巢萎缩，卵泡数目减少，闭锁卵泡增多，间质增生明显并出现纤维化。

对 12 周龄清洁级 Wistar 雌性大鼠腹腔注射 2mg/kg 顺铂连续 10 天，结果显示，原始卵泡、生长卵泡、成熟卵泡数量均明显减少，并伴有间质及颗粒细胞崩解坏死，玻璃样变和纤维化（郭红宇等，2005 年）。

对体重 200～225g 的成年 Wistar 雌性大鼠经连续 7 天腹腔注射 3、2.5、2mg/kg 顺铂或连续 5 天腹腔注射 2.5mg/kg 顺铂，取卵巢组织、HE 染色后，光镜下观察，卵巢出现萎缩，原始卵泡和初级卵泡减少，闭锁卵泡增多且部分已被纤维组织代替。黄体减少。卵泡颗粒细胞曾减少。而且，上述各剂量染毒组大鼠卵巢组织的病变程度与染毒剂量及时间呈正相关（梁丹等，2012 年）。

龚玉芳等（2012 年）对 8 周龄清洁级昆明种雌性小鼠皮下注射 120mg/kg D-半乳糖 67 天，肉眼观察，卵巢体积缩小、坚实，表面苍白，点状突起较少。光镜下，卵巢可见多个初级卵泡，但是生长卵泡及黄体数目均明显减少。

赵鋆等（2006 年）对 6 周龄清洁级 SD 雌性大鼠经口灌胃抗早 2 号方（主要由制半夏、陈皮、茯苓、知母、黄柏、三棱、海藻、昆布、麦芽等 12 味中药组成，生药浓度为 1.25g/ml），每 100g 体重 1 次剂量为 0.5、1 和 2ml，每日 2 次，连续 4 周。4 周后，各剂量染毒组大鼠卵巢体积缩小且卵泡数量明显减少，不见成熟卵泡。

苑春丽等（2010 年）选择 9 日龄清洁级 Wistar 雌性大鼠经皮下注射 25mg/ml 丙酸睾酮，剂量为 1.25mg/只，然后喂养 110 天至成年。HE 染色后，光镜下观察，发现对照组可见各级卵泡及黄体，未见囊性卵泡，丙酸睾酮染毒组则可见大量呈囊性扩张的原始卵泡，颗粒细胞层次减少且排列松散，卵母细胞消失，内含大量浆液性物质，生长卵泡数目较少，极少见黄体出现。

刘芙蓉等（1998 年）选取体重为 25~30g 的 C_{37} 雌性小鼠，从妊娠第 2~5 天每天空腹经口灌胃 1mg/kg 米非司酮。随后，分别在妊娠第 3、4、5 处死部分小鼠，取卵巢。光镜下观察发现，对照组小鼠粒黄体细胞逐渐增大，细胞核圆形呈蓝色，位于细胞中央，胞质丰富呈淡粉色。染毒组小鼠粒黄体细胞体积缩小，细胞核圆形呈深蓝色，位于细胞中央，胞质减少。电镜下观察发现，对照组小鼠粒黄体细胞核圆形，核膜光滑，有许多核孔，核基质相对均匀，异染色质细小。胞质丰富，滑面内质网密集呈长管状。线粒体充满胞质，线粒体嵴呈片状或管状。大量脂滴蓄积。染毒组小鼠粒黄体细胞体积明显缩小，核内异染色质增呈块状聚集在核膜下，核孔不明显。胞质减少，滑面内质网，线粒体及脂滴几乎全部消失。

另有研究选用体重 230±20g 的成年 SD 雌性大鼠并于动情间期早期开始每天经口灌胃 1.04、2.604、10.4mg/kg 米非司酮连续 4 周。染毒结束时处死动物，光镜下观察发现，对照组卵巢中可见较多的生长卵泡、直径大小不等，皮质下有较多始基卵泡和初级卵泡。各剂量染毒组大鼠卵巢中则可见较少的生长卵泡，闭锁卵泡增多，且随染毒剂量增加，生长卵泡数目逐渐减少及闭锁卵泡数目增加（乔林等，2012 年）。

康白等（2003 年）选取体重 210±15g 的成年 SD 雌性大鼠每天经口灌胃 2.3 和 4.6mg/kg 赛庚啶连续 14 天。电镜观察发现，高剂量染毒组大鼠卵巢细胞的超微结构主要表现部分线粒体肿胀并有髓鞘样变化，电子密度高低不等，分泌颗粒减少，部分分泌颗粒内出现致密物，卵巢分泌细胞呈现退行性变。

另有研究，选取成年 SD 雌性大鼠每天经口灌胃 4.6mg/kg 赛庚啶连续 14 天。赛庚啶染毒组卵巢卵泡细胞内大部分线粒体肿胀并有嵴断裂，可见线粒体髓样变，甚至部分线粒体嵴消失呈空泡样变，少见完整的线粒体结构，胞质内出现较多高电子密度颗粒。在卵泡黄体细胞内，可见线粒体肿胀、嵴断裂及髓样变结构，有的线粒体嵴消失且线粒体呈空泡状。对照组卵巢组织结构则无异常变化（李锋杰等，2003 年）。

2. 体外实验　对人卵巢颗粒细胞采用 2.5、5、10μmol/L 米非司酮体外处理 24 小时后，透射电镜下观察发现，对照组颗粒细胞核仁明显，常染色质丰富并分布均匀，异染色质分布均匀、核膜完整光滑、胞质中有较多的线粒体、可见粗面内质网及高尔基复合体等细胞器。各剂量处理组随剂量增加而凋亡细胞数量增加，而且凋亡细胞均表现出不同程度的核仁消失，染色质边集，胞质浓缩，胞质内细胞器密集且结构模糊，胞质空泡化及细胞体积缩小等凋亡典型性改变（郭庆云等，2008 年）。

成年绵羊卵巢皮质经维生素 C（50μg/ml）和表皮生长因子（EGF，100ng/ml）联合体外处理 12 天后，显著抑制了原始卵泡的发育和生长。采用透射电镜（TEM）观察其超微结构，结果发现，处理组卵泡内细胞器分布不均匀，空泡化增多。同时，还出现卵母细胞休眠或即将退化的特征，即卵母细胞空泡化且聚集成团，细胞器随机分布于胞质中，密度低且大多数不可辨认（彭夏雨等，2010 年）。

选取 8 周龄清洁级 Wistar 雌性大鼠无菌条件下取双侧卵巢，清洗后置入 24 孔培养板体外培养。分别采用剂量为 10、20、50μg/ml 磷酰胺氮芥（phosphoamide mustargen，PM）体外处理 48 小时，隔天全量更换不含 PM 的培养基继续培养，共 7 天。解剖显微镜下观察发现，加入 PM 前各组卵巢均可见到较透亮的卵泡。加入 PM 后 2 天，各剂量处理组仍可见透亮卵泡，但均较正常对照组少，且随着 PM 处理剂量增大，卵泡数减少越明显。培养结束时，除对照组仍可见到透亮卵泡外，各剂量处理组卵巢外观均呈葡萄状，包膜增厚，表面未见透亮的卵泡。再经 HE 染色后光镜下观察，各剂量处理组卵巢中大部分成熟卵泡闭锁，卵母细胞形态异常呈变性、固缩或消失等退行性改变，卵母细胞周边颗粒细胞层次减少、排列紊乱、细胞间隙增大；而大部分始基卵泡、窦前卵泡形态未见明显改变（肖苑玲等，2010 年）。

（五）物理因素

采用高功率微波源 S 波段，微波频率 f＝2.856GHz，脉冲重复频率 200 Hz，对固定放置的 SD 雌性大鼠进行全身照射。平均功率密度为 20mW/cm^2 时，卵巢组织未发生明显改变。平均功率密度为 40mW/cm^2，照射时间 1 和 5 分钟时，卵巢结构大致正常，出现组织充血。部分卵泡内卵母细胞胞质浓缩，核质混浊，细胞变形并偏向一侧，细胞与卵泡细胞之间出现空白区，向闭锁卵泡趋势发展。照射 10 分钟时，卵巢损伤即卵泡颗粒细胞间隙增大，大量中性粒细胞浸润，血管扩张，组织水肿充血明显，大量闭锁卵泡出现，部分卵母细胞趋于浓缩解体，核液混浊，染色质完全溶解，核仁消失，严重的卵母细胞染色质溶解，仅剩透明带留于卵泡腔内，呈强嗜伊红反应。平均功率密度为 40mW/cm^2 下照射 20 分钟或平均功率密度为 80mW/cm^2 下照射 1～10 分钟时，卵巢组织中卵泡颗粒细胞脱落到卵泡液中，卵泡内层细胞水肿、变性、凋亡，不同发育阶段的卵泡发生闭锁，黄体细胞凋亡增多。间质内炎细胞浸润增多同时水肿、充血明显。平均功率密度为 80mW/cm^2 照射 20 分钟时，卵巢部分内层细胞坏死崩解，卵泡几乎全部闭锁，黄体细胞和间质细胞坏死及严重出血。透射电镜下观察，平均功率密度为 $20mW/cm^2$ 照射下大鼠各级卵泡细胞结构正常，卵母细胞与卵泡细胞之间有明显的透明带结构，其中有卵母细胞胞质向外伸出微绒毛及卵泡细胞伸出突起。卵泡细胞小且整齐排列在卵母细胞周围。卵母细胞胞质内含大量内质网、高尔基复合体及线粒体，线粒体外膜和内嵴轮廓清楚，形态正常呈长椭圆形或圆形。黄体组织结构正常。平均功率密度为 $40mW/cm^2$ 照射 1 分钟和 5 分钟时，卵母细胞初级溶酶体增多，线粒体轻度肿胀且内质网轻度扩张，核膜及核质轻度浓缩。平均功率密度为 $40mW/cm^2$ 照射10、20 分钟及平均功率密度为 $80mW/cm^2$ 照射 1、5 和 10 分钟时，卵巢间质中可见炎性浸润，黄体细胞发生凋亡，染色质分散边集于核膜边缘。线粒体内嵴消失并空泡化，且随照射时间延长变化越明显。平均功率密度为 $80mW/cm^2$ 照射 20 分钟时，卵母细胞核膜溶解、核染色质高度浓缩，胞质内线粒体明显肿胀，嵴消失，内质网扩张。次级溶酶体明显增多，透明带内微绒毛肿胀。卵泡膜细胞中线粒体亦出现肿胀、内嵴溶解，颗粒状沉淀物增多的现象。间质细胞发生凋亡（可见染色质浓缩呈块状分散边集于核膜边缘和胞质浓缩，细胞膜完整）和坏死（细胞膜破裂、细胞器散于间质中，核膜完整、染色质凝集成块，分散附于核膜上）（尉春华，2004 年）。

对 2 月龄清洁级 Wistar 雌性大鼠每天经口灌胃 150mg/kg 异黄酮后，再置于高频电磁场（HF-EMF）下进行照射，频率 30MHz，电场强度为 25、100、400 和 1600 V/m，脉冲上升时间 20 ns，持续时间 3 秒，间隔时间 2 秒。全身照射 8 小时，每周连续照射 5 天，停2 天，共 8 周。结果显示，光镜下，电场强度 1600 V/m 照射组黄体数目构成比、电场强度 400 和 1600 V/m 照射组大鼠闭锁卵泡构成比较对照组（异黄酮组）明显升高，差异有统计学意义（$P<0.01$），电场强度 1600 V/m 照射组初/次级卵泡构成比、成熟卵泡构成比较对照组显著降低，差异有统计学意义（$P<0.01$）。原始卵泡构成比则无明显差异。电镜下，电场强度 1600 V/m 照射组卵巢细胞核异染色质增多呈块状，染色质边集，线粒体出现水肿，基质变稀甚至空泡化，线粒体嵴短而少，甚至断裂。电场强度 400 V/m 照射组部分卵

巢细胞核出现染色质成块、边集，线粒体也出现少量异常。电场强度
100 V/m 照射组大部分卵巢细胞核膜完整，核仁较清楚，少部分卵
巢细胞核染色质成块，核仁边集甚至出现核固缩，线粒体嵴短而少。
电场强度 25 V/m 照射组卵巢细胞常染色质多见，异染色质少见，胞
质中可见丰富的椭圆形和菱形线粒体，结构较完整，板状嵴较清楚完
整（徐幽琼等，2010 年）。

3 月龄 SD 雌性大鼠在水温 32～34℃，玻璃缸水深为大鼠总长（身长
＋尾长）的 1.5 倍条件下进行实验前适应性游泳 2 天，每天 20 分钟。随
后，实验组大鼠在同样条件下每天负重 5% 游泳至接近力竭（即以负重大
鼠游泳动作明显失调，不能再坚持或沉入水底超过 3 秒不能回水面为力
竭）。每日游泳 1 次，连续 21 天。处理组大鼠卵巢外观形态观察，可见
卵泡凸起数目少，偶见黄体和卵巢萎缩（熊若虹等，2004 年）。

在温度饲料和饮水相同的条件下，将处理组 1 月龄性未成熟和 3 月
龄雌性昆明种小鼠用不透光黑布罩子罩住整个笼子且在避光处饲养；对
照组同处理组月龄小鼠则接受自然光照，处理期 100 天。光镜下观察发
现，对照组非发情期小鼠卵巢中初级卵泡和生长卵泡较多，成熟卵泡和
卵泡细胞很少。发情期小鼠卵巢中可见大量成熟卵泡，卵泡体积和卵泡
腔变大且腔内充满卵泡液，颗粒层变薄，卵泡膜内膜和外膜分层明显，
有卵丘形成且周围可见大量生长卵泡。避光饲养组 1 月龄小鼠卵巢中未
见成熟卵泡，生长卵泡较少，卵泡退化萎缩，仅存已增厚皱缩的透明带。
卵泡内卵细胞（此时为卵原细胞阶段）具有大而松的核，核仁明显。卵
原细胞周围包有单层卵泡细胞，卵巢表面生殖上皮细胞紧密排列，间质
内有大量梭形间质细胞。虽然在完全黑暗中生长也有发情期的存在，但
发育受到了很大的影响。避光饲养组 3 月龄小鼠性成熟后在完全黑暗环
境中生长，其卵巢结构亦受到一定影响，虽然有发情期存在，但卵巢中
没有成熟卵泡，只有初级卵泡和生长卵泡（张振汉等，2007 年）。

（六）其他因素

60±5 日龄成年未交配 Wistar 雌性大鼠每周 5 天被动吸入香烟 20
支/天连续 3 个月。结果发现，光镜下被动吸烟组大鼠卵巢发生充血性囊
性退变，皮质萎缩，卵泡颗粒细胞排列紊乱。生长卵泡的颗粒细胞松散

变性，排列不整齐。卵泡数目减少，成熟卵母细胞数目明显减少。髓质血管收缩并减少。间质疏松。电镜下被动吸烟组大鼠卵巢可见多个颗粒细胞层，内质网与核糖体增粗。核周隙局部增宽。线粒体模糊呈水样变或空泡样变，线粒体嵴断裂、模糊。内质网脱颗粒样变。电镜下对照组大鼠卵巢中则可见多个卵泡细胞，细胞内有空白颗粒和高密度颗粒（周福波等，2010 年；李红利等，2011 年）。

陈文雪等（2001 年）对 80～85 日龄 SD 雌性大鼠应用 Siemens Sonoline Prima 超声诊断仪进行诊断超声照射。采用探头频率 7.5MHz，超声输出功率 3.9mW，空间峰值时间平均声强（ISPTA）13mW/cm^2，对 SD 大鼠卵巢持续照射 30 分钟，再于照射后 12、24 和 48 小时取卵巢。采用超声输出功率 2.0mW，ISPTA 为 7mW/cm^2，对 SD 大鼠卵巢持续照射 30 分钟，照射后 24 小时取卵巢。对照组为空照组。结果显示，诊断超声（输出功率 3.9mW）照射后 12 小时卵巢细胞凋亡率（37.19％）显著增加，24 小时凋亡率达高峰（45.20％），48 小时凋亡率（29.29％）下降，但仍高于对照组（8.85％），差异有统计学意义（$P<0.01$）。诊断超声（输出功率 2.0mW）照射后 24 小时细胞凋亡率（27.07％）亦显著高于对照组，差异有统计学意义（$P<0.01$）。随后，透射电子显微镜下观察发现，对照组卵巢偶见凋亡细胞，各照射组卵巢均可见较多凋亡细胞，表现为细胞缩小，核固缩及核周间隙增大，核孔增大，异染色质增多和边集呈新月状，常染色质减少。部分细胞溶酶体增多，除初级溶酶体外，次级溶酶体（特别是大型次级溶酶体）内有质地不均、高电子密度及空泡状物质，外周为单层膜。线粒体嵴模糊或消失。

三、对雌性动物动情周期的影响

雌性动物生殖周期可以依据阴道开放时间来进行判断，即动情周期，其规律性变化亦可间接反映卵巢功能。许多外源有害因素如金属与类金属及其化合物、有机溶剂、物理因素等均可因干扰雌性动物下丘脑-垂体-卵巢轴等各个环节，最终导致动情周期改变。详见表 7-2。

表 7-2 外源有害因素对雌性动物动情周期的影响

外源有害因素类型	动物	染毒方式	染毒剂量（时间）	实验结果	文献
氯化镉	成年 SD 雌性大鼠	皮下注射	0.5 和 1.0mg/kg（剂量以 Cd^{2+} 计）。每周第 20 天起观察动情周期	高剂量染毒组大鼠动情周期及其动情间期异常率均明显高于低剂量染毒组和对照组，差异有统计学意义（$P<0.05$）。	张文昌等，2002
氯化镉	成年 SD 雌性大鼠	腹腔注射	0.25、0.5、1.0mg/kg，每周 5 天（6 周）	高、中剂量染毒组大鼠动情周期异常发生率显著升高，表现为动情周期显著延长。	张文昌等，1999；2002
氯化镉	70 日龄 SD 雌性大鼠	皮下注射	0.625、1.25、2.5mg/kg，每周 5 天（6 周）	各剂量染毒组大鼠动情周期及动情间期显著延长，差异有统计学意义（$P<0.05$）。	夏品苍等，2005
硫酸镍	成年 Wistar 雌性大鼠	腹腔注射	1.25、2.5 和 5mg/kg（21 天）	各剂量染毒组大鼠动情周期延长，特别是高剂量染毒组更为明显。对照组则动情周期基本正常。	王学习，2003
硫酸镍	成年 Wistar 雌性大鼠	皮下注射	1.5 和 3.0mg/kg（30 天）	高剂量染毒组大鼠动情周期较对照组明显延长，差异有统计学意义（$P<0.05$）。	马明月等，1998
甲醛	8 周龄昆明种雌性小鼠	动态吸入	1.0mg/m^3，每天 6 小时（14 天）	染毒组小鼠动情周期延长。	付正英等，2012

续表

外源有害因素类型	动物	染毒方式	染毒剂量（时间）	实验结果	文献
甲醛	7周龄昆明种雌性小鼠	腹腔注射	1.25、2.50和5.00mg/kg（5天）	各剂量染毒组小鼠动情周期受抑，主要表现为动情期缩短，动情周期延长。动情周期且不规则。特别是高剂量染毒组小鼠动情周期显著低于对照组，非动情期和动情周期显著高于对照组，差异均有统计学意义（$P<0.05$）。	王伟等，2002
水（有机污染物）	体重18～25g的昆明种雌性小鼠	注射	采用固相萃取技术富集经氯化消毒的出厂水，12.5、25、50 L/kg（5天）	染毒后10天，各剂量染毒组小鼠动情周期未见异常。染毒后30天，高剂量染毒组小鼠动情周期延长，但与对照组比较，差异无统计学意义（$P>0.05$）。	田怀军等，2003
巯基乙酸	成年WKA雌性大鼠	经皮染毒	1、10和100mg/kg，每周涂抹一次（3个月）	各剂量染毒组大鼠动情周期均较对照组延长，差异有统计学意义（$P<0.05$），且主要表现为动情周期紊乱和发情后II期延长。	宋春华与甘卉芳，1990

续表

外源性有害因素类型	动物	染毒方式	染毒剂量（时间）	实验结果	文献
毒死蜱	成年 Wistar 雌性大鼠	经口灌胃	0.1、2.5mg/kg（8周）	各剂量染毒组大鼠动情周期较对照组延长，差异有统计学意义（$P<0.05$），且主要表现为动情后期延长4天。	N Kumari and SH Swarndeep，2013
甲氧滴滴涕	3月龄 SD 雌性大鼠	经口灌胃	50、100、200mg/kg（21天）	各剂量染毒组大鼠动情前期和动情期延长，动情后期和动情间期缩短，特别是中剂量染毒组与对照组比较，差异有统计学意义（$P<0.05$）。各剂量染毒组大鼠动情周期均显著低于对照组，差异有统计学意义（$P<0.05$）。	常飞等，2007
甲氧滴滴涕	3月龄 SD 雌性大鼠	经口灌胃	16、32、64mg/kg（21天）	中、高剂量染毒组大鼠动情期延长和间期数减少，与对照组比较，差异有统计学意义（$P<0.05$）。	常飞等，2011；2009

续表

外源有害因素类型	动物	染毒方式	染毒剂量（时间）	实验结果	文献
辛硫磷	成年 SD 雌性大鼠	经口灌胃	5.88、29.4 和 98.0mg/kg（30 天）。染毒 18 天起观察动物动情周期	各剂量染毒组大鼠动情前期和动情期缩短（随剂量升高呈下降趋势），动情后期和动情间期则延长（随剂量上升趋势），但与对照组比较，差异均无统计学意义（$P>0.05$）。高剂量染毒组大鼠动情周期常率显著高于对照组，差异有统计学意义（$P<0.05$）。	刘茹等，2004
辛硫磷 + 灭多威	成年 SD 雌性大鼠	经口灌胃	29.4mg/kg 辛硫磷和 0.34mg/kg 灭多威，灭多威单独或染毒联合染毒每周 5 天单独或染毒（按 1∶1 等毒混配）（共 30 天）。第 3 周开始连续 2 周观察动情周期	灭多威组大鼠与对照组比较动情前期缩短，动情期和动情间期均延长，差异有统计学意义（$P<0.05$）。辛硫磷与灭多威联合染毒组大鼠与其他各组动情周期比较，差异无统计学意义（$P>0.05$），说明两种农药混配对大鼠动情周期的各期无交互作用。	虎明明等，2008

续表

外源有害因素类型	动物	染毒方式	染毒剂量（时间）	实验结果	文献
乙酰甲胺磷	成年 SD 雌性大鼠	经口灌胃	47.25、23.63 和 11.81mg/kg（30 天）	各剂量染毒组大鼠动情周期明显延长，主要是动情间期延长，且高剂量染毒组与对照组比较，差异有统计学意义（$P<0.05$），并且随着染毒剂量升高，大鼠动情周期逐渐延长（$r=0.542$，$P<0.01$）。	刘秀芳等，2008
雷公藤多甙	成年 SD 雌性大鼠	经口灌胃	12mg/kg（12 周）	染毒组大鼠动情周期缺失、不完整或延长。7～9 天。	王瑞峰等，2008
顺铂	成年 Wistar 雌性大鼠	腹腔注射	3、2.5 和 2mg/kg（7 天）；2.5mg/kg（5 天）	各剂量染毒组大鼠动情周期紊乱，延长 5～8 天。	梁丹等，2012
蓖麻油	成年昆明种雌性小鼠	经口灌胃	20、40、80、160mg/kg（9 天）	40mg/kg 及其以上染毒组小鼠动情期缩短，动情间期延长且不规则，导致整个动情周期延长。	张小雪等，2010

续表

外源有害因素类型	动物	染毒方式	染毒剂量（时间）	实验结果	文献
雷公藤多苷片	7～8周龄昆明种雌性小鼠	经口灌胃	40mg/kg（成人量的30倍）（10周）。染毒期间观察动情周期。将染毒小鼠即恢复动情再分为两组，雷公藤多苷组仍灌服生理盐水，雷公藤多苷组给予雷公藤多苷片40mg/kg，直至恢复组小鼠动情周期恢复较明显或接近正常时分批处死动物	雷公藤染毒组小鼠均出现动情周期紊乱，多数周期延长到12～16天，部分小鼠甚至出现动情周期消失，无规律。恢复组大鼠在随后的11、12周内动情周期恢复不明显，进入13周后动情周期恢复明显加快。13周末时，动情周期多为8～12天，14周末时，动情周期多为7～10天。提示：雷公藤染毒组大鼠随着用药时间增加，动情周期紊乱明显加剧，14周末时，80%小鼠动情周期消失。	吴克明等，2008
雷公藤多苷片	12周龄SD雌性大鼠	经口灌胃	40mg/kg（10周）	染毒5周后，部分染毒组大鼠出现动情周期延长，不规则。染毒10周时，全部大鼠动情周期紊乱、延长或不规则，甚至动情周期消失。	付雨与郑君，2010

续表

外源有害因素类型	动物	染毒方式	染毒剂量（时间）	实验结果	文献
盐酸吗啡	3月龄 SD 雌性大鼠	皮下注射	采用剂量递增法剂量从 3mg/kg 逐渐增至 44mg/kg（共12周）	吗啡染毒组 76.7%（23/30）大鼠的动情周期抑制，停止干动情间期，不再出现动情期。	郭述真等，2005
半乳糖	5月龄产蛋日本鹌鹑	喂饲法	第一阶段给子 10%（10天）；第二阶段给子 5%（14天）	染毒组鹌鹑产蛋量显著下降，9~10天后，鹌鹑几乎停止产蛋。染毒组鹌鹑产蛋量较第一阶段有所提高，但仍显著低于对照组。	刘根桃等，2001
光照	1月龄和3月龄昆明种雌性小鼠	自然光照或避光饲养	试验组用不透光黑布罩子罩住整个笼子，且避光饲养。对照组接受自然光照（试验期100天）	1月龄和3月龄对照组小鼠中分别有90%和95%发情周期具有规律性。1月龄和3月龄实验组中分别有70%和60%的小鼠发情周期不具有规律性。	张振汉等，2007

续表

外源有害因素类型	动物	染毒方式	染毒剂量（时间）	实验结果	文献
高频电磁场	2月龄Wistar雌性大鼠	照射	每天经口灌胃150mg/kg异黄酮后，再置于高频电磁场进行照射，高频场30MHz，电场强度为25、100、400和1600 V/m，脉冲上升时间20ns，持续3秒，间隔2秒。全身照射8小时，每周连续照射5天，停2天（共8周）	高频电磁场1600 V/m照射组大鼠动情周期时间对照组（异黄酮组）明显延长，差异有统计学意义（$P<0.01$）。各高频电磁场照射组大鼠动情前期、动情期和动情后期时间与对照组组比较，差异无统计学意义（$P>0.05$）。	徐幽琼等，2010

四、对女性月经周期的影响

饶克宇等（2012 年）选择甲基叔丁基醚（methyl tertbutyl ether，MTBE）接触女工和严格匹配的非 MTBE 接触女工为研究对象进行调查。结果显示，MTBE 接触组女工月经周期天数缩短的发生率（23.68%）和经期天数延长的发生率（19.74%）显著高于对照组（分别为 3.75% 和 6.25%），差异有统计学意义（$P<0.01$）。

蒋汝刚与陈秀音（2005 年）选择 5 个工厂中接触苯作业、工龄 1 年以上的 326 名已婚育龄女工为接触组（年龄 22～45 岁，平均 34.3 岁，苯作业工龄平均 8.5 年）。同时选择同一工厂内不接触有害物质，身体健康的已婚育龄妇女 219 名为对照组（年龄 22～45 岁，平均 33.7 岁，平均工龄 8.8 年）。调查结果显示，接触组女工月经周期异常 45 名，月经异常率为 13.8%。对照组月经周期异常 12 名，异常率为 5.5%，差异有统计学意义（$P<0.01$）。

五、对雌性动物卵巢细胞的毒性表现

除卵母细胞的组织学检查之外，卵巢细胞毒性的评价还包括卵泡数的测定和总的生殖能力。近年来，体内外实验研究发现，外源化学物对卵巢细胞的影响主要表现在卵巢组织中金属物的富集、成熟卵泡闭锁、细胞凋亡及细胞 DNA 损伤、部分酶类（如 GSH-Px、SOD、CAT 和 NOS）及其反应底物或反应产物（如 MDA、NO）的异常改变、部分基因/蛋白质表达异常等。详见表 7-3、表 7-4、表 7-5、表 7-6、表 7-7。

六、与卵巢内分泌功能相关的激素水平的变化

（一）对雌性动物卵巢相关激素的影响

卵巢功能受到下丘脑-垂体-卵巢轴的神经-内分泌调节，下丘脑-垂体-卵巢轴则是通过调控性激素的调节和释放，而影响雌性生殖系统的发育、生育能力及第二性征的出现。近年来，体内外实验研究表明，许多外源因素包括金属与类金属物质（如氯化镉、硫酸镍、醋酸铅）、有机溶剂（如二氧化硫衍生物、甲醛、DEHP、双酚 A、DBP 和 MEHP、农药

（如敌百虫、甲氧滴滴涕、氯氰菊酯）、药物（如雷公藤多苷、顺铂、亮丙瑞林、抗早 2 号、番泻叶提取物、氯丙嗪、盐酸吗啡、磷酰胺氮芥、雄烯二醇）、物理因素（如力竭性游泳）、生物因素（如 T-2 毒素）以及其他因素（如被动吸烟）等均可以通过干扰下丘脑-垂体-卵巢轴，而引起激素水平的变化。详见表 7-8、表 7-9、表 7-10、表 7-11 和表 7-12。

表 7 - 3　金属与类金属化合物对雌性动物卵巢细胞的毒性效应

类型	动物/细胞	染毒方式	染毒剂量（时间）	实验结果	文献
氯化镉	成年 SD 雌性大鼠	皮下注射	0.5 和 1.0mg/kg（剂量以 Cd^{2+} 计），每周 5 天（连续 6 周）。待其处于动情期时剖取其同一侧卵巢	高、低剂量染毒组大鼠卵巢镉含量显著高于对照组，高剂量染毒组大鼠卵巢镉含量亦显著高于低剂量染毒组，差异均有统计学意义（$P<0.05$）。	张文昌等，2002
氯化镉	70 日龄 SD 雌性大鼠	皮下注射	0.625、1.25、2.5mg/kg，每周 5 天（6 周）	各剂量染毒组大鼠卵巢同质雌激素受体（ER）阳性率未见显著变化。	夏品苍等，2005
醋酸铝	20 日龄昆明种雌性小鼠	腹腔注射	10、20、40mg/kg（2 天），于 24 和 72 小时处死小鼠	经 TUNEL 法检测发现，凋亡的卵巢颗粒细胞数目呈时间依赖性增加，差异有统计学意义（$P<0.05$）。	贺秀媛等，2010
氯化铅＋氯化铜	2 龄性未成熟黄颡鱼	静水法生物测试	Pb^{2+}，Cu^{2+} 浓度分别为 0、0.1、0.25、0.50mg/L（联合染毒 30 天）	染毒 10 天时黄颡鱼卵巢 Pb^{2+}、Cu^{2+} 浓度快速增加。染毒 20 天时，Cu^{2+} 浓度均急剧上升。Pb^{2+}、Cu^{2+} 在卵巢中富集水平与溶液中重金属浓度有关，浓度越高其富集量越大。染毒 20 天后，卵巢中 Pb^{2+} 上升速度较以前显	唐建勋等，2012

续表

类型	动物/细胞	染毒方式	染毒剂量（时间）	实验结果	文献
氯化铅＋氯化铜	2龄性未成熟黄颡鱼	静水法生物测试	Pb^{2+}、Cu^{2+}浓度分别为0、0.1、0.25、0.50mg/L（联合染毒30天）	著变缓，染毒30天后在卵巢中Cu^{2+}富集水平迅速减缓趋势，且卵巢对Cu^{2+}的富集能力远大于Pb^{2+}。	唐建勋等，2012
硝酸铅	成年Wistar雌性大鼠	经口灌胃	100和200mg/kg（孕第7天起连续5天染毒）	高剂量染毒组大鼠卵巢黄体细胞3β经甾脱氢酶相对含量显著低于对照组；差异有统计学意义（$P<0.05$）。	喻凯与童夙明，1992
砷	成年Wistar雌性大鼠	经口灌胃	每只大鼠3ppm（30天）	染毒组大鼠卵巢MDA水平显著升高，而SOD活性显著降低。与对照组比较，差异均有统计学意义（$P<0.05$或$P<0.01$）。	S Mondal等，2013
硫酸镍	成年Wistar雌性大鼠	腹腔注射	1.25、2.5和5mg/kg（21天）	各剂量染毒组卵巢组织中镍含量显著高于对照组，差异有统计学意义（$P<0.05$或$P<0.01$）。动物经超排卵处理后，高剂量组大鼠超排卵数显著低于对照组，差异有统计学意义（$P<0.05$）。	王学习，2003；2003

续表

类型	动物/细胞	染毒方式	染毒剂量（时间）	实验结果	文献
亚硒酸钠	6周龄昆明种雌性小鼠	经口灌胃	0.135（1/80 LD_{50}）、0.54（1/20 LD_{50}）、2.16（1/5 LD_{50}）mg/kg（30天）	中、高剂量染毒组卵巢硒含量显著高于对照组，差异有统计学意义（$P<0.05$ 或 $P<0.01$）。	韩玉与侯振中，2012
亚硝酸钠	雌性叙利亚金黄色仓鼠卵巢颗粒细胞	体外处理	0.2、0.4和0.8mg/ml（24小时）	各剂量处理组金黄色仓鼠卵巢颗粒细胞钙通道蛋白表达均显著低于对照组，差异有统计学意义（$P<0.05$ 或 $P<0.01$）。	顾芜敏等，2008

表7-4　有机化合物对雌性动物卵巢细胞的毒性效应

有机化合物	动物/细胞	染毒方式	染毒剂量（时间）	实验结果	文献
DEHP	3周龄SD雌性大鼠	经口灌胃	50、150、500mg/kg（28天）。染毒4周末停止染毒，24小时后阴道涂片，确认大鼠处于发情间期后处死	高剂量染毒组大鼠阴道开口日龄较对照组明显提前，差异有统计学意义（$P<0.05$）。各剂量染毒组阴道开口时体重较对照组显著增加，差异有统计学意义（$P<0.05$）。乳房发育日龄、体重，各剂量染毒组与对照组比较，差异均无统计学意义（$P>0.05$）。	马明月等，2011

续表

有机化合物	动物/细胞	染毒方式	染毒剂量（时间）	实验结果	文献
DEHP	25~29 日龄 Wistar 雌性大鼠卵巢颗粒细胞	体外处理	10, 50, 100 nmol/L（24 小时）	大鼠卵巢颗粒细胞 caspase-3 和 caspase-9 蛋白及 mRNA 表达均随 DEHP 处理剂量增加而增加，差异有统计学意义（$P<0.05$）。	吴维光等，2012
甲醛	8 周龄昆明种雌性小鼠	动态吸入	1.0mg/m³，每天 6 小时（连续 14 天）	小鼠卵巢中 foxl2 和 fshr mRNA 表达水平显著升高，而 esr2 mRNA 表达则显著下降，与对照组比较，差异有统计学意义（$P<0.05$）。	付正英等，2012
甲醛	8 周龄 SD 雌性大鼠	腹腔注射	0.2, 2.0 和 20.0mg/kg（14 天）	各剂量染毒组 fas mRNA 及蛋白质表达水平均显著高于对照组，差异有统计学意义（$P<0.05$）。同时，各剂量染毒组 caspase-8 表达亦显著高于对照组，差异有统计学意义（$P<0.05$）。	彭国庆等，2010
甲醛	8 周龄 SD 雌性大鼠	腹腔注射	02, 2.0 和 20.0mg/kg（14 天）	各剂量染毒组大鼠卵母细胞和颗粒细胞凋亡率均随甲醛剂量的增加而升高，且中、高剂量染毒组甲醛组凋亡率显著高于对照组，差异有统计学意义（$P<0.05$）。	彭国庆等，2010; 2010

续表

有机化合物	动物/细胞	染毒方式	染毒剂量（时间）	实验结果	文献
甲醛	成年昆明种雌性小鼠	腹腔注射	0.3、1.2 和 4.8mg/kg（7 天）	各剂量染毒组生殖细胞胞质内 bcl-2 表达较弱而 bax 表达较强，与对照组比较差异有统计学意义（$P<0.05$），并呈剂量-效应关系。同时，各剂量染毒组彗星细胞率显著高于对照组，差异均有统计学意义（$P<0.05$），且呈剂量-反应关系。低剂量染毒组彗星细胞尾长亦显著大于对照组，差异有统计学意义（$P<0.05$）。	赵冬梅等，2010
双酚 A	12 周龄 SD 雌性大鼠	经口灌胃	妊娠第 5～20 天，每天染毒给予 0、10、50、250mg/kg。母鼠正常分娩，雌性子鼠出生 28 天开始观察阴道开口，第一次发情周期。此后连续观察动情周期，第 10 周确定发情同期后处死大鼠	10mg/kg 染毒组子鼠阴道对照组延迟，而 250mg/kg 染毒组子鼠阴道开口日龄则较对照组提前，差异均有统计学意义（$P<0.05$）。各剂量染毒组子代雌性大鼠性周期均与对照组比较，差异无统计学意义（$P>0.05$）。	马明月等，2010

续表

有机化合物	动物/细胞	染毒方式	染毒剂量（时间）	实验结果	文献
双酚A	成年CD1雌性小鼠窦状卵泡	体外处理	1.0、10和100μg/ml（120小时）。每间隔24小时收集样本并检测	体外处理24～96小时，高剂量处理组CD1雌性小鼠卵泡周期素依赖性激酶4（cdk4）、细胞周期蛋白E1（ccne1），转化相关蛋白53（trp53），bax和bcl-2 mRNA表达水平均显著高于对照组，差异有统计学意义（$P<0.05$）。	P Jackye等，2013
	成年雌性C57BL/6小鼠窦状卵泡			体外处理24～96小时，高剂量处理组C57BL/6雌性小鼠窦状卵泡cdk4，ccne1，trp53，bax和bcl-2 mRNA表达水平均显著高于对照组，差异亦有统计学意义（$P<0.05$）。	
DEHP＋MEHP	21～25日龄Wistar雌性大鼠卵巢颗粒细胞	体外处理	1、5、25、50和100μmol/L（24和48小时）	剂量为1和100μmol/L的DEHP处理组在24和48小时均明显抑制卵巢颗粒细胞增殖，与对照组比较，差异有统计学意义（$P<0.05$）。	张玉敏等，2008

表 7-5　农药对雌性动物卵巢细胞的毒性效应

农药	动物/细胞	染毒方式	染毒剂量（时间）	实验结果	文献
西维因＋氰戊菊酯	成年 SD 雌性大鼠	经口灌胃	11.2mg/kg（西维因）和 9.02mg/kg（氰戊菊酯），单独或联合染毒（8 周）	各单独染毒和联合染毒组雌性大鼠卵巢颗粒细胞凋亡率和晚期凋亡率均显著高于对照组，差异有统计学意义（$P<0.05$）。	李玲等，2012
甲基对硫磷＋氯氰菊酯	3 月龄 Wistar 雌性大鼠	经口灌胃	妊娠第 1～15 天联合染毒，其中甲基对硫磷和氯氰菊酯剂量在低剂量组分别为 0.8 和 0.023mg/kg，中剂量组为 0.5265 和 0.0725mg/kg，高剂量组为 8.0 和 0.23mg/kg	中剂量染毒组出生 40 天雌性子鼠的阴道开启率显著高于其他组，差异有统计学意义（$P<0.01$）。	刘毛毛等，2007
毒死蜱	6 周龄 ICR 雌性小鼠	经口灌胃	7.5、15、30mg/kg，每周 6 天（连续 2 周）	高剂量染毒组小鼠卵巢颗粒细胞凋亡率和凋指数显著高于对照组，差异有统计学意义（$P<0.05$）。	阮素莉等，2012

续表

农药	动物/细胞	染毒方式	染毒剂量（时间）	实验结果	文献
毒死蜱	成年 Wistar 雌性大鼠	经口灌胃	0.1, 2.5mg/kg（8周）	各剂量染毒大鼠卵巢表面上皮高度、原始卵泡直径、窦状卵泡直径均较对照组显著增加，差异有统计学意义（$P<0.05$）。低剂量染毒组大鼠初级卵泡直径亦显著高于高剂量染毒组大鼠腔前卵泡直径亦显著高于对照组，差异有统计学意义（$P<0.05$）。此外，各剂量染毒组大鼠卵泡闭锁率显著高于对照组，差异有统计学意义（$P<0.05$）。	Kumari N and Swarndeep SH, 2013
毒死蜱	6 周龄无生育史 ICR 雌性小鼠	经口灌胃	7.5, 15, 30mg/kg, 每周6天（连续2周）	中、高剂量染毒组卵巢中 mch mRNA 表达上调，NA 表达上调，bcl-2 mRNA 则表达下调，与对照组比较，差异有统计学意义（$P<0.05$）。	阮秦莉等，2012

续表

农药	动物/细胞	染毒方式	染毒剂量（时间）	实验结果	文献
甲氧滴滴涕	3月龄SD雌性大鼠	经口灌胃	16、32、64mg/kg（21天）	中、高剂量染毒组大鼠卵巢中闭锁卵泡数目显著高于对照组，而黄体数目较对照组显著下降，差异均有统计学意义（$P<0.05$），且闭锁卵泡中次级卵泡所占百分比在中、高剂量染毒组显著增加。	常飞等，2009
甲氧滴滴涕	39日龄昆明种雌性小鼠	腹腔注射	16、32和64mg/kg（21天）	对照组及低剂量染毒组较少见到亮绿色荧光信号，而中、高剂量染毒组可见较多的亮绿色荧光阳性信号，且多出现于卵泡颗粒细胞内，位于胞核，呈小圆形或环形。经计数、中、高剂量染毒组小鼠卵巢颗粒细胞凋亡细胞数目显著高于对照组，差异有统计学意义（$P<0.01$）。同时，中、高剂量染毒组与对照组比较线粒体膜电势水平降低而活性氧（ROS）水平升高，差异均有统计学意义（$P<0.01$）。	王博等，2008

续表

农药	动物/细胞	染毒方式	染毒剂量（时间）	实验结果	文献
甲氧滴滴涕	成年昆明种雌性小鼠	经口灌胃	20、100 和 200mg/kg，于孕 12 天开始（连续 6 天）	高剂量染毒组黄体数显著低于对照组，中、高剂量染毒组子宫受精卵着床数及活胎数显著低于对照组，差异均有统计学意义（$P<0.01$）。	王晓蓉等，2007
甲氧滴滴涕	性未成熟昆明种雌性小鼠卵巢颗粒细胞	体外处理	2.5、5、10、20、40、80 和 160μg/ml（36 小时）	在体外培养 12 小时卵巢颗粒细胞多数凋亡，但 48 小时后各剂量处理组细胞基本都已死亡。提示随着处理剂量增高和处理时间延长，且甲氧滴滴涕引起卵巢颗粒细胞凋亡最敏感时间为 24 小时。此外，2.5～10μg/ml 剂量范围内的甲氧滴滴涕能明显抑制卵巢颗粒细胞的增殖且呈浓度依赖性。各剂量处理组卵巢颗粒细胞凋亡率（分别为 27.8% 和 41.7%）明显高于对照组（9.9%），差异有统计学意义（$P<0.05$）。	王宝平等，2008

续表

农药	动物/细胞	染毒方式	染毒剂量（时间）	实验结果	文献
甲氧滴滴涕	3 月龄 SD 雌性大鼠	经口灌胃	50、100 和 200mg/kg（21 天）	各剂量染毒组大鼠卵巢中 SOD 和 GSH-Px 活力显著升高，MDA 含量则显著升高，差异均有统计学意义（$P<0.05$，$P<0.01$）。	常飞等，2007
甲氧滴滴涕	3 月龄 SD 雌性大鼠	经口灌胃	16、32、64mg/kg（20 天）	各剂量染毒组大鼠卵巢间质 ER 阳性率与对照组比较，差异无统计学意义（$P>0.05$）。	常飞等，2011
辛硫磷	成年 SD 雌性大鼠	经口灌胃	5.88、29.4 和 98.0mg/kg（30 天）	随着染毒剂量升高，卵巢中 SOD 活力明显呈上升趋势，而血清中则呈现明显下降趋势。中剂量染毒组巢中 MDA 含量显著升高，高剂量染毒组血清中 MDA 含量显著升高，与对照组比较，差异有统计学意义（$P<0.05$，$P<0.01$）。卵巢和血清中含谷胱甘肽（GSH）含量分别呈上升和下降趋势，尤其是中剂量染毒组卵巢中 GSH 水平显著升高，与对照组比较，差异有统计学意义	刘茹等，2004

续表

农药	动物/细胞	染毒方式	染毒剂量（时间）	实验结果	文献
辛硫磷	成年 SD 雌性大鼠	经口灌胃	5.88、29.4 和 98.0mg/kg（30 天）	意义（$P<0.05$）。中、低剂量染毒组卵巢中谷胱甘肽-S-转移酶（GST）活力显著升高，各剂量染毒组血清中 GST 活力则显著降低，与对照组比较，差异均有统计学意义（$P<0.05$）。各剂量染毒组 bcl-2 蛋白阳性表达程度均高于对照组，其中低剂量染毒组与对照组比较，差异具有统计学意义（$P<0.05$）。	刘茹等，2004
乙酰甲胺磷	成年 SD 雌性大鼠	经口灌胃	47.25、23.63 和 11.81mg/kg（30 天）	各剂量染毒组卵巢中 SOD 活性和低剂量染毒组卵巢 GSH 水平均低于对照组，差异有统计学意义（$P<0.05$，$P<0.01$），且 SOD 活性的降低呈剂量依赖性（$r=-0.794$，$P<0.01$）。同时，高剂量染毒组卵巢组织 MDA 含量和 GST 活性均高于对照组，差异亦有统计学意义（$P<0.05$），且 GST 活性的增高亦呈剂量依赖性（$r=0.631$，$P<0.01$）。	刘秀芳等，2008

续表

农药	动物/细胞	染毒方式	染毒剂量（时间）	实验结果	文献
三氯杀螨醇	雌性中华蟾蜍	腹腔注射	0.25、0.50、1.00 和 2.00mg/kg，每 3 天一次（连续 30 天）	0.25、0.50、1.00、2.00mg/kg 染毒组中华蟾蜍单位面积内卵泡数量明显多于对照组，差异有统计学意义（$P<0.05$），且卵泡增多程度与染毒剂量呈正相关。	唐超智等，2009
4-乙酰基环乙烯-双环氧化物	28 日龄 Fisher 334 雌性大鼠	腹腔注射	80mg/kg（1 天或 15 天）	15 天染毒组大鼠小卵泡胞质内 caspase-3 前体蛋白表达显著高于对照组。1 天和 15 天染毒组大鼠小卵泡胞质内 caspase-3 切割片段（17kDa）蛋白表达亦显著高于对照组，差异均有统计学意义（$P<0.01$）。	Hu 等，2001

表 7 - 6　药物对雌性动物卵巢细胞的毒性效应

药物	动物/细胞	染毒方式	染毒剂量（时间）	实验结果	文献
丙酸睾酮	9 日龄 Wistar 雌性大鼠	皮下注射	1.25mg/只（25mg/ml），然后喂养 110 天至成年	染毒组大鼠卵巢细胞凋亡指数显著高于对照组，差异有统计学意义（$P<0.05$）。	苑春丽等，2010 年

续表

药物	动物/细胞	染毒方式	染毒剂量（时间）	实验结果	文献
顺铂	6周龄Wistar雌性大鼠	腹腔注射	2mg/kg（5、10天）4mg/kg（5天）	4mg/kg染毒5天组和2mg/kg染毒10天组大鼠卵泡数较对照组明显减少，差异有统计学意义（$P<0.05$）。此外，各剂量染毒组中的大卵泡数明显少于对照组。2mg/kg染毒10天组和4mg/kg染毒5天组大鼠卵巢中的大卵泡数较2mg/kg染毒5天组减少。2mg/kg染毒10天组大鼠卵巢中的中卵泡数与4mg/kg染毒5天组比较明显减少，差异均有统计学意义（$P<0.05$），小卵泡数则相对增加，但与对照组比较，差异无统计学意义（$P>0.05$）。	齐聪，2000

续表

药物	动物/细胞	染毒方式	染毒剂量（时间）	实验结果	文献
顺铂＋亮丙瑞林	12周龄正常性周期的SD雌性大鼠	腹腔注射＋皮下注射	在大鼠发情间期腹腔注射2mg/kg顺铂（连续10天）或单次皮下注射亮丙瑞林0.25mg/只，或先单次皮下注射亮丙瑞林0.25mg/只，再腹腔注射2mg/kg顺铂（连续10天）	染毒后10天，顺铂单独染毒组卵巢生长卵泡、成熟卵泡明显减少，与对照组比较，差异有统计学意义（$P<0.05$）。联合染毒组及亮丙瑞林单独染毒组大鼠卵巢生长卵泡和成熟卵泡明显减少，与对照组比较，差异有统计学意义（$P<0.05$）。染毒后30天，顺铂单独染毒组大鼠卵巢成熟卵泡数较对照组显著增加，差异有统计学意义（$P<0.05$）。联合染毒组及亮丙瑞林单独染毒组大鼠原始卵泡和成熟卵泡组显著减少，生长卵泡和成熟卵泡数则显著增多，与对照组比较，差异均有统计学意义（$P<0.05$）。	韩萍等，2009

续表

药物	动物/细胞	染毒方式	染毒剂量（时间）	实验结果	文献
雷公藤多苷片	7~8周龄昆明种雌性小鼠	经口灌胃	40mg/kg（成人量的30倍）（10周）	染毒组小鼠卵泡总数及生长卵泡数均有降低趋势，但差异无统计学意义（$P>0.05$）。而黄体数较对照组显著降低，差异有统计学意义（$P<0.01$）。	吴克明等，2008
艾烟中可吸入颗粒物人颗粒卵巢细胞（艾烟冷凝液）	中国仓鼠卵巢细胞（CHO）	体外处理	0.02、0.04、0.06、0.08、0.10、0.12、0.14、0.18mg/ml（24小时）	卵巢细胞抑制率呈浓度依赖性降低。经计算得知IC_{50}为0.087mg/ml。	韩丽等，2013
		体外处理	根据IC_{50}，选取浓度1/2 IC_{50}、1/4 IC_{50}、1/8 IC_{50}（24小时）	各剂量处理组卵巢细胞出现染色体畸变，包括染色体易位、环状染色体、断片、断裂、裂隙以及多倍体。	
顺铂	21日龄Wistar雌性大鼠卵巢颗粒细胞	体外处理	0.25、0.5、1、2.5、5、10μg/ml（48小时）	当顺铂浓度<1μg/ml时，顺铂对卵巢颗粒细胞无明显作用。当顺铂浓度为1μg/ml时，可抑制卵巢颗粒细胞生长，与对照组比较，差异有统计学意义（$P<0.05$）。当顺铂浓度≥2.5μg/ml时，卵巢颗粒细胞生长明显受抑，与对照组比较，差异	薛晓鸥等，2007

续表

药物	动物/细胞	染毒方式	染毒剂量（时间）	实验结果	文献
顺铂	21日龄Wistar雌性大鼠卵巢颗粒细胞	体外处理	0.25、0.5、1、2.5、5、10μg/ml（48小时）	有统计学意义（$P<0.01$），且呈剂量依赖性。因此顺铂对卵巢颗粒细胞增殖产生影响的最佳浓度为5μg/ml。	薛晓鸥等，2007
环磷酰胺	Wistar雌性大鼠卵巢颗粒细胞	体外处理	0.01、0.1、1mmol/L（24小时）	高剂量处理组卵巢颗粒细胞活力较对照组下降了6.38%，差异有统计学意义（$P<0.05$）。	邹静，2011
米非司酮	人卵巢颗粒细胞	体外处理	2.5、5、10μmol/L（24小时）	人卵巢颗粒细胞bcl-2蛋白表达随处理剂量增大而显著减少。bax蛋白表达则随处理剂量增大而显著增加，差异有统计学意义（$P<0.05$）。	郭庆云等，2008
米非司酮	成年SD雌性大鼠	经口灌胃	1.04、2.604、10.4mg/kg，动情周期早期开始染毒（连续4周）	各剂量染毒组caspase-3蛋白表达显著高于对照组，且随着剂量增加，差异具有统计学意义（$P<0.05$）。各剂量染毒组caspase-3蛋白表达增强，呈上升趋势，组间差异有统计学意义（$P<0.05$）。	乔林等，2012

续表

药物	动物/细胞	染毒方式	染毒剂量（时间）	实验结果	文献
雄烯二醇	2龄成年雌性赤点石斑鱼	腹部埋植	含10和100μg/g雄烯二醇的药条，间隔30天埋植1次，3次（共90天）	埋植后第90天，高、低剂量染毒组性腺芳香化酶P450 aromA mRNA表达均明显受抑，与对照组比较，差异有统计学意义（$P<0.05$）。	舒琥等，2006
氯丙嗪	Wistar雌性大鼠卵巢颗粒细胞	体外处理	0.01, 0.1, 1mmol/L（24小时）	各剂量处理组卵巢颗粒细胞活力分别下降至88%、84%和74.5%，且除低剂量处理组外，差异均有统计学意义（$P<0.05$）。各剂量处理组卵巢颗粒细胞凋亡率亦显著增加，差异均有统计学意义（$P<0.05$），特别是最高剂量处理组DNA呈典型阶梯状。除0.01 mmol/L处理组bax，bcl-2和p53 mRNA表达水平显著高于对照组，其余各剂量处理组bax，bcl-2同时bax/bcl-2比值亦显著升高，差异有统计学意义（$P<0.05$）。不同处理剂量的氯丙嗪亦可引起fshr，P450 scc，P450 arom-mRNA表达升高和StAR mRNA表达下降，与对照组比较，差异有统计计学意义（$P<0.05$）。	邹静，2011

续表

药物	动物/细胞	染毒方式	染毒剂量（时间）	实验结果	文献
磷酰胺氮芥（PM）	8周龄Wistar雌性大鼠卵巢	体外处理	10、20、50μg/ml（48小时）隔天全量更换不含PM培养基继续培养（共7天）	培养结束时，各剂量处理组卵泡总数均较对照组显著减少，差异有统计学意义（P<0.05）。	肖苑玲等，2010
乌头碱	25~29日龄SD雌性大鼠卵巢颗粒细胞	体外处理	5×10^1、5×10^2、5×10^3、5×10^4 μg/L（24小时）	5×10^3和5×10^4 μg/L组卵巢颗粒细胞增殖活性受抑，与对照组比较，差异有统计学意义（P<0.05），且呈剂量-效应关系。同时，卵巢颗粒细胞MDA含量与SOD活性呈相反趋势变化。即各剂量处理组卵巢颗粒细胞MDA含量呈先降低后增高的趋势，且5×10^4 μg/L组MDA含量与对照组比较，差异有统计学意义（P<0.05）。各剂量处理组颗粒细胞SOD活性则呈先增高后降低的趋势，且5×10^1 μg/L和5×10^2 μg/L组SOD活性与对照组比较，差异有统计学意义（P<0.05）。	刘强强等，2010

续表

药物	动物/细胞	染毒方式	染毒剂量（时间）	实验结果	文献
硝普钠	24～26 日龄昆明种雌性小鼠卵母细胞	体外处理	1 μmol/L 或 1 mmol/L（1、2、4、8、10、12、16 和 24 小时）	高剂量处理组卵丘卵母细胞复合体（CEOs）培养 24 小时后，第一极体释放率显著低于对照组，差异有统计学意义（$P<0.05$）。而发生泡破裂率则无明显变化。动力曲线表明高剂量处理组 CEOs 发生泡破裂率达到（95.71±0.12）%的时间上、比对照组（97.25±1.36）%推迟了约 8 小时。高剂量处理组 CEOs 第一极体释放率达到 50%的时间上、比对照组推迟了 10 小时左右。此外，高剂量处理组裸卵细胞（DOs）发生泡破裂率在达到 85%的时间上比对照组推迟了 6 小时左右和第一极体释放率在达到 30%的时间上比其对照组推迟了约 12 小时。而且在培养结束时（即 24 小时），高剂量处理组 DOs 发生泡破裂率和第一极体释放率均显著低于对照组，差异有统计学意义（$P<0.05$）。	王松波等，2003

表 7-7　物理、生物及其他因素对雌性动物卵巢细胞的毒性效应

类型	动物/细胞	染毒方式	染毒剂量或强度（时间）	实验结果	文献
超声波	80~85 日龄 SD 雌性大鼠	照射	采用 Siemens Sonoline Prima 超声诊断仪，探头频率 7.5MHz，超声输出功率 3.9 mW，空间峰值时间平均声强 (ISPTA) 13 mW/cm²，持续照射大鼠卵巢 30 分钟，照射后 12、24 和 48 小时取材。超声输出功率 2.0 mW，ISPTA 为 7 mW/cm²，持续照射卵巢 30 分钟，照射后 24 小时取材。对照组为空照组	各照射组卵巢细胞凋亡率显著高于对照组，差异均有统计学意义（$P<0.01$）。超声照射后 12 小时卵巢细胞凋亡率增加，24 小时达高峰，48 小时凋亡率下降，但仍显著高于对照组。超声照射大鼠卵巢组织后细胞凋亡率随时间变化的曲线呈近似抛物线状。此外，经超声照射后诱发卵巢细胞凋亡不仅发生在生殖细胞，也见于其他相关细胞。而且处于不同发育时期卵泡内细胞敏感度不同。由高到低依次为：排卵后黄体退化到白体阶段的颗粒黄体细胞、原始卵泡、生长卵泡、刚排卵后的颗粒细胞。同质细胞和卵泡膜细胞亦发现明显凋亡现象。	陈文雪等，2001

续表

类型	动物/细胞	染毒方式	染毒剂量或强度（时间）	实验结果	文献
T-2毒素	Wistar雌性大鼠卵巢颗粒细胞	体外处理	1、10、100nmol/L（24小时）	随处理剂量增加，卵巢颗粒细胞相对存活力逐渐下降至92%、72.2%和59.9%，除低剂量处理组外，其余各剂量处理组与对照组比较，差异均有统计学意义（$P<0.05$）。卵巢颗粒细胞凋亡率则从对照组的4.5%逐渐上升至11%、33.7%和48.1%，与对照组比较，差异有统计学意义（$P<0.05$），且其DNA呈典型阶梯状。	邹静，2011
香烟	60±5日龄未交配过Wistar雌性大鼠	被动吸入	每天被动吸烟20支，每周5天（3个月）	染毒组卵巢雌激素受体（ER）、孕激素受体（PR）、黄体生成激素受体（LHR）和卵泡雌激素受体（FSHR）表达均显著低于对照组，差异有统计学意义（$P<0.05$）。	周福波等，2010
香烟	60±5日龄未交配过Wistar雌性大鼠	被动吸入	每天被动吸烟20支，每周5天（3个月）	染毒组大鼠血清E_2和黄体酮水平显著降低。卵巢组织中ER和PR蛋白表达水平显著低于对照组，差异有统计学意义（$P<0.05$）。	尹崇高等，2010

续表

类型	动物/细胞	染毒方式	染毒剂量或强度（时间）	实验结果	文献
啤酒或白酒	21日龄昆明种雌性小鼠	自由饮用	啤酒（含体积分数2.8%的乙醇）或稀释白酒（含体积分数为5%的乙醇）作为唯一水源（连续5周）。随后采用孕马血清促性腺激素处理，48小时后麻醉处死	白酒组小鼠卵巢对孕马血清促性腺激素反应性较差，相反，对照组和啤酒组大鼠卵巢则对孕马血清促性腺激素反应性较好，出现许多大卵泡。此外，啤酒组和白酒组小鼠阴道开口日龄与对照组相比较分别推迟了7.5天和9天，差异均有统计学意义（$P<0.05$）。	王正朝等，2008

表 7 - 8　金属及类金属对雌性动物激素水平的影响

类型	动物/组织	染毒方式	染毒剂量（时间）	实验结果	文献
氯化镉	成年Wistar雌性大鼠	皮下注射	0.25、0.5、1.0mg/kg，每周5天（30天）	各剂量染毒组黄体酮和高剂量染毒组血清E_2含量显著低于对照组，差异有统计学意义（$P<0.05$）。	张文昌等，2005
硫酸镍	成年Wistar雌性大鼠	皮下注射	1.5和3.0mg/kg（30天）	高剂量染毒组血清黄体酮水平显著低于对照组，差异有统计学意义（$P<0.05$）。	马明月等，1998

续表

类型	动物/组织	染毒方式	染毒剂量（时间）	实验结果	文献
氯化镉	成年 Wistar 雌性大鼠卵巢	体外处理	100、1000、2000μmol/L（3小时）	各剂量处理组培养液中黄体酮和雌二醇（E_2）含量均显著低于对照组，差异有统计学意义（$P<0.05$）。	张文昌等，2005
氯化镉	成年 SD 雌性大鼠卵巢组织切碎组织	体外处理	4 个浓度（0、100、1000、2000μmol/L）氯化镉和动情周期 4 个阶段（动情前期、动情期、动情后期、动情间期）两因素四水平析因设计（3 小时）	体外镉处理影响卵巢切碎组织体外分泌 E_2，尤其在动情前期，氯化镉明显抑制卵巢体外分泌 E_2，而且随剂量增加抑制越明显，差异有统计学意义（$P<0.05$）。但不影响黄体酮的分泌，差异无统计学意义（$P>0.05$）。	黄雅卿等，2005
砷	成年 Wistar 雌性大鼠	经口灌胃	每只大鼠 3ppm（30 天）	染毒组大鼠血清 E_2 水平显著低于对照组，差异有统计学意义（$P<0.05$）。	S Mondal 等，2013

表 7 - 9 有机化合物对雌性动物激素水平的影响

有机化合物	动物/细胞	染毒方式	染毒剂量（时间）	实验结果	文献
二氧化硫衍生物	成年性周期规律 Wistar 雌性大鼠	腹腔注射	0.5 和 1.0 g/kg（亚硫酸钠和亚硫酸氢钠的比例为 3∶1）(14 天)	各剂量染毒组大鼠血清 E_2 水平显著低于对照组。相反，各剂量染毒组大鼠血清 FSH 水平和高剂量染毒组血清 LH 水平均显著高于对照组，差异均有统计学意义（$P<0.05$）。	薄芳芳等，2012
二硫化碳	成年且动情周期正常 SD 雌性大鼠	腹腔注射	100，400mg/kg（28 天）	高剂量染毒组大鼠动情期消失率显著升高，各剂量染毒组血清 LH 也显著升高，与对照组比较，差异有统计学意义（$P<0.05$）。若给大鼠注入外源性 GnRH 60 分钟后，高剂量染毒组血清黄体酮亦显著升高，与对照组比较，差异有统计学意义（$P<0.05$）。	李程元等，2001
甲醛	8 周龄昆明种雌性小鼠	动态吸入	1.0mg/m³，每天 6 小时（14 天）	染毒组血清 E_2 水平显著降低，FSH 和 LH 水平与对照组比较显著升高，差异有统计学意义（$P<0.05$），且 FSH 上升比 LH 更显著。	付正英等，2012

续表

有机化合物	动物/细胞	染毒方式	染毒剂量（时间）	实验结果	文献
甲醛	8周龄SD雌性大鼠	腹腔注射	0.2、2.0和20.0mg/kg（14天）	中、高剂量染毒组大鼠血清E_2水平显著低于对照组，3个剂量组抑制素B含量显著降低及鼠血清中FSH水平显著上升，与对照组比较，差异均有统计学意义（$P<0.05$）。	彭国庆等，2010
双酚A	成年昆明种雌性小鼠	腹腔注射	4、20、40和80 μmol/g（3天） 20μmol/kg，一次性注射（于0.5、4、12、24、36、48、72小时观察）	40和80 μmol/kg组小鼠血清中E_2水平明显高于对照组，差异有统计学意义（$P<0.05$）。染毒后血清中E_2水平迅速下降，4小时降至最低点，此后缓慢上升，72小时恢复至正常水平	杜鹃等，2007；2009
双酚A	12周龄SD雌性大鼠	经口灌胃	0、10、50、250mg/kg，妊娠第5~20天染毒。分娩后雌性子鼠出生28天开始观察阴道开口。第一次发情周期，此后连续观察动情周期。第10周确定发情间期后处死雌性子鼠	各剂量染毒组雌性子鼠血清T水平显著低于对照组，差异有统计学意义（$P<0.05$）。50mg/kg染毒组雌性子鼠血清E_2、LH、FSH水平较对照组显著降低，差异有统计学意义（$P<0.05$），且P水平有升高趋势。而250mg/kg染毒组雌性子鼠上述指标与对照组比较，差异无统计学意义（$P>0.05$）。	马明月等，2010

续表

有机化合物	动物/细胞	染毒方式	染毒剂量(时间)	实验结果	文献
双酚A	4周龄SD雌性大鼠	经口灌胃	100、200和400mg/kg，隔日染毒（180天）	各剂量染毒组大鼠血清E_2和黄体酮水平显著增高，T水平则显著降低，与对照组比较，差异均有统计学意义（$P<0.05$），且T随染毒剂量增高而降低，呈负相关。	谭艳芳等，2011
双酚A	成年FVB雌性小鼠窦状卵泡 成年C57BL/6雌性小鼠窦状卵泡	体外处理	1.0、10和100μg/ml。每间隔24小时检测卵泡激素水平	体外处理72~120小时，中、高剂量处理组FVB小鼠卵泡E_2、T和雄烯二酮（A）水平均显著低于对照组。体外处理72~120小时，中、高剂量处理组卵泡P水平显著低于对照组，差异均有统计学意义（$P<0.05$）。体外处理72~120小时，中、高剂量处理组C57BL/6小鼠卵泡E_2、T和雄烯二酮水平均显著高于对照组，体外处理72~120小时，中、高剂量处理组卵泡黄体酮水平显著高于对照组，差异均有统计学意义（$P<0.05$）。	P Jackye等，2013

续表

有机化合物	动物/细胞	染毒方式	染毒剂量（时间）	实验结果	文献
DBP＋DEHP	成年 SD 雌性大鼠	经口灌胃	1.0g/kg DBP（1/20 LD$_{50}$）和 1.7 g/kg DEHP（1/20LD$_{50}$）单独及联合染毒，每周 5 天（连续 8 周）	DBP、DEHP 单独染毒组和联合染毒组大鼠血清酮和 E$_2$ 水平均较低，与对照组比较，差异有统计学意义（$P<0.01$）。对照组及 DBP 和 DEHP 单独染毒大鼠血清黄体酮和 E$_2$ 水平均较高，与联合染毒组比较，差异有统计学意义（$P<0.01$）。提示，联合染毒对雌性大鼠血清黄体酮和 E$_2$ 水平的影响有协同作用。	李玲等，2010
DEHP	4 周龄 Wistar 雌性大鼠	经口灌胃	50、150、500mg/kg；每周 5 天（4 周）。末次染毒 24 小时后处死并处于动情间期大鼠	高剂量染毒组大鼠卵巢中 SOD 活性较对照组和其他剂量染毒组显著下降，差异有统计学意义（$P<0.05$）。各剂量染毒组卵巢 CAT 活性和 MDA 含量与对照组比较，差异无统计学意义（$P>0.05$）。	马明月等，2008

续表

有机化合物	动物/细胞	染毒方式	染毒剂量（时间）	实验结果	文献
三聚氰胺	体重80~90g的SD雌性大鼠	经口灌胃	400、800和1600mg/kg（35天）	各剂量染毒组血清E_2水平显著低于对照组，差异有统计学意义（$P<0.05$）。高剂量染毒组血清FSH水平较中、低剂量染毒组显著降低，差异亦有统计学意义（$P<0.05$）。	关华与谭季，2012
2,2',4,4'-四溴联苯醚	出生10天SD雌性子鼠	经口灌胃	1、5、10mg/kg，一次性染毒，2月龄时处死	各剂量染毒组血清E_2水平显著高于对照组，差异有统计学意义（$P<0.05$）。	何平等，2010

表7-10 农药对雌性动物激素水平的影响

农药	动物	染毒方式	染毒剂量（时间）	实验结果	文献
敌百虫	成年昆明种雌性小鼠	经口灌胃	12.5、25、50mg/kg（从孕第6天开始，连续10天）	高剂量染毒组小鼠血清E_2水平显著低于对照组，差异有统计学意义（$P<0.05$）。各剂量染毒组卵巢E_2水平均未见显著改变，差异无统计学意义（$P>0.05$）。	戴芙等，2007

续表

农药	动物	染毒方式	染毒剂量（时间）	实验结果	文献
甲氧滴滴涕	3月龄SD雌性大鼠	经口灌胃	16，32，64mg/kg（20天）	中、高剂量染毒组大鼠血清E_2和FSH水平显著低于对照组，差异有统计学意义（$P<0.05$）。而黄体酮和LH水平与对照组比较，差异无统计学意义（$P>0.05$）。	常飞等，2011
甲氧滴滴涕	3月龄SD雌性大鼠	经口灌胃	50，100，200mg/kg（21天）	各剂量染毒组大鼠血清E_2水平较对照组略有下降，但差异无统计学意义（$P>0.05$）。	常飞等，2007
甲氧滴滴涕	成年昆明种雌性小鼠	经口灌胃	20，100和200mg/kg（孕12天开始，连续6天）	孕鼠血清E_2和黄体酮水平均随染毒剂量提高而增高，高剂量染毒组孕鼠血清E_2和黄体酮水平显著高于对照组，差异有统计学意义（$P<0.05$）。	王晓等，2007
氯氰菊酯	刚断乳SD雌性大鼠	经口灌胃	20，40，80mg/kg（28天）	各剂量染毒组大鼠血清E_2水平显著高于对照组，差异有统计学意义（$P<0.05$）。且血清E_2水平随染毒剂量增加而升高，呈线性关系（$\hat{Y}=1706.788+37.368X$，$r_s=0.786$），且有统计学意义（$P<0.05$）。各剂量染毒组大鼠血清黄体酮，FSH和LH均显著低于对照组，差异有统计学意义（$P<0.05$），且均随染毒剂量增加而降低。	李海斌等，2007；2008

表 7-11 药物对雌性动物激素水平的影响

药物	动物/细胞	染毒方式	染毒剂量（时间）	实验结果	文献
顺铂	12 周龄 Wistar 雌性大鼠	腹腔注射	2mg/kg（10 天）	染毒组大鼠血清 E_2 水平显著降低，而 FSH 水平则显著升高，与对照组比较，差异均有统计学意义（P <0.05）。	郭红宇等，2005
顺铂	6 周龄 Wistar 雌性大鼠	腹腔注射	2mg/kg（连续 5、10 天）4mg/kg（连续 5 天）	4mg/kg 染毒 5 组和 2mg/kg 染毒 10 天组大鼠血清 E_2 水平显著降低，FSH 水平则明显升高，较对照组和 2mg/kg 染毒 5 天组，差异均有统计学意义（P<0.05）。	齐聪，2000
顺铂	成年 Wistar 雌性大鼠	腹腔注射	2、2.5 和 3mg/kg（7 天）2.5mg/kg（5 天）	低剂量染毒组大鼠血清 E_2 显著下降，而 FSH 水平显著升高，与对照组比较，差异有统计学意义（P <0.05），LH 略有上升，差异无统计学意义（P>0.05）。染毒组大鼠血清 E_2 水平显著低于对照组，差异有统计学意义（P <0.05），LH 略有上升。	梁丹等，2012

续表

药物	动物/细胞	染毒方式	染毒剂量（时间）	实验结果	文献
顺铂+亮丙瑞林	12周龄正常性周期的SD雌性大鼠	腹腔注射+皮下注射	在大鼠发情间期腹腔注射2mg/kg顺铂（连续10天）或单次皮下注射亮丙瑞林0.25mg/只，或先单次皮下注射亮丙瑞林0.25mg/只，再腹腔注射2mg/kg顺铂（连续10天）	染毒后10天，顺铂单独及联合染毒组大鼠血清E_2水平显著下降，FSH水平显著升高，与对照组比较，差异均有统计学意义（$P < 0.05$）。	韩萍等，2009
雷公藤多苷	成年SD雌性大鼠	经口灌胃	12mg/kg（12周）	染毒组血清E_2水平显著降低，而FSH和LH水平则显著升高，与对照组比较，差异有统计学意义（$P<0.05$）。	王瑞峰等，2008
雷公藤多苷片	7~8周龄昆明种雌性小鼠	经口灌胃	40mg/kg（成人量的30倍）（连续10周）。染毒期间观察动情周期，确定造模成功。随后将模型动物再分为两组，即恢复组每日灌服生理盐水，雷公藤组仍灌胃给予雷公藤多苷片40mg/kg，直至恢复组小鼠动情周期恢复较明显或接近正常时分批处死动物	雷公藤组小鼠血清E_2水平显著低于对照组，差异有统计学意义（$P < 0.01$）。恢复组血清E_2水平与对照组比较，差异无统计学意义（$P > 0.05$），但黄体酮水平显著低于对照组，差异有统计学意义（$P < 0.05$）。	吴克明等，2008

续表

药物	动物/细胞	染毒方式	染毒剂量（时间）	实验结果	文献
雷公藤多苷片	12周龄SD雌性大鼠	经口灌胃	40mg/kg（10周）	染毒组大鼠血清E_2水平显著降低，而黄体酮水平则显著升高，与对照组比较，差异均有统计学意义（$P<0.05$）。	付雨与郑雨君，2010
雷公藤多苷片	成年SD雌性大鼠	喂饲	0.6mg/100mg（9天）	染毒组大鼠血清E_2水平显著下降，醛固酮含量则明显上升，与对照组比较，差异均有统计学意义（$P<0.05$）。	张艳等，2012
番泻叶提取物	体重为170±5g的Wistar雌性大鼠	经口灌胃	2、4、8和16mg/kg（90天）	4mg/kg及以上染毒组小鼠血清E_2水平显著升高，而FSH和LH水平则显著降低，与对照组比较，差异有统计学意义（$P<0.05$）。	庄爱文等，2009
盐酸吗啡	3月龄SD雌性大鼠	皮下注射	采用剂量递增法，从3mg/kg逐渐增至44mg/kg（连续12周）	无论盐酸吗啡染毒组大鼠动情周期是否抑制，卵巢中ER着色颗粒减少，平均光密度值显著低于对照组，差异有统计学意义（$P<0.01$）。若大鼠出现动情周期紊乱时，血清E_2、黄体酮，FSH，LH水平较对照组显著降低，差异均有统计学意义（$P<0.01$，	郭述真等，2005

续表

药物	动物/细胞	染毒方式	染毒剂量（时间）	实验结果	文献
盐酸吗啡	3月龄SD雌性大鼠	皮下注射	采用剂量递增法，从3mg/kg逐渐增至44mg/kg（连续12周）	$P<0.05$）。若大鼠未出现情周期紊乱时，血清中E_2、FSH水平较对照组显著下降，差异均有统计学意义（$P<0.05$），而黄体酮和LH的降低无统计学意义（$P>0.05$）。	郭述真等，2005
赛庚啶	成年SD雌性大鼠	经口灌胃	2.3和4.6mg/kg（14天）	低剂量染毒组大鼠血清黄体酮和LH水平显著降低，而LH水平则明显升高，与对照组比较，差异均有统计学意义（$P<0.01$）。高剂量染毒组大鼠血清LH水平显著升高，而E_2、黄体酮和FSH含量则明显降低，与对照组比较，差异均有统计学意义（$P<0.05$）。	康白等，2003

续表

药物	动物/细胞	染毒方式	染毒剂量（时间）	实验结果	文献
氯丙嗪	Wistar雌性大鼠卵巢颗粒细胞	体外处理	0.01、0.1、1 mmol/L（24小时）	随着处理剂量升高，卵巢颗粒细胞分泌E_2逐渐减少，且除高剂量处理组外，其余各剂量处理组与对照组比较，差异均有统计学意义（$P<0.05$）。此外，低剂量可促进黄体酮分泌，但是随剂量的升高，黄体酮分泌量显著降低，与对照组比较，差异有统计学意义（$P<0.05$）。	邹静，2011
磷酰胺氮芥（PM）	8周龄Wistar雌性大鼠卵巢	体外处理	10、20、50μg/ml（48小时）隔天全量更换不含PM的培养基继续培养（共7天）	加入PM前，各剂量处理组卵巢E_2水平比较，差异无统计学意义（$P>0.05$）。加入PM后2天及6天时，各剂量处理组卵巢E_2浓度均显著低于对照组，差异有统计学意义（$P<0.01$），且各剂量处理组间两两比较，差异水平有统计学意义（$P<0.01$）。随PM处理剂量增加而各剂量处理组卵巢E_2水平随之降低。然而，各剂量处理组内E_2水平比较，差异无统计学意义（$P>0.05$）。	肖苑玲等，2010

续表

药物	动物/细胞	染毒方式	染毒剂量（时间）	实验结果	文献
乌头碱	25～29日龄SD雌性大鼠卵巢黄体细胞	体外处理	0.05、0.5、5、50μg/ml（24小时）	各剂量处理组卵巢黄体细胞E_2水平与对照组比较呈剂量依赖性降低趋势，差异无统计学意义（$P>0.05$）。0.05μg/ml处理组黄体细胞P分泌略有升高，差异亦无统计学意义（$P>0.05$），但0.5μg/ml以上各剂量处理组黄体细胞分泌黄体酮水平呈剂量依赖性减少，差异有统计学意义（$P<0.05$），且E_2和黄体酮水平的变化呈平行关系。	庞凌烟等，2010

表7-12　物理、生物及其他因素对雌性动物激素水平的影响

类型	动物/细胞	染毒方式	染毒剂量或强度（时间）	实验结果	文献
负重游泳	3月龄SD雌性大鼠	负重游泳	每天20分钟负重5%游泳至接近力竭（以负重大鼠游泳动作明显失调，不能再坚持或沉入水底超过3秒不能游回水面为力竭）。每天游泳1次（21天）	负重游泳组大鼠血清E_2和T水平明显低于对照组，羟脯氨酸水平显著高于对照组，差异均有统计学意义（$P<0.05$或$P<0.01$）。血清黄体酮水平与对照组比较，差异无统计学意义（$P>0.05$）。	熊若虹等，2004

续表

类型	动物/细胞	染毒方式	染毒剂量或强度（时间）	实验结果	文献
高频电磁场	2月龄 Wistar雌性大鼠	照射	每天经口灌胃150mg/kg异黄酮后，再置于高频电磁场照射，频率30MHz，电场强度为25、100、400和1600 V/m，脉冲上升时间20 ns，持续3秒，间隔2秒。全身照射8小时。每周连续照射5天，停2天，每周2天（共8周）	随照射剂量增大，各电场强度组大鼠血清E_2和黄体酮呈下降趋势，LH和FSH水平呈上升趋势；且1600 V/m电场强度组大鼠血清LH水平较对照组（异黄酮）显著增高，差异有统计学意义（$P<0.01$），而FSH、E_2与黄体酮水平则各组比较，差异无统计学意义（$P>0.05$）。	徐幽琼等，2010
T-2毒素	Wistar雌性大鼠卵巢颗粒细胞	体外处理	1、10、100nmol/L（24小时）	随处理剂量升高，卵巢颗粒细胞分泌E_2和黄体酮水平均显著减少，差异有统计学意义（$P<0.05$）。	邹静，2011
香烟	60±5日龄未交配过的Wistar雌性大鼠	被动吸入	每天被动吸烟20支，每周5天（3个月）	染毒组大鼠血清E_2和黄体酮水平显著低于对照组，同时卵巢ER、PR、FSHR和LHR蛋白表达亦显著低于对照组，差异均有统计学意义（$P<0.05$）。	周福波等，2010；尹崇高等，2010

(二) 对女性人群卵巢相关激素的影响

陈培忠等 (2000 年) 通过对 35 名高氟区 (饮水含氟量为 4.03～4.96mg/L 或 5.50～10.2mg/L) 女性人群和 26 名非高氟区 (饮水含氟量 <1.0mg/L) 女性人群进行血清性激素水平检测。结果显示，高氟区妇女血清 E_2 和 LH 水平较非高氟区人群明显降低，差异有统计学意义 ($P<0.05$)，高氟区女性人群黄酮体和 FSH 水平呈下降趋势，但与非高氟区比较，差异无统计学意义 ($P>0.05$)。

郝俊霞等 (2011 年) 采用病例对照研究方法，选取 51 名双酚 A (BPA) 接触至少 1 年的女工作为接触组，104 名 BPA 未接触的女工作为对照组，检测血清中 E_2 和黄体酮水平。结果表明，大于 30 岁的 BPA 接触组女工血清黄体酮水平异常者所占比例显著高于对照组，差异有统计学意义 ($P<0.05$)。接触年限小于 5 年组女工血清黄体酮水平异常者所占比例显著高于接触年限大于 5 年组，差异亦有统计学意义 ($P<0.05$)。在该研究中并未发现 BPA 对血清 E_2 的影响。

蔡志祥等 (2006 年) 对 738 名移居拉萨的汉族女性人群 (年龄 19～61 岁) 和 430 名成都地区汉族女性 (均出生在平原未到过高原，年龄 17～57 岁) 采用放射免疫法测定血清黄体酮和 E_2 水平。结果显示，移居拉萨 (海拔 3658m) 1 年内的汉族女性人群血中黄体酮、E_2 水平较成都地区汉族女性显著降低，差异有统计学意义 ($P<0.01$)。随着居住时间的延长，黄体酮和 E_2 水平有所回升。其中移居拉萨 11～20 年间的汉族女性人群血清黄体酮和 E_2 水平甚至超过成都地区汉族女性，差异有统计学意义 ($P<0.05$)。但是，在高原居住 (移居拉萨的汉族女性) 年限超过 20 年的女性人群血清黄体酮和 E_2 水平又呈下降趋势。

七、外源有害因素致卵巢肿瘤的发生

(一) 整体动物实验

Marion 等 (2013 年) 选取 28 日龄 B6C3F1 雌性小鼠每天腹腔注射 160mg/kg 4-乙酰基环乙烯-双环氧化物 (4-vinylcyclohexene diepoxide, VCD)，连续 20 天染毒引起小鼠卵巢功能衰竭。在本研究中，作者还将小鼠进行了为期 4 个月的 VCD 染毒，随后，采取手术方式给小鼠右侧卵巢囊液中一次性注射 $50\mu g$ 7,12-二甲基苯蒽（DMBA，溶于 $5\mu l$ 芝麻油）。DMBA 注射 3、5、7 和 9 个月后，收集卵巢进行组织学及免疫组化分析。结果显示，对照组小鼠未出现卵巢肿瘤。VCD 单独染毒组 7 只小鼠有 1 只出现卵巢肿瘤。VCD 联合 DMBA 染毒组 17 只小鼠有 7 只出现卵巢肿瘤，且在不同时间点（3、5、7、9 个月）卵巢肿瘤发生率依次为 50%、14%、90% 和 57%。肿瘤类型包括性索间质-支持细胞肿瘤（占 38%）、上皮来源的腺癌（占 31%）、颗粒细胞肿瘤（占 19%），而且腺癌常发生在染毒后 7 和 9 个月时。VCD 单独（或联合 DMBA）染毒组小鼠均出现卵巢功能衰竭，诱发形成良性管状腺瘤，其中 VCD 单独染毒组小鼠左、右侧卵巢管状腺瘤发生率分别为 84% 和 88%。VCD 联合 DMBA 染毒组小鼠左、右侧卵巢管状腺瘤发生率分别为 82% 和 32%。然而，对照组和 DNBA 单独染毒组小鼠则未发生卵巢管状腺瘤。

（二）人群资料

刘霞（2008 年）对 2000—2003 年山西省肿瘤医院 102 名卵巢癌住院患者和 204 名正常人群（对照）进行病例对照研究。结果发现，高脂食物和经常静坐均明显增加卵巢癌发生的危险性（OR 值分别为 1.9 和 1.98），且均有统计学意义（$P<0.05$）。

林向华等（2002 年）选择接触塑料作业的 416 名女工（剔除其他因素所致患生殖系统肿瘤、内分泌疾病者）进行调查。结果显示，塑料作业女工卵巢癌发生率（356/10 万）显著高于一般人群（8.7/10 万），差异有统计学意义（$P<0.05$）。

王素芳等（2000 年）对安徽省 3 所大医院妇产科住院的 52 名上皮性卵巢癌患者和 52 名同期住同院的其他女性患者（非妇产科和非肿瘤患者，且所患疾病与激素无关）进行病例对照研究。经单因素条件 Logistic 回归分析发现，接触滑石粉是恶性上皮性卵巢肿瘤的危险因素，OR 值为 3.4，且有统计学意义（$P<0.05$）。

第四节　外源化学物致卵巢损伤的机制

一、氧化应激与亚硝化应激

氧化应激是一种机体内源性抗氧化系统与活性氧（Reactive oxygen species，ROS）之间的不平衡状态。机体在正常的有氧代谢过程中，也会产生活性氧自由基。一般情况下，机体有一套抗氧化防御体系包括抗氧化酶（如 SOD、GSH-Px 和 CAT）、小分子抗氧化物质（如 GSH、维生素 E、维生素 C）等来保证 ROS 的产生与机体的清除能力之间的平衡状态。当机体内氧化和抗氧化之间失去平衡时，造成的结果或者是机体过量产生 ROS，或者是清除 ROS 的能力下降。无论上述哪种结果出现，均可诱导机体组织细胞氧化应激效应增强。在卵母细胞，ROS 过量致使氧化应激发生，可诱导卵母细胞膜脂质过氧化或 DNA 损伤，进而损伤卵母细胞分裂、代谢产物运输及其线粒体功能。在黄体，一方面 ROS 可以通过抑制黄体细胞的类固醇合成酶，抑制黄体酮的产生；另一方面 ROS 诱使脂质过氧化反应增强而导致黄体细胞膜分裂，这也是退化黄体细胞膜受损的主要表现之一（Tamura 等，2013 年）。

氧化应激时有大量 ROS 生成，并存在诱导型一氧化氮合酶（inducible nitrogen oxide synthase，iNOS）的表达增强。在 ROS 存在条件下，由 iNOS 催化生成的一氧化氮（NO）能够与之反应生成活性氮（reactive nitrogen species，RNS），通过硝基酪氨酸的生成，导致细胞损伤。多种因素造成 iNOS 表达上调，产生过量的 NO 及其衍生物，过量的 NO 和超氧阴离子（O_2^-）反应生成过氧化亚硝酸盐离子（$ONOO^-\cdot$），通过自由基反应消化细胞内蛋白质、核酸等物质，引起细胞损伤或凋亡，这类对氮类的高度应激反应称为亚硝化应激（nitrative stress）。RNS 包括一氧化氮（$NO\cdot$）、二氧化氮（$NO_2\cdot$）和过氧化亚硝酸盐（$ONOO^-\cdot$）自由基，是氧化应激网络中另一类多效自由基分子。其中，一氧化氮（NO）化学性质活泼，具有重要的生理学和病理生理学效应，包括诱导细胞凋亡、钝化或灭活线粒体关键蛋白质及离子通道。在人类卵巢黄体颗粒细胞，

NO 由一氧化氮合酶（NOS）所产生，通过抑制芳香化酶活性而抑制 E_2 的分泌。NO 能够调节黄体的平均生命期，并对维持黄体起非常重要的作用，NO 产生过多可引起黄体溶解。过量 NO 还可以抑制大鼠颗粒细胞产生 P，并导致细胞凋亡发生（Fujii 等，2005）。

虎明明等（2008 年）对成年 SD 雌性大鼠经口灌胃 29.4mg/kg 辛硫磷和 0.34mg/kg 灭多威，每周 5 天单独或联合（按 1∶1 等毒混配）染毒，连续 30 天。结果显示，灭多威单独染毒组和联合染毒组血清 E_2 水平显著升高，黄体酮水平则显著降低，与对照组比较，差异均有统计学意义（$P < 0.05$）。辛硫磷与灭多威单独及联合染毒组卵巢 SOD、GST 活性，GSH 水平显著降低，辛硫磷与灭多威单独染毒组卵巢 MDA 含量显著升高，与对照比较，差异均有统计学意义（$P < 0.05$，$P < 0.01$）。提示，辛硫磷与灭多威单剂及混配农药均可引起大鼠卵巢抗氧化能力下降，导致卵巢脂质过氧化增强，这是其致使卵巢损伤的重要原因。

Laxmipriya 等（2007 年）选择成年 Charles Foster 雌性大鼠单独或联合腹腔注射剂量均为 0.5mg/kg 的醋酸铅和醋酸镉，连续 15 天。结果显示，醋酸铅和醋酸镉单独及其联合染毒后，均可以蓄积在大鼠卵巢组织。同时，醋酸铅和醋酸镉单独染毒组卵巢颗粒细胞数目显著低于对照组，差异有统计学意义（$P < 0.05$）。醋酸铅、醋酸镉单独及其联合染毒组大鼠颗粒细胞 GSH 水平和 SOD 活性显著降低，MDA 水平和 CAT 活性则显著升高，与对照组比较，差异有统计学意义（$P < 0.01$）。提示，卵巢颗粒细胞氧化性损伤可能是醋酸铅和醋酸镉导致其数目减少的重要原因。

Jia 等（2011 年）采集 40～45 周龄浅黄色蛋鸡卵巢颗粒细胞，并用 2.5、5、10、20 和 40μmol/L 二氯化镉（$CdCl_2$）体外处理 8、16 和 24 小时。结果显示，体外处理 8 小时以上，经 MTT 法检测各剂量处理组卵巢颗粒细胞增殖活力均显著低于对照组，差异有统计学意义（$P < 0.05$）。在本研究中，采用 5μmol/L 二氯化镉体外处理卵巢颗粒细胞 24 小时，结果 MDA 水平显著升高，而 SOD 和 GSH-Px 活性则显著降低，与对照组比较，差异有统计学意义（$P < 0.05$）。提示二氯化镉可引起蛋鸡卵巢颗粒细胞氧化性损伤。

Wu 等（2013 年）分离 21～27 日龄 Wistar 雌性大鼠卵巢颗粒细胞，

并采用剂量为 1、10 和 100nmol/L 的 T-2 毒素体外处理 24 小时。结果显示，各剂量 T-2 毒素处理后均可显著降低卵巢颗粒细胞 SOD、GSH-Px 和 CAT 活性，与对照组比较，差异有统计学意义（$P < 0.05$ 或 $P < 0.01$），且呈剂量-效应关系。同时，剂量为 10nmol/L 以上处理组 MDA 含量显著高于对照组，差异有统计学意义（$P < 0.01$）。各 T-2 毒素处理组卵巢颗粒细胞内 ROS 水平亦显著升高，与对照组比较，差异均有统计学意义（$P < 0.01$），且呈剂量-效应关系。提示，T-2 毒素可诱导卵巢颗粒细胞内 ROS 产生过多而蓄积，并引起氧化损伤。

Masszi 等（2013 年）对 21～28 日龄雌性 Wistar 大鼠在麻醉状态下皮下埋植内含 7.5mg 双氢睾酮（DHT）的缓释药丸，并采用放免试剂盒来检测 DHT 的毒性。手术后，大鼠肌内注射 0.2ml 氯化钠溶液（含 20mg 阿莫西林和 4mg 克拉维酸混合物）以预防感染。10 周后，处死大鼠取卵巢。经病理学观察，DHT 染毒组大鼠卵巢呈多囊卵巢。进一步采用硝基酪氨酸免疫染色法分析，结果 DHT 染毒组大鼠卵巢中硝基酪氨酸生成（面积达 21.72±3.4%）显著增多，与对照组（4.42±0.6%）比较，差异有统计学意义（$P < 0.001$）。提示，DHT 可以诱导大鼠卵巢产生亚硝化应激，后者在多囊卵巢综合征的发病过程中起重要作用。

王学习（2003 年）对成年 Wistar 雌性大鼠腹腔注射 1.25、2.5 和 5mg/kg 硫酸镍，连续 21 天。结果显示，中、高剂量染毒组血清 E_2 和黄体酮水平显著低于对照组，差异有统计学意义（$P < 0.05$，$P < 0.01$）。进一步研究发现，中、高剂量染毒组动物卵巢 NO 含量显著升高，而各剂量染毒组卵巢 NOS 酶活力亦显著升高，与对照组比较，差异均有统计学意义（$P < 0.05$，$P < 0.01$）。提示，硫酸镍可诱导卵巢 NOS、NO 水平增高，而致使 E_2 和黄体酮生成减少。

Basini 等（2012 年）收集猪卵巢并分离卵巢颗粒细胞，采用剂量为 0.1 和 10mmol/L 阿特拉津体外处理 48 小时，检测卵巢颗粒细胞培养液中 NO、E_2 和黄体酮含量。结果显示，0.1mmol/L 阿特拉津处理后培养液中 E_2 含量显著降低，10mmol/L 阿特拉津处理后 NO 和黄体酮含量显著增加，与对照组比较，差异均有统计学意义（$P < 0.05$）。提示，阿特拉津可以干扰卵巢颗粒细胞血管发生的 NO 信号分子和甾体合成。

Yoshioka 等（2012 年）采集处于黄体中期的牛黄体内皮细胞（LECs）并分别用 2.9nmol/L 肿瘤坏死因子（TNF）、2.5nmol/L 干扰素-γ（IFN-γ）和 3.2μmol/L 黄体酮体外处理 24 小时后，检测 LECs 的 NO含量、eNOS 和 iNOS mRNA 及蛋白质表达、NOS 活性。结果发现，TNF 和 IFN-γ 体外处理 LECs 后 NO 含量、iNOS mRNA 及蛋白质表达显著上升。黄体酮体外处理 LECs 后 NO 含量和 iNOS mRNA 及蛋白质表达显著下降，与对照组比较，差异均有统计学意义（$P<0.05$），而 eNOSmRNA 及蛋白质表达与对照组比较，差异无统计学意义（$P>0.05$）。酶活性检测结果显示，TNF 和 IFN-γ 体外处理 LECs 后 NOS 活性较对照组显著上升，差异有统计学意义（$P<0.05$）。而 P 处理 LECs 后 NOS 活性则与对照组比较，差异无统计学意义（$P>0.05$）。在后续实验中，采用 2.9nmol/L TNF、2.5nmol/L IFN-γ 处理的同时添加 1μmol/L iNOS 特异性抑制剂（1400W）体外处理 24 小时。结果表明，1400W 处理可显著降低 TNF 和 IFN-γ 处理 LECs 后的 NO 含量，与各自单独处理组比较，差异有统计学意义（$P<0.05$）。此外，采用黄体酮受体拮抗剂奥那司酮（OP，100μmol/L）预处理 LECs 1 小时后，再用 3.2μmol/L 黄体酮体外处理 LECs 24 小时。结果显示，OP 预处理可以减轻黄体酮对 LECs 的NO 产生的抑制效应。上述结果证实，TNF 和 IFN-γ 可以通过诱导牛LECs iNOS 表达上调及 NOS 活力升高，致使 NO 产生增多，促使黄体发生溶解。然而黄体酮可以抑制牛 LECs 的 NO 合成来维持黄体的功能。

二、细胞凋亡

细胞程序性死亡（programmed cell death，PCD）是生物体生长发育过程中的正常生理现象之一，是由促凋亡基因和抑凋亡基因双重控制的细胞自我破坏的程序性过程，一般以细胞核和细胞质高度浓缩，细胞骨架解体为形态学特征。细胞凋亡不仅参与机体形态构成、正常细胞自我更新以及维持细胞内稳态，并在诸多疾病的发生、发展过程中发挥重要作用。

Wu 等（2013 年）对 21～27 日龄 Wistar 雌性大鼠取卵巢且分离卵巢颗粒细胞，采用剂量为 1、10 和 100nmol/L 的 T-2 毒素体外处理 24 小时。经流式细胞仪检测其细胞凋亡情况，结果各剂量 T-2 毒素处理后卵巢颗粒细胞凋亡率（依次为 15.3%、32.6%和 48.4%）显著高于对照组（6.1%），差异有统计学意义（$P<0.01$），且呈剂量-效应关系。进一步采用烟酸己可碱 33258 染色分析发现，T-2 毒素处理后卵巢颗粒细胞萎缩的、形态不规则、染色质降解或断裂的凋亡细胞显著增加。提示 T-2 毒素可诱导卵巢颗粒细胞凋亡发生。

A Sayani 等（2012）给予成年 SD 雌性大鼠，从受孕第 3 天开始，直至产子后 21 天，每天喂饲含 35%半乳糖饲料。染毒结束后，处死 35 日龄雌性子鼠检测血清中半乳糖结合能力、半乳糖转移酶（Galtase）活性。结果显示，35 日龄雌性子鼠血清 Galtase 活性和半乳糖结合能力显著降低。同时，还可见染毒组子鼠卵泡闭锁率显著增加，差异有统计学意义（$P<0.01$），且出现细胞凋亡情况。在本研究中，作者摘取妊娠大鼠卵巢分离颗粒细胞和膜细胞，再分别应用半乳糖染毒组和对照组大鼠血清均为 $25\sim200\mu l$ 体外处理颗粒细胞；用半乳糖染毒组和对照组大鼠血清均为 $50\sim200\mu l$ 体外处理膜细胞。结果显示，染毒组血清体外处理颗粒细胞 E_2 分泌量显著低于对照组，差异有统计学意义（$P<0.05$），且呈剂量依赖性。此外，染毒组大鼠血清体外处理膜细胞雄激素的分泌量与对照组比较，差异无统计学意义（$P>0.05$）。提示半乳糖可引起大鼠血清 FSH 生物活性降低。在本研究中，作者对未成熟 SD 雌性大鼠卵泡应用 50 和 100nmol/L 半乳糖体外处理 24 小时。结果发现，各剂量处理组卵泡中出现大量固缩的颗粒细胞，并呈不对称环状排列，提示卵泡发生退行性变。同时，各剂量处理组卵泡 ROS 水平及 caspase-3 蛋白表达均显著高于对照组。进一步采用 $10\sim100nmol/L$ 半乳糖体外处理卵巢颗粒细胞 24 小时。结果发现，50 和 100nmol/L 半乳糖处理颗粒细胞线粒体膜电位显著下降。50nmol/L 处理组颗粒细胞发生凋亡，但未死亡。100nmol/L 处理组颗粒细胞线粒体膜完整性丧失，细胞呈凋亡性死亡。同时，50 和 100nmol/L 处理组颗粒细胞 p53 蛋白表达水平显著高于对照组，差异有统计学意义（$P<0.05$）。上述结果证实，半乳糖可减弱大鼠血清 FSH 生物活性作用，并通过诱导颗粒细胞 p53 蛋白表达上调而致使颗粒细胞发生凋亡。

张春燕与何援利（2008 年）采用剂量为 0、0.5、1、2.5 和 5mg/L

的顺铂体外处理原代人卵巢黄体颗粒细胞 24 小时。结果显示，当浓度＜1mg/L 时，顺铂对卵巢黄体颗粒细胞无明显作用。当剂量为 1mg/L 时，顺铂可抑制卵巢黄体颗粒细胞生长，与对照组比较，差异有统计学意义（$P<0.05$）。当剂量≥2.5mg/L 时，卵巢黄体颗粒细胞生长明显受抑，与对照组比较，差异有统计学意义（$P<0.01$），且呈剂量依赖性。此外，顺铂对卵巢黄体颗粒细胞影响的最佳浓度为 5mg/L。同时证实，顺铂处理颗粒细胞 24 小时后，细胞可见典型凋亡形态学改变，即核染色质聚集、核碎裂、胞质浓缩，而对照组细胞核呈均匀的蓝色荧光。随着顺铂处理剂量增加，卵巢黄体颗粒细胞 bcl-2 蛋白表达显著下降，bax 蛋白表达显著增加，与对照组比较，差异均有统计学意义（$P<0.05$）。提示，顺铂可诱导人卵巢黄体颗粒细胞发生凋亡，且与 bcl-2/bax 蛋白家族表达异常有关。

Zhang 等（2013 年）采用剂量为 0、20、40 和 60mmol/L 的 2,5-己二酮（2,5-hexanedione，2,5-HD）体外处理大鼠卵巢颗粒细胞 12 小时。经 MTT 法检测发现，高剂量处理组卵巢颗粒细胞增殖受抑，细胞活力显著低于对照组，差异有统计学意义（$P<0.05$）。同时各剂量处理组卵巢颗粒细胞凋亡率显著高于对照组，差异有统计学意义（$P<0.05$），且呈剂量-效应关系。进一步分析发现，各剂量处理组卵巢颗粒细胞的 bcl-2 和 xiap mRNA 表达下降，fasl mRNA 表达显著增加，与对照组比较，差异有统计学意义（$P<0.05$）。40mmol/L 剂量处理组卵巢颗粒细胞 bax mRNA 表达上调，与对照组比较差异有统计学意义（$P<0.05$）。各剂量处理组卵巢颗粒细胞 bcl-xl mRNA 表达则未见明显改变，与对照组比较差异无统计学意义（$P>0.05$）。上述结果表明，2,5-HD 可诱导卵巢颗粒细胞发生凋亡，与 bax 和 fasl mRNA 表达上调及 xiap 和 bcl-2mRNA 表达下调有关。

细胞凋亡受到很多基因的精确调控，bcl-2 及其家族成员是与之密切相关的原癌基因，其中 bcl-2/bax 基因通过 caspase 依赖的线粒体途径参与调控细胞的生存和死亡。caspase 家族成员主要分为两类：一类是上游启动因子如 caspase-8、caspase-9，可裂解并激活其他 caspase；另一类是下游效应因子主要包括 caspase-3、caspase-6、caspase-7，可裂解各种底物，分解细胞结构或使酶失活。caspase-3 在整个 caspase 信号转导级联反应中不仅是主要的执行者，还是 caspase-9 下游的目标因子，在各种因素诱发细胞进入程序性死亡的过程中起枢纽作用，是细胞凋亡的特异性标志。当细胞损伤发生时，bax 蛋白高表达，促使线粒体向细胞胞质释放出细胞色素 C，与凋亡蛋白活性因子-1（Apaf-1）结合形成复合物，激活 caspase-3 使之形成具有活性的四聚体，进而特异性剪切下游凋亡底物，最终引起细胞凋亡。

王晓辉与朱玉真（2007 年；2008 年）对体重 $18\pm2g$ 的昆明种雌性小鼠每天腹腔注射硫酸镍，剂量分别为 2.5、5.0 和 10.0mg/kg，连续 12 天。结果显示，中、高剂量染毒组小鼠卵巢细胞凋亡小体及核固缩所占比例均显著高于对照组，差异有统计学意义（$P<0.05$）。经流式细胞仪检测分析，G_0/G_1 期细胞数目增多，出现凋亡峰且凋亡率显著增加，同时伴有卵巢细胞增殖指数明显降低，与对照组比较，差异均有统计学意义（$P<0.05$）。提示小鼠卵巢细胞周期阻滞于 G_0/G_1 期，且发生细胞凋亡。采用免疫组化技术检测发现，各剂量染毒组卵巢组织中 p53 和 bcl-2 蛋白表达均显著低于对照组，而 p16 蛋白表达显著高于对照组，差异均有统计学意义（$P<0.05$）。上述结果说明，硫酸镍引起细胞凋亡的机制可能涉及 p53 和 bcl-2 蛋白表达下调，p16 蛋白上调则参与调控 G1-S 细胞周期的转换，阻止细胞进入 S 期，抑制细胞增殖。

Sun 等（2012 年）采用剂量为 0、16、64 和 256 mol/L 的 2,5-己二酮（2,5-hexanedione，2,5-HD）体外处理人卵巢颗粒细胞 24 小时，结果显示，人卵巢颗粒细胞凋亡呈剂量依赖性增加，特别是中、高剂量处理组人卵巢颗粒细胞凋亡率显著高于对照组，差异有统计学意义（$P<0.01$）。进一步采用 RT-PCR 和 Western Blot 技术分析其凋亡机制，发现中、高剂量处理组人卵巢颗粒细胞 bcl-2 mRNA 和蛋白质表达显著低于对照组，差异有统计学意义（$P<0.01$）。同时，bax 和 caspase-3 活性切割片段（p17）的 mRNA 和蛋白质表达均呈剂量依赖性增加，特别是中、高剂量处理组与对照组比较，差异均有统计学意义（$P<0.01$）。提示，bax、bcl-2 和 caspase-3 基因改变是 2,5-HD 诱导人卵巢颗粒细胞产生凋亡的主要因素。

另有研究表明，小鼠初级卵泡颗粒细胞的固缩死亡并非是通过caspase 信号途径引起的。Desmeules 和 Devine（2006 年）采用剂量为 3 和 $10\mu mol/L$ 磷酰胺氮芥（PM）体外处理 4 日龄 CD-1 雌性小鼠卵巢 1、2、4、6、8 天，结果显示，PM 体外处理 1 天时，$10\mu mol/L$ 处理组卵巢初级卵泡中发生固缩的颗粒细胞数目显著高于对照组。PM 体外处理 2 天时，2 个剂量处理组卵巢初级卵泡中发生固缩的颗粒细胞数目均显著高于对照组，差异均有统计学意义（$P < 0.05$）。用 caspase 抑制剂（Z-VAD-fmk，$50\mu mol/L$）前处理卵巢组织 1 小时后，再用上述剂量的 PM 体外处理 48 小时，结果显示初级卵泡发生固缩的颗粒细胞数目亦显著高于对照组，差异均有统计学意义（$P < 0.05$）。提示，PM 处理后可导致卵巢初级卵泡中颗粒细胞发生固缩，而且是通过非 caspase 依赖途径诱导产生的。

三、对卵泡代谢的影响

在卵泡发育的早期阶段，卵泡液开始累积在卵泡窦腔中，对卵母细胞的成熟和受精以及颗粒细胞的增殖和分化起重要作用。异常的卵泡液代谢活性可以影响卵泡的生理学状态，并最终影响排卵和卵巢黄体化。

Wang 等（2013 年）对 21 日龄雌性 Wistar 大鼠每天经口灌胃 50、100 和 200mg/kg 大豆异黄酮连续 3 个月，染毒结束后采集血清检测激素水平，并分离卵巢计数卵泡。结果显示，200mg/kg 染毒组大鼠血清 E_2 水平较对照组显著下降，差异有统计学意义（$P < 0.05$），血清黄体酮水平则与对照组比较，差异无统计学意义（$P > 0.05$）。100 和 200mg/kg 染毒组大鼠闭锁卵泡和黄体数目显著高于对照组，差异有统计学意义（$P < 0.05$），且在 200mg/kg 染毒组出现多囊卵泡和双核卵母细胞。同时，收集卵泡液并采用高效液相色谱-质谱联用仪检测其代谢物。结果显示，各染毒组 24 个代谢物发生显著改变，其中包括 4 个激素代谢物，如 E_2、黄体酮、胆固醇、皮质醇；9 个氨基酸代谢物，如精氨酸蛋白、丝氨酸天门冬酰胺、L-丙氨酸、异亮氨酸、半胱氨酸、苯丙氨酸、赖氨酸、蛋氨酸、L-谷氨酰胺；6 个脂肪酸代谢物，如肉豆蔻酸、棕榈酸、亚油酸、亚麻酸、硬脂酸、花生四烯酸；3 个能量代谢物，如枸橼酸（柠檬酸）、烟酰胺、硫辛酰胺；以及其他代谢如腺嘌呤阿糖苷、尿黑酸盐。上述结果

说明，大豆异黄酮通过诱导卵泡液代谢改变而影响卵泡发育。

四、某些遗传物质异常与线粒体 DNA 损伤

(一) 染色体异常

X 染色体上的某些基因有可能决定着卵巢的生长。研究证实，一条完整的 X 染色体缺失即可诱发卵巢功能丧失和原发闭经（如 Turner 综合征）。两条活化的 X 染色体对初级卵母细胞的第一次减数分裂是必需的，如果缺少一条 X 染色体就可能导致减数分裂失败，诱导卵母细胞凋亡发生，最终导致卵细胞衰竭。

李光等（2003 年）对 28 名原发闭经、继发闭经女性患者（其中 X 染色体数目异常 17 例，结构畸变 11 例）进行 X 染色体分析及血清性激素水平检测，探讨 X 染色体对人类卵巢发育及功能的影响。结果表明，X 染色体数目异常患者血清中 T 和 E_2 水平显著低于正常值，FSH、LH 和 PRL 水平均显著高于正常值。X 染色体结构异常患者血清中 T 和 E_2 水平显著低于正常值，LH 水平显著高于正常值，与各自正常值比较，差异均有统计学意义（$P < 0.05$）。提示，X 染色体数目异常或结构畸变，导致卵巢发育和功能障碍，使下丘脑-垂体和激素之间的反馈调节机制发生紊乱，进而出现性激素分泌异常。

(二) 线粒体 DNA 损伤

卵母细胞线粒体是卵细胞胞质中含量最为丰富的细胞器，为受精、胚胎的发育提供全部能量。在卵子发育成熟过程中，卵母细胞的线粒体结构和分布情况会出现显著变化，其功能成熟是卵细胞成熟的重要标志，影响着卵子的发育潜能。线粒体中含有少量的遗传物质称为线粒体 DNA（mtDNA），是全长为 16569 bp 的闭环双链结构分子，编码 37 种基因。

Santos 等（2006 年）检测到未受精卵及退化的卵子 mtDNA 拷贝数较受精卵显著下降，推测 mtDNA 拷贝数可作为评价卵母细胞质量的重要标志之一和卵母细胞受精失败的原因之一。由于线粒体中缺乏 DNA 结合蛋白（即组蛋白）的保护，使其自我修复能力有限且修复效率差。当 mtDNA 突变数量累积到一定程度时，将引起 DNA 异常表达，并导致细胞内 ATP 合成减少，能量生成障碍。

已有大量文献报道，线粒体及 mtDNA 异常可通过多种途径导致卵子发育潜能下降，诱导卵子凋亡而引起卵巢储备功能下降。其中 4977bp 缺失（小鼠是 3867bp）是 mtDNA 最常见的缺失类型，是反映 mtDNA 质量的重要指标，而 mtDNA 拷贝数是反应 mtDNA 数量最直接的指标。mtDNA 拷贝数减少，影响其编码的氧化磷酸化酶复合体的 13 个蛋白质亚基的转录、翻译、线粒体供能障碍，不能为受精、胚胎发育提供充足能量。提示，mtDNA 拷贝数减少可能影响受精，在卵巢储备功能下降患者的生育潜能下降中起一定作用（赵红翠与李艳萍，2011 年）。

Zhang 等（2011 年）对体重 $18\sim22g$ 的雌性昆明种小鼠每天腹腔注射 0.5、1 和 2mg/kg 三氧化二砷（As_2O_3），连续 30 天。染毒结束后，处死小鼠分离卵巢，检测卵母细胞活性氧（ROS）水平。同时提取卵母细胞 DNA，检测 mtDNA 拷贝数及 3867bp 片段缺失情况。结果显示，1 和 2mg/kg As_2O_3 处理组小鼠卵母细胞内 ROS 水平显著升高，ATP 含量及 mtDNA 拷贝数显著下降，与对照组比较，差异均有统计学意义（$P<0.05$），同时伴有 3867bp 片段的缺失。在体外研究中，选择体重 $20\sim24g$ 的雌性昆明种小鼠分离卵巢并采集卵母细胞，用剂量为 0.5、1、2 和 $4\mu mol/L$ As_2O_3 体外处理卵母细胞 20 小时。结果发现，As_2O_3 体外处理后小鼠卵母细胞 ROS 水平呈剂量依赖性升高，而卵母细胞 ATP 含量及 mtDNA 拷贝数则显著下降，与对照组比较，差异均有统计学意义（$P<0.05$）。同时，2 和 $4\mu mol/L$ As_2O_3 体外处理后小鼠卵母细胞 mtDNA 3867bp 片段缺失。上述结果提示，As_2O_3 可以引起小鼠卵母细胞 mtDNA 3867bp 片段缺失和拷贝数降低，并通过诱导氧化性损伤产生而导致 ATP 降低。

五、干扰卵巢的内分泌功能

环境内分泌干扰物能影响卵巢性激素的正常分泌，进而使下丘脑-垂体-卵巢轴的正常调节机制发生改变，导致雌性生殖毒性。常见的内分泌干扰物，包括二噁英、多氯联苯、某些杀虫剂与阻燃剂、对羟苯甲酸酯、增塑剂（如邻苯二甲酸酯）、双酚 A 等。卵巢往往是内分泌干扰物毒作用的重要靶器官之一。其作用机制主要有以下几个方面。

（一）干扰类固醇甾体的合成

Skolness 等（2013 年）选择 5~6 月龄雌性黑头呆鱼养殖在含 5、50、500 和 1000μg 的丙环唑、容量均为 20L 的鱼缸中 21 天。收集血样检测 E_2 和卵黄蛋白原（VTG），分离生殖腺检测类固醇合成相关基因表达情况。结果显示，各剂量染毒组血清 E_2 和 VTG 水平显著下降，与对照组比较，差异有统计学意义（$P<0.05$），且呈剂量-效应关系。1000μg 染毒组生殖腺类固醇合成相关 fshr、star、cyp11a、cyp17 和 cyp19a1 mRNA 表达均显著升高，500μg 染毒组生殖腺 fshr、star、cyp17 和 cyp19a1 mRNA 表达上调，与对照组比较，差异均有统计学意义（$P<0.05$）。此外，还检测了生殖腺类固醇代谢相关基因 ldlr、hmgr 和 cyp51 mRNA 表达，发现 500 和 1000μg 染毒组 hmgr 和 cyp51 mRNA 表达显著下降，差异有统计学意义（$P<0.05$）。提示，丙环唑可能直接抑制雌鱼生殖腺内参与类固醇合成相关酶等基因表达，导致血清 E_2 浓度降低，随后 VTG 产生减少，最终抑制卵母细胞发育和释放。

Herreros 等（2013 年）对 4~7 年龄母羊肌内注射 25 和 50mg/kg 邻苯二甲酸二（2-乙基）己酯（DEHP），每周 3 次，共 8 周。每次注射前，收集血样检测血浆中 DEHP 和 P 浓度。同时，采用超声波图像检查法进行卵巢连续形态测定。结果显示，25 和 50mg/kg 染毒 3 周时，母羊血浆中 DEHP 达到稳定状态，分别是 $0.27\pm0.01μg/ml$ 和 $0.38\pm0.02μg/ml$。染毒结束后观察发现，各剂量染毒组母羊动情周期持续时间较对照组明显减少，差异有统计学意义（$P<0.05$ 或 $P<0.01$），且呈剂量-效应关系。各剂量染毒组母羊黄体小且呈低生长率和高退变率的结构特点，导致黄体平均寿命期中生长期和退变期持续时间减少，与对照组比较，差异均有统计学意义（$P<0.05$），且具剂量依赖性。各剂量染毒组母羊血浆中黄体酮水平显著高于对照组，差异有统计学意义（$P<0.05$）。提示，DEHP 一方面通过降低黄体尺寸和平均生命期而缩短排卵周期，另一方面还干扰类固醇代谢而致使 P 分泌增多。

马明月 等（2011 年）对 3 周龄 SD 雌性大鼠经口灌胃 50、150、500mg/kg DEHP，连续 28 天。染毒 4 周末停止染毒，24 小时后阴道涂片，确认处于发情间期后处死。结果显示，各剂量染毒组大鼠血清 T 水平显著低于对照组，差异有统计学意义（$P<0.05$）。中、高剂量染毒组大鼠血清 E_2、FSH 水平明显降低，LH 水平则明显升高，与对照组比较，差异均有统计学意义（$P<0.05$）。各剂量染毒组大鼠卵巢中类固醇激素合成急性调节（StAR）蛋白、P450 侧链裂解酶（P450scc）、3β-羟类固醇脱氢酶（3β-HSD）、细胞色素 P450 17α 羟化酶（CYP17α）和 17β-羟类固醇脱氢酶（17β-HSD）mRNA 表达与对照组比较，差异无统计学意义（$P>0.05$）。中、高剂量染毒组 P450 芳香化酶（P450 Arom）mRNA 表达与对照组比较显著下降，差异有统计学意义（$P<0.05$）。提示，DEHP 通过影响 P450 Arom 基因表达而导致颗粒细胞雌激素生成减少。

Gregoraszczuk 等（2008 年）收集青春期前母猪的卵巢，并从囊状卵泡中分离并提纯卵巢颗粒细胞和卵泡内膜细胞，按 4∶1 比例共培养 24 小时。采用持续性有机污染物（POPs）的混合物［1g 大西洋鳕鱼肝油提取物，主要成分为氯丹、DDTs、PCBs、毒杀芬和多溴联苯醚（PBDEs）］体外处理，剂量分别为 POPs 1/25g、1/50g、1/250g、1/500g、1/2500g、1/5000g 和 1/25000g。体外处理 48 小时后，测定培养液中黄体酮、T、E_2 水平，以及 LDH 活力和 caspase-3 水平。结果显示，POPs 1/500g 处理组培养液中黄体酮水平显著升高，而 POPs 1/25g 处理组黄体酮水平则显著降低，与对照组比较，差异均有统计学意义（$P<0.01$）。另外，POPs 在 1/25000g～1/50g 范围内处理细胞后培养液中 T 和 E_2 水平显著增加，与对照组比较，差异均有统计学意义（$P<0.01$）。同时，各 POPs 处理组 LDH 活力和 caspase-3 水平均未发生变化，与对照组比较，差异无统计学意义（$P>0.05$）。提示，环境中较低浓度的 POPs 可以直接干扰卵巢某些激素的分泌合成，其内分泌干扰作用与细胞活力下降及细胞凋亡无关。

Grasselli 等（2010 年）采用 0、0.1、1 和 $10\mu mol/L$ 双酚 A 体外处理猪卵巢颗粒细胞 48 小时，检测卵巢颗粒细胞增殖及其细胞内某些激素与血管内皮生长因子（vascular endothelial growth factor，VEGF）产生情况。结果显示，$0.1\mu mol/L$ 双酚 A 处理后卵巢颗粒细胞 E_2 水平显著升高，1 和 $10\mu mol/L$ 双酚 A 处理后卵巢颗粒细胞 E_2 水平则显著降低。各浓度双酚 A 处理后卵巢颗粒细胞黄体酮水平均显著降低，与对照组比较，差异均有统计学意义（$P<0.05$ 或 $P<0.01$）。同时，1 和 10μmol/L 双酚 A 处理后卵巢颗粒细胞 VEGF 水平较对照组显著增加，差异有统计学意义（$P<0.05$）。提示，双酚 A 通过干扰某些激素分泌合成和诱导 VEGF 合成，而影响卵巢激素分泌功能。

Mlynaczuk 等（2009 年）采用抽吸法获取牛卵巢颗粒细胞（动情周期的第 19～21 天）和灌注法获取牛卵巢黄体细胞。再用多氯联苯（PCBs）同系物（PCB77、PCB126、PCB153）、Ar1248 和滴滴涕（DDT）及其衍生物 DDE（p,p'-DDE、o,p'-DDE）分别体外处理牛卵巢颗粒细胞 6 小时，各外源化学物剂量均为 10ng/ml。处理结束后，收集卵巢颗粒细胞并提取总 mRNA，利用 RT-PCR 技术检测其催产素（缩宫素）前体-神经垂体激素运载蛋白-催产素（NP-I/OT）mRNA 及肽酰甘氨酸-α 酰胺化单加氧酶（PGA）mRNA 水平。结果显示，各种 PCBs 处理后卵巢颗粒细胞 NP-I/OT mRNA 表达均显著上调，除 PCB126 外其余的 PCBs 处理后卵巢颗粒细胞 PGA mRNA 水平亦显著上调，与对照组比较，差异均有统计学意义（$P<0.05$）。同时，DDT 和 DDE 处理后卵巢颗粒细胞 NP-I/OT mRNA 表达均显著上调，DDE 处理后卵巢颗粒细胞 PGA mRNA 水平亦显著上调，与对照组比较，差异均有统计学意义（$P<0.05$）。此外，采用上述外源化学物以同样剂量体外处理卵巢黄体细胞 6 小时后，同样提取卵巢黄体细胞总 mRNA，利用 RT-PCR 技术检测 NP-I/OT 和 PGA mRNA 表达水平。结果显示，PCB77 和 PCB153 处理后卵巢黄体细胞 NP-I/OT 和 PGA mRNA 表达水平显著上调，p,p'-DDE 和 o,p'-DDE 处理后卵巢黄体细胞 NP-I/OT mRNA 表达上调。上述结果表明，PCBs、DDT 和 DDE 可以诱导催产素合成相关转录因子 NP-I/OT 和 PGA 基因表达上调，促使催产素合成增加从而引起卵巢功能障碍。

（二）通过结合雌激素、雄激素受体来模拟或拮抗激素的作用

Binder 等（2013 年）从 21 日龄野生型和 Ex3βERKO 型雌性小鼠排卵前卵泡分离卵巢颗粒细胞，并提取总 mRNA 来分析基因表达情况。结果显示，Ex3βERKO 型小鼠卵巢颗粒细胞雌激素受体 β（ERβ）mRNA 水平显著低于对照组。免疫组化结果显示，Ex3βERKO 型小鼠卵巢颗粒细胞 ERβ 蛋白表达缺乏，而野生型小鼠 ERβ 则呈阳性表达。同期分离小鼠

卵膜细胞，Ex3βERKO 型小鼠卵膜细胞蛋白表达显著高于野生型小鼠。提示，机体可能存在着代偿机制，ERβ 蛋白表达减少，ERα 蛋白表达就会相应增加。在本研究中，进一步对野生型和 Ex3βERKO 型小鼠腹腔注射 5 IU 孕马血清促性腺激素（PMSG）48 小时后，分离排卵前卵巢颗粒细胞，并利用微阵列技术检测其对 FSH 的响应情况。结果显示，PMSG 处理后 Ex3βERKO 型小鼠卵巢颗粒细胞共有 449 个基因（涉及激活下游卵泡雌激素受体的相关基因，如 akap12、runx2、arnt2 和 pou5f1）与野生型小鼠基因表达不同，其中 343 个基因下调，66 个基因上调。此外，再对野生型和 Ex3βERKO 型小鼠腹腔注射 5 IU 人绒毛膜促性腺激素（HCG）4 小时后，分离排卵前卵巢颗粒细胞观察其对 LH 的响应情况。结果发现，HCG 处理后 Ex3βERKO 型小鼠卵巢颗粒细胞共有 1363 个基因（涉及激活下游黄体生成素受体的相关基因，如 abcb1b、fam110c、rassf2 和 megf10）与野生型小鼠卵巢颗粒细胞表达不同，其中 576 个基因上调，665 个基因下调。上述结果说明，ERβ 缺乏可能导致 FSH 和 LH 相关基因表达异常，从而对促性腺激素的刺激产生异常反应。

Younglai 等（2004 年）用滴滴涕衍生物（1,1-Dichloro-2,2-bis（p-chlorophenyl）ethylene，DDE）体外处理人卵巢颗粒细胞后，采用动态数字钙成像系统观察细胞内 $[Ca^{2+}]i$ 变化情况。结果显示，100ng/ml DDE 处理经 45 分钟动态观察发现，人卵巢颗粒细胞内 $[Ca^{2+}]i$ 一定程度升高，且呈低幅振荡上升趋势。1μg/ml DDE 处理至 10 分钟时，细胞内 $[Ca^{2+}]i$ 显著升高。当细胞培养在无 Ca^{2+} 培养液中，1μg/ml DDE 处理后细胞内 $[Ca^{2+}]i$ 仍有所升高，但较在普通培养液中细胞的变化幅度小。此时在培养液中添加 2.5mmol/L Ca^{2+} 后，细胞内 $[Ca^{2+}]i$ 增加 3～8 倍。这说明 DDE 可以诱导细胞内外 $[Ca^{2+}]i$ 升高。在本研究中，用 175mU/ml 的 FSH 体外处理人卵巢颗粒细胞后亦引起细胞内 $[Ca^{2+}]i$ 瞬间明显升高，随后呈低幅振荡上升趋势。提示，DDE 与 FSH 以相同的方式影响颗粒细胞内 $[Ca^{2+}]i$ 释放，推测 DDE 可能是通过模拟 FSH 而发挥其毒效应。

Kjeldsen 等（2013 年）采用多种杀虫剂联苯三唑醇、丙环唑、代森锰锌、氯氰菊酯、马拉硫磷、特丁津、矮壮素及其混合物 1（内含同等剂量的联苯三唑醇、丙环唑和氯氰菊酯）和混合物 2（内含同等剂量的特丁津、联苯三唑醇、氯氰菊酯、马拉硫磷和丙坏唑）体外处理中国仓鼠卵巢细胞（CHO-K1 细胞）20 小时，浓度范围 $1 \times 10^{-10} \sim 1 \times 10^{-5}$ mol/L。采用荧光素酶报告基因测定方法检测 CHO-K1 细胞荧光素酶的含量，指示各种杀虫剂单独及其混合物 1 和混合物 2 对 CHO-K1 细胞雄激素受体（AR）转录活性的影响。结果发现，代森锰锌、丙环唑、联苯三唑醇，以及上述两种杀虫剂混合物均可以显著抑制 AR 转录激活，与对照组比较，差异均有统计学意义（$P < 0.05$），且呈剂量-效应关系。上述结果说明，当前所使用的多种杀虫剂及其混合物可以通过拮抗 AR 活性而干扰细胞内分泌作用。

（三）过氧化物酶体增殖物激活受体基因异常表达

张玉敏等（2012 年）对 3 周龄 ICR 雌性小鼠经口灌胃给 20、100、500mg/kg DEHP，连续 10 天。结果显示，高剂量染毒组小鼠血清 E_2 水平显著降低，与对照组比较，差异有统计学意义（$P < 0.05$），黄体酮水平则未见明显改变。各剂量染毒组小鼠卵巢 PPARα、PPARβ mRNA 表达未见显著变化。中、高剂量染毒组 PPARγ mRNA 表达较对照组明显上调，差异有统计学意义（$P < 0.05$）。提示，DEHP 通过改变 PPARγ 基因表达水平而诱导卵巢内分泌紊乱。

马明月等（2010 年）对 21 日龄 ICR 雌性小鼠卵巢颗粒细胞用 10、50、250nmol/L DEHP 体外处理 24 小时。结果显示，各剂量处理组卵巢颗粒细胞 E_2 水平显著高于对照组，而高剂量处理组卵巢颗粒细胞 P 水平显著低于对照组，差异均有统计学意义（$P < 0.05$）。中、低剂量处理组卵巢颗粒细胞 CYP19、PPARα 和 PPARβ mRNA 水平均较对照组表达下调。高剂量处理组卵巢颗粒细胞 CYP19 mRNA 和低剂量处理组卵巢颗粒细胞 PPARγ mRNA 则表达上调，与对照组比较，差异有统计学意义（$P < 0.05$）。在本研究中，用相同剂量的 MEHP 体外处理小鼠卵巢颗粒细胞 24 小时，结果各剂量处理组卵巢颗粒细胞 E_2 水平显著高于对照组，而中、高剂量处理组卵巢颗粒细胞黄体酮水平显著低于对照组，差异均有统计学意义（$P < 0.05$）。高剂量处理组卵巢颗粒细胞 StAR、P450scc 和 PPARγ mRNA 和中、高剂量处理组卵巢颗粒细胞 CYP19 mRNA 以及各

剂量处理组卵巢颗粒细胞 PPARα 和 PPARβ mRNA 表达下调；低剂量处理组卵巢颗粒细胞 PPARγ mRNA 表达上调，与对照组比较，差异均有统计学意义（$P<0.05$）。提示 DEHP 和 MEHP 一方面可以影响某些激素合成相关限速酶的基因表达，另一方面可以抑制 PPARα 和 PPARβ 基因表达及促进 PPARγ 基因表达，从而导致 E_2 分泌升高，黄体酮分泌下降。

Kwintkiewicz 等（2010 年）用双酚 A（剂量为 40、60、80 和 100μmol/L）体外处理人卵巢颗粒细胞瘤株（KGN 细胞）48 小时后，提取细胞总 RNA 并用 RT-PCR 检测 KGN 细胞胰岛素样生长因子-1（insulin-like growth factor-1，IGF-1）和 CYP19 芳香酶 mRNA 表达，ELISA 法检测 E_2 水平。结果显示，各剂量处理组 KGN 细胞 CYP19 mRNA 表达和 E_2 水平均较对照组显著下降，差异有统计学意义（$P<0.05$），且呈剂量-效应关系。进一步检测 KGN 细胞中 FSH 诱导芳香酶生成的转录调控基因，如人心肌转录因子结合蛋白 4（GATA 4）、类固醇生成因子-1（steroidogenic factor-1，SF-1）、cAMP 反应元件结合蛋白-1（cAMP response element binding protein-1，CREB-1）和 PPARγ mRNA 表达情况。结果表明，双酚 A 各剂量处理后 KGN 细胞 GATA 4 和 SF-1 mRNA 表达水平显著降低，PPARγ mRNA 表达水平显著升高，与对照组比较，差异均有统计学意义（$P<0.05$），且呈剂量-效应关系。CREB-1 mRNA 表达水平与对照组比较，差异无统计学意义（$P>0.05$）。在同一研究中，应用 100ng/ml FSH 体外处理转染有 PPARγ 基因序列的 KGN 细胞，结果在 FSH 诱导下 KGN 细胞芳香酶 CYP19 和 IGF-1 mRNA 表达水平随着 PPARγ 载体浓度增加而下调，说明 PPARγ 的过表达模拟了双酚 A 的毒效应。本研究结果证实，双酚 A 通过诱导 PPARγ 过表达，进而下调 FSH 诱导的颗粒细胞芳香化酶 CYP19、IGF-1 基因表达并抑制 E_2 产生。

六、细胞信号通路异常

Yuan 等（2012 年）对 21 日龄 SD 雌性大鼠每天经饮水给予 10mg/L 亚砷酸钠（约 14ml/天）连续 7 天。结果表明，染毒组大鼠血清黄体酮水平显著高于对照组，差异有统计学意义（$P<0.05$）。染毒组大鼠血清 E_2 和 T 则与对照组比较，差异无统计学意义（$P>0.05$）。同时，采集大鼠卵巢颗粒细胞并用 2 和 $10\mu mol/L$ 亚砷酸钠体外处理 24 小时。结果发现，$10\mu mol/L$ 亚砷酸钠体外处理 12 小时以上，以及 $2\mu mol/L$ 亚砷酸钠体外处理 48 小时，卵巢颗粒细胞 P 分泌量显著增加，与对照组比较，差异有统计学意义（$P < 0.05$）。体内外研究结果证实，亚砷酸钠可诱导卵巢颗粒细胞黄体酮生成增多。在本研究中还深入探讨了亚砷酸钠诱导颗粒细胞黄体酮的生成增多是否与 cAMP-PKA 和 ERK1/2 信号途径有关。结果发现，亚砷酸钠体外处理卵巢颗粒细胞 6 小时 cAMP 水平及磷酸化 ERK1/2、StAR 和 P450scc 蛋白表达均未发生明显改变。随后，采用 $10\mu mol/L$ 亚砷酸钠分别与 PKA 抑制剂（H89，$20\mu mol/L$）或 ERK1/2 抑制剂（U0126，$20\mu mol/L$）同时体外处理卵巢颗粒细胞。结果显示，体外处理 48 小时后，两种抑制剂均可明显抑制亚砷酸钠诱导卵巢颗粒细胞分泌合成 P，培养液中 P 水平明显降低，与亚砷酸钠组比较差异有统计学意义（$P < 0.05$）。体外处理 6 小时后，采用 Western Blot 技术检测磷酸化 ERK1/2 和总 ERK1/2 蛋白表达水平，发现两种抑制剂体外处理均可以显著降低磷酸化 ERK1/2 蛋白的表达水平。上述结果说明，亚砷酸钠在卵巢颗粒细胞内 cAMP-PKA 和 ERK1/2 信号的参与下，诱导卵巢颗粒细胞黄体酮的合成增多。

Wu 等（2006 年）分别用剂量均为 3nmol/ml 的 p,p-DDE 和 E_2 体外处理人卵巢黄体颗粒细胞，同时采用数字钙成像技术动态观察 $[Ca^{2+}]i$ 变化情况，在 $[Ca^{2+}]i$ 浓度达到峰值时加入乙二醇二乙醚四乙酸（EGTA）终止实验。结果显示，p,p-DDE 和 E_2 处理后人卵巢黄体颗粒细胞内 $[Ca^{2+}]i$ 浓度立即增加，说明 p,p-DDE 可以模拟 E_2 对卵巢颗粒细胞产生毒作用。另外，再采用开蓬与甲氧滴滴涕（剂量均为 1nmol/ml）、o,p-DDE（剂量为 3nmol/ml）体外处理人卵巢黄体颗粒细胞 20 分钟后观察。开蓬和 o,p-DDE 体外处理后，人卵巢黄体颗粒细胞内 $[Ca^{2+}]i$ 浓度变化趋势类似于 p,p-DDE。甲氧滴滴涕体外处理后，仅 0.28 和 1.4nmol/L 剂量下细胞内 $[Ca^{2+}]i$ 浓度显著增加。此外，将人卵巢黄体颗粒细胞用 100ng/ml 百日咳毒素预处理 24 小时后，再用十氯酮与甲氧滴滴涕（剂量均为 1nmol/ml）或 E_2、P 和 o,p-DDE（剂量均为 3nmol/ml）体外处理，结果发现甲氧滴滴涕、E_2 和 o,p-DDE 处理后细胞内 $[Ca^{2+}]i$ 应答曲线受抑，而十氯酮和 P 处理则未发生明显变化。这说明，十氯酮和 P 是通过 G-蛋白耦联受体发挥作用。进一步将细胞培养至无 Ca^{2+} 培养液中，发现十氯酮作用下依然可以诱导细胞内 $[Ca^{2+}]$ i 浓度升高，提示 Ca^{2+} 来源于细胞内滑面内质网。上述结果说明，许多杀虫剂通过颗粒细胞的 G-蛋白耦联膜受体信号通路快速提高细胞内 Ca^{2+} 浓度（来源于内质网或细胞外），并借此激活其他的细胞生理学途径。

七、致卵巢肿瘤机制

（一）基因突变与癌基因异常

Boyd 等（2013 年）选取两名 49 岁患者，经病理检查和切除其左侧卵巢肿瘤组织。应用激光捕获显微切割技术收获两种卵巢浆液性交界瘤细胞（即 SBT-s2 和 SBT-s5），制备全基因组外显子测序及大规模并行基因组测序。结果发现，这两种瘤细胞中均包含有活化突变的癌基因 BRAF。此外，鉴定了 15 个体细胞突变，包括 NCCRP1（非特异性细胞毒性细胞受体蛋白同系物 1）、OCGR1（酮戊二酸受体 1）、FBXW7（F 框 /WD40 域蛋白 7）、STX19（突触融合蛋白 19）、SLC24A5（溶质载体家族 24 成员 5）、KIAA1462（非典型蛋白 KIAA1462）、TRIO（鸟嘌呤核苷酸交换因子）、FOXRED2（FAD 依赖还原酶域 2）、HRAS（肉瘤致癌因子）、DST（肌张力异常蛋白）、UBR2（泛素蛋白连接酶 E3 组件 N 识别因子 2）、HAUS6（HAUS augmin-like 复合体亚基 6）、AR（雄激素受体）、C2orf16（2 号染色体开放阅读框架 16）、PEAR1（血小板内皮聚集受体 1）。其中，9 个基因突变（包括 TRIO、FOXRED2、HRAS、DST、UBR2、HAUS6、AR、C2orf16、PEAR1，其中 7 个是错义突变，2 个是缺失突变）发生在 SBT-s2 细胞，6 个基因突变（包括 NCCRP1、OCGR1、FBXW7、STX19、SLC24A5、KIAA1462，其中 4 个是错义突变，2 个是缺失突变）发生在 SBT-s5 细胞。在这里，特别值得注意的是 FBXW7 和 KIAA1462 基因在浆液性交界性肿瘤的致病作用。FBXW7 是抑癌基因，其所编码的蛋白质 FBXW7 是 Fbox 蛋白家族的一员，并参与几种癌基因蛋白如 c-Myc、Cyclin E1、c-Jun 和 Notch 等在泛素介导下的蛋白质水解作用。在癌症基因图谱中 FBXW7 基因突变属于低分化卵巢癌的特征性改变，是低分化浆液性交界瘤的早期分子事件。SBT-s5 细胞上 *FBXW7* 基因功能丧失诱使 Notch 信号增加，终致卵巢浆液性肿瘤发生。*KIAA*1462 基因中包含有 4 bp 片段缺失是有害的，在 SBT-s5 细胞上广泛表达和高度保守进化。*KIAA*1462 基因在 SBT-s5 细胞上编码了由 1359 个氨基酸构成的蛋白质，这一蛋白质的功能还不是很清楚。但是，癌症基因图谱中 *KIAA*1462 基因亦被认为是一种抑癌基因，*KIAA*1462 基因失活可能在 1 型卵巢肿瘤发病中起重要作用。

（二）细胞因子参与

研究证实，细胞外基质金属蛋白酶诱导因子（extracellular matrix metalloproteinase inducer，EMMPRIN）可参与卵巢上皮细胞癌的形成、分化及进展。

Zhao 等（2013 年）选用 OVCAR3（浆液性囊腺癌）、SKOV-3（浆液性乳头状囊腺癌）、顺铂耐药的 SKOV3（SKOV3/DDP 癌）、HO8910（浆液性囊腺癌）及高侵袭转移的 HO8910（HO8910/pm 癌）和 ES-2（透明细胞癌）等多种卵巢癌细胞株，并用 EMMPRIN siRNA 技术转染上述细胞 24 小时，收集细胞并提取总 RNA 和蛋白质检测 EMMPRIN 蛋白及 mRNA 表达情况。结果显示，siRNA 转染前 OVCAR3、HO8910 和 ES-2 细胞 EMMPRIN 蛋白及 mRNA 表达均呈高表达状态，SKOV-3 与顺铂耐药性 SKOV3/DDP 细胞的 EMMPRIN 蛋白及 mRNA 表达，差异无统计学意义（$P>0.05$）。EMMPRIN siRNA 处理后，OVCAR3、HO8910 和 SKOV3/DDP 细胞 EMMPRIN 蛋白及 mRNA 表达明显低于对照组，同时细胞增殖减弱并阻滞于 G_1 期，细胞凋亡率显著增加，相反迁移和侵袭能力明显降低，与对照组比较，差异均有统计学意义（$P<0.05$）。在 mRNA 和蛋白质水平上，细胞转染 EMMPRIN siRNA 后涉及侵袭转移能力的基因（包括 *Wnt5a*、VEGF、MMP-9）、抗凋亡基因（包括 *bcl-xL*、*Survivin*）、*akt*、*p70S6K* 表达均显著低于对照组，差异有统计学意义（$P<0.05$）。说明 EMMPRIN 基因表达可促进卵巢癌细胞的增殖、迁移和转移。进一步收集医院妇科患者（平均年龄 51.2 岁）的卵巢正常组织及各种类型卵巢肿瘤组织，采用免疫印迹及免疫组织化学法检测 EMMPRIN 表达情况。结果显示，在浆液性腺瘤、浆液性与黏液性交界性肿瘤、大

网膜浆液性囊腺癌的细胞质和细胞膜中 EMMPRIN 呈强表达，但在正常的纤维细胞和输卵管组织中 EMMPRIN 没有表达或表达非常弱。其中，25 个交界性肿瘤、242 个卵巢癌和 56 个转移癌组织 EMMPRIN 蛋白表达阳性率分别达 60%、64.5% 和 76.8%，均明显高于正常卵巢组织（8.0%）和良性肿瘤细胞（26.7%），差异有统计学意义（$P < 0.05$）。而且，EMMPRIN 的表达与国际妇产科联合会（FIGO）疾病分期、去分化、核增殖抗原 Ki-67 的表达呈正相关（$P < 0.05$）。根据患者生存曲线分析结果显示，EMMPRIN 的表达与卵巢癌患者低的累积率及无复发存活率呈负相关（$P < 0.05$）。上述结果表明，EMMPRIN 基因表达上调可能通过调节肿瘤细胞增殖、细胞周期、细胞凋亡、迁移和侵袭等多个分子事件，参与调控卵巢上皮细胞癌的发病、分化和进展。

（三）DNA 甲基化

He 等（2012 年）对人卵巢癌细胞（OVCAR3）转染携带有 ErbB2 和 ErbB3 的慢病毒属并经博罗霉素（puromycin）选择。采用二氯二氢醋酸荧光素（2',7'-Dichloro dihydro fluorescein diacetate，DCFH-DA）进行细胞染色并鉴定。为了解内源性活性氧（ROS）是否可以调节 ErbB2 和 ErbB3 的表达，采用不同的 ROS 抑制剂 3000 U/ml 过氧化氢酶（CAT）、$1\mu mol/L$ 烟酰胺腺嘌呤二核苷酸磷酸（DPI）、$2.5\mu mol/L$ 鱼藤酮处理人卵巢癌细胞（OVCAR3）体外处理 12 小时。结果显示，各 ROS 抑制剂处理组 OVCAR3 细胞 ROS 水平降低，进一步引起 ErbB2 和 ErbB3 蛋白表达降低。相反，采用 $100\mu mol/L$ H_2O_2 体外处理 OVCAR3 细胞 4 小时后，ErbB2 和 ErbB3 蛋白表达上升高。再将携带有绿色荧光蛋白（green fluorescent protein，GFP）或 CAT 的腺病毒转染后人卵巢癌细胞（OVCAR3）植入裸小鼠卵巢，30 天后观察卵巢肿瘤情况。结果 CAT 组小鼠卵巢肿瘤重量为 $1.20 \pm 0.32g$，GFP 组小鼠卵巢肿瘤重量为 $2.03 \pm 0.39g$，而且分析肿瘤组织中 ErbB2 和 ErbB3 蛋白表达发现，CAT 组肿瘤组织中 ErbB2 和 ErbB3 蛋白表达低于 GFP 组。体内外实验结果提示，ROS 可以诱导卵巢肿瘤细胞 ErbB2 和 ErbB3 的蛋白质表达，且促使肿瘤细胞生长。在本研究中，进一步观察到 ErbB2 和 ErbB3 蛋白是卵巢肿瘤细胞 miR-199a 和 miR-125b 的直接靶分子，而且这种效应亦由 ROS 所介导。在后续实验中，对人卵巢癌细胞（OVCAR3）转染携带有 miR-199a 和 miR-125b 的慢病毒属并经博罗霉素选择，利用 PCR 方法分析 CAT 或 H_2O_2 处理后卵巢肿瘤细胞 miR-199a 和 miR-125b 启动子 CpG 岛的甲基化状态，结果 CAT 处理细胞 miR-199a 和 miR-125b 的甲基化水平显著降低，而 H_2O_2 处理细胞 miR-199a 和 miR-125b 的 CpG 岛甲基化水平则显著升高，与对照组比较，差异均有统计学有意义（$P<0.05$）。再采用染色质免疫沉淀法（ChIP）检测发现 H_2O_2 处理细胞 miR-199a 和 miR-125b 甲基化水平增加是由 DNA 甲基转移酶 1（DNAMT1）所介导。以上结果表明，卵巢肿瘤细胞 ROS 可以通过 DNAMT1 介导的 miR-199a 和 miR-125b 甲基化发生，进而诱导 ERBB2 和 ERBB3 蛋白表达增加，最终促使卵巢肿瘤细胞生长。

（四）细胞信号通路异常

Chao 等（2013 年）选择血清癌抗原（CA125）水平低于 35 U/ml 的 84 名原发性卵巢癌患者（肿瘤细胞类型分别为 11 名浆液性腺癌、10 名透明细胞癌、51 名黏液性腺癌、12 名子宫内膜样癌）包括 55 名侵袭性癌、29 名卵巢交界性癌及 30 名良性肿瘤患者，采用免疫组织化学技术检测其应激诱导型磷蛋白 1（stress-induced phosphoprotein 1，STIP1）和 CA125 表达情况，利用阳性细胞的百分比乘以其染色强度（0＝负，1＝弱，2＝适中，3＝强）计算免疫组化分值。结果显示，侵袭性癌患者 STIP1 的免疫组化分值（186.3±82.5）显著高于卵巢交界性癌患者（86.2±85.5），差异有统计学意义（$P<0.0001$）。然而，侵袭性癌和交界性癌患者之间 CA125 的免疫组化分值，差异无统计学意义（$P>0.05$）。

利用 Logistic 回归进行侵袭性癌危险因素分析，表明 STIP1 的免疫组化分值与侵袭癌呈正相关（$P<0.05$）。研究其原因，这可能与 STIP1 结合细胞膜受体丝氨酸/苏氨酸蛋白激酶 Haspin 同源物（ALK2）并激活 SMAD 信号通路，诱导 DNA 结合抑制因子 3（ID3）的转录激活，从而促进卵巢癌细胞的增殖有关（Tsai 等，2012 年）。

Park 等（2013 年）对人卵巢癌细胞株（BG-1 细胞）应用苯甲酮-1（BP-1，$1×10^{-5} \sim 1×10^{-8}$ mol/L）或 E_2（$1×10^{-9}$ mol/L）体外处理 5 天后。结果发现，BP-1 的体外处理使 BG-1 细胞增殖活力呈剂量依赖性增加，与对照组比较，差异有统计学意义（$P<0.05$）。为了解雌激素受体

（ERs）是否涉及 BP-1 诱导的细胞增殖活力增加，在用前述不同浓度 BP-1 体外处理 BG-1 细胞的同时分别应用剂量均为 10^{-8} mol/L 的 ICI 182，780（ER 拮抗剂）、PPT（ERα 激动剂）、DPN（ERβ 激动剂）共培养。结果发现，ICI 182，780 和 DPN 均可以显著抑制 BP-1 诱导的细胞增殖，PPT 可显著增加 BP-1 诱导的细胞增殖，说明 BP-1 诱导细胞增殖是由 ERα 依赖信号途径所介导的。进一步分析 cyclin D1 的 mRNA 及蛋白质表达情况，结果 BP-1 显著增加了 cyclin D1 的 mRNA 及蛋白质表达水平，ICI 182，780 则可明显抑制 BP-1 诱导的 cyclin D1 mRNA 及蛋白质表达。同时又给 6 周龄 BALB/c 裸小鼠皮下注射 BG-1 细胞悬液 $100\mu l$（含 5×10^6 个 BG-1 细胞），然后选取部分荷瘤鼠隔日皮下注射 200mg/kg BP-1，连续 8 周，并每周测量肿瘤体积。结果发现，BP-1 染毒 2 周时，小鼠肿瘤体积迅速增大，且显著高于对照组，差异有统计学意义（$P<0.05$），说明在体内缺乏内源性雌激素的情况下，BP-1 可促进卵巢肿瘤的生长。同时，BP-1 明显上调 cyclin D1 mRNA 表达水平。体内外研究结果均证实，BP-1 诱导 BG-1 卵巢癌细胞的增殖与 ERα 依赖信号途径及细胞周期蛋白质改变有关。

第五节　卵巢毒性的研究方法

外源化学物对雌性动物卵巢内分泌功能的影响及毒性机制的研究，可以通过一般毒性实验来获得重要的信息。一般毒性评价实验是以哺乳动物体内实验为主，根据染毒周期的长短，分为急性、亚急性、亚慢性和慢性/终身毒性等实验类型。

一、整体动物实验

（一）急性与亚急性毒性实验

急性毒性实验（acute toxicity test）是实验动物一次或 24 小时内多次染毒一定剂量外源化学物后所呈现的毒效应。亚急性毒性（subacute toxicity）是指实验动物连续外源化学物染毒 14 天或 28 天所产生的中毒效应。亚急性毒性实验中，实验动物、染毒途径、染毒剂量和观察指标等选择主要以急性毒性实验为依据。要求最高剂量应产生明显的卵巢毒性。

1. 实验动物　实验动物尽量选择对外源化学物毒性反应与人近似的雌、雄两性或单性别动物。常选择大鼠和小鼠。实验动物体重变异不应超过平均体重的 20%。一般大鼠体重为 $180\sim240g$，小鼠 $18\sim25g$。

2. 剂量选择和分组　主要依据受试外源化学物的 LD_{50} 或文献报道资料的剂量为依据来选择合理的染毒剂量。要求最高剂量应有明显毒性，但不能使全部实验动物死亡。一般至少设 3 个剂量染毒组和 1 个阴性对照组。每组动物数大鼠、小鼠至少为 10 只。剂量组距以 $2\sim5$ 倍为宜。

3. 染毒途径　常用灌胃、呼吸道、经皮染毒以及注射如尾静脉注射、皮下注射和腹腔注射等染毒途径。

4. 观察指标　主要观察实验动物的中毒症状、卵巢湿重、卵巢分泌激素水平测定以及卵巢病理组织学检查等。

(二) 亚慢性与慢性毒性实验

1. 实验动物　一般选择两种实验动物，即啮齿类和非啮齿类，通常选择雌、雄两性或单性别大鼠和犬。亚慢性毒性实验通常选择离乳不久的雌性实验动物，大鼠 $6\sim8$ 周龄（体重 $80\sim100g$）。大鼠、小鼠每组不少于 20 只，犬、猴每组不少于 6 只。慢性毒性实验一般要求选择初断奶的动物，即小鼠出生后 3 周（体重 $10\sim15g$），大鼠出生后 $3\sim4$ 周（体重 $50\sim70g$），犬一般在 $4\sim6$ 月龄时开始实验。每组大鼠 $40\sim60$ 只，犬 $8\sim12$ 只。

2. 染毒期限　亚慢性毒性实验一般为 $1\sim3$ 个月；慢性毒性实验一般为 3 个月及以上，甚至终生染毒。

3. 染毒途径　外源化合物的染毒途径尽可能接近于人类接触途径。常用的染毒方式以经消化道、经呼吸道和经皮肤染毒为多，亦可采用注射途径染毒如静脉注射、腹腔注射、肌内注射、皮下注射等。每周染毒 $6\sim7$ 天。

4. 剂量选择和分组　以相同物种的毒性资料为依据。亚慢性和慢性毒性实验高剂量的选择，以受试物 LD_{50} 的 $1/20\sim1/5$ 或急性毒性的阈剂量为最高剂量。高、中、低剂量间距为 $3\sim10$ 倍为宜。慢性毒性实验的高剂量也可选为亚慢性毒性效应的最大耐受剂量（MTD），剂量间距以 2

～5 倍为宜，最低不小于 2 倍。对于药物或保健品，亚慢性和慢性毒性实验的最高剂量一般为人拟用最大剂量的倍数，如化学药品为 30 倍，中药 50 倍，保健食品为 100 倍。

5. 观察指标　一般指标如卵巢等重量及脏器系数计算，以及病理组织学检查。卵巢功能检测如卵泡计数、动情周期、激素水平测定等。

（三）卵巢衰老模型

根据屈丽华等（2009 年）的观察发现，大鼠 0 天时，卵巢中卵母细胞聚集呈团索状，未见卵泡。4 天时出现大量原始卵泡。1 周时出现大量初级卵泡。2 周时有次级卵泡。3 周时次级卵泡数目增加且卵泡腔扩大。30 天时可见不同发育阶段的卵泡和闭锁卵泡。45 天出现黄体。2～5 个月时，有大量黄体和生长卵泡。6～8 个月时，卵巢体积缩小、卵泡数目减少。12 个月时，卵巢萎缩，未见正常卵泡和黄体。15 个月时，卵巢纤维化，且有囊泡出现。大鼠卵巢卵泡的发育和闭锁过程与人类具有相似之处，因此，大鼠可以用作研究雌（女）性生殖与衰老的动物模型。

（四）卵巢早衰模型

王浩（2012 年）选取 8 周龄 SPF 级雌性 SD 大鼠，并首次腹腔注射 50mg/kg 环磷酰胺。之后，每天腹腔注射 8mg/kg 环磷酰胺，连续 14 天。14 天后，进行连续阴道脱落细胞涂片，持续两个性周期。若大鼠阴道角化细胞持续出现 7～8 天（75%），并呈无规律的动情周期变化，提示卵巢早衰大鼠模型制作成功。

李琰珉等（2007 年）选取 8～9 周龄雌性 Wistar 大鼠，每天胃饲雷公藤多苷片悬浮液 1ml（1.25g/L），连续 10 天。按照人类与大鼠体表面积折算，给药剂量相当于成人等效剂量。给药结束后，取大鼠卵巢制作超薄切片并电镜观察。若卵巢皮质颗粒细胞中约有 10% 的细胞超微结构发生变化，出现粗面内质网扩张及脱颗粒现象，提示造模成功。

（五）多囊卵巢综合征（PCOS）模型

PCOS 动物模型的建模方法众多，包括雄激素建模法、雌激素建模法、孕激素联合 HCG 建模法、胰岛素联合 HCG 建模法、雄激素联合 HCG 建模法及芳香化酶抑制剂建模法等。

Masszi 等（2013 年）对 21～28 日龄 Wistar 雌性大鼠在麻醉状态下

皮下埋植内含 7.5mg 双氢睾酮（DHT）的缓释药丸，并采用放免试剂盒来检测 DHT 的作用。手术后，大鼠肌内注射 0.2ml 氯化钠溶液（含 20mg 阿莫西林和 4mg 克拉维酸混合物）以预防感染。10 周后，处死大鼠取卵巢，进行组织病理学分析，结果呈多囊卵巢。

孙秀虹等（2011 年）选取 24 日龄 SPF 级雌性 SD 大鼠 44 只，局麻后股部内侧皮下埋避孕棒（左旋 18-甲基炔诺酮硅胶棒），每只 3～4mm。27 日龄时，于颈背部皮下注射 HCG 1.5×10^3 U/L 和 0.2ml 生理盐水，连续 9 天后停药。同时，作者另选 44 只雌性 SD 大鼠并于 24 日龄时每天颈背部皮下注射 3mg/100g 脱氢表雄酮（DHEA）和 0.2ml 注射用油剂，连续 20 天后停药。然后，采用连续 7 天阴道涂片，观察两种方法建立的多囊卵巢综合征大鼠模型。结果显示，第一种方法建立模型成功率（86.4%）高于第二种方法建立模型的成功率（77.3%）。

（六）卵巢癌动物模型

在诸多妇科恶性肿瘤中，卵巢癌发病率排第二位。因此，国内外学者已进行了一系列卵巢癌动物模型的研究，包括自发瘤模型、异种移植瘤模型、化学药物诱导肿瘤模型以及转基因动物模型等。卵巢癌模型的分类有多种方法：①按肿瘤来源：诱发型、自发型、移植型、转基因型。②按接种部位：腹腔、皮下和原位（卵巢内）。因此，可以借助于动物模型的建立，来探讨卵巢癌的发生、发展规律。

1. 东方田鼠自发性卵巢癌模型

俞远京等（2003 年；2004 年；2008 年）在建立野生东方田鼠封闭群的实验动物化研究中，观察到 200 只成年雌性田鼠卵巢癌的自然发生率为 4%，远远高于其他动物，如雌性 Fisher 334 大鼠卵巢癌发生率仅为 0.3%。同时发现，它们的临床及病理学特征与人类相应的疾病有许多相同之处。因此，弄清东方田鼠自发性卵巢上皮癌的病理特点和组织学分类，了解东方田鼠卵巢癌的细胞生物学变化以及癌细胞中相关基因的表达规律，对阐明卵巢癌的发病机理有重要意义。

2. 卵巢癌原位癌移植模型

（1）化学诱导型模型：许多化学致癌物（如亚硝胺类、多环芳香烃类、烷化剂等）通过口服、涂抹、埋藏、注射等方式诱导成瘤。有学者曾经使用雌激素（己烯雌酚和 E_2）诱导卵巢肿瘤，其中己烯雌酚诱发卵巢表面乳头状瘤，E_2 诱发卵巢浆液性囊腺瘤。

Marion 等（2013 年）选取 28 日龄雌性 B6C3F1 小鼠每天经腹腔注射 160mg/kg 4-乙酰基环己烯-双环氧化物（4-vinylcyclohexene diepoxide，VCD）。持续 4 个月后，采取手术方式给小鼠右侧卵巢囊液中一次性注射 $50\mu g$ 7,12-二甲基苯蒽（DMBA，溶于 $5\mu l$ 芝麻油）来诱发卵巢肿瘤。于 DMBA 注射 7 个月后，观察到小鼠出现卵巢上皮细胞肿瘤，肿瘤发生率可达 90％。因此，通过上述化学诱导方法（即 VCD-DMBA）建立了卵巢上皮细胞肿瘤小鼠模型，这种模型可用于研究绝经后妇女卵巢上皮细胞癌发生、发展的早期阶段。

（2）皮下移植瘤模型：岳静等（2002 年）选取 4～6 周龄雌性 BALB/CA nu/nu 裸小鼠 6 只，在其肩胛区皮下注射 0.5ml 人卵巢癌（SW626）细胞系（$10^6 \sim 10^7$ 个细胞），建立人卵巢癌裸鼠皮下移植瘤模型。结果发现，皮下种植 2 周后形成 2cm 大小的瘤体，成瘤率 100％。1 个月后瘤体迅速增大，部分瘤体周围有卫星转移灶出现。皮下移植模型虽然成瘤率高，操作简单，但很少向远处发生转移，仅 2 只出现自发性肺转移灶，腹腔内未发现腹水和转移灶。

刘艺杰等（2012 年）选取 3～4 周龄雌性裸小鼠 18 只，颈部皮下注射卵巢癌细胞（SKOV3 细胞）悬液（2×10^6 个细胞），当 SKOV3 细胞皮下注射成瘤后，将瘤组织连续皮下传代 3 次，目的是为了提高肿瘤细胞在体内的适应能力。结果卵巢癌细胞（SKOV3 细胞）皮下注射成瘤率为 100％。

（3）腹水移植瘤模型：岳静等（2002 年）选取 6～10 周龄雌性 BALB/CA nu/nu 裸小鼠 6 只，在其腹腔内注射 1ml 人卵巢癌（SW626）细胞系 10^8 个细胞，建立人卵巢癌裸鼠腹腔移植瘤模型。观察 3 个月，接种 SW626 细胞后，6 只小鼠均出现肿瘤生长。1 周后 4 只小鼠出现腹水（3ml），2 周后其余 2 只亦出现腹水。腹腔接种较易显示癌细胞的侵袭转移能力，腹腔内可见弥散性种植灶。

（4）原位移植瘤模型：虽然，在诸多模型中较为常用的是皮下移植瘤模型和腹水瘤模型，但是上述模型与人卵巢癌的生物学特征存在差距，因而，在实际应用中受限。近年来，原位移植模型备受关注，一方面移植瘤成功率高，另一方面移植瘤转移率较高，即容易发生类似于患者的转移。

岳静等（2002 年）选取 6 只 8～10 周龄雌性 BALB/CA nu/nu 裸小鼠，再取小鼠皮下移植瘤的瘤块，切下两条 1mm³ 瘤组织缝入裸小鼠卵巢内，建立原位移植瘤模型，移植成功率 90%。小鼠移植侧卵巢增大变形，且有瘤组织浸润。4 只小鼠出现对侧卵巢肿瘤，6 只均出现盆腔腹膜种植，4 只有肝表面种植，5 只有肠管种植。此外，3 只小鼠盆腔淋巴结出现转移灶。

刘艺杰等（2012 年）选取 6～8 周龄雌性裸小鼠 4 只，再取第三代皮下移植瘤小鼠 1～2mm³ 瘤组织块。应用癌组织块穿线法（即将手术缝线从癌组织块边缘穿过）在卵巢体部将瘤组织块包埋、固定。原位移植成瘤率为 100%。6～8 周时，荷瘤裸鼠出现恶病质体征，身体消瘦，皮肤苍白，腹部膨隆，剖腹探查可见局部形成较大包块与周围组织粘连，腹腔出现暗红色血性积液伴腹腔脏器广泛性转移及淋巴结转移现象。

（七）小鼠卵巢氧化应激模型

王晓宁等（2012 年）每日定时进行成年雌性昆明种小鼠阴道脱落细胞涂片，观察动情周期。选取 20 只连续有 2 个以上正常动情周期的小鼠，适应性喂养 3 天。再对小鼠肌内注射 0.1mg/kg 苯甲酸雌二醇，统一动情周期。随后，隔日腹腔注射 0.5ml 亚砷酸钠溶液，连续 16 天（注射 8 次）。第 19 天，处死小鼠取卵巢组织，进行小鼠组织匀浆氧化标志物的检测。结果显示，卵巢组织匀浆中 ROS 和 MDA 含量均显著增高，以及抗氧化酶 SOD 和 GSH-Px 活力显著降低，与对照组比较，差异均有统计学意义（$P < 0.05$）。说明模型组小鼠卵巢组织抗氧化能力降低，脂质过氧化产物在局部发生堆积。

二、体外实验

组织或细胞体外培养的方法研究及评价化学物的毒性，可在短期内获得初步结果，且具有实验准确、直接，简便等优点。因此，从大量化学物毒性的预测和初筛角度来讲，是一种较先进的有效手段。

(一) 大鼠与小鼠卵巢颗粒细胞分离及原代培养

颗粒细胞是哺乳动物卵巢的重要功能细胞，是体内雌激素的主要来源。作为卵泡最大的细胞群，对卵泡的发育成熟起着重要作用。颗粒细胞的增殖与分化是卵泡发育的显著标志之一，且直接影响着卵泡的生长发育、排卵、黄体形成以及甾体激素分泌等卵巢功能活动。同时，颗粒细胞包围并营养着卵母细胞，与卵母细胞的生长、成熟亦紧密相关。因此，建立高效、稳定的卵巢颗粒细胞培养体系，一方面有助于探究颗粒细胞相关生物学特性及认识卵泡发育与闭锁机制，并为进一步开展颗粒细胞体外生殖学与毒理学及外源化学物的生殖毒性研究奠定基础，另一方面，为评价外源化学物抑制细胞增殖和（或）雌激素合成的能力提供了直接筛选模型。

1. 大鼠卵巢颗粒细胞的分离　肖娟等（2012 年）选取雌性 Wistar 大鼠一次性皮下注射孕马血清促性腺激素（PMSG）40IU 48 小时后，颈椎脱臼处死。打开腹腔，在无菌条件下迅速取出双侧卵巢，40 倍解剖显微镜下用眼科剪剪破有腔卵泡，轻轻拍打与挤压，使卵母细胞及颗粒细胞同时逸出，反复轻轻吹打释放颗粒细胞至预冷的 DMEM 培养基中。

2. 大鼠卵巢颗粒细胞原代培养　200 目不锈钢细胞筛过滤，1000 r/10 min，在含 10%FBS 的 DMEM 培养基中重悬并记数，锥虫蓝染色检测细胞活力，细胞活力＞90%，调整细胞密度为 1×10^5 cells/ml，接种于 6 孔板，置于 37℃，5%CO_2，饱和湿度培养箱中培养，每隔 48 小时更换培养液，倒置显微镜下观察。

3. 大鼠卵巢颗粒细胞的鉴定　采用免疫细胞化学方法鉴定特异性表达于颗粒细胞的促卵泡刺激素受体（FSHR），指示卵巢颗粒细胞。即将细胞爬片用 4%多聚甲醛固定 20 分钟，随后，PBS 洗涤 3 次，每次 5 分钟。再用 3%过氧化氢室温下孵育 5 分钟，PBS 洗涤 3 次。再加山羊血清，封闭无关抗原，室温孵育 20 分钟，弃多余液体。在玻片上滴加一抗 FSHR 兔多克隆抗体（1：200），置于湿盒中 4℃过夜，PBS 洗涤 3 次，每次 5 分钟。滴加二抗 IgG，37℃孵育 60 分钟。PBS 洗涤 3 次。滴加辣根过氧化酶标记的链霉素工作液 $50\mu l$，37℃孵育 30 分钟。PBS 洗涤 3 次。在玻片上滴加 DAB 显色液，在显微镜下观察控制显色时间；流水冲洗，苏木素复染 5~10 分钟。流水冲洗 3 次。常规梯度乙醇脱水，二甲苯透明，中性树脂封片后显微镜下观察。判断卵巢颗粒细胞的标准是细胞核仁呈深蓝色，而胞质呈棕褐色着染即卵泡刺激素受体（FSHR）阳性染色。

4. 小鼠卵巢颗粒细胞的分离　陈毅斐等（2012 年）选取 8 周龄性成熟雌性 ICR 小鼠腹腔注射 10 U 孕马血清促性腺激素，48 小时后颈椎脱臼法处死，无菌条件下迅速分离小鼠卵巢，RPMI 1640 培养液清洗，体视显微镜下去除其周围脂肪和被膜，并用 1ml 注射器针头刺破卵泡以释放颗粒细胞，剔除大块组织碎片后以 1500 r/7min，加入培养液清洗 2 次后，弃上清收集细胞。

5. 小鼠卵巢颗粒细胞的体外培养　小鼠卵巢颗粒细胞的常用体外培养体系是 RPMI 1640 培养体系（含 100 U/ml 青霉素、100mg/L 链霉素、含 10％胎牛血清的 RPMI 1640 培养液）、HTF 培养体系（含 100 U/ml 青霉素、100mg/L 链霉素、含 10％胎牛血清的 HTF 培养液）和 BIO-AMF$_2$ 培养液（无 Ca^{2+}、Mg^{2+} 磷酸盐缓冲液［PBS（-）］重悬，37℃、5％ CO_2、95％空气浓度、饱和湿度培养箱中培养，每 24 小时在倒置相差显微镜下观察不同培养体系中颗粒细胞的生长行为和形态特征。在不同培养体系下，观察颗粒细胞形态及活力情况。结果显示，BIO-AMF$_2$ 培养体系稳定可靠，尤其适于颗粒细胞快速原代培养，缺点是成本较高。

（二）人卵巢颗粒细胞分离及原代培养（刘玉霞等，2011 年）

1. 卵巢颗粒细胞分离　收集体外受精胚胎移植（IVF-ET）穿卵时的卵泡液，随后采用一次分离法即先消化后分离或两次分离法即分离-消化-再分离。卵泡液以 200g 离心 10 分钟，弃上清，用无 Ca^{2+}、Mg^{2+} 的 0.01mol/L PBS 重悬细胞，加入等体积 0.25％胰蛋白酶溶液（用无 Ca、Mg 的 0.01mol/L PBS 配置），室温消化 10~20 分钟或 37℃消化 5~10 分钟后加入血清培养液终止消化。将终止消化后的细胞悬液离心，200g 离心 10 分钟，弃上清，用 PBS 重悬细胞，然后移液至等体积 Ficoll 淋巴细胞分离液或 50％ Percoll 细胞分离液液面上，以 400g 离心 20 分钟后，将中间细胞层收集至另一试管，用培养液（含 10％胎牛血清、青霉素 100 U/ml、链霉素 100 U/ml）洗涤细胞一次，重悬。在此基础上，按同样的方法再分离、重悬细胞即二次分离法。

2. 卵巢颗粒细胞原代培养 用含 10％血清的不同培养液（洗涤、重悬、调整细胞密度时所用培养液需一致）对颗粒细胞进行培养，根据细胞计数调整细胞密度为 2×10^5 个/毫升。接种到预先放置有 20mm×20mm 盖玻片的 3.5cm 培养皿中，置 37℃、5％ CO_2 孵箱。24 小时后换液。

3. 卵巢颗粒细胞的鉴定 颗粒细胞培养 4 天后，将细胞爬片用 PBS 漂洗 3 次，每次 2 分钟，4％多聚甲醛室温下固定 30 分钟，PBS 再漂洗 3 次，每次 2 分钟，然后常规 HE 染色，或按照 Pv-6001 兔二步法免疫组化试剂盒和 DAB 显色试剂盒说明书逐条进行操作，检测卵泡刺激素受体（FSHR）的表达，以 PBS 代替一抗作为阴性对照。阳性细胞显示棕色染色，即颗粒细胞 FSHR 阳性。

（三）卵母细胞分离及原代培养

随着现代胚胎工程技术的发展，哺乳动物卵母细胞体外成熟、体外受精、胚胎冷冻保存、转基因、体细胞克隆等技术日趋完善，卵母细胞的需求在迅速增加。

1. 卵母细胞的分离 目前用母畜卵巢卵丘-卵母细胞复合体（COCs）常用的分离方法有直接抽吸法、直接切割法和抽吸后再切割法三种方法。

（1）抽吸法：即使用预先吸取少量吸卵液（含 TCM199、5mmol/L $NaHCO_3$、10mmol/L Hepes、10mmol/L Hepes-Na、0.01g/L 肝素钠、4g/L BSA、0.065g/L 青霉素和 0.05g/L 链霉素）的 5ml 注射器（带有16G 针头）抽吸卵巢表面 2～8mm 大小卵泡。然后，将抽取液转移入底部划有格线的 60mm 培养皿中。

（2）直接切割法：即将清洗干净的卵巢置于内有 5ml 吸卵液的无菌培养皿中，然后用灭菌手术刀片对卵巢表面所有卵泡（26mm）进行纵横方向切剖，再将卵巢在培养液中轻轻晃动，释放卵子至培养液。然后，根据卵母细胞胞质均匀度和卵丘细胞层数及完整性对其进行分级鉴定。分级依据是：A 级，胞质均匀、卵丘细胞完整且 3 层以上。B 级，胞质均匀，卵丘细胞 3 层以上但不完整。C 级，胞质不均匀、或卵丘细胞较少、裸卵或退化的卵母细胞。其中 C 级卵母细胞弃之不用。据观察，利用直接切割法分离的卵母细胞数目明显多于直接抽吸法，且卵母细胞卵丘完整率亦显著高于直接抽吸法（卫恒习等，2005 年；陈祥等，2012年）。

2. 卵母细胞的原代培养　采用 4 孔微滴培养法将收集的 A、B 级COCs 用于体外成熟培养，培养液为 TCM-199。每滴移入 30～40 枚卵母细胞，置于 5％CO_2、95％空气、饱和湿度、39℃条件下培养。

3. 卵母细胞成熟的鉴定　将培养 38～42 小时的 COCs 放入含有0.1％透明质酸酶的成熟培养液中，在 CO_2 培养箱中孵育 10 分钟后用吸胚管轻轻吹打以脱去卵丘细胞。裸卵在显微镜下观察卵母细胞是否已排出第一极体，含有第一极体的判为成熟，排出第一极体则为卵母细胞核成熟的标志。

（四）黄体细胞分离及原代培养

1. 黄体细胞的分离　选取 25～30 日龄雌性大鼠，腹腔注射孕马血清促性腺激素（PMSG）促使其卵泡发育，于 72 小时后注射人绒毛膜促性腺激素（HCG）诱发大鼠超排卵并形成妊娠黄体。第 7 天后，颈椎脱白法处死大鼠。无菌条件下迅速取出黄体化卵巢，去除周围脂肪与被膜。用含双抗的 PBS 液漂洗 3～4 次后，剥离黄体化卵巢。漂洗后剪碎，并加入 0.25％胰酶于 37℃条件下水浴消化。20～30 分钟后，加入高糖 DMEM全培养液终止消化，并用 200 目尼龙网过滤，转速以 800～1000 r/5min，弃去上清液。再用 PBS 漂洗 2 次后，加入高糖 DMEM 全培养液，制成黄体细胞悬液，锥虫蓝染色并计算细胞活率。

2. 黄体细胞的原代培养　将含高糖 DMEM 全培养液的细胞悬液分别加入至细胞培养瓶中，37℃、5％CO_2恒温培养 24 小时，观察黄体细胞生长情况。

（五）人类卵泡体外分离及培养（施旭东等，2001 年）

1. 人类卵巢样本的收集　选取月经周期规律，无内分泌紊乱，无激素服用史，并患有卵巢子宫内膜异位症、卵巢良性肿瘤（肿瘤直径＜5mm）、子宫肌瘤等疾病患者手术切除后的卵巢组织，约 1/4 大小肉眼观正常的卵巢组织。

2. 人类卵泡的分离　将取得的部分卵巢组织置入 35～37℃无菌生理

盐水中，在 1 小时内送入实验室。用含青霉素 200 IU/L、链霉素 200mg/L 的 PBS 清洗 3 次，然后去除髓质、黄体和白体部分，测量卵巢皮质的表面积并称重。再次在含 5％胎儿脐血清（fetal cord serum，FCS）的 Ham′s F210 液中清洗 1 次，然后切成 0.5mm 大小的碎块，并加入 2 倍体积的含 5％FCS 的 Ham′s F210 培养液。在上述含卵巢皮质碎块的培养液加入胶原酶，使其终浓度达 0.1％（每毫升含胶原酶约 200 消化单位），置于 37℃水浴，间隔 10 分钟轻轻振荡一次，增加酶与组织的接触。1 小时后，立即用新鲜 PBS 液冲洗 3 次，去除所含胶原酶，然后分次将皮质碎块置于显微操作仪上观察（100 倍或 200 倍）。采用显微手术器械（镊子和分离针）在镜下去除周围组织，分离卵泡。注意避免损伤卵泡，再收取卵泡并计数。

3. 卵泡的体外培养 抽取部分卵泡先后用含 5％FCS 及 15％FCS 的 Ham′s F210 培养液清洗，然后用含卵泡刺激素（FSH）（1 IU/L）和 15％FCS 的 Ham′s F210 培养液进行培养。在直径 35mm 的塑料培养皿中，每 100μl 培养微滴中置一个卵泡，微滴上覆盖矿物油。在 37℃、5％ CO_2、饱和湿度条件下培养，每间隔 24 小时观察一次，48 小时后收集培养卵泡的培养液，-20℃保存、备用。

（六）动物腔前卵泡体外分离及培养

卵巢器官培养能很好地维持卵母细胞与颗粒细胞间，以及不同卵泡间的正常联系，利于原始卵泡起始生长。但是由于器官培养，特别是体积较大的器官体外培养时需要灌流，因此不利于卵巢的长期培养。后来发展的卵巢皮质薄片培养技术既保留了卵巢整个器官培养时的优点，又同时克服了器官培养时的缺点。但目前卵巢皮质薄片培养技术被保留用于原始卵泡的培养，适于小腔前卵泡的培养。卵泡生长发育是一个以形态变化为特征的生长过程，同时伴随着卵泡功能的分化。卵泡体外培养就是模拟体内变化，采用酶消化或机械性分离卵泡呈卵泡-卵丘复合物或完整卵泡，在不同培养条件下，使卵泡生长发育。卵泡培养的目的是为了得到排卵前卵泡，卵泡中卵母细胞进入减数分裂是排卵前卵泡的标志。通过这种方法可动态观察卵泡发育、激素生成和卵子发生等过程。

腔前卵泡体外培养就是从动物卵巢中采集腔前卵泡在体外培养发育

至有腔卵泡，在黄体生成素（LH）的作用下可以排出能够完成受精，并具有早期胚胎发育能力的成熟卵母细胞。整个体外培养过程在形态学、细胞分化、激素分泌和对激素反应性方面模拟体内正常生理。能对卵巢的主要功能即卵泡发育、激素生成和卵子发生进行动态观察。能对卵泡不同发育阶段的每一卵泡组分进行分析。因此受到生殖生物学和生殖毒理学界的关注。

目前，小鼠腔前卵泡经体外培养、成熟、受精已获得正常后代，但这种成功的培养体系并不适用于家畜及人腔前卵泡的培养，家畜及人的腔前卵泡的体外培养难度较大。近 20 年来，许多研究者对多种动物腔前卵泡的培养体系进行了大量的探索。动物腔前卵泡的分离方法大体上可分为三大类：酶消化法、机械分离法和酶-机械分离结合法。

（1）酶消化法使用较早，可分离小鼠腔前卵泡（Eppig 等，1989 年）。

（2）机械分离法类型较多，又分为剪碎法、梳刮法、显微分离法、研磨法。靳双星等（2006 年）采用梳刮法分离猪腔前卵泡可以有效保护卵母细胞和颗粒细胞的正常形态以及基膜的完整性。梳刮法是也是水牛腔前卵泡的有效分离方法（潘红平等，2004 年）。从处理卵巢后采集的卵泡数目上看，显微分离法显著高于剪碎法，且所用时间显著低于剪碎法（权青等，2007 年），是分离大腔前卵泡的最适宜方法，虽速度慢不能满足大量分离的要求，但能保证卵泡质量（Saha S 等，2002 年）。剪碎法可以分离大量完整的腔前卵泡（Lucci 等，2002 年）。研磨法可分离出大量牛小腔前卵泡（Itoh T 等，2000 年）。

（3）酶-机械分离结合法即将酶消化法和机械分离法相结合建立的一种新分离方法，可以大大提高腔前卵泡分离效率（潘红平等，2006 年）。

卵泡体外培养方法主要有一维培养、二维培养（贴壁卵泡培养）和完整三维结构（球状结构）培养三种类型。

（1）一维培养：即常规的微滴法，即采用常规的微滴法。在塑料培养皿或培养板中放入培养液，放入腔前卵泡成微滴，上覆液状石蜡进行培养。

（2）二维培养：又称铺层培养，可选用胶原蛋白、多聚赖氨酸、琼脂或颗粒细胞等不同基质在培养皿底部铺层，然后将腔前卵泡置于铺层上培养（王红玲等，2005 年；苏宁和张清学，2006 年；周欢敏和张涌，2000 年；Carlos G 等，2000 年）。这种培养方法在短时间能维持卵泡正常结构，长期培养可造成卵泡结构破损（Smitz JJ and Cortvrindt G，2002 年）。

（3）三维培养：也称包埋培养或球状培养，即使用胶原蛋白、琼脂糖或藻酸钙等作为基质，将腔前卵泡包埋其中，由此来模拟体内卵巢硬度，以维持卵泡形态，防止颗粒细胞扩散（高建明等，2005 年；周欢敏和张涌，2000 年；Kreeger PK 等，2005 年）。三维培养主要用来培养家畜小腔前卵泡。

此外，从培养密度上又可将其分为群体培养与单个卵泡培养。群体培养有利于研究卵泡生长时相互关系，但是已被分离的卵泡有重聚趋势，其生长速率发生改变，相互接触的卵泡比单个卵泡长得更大。单个卵泡培养去除旁分泌的影响，可以分析卵泡各个组分间的相互作用，研究各个因素对卵母细胞、颗粒细胞和卵泡膜细胞的作用。

在这里，首先介绍小鼠腔前卵泡体外培养技术。之后，再介绍大型哺乳动物如水牛的腔前卵泡体外培养技术。因为，牛无论是在早期生殖生理学方面，还是其卵巢功能及卵母细胞特征方面均与与人类有惊人的相似性。而且，牛与人的胚泡在受精时微管形成、胚胎基因激活的时间顺序、前植入的持续时间等方面亦有一定关联。因此，牛卵泡体外培养的模型将来可能更广泛地应用于各种生殖毒理学领域。

1. 小鼠腔前卵泡体外培养体系

（1）小鼠腔前卵泡的分离：万旭英等（2009 年）颈椎脱臼法处死雌性 PND12～14F1 小鼠。无菌条件下剖腹取出双侧卵巢，清洗后将卵巢置入卵泡分离液（含 L15 培养基、10％热灭活胎牛血清、100 IU/ml 青霉素、100μg/ml 链霉素）的培养皿中，在解剖显微镜下先将卵巢组织分成小块，然后用直径 0.1mm 的镊子轻轻分离 100～130μm 腔前卵泡。

（2）小鼠卵泡的体外培养：应用 200μl 移液器收集分离的腔前卵泡，用 M1 培养基清洗 1～2 次，随机分在 96 孔培养板中，每个孔一个卵泡。每孔加 60μl M1 培养基（a-MEM-glutamax 培养基、5％热灭活胎牛血清、100mIU/ml FSH、10mIU/ml LH 和 ITS-mix），用

$50\mu l$ 液状石蜡覆盖在每孔培养基表面，在 37℃ 的 CO_2 培养箱中培养。培养 24 小时后在倒置显微镜下观察卵泡，淘汰不符合标准的卵泡。选择腔前卵泡的标准：具有较完整的基底膜，卵泡膜细胞，2～3 层颗粒细胞。中央有一个圆形卵母细胞。卵泡直径为 $100\sim130\mu m$。隔日换 1/2 培养液，培养 12 天加 M2 培养液（含 1.5 IU/ml HCG、5ng/ml EGF），经诱导排卵 16 小时后观察卵泡排卵情况，将卵丘-卵母细胞复合体（COCs）收集在培养皿中，然后用吸管轻轻吹打，去除卵丘细胞，观察卵母细胞成熟情况。

2. 牛腔前卵泡体外培养体系

水牛腔前卵泡的分离：冯贵雪等（2007 年）收集沼泽型水牛的卵巢，用注射器抽取有腔卵泡的卵母细胞后，去除卵巢周围结缔组织、脂肪组织、黄体及髓质，但保留韧带。然后置于含 5ml 洗液（含 TCM 199、5mmol/L Hepes、5mmo/L $NaHCO_3$、3％ NCS）的 ø60mm 培养皿中，用消毒眼科镊子固定卵巢韧带的一头，用自制工具（图 7-1）沿纵轴细刮卵巢皮质，再用直径约 1mm 移液管反复吹打 $50\sim60$ 次，最后用 ø200μm 的筛网过滤，收集滤液稀释后，进行捡卵、分类、测量直径、计数。

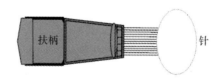

扶柄　　针

图 7-1　腔前卵泡的分离工具

引自：冯贵雪，杨素芳，潘红平，等. 水牛腔前卵泡体外培养效果影响因素的研究. 中国农业科学，2007，40（11）：2607-2614.

3. 水牛卵泡的体外培养　为了获得直径大小不同的卵泡，可以采用不同的培养方法如二维培养法和三维培养法。

（1）二维培养法：主要适合 $100\sim140\mu m$ 腔前卵泡培养。即用超纯水配制 1.25％的琼脂糖凝胶，高压消毒 30 分钟，待温度降到 39～41℃ 时，与同温 2 倍浓度的培养液（含 McCoy's5a、20mmol/L

Hepes、25mmol/L NaHCO$_3$、1.5mmol/L L-glutamine、10^{-7}mol/L Androstenedione、2.5mg/L Transferrin、10μg/L Insulin 和 0.1% BSA）1:1混合，使其最终浓度为0.625%。然后吸取100μl此浓度的琼脂糖凝胶铺在96孔培养皿上，室温下自然干燥，加入200μl的培养液，2分钟后，每孔放入一个卵泡，上盖液状石腊。置于5% CO$_2$，39℃的培养箱中培养，每两天换液1次。于第0、5和10天分别观察卵泡形态及其存活情况。

（2）三维培养法：主要适合60～100μm腔前卵泡培养。即先用100μl 0.625%琼脂糖凝胶铺在96孔培养皿上，室温下自然干燥而凝结，然后每孔放入一个卵泡，上盖琼脂糖凝胶，待其凝固后，加入200μl培养液，上盖液状石腊，置于5% CO$_2$、39℃的培养箱中培养，每2天换液1次。于第0、5和10天观察卵泡形态及其存活情况。

（七）卵巢组织分离及体外培养

1. 卵巢的获取　张晓光等（2012年）选取动情间期小鼠，处死后75%乙醇浸泡消毒，在肋脊角处切开皮肤及肌肉，暴露卵巢，剥去外膜后完整切除双侧卵巢，将完整卵巢一分为二（半卵巢）。

2. 卵巢组织的体外培养　采用DMEM和F12以体积比1:1混合而成的培养液为基液，加入10%小牛血清、100 IU/ml青霉素、100μg/ml链霉素、1.19g/L HEPES和10ml/L DMSO，pH 7.0～7.2，溶液经0.2μm微孔滤器过滤后，加入已经分离的半卵巢组织进行培养。

（八）卵巢皮质的体外培养

哺乳动物卵巢皮质内含有大量的原始卵泡，代表着雌性的繁殖潜力。而在生理条件下，这些卵泡只有少部分能被激活并发育至成熟排卵阶段，其余在机体发育过程中发生闭锁而退化。研究原始卵泡在体外模式下的激活和发育可以为体外胚胎的生产提供大量潜在的同种卵母细胞来源，对于提高遗传和经济价值动物的繁殖潜力，以及濒危物种的保存具有十分重要的意义。

1. 卵巢皮质的获取　彭夏雨等（2010年）将从屠宰场采集的成年绵羊卵巢组织保存于27～32℃添加有100μg/ml青霉素、100μg/ml

链霉素的 PBS 缓冲液中，1 小时内运回实验室。去除卵巢附属物如脂肪、筋膜等，洗涤后，从中间对分卵巢，在体视显微镜下分离皮质和髓质，去除可见大卵泡。将分离后的皮质切割成 $1\sim2mm^3$ 大小，进行体外培养。

2. 卵巢皮质的体外培养　卵巢皮质薄片采用 MEM 培养基，其中添加 0.23mmol/L 丙酮酸钠、2mmol/L 谷氨酰胺、2mmol/L 次黄嘌呤、3mg/ml BSA、ITS（胰岛素-转铁蛋白-硒：胰岛素 $10\mu g/ml$、转铁蛋白 $5\mu g/ml$、亚硒酸钠 $6.25ng/ml$）、$100\mu g/ml$ 青霉素、$100\mu g/ml$ 链霉素，在金属格栅培养体系中进行体外培养。金属格栅培养体系即由不锈钢网格支架（25mm×25mm×4mm）和 3mg/ml 胶原蛋白预涂层的微孔滤膜（孔径 $0.45\mu m$，Millipore）以及 35mm 培养皿组成。培养时，将卵巢皮质组织块置于微孔滤膜上，间隔 5mm，每个膜上放 6 块；然后在培养皿中加入培养液至与组织块下端齐平，同时，每个组织块滴 $50\mu l$ 培养液；随后，放入 5％CO_2、38.6℃增湿培养箱内培养，每 2 天换 1 次液。

（九）卵泡粒层细胞培养系统

1. 卵泡粒层细胞的分离　Haney 等（1984 年）将从屠宰场获得的猪卵巢置入冷磷酸盐缓冲液中，每毫升含青霉素 20 U、链霉素 $20\mu g$、制霉菌素 20 U、两性霉素 B 0.5mg。选用高度分化、直径为 $6\sim9mm$ 排卵前卵泡，无菌操作吸出卵泡液体，将卵泡切为两半，用外科镊子将卵泡内壁外翻，然后浸入用产培养基和改良培养基混合而成的培养液，每毫升含有青霉素 100U 和链霉素 $100\mu g$。用一玻棒将卵泡内壁贴塑料试管的管壁搅动研磨。将研磨好的细胞混合液用尼龙网过滤，去除粒层细胞已脱落的卵泡壁碎片，制成细胞悬液以 26g 离心 5 分钟，吸去上清液，底层细胞用培养液再次混悬后，用锥虫蓝进行超活性染色，并用细胞计数板计数，估计细胞存活率。

2. 卵巢粒层细胞的体外培养　将制成的细胞悬液稀释成每毫升含有约 10^5 个细胞的悬液，然后注入多孔板，孔径 16mm，在 37℃、含 5％CO_2 的潮湿空气环境中培养 24 小时。然后吸出细胞悬液、冷冻备用。将初制离心后的猪卵泡粒层细胞用 Ham's F-12 培养基和 Dul-

becco's 改良 Eagles 培养基混合制成的营养液再次混悬，内加 5％胎牛血清、15％二甲亚砜和 10μg 高纯度猪胰岛素，制成含有约 3×10^7/ml 的细胞悬液，适量置入 2ml 塑料冷冻瓶、封口。以每分钟大约降低 1.1～1.9℃的降温速度在 BF-5 生物冷冻箱里冷冻，最后在－195℃条件下保存，备用。

（十）大鼠卵巢灌流培养系统

体外灌流卵巢培养就是将手术分离后的卵巢放置于一循环灌流系统中灌流培养，灌流系统添加不同培养基，通过未损伤的脉管系统进行灌流，观察培养后卵巢组织学并进行生物化学分析，也可检测卵泡发育、排卵和类固醇激素的合成。主要用于研究卵巢内血流作用和排卵事件。存在的问题是体外培养时间短，不利于长期培养。

三、雌性动物卵巢毒性检测指标的选择

（一）一般观察指标

体重、动情周期等常规指标。其中动情周期是反映生殖神经-内分泌和卵巢功能的指征。可选择连续 2～3 个动情周期正常的动物分组后给予外源化学物，然后观察动情周期的变化。

（二）病理组织学检查

1. 大体解剖　常规指标，包括卵巢外观及（湿）重量、卵巢系数（即卵巢湿重/体重）等。卵巢重量的改变，可以初步判断外源化学物对卵巢的损伤作用，因此是一个快速定量检测指标。卵巢系数的检测亦可以快捷、直观地反映外源化学物对实验动物该脏器毒性的综合情况及其对生殖系统的直接影响。

2. 组织病理学检查　卵巢组织病理学（HE 染色），光镜下观察卵巢各级卵泡和黄体的形态学变化情况，以此初步判断外源化学物对卵巢的毒性。

3. 卵巢超微结构的检查　采用电子显微镜技术，观察各级卵泡的超微结构，可以对卵泡在体外发育中超微结构的变化情况进行评估，更好地评定卵泡的体外发育质量。

（三）卵泡发育情况及卵巢储备功能检测

卵母细胞的组织形态学检查和（或）卵泡数的测定可以直接评价外源化学物对卵子发生和（或）卵泡形成的影响。卵巢形态学检查能够定量评价原始生殖细胞数目、干细胞迁移、卵原细胞增殖，卵母细胞的组织学检查和（或）卵泡数的测定可以直接评价外源化学物对卵子发生和（或）卵泡形成的影响。卵泡数测定可采用连续的卵母细胞技术，即通过对实验动物卵巢进行连续切片，全部或随机选取 5 片以上分别计数原始卵泡数、次级和三级卵泡数，以定量评价外源化合物对卵泡和卵母细胞的毒性。采用实验动物 ^{3}H-胸核苷的摄入、卵巢对促性腺激素的反应和卵泡动力学方法，分析卵泡生长情况，由此判断外源化学物对卵泡生长的直接和间接作用，也可用于研究外源化学物对卵子的毒性。其他包括阴道开放时间、生殖退化开始时间和总生育力/率的变化，可以间接指示外源化学物对雌性动物的卵巢毒性损伤及其对卵子发生的影响（王心如等，2012 年）。

卵巢储备功能，又称卵巢储备（Ovarian reserve），是指卵巢产生卵子数量和质量的潜能，间接反映卵巢的功能。目前在临床常用的卵巢储备功能评估指标主要有：

（1）年龄。

（2）性激素水平测定：包括基础 FSH、E_2、FSH/LH 比值、黄体酮、抑制素 B（inhibin B，INH B）、抗苗勒管激素（Anti-mullerian hormone，AMH）。

（3）卵巢超声检查：基础窦状卵泡数、卵巢体积、卵巢平均直径和卵巢间基质血流。

（4）卵巢刺激试验：氯米芬刺激试验（CCCT）、外源性 FSH 卵巢储备试验（EFFORT）或称 FSH 刺激试验（FCT）、促性腺激素释放激素激动剂（GnRHa）刺激试验（GAST）。

采用各项卵巢储备标志物或检查预测卵巢不良反应的敏感性达 $39\% \sim 97\%$，特异性可达 $50\% \sim 96\%$。目前还没有公认的最佳卵巢储备检测方法，提倡将多项指标结合应用检测卵巢储备功能（陈士岭，2009 年）。

四、卵巢内分泌相关激素及生化指标的检测

放射免疫法检测血清中 E_2、黄体酮、FSH 和 LH 水平。利用卵巢颗粒细胞体外培养技术，观察外源化学物质对其增殖、分化的影响，从而探索卵巢内分泌功能及其调控机制。此外，卵泡液中或卵丘-卵母细胞复合体（COCs）周围血液中 NO 含量、雌二醇与黄体酮的比例（E_2：P），可以用来评价卵泡的功能。COCs 周围血流量的测定，可以评价 COCs 的质量（Pancarci 等，2012 年）。

（苏莉　孙应彪）

主要参考文献

1. 薄芳芳，何玉洁，成要平．二氧化硫衍生物对雌性大鼠性激素的影响．中国妇幼保健，2012，27（31）：4973-4976.

2. 曹娜，魏华，吴陵广，等．双酚 A 对斑马鱼肝脏和性腺的作用．生态学杂志，2010，29（11）：2192-2198.

3. 常飞，汪惠文，陈必良，等．甲氧滴滴涕对雌性大鼠性腺毒性作用及其机制研究．重庆医学，2011，40（1）：9-11.

4. 常飞，陈必良，马向东，等．甲氧滴滴涕对雌性大鼠血清雌激素水平及卵巢抗氧化系统功能的影响．第四军医大学学报，2007，28（6）：521-523.

5. 常飞，陈必良，马向东．甲氧滴滴涕对大鼠雌性性腺的毒性作用．第四军医大学学报，2009，30（24）：3037-3039.

6. 蔡志祥，李素芝，王洪斌，等．移居海拔 3658 米对女性孕酮、雌二醇的影响．放射免疫学杂志，2006，19（5）：388-389.

7. 陈士岭．卵巢储备功能的评价．国际生殖健康/计划生育杂志，2009，28（5）：281-286.

8. 程杏安，黄劲飞，胡美英，等．印楝素 A 诱导 Sf 9 细胞凋亡的显微和超微形态变化．华南农业大学学报，2010，31（4）：52-58.

9. 陈毅斐，许程洁，王鑫泉，等．小鼠卵巢颗粒细胞适宜培养体系及激素干预的影响．中国组织工程研究，2012，16（2）：282-286.

10. 戴斐，田英，沈莉，等．敌百虫暴露对小鼠及胎鼠生殖发育影响．中国公共卫生，2007，23（5）：595-596.

11. 杜鹃，胡森，崔克勤．双酚 A 对小鼠生殖内分泌影响的实验研究．中国热带医学，2007，7（6）：891-892.

12. 杜鹃，王琰，白雪松，等．环境雌激素双酚 A 对小鼠生殖内分泌激素的影响．职业与健康，2009，25（20）：2139-2141.

13. 冯贵雪，杨素芳，潘红平，等．水牛腔前卵泡体外培养效果影响因素的研究．中国农业科学，2007，40（11）：2607-2614.

14. 龚玉芳，关丽华，张弘，等．灯盏花素对 D-半乳糖小鼠生殖器官的影响．中国妇幼保健，2012，27（8）：1225-1227.

15. 关华，谭季春．三聚氰胺对 SD 雌鼠卵巢毒性的研究．中国妇幼保健，2012，27（34）：5584-5587.

16. 郭红宇，高云荷，马晓玲，等．阿拉瑞林对顺铂所致大鼠卵巢毒性的保护作用．第四军医大学学报，2005，26（6）：509-513.

17. 郭庆云，张武文，庄亚玲，等．低剂量米非司酮对人卵巢颗粒细胞的影响．解剖学报，2008，39（6）：872-876.

18. 顾宪敏，马保华，禹卉，等．亚硝酸钠对地鼠生殖毒性的研究．现代妇产科进展，2008，17（4）：289-293.

19. 韩丽，刘平，胡海，等．艾烟中可吸入颗粒诱发染色体畸变效应的实验研究．中国中医药信息杂志，2013，20（1）：34-36.

20. 韩萍，邢军，何艳舫，等．亮丙瑞林对顺铂所致大鼠卵巢毒性保护的实验研究．现代妇产科进展，2009，18（7）：514-518.

21. 韩玉，侯振中．亚硒酸钠对雌鼠生殖系统毒性作用的研究．中国兽医杂志，2012，48（7）：8-10.

22. 郝俊霞，王金桃，赵维敏，等．双酚 A 暴露对职业女工性激素的影响．卫生研究，2011，40（3）：312-314.

23. 何平，王爱国，夏涛，等．2,2',4,4'-四溴联苯醚对 SD 大鼠生殖发育的影响．健康研究，2010，30（2）：83-87.

24. 贺秀媛，朱翠娟，袁慧，等．醋酸铅对小鼠卵巢组织结构和卵巢颗粒细胞凋亡的影响．中国兽医学报，2010，30（2）：254-257.

25. 虎明明，刘秀芳，关霞，等．辛硫磷和灭多威对雌性大鼠生殖系统的联合毒性作用．癌变·畸变·突变，2008，20（6）：470-475.

26. 黄振烈，阙冰玲，越飞，等．炔咪菊酯母液慢性经口毒性和致突变性的实验研究．中国职业医学，2006，33（1）：32-35.

27. 蒋汝刚，陈秀音．苯对作业女工月经及生殖机能影响的调查．中国工业医学杂志．2005，18（4）：235-236.

28. 靳双星，张桂枝，跃民．猪腔前卵泡机械分离研究．中国畜牧杂志，2006，42（13）：9-11.

29. 李海斌，李君，姚三巧．氯氰菊酯对雌性大鼠生殖器官的影响．环境与健康杂志，2008，25（8）：708-710.

30. 李海斌，席景砖，李君，等．氯氰菊酯对雌性大鼠血清性激素的影响．环境与健康杂志，2008，25（11）：1001-1002.

31. 李海斌，李君，姚三巧．氯氰菊酯对雌性大鼠内分泌干扰和全血乙酰胆碱酯酶的影响．中国职业医学，2007，34（4）：292-295.

32. 李洪利，李若葆，尹崇高．被动吸烟对大鼠卵巢组织结构的影响．潍坊医学院学报，2011，33（5）：357-358.

33. 李玲，田晓梅，宋琦如，等．邻苯二甲酸二丁酯和邻苯二甲酸二（2-乙基己基）酯联合染毒对雌性大鼠的生殖毒性．环境与健康杂志，2010，27（10）：857-860.

34. 李玲，王秀琴，董桂清，等．低剂量西维因与氰戊菊酯联合染毒对雌性大鼠卵巢细胞凋亡的影响．环境与健康杂志，2012，29（9）：799-801.

35. 李琰珉，任春娥，姜爱芳，等．药物性卵巢早衰动物模型的制备．潍坊医学院学报，2007，29（4）：292-295.

36. 梁丹，曹保利，李继坤，等．顺铂诱导大鼠卵巢早衰的实验研究．现代中西医结合杂志，2012，21（26）：2873-2875.

37. 林松，沈维干．金雀异黄素对雌性小鼠卵母细胞成熟及其受精能力的影响．南京医科大学学报（自然科学版），2008，28（7）：845-849.

38. 刘毛毛，刘苹，吴锡南，等．氯氰菊酯和甲基对硫磷混配对大鼠生殖发育的影响．环境与职业医学，2007，24（1）：49-51.

39. 刘强强，何晓娟，严光焰，等．乌头碱对大鼠卵巢颗粒细胞毒性研究．现代预防医学，2010，37（2）：299-301.

40. 刘霞．生活方式对卵巢癌发生率的影响研究．护理研究，2008，22（6）：1655-1657.

41. 刘秀芳，宁艳花，郭凤英，等．乙酰甲胺磷对雌性大鼠氧化损伤及卵巢功能的影响．癌变·畸变·突变，2008，20（6）：463-467.

42. 刘艺杰，段刚，段萍，等．卵巢肿瘤原位移植动物模型的建立．国际妇产科学杂志，2012，39（4）：373-375.

43. 刘玉霞，董静霞，金玉洁，等．人卵巢颗粒细胞的体外培养方法探讨．中国组织化学与细胞化学杂志，2011，20（5）：436-438.

44. 马明月，张玉敏，段志文，等. 青春期前 DEHP 暴露对雌性大鼠机体发育及卵巢脂质过氧化的影响. 沈阳医学院学报，2008，10（4）：202-204.

45. 马明月，张玉敏，裴秀丛，等. 青春期前邻苯二甲酸二（2-乙基）己酯暴露对雌性大鼠生殖发育及过氧化物酶体增殖剂激活受体的影响. 卫生研究，2011，40（6）：688-692.

46. 马明月，张玉敏，裴秀丛，等. DEHP 及 MEHP 对小鼠卵巢颗粒细胞分泌功能的影响. 癌变·畸变·突变，2010，22（2）：104-107.

47. 马明月，张玉敏，裴秀丛，等. 母鼠孕期暴露双酚 A 对子代雌性大鼠性发育的影响. 沈阳医学院学报，2010，12（4）：211-214.

48. 苗春云，刘毅，刘衍忠，等. 西玛津对中华大蟾蜍生存和性腺发育的影响. 环境与健康杂志，2011，28（12）：1075-1077.

49. 庞凌烟，申蕃，何晓娟，等. 乌头碱对大鼠卵巢黄体细胞的毒性研究. 华西药学杂志，2010，25（3）：278-280.

50. 彭国庆，田焱，金鸥. 甲醛对雌性大鼠卵巢结构及卵母细胞超微结构和凋亡的影响. 细胞与分子免疫学杂志，2010，26（9）：865-867.

51. 彭国庆，田焱，金鸥. 甲醛对雌性大鼠卵巢颗粒细胞的影响. 中国现代医学杂志，2010，20（17）：2582-2586.

52. 彭国庆，钟才高，张琼，等. 甲醛对雌性大鼠卵巢储备功能的影响. 癌变·畸变·突变，2010，22（1）：32-34.

53. 彭国庆，钟才高，张琼，等. 甲醛对雌性大鼠卵巢组织 Fas 凋亡相关基因表达的影响. 中南大学学报（医学版），2010，35（4）：341-345.

54. 彭夏雨，汪立芹，杨梅，等. 抗坏血酸、表皮生长因子和促卵泡素对绵羊卵巢皮质体外培养的影响. 生物工程学报，2010，26（6）：744-752.

55. 乔林，陈波，徐克惠，等. 米非司酮对卵巢颗粒细胞中 Capase-3 蛋白表达的影响. 四川大学学报（医学版），2012，43（4）：517-519.

56. 权青，姚桂东，陶勇，等. 分离方法和卵泡发育状况对猪腔前卵泡分离及体外培养的影响. 石河子大学学报（自然科学版），2007，25（4）：456-459.

57. 屈丽华，罗文奇，刘月顺，等. 大鼠卵巢的生后发育. 四川动物，2009，28（5）：746-749.

58. 阮秦莉，王希凯，居静娟，等. 毒死蜱对小鼠卵巢的毒性及其凋亡基因表达水平的影响. 环境与健康杂志，2012，29（7）：587-590.

59. 饶克宇，王心，尚丽新，等. 甲基叔丁基醚对女性月经周期的影响. 公共卫生与预防医学，2012，23（4）：45-48.

60. 沈莉，田英，戴斐，等. 敌百虫对孕鼠血清白介素-1、白介素-2 及胚胎发育的影响. 环境与职业医学，2008，25（6）：589-591.

61. 石天娇，孙丽萍，牛建昭，等. 正确评价顺铂对卵巢颗粒细胞增殖抑制作用的方法. 北京中医药. 2011，30（8）：634-637.

62. 舒琥，张勇，刘晓春，等. 雄烯二酮对赤点石斑鱼内分泌及性腺发育的影响. 动物学报，2006，52（2）：316-327.

63. 苏宁，张清学. 卵泡体外培养的研究进展. 国外医学（计划生育/生殖健康分册），2006，25（1）：24-27.

64. 孙秀红，韦相才，苗竹林，等. 两种方法建立多囊卵巢综合征大鼠模型的实验研究. 中国计划生育学杂志，2011，19（5）：276-279.

65. 谭艳芳，陈锋，曾鸣，等. 双酚 A 对 SD 大鼠卵巢毒性作用实验研究. 实用预防医学，2011，18（4）：606-608.

66. 唐建勋，唐奕扬，程樟顺，等. Pb^{2+}、Cu^{2+} 在黄颡鱼性腺中的富集及其对性腺发育的胁迫. 水资源保护，2012，28（4）：61-63.

67. 唐建勋，邢承华，刘忠良，等. 重金属 Cu、Pb 在泥鳅（Misgurnus anguillicaudatus）卵巢的蓄积特性及其对卵细胞发育的影响. 海洋与湖沼，2010，41（3）：386-390.

68. 唐超智，张文学，梁刚. 三氯杀螨醇对雌性中华蟾蜍的生殖毒性. 河南师范大学学报（自然科学版），2009，37（1）：161-163.

69. 王宝平，马向东，马佳佳，等. 甲氧滴滴涕对小鼠卵巢颗粒细胞增殖和凋亡的影响. 陕西医学杂志，2008，37（4）：415-417.

70. 王博，陈必良，马向东，等. 甲氧滴滴涕对小鼠颗粒细胞的毒性损伤及其卵巢组织线粒体的氧化应激机制. 第四军医大学学报，2008，29（6）：542-546.

71. 王浩. 益肾调周法对卵巢早衰模型大鼠 β-内啡肽的影响. 针灸临床杂志，2012，28（6）：59-63.

72. 王亮亮，张晓时，石玄，等. 铬对小鼠卵母细胞凋亡及 DNA 损伤的影响. 上海交通大学学报（农业科学版），2009，28（6）：561-565.

73. 王瑞峰，郝丽，潘美华，等. 雌孕激素替代治疗雷公藤多甙致雌性大鼠生殖系统损害的实验研究. 中国医科大学学报，2008，37（2）：197-199.

74. 王晓宁，张昌军，张颖，等. 小鼠卵巢氧化应激模型的建立及评估. 南方医科大学学报，2012，32（11）：1643-1645.

75. 王晓蓉，陈必良，马向东，等. 甲氧滴滴涕对孕鼠生殖及其胎鼠发育的影响. 第四军医大学学报，2007，28（7）：634-636.

76. 王心如，孙志伟，陈雯，等. 毒理学基础. 6 版. 北京：人民卫生出版社，2012：367-368.

77. 王正朝，钟灵秀，郭宁，等. 慢性饮酒对小鼠卵巢功能及其对 eCG 反应性的影响. 南京农业大学学报，2008，31（3）：155-158.

78. 万旭英，朱玉平，马玺里，等. 小鼠腔前卵泡体外培养方法的建立. 卫生研究，2009，38（2）：153-158.

79. 吴克明，张黎鹏，王家葵，等. 雷公藤多甙致雌性小鼠生殖损伤模型治疗时机研究. 成都中医药大学学报，2008，31（2）：27-28.

80. 吴维光，史海霞，韩建秋，等. 邻苯二甲酸二乙基己酯在体外对大鼠卵巢颗粒细胞凋亡 Caspase 通路的影响. 环境卫生学杂志，2012，2（4）：149-152.

81. 吴一丁，潘月晴，沈维干. 饮用水有机污染物对小鼠卵母细胞成熟的影响. 公共卫生与预防医学，2006，17（3）：64-65.

82. 肖娟，邬静，屠迪，等. Wistar 大鼠卵巢颗粒细胞的分离、培养与鉴定. 中国老年保健医学，2012，10（1）：8-11.

83. 肖勤，张士璀，赵博生. 壬基酚对成体玫瑰无须鲃性腺的毒性效应. 环境科学，2007，28（11）：2580-2585.

84. 肖苑玲，何援利，王雪峰，等. 磷酰胺氮芥对大鼠卵巢功能损伤的体外实验. 广东医学，2010，31（8）：956-957.

85. 薛庆於，陈宝定，吴一丁，等. 甲醛对雌性小鼠生殖功能及脏器的影响. 生物学杂志，2006，23（6）：27-28.

86. 薛晓鸥，杨毅，艾浩，等. 顺铂对正常大鼠卵巢颗粒细胞的毒性和金雀黄素的保护作用. 中国妇产科临床杂志，2007，8（1）：38-40.

87. 徐幽琼，连荣，汪家梨，等. 异黄酮对高频电磁场致雌性性腺毒性的保护作用. 中国药理学与毒理学杂志，2010，24（6）：510-514.

88. 尹崇高，李若葆，李洪利，等. 被动吸烟下调大鼠卵巢雌、孕激素及其受体的表达. 中国实验动物学报，2010，18（4）：331-334.

89. 苑春莉，盛辉，孙连坤，等. 林蛙卵油灌胃对雄激素预处理大鼠卵巢凋亡的影响. 中国老年学杂志，2010，30（17）：2451-2452.

90. 俞远京，苏志杰，周智君，等. 东方田鼠卵巢癌模型病理学观察. 中国兽医学报，2008，28（9）：1070-1073.

91. 曾建红，欧贤红，郭俊平，等. 莪术醇原药对大鼠慢性毒性的实验研究. 现代农业科学，2008，15（11）：21-23.

92. 张春燕，何援利. 顺铂对人卵巢黄素化颗粒细胞的毒性及凋亡的影响. 中国药理学通报，2008，24（6）：796-799.

93. 张晗，沈丹丹，穆淑梅，等. 莠去津对雌性日本沼虾的毒性作用. 河北大学学报（自然科学版），2010，30（6）：701-705.

94. 张晓光，张庭元，杨旭等. 黄体生成素干预对体外培养小鼠卵巢 VEGF 和 Survivin 表达的影响. 宁夏医科大学学报，2012，34（7）：663-665.

95. 张小雪，韩峰，高平. 蓖麻油致小鼠生殖损伤作用研究. 湖北农业科学，2010，49（1）：150-152.

96. 张新勇，王士雯. 线粒体与细胞凋亡的关系. 老年医学与保健，2007，13（1）：56-58.

97. 张艳，张晔，周郦楠. 雷公藤诱导卵巢早衰大鼠模型醛固酮的变化研究. 中国实用医药，2012，7（3）：26-27.

98. 张玉敏，马明月，段志文，等. 卵巢颗粒细胞体外培养体系的建立及 DE-HP、MEHP 对其增殖功能的影响. 沈阳医学院学报，2008，10（4）：205-207.

99. 张玉敏，马明月，裴秀丛，等. DEHP 介导 PPARs 对雌性小鼠卵巢功能影响. 中国公共卫生，2012，28（8）：1057-1059.

100. 赵冬梅，张璐萍，刘洪付. 甲醛致雌性小鼠卵巢细胞 DNA 损伤及 bcl-2 和 bax 表达的影响. 滨州医学院学报，2010，33（5）：328-330.

101. 赵鋆，朱敏华，卓跃红，等. 抗旱 2 号方对青春期雌性大鼠下丘脑-垂体-性腺轴的影响. 上海中医药杂志，2006，40（5）：44-45.

102. 郑伊芳，成要平，刘康. 亚慢性甲苯染毒对大鼠卵巢的毒性作用. 中国妇幼保健，2009，24（31）：4450-4453.

103. 周福波，李若葆，吴慧丽，等. 被动吸烟对雌性卵巢功能的影响. 现代生物医学进展，2010，10（5）：865-868.

104. 庄爱文，李荣群，梁月琴，等. 长期服用番泻叶对雌性大鼠垂体-性腺轴的影响. 中国中医药科技，2009，16（5）：380-381.

105. Basini G, Bianchi F, Bussolati S, et al. Atrazine disrupts steroidogenesis, VEGF and NO production in swine granulosa cells. Ecotoxicol Environ Saf，2012，85（11）：59-63.

106. Boyd J, Luo B, Peri S, et al. Whole exome sequence analysis of serous borderline tumors of the ovary. Gynecol Oncol，2013，130（3）：560-564.

107. Carlos G, Gutirrez, John H. Growth and antrum formation of bovine prean-tral follicles in long term culture in vitro. Biol Reprod, 2000, 62 (5): 1322-1335.

108. Chao A, Lee LY, Hsueh C, et al. Immunohistological analysis of stress-in-duced phosphoprotein 1 in ovarian cancer patients with low serum cancer anti-gen 125 levels. Taiwan J Obstet Gynecol, 2013, 52 (2): 185-191.

109. Desmeules P, Devine PJ. Characterizing the ovotoxicity of cyclophosphamide metabolites on cultured mouse ovaries. Toxicol Sci, 2006, 90 (2): 500-509.

110. Eppig JJ, Sehroeder AC. Capacity of mouse ooeytes from Preantral follicles to undergo embryogenesis and development to live young after growth, matu-ration, and fertilization in vitro. Biol Reprod, 1989, 41 (2): 268-276.

111. Fujii J, Iuchi Y, Okada F. Fundamental roles of reactive oxygen species and protective mechanisms in the female reproductive system. Reprod Biol Endo-crinol, 2005, 3 (43): 1-10.

112. Grasselli F, Baratta L, Baioni L, et al. Bisphenol A disrupts granulosa cell function. Domest Anim Endocrinol, 2010, 39 (1): 34-39.

113. Gregoraszczuk EL, Milczarek K, Wojtowicz AK, et al. Steroid secretion following exposure of ovarian follicular cells to three different natural mix-tures of persistent organic pollutants (POPs) . Reprod Toxicol, 2008, 25 (1): 58-66.

114. He J, Xu Q, Jing Y, et al. Reactive oxygen species regulate ERBB2 and ERBB3 expression via miR-199a/125b and DNA methylation. Embo Rep, 2012, 13 (12): 1116-1122.

115. Herreros MA, Gonzalez-Bulnes A, Inigo-Nunez S, et al. Toxicokinetics of di (2-ethylhexyl) phthalate (DEHP) and its effects on luteal function in sheep. Biol Reprod, 2013, 13 (1): 66-74.

116. Hu X, Patricia JC, Kary ET, et al. Apoptosis induced in rats by 4-vinylcy-clohexene diepoxide is associated with activation of the caspase cascades. Biol Reprod, 2001, 65 (1): 87-93.

117. Itoh T, Hoshi H. Efficient isolation and long-term viability of bovine small preantral follicles in vitro. In Vitro Cell Dev Biol Amim, 2000, 36 (4): 235-240.

118. Jackye P, Steven LN, Jodi AF. Mouse strain does not influence the overall

effects of bisphenol A-induced toxicity in adult antral follicles. Biol Reprod, 2013, 89 (5): 108-117.

119. Jia YD, Lin JX, Mi YL, et al. Quercetin attenuates cadmium-induced oxidative damage and apoptosis in granulosa cells from chicken ovarian follicles. Reprod Toxicol, 2011, 31 (4): 477-485.

120. Kjeldsen LS, Ghisari M, Bonefeld-Jorgensen EC. Currently used pesticides and their mixtures affect the function of sex hormone receptors and aromatase enzyme activity. Toxicol Appl Pharmacol, 2013, 272 (2): 453-464.

121. Kreeger PK, Femandes NN, Woodruff TK, et al. Regulation of mouse follicle development by follicles timulating hormone in athree-dimensional in vitro culture system is dependent on follicle stage and dose. Biol Reprod, 2005, 73 (5): 942-950.

122. Kumari N, Swarndeep SH. Chlorpyrifos induced toxicity in reproductive organs of female Wistar rats. Food Chem Toxicol, 2013, 62 (12): 732-738.

123. Kwintkiewicz J, Nishi Y, Yanase T, et al. Peroxisome proliferator-activated receptor-gamma mediates bisphenol A inhibition of FSH-stimulated IGF-1, aromatase, and estradiol in human granulosa cells. Environ Health Perspect, 2010, 118 (3): 400-406.

124. Lueci CM, Rumpf R, Ricardo J, et al. Zebu (Bosindieus) ovarian preantral follicles morphologial charaeterization and development of an efficient isolation method. Theriogenology, 2002, 57 (5): 1467-1483.

125. Marion SL, Watson J, Sen N, et al. 7, 12-dimethylbenz [a] anthracene-induced malignancies in a mouse model of menopause. Comp Med, 2013, 63 (1): 6-12.

126. Masszi G, Benko R, Csibi N, et al. Endothelial relaxation mechanisms and nitrative stress are partly restored by Vitamin D3 therapy in a rat model of polycystic ovary syndrome. Life Sci, 2013, 93 (4): 133-138.

127. McGee EA, Hsueh AJ. Initial and cyclic recruitment of ovarian follicles. Endocr Rev, 2000, 21 (2): 200-214。

128. Mlynarczuk J, Wrobel MH, Kotwica J. The influence of polychlorinated biphenyls (PCBs), dichlorodiphenyltrichloroethane (DDT) and its metabolite-dichlorodiphenyldichloroethylene (DDE) on mRNA expression for NP-I/OT and PGA, involved in oxytocin synthesis in bovine granulosa and luteal

cells. Reprod Toxicol, 2009, 28 (3): 354-358.

129. Mondal S, Mukherjee S, Chaudhuri K, et al. Prevention of arsenic-mediated reproductive toxicity in adult female rats by high protein diet. Pharm Biol, 2013, 51 (11): 1363-1371.

130. Pancarci SM, Ari UC, Atakisi O, et al. Nitric oxide concentrations, estradiol-17beta progesterone ratio in follicular fluid, and COC quality with respect to perifollicular blood flow in cows. Anim Reprod Sci, 2012, 130 (1-2): 9-15.

131. Park MA, Hwang KA, Lee HR, et al. Benzophenone-1 stimulated the growth of BG-1 ovarian cancer cells by cell cycle regulation via an estrogen receptor alpha-mediated signaling pathway in cellular and xenograft mouse models. Toxicology, 2013, 305 (8): 41-48.

132. Saha S, Shimizu M, Geshi M, et al. Comparison of enzymatic and mechanical methods or the collection of bovine preantral follicles. Anim Sci, 2002, 74 (1): 155-161.

133. Santos TA, EI Shourbagy S, St John JC. Mitochondrial content reflects oocyte variability and fertilization outcome. Fertil Steril, 2006, 85 (3): 84-591.

134. Banerjee S, Chakraborty P, Saha P. Ovotoxic effects of galactose involve attenuation of follicle-stimulating hormone bioactivity and up-regulation of granulosa cell p53 expression. Plos One, 2012, 7 (2): 307-316.

135. Skolness SY, Blanksma CA, Cavallin JE, et al. Propiconazole inhibits steroidogenesis and reproduction in the fathead minnow (Pimephales promelas). Toxicol Sci. 2013, 132 (2): 284-297.

136. Smitz JJ, Cortvrindt G. The earliest stages of folliclulogenesis in vitro. Reprod uction, 2002, 123 (2): 185-202.

137. Sun Y, Lin Y, Li H, et al. 2,5-Hexanedione induces human ovarian granulosa cell apoptosis through bcl-2, bax, and caspase-3 signaling pathways. Arch Toxicol, 2012, 86 (2): 205-215.

138. Tamura H, Takasaki A, Taketani T, et al. Melatonin as a free radical scavenger in the ovarian follicle. Endocr J, 2013, 60 (1): 1-13.

139. Tsai CL, Tsai CN, Lin CY, et al. Secreted stress-induced phosphoprotein 1 activates the ALK2-SMAD signaling pathways and promotes cell proliferation

of ovarian cancer cells. Cell Reprod, 2012, 2 (2): 283-293.

140. Wang W, Zhang W, Liu J, et al. Metabolomic changes in follicular fluid induced by soy isoflavones administered to rats from weaning until sexual maturity. Toxicol Appl Pharmacol, 2013, 269 (3): 280-289.

141. Wu J, Tu D, Yuan LY, et al. T-2 toxin exposure induces apoptosis in rat ovarian granulosa cells through oxidative stress. Environ Toxicol Pharmacol, 2013, 36 (2): 493-500.

142. Wu Y, Foster WG, Younglai EV. Rapid effects of pesticides on human granulosa-lutein cells. Reproduntion, 2006, 131 (2): 299-310.

143. Yoshioka S, Acosta TJ, Okuda K. Roles of cytokines and progesterone in the regulation of the nitric oxide generating system in bovine luteal endothelial cells. Mol Reprod Dev, 2012, 79 (10): 689-696.

144. Younglai EV, Kwan TK, Kwan CY, et al. Dichlorodiphenylchloroethylene elevates cytosolic calcium concentrations and oscillations in primary cultures of human granulosa-lutein cells. Biol Reprod, 2004, 70 (6): 1693-1700.

145. Yuan XH, Lu CL, Yao N, et al. Arsenic induced progesterone production in a caspase-3-dependent manner and changed redox status in preovulatory granulosa cells. J Cell Physiol, 2012, 227 (1): 194-203.

146. Zhang W, Huang L, Kong C, et al. Apoptosis of rat ovarian granulosa cells by 2, 5-hexanedione in vitro and its relevant gene expression. J Appl Toxicol, 2013, 33 (7): 661-669.

147. Zhang W, Liu Y, An Z, et al. Mediating effect of ROS on mtDNA damage and low ATP content induced by arsenic trioxide in mouse oocytes. Toxicol In Vitro, 2011, 25 (4): 979-984.

148. Zhao Y, Chen S, Gou WF, et al. The role of EMMPRIN expression in ovarian epithelial carcinomas. Cell Cycle, 2013, 12 (17): 1-15.

第八章

外源性化学物对胰岛的损害

第一节　结构与功能

一、结构

胰腺是人体第二大消化腺，由外分泌部和内分泌部组成。胰的外分泌部（腺细胞）能分泌胰液，内含多种消化酶（如蛋白酶、脂肪酶及淀粉酶等），有分解消化蛋白质、脂肪和糖类等作用。其内分泌部即胰岛，散在于胰实质内，胰尾部较多，主要分泌胰岛素，调节血糖浓度。胰腺可分头、颈、体、尾4部分，胰管位于胰实质内，偏背侧，其走行与胰的长轴一致，从胰尾经胰体走向胰头，沿途接受许多小叶间导管，最后于十二指肠降部的壁内与胆总管汇合成肝胰壶腹，开口于十二指肠大乳头。在胰头上部常可见一小管，行于胰管上方，称为副胰管，开口于十二指肠小乳头。

胰腺实质由外分泌部和内分泌部组成。外分泌部为纯浆液性腺，该种腺细胞具有合成蛋白质的细胞结构特点，腺细胞在饥饿时分泌颗粒增多；进食后细胞释放分泌物，颗粒减少。外分泌部的功能是分泌胰液。

胰腺内分泌部主要由胰岛组成。胰岛是散布于外分泌部腺泡间呈岛状的内分泌细胞团。人胰岛主要有A、B、D、PP四种细胞。A细胞为高血糖素细胞，约占胰岛细胞总数的20%；B细胞即胰岛素细胞，约占胰岛细胞总数的70%，成人的B细胞周期约为60天，成人的B细胞量是保持相对稳定的；D细胞约占胰岛细胞总数的5%；PP细胞数量很少。

二、功能

胰腺是兼有外分泌和内分泌功能的腺体。胰腺的内分泌功能主要与糖代谢的调节有关，胰腺的外分泌液为胰液，是由胰腺的腺泡细胞和小的导管管壁细胞所分泌的，具有很强的消化能力。

（一）胰液中与消化功能有关的成分

胰液是无色无嗅的碱性液体，pH 为 7.8～8.4，渗透压约与血浆相等。人体每天分泌的胰液量为 1～2L。胰液中含有无机物和有机物。在无机成分中，碳酸氢盐的含量很高，HCO_3^- 的主要作用是中和进入十二指肠的胃酸，使肠黏膜免受强酸的侵蚀。同时也提供了小肠内多种消化酶活动的最适宜的 pH 环境（pH 7～8）。除 HCO_3^- 外，占第二位的主要负离子是 Cl^-。Cl^- 的浓度随 HCO_3^- 浓度的变化而变化，当 HCO_3^- 浓度升高时，Cl^- 的浓度下降。胰液中的阳离子有 Na^+、K^+、Ca^{2+} 等，它们在胰液中的浓度与血浆中的浓度非常接近，不依赖于胰液分泌的速度。胰液中的有机物主要是蛋白质，含量由 0.1%～10% 不等，随胰液分泌的速度不同而不同。胰液中的蛋白质主要由多种消化酶组成，它们是由腺泡细胞分泌的。

胰液中的消化酶主要有：

（1）胰淀粉酶：胰淀粉酶是一种 α-淀粉酶，它对生的或熟的淀粉的水解效率都很高，消化产物为糊精、麦芽糖。胰淀粉酶作用的最佳 pH 为 6.7～7.0。

（2）胰脂肪酶：胰脂肪酶可分解三酰甘油（甘油三酯）为脂肪酸、甘油一酯和甘油。它的最适 pH 为 7.5～8.5。胰液中还含有一定量的胆固醇和磷脂酶 A2，它们分别水解胆固醇酯和卵磷脂。

（3）胰蛋白酶和糜蛋白酶：这两种酶是以不具有活性的酶原形式存在于胰液中的。肠液中的肠激活酶可以激活蛋白酶原，使之变为具有活性的胰蛋白酶。此外，酸、胰蛋白酶本身，以及组织液也能使胰蛋白酶原活化。糜蛋白酶原是在胰蛋白酶作用下转化为有活性的糜蛋白酶的。胰蛋白酶和糜蛋白酶的作用极相似，都能分解蛋白质为胨，当两者一同作用于蛋白质时，则可消化蛋白质为小分子的多肽和氨基酸。

正常胰液中还含有羧基肽酶、核糖核酸酶、脱氧核糖核酸酶等水解酶。羧基肽酶可作用于多肽末端的肽键，释放出具有自由羧基的氨基酸，后两种酶则可使相应的核酸部分水解为单核苷酸。由于胰液中含有水解三种主要食物的消化酶，因而是所有消化液中最重要的一种。临床和实验均证明，当胰液分泌障碍时，即使其他消化腺的分泌都正常，食物中的脂肪和蛋白质仍不能完全被消化，从而也影响吸收，但糖的消化和吸收一般不受影响。

（二）胰液中与糖代谢有关的成分

人类胰岛主要有 A、B、D、PP 四种细胞。A 细胞分泌高血糖素，约占胰岛细胞总数的 20%，可以促进肝细胞内糖原分解为葡萄糖，抑制糖原合成，最终使血糖升高；B 细胞即胰岛素细胞，分泌胰岛素，约占胰岛细胞总数的 70%，促进血液内的葡萄糖进入细胞合成糖原，从而降低血糖；D 细胞约占胰岛细胞总数的 5%，分泌生长抑素，抑制 A 细胞、B 细胞或 PP 细胞的分泌功能；PP 细胞数量很少，可分泌胰多肽，来抑制胃肠运动、胰液分泌和胆囊收缩。

1. 胰岛素　胰岛素由胰腺 B 细胞合成分泌，入血后迅速被肝降解。胰岛素可以调节机体糖、脂肪和蛋白质代谢。胰岛素可促进肝糖原和肌糖原的合成，促进组织对葡萄糖的摄取利用。抑制肝糖原异生及分解，降低血糖调节糖代谢，通过促进脂肪合成并抑制其分解对脂肪代谢进行调节。通过促进蛋白质合成、减少组织蛋白质分解对蛋白质代谢进行调节。如果缺乏胰岛素，细胞内部就会处在低糖的状态，能量不足，影响细胞功能。

胰岛素分泌的调节，在正常状况下，机体血糖浓度、机体氨基酸与脂肪水平改变以及胃肠激素、胰高血糖素等均可调节胰岛素的分泌量。

（1）血糖：是调节胰岛素分泌的重要因素，血糖升高，B 细胞分泌胰岛素增加，当血糖下降到正常水平，胰岛素的分泌也迅速回到基础水平。胰岛素也是肝和肌肉细胞将葡萄糖转换成糖原的重要控制信号，葡萄糖浓度的降低会导致 B 细胞减少胰岛素的分泌，同时会使糖原向葡萄糖转化。

（2）氨基酸和脂肪：氨基酸可促进胰岛素的分泌。脂肪酸和酮体大量增加时也可促进胰岛素分泌。

（3）其他激素：如胃肠道激素中抑胃肽、胆囊收缩素、促胰液素都能促进胰岛素分泌。胰高血糖素可通过对 B 细胞的直接作用和升高血糖的间接作用刺激胰岛素分泌。

（4）神经系统调节：迷走神经可通过 M 受体直接刺激胰岛素分泌，也可通过刺激胃肠道激素释放间接促进胰岛素分泌。交感神经兴奋时则通过 α 受体抑制胰岛素分泌。

2. 胰高血糖素　胰高血糖素是由胰岛 A 细胞分泌的一种 29 肽。与胰岛素的作用相拮抗，通过刺激糖原分解提高血糖水平。胰高血糖素可促进糖原分解和葡萄糖异生，使血糖升高。促进氨基酸转运入肝细胞，为糖异生提供材料。促进脂肪的动用和分解，使脂肪酸释放入血并进行氧化。胰高血糖素的分泌调节主要受血糖影响，血糖降低时胰高血糖素分泌增加。同时，迷走神经可通过 M 受体抑制胰高血糖素分泌，交感神经兴奋时则通过 β 受体促进其分泌。

第二节　外源化学物致胰岛内分泌功能的损害

外源化学物对胰腺的损伤主要包括腺泡细胞脱颗粒、腺泡萎缩、腺泡变性、腺泡坏死、胰腺炎、脂肪变等。外源化学物导致胰腺损伤主要表现为胰腺肥大、胰腺肿瘤以及高血糖症。

外源化学物如 β-萘胺、联苯胺、煤焦油类与胰腺癌发生有关。而某些环境因素如摄食高蛋白质、高脂膳食和吸烟也会增加胰腺癌的发生危险。动物诱癌试验表明，二甲基苯蒽、二丙基亚硝胺在啮齿类动物可诱发胰腺导管型胰腺癌。

外源化学物还可导致动物实验性糖尿病发生，如四氧嘧啶、链脲佐菌素致处理小鼠实验性糖尿病。研究表明，给予小鼠链脲佐菌素静脉注射，1 小时可见 B 细胞脱颗粒和核固缩，6～8 小时出现 B 细胞弥漫性坏死，胰岛被迅速破坏，小鼠出现胰岛素减少，血糖和尿糖明显升高，可见链脲佐菌素特异损伤胰岛 B 细胞导致糖尿病发生。

一、人群资料

（一）糖尿病

1. 临床表现　糖尿病是体内胰岛素缺乏或胰岛素在靶细胞不能发挥正常生理作用而引起的糖、蛋白质、脂肪代谢紊乱的综合征。糖尿病的基本特征是长期高血糖。糖尿病的主要临床表现为多饮、多尿、多食和体重下降（"三多一少"）、皮肤瘙痒、视力模糊等急性代谢紊乱表现。同时糖尿病还表现为眼、肾、神经、心脏、血管等组织的慢性进行性病变，引起相应器官功能缺陷及衰竭。

糖尿病分为四种类型：1 型糖尿病、2 型糖尿病、其他类型糖尿病和妊娠期糖尿病。1 型糖尿病一般是由于自体免疫系统破坏产生胰岛素的 B 细胞导致，主要由于胰腺 B 细胞不能产生足量的胰岛素以降低血糖的浓度，导致高血糖症的发生，可能与机体遗传有关；2 型糖尿病是由于组织细胞的胰岛素抵抗、B 细胞功能衰退或其他多种原因引起的，为目前最常见的类型；妊娠期糖尿病则由于妊娠期妇女激素改变所导致的胰岛素抵抗所致，妊娠结束一般血糖可恢复正常，但是该类人群在一定条件下再次发生糖尿病的危险性高于一般人群。

糖尿病可以引起多种并发症。急性发作的并发症有低血糖症、酮症酸中毒、非酮高渗性昏迷。严重的长期并发症有心血管疾病、慢性肾衰竭、视网膜病变、神经病变及微血管病变。另外，症状表现有疲乏无力、视力下降、手足麻木、皮肤瘙痒、腹泻、便秘、性功能障碍等。其中，微血管病变可能导致男性勃起功能障碍、糖尿病足等，严重时导致坏疽而截肢。

2. 诱发糖尿病的外源化学物　见表 8-1。

3. 流行病学资料　2011 年，世界卫生组织（WHO）的报告指出，全世界有 3.46 亿人患有糖尿病；2004 年，估计有 340 万人死于高血糖引起的后果，超过 80% 的糖尿病死亡发生在低收入和中等收入国家。2013 年，全球约有 3.82 亿成年人患有糖尿病，中国目前糖尿病患者约 1.46 亿人，1.48 亿被确诊为糖耐量异常。成人糖尿病患

表 8 - 1 致胰腺损伤的外源化学物及损伤表现

外源化学物名称	损伤部位	损伤表现
甲醇、乙醇	外分泌腺、内分泌腺	炎症、脂肪变，糖尿病
大豆蛋白	外分泌腺	胰腺增生、肥大
锰、对乙酰氨基酚、水杨酸盐、阿片类物质	外分泌腺	炎症
四环素、磺胺类、利福平、丙戊酸、二氮嗪、硫唑嘌呤、巯基嘌呤、噻嗪类、雌激素、皮质甾类、有机磷酸酯类	外分泌腺	炎症
联苯胺、β-萘胺、煤焦油、二甲基苯并蒽	腺导管	肿瘤
四氧嘧啶、雄激素、链脲佐菌素、肾上腺素、糖皮质激素、磺胺类、生长激素、赛克力嗪、二氮嗪、烟酸、α-干扰素、苯妥英钠	内分泌腺	糖尿病
钴盐、砷	内分泌腺	糖尿病
双酚 A	胰岛 B 细胞	糖尿病
邻苯二甲酸酯类化合物	胰岛 B 细胞	糖尿病
有机磷农药	胰岛 B 细胞	高血糖

病率为 11.6% （95% CI：11.3%～11.8%），其中男性患病率为 12.1%（95% CI：11.7%～12.5%）、女性患病率 11.1%（95% CI：10.7%～11.4%），中国的糖尿病患者人数居各国之首，糖尿病已经成为当前中国重要的公共卫生问题。

（1）病例报告：

①病例 1　乙醇导致糖尿病：

患者，男，32 岁，工人。因多饮、多尿 5 个月，腹泻入院。患者吸烟 10 多年，每日吸烟量为 20 支；每日饮白酒 250g，持续 10 年。查体可见该患者体形偏胖，巩膜无黄染。触诊肝肋缘下约 1cm，剑突下约 3.5cm，质软，叩痛（－）。实验室检查：空腹血糖 11.8mmol/L，口服葡萄糖耐量试验（OGTT）葡萄糖耐量异常 PG 为 12.38mmol/L，胰岛素含量为 5mU/L。抗谷氨酸脱羧酸抗体

（glutamic acid decarboxylase antibody，GAD-AB）、胰岛素自身抗体（insulin autoantibody，IAA）和胰岛细胞抗体（islet cell antibody，ICA）均为阴性；血和尿淀粉酶正常；丙氨酸氨基转氨酶（ALT）122 U/L，甲型至戊型肝炎病毒抗原、抗体均阴性，尿 β_2-微球蛋白 0.13mg/L，尿白蛋白 6.7mg/L。肝、胆、胰 B 超和 CT 扫描显示肝体积增大，胆囊和胰腺无明显异常。给予护肝、降糖等对症处理，辅以中药小柴胡汤加减治疗。3 周后患者临床症状缓解，ALT 降为 50U/L，空腹血糖 6.8mmol/L，餐后 2 小时血糖 8.4mmol/L，患者出院。

该患者无糖尿病家族史，出现糖尿病临床症状 5 个月。首次就诊查 OGTT 示胰岛素储备和分泌功能低下，存在脂肪肝和肝功能损害，肝功能的损害可排除病毒性、血吸虫病性、淤胆性等因素，只与长年酗酒有关。

②病例 2　抗精神病药物——氯氮平致糖尿病：

A Colli 等（1999 年）报道了 1 例男性精神分裂症患者，服用氯氮平 3 个月后出现高血糖、酮症酸中毒和体重增加，停药 2 个月后糖化血红蛋白（HBAc）和空腹血糖恢复正常，再次服用氯氮平 3 天后血糖又出现升高（8.49mmol/L），停药后血糖恢复正常。

（2）病例对照研究和队列研究资料：

①乙醇与糖尿病：乙醇与 2 型糖尿病的发生存在 U 型关系，Wei M 等（2002 年）对 8366 名男性进行前瞻性队列研究，观察饮酒量与糖尿病进展的关系。研究队列中，有 149 例男性 2 型糖尿病患者。共观察 52 588 人年，记录饮酒状况，按照饮酒量分为 4 组，以不饮酒者为对照组，与饮酒量为 61.9～122.7g/w 的第二组比较，每周饮酒量为 122.8～276.6g/w 和＞276.6g/w 组糖尿病进展危险分别增加 2.2 倍（95％CI：1.2～3.9，$P = 0.01$）和 2.4 倍（95％ CI：1.4～4.4，$P<0.01$），对照组和饮酒量为 1～61.8g/w 组患糖尿病进展危险分别为饮酒量为 61.9～122.7g/w 组的 1.8 倍（95％ CI：1.0～3.3，$P<0.05$）和 1.4 倍（95％ CI：0.7～2.6，$P = 0.34$）。研究结果提示，长期规律性适量饮酒降低患糖尿病的危险性，而长期过量

饮酒却增加患糖尿病尤其是患 2 型糖尿病的危险性。

　　Holbrook 等对乙醇摄入与非胰岛素依赖性糖尿病进行前瞻性队列研究。由明尼苏达大学营养中心在 1973—1975 年分别对 30～79 岁的 524 名无糖尿病成人进行一天 24 小时和前一周乙醇摄入量调查并记录和编码。1984—1987 年调查发现，有 31 名男性和 44 名女性患糖尿病。在控制年龄、健康状况、家族遗传、体质指数（BMI）值、血压、吸烟状况、血脂等影响因素后，发现男性重度饮酒与糖尿病发生有关。

　　②氯氮平与糖尿病：有研究探讨了长期应用氯氮平对精神分裂症患者体重、血糖和血脂等代谢指标的影响及其可能的相关因素。以符合中国精神障碍分类和诊断标准第三版（CCMD - 3）精神分裂症诊断标准的精神分裂症患者，病前无肥胖、糖尿病、高血压病及内分泌疾病史，持续用抗精神病（Anti-psychotics，APS）药 5 年以上。在知情同意状况下，共有 271 名患者进入研究。其中男性 229 名，女性 42 名；年龄 25～80 岁，平均年龄 50.35±11.15 岁；病期 5～55 年，平均 26.90±9.94 年。将研究对象分为：单用氯氮平组、单用经典 APS 药组（经典组）和二者联合用药组。结果发现，联合用药组体质指数（BMI）、空腹血糖、血三酰甘油（甘油三酯）和血游离脂肪酸水平均显著高于经典组（$P<0.05$）；血胰岛素和胰岛素抵抗指数也均显著高于经典组和氯氮平组（$P<0.05$）。氯氮平组和联合用药组糖耐量降低和 2 型糖尿病发生率均明显高于经典组（$P<0.05$）。可见，氯氮平及其与经典抗精神病药联用，易导致患者肥胖，患者血糖、血脂、血游离脂肪酸水平升高，与患者发生胰岛素抵抗和糖耐量降低相关，可能会增加 2 型糖尿病的发生。

　　Newcomer 等的病例对照研究中，按肥胖程度和年龄配对将患者分为服用不典型抗精神病药组（氯氮平 9 例、奥氮平 12 例、利培酮 12 例）、传统抗精神病药组（氟哌啶醇和奋乃静 17 例）、正常对照组（31 例）三组，评定患者的空腹血糖、口服葡萄糖耐量试验（OGTT）、各时点血糖值、血胰岛素水平，剔除原糖尿病患者和基线检查血糖异常者。结果发现，空腹血糖和 OGTT 各时点血糖值，氯氮平组、奥氮平组显著高于传统抗精神病药组和正常对照组，利培酮组显著高于正常对照组，利培酮组和传统抗精神病药组、传统抗精神病药组和正常对照组则无显著差异。同时发现，患者服药后的血胰岛素水平增高，说明药物不影响胰岛素的分泌，而影响胰岛素的抵抗。研究结果是在控制肥胖影响因素前提下得出的，说明药物对血糖的影响不依赖于肥胖因素。

（二）毒性机制

1. 增强胰岛素抵抗　2 型糖尿病存在着胰岛素敏感性下降（增加胰岛素抵抗）和胰岛素分泌减少的特点。抗精神病药对糖代谢的影响，胰岛素抵抗多于分泌不足。

Newcomer 等采用体内平衡模型评估（Homeosasis model assessment，HOMA），通过测定空腹血糖和胰岛素浓度来评定胰岛素抵抗和胰岛 B 细胞功能，来评定服用氯氮平和奥氮平的患者，发现胰岛素抵抗性增加。

Dwyer 等认为，抗精神病药对细胞内运输葡萄糖物质的功能有影响，较高浓度氯氮平和奥氮平等结构类似的药物，可以和运输葡萄糖的蛋白质相结合并影响其功能。临床观察到的抗精神病药物导致胰岛素敏感性下降现象，支持了"抗精神病药物与运输葡萄糖物质亲和性"的观点。

Wihsring 等研究结果表明，奥氮平和氯氮平对 5 -HT 受体的作用可部分解释胰岛素抵抗。奥氮平和氯氮平对 5- HT 的亲和力高于 $5\text{-}HT_{1A}$ 受体。$5\text{-}HT_{1A}$ 受体拮抗剂可降低胰岛素水平而提高血糖水平，部分可引起血糖升高。

非经典抗精神病药及经典抗精神病药物的长期联合应用，患者体重增加，血脂水平、血瘦素和游离脂肪酸水平的显著升高，参与胰岛素抵抗，引起糖耐量降低，导致 2 型糖尿病发生。研究发现，血瘦素在胰岛水平对胰岛素的分泌起抑制作用。肥胖导致血瘦素水平的持续升高，瘦素受体功能或数目改变，瘦素受体基因突变，引起瘦素生物效用降低。抑制胰岛素的分泌能力下降，从而导致高胰岛素血症或胰岛素抵抗，引起糖耐量降低，最终导致 2 型糖尿病发生。

2. 降低组织对胰岛素的敏感性　　有学者认为，精神分裂症患者本身就存在葡萄糖调节功能的损害，在抗精神病药进入临床以前，就有精神分裂症患者的静脉葡萄糖耐量试验后恢复正常时间延迟的报道。精神分裂症患者对胰岛素耐受性增大，在疾病发展过程、尤其是疾病晚期会逐渐加重。

二、动物实验资料

（一）致动物胰岛内分泌损伤的外源化学物

多种药物可以诱导动物实验性糖尿病发生。大部分药物都选择性作用于胰岛 B 细胞，导致胰岛素分泌障碍，从而引发糖尿病。如四氧嘧啶、链脲佐菌素、六甲密胺、赛庚啶等。研究表明，给予小鼠静脉注射链脲佐菌素，给药后 1 小时可见 B 细胞脱颗粒和核固缩，6～8 小时出现 B 细胞弥漫性坏死，胰岛被迅速破坏，小鼠出现胰岛素减少，血糖和尿糖明显升高，可见链脲佐菌素特异损伤胰岛 B 细胞导致糖尿病发生。

（二）典型的致动物胰岛内分泌损伤的外源化学物举例

1. 乙醇　　以不同浓度的乙醇溶液对 Wister 大鼠灌胃 60 天。结果显示，大鼠摄入 30%、50%乙醇 60 天后，与对照组比较，空腹血糖明显升高，1 小时、2 小时和 3 小时糖耐量异常（$P < 0.05$），且雌性和雄性大鼠之间也存在明显差异。随着剂量的增加，各组血胰岛素水平逐渐降低，50%乙醇摄入组与对照组存在明显差异（$P < 0.05$）。可见，长期乙醇摄入可导致大鼠空腹血糖升高，糖耐量异常，提示长期乙醇摄入有可能导致糖尿病，并且胰岛素水平降低可能是导致糖尿病的机制之一。

有研究发现，慢性高血糖可导致 B 细胞功能紊乱。因为高血糖可在体内发生广泛糖基化作用和氧化过程损伤 B 细胞的功能。乙醇在体内代谢过程中可产生大量自由基，从而诱导脂质过氧化过程，这也是胰岛 B 细胞受损的重要原因。

乙醇可使血胰岛素降低，从而使血糖的调节机制紊乱，血糖升高，糖耐量异常。这也可能是乙醇导致糖尿病的机制之一。

2. 四氧嘧啶（Alloxan）　取昆明种雄性小鼠 36 只，随机分为 3组。第 1 组一次性静脉注射 2% Alloxan 75mg/kg；第 2 组分两次静脉注射 2% Alloxan，总量为 75mg/kg，每次 37.5mg/kg，隔天静脉注射一次；第 3 组分三次静脉注射 2% Alloxan 75mg/kg，总量亦为75mg/kg，每次 25mg/kg，隔天静脉注射一次。观察各组小鼠血糖变化，7 天后可见血糖均明显升高，由 5.89~6.31mmol/L 升高到 15.3~22.2mmol/L。

四氧嘧啶（alloxan）的作用机制是选择性损伤胰腺 B 细胞，它通过产生超氧自由基破坏 B 细胞，使细胞 DNA 损伤，并激活多聚ADP 核糖体合成酶的活性，从而使辅酶Ⅰ含量下降，导致 mRNA 功能受损，B 细胞合成前胰岛素减少，最终导致胰岛素缺乏，形成胰岛素依赖。这种作用机制与临床 1 型糖尿病患者的发病机制相近。

（三）毒性机制

1. 损伤 B 细胞　长期过量乙醇摄入可以导致大鼠胰岛的形态、结构发生改变。有研究显示，50% 乙醇灌胃大鼠后，胰岛中央部细胞（B 细胞）体积增大，多数细胞胞质呈疏松网状，细胞排列明显紊乱，梁索间的窦隙血管腔明显变小甚至闭塞。

还有研究表明，慢性乙醇染毒大鼠胰岛体积减少，B 细胞的直径、表面积、体积及 B 细胞核减少，核膜不规则凹陷、细胞边缘出现异染色质、空泡、无清晰的胰岛素致密结晶的颗粒等。

2. B 细胞凋亡　葡萄糖是体内调节胰岛 B 细胞分泌和合成胰岛素的最重要生理因素。2 型糖尿病患者的一个重要的特征就是胰岛 B 细胞对葡萄糖刺激的胰岛素分泌反应延迟，高血糖是糖尿病最主要的临床特征。近 10 年来的研究发现，在体内和体外将胰岛 B 细胞长期暴露于高糖环境，导致胰岛 B 细胞对葡萄糖刺激反应敏感性降低，具体表现为胰岛素分泌减少和反应延迟。而降低葡萄糖水平可以部分改善胰岛 B 细胞功能，葡萄糖毒性除了表现为对胰岛 B 细胞功能的影响外，还可以导致胰岛 B 细胞凋亡，高血糖诱导 B 细胞凋亡的机制包括激活核因子-κB（nuclear factor-κB，NF-κB），线粒体细胞色素 C激活的 caspase-3 途径以及活性氧簇的形成。

3. 抗氧化能力降低　低、中、高各剂量组的无水乙醇剂量分别为 0.48、1.44 及 2.40g/kg 给予清洁级 Wistar 大鼠灌胃处理 13 周。测定血糖和血胰岛素水平，观察大鼠的胰岛结构及测定血清和胰腺组织中的自由基反应水平。可见高剂量组血糖升高，血胰岛素下降，胰岛素免疫反应阳性物面积与胰腺组织面积百分比下降（$P<0.05$）。高剂量组大鼠血清和胰腺组织中的总超氧化物歧化酶（T-SOD）活性降低，NO、活性氧及丙二醛（MDA）含量升高。长期过量乙醇摄入可通过引起胰腺氧化损伤而使胰岛功能受损，这可能是乙醇引起糖尿病危险性增高的原因之一。

4. 降低对胰岛素的敏感性　外源化学物和药物可降低机体对胰岛素的敏感性，是其引起糖尿病的可能机制。β受体阻滞剂、二氮嗪、利尿剂等药物可降低胰岛素分泌，β-拟交感神经药物、二氮嗪、皮质甾类药物通过降低对胰岛素的敏感性，二氮嗪、生长激素以及皮质甾类等药物通过增强胰岛素分泌的负反馈调节功能，导致机体高血糖，从而引发糖尿病。

外源化学物如乙醇通过影响糖代谢，肝糖原合成减少，使得肝及外周组织摄取葡萄糖能力下降。此外还可以通过减少外周胰岛素受体，出现胰岛素抵抗。

三、研究方法

外源性化学物损伤胰岛的研究方法包括整体动物实验和体外实验。

(一) 糖尿病动物模型

建立糖尿病动物模型的目的是通过模拟糖尿病的发病因素、病理过程以及临床特征来研究其发病机制，同时在测试治疗糖尿病药物得到广泛应用。判断整体动物模型是否建立成功的首要标志是血糖和尿糖阳性。

1. 自发性 2 型糖尿病模型　指在自然状态下或者经遗传培育的产生类似人类 2 型糖尿病病症的实验动物模型。大鼠模型主要包括 OLETF（Otsuka Long Evans Tokushia Fatty Rat）大鼠，GK 大鼠

（Goto-Kakizaki Rat）、肥胖大鼠（Obese Rat）、BBZDR/Wor 大鼠；小鼠模型主要包括 db/db（diabetic）小鼠、ob/ob（Obese）小鼠、KK 小鼠、NSY（Nagoya Shibata Yasuda）小鼠等。这类模型多用于抗糖尿病及其并发症新药的研发，其病理变化与 2 型糖尿病患者极为相似。一般以高血糖和胰岛素抵抗为主要特征，胰腺呈纤维化，并可伴有肾损害，也用于大血管病变与胰岛素抵抗的关系研究。

人类由于单基因突变引发 2 型糖尿病并不多见，且自发性糖尿病动物繁殖和饲养的要求条件较高，费用昂贵，限制了其在实验研究中的广泛应用。

2. 实验性 2 型糖尿病模型　通过采取营养富积、手术摘除或药物诱导等方法损伤胰岛，导致胰岛素分泌减少，模拟人类 2 型糖尿病某些症状而建立的动物模型。

（1）高脂、高糖饲料喂养：通过给予动物一段时间过量的食物或高脂、高糖饲料喂养，加重胰岛细胞的负担，诱使其发生肥胖，高脂血症或高胰岛素血症，从而产生胰岛素抵抗，糖耐量降低，形成糖尿病模型。该模型较为稳定可靠，缺点是制备周期太长。

（2）药物诱导：常见的诱导药物有链脲佐菌素（streptozotocin，STZ）、四氧嘧啶、环丙庚呱等。其中应用最为普遍的是 STZ，STZ 是一种抗肿瘤药物，对胰岛细胞具有选择性毒性。STZ 静脉注射或腹腔注射可以诱导糖尿病的产生，小剂量 STZ 多次注射能够引发机体的自身免疫过程，促使胰岛 B 细胞损伤引起 1 型糖尿病；而注射大剂量 STZ 则是直接破坏胰岛 B 细胞，胰岛素的分泌减少，诱发 2 型糖尿病。

（3）外科手术摘除胰岛：对动物进行大部分胰岛切除或结扎胰管，再给予高糖、高脂饮食刺激使胰岛退行性变。进而胰岛萎缩、衰竭而形成糖尿病模型。

（4）基因敲除糖尿病模型小鼠：随着分子生物学和基因技术的发展，目前可利用单基因敲除和多基因敲除来制备糖尿病动物模型。研究表明，葡萄糖转运子-4$^{+/-}$（Glu-4$^{+/-}$）的一个等位基因敲除，可导致机体严重的胰岛素抵抗，进而出现与 2 型糖尿病患者相似的糖尿病性脂肪肝和心肌病，Glu-4$^{+/-}$小鼠成为研究非肥胖性糖尿病发病的动物模型。利用基因敲除技术产生的 IRs-1$^{+/-}$ 与 GK$^{+/-}$ 小鼠杂交可产生双基因敲除模型小鼠，既表现为胰岛素抗性，也表现出糖耐量异常。

目前采用较多的动物模型制备方法，先用高脂、高糖饲料喂养 SD 大鼠或 C57BL/6J 小鼠等诱导产生胰岛素抗性，接着注射小剂量 STZ 破环胰岛细胞，达到胰岛素分泌不足与胰岛素抗性共同存在的糖尿病模型鼠。该模型建立的方法是采用少量 STZ 注射破坏部分胰岛 B 细胞时，高脂、高糖饲料喂养造成动物的外周组织对胰岛素不敏感，诱导出了接近人类 2 型糖尿病的动物模型。此种方法所建的模型可操作性强，模型稳定，缩短了实验周期，降低了大剂量 STZ 注射法造模动物的致死量。但这种注射破坏 B 细胞的方法不利于进一步研究 B 细胞的功能及其机制。

（二）体外实验

胰岛原代细胞的分离与培养

（1）大鼠胰岛细胞的分离与纯化：成年雄性 SD 大鼠，体重 230～380g。采用盐酸氯胺酮（1.5mg/kg）腹腔内注射麻醉，在碘伏和 75% 乙醇消毒后，作腹壁正中切口，暴露腹腔，找到胰腺和胆胰管，在十二指肠的开口以止血钳结扎胆胰管。4 号半静脉穿刺针从胰管处向胰腺灌注约 10ml CSCI，同时观察胰腺膨胀情况。灌注完毕后，立即摘取胰腺组织，放置在 4℃ 50ml CSCI 液中，清洗 2 次，去除血液。用眼科剪仔细修剪连接在胰腺上的血管、脂肪组织、结缔组织，将胰腺剪成 1～2mm^3 小块，在 4℃ CSCI 液中漂洗 2 次后，移入 30ml 含 0.5mg/ml V 型胶原酶的 CSCI 液中，在 37℃ 恒温水浴箱中振荡消化 10 分钟。当大于 70% 胰岛细胞从腺泡细胞游离出来时，立即加入 4℃ 20～30ml CSCI 终止消化。用 80 目不锈钢网过滤，滤液于 4℃、离心半径 12cm，2000r/min 离心 5 秒后弃上清，再用 4℃ CSCI 同上法离心洗涤 2 次。离心消化产物 5 秒，弃上清，沉淀物加入 27.0% Ficoll 400 溶液 5ml，充分混匀，然后依次缓慢加入 23.0%、20.5% 和 11.0% 的 Ficoll 400 液各 4ml，再次离心 10 分钟。仔细吸取 11.0%、20.5% 和 23.0% 界面的细胞，4℃ CSCI 离心 5 秒，洗涤 2 次，再用 30ml CSCI 液制备为混悬液，取样做纯化后胰岛细胞计数。

（2）胰岛细胞计数和纯度检测：双硫腙（dithizon，DTZ）染色后，进行纯化前后胰岛细胞计数和纯度检测。

（3）胰岛细胞活性鉴定：采用荧光染料碘化丙啶（propidium iodide，PI）和二乙酸荧光素（fluorescein diacetate，FDA）储存液双染色来鉴定胰岛细胞活性。

（4）胰岛细胞培养和功能鉴定：将纯化后的胰岛细胞移入含 10mmol/L 葡萄糖、10% FBS、1% 谷氨酰胺和 1% 青霉素、链霉素的 RPMI 1640 培养基中，在 25℃、5%CO_2 恒温培养箱中培养 3 天。在解剖显微镜下，吸取约 50 个胰岛细胞，放入 2.8mmol/L 低糖溶液 37℃ 孵育 1 小时，再用移液器将胰岛细胞转移至 25.0mmol/L 高糖溶液 37℃ 再孵育 1 小时。用试管收集上述两种孵育液，放射免疫分析法测定孵育液中胰岛素水平，计算刺激指数（stimulation index，SI）。SI 为 25.0mmol/L 葡萄糖孵育液中胰岛素水平与 2.8mmol/L 葡萄糖孵育液中胰岛素水平之比。

（马文军）

主要参考文献

1. Wei M，Gibbons LW，Mitchell TL，et al. Alcohol intake and incidence of type-2 diabetes in man. Diabetes Care，2002，23：18-22.

2. Tyoyl H，Elizabeth BC，Deborah LW. A prospective population-based study of alcohol use and non-insulin-dependent diabetes mellitus. Amer Jour Epide，1990，132（6）：902-909.

3. Colli A，Cocciolo M，Francoβandiera F，et al. Diabetic ketoacidosis associated with clozapine treatment. Diabetes Nutr Metab，1999，12（2）：187-188.

4. Avram AM，Patel V，Taylor HC，et al. Euglycemic clamp study in clozapine-induced diabetic ketoacidosis. Ann Pharmacother，2001，35（11）：1381-1387.

5. 闻智鸣. 长期酗酒致糖尿病伴低胰岛素血症的发病机制探讨（附 3 例报告）.

淮海医药，2005，23（1）：13-14.

6. 孙秀发. 酒精与糖尿病的关系. 世界华人消化杂志，2005，13（3）：290-293.

7. 徐瑜，毕宇芳，王卫庆，等. 中国成人糖尿病流行与控制现状. 中华内分泌杂志，2014，30（3）：184-186.

8. 王柳萍，杨斌，周丽. 四氧嘧啶制备小鼠糖尿病模型的影响因素探讨. 广西医科大学学报，2004，21（1）：33-34.

9. 王从杰，张志珺，孙静，等. 氯氮平和经典抗精神病药的长期治疗对患者体重、糖代谢及血脂的影响. 中国神经精神疾病杂志，2008，34（2）：65-68.

10. 宋丽琼. 酚类环境雌激素对胰岛 β 细胞形态和功能的影响. 武汉：华中科技大学，2011.

11. 王凤，周玲，王炳玲，等. 双酚 A 职业暴露对健康影响的研究. 江苏预防医学，2010，21（5）：43-46.

12. Alonso-Magdalena P，Morimoto S，Ripoll C，et al. The estrogenic effect of bisphenol A disrupts pancreatic β-cell function in vivo and induces insulin resistance. Environ Health Perspect，2006，114（1）：106-112.

13. 李良毅，陈祥荣，傅瑜瑜，等. 急性有机磷农药中毒与应激性高血糖的关系. 中华急诊医学杂志，2007，16（10）：1098-1099.

第二部分

外源性化学物致内分泌功能损伤

第九章

金属及其化合物

第一节 铅及其化合物

铅（lead，Pb）为灰白色的重金属，质软、延展性强，是一种不可降解的稳定的污染物，可以在环境中长期积累，是人体不需要的微量元素。铅的比重为 11.34，熔点为 327.5℃，沸点为 1620℃，加热至 400～500℃时，铅蒸气溢出氧化凝集形成烟尘。铅是环境中普遍存在的重金属污染物之一。近年来，伴随地壳侵蚀、火山灰污染、森林火灾等自然灾害，以及蓄电池制造、金属冶炼、交通运输、建筑、印刷等铅相关工业规模的日益扩大，生活环境中铅的含量不断增高，人群的接触水平日益增加。

铅化合物可通过呼吸道和消化道进入机体，消化道是非职业性铅暴露时铅吸收的主要途径。在职业性暴露情况下，呼吸道是铅吸收的主要途径。空气中的铅经呼吸道吸入肺内，再通过肺泡-毛细血管吸收入血。在非职业性铅暴露时，铅极少经皮肤吸收。大部分吸入的铅仍由呼吸道排出，仅 25%～30%进入血液循环。吸收入血的铅约90%与红细胞结合为非扩散性铅，少量与血浆蛋白结合成为生物活性较大的结合性铅或可扩散铅，后者可通过生物膜进入神经系统。体内的铅 90%以上储存在骨和毛发中，5%左右存留于肝、肾、脑、心、脾等器官和血液中，并可进入细胞核内形成核内包涵体。占体内总铅量 1%～2%的血铅约有 95%分布在红细胞内，血浆只占 5%。而沉积在骨组织内的磷酸铅呈稳定状态，与血液和软组织中铅维持动态平衡。铅通过 3 条途径排出体外：近 1/3 通过胆汁分泌排入肠腔，然后随大便排出；有 8%左右的铅通过头发及指甲脱落排出体外。经过血液的铅大部分经过肾和消化道随尿、粪便排出，也有少量可通过唾液、汗液等排出。另外一部分留在血液中的铅随血液循环至全身后，

91％～95％的铅以不溶性磷酸三铅的形式储存在骨中，少数留在肝、脾、脑等器官各细胞内。

铅的毒作用广泛，可对骨髓造血系统、免疫系统、神经系统、消化系统等有毒害作用。大量研究表明，铅对机体损伤呈多系统性、多器官性。大鼠长期喂饲含醋酸铅或磷酸铅的饲料，可引起肾癌、脑神经胶质瘤；皮下注射磷酸铅可引起肾皮质肿瘤。

国际癌症研究所（IRAC）将无机铅归入 2B 类，为人类可能致癌物。

一、毒性表现

（一）动物实验资料

1. 对垂体的影响　Ruby SM 等（2000 年）以 $10\mu g/L$ 硝酸铅对性成熟的雌性虹鳟鱼饮水染毒 12 天，实验 1 于 9 月进行（外源性卵黄形成期），虹鳟鱼体重为 $989.4\pm41.4g$；实验 2 于 4 月进行（内源性卵黄形成期），虹鳟鱼体重为 $674.1\pm71.4g$；染毒结束后处死虹鳟鱼，检测血铅浓度；摘取垂体，对内源性卵黄形成期和外源性卵黄形成期垂体进行定量组织学观察。结果显示，内源性卵黄形成期和外源性卵黄形成期虹鳟鱼血铅浓度分别为 181 ± 15.9、$256\pm22.5\mu g/L$，对照组血铅未检出。内源性卵黄形成期垂体定量组织学观察结果显示，实验组虹鳟鱼垂体嗜碱性粒细胞和卵黄促性腺激素分泌细胞 1（GtH1）未见异常；染毒 0 天和 12 天时实验组虹鳟鱼垂体外源性卵黄形成期嗜碱性粒细胞平均值分别为 97 ± 50、1911 ± 630，两者比较差异有统计学意义（$P<0.05$）。

MJ Ronis 等（1998 年）以浓度为 0.05％、0.15％、0.45％的醋酸铅对 SD 孕鼠从妊娠第 5 天开始饮水染毒，染毒至分娩后子鼠继续染毒，分别于出生后 21、35、55、85 天时各处死 1 只雄性和 1 只雌性子鼠，摘取垂体组织，检测生长激素（growth hormone，GH）含量。结果显示，出生 21 天时，低、中、高剂量染毒组雄性子鼠垂体 GH 含量分别为 59.3 ± 9.8、58.0 ± 10.9、$30.0\pm4.1\mu g/mg$，与对照组（$65.8\pm20.8\mu g/mg$）相比降低，但差异无统计学意义（$P>$

0.05）；低、中、高剂量染毒组雌性子鼠垂体 GH 含量分别为 34.0±5.7、30.0±11.0、55.5±15.7μg/mg，与对照组（65.3±14.1μg/mg）相比降低，但差异无统计学意义（$P>0.05$）；出生 35 天时，低、中、高剂量染毒组雄性子鼠垂体 GH 含量分别为 102.3±5.6、98.3±13.0、131.0±17.7μg/mg，与对照组（90.8±15.6μg/mg）相比升高，但差异无统计学意义（$P>0.05$）；低、中、高剂量染毒组雌性子鼠垂体 GH 含量分别为 101.9±12.3、80.8±11.1、99.5±11.9μg/mg，与对照组（139.4±42.1μg/mg）相比降低，但差异无统计学意义（$P>0.05$）；出生 55 天时，低、中、高剂量染毒组雄性子鼠垂体 GH 含量分别为 107.2±10.5、96.8±5.0、106.0±9.8μg/mg，与对照组（56.6±8.0μg/mg）相比升高，差异有统计学意义（$P<0.05$）；低、中、高剂量染毒组雌性子鼠垂体 GH 含量分别为 116.2±9.1、105.1±7.3、157.0±9.9μg/mg，与对照组（85.6±9.3μg/mg）相比均升高，高剂量染毒组差异有统计学意义（$P<0.05$）；出生 85 天时，低、中、高剂量染毒组雄性子鼠垂体 GH 含量分别为 128.3±7.1、107.1±13.6、131.6±22.3μg/mg，与对照组（144.0±5.0μg/mg）相比降低，但差异无统计学意义（$P>0.05$）；低、中、高剂量染毒组雌性子鼠垂体 GH 含量分别为 170.8±43.8、129.7±11.4、190.0±7.3μg/mg，与对照组（155.2±33.4μg/mg）相比差异无统计学意义（$P>0.05$）。

2. 对生殖内分泌的影响　余高妍等（2007 年）以含 5mg/kg 醋酸铅的饲料给出生后 45 天的雄性健康新西兰幼兔饲喂染毒，连续染毒 6 周，分别于光镜和电镜下观察睾丸组织结构和超微结构。结果显示，光镜下可见，染毒组幼兔睾丸间质细胞减少，生精小管生精上皮结构疏松，支持细胞和各级生精细胞均有脱落，细胞排列紊乱，生精细胞大多停滞在精原细胞，并可见多核细胞。对照组间质细胞丰富并有成堆现象，生精小管生精上皮结构完整，支持细胞和生精细胞排列致密规则，生精细胞中已见较多各级精母细胞，细胞形态正常。电镜下可见，染毒组睾丸生精小管内生精细胞连接松散甚至消失，与支持细胞形成大量空泡状裂隙，细胞核轻度肿胀变形，胞质内细胞器减少，线粒体肿胀甚至大量空泡变性，溶酶体明显增多，支持细胞发生大量空泡变性，胞质内线粒体肿胀甚至空泡变性，溶酶体明显增多，部分生精小管间毛细血管内皮细胞变性，细胞密度降低，细胞器溢出。对照组生精小管内各级生精细胞比例结构正常，细胞间连接紧密，细胞核圆形，染色质均匀，胞质内细胞器丰富且形态完好，支持细胞结构完整，位于生精细胞之间，底部贴于基膜上，胞质内线粒体较多且形态完好；生精小管间毛细血管内皮细胞连接正常。

M Shaban El-Neweshy 等（2011 年）以 20mg/kg 醋酸铅对 6 周龄雄性 Wistar 大鼠灌胃染毒，每天 1 次，连续染毒 60 天，对照组以相同方式给予 15mg/kg 醋酸钠。染毒结束后处死大鼠，摘取睾丸，光镜下检测睾丸组织病理学改变。结果显示，光镜下可见，对照组大鼠睾丸生精小管结构正常，生精小管内可见从精原细胞到成熟精子各个发育阶段的生殖细胞。染毒组大鼠睾丸生精小管发生了不同程度的损害，生精小管缩小，嗜酸性颗粒增加。染毒组大鼠多呈现无精症，全部输精管均缺少精母细胞和精子细胞，管腔内仅可见精原细胞。其他生殖上皮细胞和支持细胞出现坏死，个别生精小管出现双核巨细胞。

朱翠娟（2009 年）以 10、20、40mg/kg 醋酸铅对雌性昆明小鼠腹腔注射染毒，对照组注射等体积生理盐水，连续染毒 2 天，染毒结束后 24、72 小时分批处死小鼠。光镜下观察卵巢组织结构。结果显示，光镜下可见，染毒组小鼠卵巢中的原始卵泡、闭锁卵泡数目较多，而初级卵泡、次级卵泡和成熟卵泡数目明显减少。卵巢组织结构不完整，卵巢皮质区变薄，部分卵泡破裂、出血、变形。卵泡内颗粒细胞排列紊乱，缺乏卵母细胞。

王静等（2007 年）以 10、50、250mg/L 醋酸铅对体外培养的 Wistar 大鼠卵巢颗粒细胞处理 24 小时，测定细胞活性、雌二醇（estradiol，E_2）和黄体酮（progesterone，P）含量。结果显示，低、中、高剂量处理组细胞活性分别为 0.170 ± 0.036、0.170 ± 0.036、0.168 ± 0.032U，与对照组（0.218 ± 0.023U）相比均降低，但差异无统计学意义（$P > 0.05$）。低、中、高剂量处理组 E_2 含量分别为

54.292±11.531、26.492±4.921、16.641±4.463mg/L，与对照组（60.485±9.069mg/L）相比均降低，其中中、高剂量处理组差异有统计学意义（$P<0.01$）。低、中、高剂量处理组黄体酮含量分别为21.858±5.819、12.925±1.282、6.145±0.856μg/L，与对照组（24.356±0.303μg/L）相比均降低，其中中、高剂量处理组差异有统计学意义（$P<0.01$）。

A Mabrouk 等（2014 年）以 0.2％醋酸铅对体重 200～230g 的Wistar 大鼠饮水染毒，对照组饮用不含铅水，连续染毒 5 周。处死大鼠，离心得血浆，摘取睾丸和附睾并称重，原子吸收分光光度法（atomic absorption spectrophotometry，AAS）检测大鼠睾丸组织铅含量，测定血浆 T 含量和附睾精子数量。结果显示，染毒组睾丸相对重量为 1.0±0.03g/100g，与对照组（1.01±0.01g/100g）相比，差异无统计学意义（$P>0.05$）。染毒组睾丸铅含量与对照组相比增加 616.6％，差异有统计学意义（$P<0.001$）。染毒组血浆 T 浓度与对照组相比降低了 45.7％，差异有统计学意义（$P<0.01$）。染毒组附睾精子计数与对照组相比降低了 32％，差异有统计学意义（$P<0.001$）。

A Kolesarova 等（2010 年）以 0.046、0.063、0.083、0.25、0.5mg/ml 醋酸铅对取自 6 月龄的斯洛伐克白色母猪（Slovakian white gilts）的卵巢颗粒细胞体外处理 18 小时，放射免疫法测定黄体酮（progesterone，P）含量。结果显示，0.046、0.063、0.083、0.25、0.5mg/ml 剂量处理组 P 含量分别为 3.68±0.58、3.58±0.29、3.82±1.12、3.88±0.81ng/ml，与对照组（4.04±1.35ng/ml）相比，差异均无统计学意义（$P>0.05$）。

3. 对甲状腺的影响 Ibrahim NM 等（2012 年）以 1/20、1/40、1/60LD$_{50}$的醋酸铅对体重 100～150g 的 SD 白化大鼠灌胃染毒，隔天1 次，连续染毒 14 周，检测血清 T3、T4 含量。结果显示，低、中、高剂量染毒组血清 T3 含量分别为 91.00±5.55、91.00±4.99、90.00±5.37μg/dl，与对照组（93.00±6.16μg/dl）相比降低，差异有统计学意义（$P<0.05$）；低、中、高剂量染毒组血清 T4 含量分别

为 3.82±0.28、3.78±0.19、4.01±0.28μg/dl，与对照组（4.00±0.28μg/dl）相比降低，差异有统计学意义（$P<0.05$）。

崔金山等（1995 年）对体重 160～200g 的 Wistar 大鼠以 50、250、1000ppm 的醋酸铅饮水染毒，连续染毒 2 个月。处死大鼠，检测血清中游离三碘甲腺原氨酸（free 3,5,3'-triiodothyronine，FT3）、游离型甲状腺素（free thyroxine，FT4）、促甲状腺素（thyriod-stimulating hormone，TSH）含量。结果显示，血清中 FT3 含量随着染毒剂量的升高而降低，第 1 个月各组间差异无统计学意义（$P>0.05$），第 2 个月各组间差异有统计学意义（$P<0.05$）。血清中 FT4 含量随着染毒剂量的升高而降低，第 1、2 个月各组间差异均有统计学意义（$P<0.05$ 或 $P<0.01$）。血清中 TSH 含量随着染毒时间和染毒剂量的增加而升高，染毒第 1、2 月各组间差异均有统计学意义（$P<0.05$ 或 $P<0.01$）。

张荣等（2003 年）以 25、50 和 100mg/kg 醋酸铅对成年雄性 SD 大鼠腹腔注射染毒，每天 1 次，连续染毒 5 天，末次染毒后 24 小时处死大鼠，检测血清和脑组织中三碘甲状腺原氨酸（3,5,3'-triiodo-thyronine，T3）、甲状腺素（thyroxine，T4）、促甲状腺激素（thy-roid stimulating hormone，TSH）含量。结果显示，低、中、高剂量染毒组大鼠血清 T3 含量分别为 0.68±0.02、0.57±0.04、0.54±0.02μg/L，与对照组（0.97±0.14μg/L）比较降低，差异均有统计学意义（$P<0.05$）。低、中、高剂量染毒组大鼠血清 T4 含量分别为 28.30±1.83、27.35±2.55、24.00±3.01ng/ml，与对照组（54.40±3.70ng/ml）比较降低，差异均有统计学意义（$P<0.01$）。低、中、高剂量染毒组大鼠血清 TSH 含量分别为 6.34±1.13、7.74±0.79、9.16±0.77IU，与对照组（4.62±2.16IU）比较明显增加，差异均有统计学意义（$P<0.05$）。醋酸铅对大鼠脑组织中甲状腺激素的影响结果显示，低、中、高剂量染毒组大鼠大脑皮质组织中 T3 含量分别为 13.26±0.81、11.49±0.10、10.42±1.19pg/mg. pro，与对照组（20.85±11.01pg/mg. pro）比较降低，差异均有统计学意义（$P<0.05$）。低、中、高剂量染毒组大鼠大脑皮质组织中 T4 含量

分别为 0.50 ± 0.03、0.49 ± 0.13、$0.42\pm0.01pg/mg.pro$，与对照组（$0.76\pm0.14pg/mg.pro$）比较降低，差异均有统计学意义（$P<0.01$）。

4. 对胰腺的影响　于丰军（2005 年）将体重为 $3.5\pm0.1g$ 的中华绒河蟹饲养在浓度为 $15mmol/L$ 的醋酸铅溶液中，对照组饲养于已放置 2 天的自来水中，每隔 2 天换水和醋酸铅溶液 1 次，在铅处理 30 天后活体解剖蟹，快速取出肝、胰腺，电镜下观察其结构变化。结果显示，肝、胰腺细胞细胞核畸形或形状不规则，核膜凹凸不平，核膜多处内陷，部分核膜呈弥散状并开始解体，核物质外溢。正常细胞内的线粒体呈圆形或卵圆形，线粒体伸展到中央；受损的线粒体形状发生明显变化，呈月牙形或不规则形等，一部分线粒体的嵴开始消失，一部分线粒体内室肿胀，嵴大部分消失，空泡化程度更高，线粒体有些部位发生溶解，基质外流。经铅处理后微绒毛排列不整齐，部分微绒毛脱落，一部分微绒毛出现空泡化，对照组微绒毛排列比较整齐。内质网膜腔不同程度的扩大，粗面内质网解体形成很多小泡，小泡上的核糖体脱落并肿胀，形成光滑小泡，一部分粗面内质网上的核糖体脱落后形成同心圆状内质网，并出现大量滑面内质网。细胞中溶酶体的数量较多，呈卵圆形，并观察到大量的自噬泡。髓样体数量也增多；髓样体内含有未被分解的内含物。

5. 对肾上腺的影响　S Haider 等（2013 年）以 500ppm 醋酸铅对体重 $180\sim200g$ 的白化 Wistar 大鼠饮水染毒 5 周，对照组饮自来水。检测血浆肾上腺酮（corticosterone）浓度。结果显示，染毒组血浆肾上腺酮浓度为 $27.7\pm4.8\mu g/dl$，与对照组（$22.1\pm4.3\mu g/dl$）相比显著升高，差异有统计学意义（$P<0.05$）。

魏青等（1999 年）以 $30mg/kg$ 醋酸铅对体重 $250\sim300g$ 的雄性豚鼠腹腔注射染毒，每天 1 次，连续染毒 14 天，对照组以相同方式给予同等量的生理盐水。染毒结束后处死豚鼠，检测血浆皮质醇、醛固酮和促肾上腺皮质激素（adrenocorticotropic hormone，ACTH）含量，血清胆固醇水平、血浆与肾上腺组织铅含量、肾上腺一氧化氮（nitric oxide，NO）含量，并对肾上腺组织进行组织病理学观察。结果显示，染毒组血铅含量为（52.01±19.44）μg/L，肾上腺组织铅水平达（516.90±160.18）ng/g 组织，负荷铅水平明显升高，分别为对照组的 1.83 倍和 2.60 倍，与各自对照组相比差异均有统计学意义（$P<0.01$）。染毒组血浆 ACTH 水平为 17.26±10.20pmol/L，与对照组（20.54±8.68pmol/L）相比降低，但差异无统计学意义（$P>0.05$）；染毒组血浆醛固酮水平为 0.47±0.20nmol/L，与对照组（0.40±0.21nmol/L）相比，差异无统计学意义（$P>0.05$）；染毒组血浆皮质醇水平为 753.58±377.82nmol/L，与对照组（806.65±442.72nmol/L）相比降低，但差异无统计学意义（$P>0.05$）；染毒组血清胆固醇水平为 0.64±0.17mmol/L，与对照组（0.91±0.33mmol/L）相比降低，但差异无统计学意义（$P>0.05$）；染毒组肾上腺 NO 含量为 65.59±41.25μmol/L，与对照组（241.04±150.24μmol/L）相比降低，差异有统计学意义（$P<0.05$）。光镜下可见染毒组豚鼠肾上腺皮质束状带细胞排列紊乱，细胞肿胀，胞内脂滴体积增大呈大滴。某些区域出现灶状或片状细胞变性坏死，表现为细胞边界不清、胞核固缩、胞质融合。在球状带和网状带细胞未见明显异常病理表现。电镜下观察细胞超微结构变化，可见肾上腺皮质细胞普遍出现线粒体肿胀，数量减少，部分细胞线粒体膜和线粒体嵴消失；同时胞质内脂滴增大、增多，内质网数目明显减少，可见核染色质边聚等改变。

6. 对胸腺的影响　黄青松等（2012 年）以 200、400、800mg/L 醋酸铅对健康 21 日龄清洁级 SD 小鼠饮水染毒，连续染毒 12 周，称重小鼠体重和胸腺重量。结果显示，低、中、高剂量染毒组雄性小鼠平均体重分别为（42.6±2.7）、（37.6±2.4）、（33.7±1.8）g，与对照组（46.7±3.9）g 相比均降低，其中中、高剂量染毒组与对照组相比，差异有统计学意义（$P<0.05$）；低、中、高剂量染毒组雄性小鼠胸腺脏器系数分别为（2.7±0.6）‰、（3.1±0.5）‰、（3.5±0.5）‰，与对照组（2.5±0.5）‰相比均升高，其中中、高剂量染毒组与对照组相比，差异有统计学意义（$P<0.05$）。低、中、高剂量染毒组雌性小鼠平均体重分别为（40.2±2.1）、（36.3±1.8）、（31.9

±1.3）g，与对照组（43.7±3.6）g 相比均降低，其中中、高剂量染毒组与对照组相比，差异有统计学意义（$P<0.05$）；低、中、高剂量染毒组雌性小鼠胸腺脏器系数分别为（2.6±0.4）‰、（2.9±0.4）‰、（3.3±0.5）‰，与对照组（2.3±0.4）‰相比均升高，其中中、高剂量染毒组与对照组相比，差异有统计学意义（$P<0.05$）。

（二）流行病学资料

尚未见铅对垂体、胰腺和胸腺内分泌影响的流行病学报道。

1. 对生殖内分泌的影响　虞敏等（2011 年）选择某蓄电池厂 3个铅作业车间 120 名男工作为接触组，年龄 19～38 岁，平均年龄26.0 岁，工龄 0.2～16.0 年，平均工龄 3.9 年；另选择该工厂 40 名未接触铅作业的男性员工作为对照组，年龄 18～36 岁，平均年龄25.4 岁。接触组车间空气铅浓度检测结果为 0.041～0.590mg/m^3，最高浓度超标 10.8 倍，平均浓度为 0.29mg/m^3。按国家职业卫生标准评价〔铅及其无机化合物的时间加权平均容许浓度（permissible concentration-time weighted average，PC-TWA）为 0.05mg/m^3〕，样品超标率为 85%。按不同车间铅平均浓度 0.048、0.185、0.523mg/m^3 分为低、中、高浓度接触组。测定研究对象血铅、尿铅、血清睾酮（testosterone，T）、卵泡刺激素（follicle-stimulating hormone，FSH）、间质细胞刺激素（interstitial cell stimulating hormone，ICSH）水平。结果显示，低、中、高浓度接触组血铅含量分别为 1.73±0.85、2.25±1.06、3.26±1.47μmol/L，与对照组（1.08±0.52μmol/L）相比均升高，差异有统计学意义（$P<0.01$）。低、中、高浓度接触组尿铅含量分别为 0.31±0.15、0.45±0.26、0.56±0.31μmol/L，与对照组（1.08±0.52μmol/L）相比均降低，差异有统计学意义（$P<0.01$）。低、中、高浓度接触组血清睾酮含量分别为 6.066±1.601、5.198±2.003、4.496±1.883ng/ml，与对照组（6.157±1.786ng/ml）相比均降低，其中中、高浓度接触组与对照组比较，差异有统计学意义（$P<0.01$ 或 $P<0.05$）；低、中、高浓度接触组血清 FSH 含量分别为 6.45±1.60、7.99±2.33、8.41±2.59mU/ml，与对照组（6.39±1.59 mU/ml）相比均升高，其中

中、高浓度接触组与对照组比较，差异有统计学意义（$P<0.01$）；低、中、高浓度接触组血清 LH 含量分别为 6.62 ± 2.68、7.26 ± 1.99、$7.67\pm2.64\mathrm{mU/ml}$，与对照组（$6.58\pm2.29\mathrm{mU/ml}$）相比均升高，但差异无统计学意义（$P>0.05$）。

刘康生等（2014 年）选择以铅接触为主的 269 名女工为暴露组，平均年龄（26.54 ± 5.48）岁，工龄（5.78 ± 3.78）年，选择不接触铅与化合物的工厂女工 348 人作为对照组，平均年龄（27.56 ± 6.45）岁，工龄（6.08 ± 4.28）年，两组调查对象在年龄、工龄、饮酒等方面的差异均无统计学意义。检测其血清性激素水平。结果显示，接触组血清 FSH、LH 含量分别为 $7.94\pm4.17\mathrm{mIU/ml}$、$12.38\pm1.37\mathrm{mIU/ml}$，与对照组（$5.16\pm3.21$、$10.47\pm5.27\mathrm{mIU/ml}$）相比均升高，差异有统计学意义（$P<0.05$）。P、$E_2$、PRL 含量分别为 $3.01\pm2.10\mathrm{nmol/L}$、$0.21\pm0.19\mathrm{nmol/L}$、$15.27\pm4.37\mathrm{ng/ml}$，与对照组（$5.12\pm2.14\mathrm{nmol/L}$、$0.41\pm0.18\mathrm{nmol/L}$、$18.24\pm7.24\mathrm{ng/ml}$）相比均降低，差异有统计学意义（$P<0.05$）。

M De Rosa 等（2003 年）以 85 名年龄为（39.6 ± 0.7）岁的高速公路收费站男性工作人员作为铅接触组，以 85 名生活在同一地区的年龄匹配 [（38.6 ± 0.8）岁] 的男性居民作为对照组，检测两组人员血铅浓度、血清 FSH、ICSH、T 浓度，分析精子质量。结果显示，接触组血铅浓度为 $20.1\pm0.6\mu\mathrm{g/dl}$，与对照组（$7.4\pm0.5\mu\mathrm{g/dl}$）相比显著升高，差异有统计学意义（$P<0.0001$）。接触组血清 FSH 浓度为 $4.1\pm0.3\mathrm{IU/L}$，与对照组（$3.2\pm0.2\mathrm{IU/L}$）相比显著升高，差异有统计学意义（$P<0.05$）。接触组血清 ICSH 浓度为 $2.8\pm0.2\mathrm{IU/L}$，与对照组（$2.8\pm0.1\mathrm{IU/L}$）相比，差异无统计学意义（$P>0.05$）。接触组血清 T 浓度为 $4.8\pm0.2\mu\mathrm{g/L}$，与对照组（$4.7\pm0.2\mu\mathrm{g/L}$）相比，差异无统计学意义（$P>0.05$）。接触组与对照组精子计数分别为（32.4 ± 2.4）$\times10^6/\mathrm{ml}$、（33.7 ± 1.6）$\times10^6/\mathrm{ml}$，差异无统计学意义（$P>0.05$）。接触组与对照组精液量分别为 2.5 ± 0.1、$2.7\pm0.1\mathrm{ml}$，差异无统计学意义（$P>0.05$）。接触组精子直线速度为 $16.1\pm1.3\mu\mathrm{m/s}$，与对照组（$34.4\pm0.6\mu\mathrm{m/s}$）相比显著降

低，差异有统计学意义（$P<0.0001$）。接触组精子曲线速度为 $29.7\pm2.0\mu m/s$，与对照组（$52.6\pm0.6\mu m/s$）相比显著降低，差异有统计学意义（$P<0.0001$）。接触组精子头侧向移位幅度（amplitudeoflateralhead displacement，ALH）为 $1.9\pm0.1\mu m$，与对照组（$2.7\pm0.1\mu m$）相比显著降低，差异有统计学意义（$P<0.0001$）。

S Telisman 等（2000 年）以 98 名年龄为（30 ± 5）岁的男性职业接触铅的职工作为接触组，以 51 名年龄为（31 ± 5）岁的非职业接触铅职工作为对照组，检测两组人群血铅含量、精子质量、血清性激素水平。结果显示，接触组职工血铅含量为 $387\pm125\mu g/L$，与对照组（$109\pm30\mu g/L$）相比显著升高，差异有统计学意义（$P<0.0001$）。接触组职工精液量为 $2.6\pm1.0ml$，与对照组（$2.8\pm1.0ml$）相比，差异无统计学意义（$P>0.05$）。接触组职工精子密度为（63.4 ± 28.4）$\times10^6/ml$，与对照组 [（79.1 ± 36.7）$\times10^6/ml$] 相比降低，差异有统计学意义（$P<0.05$）。接触组血清 FSH 含量为 $4.02\pm2.73U/L$，与对照组（$3.65\pm1.82U/L$）相比，差异无统计学意义（$P>0.05$）。接触组血清 ICSH 含量为 $4.9\pm2.2U/L$，与对照组（$4.8\pm2.5U/L$）相比，差异无统计学意义（$P>0.05$）。接触组血清 PRL 含量为 $6.6\pm4.2\mu g/L$，与对照组（$6.3\pm4.5\mu g/L$）相比，差异无统计学意义（$P>0.05$）。接触组血清 T 含量为 $33.4\pm10.0nmol/L$，与对照组（$30.1\pm49.2nmol/L$）相比，差异无统计学意义（$P>0.05$）。接触组血清 E_2 含量为 $0.17\pm0.08nmol/L$，与对照组（$0.14\pm0.07nmol/L$）相比，差异有统计学意义（$P<0.01$）。

2. 对甲状腺的影响 Yilmaz H 等（2012 年）以 190 名诊断为职业性铅中毒的患者作为接触组，其年龄为 35.3 ± 8.69 岁；以 20 名非铅接触人群作为对照组。检测两组人群血铅含量，血清游离三碘甲状腺原氨酸（free triiodothyronine，FT3）、游离甲状腺素（free thyroxine，FT4）和促甲状腺激素（thyrotrophin-stimulating hormone，TSH）水平。结果显示，接触组血铅含量为 $44.0\pm16.9\mu g/dl$，与对照组（$3.29\pm0.52\mu g/dl$）相比明显升高，差异有统计学意义（$P<0.001$）。接触组血清 FT3 含量为 $2.88\pm0.49pmol/L$，与对照组

（2.52±0.45pmol/L）相比升高，差异有统计学意义（$P=0.01$）；接触组血清 FT4 含量为 1.20±0.22pmol/L，与对照组（1.21±0.16pmol/L）相比差异无统计学意义（$P>0.05$）；接触组血清 TSH 含量为 1.76±1.02mU/ml，与对照组（3.02±0.21mU/ml）相比降低，差异有统计学意义（$P<0.001$）。

B Dundar 等（2006 年）选择 42 名至少从事汽车修理工作 1 年以上的长期慢性低剂量铅接触人员作为接触组，以 55 名健康人员作为对照组。以血铅浓度作为铅接触指标，检测血清 FT3、FT4、TSH 浓度，超声检测甲状腺体积。结果显示，接触组血铅浓度为 7.3±2.92μg/dl，与对照组（2.08±1.24μg/dl）相比明显升高，差异有统计学意义（$P<0.05$）；按血铅浓度将接触组分为低（<5μg/dl）、中（$5\sim10$μg/dl）、高（>10μg/dl）浓度接触组，则低、中、高浓度组血铅浓度分别为 4.27±1.12、7.26±0.59、13.05±1.72μg/dl，与对照组相比均升高，差异有统计学意义（$P<0.05$）。低、中、高浓度组血清 FT4 浓度分别为 1.07±0.17、1.00±0.15、1.01±0.23ng/ml，与对照组（1.12±0.14ng/ml）相比均降低，其中中、高浓度接触组差异有统计学意义（$P<0.05$）。低、中、高浓度组血清 FT3 浓度分别为 3.74±0.37、3.57±0.46、3.76±0.40pg/ml，与对照组（3.70±0.29pg/ml）相比，差异均无统计学意义（$P>0.05$）。低、中、高浓度组血清 TSH 浓度分别为 1.88±0.95、1.64±0.48、2.52±1.71mU/L，与对照组（1.90±0.73mU/L）相比，差异均无统计学意义（$P>0.05$）。低、中、高浓度组甲状腺体积分别为 11.5±3.30、11.1±3.12、11.42±3.3ml，与对照组（12.3±5.10ml）相比，差异均无统计学意义（$P>0.05$）。

梁启荣等（2008 年）选择年龄 24～45 岁、工龄 1～4 年的铅冶炼厂 138 人铅作业工人，以血铅正常组（$0.72\sim1.90$μmol/L）、观察对象组（$1.93\sim2.89$μmol/L）、中毒组（$2.90\sim4.37$μmol/L）为铅暴露组，以当地中学老师，无铅尘、铅烟接触史 20 人为对照组，血铅 0.24～0.72μmol/L。检测血铅、TSH、FT3、FT4 水平。结果显示，铅暴露组血铅含量均显著高于对照组，差异均有统计学意义（P

<0.01）；TSH 含量显著高于对照组，差异有统计学意义（$P<$ 0.05）；FT3 含量显著低于对照组，差异有统计学意义（$P<0.01$）；FT4 含量明显低于对照组，差异具有统计学意义（$P<0.05$）。铅暴露各组、对照组间 FT3 含量具有显著性差异，差异有统计学意义（$P<0.01$）；TSH、FT4 含量差异无显著性，差异无统计学意义（$P>$ 0.05）。

3. 对肾上腺的影响　崔金山等（1995 年）选择由职业中毒诊断小组依据职业性铅中毒诊断标准，从某蓄电池厂作业工龄在 6 年内的工人中随机抽取铅接触者、铅吸收者、慢性轻度铅中毒者共 89 人；对照组为年龄、工龄、性别与之相近的不接触任何毒物的工人 35 人。现场劳动卫生学检测结果显示，车间铅年平均浓度为 0.406～0.780mg/m³，超过国家标准 7.0～15.6 倍。检测工人血中皮质醇含量。结果显示，铅接触组、铅吸收组、铅中毒组血中皮质醇含量分别为 130.10±24.36、113.43±18.23、77.91±14.50nmol/L，与对照组（130.21±21.65nmol/L）相比，铅吸收组和铅中毒组差异有统计学意义（$P<0.01$）。

李宏向等（1998 年）以可能的铅污染环境密切接触的高水平铅暴露（血铅>100μg/L）儿童 98 名，其中 4～6 岁 33 名，7～14 岁 65 名作为接触组，以无铅接触的 80 名儿童作为对照组，两年龄段各 40 名。采用微量血无火焰原子吸收光谱法测定血铅含量，原子吸收光谱法测定去甲肾上腺素（norepinephrine，NE）水平。结果显示，接触组血铅含量为 188.4±39.3μg/L，与对照组（70.3±16.5μg/L）相比明显升高，差异有统计学意义（$P<0.001$）。接触组血中 NE 水平比对照组低 0.014mg/L；接触组中血铅>200μg/L 者 25 人，其血中 NE 水平低于对照组 0.036μg/L。

二、毒性机制

（一）对垂体的影响

A Pillai 等（2002 年）给成年雌性 Charles-Foster 品系大鼠以 0.05mg/kg 醋酸铅腹腔注射染毒，每天 1 次，连续染毒 15 天，对照组以相同方式给予同等剂量的醋酸钠。染毒结束后处死大鼠，摘取垂体，检测垂体膜流动性、Na^+-K^+-ATP 酶活性、脂质过氧化水平。结果显示，染毒组垂体组织中铅的含量为 $9.55 \pm 0.68 \mu g/g$，与对照组（$5.05 \pm 0.032 \mu g/g$）相比显著升高，差异有统计学意义（$P < 0.001$）。以荧光偏振比表示垂体膜流动性，结果显示，染毒组偏振值为 0.120 ± 0.003，与对照组（0.88 ± 0.007）相比显著降低，差异有统计学意义（$P < 0.005$）。以希夫碱（schiff's base）的形成表示脂质过氧化的水平，结果显示，染毒组荧光强度为 38.85 ± 1.57，与对照组（29.95 ± 1.98）相比明显增高，差异有统计学意义（$P < 0.001$）。染毒组 Na^+-K^+-ATP 酶活性与对照组相比降低，但差异无统计学意义（$P > 0.05$）。提示铅可以引起大鼠垂体膜流动性的降低，脂质过氧化水平的增强，进而导致其受体结合和分泌机能的改变。

（二）对生殖内分泌的影响

1. 直接毒性作用　Liu MY 等（2003 年）以 $10^{-8} \sim 10^{-5} mol/L$ 醋酸铅对睾丸间质细胞 MA-10 处理 6 小时，发现 Pb^{2+} 抑制了间质细胞中负责输送胆固醇进入线粒体的固醇类急性调理蛋白（steroidogenic acute regulatory protein，StAR），阻断参与睾酮合成的关键酶，包括细胞色素 P450 支链分解酶素及 3β-羟基固醇类脱氢酶（3β-hydroxysteroid dehydrogenase，3β-HSD）的作用，导致睾酮水平降低，造成精子数明显降低。提示 Pb^{2+} 可直接作用于睾丸间质细胞对其造成损伤。

A El Shafai 等（2011 年）以 $25mg/kg$ 醋酸铅对体重 $100 \sim 150g$ 的成年雄性 Wistar 白化大鼠灌胃染毒，每天 1 次，连续染毒 3 月，对照组不做任何处理。检测大鼠血铅水平和睾丸组织病理学改变。结果显示，染毒组大鼠血铅水平为 $5.27 \pm 0.058 \mu g/dl$，与对照组（$4.26 \pm 0.089 \mu g/dl$）相比升高，差异有统计学意义（$P < 0.05$）。光镜下可见对照组大鼠睾丸结构正常，生精小管呈圆形或椭圆形，生精小管中可见生精细胞和支持细胞；睾丸生精细胞的锥体细胞和基底苍白的椭圆形或三角形的细胞核和核仁之间可见支持细胞；生精细胞可见规则排列的处于不同发育阶段的精子细胞，精原细胞、初级精母细

胞、圆形和长形精子、成熟精子规则排列在生精小管内腔。生精小管由结缔组织包围。染毒组大鼠睾丸可见输精小管生精上皮空泡形成导致初级精母细胞几乎从精原细胞和核包裹的支持细胞中分离。一些大鼠睾丸可见生精小管管腔增大，生精上皮基底部空泡形成，生精细胞数量减少。提示铅可以通过血睾屏障直接对机体造成损伤。

金河田等（2013年）以0.5、1.0、1.5g/L醋酸铅对雄性昆明小鼠饮水染毒60天，染毒后处死小鼠，摘取附睾和睾丸组织，检测小鼠睾丸组织铅浓度、附睾精子质量。结果显示，低、中、高剂量染毒组小鼠精子的活动度分别为87.3%、79.2%和68.3%，与对照组（94.1%）相比显著降低，差异有统计学意义（$P<0.05$）；低、中、高剂量染毒组小鼠精子畸形率分别为15.2%、32.8%和35.5%，与对照组（7.0%）相比均显著升高，差异有统计学意义（$P<0.05$）；低、中、高剂量染毒组小鼠睾丸组织铅浓度分别为72.71、118.74、177.14ng/g，与对照组（9.3ng/g）相比均显著升高，差异有统计学意义（$P<0.05$），并随染毒剂量增加而升高。而且，染毒组小鼠睾丸铅浓度与精子的活动率密度和存活率之间呈显著负相关。提示，醋酸铅可通过血睾屏障在睾丸组织内蓄积，对精子直接造成损伤。

2. 能量代谢障碍　虞敏等（2011年）以500、1000、2000mg/kg醋酸铅对昆明雄性小鼠灌胃染毒，每天1次，连续染毒14天，对照组灌胃等量蒸馏水。染毒后处死小鼠，测定睾丸睾酮（testosterone，T）浓度，琥珀酸脱氢酶（succinatedehydrogenase，SDH）、Na^+-K^+-ATP酶活性。结果显示，各剂量染毒组小鼠睾丸T浓度均与对照组比较增高，差异有统计学意义（$P<0.01$），且随着染毒剂量的增高小鼠睾丸T浓度呈下降趋势。各剂量染毒组小鼠Na^+-K^+-ATP酶活力以及各剂量染毒组SDH活力与对照组比较均较低，差异有统计学意义（$P<0.05$或$P<0.01$），且随着醋酸铅染毒剂量的增高，小鼠SDH、Na^+-K^+-ATP酶活力均呈下降趋势。睾丸内的SDH主要分布于生精小管和精细胞的线粒体内，在精子的能量代谢中起重要作用，可作为精子功能成熟和形态完善的标志酶。它催化三羧酸循环中琥珀酸和延胡索酸间的反应，是生精细胞和精子进行有氧呼吸的

关键酶，其活力大小与精子的发生与成熟密切相关。本研究结果提示，铅可能引起小鼠睾丸生精细胞能量合成不足，从而干扰生精过程，使精子的结构和功能不完善。ATP 酶是精子利用能量的关键酶，也是质膜上重要的离子泵，对维持细胞膜结构的完整性和保持细胞正常的生理生化活动具有重要作用。本研究结果表明，醋酸铅染毒 2 周后，抑制了 Na^+-K^+-ATP 酶的活力，提示铅可通过干扰精子对能量的利用，从而造成对雄性生精细胞的损伤。

3. 对某些酶活性的影响　项翠琴等（2002 年）以 0.5、1.0、3.5、4.5mmol/L 醋酸铅对体重 180g 的 SD 雄性大鼠睾丸匀浆处理 2 小时，测定钙调素（calmodulin，CaM）的活性。结果显示，0.5、1.0、3.5、4.5mmol/L 剂量染毒组 CaM 活性分别为 82 ± 21、56 ± 29、42 ± 30、34 ± 23ng/mg. pro，与对照组（106 ± 30ng/mg. pro）相比均降低，其中 1.0、3.5、4.5mmol/L 剂量染毒组与对照组比较，差异有统计学意义（$P<0.05$）。以 0.5、1.0、1.5、2.0、2.5mmol/L 醋酸铅对体重 180g 的 SD 雄性大鼠睾丸匀浆处理 2 小时，测定 Ca^{2+}-ATP 酶的活性。结果显示，1.0、1.5、2.0、2.5mmol/L 剂量染毒组 Ca^{2+}-ATP 酶的活性抑制率分别为 9%、41%、64%、79%、86%，其中 1.5、2.0、2.5mmol/L 剂量染毒组与对照组相比，差异有统计学意义（$P<0.05$）。提示，Pb^{2+} 使睾丸中 CaM 的活性下降，并可抑制依赖 CaM 的 Ca^{2+}-ATP 酶的活性。CaM 被铅抑制活性 50% 的浓度大于 Ca^{2+}-ATP 酶，两者都有剂量-反应关系，铅对 CaM 和 Ca^{2+}-ATP 酶的抑制可能是铅对雄性生殖系统的毒性机制之一。

王薛君等（2004 年）以 10、20、40mg/kg 醋酸铅对体重 20～40g 的雄性昆明小鼠灌胃染毒，每天 1 次，连续染毒 35 天，对照组灌胃等量蒸馏水。染毒结束后处死小鼠，摘取睾丸，分光光度法检测睾丸匀浆葡萄糖-6-磷酸脱氢酶（glucose-6-phosphate dehydrogenase，G-6-PD）、乳酸脱氢酶同工酶 x（lactate dehydrogenase isozyme x，LDHx）、乳酸脱氢酶（lactate dehydrogenase，LDH）、β-葡萄糖苷酸酶（β-glucuronidase，β-G）活性。结果显示，低、中、高剂量染毒组小鼠睾丸匀浆 G-6-PD 活性分别为 1138.90±146.93、1108.40±

278.32、932.70±243.42U/g，与对照组（1145.60±265.48U/g）相比均降低，其中高剂量染毒组与对照组相比，差异有统计学意义（$P<0.05$）；低、中、高剂量染毒组小鼠睾丸匀浆 β-G 活性分别为1.79±0.41、1.29±0.32、1.03±0.34U/g，与对照组（1.84±0.36U/g）相比均降低，其中中、高剂量染毒组与对照组相比，差异有统计学意义（$P<0.05$ 或 $P<0.01$）；低、中、高剂量染毒组小鼠睾丸匀浆 LDH 活性分别为 2832.9±220.3、2699.7±210.5、2013.4±213.7U/g，高剂量染毒组与对照组（2789.4±180.4U/g）相比，差异有统计学意义（$P<0.05$）；低、中、高剂量染毒组小鼠睾丸匀浆 LDHx 活性分别为 361.3±58.6、213.4±34.7、198.7±39.7U/g，与对照组（355.6±69.7U/g）相比均降低，其中高剂量染毒组与对照组相比，差异有统计学意义（$P<0.05$）。G-6-PD、β-G、LDH、LDHx 同为睾丸间质细胞、支持细胞、生精细胞和精子的标志酶，其活力的改变可影响各细胞的生理、生化功能，引起睾酮分泌下降，提示铅可以通过影响睾丸标志酶的活性对小鼠生殖内分泌功能造成影响。

LP Nampoothiri 等（2006 年）以 0.05mg/kg 醋酸铅对雌性 Charles Foster 大鼠腹腔注射染毒，每天 1 次，连续染毒 15 天，对照组染毒醋酸钠。染毒结束后处死大鼠，摘取卵巢，检测卵巢铅含量、卵巢颗粒细胞 17β-羟类固醇脱氢酶（17β-hydroxysteroid dehydrogen-ase，17β-HSD）活性。结果显示，染毒组卵巢铅含量为 3.14±0.24ng/mg，对照组卵巢铅含量未检出，差异有统计学意义（$P<0.001$）。染毒组卵巢颗粒细胞 17β-HSD 活性是对照组的 43.2%，差异有统计学意义（$P<0.001$）。17β-HSD 酶家族是雌激素和雄激素活化与灭活的关键酶，也是性激素合成过程中最后步骤的关键酶，卵巢颗粒细胞中 17β-HSD 在卵泡刺激素（FSH）和黄体生成素（LH）的影响下合成雌二醇（E_2）。提示铅可以通过影响性激素合成相关酶的活性进而影响其内分泌功能。

4. 引起氧化损伤 张天太等（2011 年）以 800mg/L 醋酸铅对成年雄性昆明小鼠饮水染毒，对照组饮用蒸馏水，连续染毒 28 天，检测小鼠睾丸组织中丙二醛（malondlaldehyde，MDA）含量及超氧化物岐化酶（superoxide dismutase，SOD）活力。结果显示，染毒组睾丸组织 SOD 活力为 $3.78\pm0.23U/mg$，与对照组（$4.35\pm0.52U/mg$）相比降低，差异有统计学意义（$P<0.05$）；染毒组睾丸组织 MDA 含量为 $0.36\pm0.04nmol/mg$，与对照组（$0.31\pm0.02nmol/mg$）相比升高，差异有统计学意义（$P<0.05$）。表明铅可以使小鼠睾丸组织脂质过氧化作用增强，并影响抗氧化酶的合成，可能是其生殖内分泌损伤的机制之一。

C Pandya 等（2012 年）以 0.025mg/kg 醋酸铅对体重 $200\sim220g$ 未交配的 Charles Foster 雄性大鼠腹腔注射染毒，每天 1 次，连续染毒 15 天，对照组以相同方式给予等剂量醋酸钠。染毒结束后处死大鼠，摘取睾丸，检测血清和睾丸组织睾酮（T）含量，检测睾丸组织线粒体脂质过氧化反应（lipid peroxidation，LPO）、超氧化物岐化酶（superoxide dismutase，SOD）、谷胱甘肽-S-转移酶（glutathione-S-transferase，GST）活性。结果显示，染毒组大鼠血清和睾丸组织 T 含量均显著低于对照组，差异有统计学意义（$P<0.01$）。染毒组 LPO 水平与对照组相比升高，差异有统计学意义（$P<0.01$）。染毒组 SOD 水平与对照组相比降低，差异有统计学意义（$P<0.01$）。染毒组 GST 水平与对照组相比降低，差异有统计学意义（$P<0.01$）。提示醋酸铅可使大鼠血清和睾丸组织 T 含量降低，这可能与其导致睾丸线粒体脂质过氧化反应增强，抗氧化酶活性降低有关。

5. 引起亚硝化应激　马文领等（2000 年）以 1000mg/kg 醋酸铅对雄性昆明小鼠灌胃染毒，对照组灌胃 0.25ml/d 双蒸馏水，每天灌胃 1 次，灌胃 7 天后醋酸铅剂量减半，从第 2 周开始每周灌胃 6 次，共染毒 4 周。检测小鼠睾丸间质细胞一氧化氮合酶（nitric oxide synthase，NOS）活性。结果显示，对照组小鼠睾丸内 NOS 阳性细胞密集分布于生精小管之间的间质内。而生精小管壁的生精细胞均呈 NOS 阴性反应，阳性细胞为卵圆型，呈强阳性反应，胞质被染成深蓝色，直径约 $18\mu m$。而染毒组用药 1 周后 NOS 细胞活性无变化，但 NOS 阳性细胞的数量减少，2 周末数量减少且染色变淡，第 3 周末和第 4 周末 NOS 细胞数量明显减少，生精小管之间仅留数个，甚至完全消失，细胞着色变淡。表明醋酸铅对睾丸间质细胞 NOS 活性降低，通过 NO 机制明显降低了间质细胞功能，进一步影响睾酮的分泌能力。

6. 干扰下丘脑-垂体-睾丸/卵巢轴功能 余高妍等（2007 年）以含 5mg/kg 醋酸铅的饲料给出生后 45 天的雄性健康新西兰幼兔喂饲染毒，连续染毒 6 周。酶联免疫吸附法检测血清中睾酮（testosterone，T）、间质细胞刺激素（interstitial cell stimulating hormone，ICSH）和卵泡刺激素（follicle-stimulating hormone，FSH）水平。结果显示，染毒组血清 T 含量为 1.623 ± 0.057ng/ml，与对照组（1.950 ± 0.040ng/ml）相比降低，差异有统计学意义（$P < 0.01$）。染毒组血清 ICSH 含量为 1.184 ± 0.116ng/ml，与对照组（1.580 ± 0.121ng/ml）相比降低，差异有统计学意义（$P < 0.01$）。睾丸是精子生发的场所，睾丸的发育与精子的生发过程相关，内分泌激素调节精子的生发过程，下丘脑-垂体-睾丸轴的内分泌对精子的生发过程起着重要的作用。下丘脑分泌促性腺激素释放素（gonadotropic releasing-hormone，GnRH），可以刺激垂体分泌 FSH 和 ICSH。ICSH 刺激睾丸间质细胞分泌 T，T 对精子的生成和发育起到重要调节作用，并对 FSH 和 ICSH 的释放有负反馈调节。本研究结果显示，低水平铅暴露雄性幼兔的血清 T 和 ICSH 水平均显著降低，可能与较长时期的铅暴露，抑制了下丘脑-垂体的正常反馈机制有关。睾丸间质细胞 T 水平下降，短期内机体通过下丘脑-垂体-睾丸轴机制可代偿性增加 FSH 和 ICSH 水平；但长期铅暴露可抑制下丘脑或垂体的正常反馈机制，使 ICSH 和 FSH 水平降低。因此，铅对下丘脑-垂体-睾丸轴的影响可能是其生殖内分泌损伤的机制之一。

刘康生等（2014 年）选择以铅接触为主的 269 名女工为暴露组，平均年龄（26.54 ± 5.48）岁，工龄（5.78 ± 3.78）年，选择不接触铅与化合物的工厂女工 348 人作为对照组，平均年龄（27.56 ± 6.45）岁，工龄（6.08 ± 4.28）年，两组调查对象在年龄、工龄、饮酒等方面的差异均无统计学意义。分析两组人群月经周期情况，检测其血清性激素水平。结果显示，接触组月经失调人数为 45 人（16.7%），对照组为 28 人（8.0%），差异有统计学意义（$P<0.01$）。接触组血清 FSH、LH 含量分别为 $7.94\pm4.17mIU/ml$、$12.38\pm1.37mIU/ml$，与对照组（$5.16\pm3.21mIU/ml$、$10.47\pm5.27mIU/ml$）相比均升高，差异有统计学意义（$P<0.05$）。黄体酮、E_2、PRL 含量分别为 $3.01\pm2.10nmol/L$、$0.21\pm0.19nmol/L$、$15.27\pm4.37ng/ml$，与对照组（$5.12\pm2.14nmol/L$、$0.41\pm0.18nmol/L$、$18.24\pm7.24ng/ml$）相比均降低，差异有统计学意义（$P<0.05$）。雌激素、孕激素等甾体激素的分泌直接受垂体和下丘脑的调控，铅对腺垂体促性腺激素和催乳素细胞超微结构无明显直接毒性作用，但铅可能干扰下丘脑-垂体-卵巢轴对生殖内分泌激素的影响，致子宫内膜周期性变化，从而排卵和月经周期异常。铅也可以抑制与类固醇激素合成过程中关键酶的活性和减少促性腺激素与卵巢上受体的结合，抑制卵巢合成分泌雌激素、孕激素和影响卵泡成熟。本研究结果提示，长期低浓度铅暴露干扰下丘脑-垂体-卵巢轴正常的内分泌调节功能，可引起女性月经失调，影响内分泌激素水平。

7. 诱导细胞凋亡　李霖等（2009 年）以 1、2mg/kg 醋酸铅对 25 日龄 SPF 级 ICR 雌性小鼠饲喂 2 天后，每只小鼠腹腔注射 8 IU 囊泡包埋的卵泡刺激素（follicle-stimulating hormone，FSH）48 小时后，腹腔注射染毒醋酸铅，染毒剂量为 0.2 毫升/只，分别于染毒后 48、96 小时用流式细胞仪测定卵巢颗粒细胞凋亡率。结果显示，染毒 48 小时后，对照组和 1、2mg/kg 醋酸铅染毒组颗粒细胞凋亡率分别为 $(7.6666\pm1.9675)\%$、$(6.1000\pm0.4359)\%$、$(6.8333\pm1.2387)\%$，三者间比较，差异无统计学意义（$P>0.05$）。染毒 96 小时后，1、2mg/kg 醋酸铅染毒组颗粒细胞凋亡率分别为 $(16.9000\pm2.4338)\%$ 和 $(22.9333\pm4.5433)\%$，均高于对照组 $[(8.2000\pm1.50444)\%]$，差异有统计学意义（$P<0.05$）。与染毒 48 小时比较，染毒 96 小时后各醋酸铅染毒组的细胞凋亡率均较高，差异有统计学意义（$P<0.05$）。提示铅对小鼠卵巢颗粒细胞凋亡有促进作用，其作用呈现时间依赖性和一定的剂量相关性，铅对小鼠卵巢颗粒细胞凋亡的具体作

用机制仍有待深入研究。

A Kolesarova 等（2010 年）以 0.046、0.063、0.083、0.25、0.5mg/ml 醋酸铅对取自 6 月龄的斯洛伐克白色母猪（Slovakian White gilts）的卵巢颗粒细胞体外处理 18 小时，放射免疫法测定黄体酮（progesterone，P）含量，免疫组织化学法（immunocytochemistry）检测 caspase-3 水平，末端原位标记法检测细胞凋亡指标。结果显示，0.046、0.063、0.083、0.25、0.5mg/ml 剂量处理组黄体酮含量分别为 3.68±0.58、3.58±0.29、3.82±1.12、3.88±0.81、5.56±1.65ng/ml，与对照组（4.04±1.35ng/ml）相比，差异均无统计学意义（$P>0.05$）。0.046、0.063、0.083、0.25、0.5mg/ml 剂量处理组 caspase-3 水平分别为（26.00±4.58）％、（18.80±3.11）％、（22.80±10.40）％、（32.80±8.76）％、（44.20±6.50）％，与对照组相比 0.046、0.25、0.5mg/ml 剂量处理组均升高，差异有统计学意义（$P<0.01$ 或 $P<0.05$ 或 $P<0.001$）；0.063、0.083mg/ml 剂量处理组与对照组相比，差异无统计学意义（$P>0.05$）。0.063、0.083、0.25、0.5mg/ml 剂量处理组凋亡细胞水平分别为（22.84±4.29）％、（51.46±0.42）％、（50.77±6.63）％、（72.40±11.35）％，与对照组（11.67±3.68）％相比均升高，差异有统计学意义（$P<0.05$ 或 $P<0.001$）；0.046mg/ml 剂量处理组凋亡细胞水平为（12.81±4.99）％，与对照组相比，差异无统计学意义（$P>0.05$）。提示，铅影响卵巢颗粒细胞内分泌功能的机制可能与其引起卵巢颗粒细胞细胞凋亡有关。

8. 影响细胞增殖　董淑英等（2005 年）以 0.15％、0.3％、0.6％醋酸铅对体重 26～29g 的雄性昆明小鼠饮水染毒，对照组饮用去离子水，连续染毒 8 周，单细胞凝胶电泳技术（single cell gel electrophoresis assay，SCGE）检测睾丸细胞 DNA 损伤状况。结果显示，低、中、高剂量染毒组睾丸细胞迁移长度分别为 35.29±2.11、46.20±6.07、59.03±7.75μm，与对照组（26.73±0.73μm）相比均显著增加，差异有统计学意义（$P<0.01$）。提示铅对睾丸细胞 DNA 产生链断裂损伤，随剂量增加，DNA 链损伤加重，推测有导致

DNA 结构改变的可能。MTT 实验检测睾丸细胞增殖功能，结果显示，低、中、高剂量染毒组 MTT（A 值）分别为 0.839±0.031、0.557±0.012、0.445±0.022 与对照组（0.862±0.021）相比均降低，中、高剂量染毒组与对照组相比，差异有统计学意义（$P <$ 0.05）。随醋酸铅浓度增加 A 值减小，即小鼠睾丸细胞数逐渐减少，结果表明铅可抑制睾丸细胞增殖。

9. 引起遗传物质的改变　董杰影等（2006 年）以 50、100、500、1000μmol/L 醋酸铅对来自体重（25±2）g 的雄性 ICR 小鼠睾丸生殖细胞处理 1 小时，对照组给予 10μl PBS 液，应用彗星试验检测醋酸铅对细胞 DNA 的损伤率和细胞 DNA 迁移距离的影响。结果显示，50、100、500、1000μmol/L 剂量处理组 DNA 损伤率分别为 41.25%、61.25%、69.75%、89.5%，与对照组（11.5%）相比均显著升高，差异有统计学意义（$P <$ 0.001）。50、100、500、1000μmol/L 剂量处理组睾丸生殖细胞 DNA 尾长分别为 10.91±2.16、16.24±4.24、29.07±4.90、29.69±3.62μm，与对照组（2.63±1.60μm）相比均显著增加，差异有统计学意义（$P <$ 0.05）。

MZ Wang 等（2009 年）将体重 36～42g 的来自于未受铅污染地区的成年雄性青蛙分别饲养于硝酸铅浓度为 0.1、0.2、0.4、0.8、1.6mg/L 的水中 30 天。染毒结束后处死青蛙，摘取睾丸，彗星实验检测睾丸 DNA 损伤情况。结果显示，0.1、0.2、0.4、0.8、1.6mg/L 剂量染毒组青蛙睾丸 DNA 损伤率分别为（15.00±0.39）%、（15.13±0.32）%、（29.83±0.45）%、（46.29±0.19）%、（73.97±0.36）%，与对照组（14.87±0.34）% 相比均升高，其中 0.4、0.8、1.6mg/L 剂量染毒组与对照组相比，差异有统计学意义（$P <$ 0.01）。0.1、0.2、0.4、0.8、1.6mg/L 剂量染毒组青蛙睾丸 DNA 损伤彗星实验彗星尾长分别为 1.50±0.10、1.61±0.04、2.99±0.04、4.57±0.12、7.59±0.23μm，与对照组（1.44±0.05μm）相比均升高，其中 0.2、0.4、0.8、1.6mg/L 剂量染毒组与对照组相比，差异有统计学意义（$P <$ 0.01 或 $P <$ 0.05）。提示一定剂量的铅可以使离体睾丸生殖细胞 DNA 损伤，这可能是其生殖内分泌损伤的

机制之一。

张妍等（2005 年）以 0.2％、0.4％醋酸铅对雄性昆明小鼠饮水染毒，对照组饮用自来水，分别于染毒第 2、4、6 周分别处死小鼠，用彗星实验检测小鼠睾丸细胞 DNA 损伤情况。结果显示，低剂量染毒组第 2、4、6 周小鼠睾丸细胞 DNA 损伤率分别为 42.0％、62.4％、78.2％，与对照组（1.4％）相比均显著升高，差异有统计学意义（$P<0.01$）。第 2、4、6 周彗星尾长分别为 39.20±10.31、52.30±12.65、65.63±14.49μm，与对照组（9.54±7.01μm）相比均显著增加，差异有统计学意义（$P<0.01$）。表明醋酸铅在一定浓度和时间范围内致小鼠睾丸细胞的 DNA 损伤是通过引起 DNA 的断裂而实现的。

此外，铅对机体生殖内分泌影响的机制还可能通过下调雌激素受体 mRNA 的表达、改变细胞信号通路、导致机体微量元素代谢紊乱等途径实现。

（三）对甲状腺的影响

1. 对甲状腺的直接损伤　朴丰源等（1992 年）以 20、40、60mg/kg 醋酸铅对体重 220～270g 的 Wistar 孕鼠从妊娠第 13 天开始腹腔注射染毒，每隔 2 天染毒 1 次，共染毒 3 次，对照组以相同方式给予同等体积的生理盐水，于分娩前 1 天处死孕鼠，摘取甲状腺，观察其形态学改变。结果显示，电镜下可见，染毒组均出现滤泡上皮变薄，细胞核变扁平，有的呈不规则形。细胞质明显减少，电子密度增高。表面微绒毛形态变化不明显。粗面内质网、高尔基复合体等参与蛋白质合成的细胞器不发达。线粒体数量减少，有的变成致密的线团状。细胞之间有较明显的间质细胞增生。提示铅能直接产生毒作用，损伤甲状腺腺泡细胞，抑制其分泌功能。

2. 抑制下丘脑-垂体-甲状腺轴功能　崔金山等（1995 年）以 50、250、1000ppm 醋酸铅对体重 160～200g 的 Wistar 大鼠饮水染毒，连续染毒 60 天，对照组饮用自来水，于染毒第 30、60 天腹主动脉采血，测定血清中游离三碘甲状腺原氨酸（free triiodothyronine，FT3）、游离甲状腺素（free thyroxine，FT4）和促甲状腺激素（thy-

rotrophin-stimulating hormone，TSH）含量，然后处死大鼠，摘取甲状腺和垂体组织，观察其病理学改变。结果显示，第 30 天各剂量染毒组血清中 FT3 含量差异无统计学意义（$P>0.05$）；第 60 天时血清 FT3 含量与醋酸铅染毒剂量呈负相关（$r=-0.303$，$P<0.05$）。血清 FT4 含量在染毒第 30、60 天时均随染毒剂量的增加而降低。血清 TSH 含量随染毒剂量的增加和时间的延长而增高。光镜下可见染毒 30 天时中、高剂量染毒组甲状腺滤泡上皮细胞呈增生样变，胶质浅染或吸收成空泡。染毒 60 天增生更明显，上皮细胞变性、坏死。电镜下可见甲状腺上皮细胞内质网极度扩张，线粒体空泡变性。染铅 30 天时，中、高剂量染毒组大鼠腺垂体在光镜下可见嗜碱细胞增生，染毒 60 天时增生更加明显。电镜下可见腺垂体嗜碱细胞增生活跃，细胞呈分裂象，细胞内质网丰富，含有较多的分泌颗粒，合成旺盛。提示铅对甲状腺的作用可能是中枢性的，即抑制了下丘脑-垂体-甲状腺轴。

3. 抑制甲状腺摄碘功能 梁华等（1992 年）以 5、15mg/kg 醋酸铅对体重 5.0～9.3kg 的广西成年雄性恒河猴经鼻腔管灌胃染毒，每天 1 次，每周 5 天，连续染毒 45 天，对照组同时给予去离子水。检测血清 TSH、T4、T3 含量，光镜下观察甲状腺组织病理学改变。结果显示，低、高剂量染毒组血清 TSH 含量分别为（4.73 ± 1.42）$\times10^{-3}$ IU/L、（5.18 ± 0.81）$\times10^{-3}$ IU/L，与对照组（2.80 ± 0.98）$\times10^{-3}$ IU/L 相比均升高，其中高剂量染毒组差异有统计学意义（$P<0.05$）；低、高剂量染毒组血清 T3 含量分别为 2.36 ± 0.51、2.02 ± 0.52nmol/L，与对照组（4.04 ± 0.44nmol/L）相比均降低，差异有统计学意义（$P<0.01$）；低、高剂量染毒组血清 T4 含量分别为 125.77 ± 27.04、138.71 ± 15.08nmol/L，与对照组（100.75 ± 28.86nmol/L）相比均升高，差异有统计学意义（$P<0.01$）。光镜下可见高剂量染毒组甲状腺滤泡上皮呈高柱状，数目增多，部分呈双层排列，泡腔内胶质稀薄或缺乏，部分泡腔内有丝团状嗜碱性物质。低剂量染毒组甲状腺病理变化与高剂量染毒组相似，但程度较轻。染毒组甲状腺组织学病理改变主要为组织结构增生性（即甲状腺功能亢

进）的变化，提示铅进入甲状腺之后，取代碘与碘载体蛋白结合或抑制巯基酶，造成碘不足，而造成甲状腺功能代偿增强，以维持正常的激素分泌水平。

（四）对胰腺的影响

钟振伟等（2003 年）以 0.3、0.9、2.7g/kg 含醋酸铅饲料给健康 SD 大鼠饲喂染毒，连续染毒 8 周，检测血、胰腺组织中的铅、丙二醛（malondlaldehyde，MDA）含量，以及总超氧化物歧化酶（total superoxide dismutase，T-SOD）、过氧化氢酶（catalase，CAT）、谷胱甘肽过氧化氢酶（glutathione peroxidase，GSH-Px）活性。结果显示，低、中、高剂量染毒组大鼠血铅含量分别为 0.936 ± 0.046、1.723 ± 0.051、$2.823\pm0.062\mu mol/L$，与对照组（$0.487\pm0.035\mu mol/L$）相比均升高，差异有统计学意义（$P<0.05$）。低、中、高剂量染毒组大鼠血中 MDA 含量分别为 9.67 ± 0.85、12.45 ± 1.31、$14.88\pm1.57\mu mol/L$，与对照组（$5.78\pm0.73\mu mol/L$）相比均升高，差异有统计学意义（$P<0.05$）。低、中、高剂量染毒组大鼠血 T-SOD 活性分别为 122.9 ± 14.7、103.7 ± 14.8、$87.5\pm11.2Nu/g$，与对照组（$140.6\pm15.8Nu/g$）相比均降低，差异有统计学意义（$P<0.05$）。低、中、高剂量染毒组大鼠血 CAT 活性分别为（5.89 ± 1.12）$\times10^2$、（4.93 ± 0.79）$\times10^2$、（3.47 ± 0.82）$\times10^2 gHb$，与对照组（6.15 ± 1.03）$\times10^2 gHb$ 相比均降低，其中中、高剂量染毒组差异有统计学意义（$P<0.05$）。低、中、高剂量染毒组大鼠血 GSH-Px 活性分别为 121.8 ± 15.7、104.5 ± 13.8、$82.7\pm8.3\mu/$（$min\cdot g$），与对照组 $123.4\pm16.2\mu/$（$min\cdot g$）相比均降低，其中中、高剂量染毒组差异有统计学意义（$P<0.05$）。低、中、高剂量染毒组大鼠胰腺组织中 MDA 含量分别为 254.8 ± 38.4、295.7 ± 35.8、$342.5\pm40.2\mu mol/L$，与对照组（$203.4\pm30.5\mu mol/L$）相比均升高，差异有统计学意义（$P<0.05$）。低、中、高剂量染毒组大鼠胰腺组织 T-SOD 活性分别为 2157 ± 485、1684 ± 357、$1237\pm277Nu/g$，与对照组（$2489\pm568Nu/g$）相比均降低，其中中、高剂量染毒组差异有统计学意义（$P<0.05$）。低、中、高剂量染毒组大

鼠胰腺组织 CAT 活性分别为 $(6.3 \pm 0.7) \times 10^2$、$(6.0 \pm 0.7) \times 10^2$、$(6.1 \pm 0.5) \times 10^2 gHb$，与对照组 $(6.7 \pm 0.8) \times 10^2 gHb$ 相比均降低，但差异无统计学意义 $(P > 0.05)$；低、中、高剂量染毒组大鼠胰腺组织 GSH-Px 活性分别为 132.4 ± 11.2、101.2 ± 10.2、$91.4 \pm 8.3 \mu/(min \cdot g)$，与对照组 $164.7 \pm 13.5 \mu/(min \cdot g)$ 相比均降低，差异有统计学意义 $(P < 0.05)$。表明铅可以使大鼠胰腺组织发生明显的脂质过氧化作用，降低胰腺组织中抗氧化酶系的活力，从而使其脂质过氧化作用增强，提示铅的此种毒作用可能参与了胰腺内分泌功能的损害作用。

S Mostafalou 等（2014 年）以 10nmol/L～10mmol/L 醋酸铅对成年 Wistar 大鼠离体胰腺处理 24 小时，检测胰岛细胞活力。结果显示，1、10mmol/L 剂量处理组细胞活力降低，其他剂量处理组未见明显改变。用 1mmol/L 醋酸铅处理胰腺胰岛细胞 24 小时，用葡萄糖刺激胰岛素分泌实验（glucose stimulated insulin secretion，GSIS）检测胰岛素分泌情况。结果显示，处理组胰腺胰岛细胞葡萄糖刺激胰岛素分泌能力显著低于对照组，差异有统计学意义 $(P < 0.01)$。以 1、10mmol/L 醋酸铅处理胰岛细胞 24 小时，实时逆转录聚合酶链式反应（realtime-reverse transcription polymerase chain reaction，realtime RT-PCR）检测胰腺游离胰岛细胞葡萄糖调节蛋白（glucose regulated protein 78，GRP 78）、核转录因子-κB（nuclear factor-κB，NF-κB）和 CCAAT 增强子结合蛋白（CCAAT enhancer binding protein，C/EBP）同源蛋白 CHOP 基因表达情况。结果显示，处理组 NF-κB、GRP 78 基因表达均降低，CHOP 表达增强，与对照组相比，差异均有统计学意义 $(P < 0.01)$。以 10mmol/L 醋酸铅处理胰岛细胞 24 小时，检测胰岛细胞的活性氧（reactive oxygen species，ROS）含量。结果显示，处理组 ROS 含量高于对照组，差异有统计学意义 $(P < 0.001)$。NF-κB 信号转导通路可能在胰腺癌的发生、发展中发挥重要作用。GRP 78 在正常组织、胰腺良性病变组织及癌组织中的表达程度依次升高。GRP 78 的过表达在胰腺癌新生组织生产及发展过程中起着重要作用，GRP 78 可能是组织恶性转化的一个潜在标记

物。CHOP 属于 CCAAT 增强子连接蛋白的转录因子 C/EBP 家族。正常情况下，CHOP 表达非常低，在内质网应激时 CHOP 表达上调，进而导致细胞凋亡。因此醋酸铅对大鼠离体胰岛细胞的影响可能与其诱导胰岛细胞凋亡、恶性转化有一定关系。以 1、10mmol/L 醋酸铅处理胰岛细胞 24 小时，检测糖原合成酶激酶-3β（glycogen synthase kinase-3 beta，GSK-3β）活性。结果显示，处理组 GSK-3β 活性均低于对照组，差异有统计学意义（$P < 0.001$）。GSK-3β 是一种丝氨酸/苏氨酸类激酶，能够负性调节多条信号通路，影响细胞代谢、增殖、分化、运动等过程。因此推测 Pb^{2+} 影响胰腺细胞信号通路可能是其内分泌毒性的可能机制之一。

（五）对肾上腺的影响

1. 影响细胞信号通路　杨杏芬等（2001 年）以 12.5、25、50、100μmol/L 醋酸铅对原代分离培养的豚鼠肾上腺皮质细胞处理 240 分钟，在 10ng/ml 促肾上腺皮质激素（adrenocorticotropic hormone，ACTH）存在下于处理 30、60、120、240 分钟时测定皮质醇水平，240 分钟时测定细胞 $3',5'$-环磷腺苷（$3',5'$-monophosphate，cAMP）水平。结果显示，对照组以 ACTH 模仿生理情况孵育细胞，可见基础分泌的皮质醇水平随着时间延长而增加，这反映随时间延伸细胞不断分泌皮质醇，表明细胞分泌功能良好。而染毒组大多数时间点均见低剂量组（12.5 和 25μmol/L）细胞分泌皮质醇水平降低，而 100μmol/L 组皮质醇平均水平回复正常或略升高。结果提示，一定剂量（12.5～100μmol/L）的醋酸铅对肾上腺皮质细胞分泌皮质醇的功能呈低剂量轻度抑制、高剂量诱导和刺激皮质醇合成分泌的双相反应。以不同剂量醋酸铅处理，可见 12.5μmol/L cAMP 呈现降低的趋势，25μmol/L 组回复对照水平，继而更高剂量组（50、100μmol/L 组）呈不断上升的趋势，总体上表现为低剂量抑制、高剂量升高的双相反应，但与对照组相比只有最高剂量组（100μmol/L）差异有统计学意义（$P < 0.05$），而且 100μmol/L 组与 12.5、25μmol/L 组相比，差异也有统计学意义（$P < 0.05$）。皮质类固醇合成过程主要受垂体分泌 ACTH 通过跨膜信号传递机制进行调控，其间胞内信使 cAMP

介导的蛋白激酶 C （protein kinase C，PKC）途径发挥着重要作用。ACTH 传递的跨膜信号通过腺苷酸环化酶系统，使 cAMP 升高，从而刺激皮质细胞释放甾体激素，cAMP 在此过程作为第二信使。本研究结果提示，cAMP 作为第二信使极可能参与了调控皮质醇的合成分泌，Pb^{2+} 可能通过 cAMP-PKC 途径介导对激素分泌的毒效应。

赵敏等（2007 年）对健康成年豚鼠肾上腺皮质细胞以 12.5、25、50、100μmol/L 醋酸铅体外处理 2 小时研究细胞凋亡情况，以 6.25、12.5、25、50、100μmol/L 醋酸铅体外处理 30 分钟分析 c-Akt/PKB（蛋白激酶 B，protein kinase B，PKB）。结果显示，以不同剂量醋酸铅处理豚鼠肾上腺皮质细胞 30 分钟后，c-Akt/PKB 含量的变化用感光胶片经图像分析系统进行定量分析，显示各剂量处理组 Akt 条带密度呈低剂量轻微受抑制、高剂量逐渐升高的趋势。提示醋酸铅处理 30 分钟后能诱发肾上腺皮质细胞 c-Akt/PKB 增加，两者之间具有良好的相关关系（$r=0.928$，$P<0.01$）。

2. 引起细胞氧化损伤　杨杏芬等（2001 年）以 6.25、12.5、25、50、100μmol/L 醋酸铅处理细胞原代分离培养豚鼠肾上腺皮质细胞，观察醋酸铅诱导肾上腺皮质细胞活性氧（reactive oxygen species，ROS）产生和线粒体损伤作用。结果显示，醋酸铅处理后肾上腺皮质细胞 ROS 形成水平随剂量增加而增加，具有剂量-效应关系（$P<0.01$，$R^2=0.641$）。线粒体膜电位呈剂量依赖性降低，反映线粒体膜电位的罗丹明 123 （Rh123）的平均荧光强度（MFI）在 6.25～100μmol/L 各剂量组依次为 1.01、0.94、0.96、0.95 和 0.91，与对照组（1.35）比较均降低，差异均有统计学意义（$P<0.01$）。处理后细胞死亡率轻度增加，50、100μmol/L 处理组分别为 3.16%、3.40%，与对照组（1.02%）比较均升高，差异均有统计学意义（$P<0.05$）。ATP 水平降低与处理剂量之间存在剂量-效应关系，剂量和时间对 ATP 水平的影响呈协同抑制作用。本研究体系中，6.25～100μmol/L 醋酸铅能浓度依赖性地升高肾上腺皮质细胞 ROS 的水平，ROS 变化与染毒浓度密切相关。目前已知肾上腺皮质激素的合成分泌过程所经历的部位特异性羟化反应受特异性细胞色素 P450 同工酶

催化，而细胞色素 P450 作为 ROS 的重要来源，对肾上腺皮质毒作用以及化学物的活化代谢过程起着重要的作用。由此提示，醋酸铅加强肾上腺皮质细胞 ROS 产生，如超氧阴离子、羟基自由基、过氧化氢等，可能是铅的肾上腺皮质细胞毒性的主要原因之一。醋酸铅作用后15 分钟即可见肾上腺皮质细胞 ROS 升高，随后引起线粒体膜电位（mitochondrial membrane potential，MMP）和 ATP 降低，并最终导致细胞损伤甚至死亡。基于细胞和分子损伤事件发生的时间性及它们之间内在的生理病理联系，提示线粒体氧化损伤介导肾上腺皮质细胞毒性可能是醋酸铅的毒作用机制之一。它们进入肾上腺皮质细胞，引发 ROS 增加，产生氧化应激损伤，造成线粒体结构、功能改变，出现线粒体膜电位降低、线粒体内膜通透性明显增加，可能通过抑制线粒体呼吸电子链，造成氧化及磷酸化作用解耦联，导致能量代谢紊乱，并进一步导致细胞损伤甚至死亡。

3. 诱导细胞凋亡　赵敏等（2009 年）以 12.5、25、50、100mol/L 醋酸铅对体外分离培养的豚鼠肾上腺皮质细胞处理 2 小时，用流式细胞仪检测细胞凋亡情况。结果显示，12.5、25、50、100mol/L 处理组细胞凋亡率分别为（13.87±7.79）%、（10.07±6.74）%、（24.00±9.93）%、（36.53±14.30）%，与对照组（7.62±6.33）%相比均升高，其中 100mol/L 剂量处理组与对照组相比，差异有统计学意义（$P<0.01$）。12.5、25、50、100mol/L 处理组细胞坏死率分别为（3.57±1.59）%、（2.50±1.95）%、（4.80±1.51）%、（7.70±1.47）%，与对照组（2.83±1.38）%相比，差异无统计学意义（$P>0.05$）。提示一定剂量条件下醋酸铅能诱发肾上腺皮质细胞发生凋亡，而且在高剂量可见细胞坏死率也轻微增加，说明细胞凋亡的增加可能是铅引起肾上腺内分泌损伤的机制之一。

（六）对胸腺的影响

1. 诱导细胞凋亡　黄青松等（2007 年）以 20、40、80mg/kg 醋酸铅对 21 日龄 SD 小鼠灌胃染毒，每天 1 次，连续染毒 46 天。染毒结束后处死小鼠，取胸腺组织，用琼脂糖凝胶电泳法检测胸腺细胞凋亡情况，Western blot 法检测胸腺组织中 bax 和 bcl-2 的表达情况。

结果显示，染毒组小鼠胸腺细胞有被降解的凋亡带，并且降解条带的量随着染铅剂量的增加而增加。低、中、高剂量染毒组小鼠胸腺细胞 bax 表达量分别为 157.55 ± 3.46、170.47 ± 2.01、189.32 ± 2.66，与对照组（125.77 ± 3.45）相比均升高，并且表达量随着染铅剂量增加而升高，差异有统计学意义（$P<0.05$）。低、中、高剂量染毒组小鼠胸腺细胞 bcl-2 表达量分别为 196.08 ± 5.42、165.75 ± 6.48、112.27 ± 8.58，与对照组（210.27 ± 5.42）相比均降低，且表达量随着染铅剂量的增加而递减，差异有统计学意义（$P<0.05$）。低、中、高剂量染毒组小鼠胸腺细胞 bcl-2/bax 表达比分别为 1.24 ± 0.45、0.99 ± 0.11、0.54 ± 0.21，与对照组（1.87 ± 0.56）相比均降低，差异有统计学意义（$P<0.01$）。提示，醋酸铅可诱发小鼠胸腺细胞凋亡，促进胸腺细胞中 bax 基因的表达，抑制 bcl-2 基因的表达，降低 bcl-2/bax 表达比。

牛志国等（2007 年）以 0.2、0.4、0.8mg/kg 醋酸铅对 21 天刚断乳的 SD 小鼠灌胃染毒，每天 1 次，连续 46 天，对照组以相同方式给予蒸馏水，于第 47 天摘取胸腺，用琼脂糖凝胶电泳法检测胸腺细胞凋亡情况，双抗体夹心 ELISA 检测胸腺组织中 p53 的表达情况。结果显示，铅处理组小鼠胸腺细胞有被降解的凋亡带，并且降解条带的量随着染毒剂量的增加而增加；小鼠胸腺细胞 p53 表达量均高于对照组，并且表达量随着染铅剂量增加而升高。表明，醋酸铅可能诱发小鼠胸腺细胞凋亡；醋酸铅可以促进胸腺细胞中 p53 基因的表达，提示 p53 可能作为调控因子通过调节 bcl-2 和 bax 基因的表达参与铅对胸腺损害的毒性过程，高表达的 p53 启动凋亡过程，诱导细胞凋亡。

2. 影响细胞周期   王昱（2013 年）以 10mg/kg 醋酸铅对体重 18～20g 的昆明小鼠灌胃染毒，每天 1 次，连续染毒 30 天，对照组灌胃等溶剂生理盐水。于末次灌胃后 3 小时处死小鼠，摘取胸腺，分析胸腺脏器系数，流式细胞仪检测胸腺细胞周期。结果显示，染毒组小鼠胸腺重量为 94.05 ± 9.16mg，对照组为 161.25 ± 13.22mg；染毒组小鼠体重为 23.52 ± 1.37 克，对照组为 34.89 ± 2.73 克；染毒组小鼠胸腺脏器系数为 3.99 ± 0.81，对照组为 4.62 ± 0.48；染毒组小鼠体重、胸腺重量、胸腺脏器系数与各自对照组相比均降低，差异有统计学意义（$P < 0.01$）。染毒组小鼠 G_0/G_1 期细胞百分比为 88.54 ± 3.07，与对照组（71.41 ± 3.07）相比增高，差异有统计学意义（$P < 0.01$）；染毒组小鼠 S 期细胞百分比为 6.23 ± 1.18，与对照组（13.25 ± 1.02）相比减低，差异有统计学意义（$P < 0.01$）；染毒组小鼠 G_2/M 期细胞百分比为 9.66 ± 1.04，与对照组（16.70 ± 1.16）相比增高，差异有统计学意义（$P < 0.01$）。表明铅使小鼠胸腺细胞 DNA 积滞于合成前期，进入有丝分裂期的细胞减少，提示铅可以引起小鼠胸腺细胞 DNA 复制障碍。

3. 对遗传物质造成损伤　高群等（2011 年）以 1.5、3、6g/L 醋酸铅对体重 26～29g 的雄性昆明小鼠慢性饮水染毒，末次染毒 24 小时后处死小鼠，摘取胸腺，经 EB 染色，在荧光显微镜下拍照，统计拖尾细胞数并测定 DNA 迁移长度。结果显示，低、中、高剂量染毒组小鼠胸腺细胞拖尾率依次为 40%、60%、100%，胸腺细胞 DNA 平均迁移距离依次为 26.12 ± 1.71、27.49 ± 1.71、$32.61 \pm 1.89 \mu m$，与对照组（$14.50 \pm 1.08 \mu m$）相比均升高，差异有统计学意义（$P < 0.01$），且各剂量染毒组间差异有统计学意义（$P < 0.01$）。提示铅对胸腺细胞 DNA 产生链断裂损伤，随剂量增加，DNA 链损伤加重，推测有导致 DNA 结构改变的可能。

（陈军义　樊俏荣　李芝兰）

主要参考文献

1. 张杨杨. 以线粒体为靶点研究重金属铅对睾丸间质细胞损伤的毒理作用机制. 广州：暨南大学，2013.
2. 徐焰. 紧密连接蛋白在铅诱导的血脑屏障损伤中的作用及调控机制. 西安：第四军医大学，2013.
3. 金海丽. 铅毒性的研究进展. 广东微量元素科学，2004，11（10）：9-14.
4. Ruby SM，Hull R，Anderson P. Sublethal Lead Affects Pituitary Function of Rainbow Trout During Exogenous Vitellogenesis. Arch Environ Contam Toxicol，2000，38（1）：46-51.

5. Ronis MJ，Badger TM，Shema SJ，et al. Endocrine mechanisms underlying the growth effects of developmental lead exposure in the rat. J Toxicol Environ Health A，1998，54（2）：101-120.

6. 余高妍，颜崇淮，余晓刚，等. 低水平铅暴露对雄性幼兔睾丸组织和内分泌激素影响的研究. 环境与职业医学，2007，24（3）：300-304.

7. Shaban El-Neweshy M，Said El-Sayed Y. Influence of vitamin C supplementation on lead-induced histopathological alterations in male rats. Exp Toxicol Pathol，2011，63（3）：221-227.

8. 朱翠娟. 醋酸铅对小鼠卵巢颗粒细胞凋亡及凋亡基因表达影响的研究. 郑州：河南农业大学，2009.

9. 王静，刘英华，王晓军. 铅对大鼠原代卵巢颗粒细胞分泌雌激素能力的影响. 中国职业医学，2007，34（4）：333-334.

10. Mabrouk A，Cheikh HB. Thymoquinone supplementation ameliorates lead-induced testis function impairment in adult rats. Toxicol Ind Healthpublished online，2014 Sep 12. http：//www. ncbi. nlm. nih. gov/pubmed/？term ＝ Thymoquinone＋supplementation＋ameliorates＋lead-induced＋testis＋function＋impairment＋in＋adult＋rats.

11. Kolesarova A，Roychoudhury S，Slivkova J，et al. In vitro study on the effects of lead and mercury on porcine ovarian granulosa cells. J Environ Sci Health A Tox Hazard Subst Environ Eng，2010，45（3）：320-331.

12. Ibrahim NM，Eweis EA，El-Beltagi HS，et al. Effect of lead acetate toxicity on experimental male albino rat. Asian Pac J Trop Biomed，2012，2（1）：41-46.

13. 崔金山，王薛君，张玉敏，等. 铅对大鼠某些内分泌腺功能影响研究. 中国公共卫生学报，1995，14（2）：109-110.

14. 张荣，牛玉杰，杨辉. 铅对大鼠脑组织神经生长因子表达的影响及甲状腺激素的调节作用. 中华劳动卫生职业病杂志，2003，21（6）：8-12.

15. 于丰军. 铅和镉两种重金属对中华绒螯蟹的毒性效应研究. 上海：华东师范大学，2005.

16. Haider S，Saleem S，Tabassum S，et al. Alteration in plasma corticosterone levels following long term oral administration of lead produces depression like symptoms in rats. Metab Brain Dis，2013，28（1）：85-92.

17. 魏青，杨杏芬，陈铁江，等. 重金属的肾上腺皮质毒性与机制研究Ⅰ. 铅对肾上腺皮质激素合成与调控的毒作用. 中国职业医学，1999，26（3）：3-5.

18. 黄青松，王树芳，孙启蒙，等. 长期铅暴露对小鼠胸腺细胞移行相关趋化性细胞因子受体的影响. 环境与健康杂志，2012，29（3）：219-221.

19. 虞敏，周金鹏，李倩兰. 某蓄电池厂铅作业男工血铅、尿铅及血清中性激素水平的调查. 职业与健康，2011，27（16）：1806-1809.

20. 刘康生，陈文军，黄蓉，等. 探讨铅暴露对女性 FSH、PRL、LH 等激素水平的影响. 中国优生与遗传杂志，2014，22（2）：118-119.

21. De Rosa M，Zarrilli S，Paesano L，et al. Traffic pollutants affect fertility in men. Hum Reprod，2003，18（5）：1055-1061.

22. Telisman S，Cvitković P，Jurasović J，et al. Semen quality and reproductive endocrine function in relation to biomarkers of lead，Zinc，and Copper in Men. Environ Health Perspect，2000，108（1）：45-53.

23. Yilmaz H，Keten A，Karacaoǧlu E，et al. Analysis of the hematological and biochemical parameters related to lead intoxication. J Forensic Leg Med，2012，19（8）：452-454.

24. Dundar B，Oktem F，Arslan MK，et al. The effect of long-term low-dose lead exposure on thyroid function in adolescents. Environ Res，2006，101（1）：140-145.

25. 梁启荣，廖瑞庆，王超英，等. 铅作业工人甲状腺激素水平的研究. 中国职业医学，2008，35（1）：77.

26. 高群，綦峥，刘晓秋，等. 铅对小鼠细胞 DNA 损伤作用和增殖变化的研究. 中国疾病预防控制中心环境与健康相关产品安全所、中华预防医学会环境卫生分会. 2011 年全国环境卫生学术年会论文集. 中国疾病预防控制中心环境与健康相关产品安全所、中华预防医学会环境卫生分会，2011：3.

27. 崔金山，张玉敏，李宏革，等. 铅对作业工人某些内分泌腺功能影响的研究. 中国工业医学杂志，1995，8（1）：1-3，63.

28. 李宏向，朱慧芬，王郁文，等. 高水平铅暴露对儿童智商、行为及血中某些神经递质的影响. 中华儿科杂志，1998，36（7）：47-48.

29. Pillai A，Laxmi Priya PN，Gupta S. Effect of combined exposure to lead and cadmium on pituitary membrane of female rats. Arch Toxicol，2002，76（12）：671-675.

30. Liu MY，Leu SF，Yang HY，et al. Inhibitory mechanisms of lead on steroidogenesis in MA-10 mouse Leydig tumor cells. Arch Androl，2003，49（1）：29-38.

31. El Shafai A，Zohdy N，El Mulla K，et al. Light and electron microscopic study of the toxic effect of prolonged lead exposure on the seminiferous tubules of albino rats and the possible protective effect of ascorbic acid. Food Chem Toxicol，2011，49（4）：734-743.

32. 金河田，王晓旭，朴丰源. 亚慢性铅暴露小鼠睾丸组织铅蓄积及对精子质量影响. 大连医科大学学报，2013，35（2）：108-111.

33. 虞敏，周金鹏，杜建伟. 乙酸铅对雄性成年小鼠生殖系统的毒性作用. 环境与健康杂志，2011，28（4）：318-321.

34. 项翠琴，刘春芳，张云英，等. 铅对大鼠睾丸钙调素、ATP 酶的抑制作用. 环境与职业医学，2002，19（3）：132-133.

35. 王薛君，张玉敏，崔金山. 醋酸铅对雄性小鼠生殖功能的影响. 中国工业医学杂志，2004，17（4）：237-239.

36. Nampoothiri LP，Gupta S. Simultaneous effect of lead and cadmium on granulosa cells：A cellular model for ovarian toxicity. Reprod Toxicol，2006，21（2）：179-185.

37. 张天太，何纯珍，张轶蓉，等. 铅和镉联合染毒对雄性小鼠生殖系统氧化损伤的影响. 环境与健康杂志，2011，28（5）：401-403.

38. Pandya C，Pillai P，Nampoothiri LP，et al. Effect of lead and cadmium co-exposure on testicular steroid metabolism and antioxidant system of adult male rats. Andrologia，2012，44 Suppl 1：813-822.

39. 马文领，张峰，刘卫，等. 雷公滕及铅、镉对小鼠睾丸间质细胞一氧化氮合酶活性的影响. 解剖学报，2000，31（2）：183-185，212.

40. Doumouchtsis KK，Doumouchtsis SK，Doumouchtsis EK，et al. The effect of lead intoxication in endocrine functions. J Endocrinol Invest，2009，32（2）：175-183.

41. 李霖，曹卉，朱志飞，等. 一次性腹腔内铅染毒对小鼠卵巢颗粒细胞凋亡率的影响. 环境与健康杂志，2009，26（11）：1017-1018.

42. Kolesarova A，Roychoudhury S，Slivkova J，et al. In vitro study on the effects of lead and mercury on porcine ovarian granulosa cells. J Environ Sci Health A Tox Hazard Subst Environ Eng，2010，45（3）：320-331.

43. 董淑英，单毓娟，卢明俊. 铅致小鼠睾丸 DNA 损伤与细胞增殖. 中国公共卫生，2005，21（10）：1216-1218.

44. 董杰影，金龙金，楼哲丰，等. 运用彗星试验检测醋酸铅对小鼠离体、在体生殖细胞的 DNA 损伤作用. 癌变·畸变·突变, 2006, 18 (1): 42-45.

45. Wang MZ, Jia XY. Low levels of lead exposure induce oxidative damage and DNA damage in the testes of the frog Rana nigromaculata. Ecotoxicology, 2009, 18 (1): 94-99.

46. 张妍, 汪春红, 梁建成, 等. 铅对小鼠睾丸细胞 DNA 损伤作用研究. 数理医药学杂志, 2005, 18 (5): 425-427.

47. 朴丰源, 万伯健, 朱文韬, 等. 铅对孕鼠甲状腺功能影响的形态学观察. 中国医科大学学报, 1992, 21 (2): 120-122, 125.

48. 梁华, 闭中强, 樊建康, 等. 醋酸铅对甲状腺损害的实验研究. 职业医学, 1992, 19 (5): 263-264, 319.

49. 钟振伟, 胡利人. 低铅染毒对大鼠脂质过氧化作用的影响. 中国公共卫生, 2003, 19 (8): 108-109.

50. Mostafalou S, Baeeri M, Bahadar H, et al. Molecular mechanisms involved in lead induced disruption of hepatic and pancreatic glucose metabolism. Environ Toxicol Pharmacol, 2014, 39 (1): 16-26.

51. 杜进兵, 李清华. GRP78 蛋白在胰腺癌中的表达及对胰腺癌细胞增殖和凋亡的影响研究. 中国医学装备, 2014, 11 (8): 47-51.

52. 郑艳妮, 吴静, 侯阳阳, 等. 牛磺酸后处理对大鼠肢体缺血再灌注后胰腺损伤的影响. 天津医药, 2013, 41 (12): 1188-1190.

53. 杨杏芬, 庄志雄, 魏青, 等. 铅镉影响肾上腺皮质细胞分泌功能的机制与途径. 中华预防医学杂志, 2001, 35 (3): 12-15.

54. 赵敏, 杨杏芬, 魏青, 等. c-Akt/PKB 与镉、铅诱发肾上腺皮质细胞凋亡相关性研究//中国环境诱变剂学会第 13 届学术交流会暨中国环境诱变剂学会青年学术交流会论文集. 2007: 61-65.

55. 杨杏芬, 庄志雄, 魏青, 等. 铅对肾上腺皮质细胞线粒体的氧化损伤. 中山医科大学学报, 2001, 22 (1): 14-18.

56. Enrenberg B, Montana V, Wei MD, et al. Membrane potential can be determined in individual cells from the Nernstian distribution of cationic dyes. Biophys J, 1988, 53 (5): 485.

57. 赵敏, 杨杏芬, 魏青, 等. 醋酸铅诱发肾上腺皮质细胞凋亡及与 c-Akt/PKB 相关性研究. 华南预防医学, 2009, 35 (1): 16-19.

58. 黄青松, 邓保国, 牛志国, 等. 醋酸铅对小鼠胸腺细胞凋亡及 Bax 和 Bcl-2 基因表达的影响. 新乡医学院学报, 2007, 24 (2): 130-132.

59. 牛志国，黄青松，王煜霞，等. 醋酸铅对胸腺细胞凋亡及 p53 基因表达的影响. 齐齐哈尔医学院学报，2007，28（1）：6-7，10.

60. 王昱. 油橄榄叶提取物对铅中毒小鼠胸腺的影响. 德州学院学报，2013，29（2）：41-44.

第二节　汞及其化合物

汞（mercury，Hg）俗称水银，常温下为银白色液态金属。汞不溶于水和有机溶剂，可溶于热硫酸、硝酸和类脂质等。环境中的汞主要以汞元素（金属汞）、无机汞（汞盐）和有机汞 3 种形式存在。汞及其化合物主要用于化工、冶金、电子、轻工、医药、医疗器械等多种行业。

汞化合物进入人体的方式可分为由消化道吸收、经呼吸道进入肺部吸收或直接经皮肤吸收 3 个途径。环境或农产品中的金属汞几乎不被吸收，无机汞吸收率低，而有机汞的消化吸收率最高，如甲基汞（methlmercury，MeHg）90% 以上可被人体吸收。MeHg 进入人体后，大部分蓄积在肝和肾中，并可通过血-脑屏障进入脑干组织，分布于脑组织的 MeHg 约占 15%。MeHg 的脂溶性很强，又易于与体内巯基结合，故易于扩散进入组织细胞中，除了在肝和肾中蓄积外，MeHg 还容易在头发中蓄积。MeHg 在体内的半衰期很长，为 70～80 天，以还原形式的谷胱甘肽复合物从肝细胞转移到胆汁，再经胆汁随粪便排出，排出时间很慢。

汞具有神经毒性早已被公认。在汞的各种化合物中，MeHg 神经毒性最为显著。据 WHO 文献显示，MeHg 进入人体后，极易透过血-脑屏障在脑中蓄积，其在脑组织中的浓度可比血中高 6 倍，小脑和大脑两半球受损严重，特别是枕叶、脊髓后束和末梢感觉神经。大量人群流行病学研究也提示，在尚未出现汞中毒临床表现时，神经行为的变化是低浓度汞接触最突出的健康损害之一。

肾是汞在体内最主要的靶器官之一。不同方式进入体内的汞及其化合物，均可在肾内蓄积，引起不同程度的肾损伤，其中以金属汞和无机汞的肾损害较为显著。Zalups PK 等以 100mg/kg HgCl$_2$ 染毒小鼠，1 小时后就观察到小鼠肾近曲小管发生退行性改变。赖小希等检测了慢性 HgO 接触者的肾功能，发现尿 β$_2$-微球蛋白（β$_2$-MG）增多，血清及尿中 Tamm-Horsfall 蛋白（THP）降低。

动物模型中，长期低浓度接触各种形态的汞都可以引发自身免疫性疾病。慢性汞中毒有时会出现肝损害，表现为转氨酶活性的升高。急性接触大剂量的 HgO，会造成明显的肺部损伤以及口腔炎症。消化道摄入大量汞盐，会引起胃肠道症状。皮肤接触汞，还会引发接触性皮炎。

国际癌症研究所（IARC）将甲基汞归入 2B 类，人类可能致癌物。

一、毒性表现

（一）动物实验资料

动物实验资料未见汞对甲状旁腺、胰腺功能的影响的报道。

1. 对垂体功能的影响

S Tartu 等（2013 年）选取挪威北端位于北极圈内的斯瓦尔巴德（Svalbard）群岛 2008 年 5 月 20 日至 6 月 6 日期间的 52 只在预育种周期的海鸥和 2011 年 5 月 21 日至 6 月 7 日期间的 104 只在预育种周期的海鸥，第一次采血后，用留置的冻干红细胞来测量总汞浓度。给海鸥注射 0.1ml 促性腺激素释放激素（gonadotropin-releasing hormone，GnRH）溶液，测量翼静脉血样促黄体生成素（luteinizing hormone，LH）基准水平和注射 GnRH 溶液后 LH 水平以及雄性睾酮（testosterone，T）水平，每两天去检查一次巢穴，掌握海鸥是否正在育种。结果发现，在雄性海鸥中，随机选取 40 只育种海鸥和 26 只非育种海鸥，育种海鸥血液中汞浓度与非育种海鸥血液中汞浓度比较降低，差异有统计学意义（$P<0.05$）。在雌性海鸥中，随机选取 48 只育种海鸥和 42 只非育种海鸥，育种海鸥血液中汞浓度与非育种海鸥汞浓度比较降低，差异具有统计学意义（$P<0.05$）。已育种过的雌性海鸥的 LH 基线水平与雄性海鸥间质细胞刺激素（interstitial cell stimulating hormone，ICSH）水平比较升高，差异有统计学意义（$P < 0.05$），LH 基线水平与汞浓度之间不相关（$F_{1,33} = 0.08$，$P > 0.05$）。GnRH 引起的育种海鸥 LH 水平与性别、汞浓度之间不相关（$F_{1,17} = 3.23$，$P > 0.05$；$F_{1,17} = 0.88$，$P > 0.05$）。非育种的海鸥 LH 基线水平与海鸥性别不相关（$F_{1,12} = 0.43$，$P > 0.05$），LH 基线水平与雄性海鸥汞浓度之间呈显著性负相关，LH 基线水平与雌性海鸥汞浓度之间呈显著性正相关（汞浓度和性别之间存在交互效应 $F_{1,12} = 19$，$P < 0.05$）。GnRH 引起的非育种海鸥 LH 水平和汞浓度之间呈显著性正相关（$F_{1,10} = 21.6$，$P < 0.05$）。非育种的雄性海鸥 T 基线水平与汞浓度呈负相关（$F_{1,19} = -5.92$，$P > 0.05$）。

JC Heath 等（2009 年）选用产后 21 天雌性 SD 大鼠 60 只。随机分为 3 组，每组 20 只。以 1.0、2.0mg/kg $HgCl_2$ 灌胃，1 次/天，共 60 天。结果发现高剂量染毒组大鼠从染毒第 9 天开始，体重与对照组比较降低，差异有统计学意义（$P < 0.05$）。低剂量染毒组大鼠从染毒第 30 天开始，体重与对照组比较降低，差异有统计学意义（$P < 0.05$）。高剂量染毒组大鼠血浆黄体酮水平（74.2ng/ml）与对照组（90.6ng/ml）比较降低，差异有统计学意义（$P < 0.05$）。高剂量染毒组大鼠垂体黄体生成素（luteotropic hormone，LH）水平（$2.3\mu g$）与对照组（$1.93\mu g$）比较升高，差异有统计学意义（$P < 0.05$）。高剂量染毒组大鼠垂体 LH 水平（$2.3\mu g/g$）与低剂量染毒组（$1.9\mu g/g$）比较升高，差异有统计学意义（$P < 0.05$）。低、高剂量染毒组大鼠垂体卵泡刺激素（follicle-stimulating hormone，FSH）与对照组比较，差异均无统计学意义（$P > 0.05$）。

2. 对生殖内分泌功能的影响

（1）雄性性腺：MA Boujbiha 等（2011 年）选用出生后 90 天 Wistar 雄性大鼠 18 只。随机分为 3 组，每组 6 只。以 50、100ppm $HgCl_2$ 饮水染毒 90 天。HE 染色结果示，对照组睾丸结构正常，生精小管的管腔中精子生成正常。低剂量染毒组大鼠睾丸生精小管管腔中精子生成减少。高剂量染毒组大鼠睾丸基底膜中大量精母细胞退化、变性。低、高剂量染毒组大鼠睾丸生精小管扩张，小静脉血管血浆增多，出现间隙积液，睾丸间质细胞松散，大量生精细胞分离，包括坏死生精细胞的聚集和生精细胞的损耗，高剂量染毒组损伤较低剂量染毒组严重。低、高剂量染毒组大鼠睾丸组织水肿程度分别为3.18％、13.42％，与对照组（-）比较升高，差异均有统计学意义（$P < 0.05$）。低、高剂量染毒组大鼠每尾附睾的精子计数分别为$(17.92 \pm 0.494) \times 10^6 /ml$、$(16.13 \pm 0.959) \times 10^6 /ml$，与对照组$(26 \pm 0.489) \times 10^6 /ml$比较降低，差异均有统计学意义（$P < 0.05$）。低、高剂量染毒组大鼠每尾附睾的精子活动度分别为$(57.75 \pm 3.084)\%$、$(50.48 \pm 3.314)\%$，与对照组$(73.84 \pm 1.861)\%$比较降低，差异均有统计学意义（$P < 0.05$）。低、高剂量染毒组大鼠睾丸汞含量分别为(1.29 ± 0.026)、(2.95 ± 0.015) $\mu g/g$，与对照组（0）比较升高，差异均有统计学意义（$P < 0.05$），且呈剂量依赖性。低、高剂量染毒组大鼠血清17β-雌二醇水平分别为(28.72 ± 0.696)、(22.22 ± 0.901) pg/ml，与对照组(35.29 ± 0.938) pg/ml 比较降低，差异均有统计学意义（$P < 0.05$），且呈剂量依赖性。低、高剂量染毒组大鼠睾丸内17β-雌二醇含量分别为(168.92 ± 8.938)、(145.96 ± 4.206) pg/ml，与对照组(197.75 ± 7.596) pg/ml 比较降低，差异均有统计学意义（$P < 0.05$），且呈剂量依赖性。低、高剂量染毒组大鼠血清睾酮（testosterone，T）水平分别为(1.72 ± 0.388)、(1.62 ± 0.247) ng/ml，与对照组(2.02 ± 0.405) ng/ml 比较，差异均无统计学意义（$P > 0.05$）。低、高剂量染毒组大鼠睾丸内T水平分别为(38.28 ± 0.693)、(42.08 ± 2.717) ng/g，与对照组(31.25 ± 0.780) ng/g 比较升高，差异均有统计学意义（$P < 0.05$）。

董杰影等（2004年）选用(16 ± 2) g ICR 雄性小鼠84只。随机分为7组，每组12只。以0.25、0.5、1mg/kg $HgCl_2$进行腹腔注射，1次/3天，共30天。染毒结束后继续饲养23天后处死小鼠。结果发现，中、高剂量染毒组小鼠附睾的精子密度分别为$(44.28 \pm 15.35) \times 10^7 /100mg$、$(44.99 \pm 12.94) \times 10^7 /100mg$，与对照组$(65.93 \pm 6.67) \times 10^7 /100mg$ 比较降低，差异均有统计学意义（$P <$

0.05）。低、中、高剂量染毒组小鼠精子头畸形率分别为（4.27±0.99）%、（3.95±0.66）%、（5.77±1.08）%，与对照组（1.85±0.15）%比较升高，差异均有统计学意义（$P<0.05$）。低、中、高剂量染毒组小鼠睾丸脏器系数、精子活动率、生精细胞微核率与对照组比较，差异均无统计学意义（$P>0.05$）。

金明华等（2001 年）选用（30±2）g 昆明种雄性小鼠。以0.385、0.77、3.85mg/kg 氯化甲基汞（methylmercury chloride，MMC）灌胃，阴性对照组给予生理盐水，1 天/次，共 3 天，阳性对照组以 100mg/kg 环磷酰胺一次性腹腔注射。染毒后 24 小时颈椎脱臼处死，取睾丸，在冰浴下用玻璃匀浆器制成匀浆，离心，留取上清液进行测定。结果发现，高剂量染毒组小鼠睾丸乳酸脱氢酶（lactate dehydrogenase，LDH）活性（121.19±13.60）U/g 与阴性对照组（174.96±20.47）U/g 比较降低，差异有统计学意义（$P<0.05$）。低、中、高剂量染毒组小鼠睾丸葡萄糖-6-磷酸脱氢酶（glucose 6-phosphatedehydrogenase，G-6-PD）、山梨醇脱氢酶（sorbitol dehydrogenase，SDH）与阴性对照组比较，差异均无统计学意义（$P>0.05$）。

（2）雌性性腺：沈维干等（2000 年）选用 21 日龄雌性 ICR 小鼠，随机分为 3 组。以 0.5、1.5mg/kg $HgCl_2$ 腹腔注射 3 天。结果发现，高剂量染毒组小鼠卵巢脏器系数为（0.06±0.15）mg/g，与对照组（0.38±0.12）mg/g 比较降低，差异有统计学意义（$P<0.05$）。染毒后 48 小时，高剂量染毒组小鼠超排卵的卵母细胞数（34.67±2.94）个，与对照组（39.14±2.64）个比较降低，差异有统计学意义（$P<0.05$）。低、高剂量染毒组小鼠第一极体释放率分别为 45.04%、37.96%，与对照组（76.11%）比较降低，差异均有统计学意义（$P<0.05$）。低、高剂量染毒组小鼠卵母细胞存活率分别为 33.59%、18.98%，与对照组（67.26%）比较降低，差异均有统计学意义（$P<0.05$）。体外实验是在正常小鼠腹腔注射 $HgCl_2$ 48 小时后，取出生发泡完整饱满的卵母细胞，置于 $50\mu l$ 覆盖有矿物油的 0.5、1.5mg/L $HgCl_2$ 培养液微滴中培养。体外实验结果发现，在

培养 8 小时时，低、高剂量染毒组小鼠卵母细胞生发泡破裂率为别为 83.33%、86.49%，与对照组（98.57%）比较降低，差异均有统计学意义（$P<0.05$），但是随着培养时间的延续，这种抑制作用逐渐减小。

李景舜等（1997 年）选用（25 ± 3）g 雌性健康昆明种小鼠 100 只。随机分为 4 组，每组 25 只。以 0.1925、1.925、19.25mg/kg 氯化甲基汞（methylmercury chloride，MMC）灌胃，1 次/2 天，共 4 天。FACScan 流式细胞仪显示，中、高剂量染毒组小鼠处于 G_0/G_1 时相的卵巢细胞百分数分别为（68.26 ± 3.39）%、（70.15 ± 1.41）%，与对照组（61.52 ± 2.18）% 比较升高，差异均有统计学意义（$P<0.05$）。中、高剂量染毒组小鼠处于 S 时相的卵巢细胞百分数分别为（22.48 ± 5.31）%、（21.63 ± 4.43）%，与对照组（31.36 ± 2.47）% 比较降低，差异均有统计学意义（$P<0.05$）。低、中、高剂量染毒组小鼠 G_2+M 时相的卵巢细胞百分数与对照组比较，差异均无统计学意义（$P>0.05$）。

3. 对甲状腺功能的影响

吴源等（2010 年）选用 220～235g 清洁级 Wistar 大鼠 40 只，适应性饲养 7 天后，将大鼠按雌：雄比例 3:1 进行合笼，子鼠出生后将每窝子鼠调整为 8～10 只，其余子鼠处死。以 0.5、1、2mg/kg 氯化甲基汞（methylmercury chloride，MMC）给子鼠灌胃。结果发现，高剂量染毒组子鼠血清中游离甲状腺素（free thyroxine，FT4）水平为（76.80 ± 9.34）ng/ml，与对照组（69.94 ± 7.15）ng/ml 比较升高，差异有统计学意义（$P<0.05$）。高剂量染毒组子鼠血清中三碘甲状腺原氨酸（3,5,3'-triiodothyronine，T3）水平为（1.28 ± 0.23）ng/ml，与对照组（1.41 ± 0.22）ng/ml 比较降低，差异有统计学意义（$P<0.05$）。低、中、高剂量染毒组子鼠血清中促甲状腺激素（thyroid stimulating hormone，TSH）水平分别为（0.33 ± 0.071）、（0.36 ± 0.084）、（0.33 ± 0.083）mU/L，与对照组（0.27 ± 0.079）mU/L 比较升高，差异均有统计学意义（$P<0.05$）。

李松等（1998 年）选用 170～190g 健康雌性 Wistar 大鼠 24 只，

按体重随机分为 4 组，每组 6 只。以 0.75、1.50、3.0mg/kg $HgCl_2$ 进行腹腔注射，1 次/周，共 5 周。结果发现，低、中、高剂量染毒组大鼠血汞浓度分别为（1.14±0.10）、（1.29±0.17）、（2.23±0.51）ppm，与对照组（0.75±0.19）ppm 比较升高，差异均有统计学意义（$P < 0.05$）。低、中、高剂量染毒组大鼠甲状腺汞浓度分别为（2.50±0.37）、（3.55±0.35）、（4.41±0.34）ppm，与对照组（0.93±0.34）ppm 比较升高，差异均有统计学意义（$P < 0.05$）。低、中、高剂量染毒组大鼠血清游离甲状腺素（free thyroxine，FT4）水平分别为（1.11±0.54）、（0.75±0.27）、（0.41±0.17）pmol/L，与对照组（4.65±1.02）pmol/L 比较降低，差异均有统计学意义（$P < 0.05$），且血清 FT4 水平随甲状腺汞浓度升高而降低。低、中、高剂量染毒组大鼠血清游离三碘甲状腺原氨酸（free triiodothyronine，FT3）水平分别为（2.95±0.58）、（2.87±0.94）、（3.05±0.47）ng/ml，与对照组（3.11±0.62）ng/ml 比较降低，但差异均无统计学意义（$P > 0.05$）。低、中剂量染毒组大鼠血清促甲状腺激素（thyroid stimulating hormone，TSH）水平分别为（2.94±0.72）、（2.92±0.91）nlu/ml，与对照组（3.01±1.17）nlu/ml 比较降低，但差异均无统计学意义（$P > 0.05$）。

4. 对肾上腺功能的影响

H Wada 等（2010 年）分别以美国东部弗吉尼亚州（Virginia State）南部河流附近污染源下游 29km 处的仓库（距河流 1km）和污染源上游 9.1km 的仓库（距河流 7.3km）中捕捉到的成年雌性褐色大蝙蝠为实验组和对照组。结果发现，实验组蝙蝠血液汞浓度（0.110±0.012）$\mu g/g$、皮毛汞浓度（28.01±4.06）$\mu g/g$ 与对照组蝙蝠血液汞浓度（0.042±0.003）$\mu g/g$、皮毛汞浓度（10.94±0.50）$\mu g/g$ 比较升高，差异均有统计学意义（$P < 0.05$）。蝙蝠皮毛汞浓度为血液汞浓度的 260 倍，且蝙蝠血液汞浓度和蝙蝠皮毛汞浓度呈正相关（$r = 0.870$，$P < 0.05$）。实验组和对照组哺乳期后雌性蝙蝠的基线皮质醇水平相似，对所有的雌性蝙蝠进行 30 分钟的捕捉和处理后，均显示出强烈的肾上腺皮质反应，它们的应激皮质醇水平范

围为（2.718～77）ng/ml，捕捉和处理导致的皮质醇水平差异有统计学意义（$P<0.05$）。捕捉和处理地点对皮质醇水平无影响，捕捉和处理作用、捕捉和处理地点之间无显著性相互作用（$P>0.05$）。实验组的蝙蝠皮质醇水平与对照组比较升高，但差异无统计学意义（$P>0.05$）。对汞浓度和皮质醇浓度进行回归分析，血液汞浓度和皮毛汞浓度与基线皮质醇水平、应激皮质醇水平、增加的皮质醇水平无联系。

L Kozma 等（1996 年）选用 35～40g 雌性 Balb/c 小鼠 4 只，随机分为实验组和对照组，每组 2 只。以 $4mg/kg$ $HgCl_2$ 进行腹腔注射，对照组给予生理盐水，2 小时后处死，取出肾上腺。结果发现，实验组小鼠肾上腺中检测到汞元素，对照组肾上腺中未检测出汞元素。光镜下可见，实验组小鼠肾上腺髓质包含的银颗粒数量多于肾上腺皮质，肾上腺皮质中的反应主要集中在束状带，球状带、网状带只有背景水平。银颗粒的扫描密度也进一步支持肾上腺髓质和皮质汞浓度不同这一结果，肾上腺髓质密度测量曲线下面积是皮质密度测量曲线下面积的 5 倍。

5. 对胸腺功能的影响

A Thuvander 等（1996 年）选用（16.0±0.5）g 雌性 Balb/c 小鼠，随机分为 3 组。以 0.5、$5mg/kg$ 甲基汞（MeHg）饲喂染毒，分别在交配前、妊娠期间和哺乳期间染毒，共 10 周，产出的新生小鼠在 15 天后与母鼠分离，然后给予饲喂染毒。结果发现，在子代小鼠出生后第 22、50 天，低剂量染毒组子代小鼠血汞浓度分别为（24±10）、（11±7）ng/g，高剂量染毒组子代小鼠血汞浓度分别为（170±17）、（22±4）ng/g，与对照组子代小鼠生后第 22、50 天血汞浓度（7±11）、（5±2）ng/g 比较升高，差异均有统计学意义（$P<0.05$）。在子代小鼠出生后第 22 天，低剂量染毒组小鼠胸腺细胞数目为（110±23）×10^6，与对照组（77±17）×10^6 比较升高，差异有统计学意义（$P<0.05$）。用流式细胞术对胸腺细胞亚群进行分析，在子代小鼠出生后第 10 天，低、高剂量染毒组子代小鼠 $CD4^+$ 细胞占胸腺细胞比例与对照组比较降低，差异均有统计学意义（$P<$

0.05），在子代小鼠出生后第 22 天，低、高剂量染毒组子代小鼠 CD4$^+$ 细胞数分别为（5.6±1.4）×10^6、（5.1±1.0）×10^6，与对照组（3.9±0.6）×10^6 比较升高，差异均有统计学意义（$P<0.05$），高剂量染毒组子代小鼠 CD8$^+$ 细胞占胸腺细胞比例与对照组比较升高，差异有统计学意义（$P<0.05$）。高剂量染毒组子代小鼠 CD8$^+$ 细胞数为（0.9±0.3）×10^6，与对照组（0.6±0.3）×10^6 比较升高，差异有统计学意义（$P<0.05$）。在子代小鼠出生后第 50 天，高剂量染毒组子代小鼠 CD8$^+$ 细胞占胸腺细胞比例与对照组比较升高，差异有统计学意义（$P<0.05$）。

（二）流行病学资料

目前流行病学资料报道主要集中在对生殖内分泌功能、甲状腺功能的影响。

1. 对生殖内分泌功能的影响

（1）雄性性腺：王恩楷等（2004 年）以某金矿接汞车间已婚男工为研究对象，共 89 人，年龄 18～45 岁，平均 33.2 岁，工龄 1～25 年，平均 13.1 年。以不接触汞的某棉纺厂已婚男工为对照组，共 39 人，年龄 19～45 岁，平均 32.9 岁，工龄 1～24 年，平均 13.5 年。结果发现，接触组男工血汞水平为 56.3$\mu g/L$、精液汞水平为 26.5$\mu g/L$，与对照组男工血汞水平（10.4$\mu g/L$）、精液汞水平（14.0$\mu g/L$）比较升高，差异均有统计学意义（$P<0.05$）。接触组男工精液量（2.48±1.86）毫升/次，与对照组（3.61±2.20）毫升/次比较降低，差异有统计学意义（$P<0.05$）。接触组男工精子液化时间（1.53±0.36）分钟，与对照组（1.40±0.23）分钟比较升高，差异有统计学意义（$P<0.05$）。接触组男工精子密度（7.07±0.26）×10^9 个/升，与对照组（7.83±0.33）×10^9 个/升比较降低，差异有统计学意义（$P<0.05$）。接触组男工每 100 个精子中活精数（68.45±21.02）个，与对照组（82.13±8.56）个比较降低，差异有统计学意义（$P<0.05$）。接触组男工每 100 个精子中畸形精子数（26.01±6.03）个，与对照组（21.45±5.03）个比较升高，差异有统计学意义（$P<0.05$）。接触组男工血清卵泡刺激素（follicle-stimulating hormone，FSH）水平（1.58±0.64）U/L，与对照组（2.46±1.59）U/L 比较降低，差异有统计学意义（$P<0.05$）。接触组男工间质细胞刺激素（interstitial cell stimulating hormone，ICSH）水平（4.56±2.13）U/L，与对照组（6.75±6.31）U/L 比较降低，差异有统计学意义（$P<0.05$）。

赖关朝等（2011 年）选取广东某灯具制造厂 111 名男性汞从业工人为接触组，年龄 16～51 岁，暴露时间为 2～128 月。选取某钢琴厂无汞暴露史的 46 名男性工人为对照组，年龄 17～50 岁。结果发现，汞接触组男工尿汞（HgU）（43.79±37.02）$\mu mol/mol \cdot Cr$，与对照组（0.51±0.56）$\mu mol/mol \cdot Cr$ 比较升高，差异有统计学意义（$P<0.05$）。汞接触组男工血清睾酮（serum testosterone，ST）水平（28.31±8.25）nmol/L，与对照组（21.03±5.77）nmol/L 比较升高，差异有统计学意义（$P<0.05$）。按年龄分层后发现，<20 岁、20～25 岁、30～35 岁年龄组汞接触组男工 ST 水平分别为（28.97±6.26）、（28.68±8.51）、（29.76±8.62）nmol/L，与对照组（21.88±5.92）、（22.00±5.61）、（18.08±6.09）nmol/L 比较升高，差异均有统计学意义（$P<0.05$）。按暴露时间分层后发现，暴露时间 2～30 个月、30～60 个月、60～90 个月男工 ST 水平分别为（28.78±8.63）、（28.08±8.67）、（27.80±6.03）nmol/L，与对照组（21.03±5.77）nmol/L 比较升高，差异均有统计学意义（$P<0.05$）。

罗斐和等（2001 年）选取接触无机汞的男性工人 61 名为接触组，年龄 20～40 岁，平均年龄 31.5 岁，对照组为非汞接触的办公室工作人员，按年龄与接触组 1：1 配对。结果发现，接触组男工血清卵泡刺激素（follicle stimulating hormone，FSH）水平为（1.48±0.14）mIU/ml，与对照组（3.45±0.31）mIU/ml 比较降低，差异有统计学意义（$P<0.05$）。接触组男工血清睾酮（testosterone，T）水平为（2.87±0.27）ng/ml，与对照组（9.98±0.91）ng/ml 比较降低，差异有统计学意义（$P<0.05$）。接触组男工血清间质细胞刺激素（interstitial cell-stimulation hormone，ICSH）水平为（8.45±0.91）mIU/ml，与对照组（17.5±1.64）mIU/ml 比较降低，差异

有统计学意义（$P < 0.05$）。接触组男工尿汞（0.018 ± 0.002）mg/L、血汞（8.78 ± 0.98）$\mu g/L$，与对照组尿汞（0.003 ± 0.001）mg/L、血汞（0.06 ± 0.01）$\mu g/L$ 比较升高，差异均有统计学意义（$P < 0.05$）。接触组男工体内血清 FSH、ICSH、T 水平与血汞无相关性（$r = 0.13$，$P > 0.05$；$r = 0.16$，$P > 0.05$；$r = 0.21$，$P > 0.05$）。接触组男工体内血清 FSH、ICSH、T 水平与汞接触时间呈负相关（$r = -0.5632$，$P < 0.05$；$r = -0.4568$，$P < 0.05$；$r = -0.6854$，$P < 0.05$）。汞接触时间对男性工人体内性激素水平有显著影响，且存在时间-效应关系。

（2）雌性性腺：Tetsuro Agusa 等（2007 年）以 2000 年 12 月在柬埔寨金边地区随机选取的 20 人（男性 5 名，女性 15 名）为观察对象。所有的女性均为哺乳母亲，平均年龄为 30 岁，平均体重为 51kg，平均身高为 155cm。男性平均年龄为 25 岁，平均体重为 48kg，平均身高为 162cm，所有人在金边地区居住 2~20 年。测定其头发和血液的汞含量及血清类固醇激素水平。结果发现，所有观察对象平均头发汞含量为 $3.4\mu g/g$，平均血液汞含量 $10\mu g/l$。女性头发平均汞含量（$4.0\mu g/g$）与男性头发平均汞含量（$2.1\mu g/g$）比较升高，但差异无统计学意义（$P > 0.05$）。血清中雌激素酮、雌二醇水平没有性别差异，男性血清睾酮水平显著高于女性（$P < 0.05$）。血液汞含量与血清雌激素酮水平呈正相关（$R^2 = 0.45$，$P < 0.05$），血液汞含量与血清雌二醇水平呈正相关（$R^2 = 0.41$，$P < 0.05$）。按性别分层后，女性的血液汞含量与血清雌激素酮水平呈正相关（$R^2 = 0.44$，$P < 0.05$），女性血液汞含量与血清雌二醇水平呈正相关（$R^2 = 0.41$，$P < 0.05$）。

2. 对甲状腺功能的影响

A Chen 等（2013 年）选取 2007—2008 年美国全国健康和营养调查（the U. S. National Health and Nutrition Examination Survey, NHANES）项目中的年龄 12~19 岁，平均年龄 15.5 岁的青少年 1109 名和年龄 20~80 岁，平均年龄 46.4 岁的成年人 4409 名为研究对象，使用线性模型分别分析青少年组和成人组汞和汞暴露之后甲状腺激素（thyroid hormones，THs）水平之间的关系，发现成年人组汞暴露水平显著高于青少年组，青少年组血液总汞的含量和血清总甲状腺素（total thyroid hormone，TT4）、游离三碘甲状腺原氨酸（free triiodothyronine，FT3）含量均呈负相关，差异均有统计学意义（$P<0.05$），青少年组血液有机汞的含量与 FT3 含量呈负相关，差异有统计学意义（$P<0.05$）。成年人组对总汞、有机汞的持续暴露，反应与青少年组一致，即血液总汞水平与 TT4、血清总三碘甲状腺原氨酸（total triiodothyronine，TT3）、FT3 含量呈负相关。成人组的高甲状腺抗体水平的比例稍微高于青少年组。

秦少珍等（2007 年）选取 2002—2006 年在广西壮族自治区职业病防治研究所住院的 78 名使用过可疑含汞超标的美白、祛斑化妆品，并被诊断为慢性汞中毒的女性患者为接触组，年龄 20～50 岁，平均年龄（35.21±7.08）岁，尿汞值为 0.122～14.91（3.26±3.14）μmol/L。对照组为同年龄段健康体检的女性，尿汞值均在正常参考值范围（广西正常人群尿汞值不超过 0.1032μmol/L）。磁分离均相酶联免疫定量测定法结果示，观察组血清总三碘甲状腺原氨酸（total triiodothyronine，TT3）水平为（1.90±0.56）nmol/L，与对照组（2.11±0.74）nmol/L 比较降低，差异有统计学意义（$P<0.05$）。接触组血清游离甲状腺素（free thyroxineIndex，FT4）水平为（13.41±3.76）pmol/L，与对照组（14.97±4.93）pmol/L 比较降低，差异有统计学意义（$P<0.05$）。接触组血清促甲状腺激素（thyroid stimulating hormone，TSH）水平（3.07±4.77）×10^{-3} U/L，与对照组（1.64±1.55）×10^{-3} U/L 比较升高，差异有统计学意义（$P<0.05$）。接触组血清总甲状腺素（total thyroid hormone，TT4）水平（102.02±25.62）nmol/L，与对照组（103.31±31.99）nmol/L 比较降低，但差异无统计学意义（$P>0.05$）。接触组游离三碘甲状腺原氨酸（free triiodothyronine，FT3）水平（3.88±1.00）pmol/L，与对照组（4.26±1.20）pmol/L 比较降低，但差异无统计学意义（$P>0.05$）。

L Arregard 等（1994 年）选取 41 名汞蒸气暴露的氯碱厂男工为

接触组，平均年龄为 36 岁，平均工龄为 10 年；氯碱厂 41 名无职业性汞接触的男工为对照组，平均年龄为 36 岁，其中接触组有 18 名工人吸烟，对照组有 20 名工人吸烟。结果发现，接触组男工血液汞浓度（blood mercury，B-Hg）、血浆汞浓度（plasma mercury，P-Hg）、尿汞浓度（urine mercury，U-Hg）与对照组比较升高，差异均有统计学意义（$P<0.05$）。接触组男工甲状腺激素（thyroid hormones，THs）、促甲状腺激素（thyrotrophin，TSH）浓度、尿皮质醇分泌与对照组比较差异均无统计学意义（$P>0.05$）。选取接触组 13 名 B-Hg 浓度高（$>50nmol/l$）的男工与对照组 40 名男工进行比较，发现接触组男工血清游离甲状腺素（free thyroxine，FT4）水平（18.5pmol/L）与对照组男工血清 FT4 水平（17.3pmol/L）比较升高，差异有统计学意义（$P<0.05$）。选取接触组 11 名 U-Hg 浓度高（$>20\mu g/mmol$ 肌酐或 $>35\mu g/g$ 肌酐）的男工与对照组 40 名男工进行比较，发现接触组男工血清 FT4/FT3 的比值为 3.3，与对照组（2.8）比较升高，差异有统计学意义（$P<0.05$）。对照组男工血清 FT4 水平和 FT3 水平之间呈正相关（$r_s=0.53$，$P<0.05$），血清 FT3 水平和年龄之间呈负相关（$r_s=-0.40$，$P<0.05$）。在调整吸烟、年龄两个因素后，接触组男工血清 FT3 水平与血汞最高累积暴露指数（CEI）呈负相关（$r=-0.28$，$P<0.05$）。血清 FT3 水平与 U-Hg 浓度呈负相关，血清 FT4/FT3 与 P-Hg 呈正相关（$r=0.33$，$P<0.05$）。

M Ursinyova 等（2011 年）选取斯洛伐克东部 Michalovce 地区（全年平均汞浓度为 $8ng/m^3$）的 30 对母子和 Svidnik 地区（全年平均汞浓度 $3ng/m^3$）的 45 对母子为研究对象。Michalovce 地区 32% 的母子为罗马人（即指文化水平低、补汞合金牙数量少、怀孕期间吸烟严重），68% 的母子为白种人。Svidnik 地区 24% 的母子为罗马人，76% 的母子为白种人。结果发现，罗马人群产妇血液总汞（total mercury，THg）平均水平明显低于白种人人群产妇血液 THg 平均水平，差异有统计学意义（$P<0.05$）。罗马人群母亲脐带血 THg、甲基汞（methylmercury，MeHg）平均水平明显低于白种人群母亲

脐带血 THg、MeHg 平均水平，差异均有统计学意义（$P<0.05$）。孕妇外周血 THg、MeHg 水平分别和产后的脐带血 THg、MeHg 水平呈正相关（$r=0.771$，$P<0.05$；$r=0.645$，$P<0.05$）。6 个月的婴儿血汞水平和孕产妇血或脐带血汞水平之间无相关性。孕妇补牙数目分别和孕妇血、脐带血中的 THg 水平呈正相关（$r=0.460$，$P<0.05$；$r=0.460$，$P<0.05$）。孕妇补牙数目分别和孕妇血、脐带血中的 MeHg 水平呈正相关（$r=0.476$，$P<0.05$；$r=0.475$，$P<0.05$）。Svidnik 地区幼儿三碘甲状腺原氨酸（triiodothyronine，T3）平均水平（3.61nmol/L）、游离三碘甲状腺原氨酸（free triiodothyronine，FT3）平均水平（7.34pmol/L）与 Michalovce 地区幼儿 T3 水平（4.14nmol/L）、FT3 水平（8.10pmol/L）比较降低，差异均有统计学意义（$P<0.05$）。孕妇补牙数量和孕妇 FT3 水平呈负相关（$r=-0.289$，$P<0.05$）。两个地区孕妇血 THg 水平和 6 个月幼儿促甲状腺激素（thyroid stimulating hormone，TSH）水平呈正相关（$r=0.292$，$P<0.05$）。在罗马人群中，孕妇血 THg 水平和幼儿 T3 水平呈正相关（$r=0.491$，$P<0.05$）。在白种人群中，母亲脐带血 THg 水平分别与幼儿的 T3、FT3 水平呈负相关（$r=-0.301$，$P<0.05$；$r=-0.293$，$P<0.05$），相反在罗马人群中，母亲脐带血 THg 水平分别与幼儿的 T3、FT3 水平呈正相关（$r=0.428$，$P<0.05$；$r=0.505$，$P<0.05$）。

二、毒性机制

动物实验资料未见对甲状旁腺、胰腺、肾上腺功能障碍机制研究的报道。

（一）垂体内分泌功能障碍机制

Ca^{2+} 吸收障碍

GG Clifton 等（1986 年）选取 $180\sim220$g 雌性 SD 大鼠，以 0.01、0.05、0.10、0.50mmol/L $HgCl_2$ 和 0.50mmol/L 毒毛花苷 G（ouabain，哇巴因）对大鼠进行染毒，设空白对照组，染毒后断头处死大鼠，分离神经垂体，在室温下将每个神经垂体保存在 1ml

Locke's 溶液中。结果发现，染毒组大鼠神经垂体对 $HgCl_2$ 的吸收量随着时间延长直线增加，染毒后 20 分钟 0.5mmol/L $HgCl_2$ 剂量染毒组大鼠神经垂体吸收 $HgCl_2$ 量为 4.7nmol/mg。染毒后 15 分钟 0.5mmol/L $HgCl_2$ 剂量染毒组大鼠神经垂体 Ca^{2+} 吸收量为 (4.9±0.0) nmol/mg，与对照组 (2.9±0.4) nmol/mg 比较升高，差异有统计学意义 ($P<0.05$)。染毒后 60 分钟 0.5mmol/L $HgCl_2$ 剂量染毒组大鼠神经垂体 Ca^{2+} 吸收量为 (13.9±1.9) nmol/mg，与对照组 (7.8±0.6) nmol/mg 比较升高，差异有统计学意义 ($P<0.05$)。神经垂体线粒体 Ca^{2+} 含量为 (64±13) pmol，与对照组 (124±21) pmol 比较降低，差异有统计学意义 ($P<0.05$)。神经垂体细胞质基质 Ca^{2+} 含量为 (1326±190) pmol，与对照组 (776±98) pmol 比较升高，差异有统计学意义 ($P<0.05$)。0.5mmol/L $HgCl_2$ 剂量染毒组大鼠抗利尿激素释放激素水平为 (94±14) pg/ml，与对照组 (458±119) pg/ml 比较降低，差异有统计学意义 ($P<0.05$)。染毒结束后 10 分钟，将大鼠神经垂体随机分为实验组和对照组。实验组第一阶段：将大鼠神经垂体暴露于 0.5mmol/L $HgCl_2$；第二阶段：暴露结束后 10 分钟，将大鼠神经垂体置于不含 $HgCl_2$ 的 Locke's 溶液中，对照组大鼠神经垂体不进行处理。结果发现，第一阶段，实验组大鼠神经垂体抗利尿激素释放激素水平为 (100±0) pg/ml，与对照组 (745±81) pg/ml 比较降低，差异有统计学意义 ($P<0.05$)。在第二阶段，实验组大鼠神经垂体抗利尿激素释放激素水平是对照组的 3 倍，差异有统计学意义 ($P<0.05$)。实验中，虽然 Ca^{2+} 吸收增加，0.5mmol/L $HgCl_2$ 抑制了抗利尿激素释放激素的释放，表明其抑制作用发生在 Ca^{2+} 吸收的一个远端点。也有研究报道，钴离子可以在 Ca^{2+} 吸收的一个远端点抑制胰岛素的释放。提示 $HgCl_2$ 引起垂体内分泌功能障碍，可能与 Ca^{2+} 吸收障碍有关。

（二）睾丸内分泌功能障碍机制

1. 细胞凋亡

张建新等（2008 年）选用（26±2g）健康雄性 ICR 小鼠 24 只，随机分为 4 组，每组 6 只。以 0.385、0.77、3.85mg/kg 甲基汞

（MeHg）灌胃，1 次/天，共 3 天。结果发现，中、高剂量染毒组小鼠睾丸组织丙二醛（malondialdehyde，MDA）水平与对照组比较升高，差异均有统计学意义（$P < 0.05$）。中、高剂量染毒组小鼠睾丸组织过氧化氢（H_2O_2）水平与对照组比较升高，差异均有统计学意义（$P < 0.05$）。低、中、高剂量染毒组小鼠睾丸组织谷胱甘肽过氧化物酶（glutathione peroxidase，GSH-Px）活性与对照组比较降低，差异均有统计学意义（$P < 0.05$）。中剂量染毒组小鼠睾丸细胞 G_2 时相的细胞百分数（32.85 ± 10.71）% 与对照组（22.13 ± 4.09）% 比较升高，差异有统计学意义（$P < 0.05$）。低、中、高剂量染毒组小鼠睾丸细胞细胞色素 C（cytochrome C，CytC）表达水平与对照组比较升高，差异有统计学意义（$P < 0.05$）。中、高剂量染毒组小鼠睾丸细胞凋亡蛋白半胱天冬酶-9（caspase-9）的表达水平与对照组比较升高，差异均有统计学意义（$P < 0.05$）。随着 MeHg 染毒剂量的增加，睾丸生殖细胞中 caspase-9 和 CytC 的表达均增强，可能是 MeHg 通过对线粒体的损伤，造成 CytC 的释放。CytC 可与胞质中的 Apaf-1 结合形成复合物，再将 caspase-9 募集到这个复合物中并将其裂解，从而激活 caspase-9，激活的 caspase-9 可以激活其下游的 caspase-3，caspase-3 激活后进入细胞核内，作用于相应的底物，引起细胞凋亡。提示 MeHg 引起睾丸内分泌功能障碍可能与生殖细胞的凋亡有关。

楼哲丰等（2007 年）选用（25 ± 2）g ICR 雄性小鼠 32 只，随机分为 4 组，每组 8 只。以 0.5、1.0、5.0μmol/kg $HgCl_2$ 进行腹腔注射，1 次/天，共 5 天。电镜结果示，低剂量染毒组小鼠睾丸精原细胞和精母细胞结构完整，形态较规则，核内染色质轻度浓缩，核基质轻度淡化，线粒体未见异常改变。中剂量染毒组小鼠睾丸部分精原细胞和精母细胞核内染色质进一步浓集成块，呈疏松网状，核基质局灶性染色淡化，核轻度固缩，核膜皱褶不平滑，核膜间隙局部轻微扩张，部分线粒体中度肿胀，出现空泡化改变。高剂量染毒组小鼠睾丸有较多的精原细胞和精母细胞胞质模糊不清，胞质出现溶解现象，核肿胀，核膜破裂，染色质进一步浓集成团，染色深，核基质淡化，线粒体肿胀、空泡化明显，出现嵴溶解现象。低、中、高剂量染毒组小鼠睾丸生精细胞 bcl-2 蛋白表达阳性细胞率分别为（34.38±3.58）%、（26.96±4.84）%、（20.74±2.53）%，与对照组（40.93±2.92）%比较降低，差异均有统计学意义（$P<0.05$），bcl-2 蛋白表达阳性细胞率降低与 $HgCl_2$ 剂量增加存在剂量-效应关系（$r=-0.952$，$P<0.05$）。低、中、高剂量染毒组小鼠睾丸生精细胞 bcl-2 蛋白平均光密度值分别为（153.75±6.46）、（146.80±4.60）、（140.95±4.82），与对照组（163.94±4.97）比较降低，差异均有统计学意义（$P<0.05$），bcl-2 蛋白平均光密度值降低与 $HgCl_2$ 剂量增加存在一定的剂量-效应关系（$r=-0.937$，$P<0.05$）。中、高剂量染毒组小鼠睾丸生精细胞 bax 蛋白表达阳性细胞率分别为（7.68±1.02）%、（12.80±2.30）%，与对照组（5.56±0.42）%比较升高，差异均有统计学意义（$P<0.05$）。中、高剂量染毒组小鼠睾丸生精细胞 bax 蛋白平均光密度值分别为（130.43±2.29）、（140.27±4.16），与对照组（127.52±6.05）比较升高，差异均有统计学意义（$P<0.05$）。bcl-2 是最早在人类细胞中发现的凋亡控制基因，属于抗凋亡基因，bax 是 bcl-2 家族成员之一，是能与 bcl-2 蛋白结合的同源分子，属于凋亡基因，两者在细胞中的表达水平共同决定了细胞是否发生凋亡。提示了 $HgCl_2$ 引起睾丸内分泌功能障碍可能与细胞凋亡有关。

2. 酶代谢异常

常树丽（2008 年）选用中国科学院上海细胞库提供的 MA-10 小鼠睾丸间质细胞瘤细胞系（MA-10 mouse Leydig tumor cells，mLTC-1）进行体外培养。培养 36 小时后以 10IU/ml 人绒毛膜促性腺激素（human chorionic gonadotropin，HCG）$+10^{-7}$mol/L $HgCl_2$ 进行处理，对照组给予 10IU/ml HCG，分别在处理后 1、2、3、6、12、24 小时测其分泌黄体酮水平。结果发现，处理后 2、12 小时，处理组 mLTC-1 细胞黄体酮水平分别为（18.87±8.41）、（54.07±21.69）ng/ml，与对照组处理后 2、12 小时 mLTC-1 细胞黄体酮水平（61.91±29.46）、（92.70±38.24）ng/ml 比较降低，差异均有统计学意义（$P<0.05$）。以 10^{-8}、10^{-7}、10^{-6}、10^{-5}mol/L $HgCl_2$ +

10IU/ml HCG 进行处理，对照组给予 10IU/ml HCG。结果发现，10^{-7}、10^{-6} mol/L $HgCl_2$ 处理组 mLTC-1 细胞黄体酮分泌水平与对照组比较降低，差异均有统计学意义（$P < 0.05$）。10^{-7}、10^{-6}、10^{-5} mol/L $HgCl_2$ 处理组 mLTC-1 细胞类固醇急性反应蛋白（steroidogenic acute regulatory protein，StAR）mRNA 表达水平与对照组比较降低，差异均有统计学意义（$P < 0.05$）。10^{-7}、10^{-6}、10^{-5} mol/L $HgCl_2$ 处理组 mLTC-1 细胞 P450 胆固醇侧链裂解酶（P450 cholesterol side chain cleavage，P450scc）mRNA 表达水平与对照组比较降低，差异均有统计学意义（$P < 0.05$）。已有研究报道，StAR 在睾丸间质细胞合成睾酮过程中扮演重要角色，P450scc 是催化胆固醇转化为孕烯醇酮的唯一反应酶，本文结果在 mLTC-1 细胞孕酮合成下降的染毒浓度下 StAR、P450scc 的表达水平也显著下降。提示 $HgCl_2$ 引起睾丸间质细胞睾酮合成障碍可能与 StAR、P450scc 异常表达有关。

3. 氧化应激

CS Martinez 等（2014 年）选用 310～390g Wistar 雄性大鼠 20 只。随机分为 2 组，每组 10 只。染毒组一次性肌内注射 $4.6\mu g/kg$ $HgCl_2$，随后每天肌内注射 $0.07\mu g/kg$ $HgCl_2$，共 30 天，对照组肌内注射生理盐水。结果发现，染毒组大鼠睾丸的精子数量为（63.8 ± 2.5）$\times 10^6$ 个，与对照组（86.2 ± 1.3）$\times 10^6$ 个比较降低，差异有统计学意义（$P < 0.05$）。染毒组大鼠每个睾丸的每日精子生成量（daily sperm production，DSP）为（16.6 ± 0.8）$\times 10^6$ 个，与对照组（22.4 ± 0.8）$\times 10^6$ 个比较降低，差异有统计学意义（$P < 0.05$）。染毒组大鼠附睾尾部的精子数量为（652.8 ± 34.5）$\times 10^6$ 个，与对照组（483.0 ± 14.7）$\times 10^6$ 个比较升高，差异有统计学意义（$P < 0.05$）。染毒组大鼠精子总头部畸形率为 9.8（5.1～12.4）%，与对照组 5.3（3.9～6.5）% 比较升高，差异有统计学意义（$P < 0.05$）。染毒组大鼠精子总尾部畸形率为 3.3（0.0～7.5）%，与对照组 0.3（0.0～0.6）% 比较升高，差异有统计学意义（$P < 0.05$）。染毒组大鼠 A 型精子百分比与对照组比较降低，差异有统计学意义（$P <$

0.05)。染毒组大鼠 C 型精子百分比与对照组比较升高，差异有统计学意义（$P<0.05$）。染毒组大鼠睾丸、前列腺和输精管中的丙二醛（malondialdehyde，MDA）水平与对照组比较升高，差异均有统计学意义（$P<0.05$）。染毒组大鼠附睾中的 MDA 水平与对照组比较，差异无统计学意义（$P>0.05$）。染毒组大鼠睾丸和附睾中的非蛋白硫醇（Non-protein thiol，NPSH）活性与对照组比较均降低，差异均有统计学意义（$P<0.05$）。染毒组大鼠的睾丸、附睾、前列腺和输精管中的超氧化物歧化酶（superoxide dismutase，SOD）活性与对照组比较升高，差异均有统计学意义（$P<0.05$）。染毒组大鼠的睾丸和附睾中的过氧化氢酶（catalase，CAT）水平与对照组比较降低，差异均有统计学意义（$P<0.05$）。提示 $HgCl_2$ 引起睾丸内分泌功能障碍可能与氧化应激有关。

陈小玉等（2001 年）选用 180～220g Wistar 雄性大鼠 30 只，随机分为 3 组，每组 10 只。以 1.0、3.0mg/kg $HgCl_2$ 进行皮下注射，对照组给予 2ml/kg 生理盐水，1 次/2 天，共 3 周。结果发现，低、高剂量染毒组大鼠睾丸汞含量分别为（0.41±0.09）、（0.70±0.25）$\mu g/g$，与对照组（0.05±0.02）$\mu g/g$ 比较升高，差异均有统计学意义（$P<0.05$）。高剂量染毒组大鼠睾丸及附睾脏器系数分别为（0.74±0.14）%、（0.26±0.04）%，与对照组大鼠睾丸及附睾脏器系数（0.89±0.15）%、（0.30±0.07）% 比较降低，差异均有统计学意义（$P<0.05$）。低、高剂量染毒组大鼠血清睾酮水平分别为（0.93±0.41）、（0.69±0.25）nmol/L，与染毒前血清睾酮水平（5.01±0.08）、（3.02±0.14）nmol/L 比较降低，差异均有统计学意义（$P<0.05$）。低、高剂量染毒组大鼠血清睾酮水平分别为（0.93±0.41）、（0.69±0.25）nmol/L，与对照组（5.49±0.09）nmol/L 比较降低，差异均有统计学意义（$P<0.05$）。低、高剂量染毒组大鼠睾丸组织脂质过氧化物（lipid hydroperoxide，LPO）水平分别为（17.43±7.64）、（21.59±8.28）$\mu mol/ml$，与对照组（10.32±3.57）$\mu mol/ml$ 比较升高，差异均有统计学意义（$P<0.05$）。低、高剂量染毒组大鼠睾丸组织一氧化氮（NO）水平分别为（62.91±11.06）、（73.09

±19.47）μmol/ml，与对照组（49.86±8.64）μmol/ml 比较升高，差异均有统计学意义（$P<0.05$）。高剂量染毒组大鼠睾丸生精小管面积与对照组比较降低，差异有统计学意义（$P<0.05$）。低、高剂量染毒组大鼠睾丸单位生精小管面积凋亡细胞数分别为（1.06±0.18）×10³、（1.04±0.46）×10³ 个/平方微米，与对照组（0.33±0.09）×10³ 个/平方微米比较升高，差异均有统计学意义（$P<0.05$）。正常大鼠睾丸组织内处于氧化-抗氧化平衡状态，$HgCl_2$ 染毒后大鼠睾丸组织内包括 NO 在内的自由基增加，LPO 水平增加，NO 也可诱导 LPO 过量产生，使睾丸组织处于氧化应激状态，进一步可能引起睾丸生精细胞凋亡。提示 $HgCl_2$ 引起睾丸内分泌功能障碍可能与氧化应激有关。

（三）卵巢内分泌功能障碍机制

能量代谢异常

李景舜等（1997 年）选用（25±3）g 雌性健康昆明种小鼠 100 只，随机分为 4 组，每组 25 只。以 0.1925、1.925、19.25mg/kg 氯化甲基汞（methylmercury chloride，MMC）灌胃，1 次/2 天，共 4 天，染毒结束后颈椎脱臼处死小鼠。结果发现，低、中、高剂量染毒组小鼠卵巢细胞葡萄糖-6-磷酸脱氢酶（glucose 6-phosphate dehydrogenase，G-6-PD）的活性分别为（6.092±1.029）、（5.549±0.509）、（4.749±1.307）U/g，与对照组（8.475±1.274）U/g 比较降低，差异均有统计学意义（$P<0.05$）。低、中、高剂量染毒组小鼠卵巢细胞乳酸脱氢酶（lactate dehydrogenase，LDH）活性分别为（6.765±1.149）、（5.109±0.594）、（4.188±1.341）U/g，与对照组（10.503±2.648）U/g 比较降低，差异均有统计学意义（$P<0.05$）。中、高剂量染毒组小鼠卵巢细胞山梨醇脱氢酶（sorbitol dehydrogenase，SDH）活性分别为（6.495±1.729）、（5.834±1.316）U/g，与对照组（9.657±0.949）U/g 比较降低，差异均有统计学意义（$P<0.05$）。电镜结果显示，低、中、高剂量染毒组小鼠卵巢细胞线粒体膜较完整，但中、高剂量染毒组小鼠卵巢细胞中的线粒体嵴数目减少，甚至完全消失，基质呈空泡状改变，而且随着剂量增加这

种病理改变也加重。LDH 是糖酵解酶系中重要的酶之一，在组织细胞中催化丙酮酸脱氢而转变成乳酸。SDH 可利用果糖生成山梨醇，进而山梨醇转化为葡萄糖。而 G-6-PD 则是生物体内糖代谢中的关键酶，它参与 6-磷酸葡萄糖的脱氢反应。这 3 种酶活性受抑制时必然引起细胞内糖代谢障碍，影响细胞能量的供给。提示 MMC 引起卵巢内分泌功能障碍可能与能量代谢异常有关。

（四）甲状腺功能障碍机制

激素代谢通路异常

ZH Li 等（2014 年）选用体内无有害化学物质的刚孵化 7 天的鲹鱼幼鱼 450 条，随机分为 3 组，每组 150 条，分别饲养在 3 个 50ml 烧杯内。以 0.1、0.3mg/L $HgCl_2$ 进行饮水染毒。酶联免疫吸附法（enzyme linked immunosorbent assay，ELISA）结果显示，低、高剂量染毒组鲹鱼血清甲状腺素（thyroxine，T4）水平分别为 (83.51 ± 4.95)、(85.27 ± 8.69) ng/ml，与对照组比较升高，差异均有统计学意义（$P<0.05$）。低、高剂量染毒组鲹鱼血清三碘甲状腺原氨酸（3，5，3'-triiodothyronine，T3）水平与对照组比较，差异无统计学意义（$P>0.05$）。实时定量聚合酶链式反应（real-time quantitative polymerase chain reaction，RQ-PCR）结果显示，低、高剂量染毒组鲹鱼 crh、tg、trα、trβ 基因表达水平与对照组比较升高，差异均有统计学意义（$P<0.05$）。低、高剂量染毒组鲹鱼 slc5a5、tshβ 基因表达水平与对照组比较，差异均无统计学意义（$P>0.05$）。crh、slc5a5、tshβ 基因参与甲状腺激素（thyroid hormone，TH）代谢通路，能够共同调节鲹鱼幼鱼发育的下丘脑-垂体-甲状腺轴。甲状腺球蛋白（thyroid globulin，TG）是二聚体蛋白，与甲状腺产生 TH（尤其是 T4）有关，TG 蛋白含量的升高可以引起 TH 水平升高。提示 $HgCl_2$ 引起甲状腺功能障碍可能与甲状腺激素代谢通路异常有关。

（五）胸腺功能障碍机制

1. NO 信号功能异常

SA Farahat 等（2009 年）选取某儿童医院口腔科 39 名牙科工作

人员为接触组，包括 21 名牙科医生（15 名男性和 6 名女性）和 18 名牙科女护士，平均年龄为（43.23±10.75）岁，所有接触对象至少有 5 年工龄并且每天都接触牙科银汞合金；对照组选取在某医院工作的医生和护士共 42 名，平均年龄为（41.33±10.78）岁，对照组均无任何形式的汞暴露史。结果发现，接触组尿汞（urinary mercury，U-Hg）含量（19.76±1.37）μg/g·Cr、总血汞（total blood mercury，B-Hg）含量（7.82±0.97）μg/L 与对照组 U-Hg（5.44±1.18）μg/g·Cr、B-Hg（4.82±0.75）μg/L 比较升高，差异均有统计学意义（$P<0.05$）。接触组总胸腺激素含量（0.48±0.16）pg/ml 与对照组（0.80±0.14）pg/ml 比较降低，差异有统计学意义（$P<0.05$）。接触组亚硝酸盐和硝酸盐含量与对照组比较降低，差异均有统计学意义（$P<0.05$）。接触组硝酸盐含量与年龄之间呈负相关（$r=-0.431$，$P<0.05$）。U-Hg、B-Hg 含量分别与工龄呈正相关，硝酸盐含量与工龄之间呈负相关（$r=0.595$，$P<0.05$；$r=0.513$，$P<0.05$）。随机选取接触组 9 名暴露对象，发现 U-Hg 含量与胸腺激素含量之间呈负相关（$r=-0.554$，$P<0.05$），U-Hg 含量与硝酸根离子含量之间呈负相关（$r=-0.442$，$P<0.05$），硝酸根离子含量与胸腺激素含量呈正相关（$r=0.465$，$P<0.05$）。亚硝酸盐离子含量和硝酸盐离子含量是一氧化氮（NO）水平的指示物，NO 水平的降低可引起汞对一氧化氮合酶（nitric oxide synthetase，NOS）系统的抑制作用，NOS 系统的抑制作用在胸腺激素合成中有很重要的角色。另有研究认为，NO 作为一种神经介质，即 NO 是内在或投射神经元和胸腺细胞之间的一个中介信号。提示汞引起胸腺功能障碍可能与 NO 信号功能异常有关。

2. 细胞凋亡

李永进等（2000 年）选用（20±2.0）g 雄性昆明种小鼠 30 只，随机分为 6 组，每组 5 只。以 1、2、4、8、10mg/（kg·d）甲基汞（MeHg）皮下注射，对照组皮下注射同体积的生理盐水，1 次/天，共 7 天，染毒后第 8 天将所有实验动物同时处死并迅速摘取胸腺。光镜结果显示，各剂量染毒组小鼠胸腺细胞形态与对照组胸腺细胞形态有差异，尤其在 10mg/（kg·d）剂量染毒组可见多数细胞核碎裂，形成凋亡小体，可见大量典型凋亡细胞。流式细胞术示，各剂量染毒组小鼠胸腺细胞凋亡率与对照组比较升高，差异均有统计学意义（$P<0.05$），G_0/G_3 期细胞比值高于对照组，差异均有统计学意义（$P<0.05$），S 期细胞数百分比低于对照组，差异均有统计学意义（$P<0.05$）。DNA 琼脂糖凝胶电泳结果示，对照组在靠近加样孔处有一大分子条带，1、2mg/（kg·d）剂量染毒组未见"梯形"条带出现。4、8、10mg/（kg·d）剂量染毒组均出现"梯形"条带，与 DNA 梯度标准比较，这 3 组的 DNA 裂解为不连续的 190～210bp 整数倍的 DNA 片段。提示甲基汞引起胸腺功能障碍可能与细胞凋亡有关。

（赵乾龙　罗波艳　李芝兰）

主要参考文献

1. Tartu S, Goutte A, Bustamante P, et al. To breed or not to breed: endocrine response to mercury contamination by an Arctic seabird. Biol Lett, 2013, 9 (4): 368-421.

2. Heath JC, Abdelmageed Y, Braden TD, et al. The effects of chronic mercuric chloride ingestion in female Sprague-Dawley rats on fertility and reproduction. Food Chem Toxicol, 2009, 47 (7): 1600-1605.

3. Boujbiha MA, Hamden K, Guermazi F, et al. Impairment of spermatogenesis in rats by mercuric chloride: involvement of low 17β-estradiol level in induction of acute oxidative stress. Biol Trace Elem Res, 2011, 142 (3): 598-610.

4. 董杰影，金龙金，张军明，等. 汞、铅对小鼠睾丸和生殖细胞的亚慢性毒性. 癌变·畸变·突变，2004，16 (4): 220-222.

5. 金明华，孙志伟，石龙，等. 甲基汞对小鼠睾丸细胞酶活性的影响. 中国公共卫生，2001，17 (9): 789-790.

6. 沈维干，陈彦，李朝军，等. 汞对雌性小鼠生殖功能及脏器的影响. 卫生研究，2000，29 (3): 75-77.

7. 李景舜，赵淑华，金明华，等. 氯化甲基汞对小鼠卵巢细胞周期的影响. 环境与健康杂志，1997，14 (6): 252-253.

8. 吴源，周群芳. 甲基汞对幼年大鼠认知及甲状腺激素的干扰效应. 环境与健康杂志，2010，27（10）：853-856.

9. 李松，皮静波，孙贵范，等．无机汞对甲状腺激素的影响．中国工业医学杂志，1998，11（1）：25-27.

10. Wada H，Yates DE，Evers DC，et al. Tissue mercury concentrations and adrenocortical responses of female big brown bats（Eptesicus fuscus）near a contaminated river. Ecotoxicology，2010，19（7）：1277-1284.

11. Kozma L，Papp L，Varga E，et al. Accumulation of Hg（II）Ions in Mouse Adrenal Gland. Pathol Oncol Res，1996，2（1-2）：52.

12. Thuvander A，Sundberg J，Oskarsson A. Immunomodulating effects after perinatal exposure to methylmercury in mice. Toxicology，1996，114（2）：163-175.

13. 王恩楷，杨雪飞，任广秋．汞作业男工精液质量和血清某些激素水平的变化．中国职业医学，2004，31（3）：55-56.

14. 赖关朝，艾宝民，梁金霞，等．职业性汞暴露对男性工人血清睾酮水平的影响．热带医学杂志，2011，11（4）：441-443.

15. 罗斐和，朱宝立，曾晓燕．汞对男性职工体内性激素水平影响的研究．中国厂矿医学，2001，14（4）：347-348.

16. Agusa T，Kunito T，Iwata H，et al. Mercury in hair and blood from residents of Phnom Penh（Cambodia）and possible effect on serum hormone levels. Chemosphere，2007，68（3）：590-596.

17. Chen A，Kim SS，Chung E，et al. Thyroid Hormones in Relation to Lead，Mercury，and Cadmium Exposure in the National Health and Nutrition Examination Survey，2007—2008. Environ Health Perspect，2013，121（2）：181-186.

18. 秦少珍，李美雄，钟丽萍，等．化妆品致汞中毒患者甲状腺功能观察．中国职业医学，2007，34（5）：438-439.

19. Barregard L，Lindstedt G，Schutz A，et al. Endocrine function in mercury exposed chloralkali workers. Occup Environ Med，1994，51（8）：536-540.

20. Ursinyova M，Uhnakova I，Serbin R，et al. The relation between human exposure to mercury and thyroid hormone status. Biol Trace Elem Res，2012，148（3）：281-291.

21. Clifton GG，Pearce CJ，Elliot K，et al. Mercuric chloride inhibition of vasopressin release from the isolated neurointermediate lobe of the rat pituita-

ry. Biochim Biophys Acta，1986，887（2）：189-195.

22. 张建新，金明华，杜海英，等．甲基汞对雄性小鼠生殖细胞的毒性作用．吉林大学学报，2008，34（5）：767-772.

23. 楼哲丰，方周溪，董杰影，等．汞对小鼠生精细胞 Bcl-2、Bax 表达和生精细胞、精子超微结构的影响．癌变·畸变·突变，2007，19（2）：139-142.

24. 常树丽．氯化汞对小鼠睾丸间质瘤细胞类固醇激素合成的影响及机制研究．郑州：郑州大学，2008.

25. Martinez CS，Escobar AG，Torres JG，et al. Chronic exposure to low doses of mercury impairs sperm quality and induces oxidative stress in rats. J Toxicol Environ Health A，2014，77（1-3）：143-154.

26. 陈小玉，赵一波，张巧．氯化汞对雄性大鼠生殖毒性的研究．中华劳动卫生职业病杂志．2001，19（6）：427-429.

27. 李景舜，赵淑华，金明华，等．氯化甲基汞对卵巢细胞酶及其线粒体的影响．中国公共卫生学报，1997，16（3）：185-186.

28. Li ZH，Chen L，Wu YH，et al. Alteration of thyroid hormone levels and related gene expression in Chinese rare minnow larvae exposed to mercury chloride. Environ Toxicol Phamacol，2014，38（1）：325-331.

29. Farahat SA，Rashed LA，Zawilla NH，et al. Effect of occupational exposure to elemental mercury in the amalgam on thymulin hormone production among dental staff. Toxicol Ind Health，2009，25（3）：159-167.

30. 李永进，李志超，贾镭，等．幼龄小鼠短期甲基汞中毒致细胞凋亡．第四军医大学吉林军医学院学报，2000，22（4）：187-190.

第三节　镉及其化合物

镉（cadmiun，Cd）为蓝白色金属块或灰色粉末，熔点 320.9℃，沸点 765℃，比重 8.65，质地柔软易于加工，不溶于水，易溶于稀硝酸和氨水中。镉主要和锌、铅及铜矿共生，在冶炼这些金属时产生镉的副产品，当上述金属冶炼或镉回收精炼时可接触到镉。在工业上镉主要用于电镀、制造工业颜料、塑料稳定剂、镍镉电池、半导体元件、制造合金和焊条等。镉的化合物广泛用于荧光粉、杀虫剂、杀菌剂、油漆等。非职业接触包括吸入镉污染的空气及食用镉污染土壤上种植的农作物，吸纸烟也是镉非职业接触的主要途径。

镉及其化合物主要经呼吸道吸入，少量可经消化道进入体内。吸收进入血液的镉大部分与红细胞结合，主要和血红蛋白及金属硫蛋白结合，血浆中的镉和血浆蛋白结合。镉主要蓄积于肾（占体内镉总量的30%～50%）和肝（占10%～30%）。在肺、胰、甲状腺、睾丸、唾液腺、毛发中也有镉蓄积。镉主要经肾由尿排出，但也可经肝由胆汁随粪便排出。镉排出缓慢，在体内的生物半减期可长达10～20年。镉可诱导肝合成金属硫蛋白，镉摄入量增加时，金属硫蛋白合成也增加，并经血液转移至肾，被肾小管吸收蓄积于肾。长期慢性镉接触可引起肾近曲小管再吸收障碍，使镉排出增加，是镉产生肾毒性的一种表现。镉金属硫蛋白的形成可能与解毒和保护细胞免受损伤有关。

MF Medina 等（2012 年）以 0.5、5、50、75、100mg/kg 氯化镉分别对雄性蛙和雌性蛙皮下注射，结果显示，氯化镉对雄性蛙和雌性蛙的 LD_{50} 分别为 50.0mg/kg 和 49.8mg/kg。

镉的慢性毒性最常见的是肾损伤，主要表现有蛋白尿、氨基酸尿、糖尿、高磷酸盐尿。此外慢性镉中毒还可引起呼吸系统损伤和肺气肿，严重的慢性镉中毒患者晚期可出现骨骼损害，表现为骨质疏松、骨质软化。镉的急性中毒可出现咽痛、咳嗽、胸闷、气短、头晕、恶心、全身酸痛、无力、发热等症状，严重者可出现中毒性肺水肿或化学性肺炎，个别中毒者出现肝、肾损害，甚至因呼吸衰竭而死亡。

美国环境保护局把镉列为126种主要污染物之一，并且美国毒物管理委员会将其列为第6位危及人体健康的有毒物质。国际抗癌联盟（Union for International Cancer Control，UICC）于 1993 年将镉定为确定性的人类致癌毒物。国际癌症研究所（IARC）将镉及其化合物归入 1 类，人类致癌物，可致肺癌。

一、毒性表现

（一）动物实验资料

1. 对垂体的影响　A Lafuente 等（2003 年）以 5、10、25、50、

100ppm 氯化镉（CdCl$_2$）对 250～300g 雄性 SD 大鼠饮水染毒共 30 天，染毒结束后处死大鼠，取垂体，检测垂体组织 CdCl$_2$ 含量及血浆催乳素（prolactin，PRL）、促肾上腺皮质激素（adrenocorticotropic hormone，ACTH）、生长激素（growth hormone，GH）、促甲状腺激素（thyroid stimulating hormone，TSH）、间质细胞刺激素（interstitial cell stimulating hormone，ICSH）及卵泡刺激素（follicle-stimulating hormone，FSH）水平。结果发现，5、10ppm 剂量染毒组大鼠垂体组织中 CdCl$_2$ 含量与对照组比较增加，但差异无统计学意义（$P > 0.05$）；25、50、100ppm 剂量染毒组大鼠垂体组织中 CdCl$_2$ 含量与对照组比较增加，差异均有统计学意义（$P < 0.05$）。5ppm 剂量染毒组大鼠血浆 PRL 水平与对照组比较升高，差异有统计学意义（$P < 0.05$）；25、50ppm 剂量染毒组大鼠血浆 PRL 水平与对照组比较降低，差异均有统计学意义（$P < 0.05$）；10ppm 剂量染毒组大鼠血浆 PRL 水平与对照组比较升高，100ppm 剂量染毒组大鼠血浆 PRL 水平与对照组比较降低，但差异均无统计学意义（$P > 0.05$）。5、10、25、50ppm 剂量染毒组大鼠血浆 ACTH 水平与对照组比较升高，差异均有统计学意义（$P < 0.05$）；100ppm 剂量染毒组大鼠血浆 ACTH 水平与对照组比较升高，但差异无统计学意义（$P > 0.05$）。5、25、50ppm 剂量染毒组大鼠血浆 GH 水平与对照组比较降低，差异均有统计学意义（$P < 0.05$）；10ppm 剂量染毒组大鼠血浆 GH 水平与对照组比较升高，差异有统计学意义（$P < 0.05$）；100ppm 剂量染毒组大鼠血浆 GH 水平与对照组比较降低，但差异无统计学意义（$P > 0.05$）。5、25、100ppm 剂量染毒组大鼠血浆 TSH 水平与对照组比较升高，差异均有统计学意义（$P < 0.05$）；10、50ppm 剂量染毒组大鼠血浆 TSH 水平与对照组比较升高，但差异均无统计学意义（$P > 0.05$）。5ppm 剂量染毒组大鼠血浆 ICSH 水平与对照组比较升高，但差异无统计学意义（$P > 0.05$）；50ppm 剂量染毒组大鼠血浆 ICSH 水平与对照组比较降低，差异有统计学意义（$P < 0.05$）；10、25、100ppm 剂量染毒组大鼠血浆 ICSH 水平与对照组比较降低，但差异均无统计学意义（$P > 0.05$）。50ppm 剂量染毒组大鼠血浆 FSH 水平与对照组比较升高，差异有统计学意义（$P <$ 0.05）；5、10、25、100ppm 剂量染毒组大鼠血浆 FSH 水平与对照组比较降低，但差异均无统计学意义（$P > 0.05$）。

A Pillai 等（2003 年）以 0.05mg/kg 醋酸镉对 180～220g 雌性大鼠腹腔注射，每天 1 次，共 15 天。染毒结束后，处死大鼠检测下丘脑 5-羟色胺（5-hydroxytryptamine，5-HT）、去甲肾上腺素（norepinephrine，NE）及多巴胺（dopamine，DA）含量，同时检测血浆及垂体组织中黄体生成素（luteinizing lormone，LH）、卵泡刺激素（follicle-stimulating hormone，FSH）水平及垂体组织中醋酸镉含量。结果发现，染毒组大鼠下丘脑 5-HT、NE、DA 含量与对照组比较减少，差异均有统计学意义（$P < 0.05$）；血浆及垂体组织中 LH、FSH 含量与对照组比较减少，差异均有统计学意义（$P < 0.05$）；垂体组织中醋酸镉含量与对照组比较增加，差异有统计学意义（$P <$ 0.05）。

2. 对甲状腺及甲状旁腺的影响　钱丽娟等（2010 年）以含有 0.01、0.1、1mg/L 氯化镉（$CdCl_2$）的水对 NF51 阶段非洲爪蟾（xsenopus laevis）蝌蚪进行饲养，染毒 21 天后，取甲状腺组织固定、切片，光镜下观察结构变化。结果发现，与对照组比较，低剂量染毒组蝌蚪甲状腺上皮细胞间隙变大，胶质减少，滤泡轻微变形。高剂量染毒组蝌蚪甲状腺中出现空泡化现象，且滤泡之间出现溶通现象。半定量分析检测蝌蚪甲状腺组织的甲状腺滤泡数目、滤泡变形率及胶质减少率。结果发现，染毒 21 天后，各剂量染毒组蝌蚪甲状腺滤泡数目与对照组比较减少，减少率在 21％～26％之间，差异均有统计学意义（$P < 0.05$）。各剂量染毒组蝌蚪甲状腺滤泡变形率与对照组比较升高，滤泡变形率均在 20％以上，差异均有统计学意义（$P < 0.05$）。各剂量染毒组蝌蚪甲状腺滤泡胶质减少率与对照组比较升高，且胶质减少率均在 75％以上，差异均有统计学意义（$P < 0.05$）。

陈华岳等（1995 年）以 100ppm 氯化镉（$CdCl_2$）对 1 月龄雄性金黄地鼠经口饲喂，每日摄入 $CdCl_2$ 含量为 0.3～0.7mg。分别于染毒后 1、3、6 个月处死大鼠，取甲状旁腺，固定，切片，电镜观察甲状旁腺结构变化。结果发现，1个月后染毒组大鼠甲状旁腺主细胞内与对照组比较可见有较多的游离核糖体和发达的高尔基复合体。高尔基体内有一些前分泌颗粒，许多分泌颗粒位于胞质外周部。粗面内质网较发达，呈平行板状排列或散在于胞质中。其中有3只大鼠甲状旁腺主细胞内见有扩张的粗面内质网，网腔内含有中等电子密度的絮状物质，但未发现线粒体等其他细胞器的形态学改变。有2只大鼠甲状旁腺主细胞内见呈环状排列的粗面内质网，环的中央见线粒体等细胞器。3个月染毒组大鼠甲状旁腺主细胞内存在各种形状的粗面内质网及含有许多分泌颗粒的高尔基复合体，且高尔基复合体发育良好。其中有1只大鼠甲状旁腺主细胞内存在呈环状排列的粗面内质网，1只大鼠甲状旁腺主细胞内见成对内质网，3只大鼠甲状旁腺主细胞内见有膜性同心层状小体。6个月染毒组大鼠甲状旁腺主细胞内有较多的游离核糖体，高尔基复合体较发达，粗面内质网呈平行板状排列或随机分布。其中有2只大鼠甲状旁腺主细胞内可见呈环状排列的粗面内质网，3只大鼠甲状旁腺主细胞内可见成对内质网，5只大鼠甲状旁腺主细胞内可见有膜性同心层状小体。

武如峰等（1989年）以3、6mg/kg氯化镉（$CdCl_2$）对170~180g Wistar大鼠腹腔注射，每周1次，共五周。染毒结束后处死大鼠，检测血清甲状腺素（tetraiodothyronine，T4）、三碘甲状腺原氨酸（triiodothyronine，T3）、促甲状腺激素（TSH）水平。结果发现，低剂量染毒组大鼠血清T4水平与对照组比较升高，血清T3、TSH水平与对照组比较降低，但差异均无统计学意义（$P>0.05$）。高剂量染毒组大鼠血清T4、T3水平与对照组比较降低，但差异均无统计学意义（$P>0.05$）；血清TSH水平与对照组比较升高，差异有统计学意义（$P<0.05$）。

3. 对肾上腺的影响　Gay F等（2013年）以5、20μg/L氯化镉（$CdCl_2$）对雄性蝾螈（newt）饮水染毒，分别于染毒3、9个月后，检测血清促肾上腺皮质激素（adrenocorticotropic hormone，ACTH）、皮质醇（corticosterone）、醛固酮（aldosterone，ALD）、去甲肾上腺素（norepinephrine，NE）及肾上腺素（epinephrine，E）

水平。结果发现，染毒 3 个月后，各剂量染毒组蟾蜍血清 ACTH、皮质醇水平与对照组比较降低，差异均有统计学意义（$P<0.05$）；血清 ALD、E 水平与对照组比较升高，差异均有统计学意义（$P<0.05$）；血清 NE 水平与对照组比较升高，但差异均无统计学意义（$P>0.05$）。染毒 9 个月后，低剂量染毒组蟾蜍血清 ACTH 水平与对照组比较降低，差异有统计学意义（$P<0.05$）；血清 ALD、E 水平与对照组比较升高，差异均有统计学意义（$P<0.05$）；血清皮质醇水平与对照组比较降低，血清 NE 水平与对照组比较升高，但差异均无统计学意义（$P>0.05$）。高剂量染毒组蟾蜍血清 ACTH、皮质醇水平与对照组比较降低，血清 ALD 水平与对照组比较升高，但差异均无统计学意义（$P>0.05$）；血清 NE、E 水平与对照组比较降低，差异均有统计学意义（$P<0.05$）。

王守林等（2000 年）分别以 6.25、12.5、25、50、100、200μmol/L 氯化镉（$CdCl_2$）对 500～600g 雄性豚鼠肾上腺皮质细胞处理 1 小时。结束后，采用四甲基偶氮唑蓝（methyl thiazolyl tetrazolium，MTT）试验检测线粒体酶活力，采用酶抑制率（%）[（A570 nm$_{对照组}$-A570 nm$_{处理组}$/A570 nm$_{对照组}$）×100] 评价线粒体酶活力，用流式细胞仪结合罗丹明 123（rhodamine 123，Rh123）和碘化丙啶（propidium iodidemitochondrial，PI）双标记法检测线粒体膜电位（membrane potential，MMP）和细胞存活状态（细胞 Rh123 荧光强度反映线粒体膜电位的高低）。结果发现，氯化镉 200μmol/L 处理组豚鼠肾上腺皮质活细胞 Rh123 的荧光强度与对照组比较降低，而死亡细胞 Rh123 的荧光强度与对照组比较增加，差异均有统计学意义（$P<0.05$）。各剂量处理组豚鼠肾上腺皮质细胞中用 MTT 测定吸光度值与对照组比较降低，差异均有统计学意义（$P<0.05$），且随着处理剂量的增加，MTT 测定吸光度值呈剂量依赖性降低（$r=-0.816$，$P<0.05$）；肾上腺皮质细胞中线粒体酶抑制率从 16.06%（6.25μmol/L 处理组）上升到 58.84%（200μmol/L 处理组），半数抑制浓度（inhibitory concentration 50，IC_{50}）为 61.29μmol/L（95%CI：32.81～114.46μmol/L）。肾上腺皮质细胞

Rh123 荧光强度呈剂量依赖性下降（$r=-0.775$，$P<0.05$），各剂量处理组豚鼠肾上腺皮质细胞 Rh123 荧光强度与对照组比较降低，差异均有统计学意义（$P<0.05$），且随着处理剂量的增加，膜电位不断降低（$P<0.05$）。肾上腺皮质细胞死亡率与处理剂量呈正相关关系（$r=0.967$，$P<0.05$）。50、100、200 $\mu mol/L$ 剂量处理组肾上腺皮质细胞死亡率与对照组比较升高，差异均有统计学意义（$P<0.05$）。6.25、12.5、25 $\mu mol/L$ 剂量处理组肾上腺皮质细胞死亡率与对照组比较升高，但差异均无统计学意义（$P>0.05$）。该作者又以 50 $\mu mol/L$ CdCl$_2$ 对 500～600g 雄性豚鼠肾上腺皮质细胞分别处理 15、30、60、120、240 分钟。采用四甲基偶氮唑蓝（methyl thiazolyl tetrazolium，MTT）试验检测线粒体酶活力，用流式细胞仪结合罗丹明 123（rhodamine 123，Rh123）和碘化丙啶（propidium iodidemitochondrial，PI）双标记法检测线粒体膜电位（membrane potential，MMP）和细胞存活状态。结果发现，15、30、60、120、240 分钟 CdCl$_2$ 处理组细胞 MTT 测定吸光度值与对照组比较降低，差异均有统计学意义（$P<0.05$），且随着染毒时间的延长，MTT 测定吸光度值逐渐下降（$r=-0.706$，$P<0.05$）。肾上腺皮质细胞中线粒体酶抑制率从 15 分钟处理组的 48.28% 上升到 240 分钟处理组的 72.75%。肾上腺皮质细胞中 Rh123 的荧光强度呈时间依赖性降低（$r=-0.406$，$P<0.05$），15、30、60、120、240 分钟 CdCl$_2$ 处理组肾上腺皮质细胞 Rh123 荧光强度与对照组比较降低，差异均有统计学意义（$P<0.05$）。肾上腺皮质细胞死亡率呈时间依赖性升高（$r=0.980$，$P<0.05$）。60、120、240 分钟 CdCl$_2$ 处理组肾上腺皮质细胞死亡率与对照组比较升高，差异均有统计学意义（$P<0.05$）。在此研究条件下，无论处理剂量还是处理时间，线粒体膜电位和酶活力在最低剂量组（6.25 $\mu mol/L$）和最短时间（15 分钟）都已出现明显下降，而肾上腺皮质细胞死亡的增加在 50 $\mu mol/L$ CdCl$_2$ 单独处理 60 分钟后才出现，提示，在肾上腺皮质细胞死亡之前，细胞的线粒体功能就已经出现改变，线粒体可能是 CdCl$_2$ 对肾上腺皮质毒作用的早期靶点。

杨杏芬等（2001年）以6.25、12.5、25、50、100μmol/L氯化镉（CdCl$_2$）对500～600g雄性豚鼠肾上腺皮质细胞分别处理30、60、120、240分钟，染毒结束后，取上清液检测皮质醇（cortisol）水平及环磷腺苷（cyclic adenosine monophosphate，cAMP）含量。结果发现，各时间点各剂量处理组豚鼠肾上腺皮质细胞上清液皮质醇水平与对照组比较降低，差异均有统计学意义（$P<0.05$），且呈剂量-效应关系，回归方程为$Y=80.068-35.605\lg(X+1)$（$P<0.01$，$R_2=0.196$）。各剂量处理组豚鼠肾上腺皮质细胞上清液中cAMP含量与对照组比较降低，差异均有统计学意义（$P<0.05$），且随着CdCl$_2$处理剂量增加，cAMP含量呈剂量依赖性下降（$r=-0.639$，$P<0.05$）。cAMP随CdCl$_2$剂量增加而降低，其变化趋势与皮质醇分泌抑制呈高度相关。

魏青等（1999年）以45、90μg/kg氯化镉（CdCl$_2$）对280～300g雄性豚鼠腹腔注射，每日1次，共2周。染毒结束后，处死豚鼠，检测血清总胆固醇（total cholesterol，TC）及血浆CdCl$_2$含量、皮质醇（cortisol）、醛固酮（aldosterone）及促肾上腺皮质激素（adrenocorticotropic hormone，ACTH）水平，取肾上腺组织，检测CdCl$_2$及一氧化氮（nitric oxide，NO）含量，观察组织形态学变化，电镜观察超微结构的变化。结果发现，低剂量染毒组豚鼠血浆CdCl$_2$含量与对照组比较增加，但差异无统计学意义（$P>0.05$）；高剂量染毒组豚鼠血浆CdCl$_2$含量与对照组比较增加，差异有统计学意义（$P<0.05$）。各剂量染毒组豚鼠肾上腺组织CdCl$_2$含量与对照组比较增加，差异均有统计学意义（$P<0.05$）。低、高剂量染毒组豚鼠血浆胆固醇及醛固酮水平与对照组比较升高，但差异均无统计学意义（$P>0.05$）。各剂量染毒组豚鼠血浆ACTH水平与对照组比较降低，差异均有统计学意义（$P<0.05$）。各剂量染毒组豚鼠肾上腺组织NO含量与对照组比较减少，差异均有统计学意义（$P<0.05$）。光镜下可见，低剂量染毒组豚鼠肾上腺皮质束状带细胞脂滴减少，出现少量早期坏死灶，胞质边界不清，细胞融合排列紊乱，细胞核尚存。高剂量染毒组豚鼠肾上腺被膜部分不完整，球状带增厚，细胞排列紊乱，

束状带细胞脂质减少，细胞排列紊乱，并见一些细胞融合和点状坏死灶，部分出现坏死后周围细胞和纤维细胞增生的现象。电镜下，各剂量染毒组豚鼠均可见肾上腺皮质细胞线粒体扩张或肿胀，基质淡薄，嵴断裂或消失，核内异染色质凝聚，核仁边聚，部分细胞可见核固缩，滑面内质网增多。

4. 对生殖内分泌的影响

（1）对雄性动物生殖内分泌的影响：Medina MF 等（2012 年）以 0.5、5mg/kg 氯化镉（$CdCl_2$）对 100～150g 雄性蛙（Rhinella arenarum）背部淋巴囊注射染毒（皮下注射）15 天，染毒结束后取睾丸，取精浆检测精子质量参数（精子密度、活精子百分率、精子活力百分比）。结果发现，与对照组比较，低剂量染毒组蛙睾丸生精小管中可见精原细胞、初级精母细胞、精细胞及精子，生精小管之间的间质组织完好，无细胞浸润和炎症浸润。生精细胞和睾丸间质细胞没有明显的改变。高剂量染毒组蛙睾丸生精小管扩张与间质组织中凋亡小体消失，组织分解和白细胞浸润，生精细胞出现水肿或局部坏死，细胞核周围可见小结节状肿物嗜碱性凋亡小体。高剂量染毒组蛙精子浓度、精子活力与对照组比较降低，直线性运动精子数与对照组比较减少，不运动精子数与对照组比较减少，差异均有统计学意义（$P < 0.05$）。低剂量染毒组蛙精子浓度及活力与对照组比较，差异均无统计学意义（$P > 0.05$）；低剂量染毒组不运动及原位运动精子百分比与对照组比较升高，差异均有统计学意义（$P < 0.05$）。

H Oliveira 等（2009 年）以 1、2、3mg/kg 氯化镉（$CdCl_2$）对 8 周龄雄性 ICR-CD1 小鼠一次性皮下注射，分别于染毒后 24 小时、35 天处死小鼠，取睾丸，检测睾丸组织 $CdCl_2$ 含量，检测小鼠精子密度、精子形态、精子活动性、顶体完整性。结果发现，染毒结束 24 小时后，各剂量染毒组小鼠睾丸组织中 $CdCl_2$ 含量与对照组比较增加，差异均有统计学意义（$P < 0.05$）。各剂量染毒组小鼠精子密度与对照组比较，差异均无统计学意义（$P > 0.05$）。低剂量染毒组小鼠正常形态精子百分率与对照组比较降低，但差异无统计学意义（$P > 0.05$）；中、高剂量染毒组小鼠正常形态精子百分率与对照组比较降低，差异均有统计学意义（$P<0.05$）。中、高剂量染毒组小鼠精子头部异常率与对照组比较升高，差异均有统计学意义（$P<0.05$）。低剂量染毒组小鼠精子顶体完整性与对照组比较降低，但差异无统计学意义（$P>0.05$）；中、高剂量染毒组小鼠精子顶体完整性与对照组比较降低，差异均有统计学意义（$P<0.05$）。中、高剂量染毒组小鼠前向性运动精子比例与对照组比较升高，差异均有统计学意义（$P<0.05$）。低、中剂量染毒组小鼠非前向性运动精子比例与对照组比较降低，高剂量染毒组小鼠非前向运动性精子比例与对照组比较升高，但差异均无统计学意义（$P>0.05$）。各剂量染毒组小鼠完全不运动精子比例与对照组比较升高，差异均有统计学意义（$P<0.05$）。染毒结束后35天，中、高剂量染毒组小鼠精子密度、正常形态精子百分率与对照组比较降低，差异均有统计学意义（$P<0.05$）。中剂量染毒组小鼠精子头部异常率与对照组比较升高，差异有统计学意义（$P<0.05$）。高剂量染毒组小鼠精子尾部异常率与对照组比较升高，差异有统计学意义（$P<0.05$）。高剂量染毒组小鼠精子顶体完整性与对照组比较降低，差异有统计学意义（$P<0.05$）。中、高剂量染毒组小鼠前向性运动精子比例与对照组比较降低，差异均有统计学意义（$P<0.05$）。中剂量染毒组小鼠非前向性运动精子比例与对照组比较升高，差异有统计学意义（$P<0.05$）。高剂量染毒组小鼠完全不运动精子比例与对照组比较升高，差异有统计学意义（$P<0.05$）。

陈龙等（2002年）以5、10mg/kg氯化镉（$CdCl_2$）对 $253\pm5g$ 雄性SD大鼠饲喂，共6周。于染毒第3、6周检测血浆睾酮（testosterone，T）、卵泡刺激素（follicle-stimulating hormone，FSH）、间质细胞刺激素（interstitial cell stimulating hormone，ICSH）水平，处死大鼠，取睾丸，检测睾丸组织乳酸脱氢酶同工酶-X（lactic dehydrogenase X，LDH-X）、碱性磷酸酶（alkaline phosphatase，ALP）活性及每日精子生成量。结果发现，染毒3周后，各剂量染毒组大鼠血浆T水平与对照组比较降低，差异均有统计学意义（$P<0.05$）；血浆FSH水平与对照组比较升高，但差异均无统计学意义（$P>$

0.05）。低剂量染毒组大鼠血浆 ICSH 水平与对照组比较降低，高剂量染毒组大鼠血浆 ICSH 水平与对照组比较升高，但差异均无统计学意义（$P>0.05$）。低剂量染毒组大鼠睾丸每日精子生成量与对照组比较减少，但差异无统计学意义（$P>0.05$）；高剂量染毒组大鼠睾丸每日精子生成量与对照组比较增加，差异有统计学意义（$P<0.05$）。染毒 6 周后，低剂量染毒组大鼠血浆 T 水平与对照组比较降低，但差异无统计学意义（$P>0.05$）；高剂量染毒组大鼠血浆 T 水平与对照组比较降低，差异有统计学意义（$P<0.05$）。各剂量染毒组大鼠血浆 FSH、ICSH 水平与对照组比较降低，但差异均无统计学意义（$P>0.05$）。各剂量染毒组大鼠睾丸每日精子生成量与对照组比较减少，差异均有统计学意义（$P<0.05$）。染毒第 3、6 周后，高剂量染毒组大鼠睾丸组织 ALP 活性与对照组比较降低，差异均有统计学意义（$P<0.05$）；各剂量染毒组大鼠睾丸组织 LDH-X 活性与对照组比较降低，差异均有统计学意义（$P<0.05$）。

（2）对雌性动物生殖内分泌的影响：Medina MF 等（2012 年）以 0.5、5mg/kg 氯化镉（$CdCl_2$）对 $100\sim150g$ 雌性蛙（Rhinella arenarum）背部淋巴囊注射染毒（皮下注射）15 天，染毒结束后取卵巢，电镜观察超微结构变化。结果发现，高剂量染毒组蛙卵母细胞在发展的早期阶段受到了严重的影响，出现细胞核大小、数量及核仁数量的改变，细胞质的空泡化，并且出现周边分布的大小及形状不同的液泡向中央区域分布。卵泡细胞间质之间出现毛细血管充血，水肿，成纤维细胞增殖形成结节或条带，卵丘细胞周围深染的细胞核固缩，形成界限清楚但不均匀的间质区域，可能是局灶性坏死。高剂量染毒组蛙卵母细胞发展过程中成熟卵泡所占百分比与对照组比较降低，闭锁卵泡所占百分比与对照组比较增加，差异均有统计学意义（$P<0.05$）。该作者分离卵母细胞分别孵育 0.5、1、$2\mu g/ml$ 黄体酮中，观察孵育 4、8、12、24 小时后胚泡的破裂情况。结果发现，各剂量染毒组蛙卵母细胞在不同剂量黄体酮的孵育液中胚泡破裂率与对照组比较降低，但差异均无统计学意义（$P>0.05$）。高剂量染毒组卵母细胞在 $1\mu g/mg$ 黄体酮的孵育液中培养 24、48 小时胚泡破裂率分别为 95％、73％。

S Das 等（2013 年）以 25mg/L 氯化镉（$CdCl_2$）对 300～400g 卵黄期雌性鲤鱼暴露染毒，分别于染毒 24、48、96 小时后处死鲤鱼，取卵巢，检测卵巢组织及血清中雌二醇（estradiol，E_2）水平。结果发现，染毒 24、48、96 小时后染毒组鲤鱼卵巢组织及血清中 E_2 含量与对照组比较降低，差异均有统计学意义（$P < 0.05$）。该作者以 100ng/ml LH、100ng/ml LH＋2μmol/L $CdCl_2$ 分别对鲤鱼卵泡体外孵育 2、4、6、8、12、16 小时，检测孵育液中 E_2 水平。结果发现，随着孵育时间的延长，LH 与 $CdCl_2$ 联合组鲤鱼卵泡孵育液中 E_2 水平与 LH 单独孵育组比较降低，差异有统计学意义（$P < 0.05$），且在第 8 小时 E_2 水平最低。该作者又以 100ng/ml LH、100ng/ml LH＋0.5μmol/L $CdCl_2$、100ng/ml LH＋2μmol/L $CdCl_2$、100ng/ml LH＋5μmol/L $CdCl_2$ 对鲫鱼卵泡体外孵育 8 小时，检测孵育液中 E_2 水平。结果发现，各剂量 $CdCl_2$ 处理组鲤鱼卵泡孵育液中 E_2 水平与对照组比较降低，差异均有统计学意义（$P < 0.05$），且 100ng/ml LH＋2μmol/L $CdCl_2$ 处理组鲤鱼卵泡孵育液中 E_2 水平降低最明显。

S Das 等（2013 年）以 100ng/ml LH、100ng/ml LH＋2μmol/L $CdCl_2$ 分别对鲤鱼卵泡体外孵育 8 小时，检测细胞色素 P450 芳香化酶活性。结果发现，100ng/ml LH 剂量处理组鲤鱼卵泡 P450 芳香化酶活性与对照组比较升高，差异有统计学意义（$P < 0.05$）；100ng/ml LH ＋2μmol/L $CdCl_2$ 剂量处理组鲤鱼卵泡 P450 芳香化酶活性与对照组比较降低，但差异无统计学意义（$P > 0.05$）。100ng/ml LH＋2μmol/L $CdCl_2$ 剂量处理组鲤鱼卵泡 P450 芳香化酶活性与对照组比较降低，但差异无统计学意义（$P > 0.05$）。该作者进一步以 100ng/ml LH、100ng/ml LH＋0.5μmol/L $CdCl_2$、100ng/ml LH＋2μmol/L $CdCl_2$、100ng/ml LH＋5μmol/L $CdCl_2$ 对鲫鱼卵巢组织体外处理 8 小时，检测孵育液中 P450 芳香化酶基因表达水平，实时定量聚合酶链反应（real-time quantitative polymerase chain reaction，RQ-PCR）检测 P450 芳香化酶 mRNA 表达水平。结果发现，100ng/ml LH 剂量处理组 P450 芳香化酶基因表达水平与对照组比较升高，

差异有统计学意义（$P<0.05$），100ng/ml LH＋2μmol/L CdCl$_2$、100ng/ml LH＋5μmol/L CdCl$_2$ 剂量处理组 P450 芳香化酶基因表达水平与对照组比较降低，差异均有统计学意义（$P<0.05$），且 100ng/ml LH＋5μmol/L CdCl$_2$ 剂量处理组鲤鱼卵泡 P450 芳香化酶基因表达水平随着 CdCl$_2$ 处理剂量的增加，P450 芳香化酶 mRNA 表达水平逐渐降低，差异有统计学意义（$P<0.05$）。同时该作者又以 100ng/ml LH、100ng/ml LH＋2μmol/L CdCl$_2$ 分别对鲤鱼卵泡体外孵育 2、4、6、8 小时，检测孵育液中 P450 芳香化酶基因表达水平，RQ-PCR 检测 P450 芳香化酶 mRNA 表达水平。结果发现，分别处理 4、6、8 小时后，100ng/ml LH＋2μmol/L CdCl$_2$ 处理组鲤鱼卵泡孵育液中 P450 芳香化酶基因及 P450 芳香化酶 mRNA 表达水平与对照组比较降低，差异均有统计学意义（$P<0.05$）。

X Wan 等（2010 年）以 0.1、0.4、0.8、1.2、1.6μg/ml 氯化镉（CdCl$_2$）对 8～12 周龄雌性 SD 大鼠卵母细胞处理 12 天，观察不同阶段卵泡的形态学改变，及于处理第 11 天时检测卵泡存活率、窦状卵泡形成率、卵泡异常率、卵丘-卵母细胞复合体（cumulus-oocyte cell complexes，COCs）释放率和卵母细胞的胚泡（germinal vesicle，GV）、胚泡破裂（germinal vesicle breakdown，GVBD）、极体（polar body，PB）形成率。结果发现，0.8、1.2、1.6μg/ml 剂量处理组大鼠卵泡形态异常，细胞膜表现出明显的细胞毒性，细胞呈圆形而不附着于底，基底膜消失，卵泡释放颗粒细胞，卵泡内呈现不规则的黑色坏死区域，存在卵母细胞形成、变形和解体。1.2 及 1.6μg/ml 剂量处理组大鼠卵泡存活率与对照组比较降低，差异均有统计学意义，且呈现剂量-效应关系（$R^2=0.90$，$P<0.05$）。1.2 及 1.6μg/ml 剂量处理组大鼠卵泡异常率与对照组比较升高，差异均有统计学意义（$P<0.05$）。1.6μg/ml 剂量处理组大鼠窦状卵泡形成率及 COCs 释放率与对照组比较降低，差异均有统计学意义（$P<0.05$）。染毒第 2 天，1.2、1.6μg/ml 剂量处理组大鼠卵母细胞中 GV 和 GVBD 比例与第 6、11 天比较降低，差异均有统计学意义（$P<0.05$）。处理后 2、6、11 天随着处理剂量的增加 PB 形成率降低，但差异均无统计学

意义（$P > 0.05$）。

杨劲松等（2007 年）以 0.12、1.2mg/kg 氯化镉（$CdCl_2$）对 28 日龄体重 80～100g 去卵巢雌性 SD 大鼠腹腔注射，每天 1 次，共 3 天。染毒结束后眼球取血，检测血清雌二醇（estradiol，E_2）、黄体酮（progesterone，P）、卵泡刺激素（follicle-stimulating hormone，FSH）及黄体生成素（luteinizing lormone，LH）水平，处死大鼠，称量子宫湿重，计算子宫脏器系数。结果发现，低剂量染毒组大鼠血清 E_2、黄体酮水平与对照组比较降低，但差异均无统计学意义（$P > 0.05$）；高剂量染毒组大鼠血清 E_2、黄体酮水平与对照组比较降低，差异均有统计学意义（$P < 0.05$）。低剂量染毒组大鼠血清 FSH、LH 水平与对照组比较降低，差异均有统计学意义（$P < 0.05$）；高剂量染毒组大鼠血清 FSH、LH 水平与对照组比较降低，但差异均无统计学意义（$P > 0.05$）。低剂量染毒组大鼠子宫湿重、子宫脏器系数与对照组比较升高，但差异均无统计学意义（$P > 0.05$）；高剂量染毒组大鼠子宫湿重、子宫脏器系数与对照组比较升高，差异均有统计学意义（$P < 0.05$）。

申立军等（2001 年）以 5、20、40mg/L 氯化镉（$CdCl_2$）对体重 240～270g 雌性 SD 大鼠自妊娠第 1 天起饮水染毒，直至子鼠出生后第 21 天，分别于母鼠妊娠第 1、7、14、20 天称重观察妊娠期间雌鼠的体重增长情况；于子鼠出生后第 4、22 天观察其出生后的生存情况；染毒结束后，观察 $CdCl_2$ 对母鼠妊娠时间、着床数、每胎活产数的影响及对子鼠出生时性别比例、肛殖距离及生长发育的影响；于雌性子鼠出生后 27 天开始检查其阴道开放情况，雄性子鼠出生后 35 天开始检查其包皮分离情况。结果发现，高剂量染毒组大鼠妊娠期增重（42.5±6.9g）与对照组（113.3±14.0g）比较下降，差异有统计学意义（$P < 0.05$）。各剂量染毒组母鼠妊娠时间、着床数、每胎活产数及子鼠出生时性别比例和肛殖距离与对照组比较，差异均无统计学意义（$P > 0.05$）。高剂量染毒组子鼠出生后第 4、22 天生存率与对照组比较下降，差异均有统计学意义（$P < 0.05$）。中、高剂量染毒组雌性子鼠出生后第 21 天垂体重量与对照组比较降低，差异均有统

计学意义（$P<0.05$）。各剂量染毒组雄性子鼠出生后第 21 天垂体重量与对照组比较降低，差异均有统计学意义（$P<0.05$）。中、高剂量染毒组雄性子鼠出生后第 21 天睾丸、附睾重量与对照组比较降低，差异均有统计学意义（$P<0.05$）。各剂量染毒组雌性子鼠出生后第 21 天子宫重量与对照组比较降低，但差异均无统计学意义（$P>0.05$）。低、中剂量染毒组雌性子鼠阴道开放时间与对照组比较分别延迟 3.5 天和 3.2 天，差异均有统计学意义（$P<0.05$）。中、高剂量染毒组雄性子鼠包皮分离时间与对照组比较分别延迟 2.0 天和 4.2 天，差异均有统计学意义（$P<0.05$）。

5. 对胸腺的影响   董书芸等（2000 年）以 5、10、20、50μmol/L 氯化镉（$CdCl_2$）处理 3～4 周龄雄性 Balb/C 小鼠胸腺细胞悬浮液，于处理后 3、6、12、24 小时，采用锥虫蓝（台盼蓝）染色检测细胞活性、细胞成活率（活细胞拒染，死细胞染成淡蓝色）。结果发现，处理 3、6 小时后，各剂量处理组胸腺细胞活性与对照组比较，差异均无统计学意义（$P>0.05$）。处理 12 小时后，5μmol/L 剂量处理组胸腺细胞活性与对照组比较降低，但差异无统计学意义（$P>0.05$）；10、20、50μmol/L 剂量处理组胸腺细胞活性与对照组比较降低，差异均有统计学意义（$P<0.05$）。处理 24 小时后，各剂量处理组胸腺细胞活性与对照组比较降低，差异均有统计学意义（$P<0.05$）。

6. 对胰腺的影响   姜俸蓉等（1999 年）以 0.25、0.5、1.0mg/kg 氯化镉（$CdCl_2$）对 3 月龄 28～32g（雌雄各半）昆明种小鼠皮下注射，每周一次，共 1 年，于染毒结束后处死一半小鼠，另一半小鼠停止染毒后继续饲养半年后处死，取胰腺，光镜下观察胰腺组织结构。结果发现，染毒 1 年后，低剂量染毒组小鼠胰腺外分泌部腺泡肿胀、体积增大，腺细胞质嗜酸性变，受损严重的腺细胞成片坏死、溶解、液化，周围结缔组织纤维增生；胰腺内分泌细胞肿胀、胞体变大，胰岛 A、B 细胞胞质染色浅，内分泌颗粒减少，细胞核固缩深染，严重者可见胰岛细胞自溶。中剂量染毒组小鼠胰腺外分泌部部分区域腺细胞消失，由大量脂肪细胞取代，导管增生，腺泡肝细胞化；胰腺内分泌细胞肿胀、胞体变大，胰岛 A、B 细胞胞质染色浅，内分泌颗粒减少，细胞核固缩深染；胰腺间质可见淋巴细胞浸润。高剂量染毒组小鼠胰腺部分腺细胞胞质内可见大量脂滴；间质内纤维增生，大量淋巴细胞浸润，部分血管壁增厚，结缔组织增多。停止染毒后，继续观察各剂量染毒组小鼠半年，未见其胰腺组织形态结构恢复正常。

雷立健等（2005 年）以 50、100、200mg/L 氯化镉（$CdCl_2$）对体重 120～140g 的 SD 大鼠饮水染毒，分别于染毒后 30、60、90 天处死大鼠，检测胰腺组织中 $CdCl_2$ 含量及血清胰岛素、淀粉酶、血糖水平及 $CdCl_2$ 浓度，处死前 24 小时检测大鼠尿液中尿糖、N-乙酰-β-D-D 氨基葡萄糖苷酶（N-acetyl-beta-D-D amino glycosidase enzymes，NAG）水平。结果发现，各时间各剂量染毒组大鼠胰腺组织中 $CdCl_2$ 含量与对照组比较升高，差异均有统计学意义（$P<0.05$）。染毒 30 天后，各剂量染毒组大鼠血清 $CdCl_2$ 浓度与对照组比较升高，差异均有统计学意义（$P<0.05$）。染毒 60 天后，低、高剂量染毒组大鼠血清 $CdCl_2$ 浓度与对照组比较升高，但差异均无统计学意义（$P>0.05$）；中剂量染毒组大鼠血清 $CdCl_2$ 浓度与对照组比较升高，差异有统计学意义（$P<0.05$）。染毒 90 天后，低剂量染毒组大鼠血清 $CdCl_2$ 浓度与对照组比较升高，但差异无统计学意义（$P>0.05$）；中、高剂量染毒组大鼠血清 $CdCl_2$ 浓度与对照组比较升高，差异均有统计学意义（$P<0.05$）。染毒 30 天后，中、高剂量染毒组大鼠血胰岛素水平与对照组比较降低，差异均有统计学意义（$P<0.05$）。染毒 60 天后，中剂量染毒组大鼠血清胰岛素水平与对照组比较降低，差异有统计学意义（$P<0.05$）；高剂量染毒组大鼠血清胰岛素水平与对照组比较降低，但差异无统计学意义（$P>0.05$）。染毒 90 天后，各剂量染毒组大鼠血清胰岛素水平与对照组比较降低，但差异均无统计学意义（$P>0.05$）。各剂量染毒组大鼠血清淀粉酶含量与对照组比较，差异均无统计学意义（$P>0.05$）。染毒 30、60 天后，中、高剂量染毒组大鼠血糖水平与对照组比较升高，但差异均无统计学意义（$P>0.05$）。染毒 90 天后，低、高剂量染毒组大鼠血糖水平与对照组比较升高，差异均有统计学意义（$P<0.05$）；中剂量染毒组大鼠血糖水平与对照组比较升高，但差异无统计学意义（$P>$

0.05）。染毒 30、60 天后，各剂量染毒组大鼠尿糖水平与对照组比较升高，但差异均无统计学意义（$P>0.05$）；染毒 90 天后，中、高剂量染毒组大鼠尿糖水平与对照组比较升高，差异均有统计学意义（$P<0.05$）。各剂量染毒组大鼠尿中 NAG 水平与对照组比较，差异均无统计学意义（$P>0.05$）。

（二）流行病学资料

流行病学资料尚未见到镉对垂体、肾上腺、甲状旁腺、胰腺和胸腺影响的相关报道。

1. 对甲状腺的影响　武如峰等（1989 年）选择血镉和尿镉含量较高的镉污染区女性居民 44 人（年龄 20～65 岁，平均居住年限 35 年）为镉接触组，选择非污染区女性居民 40 人（年龄 21～67 岁，平均居住年限 34.5 年）为对照组，静脉取血检测血镉含量、血清三碘甲状腺原氨酸（triiodothyronine，T3）、甲状腺素（tetraiodothyronine，T4）及促甲状腺激素（TSH）水平。结果发现，镉接触组居民血清镉含量（$0.793 \pm 0.414 \mu g/100g$）与对照组（$0.217 \pm 0.476 \mu g/100g$）比较升高，差异有统计学意义（$P<0.05$）。镉接触组居民血清 T4 水平（$6.610 \pm 1.913 \mu g/dl$）与对照组（$7.769 \pm 2.000 \mu g/dl$）比较降低，差异有统计学意义（$P<0.05$）。镉接触组居民血清 T3 水平（$1.683 \pm 0.307 ng/ml$）与对照组（$1.785 \pm 0.438 ng/ml$）比较降低，但差异无统计学意义（$P>0.05$）。镉接触组居民血清 TSH 水平（$9.312 \pm 3.508 ng/ml$）与对照组（$6.376 \pm 2.551 ng/ml$）比较升高，差异有统计学意义（$P<0.05$）。

2. 对生殖系统的影响

（1）对男性生殖系统的影响：吴子俊等（2009 年）调查了某镉电池工厂装配、充电、碰焊三个车间工作场所空气中镉浓度不同的镉作业男性工人各 40 名。装配车间空气中镉平均浓度为 $0.007 mg/m^3$，作为低浓度组；充电车间镉平均浓度为 $0.083 mg/m^3$，作为中浓度组；碰焊车间镉平均浓度为 $0.223 mg/m^3$，作为高浓度组；平均年龄（26.0 ± 6.1）岁，接触镉作业工龄 0.2～16.0 年，平均接触镉作业工龄（3.90 ± 1.86）年。并以该厂未接触镉作业的 40 名男性工人作为对照组，平均年龄（25.4±5.8）岁。将 120 名低、中、高浓度接触组镉作业工人根据工龄不同分为<3 年、3～5 年、6～9 年、>9 年 4组，调查发现，6～9 年、>9 年工龄镉作业工人尿镉浓度和异常率（4.17±1.88μmol/mol，54.2%；4.75±2.07μmol/mol，66.7%）与<3 年组（3.16±0.92μmol/mol，10.7%）比较升高，差异均有统计学意义（$P<0.01$）。低、中、高浓度接触组工人的年龄与对照组比较，差异无统计学意义（$P>0.05$）。中、高浓度接触组镉作业工人尿镉浓度和异常率（3.25±1.56μmol/mol，30%；4.26±1.97μmol/mol，47.5%）与对照组（1.28±0.82μmol/mol，2.5%）比较升高，差异均有统计学意义（$P<0.01$），且随着工作场所空气中镉浓度的升高，镉作业工人的尿镉浓度和异常率均呈上升趋势。低、中浓度接触组镉作业工人血清睾酮（testosterone，T）浓度与对照组比较降低，但差异均无统计学意义（$P>0.05$）；高浓度接触组镉作业工人血清 T 浓度与对照组比较降低，差异有统计学意义（$P<0.01$）。低浓度接触组镉作业工人血清卵泡刺激素（follicle-stimulating hormone，FSH）、间质细胞刺激素（interstitial cell stimulating hormone，ICSH）浓度与对照组比较升高，但差异均无统计学意义（$P>0.05$）；中、高浓度接触组镉作业工人血清 FSH、ICSH 浓度与对照组比较升高，差异均有统计学意义（$P<0.01$）。

（2）对女性生殖系统的影响　　虞敏等（2011 年）调查了某镉电池工厂充电、装配两个车间工作场所空气中镉浓度不同的镉作业女性工人各 50 名。装配车间空气中镉平均浓度为 0.006mg/m³，作为低浓度组；充电车间镉平均浓度为 0.17mg/m³，作为高浓度组；并以该厂未接触镉作业的 50 名女性工人作为对照组。调查发现，低、高浓度接触组女性工人尿镉含量（2.23±3.45μmol/mol，3.25±7.24μmol/mol）与对照组（0.85±2.17μmol/mol）比较升高，差异均有统计学意义（$P<0.05$）。低、高浓度接触组女性工人尿镉异常率（20%，30%）与对照组比较升高，差异均有统计学意义（$P<0.01$）。低浓度接触组女性工人在月经周期的各时期（月经期、增殖期、排卵期、分泌期）血清中卵泡刺激素（follicle-stimulating hormone，FSH）、黄体生成素（luteinizing lormone，LH）及雌二醇（estradiol，E_2）水平与对照组比较，差异均无统计学意义（$P >$ 0.05）。高浓度接触组女性工人在月经周期中的月经期血清中 FSH、E_2 水平均与对照组比较降低，差异均有统计学意义（$P < 0.05$）；增殖期血清中 LH 水平与对照组比较降低，差异有统计学意义（$P <$ 0.05）；排卵期血清中 FSH、LH 及 E_2 水平与对照组比较，差异均无统计学意义（$P > 0.05$）；分泌期血清中 LH、E_2 水平与对照组比较降低，差异均有统计学意义（$P < 0.05$）。

二、毒性机制

（一）氧化应激

徐培渝等（1987 年）以 0.5、1、2、3、4mg/kg 氯化镉（$CdCl_2$）对 6～8 周龄 18～28g 雄性昆明种小鼠一次性腹腔注射，于染毒后 24 小时处死小鼠，取胸腺，称重，计算胸腺脏器系数；固定、切片观察胸腺组织病理学改变。结果发现，3mg/kg 剂量染毒组小鼠胸腺重量与对照组比较降低 45.71%，胸腺脏器系数与对照组比较降低，差异均有统计学意义（$P < 0.05$），且随着染毒剂量的增加，小鼠胸腺重量与胸腺脏器系数逐渐降低，呈剂量-效应关系（$P < 0.05$）。染毒后 24 小时，3、4mg/kg 剂量染毒组小鼠胸腺小叶结构尚存，但皮质变薄，弥散淋巴细胞坏死，核固缩、碎裂，巨噬细胞吞噬活跃，较少髓质淋巴细胞坏死。该作者又以 3mg/kg $CdCl_2$ 对 6～8 周龄 18～28g 雄性昆明种小鼠一次性腹腔注射，分别于染毒后 4 小时、8 小时、16 小时、24 小时、2 天、3 天、5 天、9 天及 14 天处死小鼠，取胸腺，固定、切片，观察胸腺组织病理学改变并采用酶组织化学法检测胸腺组织琥珀酸脱氢酶（succinate dehydrogenase，SDH）、苹果酸脱氢酶（malate dehydrogenase，MDH）、异柠檬酸脱氢酶（isocitrate dehydrogenase，ICDH）、细胞色素氧化酶（cytochrome oxidase，CCO）、Mg^{2+}-腺苷三磷酸酶（adenosine triphosphatase，Mg^{2+}-ATP）、乳酸脱氢酶（lactate dehydrogenase，LDH）、Mg^{2+}-ATP 酶、$5'$-核苷酸酶（5-nucleotidase，$5'$-N）、酸性

磷酸酶 (acid phosphatse，ACP)、N-乙酰 β-葡糖糖胺酶 (N-acetyl-β-glucosamnidase，β-GA) 及葡萄糖-6-磷酸酶 (glucose-6-phosphate dehydrogenase，G-6-PD) 活性。结果发现，与对照组比较，染毒后4 小时，小鼠胸腺皮质大部分毛细血管内皮细胞肿胀，胞质着色浅淡；核体积变大，呈卵圆形或不规则形，着色浅，染色质结构模糊，管腔狭窄；此外，皮质出现体积较大的散在的巨噬细胞，内含较多核碎片，胞质嗜伊红染色，部分吞噬细胞胞核变性，皮质淋巴细胞密集。染毒后 8 小时，小鼠胸腺皮质淋巴细胞多见核固缩及核碎裂，血管改变同染毒后 4 小时。染毒后 16 小时及 24 小时，小鼠胸腺可见皮质大量淋巴细胞坏死。染毒后 2～3 天，小鼠胸腺皮质变薄，淋巴细胞密度骤降，上皮性网状细胞形成的网架结构清晰，外皮质区出现幼稚淋巴细胞。染毒后 5 天，小鼠胸腺皮质淋巴细胞增多，仍有部分体积较大的幼稚淋巴细胞，有丝分裂活跃。染毒后 9、14 天胸腺组织结构渐恢复正常。染毒后 4 小时，小鼠胸腺皮质淋巴细胞 SDH、MDH、ICDH、CCO、Mg^{2+}-ATP 酶活性与对照组比较降低，差异均有统计学意义 ($P<0.05$)；随时间的延长，SDH、MDH、ICDH、CCO、Mg^{2+}-ATP 活性下降愈明显，于染毒后 24 小时达最低，甚至活性消失。与对照组比较，染毒组小鼠胸腺皮质毛细血管内 ICDH、LDH、MDH 活性于染毒后 4 小时完全消失，血管的 Mg^{2+}-ATP 酶、5'-N 活性下降，ACP、β-GA 活性增加。染毒后 2 天，染毒组小鼠外皮质区所见的幼稚细胞中 MDH、LDH、G-6-PD 活性与对照组比较升高，差异均有统计学意义 ($P<0.05$)。上皮性网状细胞的 MDH、LDH、G-6-PD、SDH 活性与对照组比较升高，差异均有统计学意义 ($P<0.05$)。血管 Mg^{2+}-ATP 酶活性与对照组比较升高，差异有统计学意义 ($P<0.05$)。随着染毒时间延长，染毒组小鼠胸腺组织内所有细胞酶活性改变均逐渐恢复，于染毒后 9 天时基本与对照组一致。镉能与巯基结合，对 LDH、ICDH、MDH 等活性中心含巯基的酶类有抑制作用，使其活性下降。此外，氯化镉染毒后可引起毛细血管内皮细胞能量代谢障碍及膜转运功能障碍，而 ICDH 及 MDH 是三羧酸循环的重要酶类，LDH 参与糖酵解，Mg^{2+}-ATP 酶是线粒体酶，前

者参与氧化磷酸化，后者与膜的物质转运功能有关，所以氯化镉染毒后可出现毛细血管的 ICDH、MDH、LDH、Mg^{2+}-ATP 酶活性下降。由于胸腺淋巴细胞中酶活性改变与血管内迅速而严重的酶活性下降不同，提示，胸腺淋巴细胞线粒体酶活性下降可能不是由于氯化镉的直接抑制作用，而是继发于血管损伤后的缺氧，继而出现线粒体的氧化及氧化磷酸化障碍，引起淋巴细胞变性、坏死。

S Yang 等（2011 年）以 140、210mg/kg 氯化镉（$CdCl_2$）对 50日龄海兰白母鸡饲喂，分别于染毒 20、40、60 天时处死鸡，取卵巢，检测卵巢组织及血清丙二醛（malondialdehyde，MDA）、谷胱甘肽过氧化物酶（glutathione peroxidase，GSH-Px）、一氧化氮（nitric oxide，NO）、过氧化物歧化酶（superoxide dismutase，SOD）、一氧化氮合酶（nitric oxidesynthase，NOS）水平。电镜观察卵巢组织超微结构，采用末端脱氧核苷酸转移酶介导的脱氧尿嘧啶核苷三磷酸（dUTP）原位切口末端标记技术［terminal deoxynucleotidyl transferase（TdT）-mediated dUTP nick end labeling，TUNEL］检测细胞凋亡情况。结果发现，各时间点各剂量染毒组鸡卵巢组织及血清中$CdCl_2$ 含量与对照组比较增加，差异均有统计学意义（$P<0.05$），且$CdCl_2$ 含量随着染毒时间的延长而增高（$P<0.05$）；高剂量染毒组各时间点鸡卵巢组织及血清中 $CdCl_2$ 含量与低剂量染毒组比较增加，差异均有统计学意义（$P<0.05$）。各剂量染毒组各时间点鸡卵巢组织及血清中 MDA 水平与对照组比较升高，差异均有统计学意义（$P<0.05$）；鸡卵巢组织及血清 SOD、GSH-Px 水平与对照组比较降低，差异均有统计学意义（$P<0.05$）；鸡卵巢组织及血清 NO、NOS 水平与对照组比较升高，差异均有统计学意义（$P<0.05$）。电镜下可见，$CdCl_2$ 染毒引起广泛的鸡卵巢组织损伤，卵泡和间质细胞变性，生长卵泡存在细胞凋亡，包括线粒体肿胀变性和嵴的消失，滑面内质网扩张、胞质空泡、膜皱缩、细胞皱缩，染色质凝聚，染色质浓缩表现为边界清楚的新月体，间质细胞内有扩张的滑面内质网囊泡，且随着 $CdCl_2$ 含量的增加损伤加重，大多数凋亡细胞存在于鸡卵巢颗粒细胞和卵巢间质细胞内。各剂量染毒组鸡卵巢组织中细胞凋亡数量与对

照组比较增加，差异均有统计学意义（$P < 0.05$）。染毒 40、60 天后，低剂量染毒组鸡卵巢细胞凋亡指数与高剂量染毒组比较升高，差异均有统计学意义（$P < 0.05$）。提示，镉可以改变和干扰机体的抗氧化防御系统，其中，氯化镉暴露后引起 ROS 生成过量可能是引起氧化应激的机制之一。本实验中氯化镉暴露引起卵巢组织 SOD、GSH-Px 水平降低，MDA、NOS 水平升高，也证实了氯化镉暴露后可引起抗氧化防御系统酶的变化，最终引起生殖内分泌毒性。

（二）诱导细胞凋亡

何宝霞等（2007 年）以 140、210mg/kg 氯化镉（$CdCl_2$）对 50 日龄海兰白母鸡拌料饲喂，分别于染毒 20、40、60 天时处死鸡，取垂体组织，采用末端脱氧核苷酸转移酶介导的脱氧尿嘧啶核苷三磷酸（dUTP）原位切口末端标记技术 [terminal deoxynucleotidyl transferase（TdT）-mediated dUTP nick end labeling，TUNEL] 方法检测垂体细胞凋亡情况和半定量逆转录聚合酶链式反应（reverse transcription polymerase chain reaction，RT-PCR）检测 fas mRNA、caspase-3 mRNA 基因的表达情况。结果发现，各时间点各剂量染毒组鸡垂体细胞凋亡指数与对照组比较升高，差异均有统计学意义（$P < 0.01$）。各时间点各剂量染毒组鸡垂体细胞 fas mRNA 及 caspase-3 mRNA 表达水平与对照组比较升高，差异均有统计学意义（$P < 0.05$）。低剂量染毒组鸡垂体细胞 fas mRNA 及 caspase-3 mRNA 表达水平随染毒时间的延长而升高，差异均有统计学意义（$P < 0.05$）。20 天高剂量染毒组鸡垂体细胞 fas mRNA 及 caspase-3 mRNA 表达水平与低剂量染毒组比较升高，差异均有统计学意义（$P < 0.05$）。40、60 天高剂量染毒组鸡垂体细胞 fas mRNA 及 caspase-3 mRNA 表达水平与低剂量染毒组比较降低，差异均有统计学意义（$P < 0.05$）。$CdCl_2$ 诱导的垂体细胞凋亡与其染毒剂量及暴露时间有关，随着染毒时间的延长，凋亡细胞逐渐增多。此外，fas 是一种表达于细胞表面的肿瘤坏死因子受体家族成员，是凋亡过程中最重要的"死亡分子"之一，氯化镉染毒后，fas mRNA 表达水平升高，进一步激活下游包括 caspase-3 在内的 caspase 家族发生级联反应，而 caspase 信号系统

家族是诱发和执行细胞凋亡的关键信号分子之一，caspase-3 可分解核丝分裂器蛋白，进而导致 DNA 断裂等，诱导细胞凋亡。

朱伟等（2006 年）以 1.56、3.12、6.25、12.5、25、50、100μmol/L 氯化镉（$CdCl_2$）对 190～210g 的雄性 SD 大鼠腺垂体细胞处理 6 小时，采用 TUNEL 法检测腺垂体细胞凋亡情况及 pro-caspase-9 mRNA 表达情况。结果发现，各剂量染毒组大鼠腺垂体细胞 TUNEL 平均灰度值与对照组比较升高，差异均有统计学意义（P＜0.05）；6.25、12.5、25、50、100μmol/L 剂量染毒组大鼠腺垂体细胞 procaspase-9 mRNA 表达水平与对照组比较升高，差异均有统计学意义（P＜0.05），且随着染毒剂量的增加逐渐升高（P＜0.05）。半胱天冬蛋白酶（caspase）家族被认为是诱发和执行凋亡最为关键的信号分子，而 caspase-9 是半胱天冬蛋白酶级联反应的最上游成员，其存在与否可作为判断凋亡是否发生的早期指标。提示氯化镉亚慢性染毒可引起大鼠腺垂体及肾上腺皮质细胞凋亡，caspase-9 在镉诱导腺垂体-肾上腺皮质细胞凋亡过程中可能发挥了一定作用。

魏青等（2007 年）以 1.0、2.0、4.0mg/kg 氯化镉（$CdCl_2$）对 190～210g 的雄性 SD 大鼠经口灌胃，每天 1 次，每周 5 天，共 6 周。于染毒结束后次日处死大鼠，检测血清 $CdCl_2$ 含量，取腺垂体及肾上腺皮质组织，固定、切片，电镜观察超微结构，采用原位杂交法和电泳-蛋白印迹-化学发光法分别分析半胱天冬酶-9（cys-teinvl aspartate specific proteinase-9，caspase-9）mRNA 及半胱天冬酶原-9（pro-caspase-9）mRNA 表达水平，采用 TUNEL 方法检测细胞凋亡水平。结果发现，各剂量染毒组大鼠血清 $CdCl_2$ 含量与对照组比较升高，差异均有统计学意义（P＜0.05），且随染毒剂量的增加而升高。电镜下可见，与对照组比较，中、高剂量染毒组大鼠腺垂体细胞及各剂量染毒组大鼠肾上腺皮质细胞中均出现线粒体肿胀成空泡状，嵴模糊甚至消失；细胞核体积缩小，核膜不规整，染色质边聚等细胞凋亡征象。中、高剂量染毒组大鼠腺垂体组织和各剂量染毒组大鼠肾上腺皮质组织 procaspase-9 mRNA 的表达水平与对照组比较升高，差异均有统计学意义，且呈剂量-效应关系（P＜0.01）。各剂量染毒组大鼠肾上腺皮质组织 procaspase-9 mRNA 的表达水平与对照组比较升高，差异均有统计学意义（$P<0.01$）。各剂量染毒组大鼠腺垂体组织和肾上腺皮质组织 caspase-9 的表达水平与对照组比较升高，差异均有统计学意义（$P<0.01$），且随染毒剂量的升高而升高。中、高剂量染毒组大鼠腺垂体组织和肾上腺皮质组织中 TUNEL 阳性细胞平均灰度值与对照组比较升高，差异均有统计学意义（$P<0.05$），且随染毒剂量增加逐渐上升，呈剂量-效应关系。各剂量染毒组大鼠腺垂体组织及肾上腺皮质组织 procaspase-9 mRNA 表达水平与 TUNEL 阳性细胞平均灰度之间呈相关关系（$r=01912$，$P<0.01$；$r=01793$，$P<0.01$）。提示氯化镉在形态学和分子水平上均可致大鼠腺垂体-肾上腺皮质系统发生凋亡，且 caspase-9 在氯化镉诱导腺垂体-肾上腺皮质细胞凋亡过程中可能发挥了一定作用。

张波等（2008 年）分别以 12.5、25、50、100、200 μmol/L 氯化镉（$CdCl_2$）对 500～600 g 雄性豚鼠肾上腺皮质细胞处理 2 小时，观察肾上腺皮质细胞的存活率、坏死率、凋亡率及对 P44/42 丝裂素活化蛋白激酶（P44/42 mitogen-activated protein kinases，P44/42MAPKs）磷酸化水平、c-fos 蛋白表达水平的影响。结果发现，各剂量处理组对豚鼠肾上腺皮质细胞处理 2 小时后，肾上腺皮质细胞的存活率与对照组比较降低，差异均有统计学意义（$P<0.05$），且存活率随处理剂量的增加而下降，差异有统计学意义（$P<0.05$）。肾上腺皮质细胞坏死率及凋亡率与对照组比较升高，差异均有统计学意义（$P<0.05$），且肾上腺皮质细胞凋亡率随处理剂量的增加而升高（$P<0.05$）。12.5 μmol/L $CdCl_2$ 处理豚鼠肾上腺皮质细胞 1 小时后，其 P44 磷酸化水平与对照组比较升高，但差异无统计学意义（$P>0.05$）；25、50、100、200 μmol/L $CdCl_2$ 处理豚鼠肾上腺皮质细胞 1 小时后，其 P44 磷酸化水平与对照组比较升高，差异均有统计学意义（$P<0.05$）。100、200 μmol/L $CdCl_2$ 处理豚鼠肾上腺皮质细胞 1 小时后，其 P42 磷酸化水平与对照组比较升高，差异均有统计学意义（$P<0.05$）。12.5、25、50、100、200 μmol/L $CdCl_2$ 处理豚鼠肾上腺皮质细胞 1 小时后，其 c-fos 蛋白表达水平与对照组比较升高，

差异均有统计学意义（$P<0.05$）。该作者又以 $100\mu mol/L$ $CdCl_2$ 分别对 $500\sim600g$ 雄性豚鼠肾上腺皮质细胞处理 0.5、1、2、3、4 小时。观察肾上腺皮质细胞的存活率、坏死率、凋亡率及对 P44/42 磷酸化水平、c-fos 蛋白表达水平的影响。结果发现，$100\mu mol/L$ $CdCl_2$ 处理豚鼠肾上腺皮质细胞 0.5、1、2、3、4 小时后，肾上腺皮质细胞存活率与对照组比较降低，差异均有统计学意义（$P<0.05$），且存活率随处理时间的延长而下降，差异有统计学意义（$P<0.05$）；肾上腺皮质细胞坏死率及凋亡率与对照组比较升高，差异均有统计学意义（$P<0.05$），且肾上腺皮质细胞凋亡率随处理时间的延长而升高，差异有统计学意义（$P<0.05$）。$100\mu mol/L$ $CdCl_2$ 处理豚鼠肾上腺皮质细胞 1、2、3、4 小时后 P44 及 P42 磷酸化水平与对照组比较升高，差异均有统计学意义（$P<0.05$）。$100\mu mol/L$ $CdCl_2$ 处理豚鼠肾上腺皮质细胞 0.5、1、2、3、4 小时后，其 c-fos 蛋白表达水平与对照组比较升高，差异均有统计学意义（$P<0.05$）。提示，一定剂量氯化镉呈剂量依赖和时间依赖的方式诱发体外培养的豚鼠肾上腺皮质细胞凋亡。P44/42 是 MAPKs 家族中的成员之一，调控着应激情况下的细胞凋亡，P44/42 可能在氯化镉诱导豚鼠肾上腺皮质细胞凋亡中发挥作用。肾上腺皮质细胞接触氯化镉后，P44/42 过度磷酸化，可能导致 c-Fos 蛋白表达升高，导致 c-Fos 蛋白构成的转录因子启动下游与凋亡有关的基因，最终引起细胞凋亡。

董书芸等（2000 年）以 5、10、20、$50\mu mol/L$ 氯化镉（$CdCl_2$）处理 $3\sim4$ 周龄雄性 Balb/C 小鼠胸腺细胞悬浮液，于处理 3、6、12、24 小时后，TUNEL 法检测细胞凋亡情况，琼脂糖凝胶电泳检测 DNA 损伤情况。结果发现，处理 12、24 小时后，各剂量处理组小鼠胸腺细胞凋亡率与对照组比较升高，差异均有统计学意义（$P<0.05$）。琼脂糖凝胶电泳结果可见，各剂量处理组小鼠胸腺细胞凋亡与对照组比较升高（细胞凋亡时染色体从核小体间断裂形成 $180\sim200$ bp 或其多聚体组成的寡核苷酸片段），差异均有统计学意义（$P<0.05$），且细胞凋亡存在时间-剂量依赖关系，随氯化镉处理剂量的增加或处理时间的延长，诱导凋亡更明显。

H Zhang 等（2012 年）以 2.5、5、7.5、10mg/L 氯化镉（$CdCl_2$）对雄性青蛙（R. limnocharis）染毒 14 天，染毒结束后处死实验动物，取睾丸组织，实时定量聚合酶链反应（real-time quantitative polymerase chain reaction，RQ-PCR）检测睾丸组织中 caspase-3、bax、bcl-2 基因表达水平。结果发现，各剂量染毒组蛙睾丸组织 caspase-3 基因表达水平与对照组比较升高，差异均有统计学意义（P<0.05）。5、7.5、10mg/L 剂量染毒组蛙睾丸组织 bax 基因表达水平与对照组比较升高，差异均有统计学意义（P<0.05）。各剂量染毒组蛙睾丸组织 bcl-2 基因表达水平与对照组比较降低，差异均有统计学意义（P<0.05）。各剂量染毒组蛙睾丸组织 bax/bcl-2 比值与对照组比较升高，差异均有统计学意义（P<0.05）。bax 表达可促进细胞凋亡，caspase-3 表达可通过线粒体改变引起，线粒体是调解细胞凋亡的关键因素，提示氯化镉诱导青蛙睾丸组织凋亡可能通过线粒体途径介导。

M Zhang 等（2010 年）以 10、20、40、80μmol/L 氯化镉（$CdCl_2$）对 3~4 周龄仔猪睾丸支持细胞处理 24 小时，处理结束后采用四甲基偶氮唑蓝（methyl thiazolyl tetrazolium，MTT）试验检测睾丸支持细胞增殖情况，电镜观察睾丸支持细胞的超微结构。结果发现，各剂量处理组猪睾丸支持细胞增殖与对照组比较降低，细胞生长抑制率与对照组比较升高，差异均有统计学意义（P<0.05），且猪睾丸支持细胞生长抑制作用随着 $CdCl_2$ 处理剂量的增加而增强（P<0.05）。20、40、80μmol/L 剂量处理组猪睾丸支持细胞凋亡率（20.46%、69.30%、60.23%）与对照组（2.78%）比较升高，差异均有统计学意义（P<0.05）。电镜下可见，10、20μmol/L 剂量处理组猪睾丸支持细胞细胞核明显增加，呈不规则形，细胞器浓缩，核染色质沿着核内膜形成新月形，一些凋亡细胞没有明显的细胞核，细胞质内有大量的空泡形成，内质网扩张，线粒体肿胀，但可见完整的细胞结构。40μmol/L 剂量处理组猪睾丸支持细胞的凋亡细胞核溶解为核致密小体，细胞膜完整，染色质凝聚，可见凋亡小体。提示，氯化镉处理仔猪睾丸支持细胞可诱导其发生细胞凋亡。

金龙金等（2006 年）以 0.183、0.915、1.83mg/kg 氯化镉（CdCl$_2$）对 25g 雄性 ICR 小鼠腹腔注射，每天 1 次，连续 5 天。染毒结束后处死小鼠，取睾丸及附睾，电镜观察附睾精子超微结构、睾丸生精细胞细胞核及线粒体超微结构的变化，免疫组织化学法检测睾丸生精细胞 bcl-2、bax 表达水平。结果发现，高剂量染毒组小鼠附睾精子头部两侧膜与头部胞质间隙扩大，尾部线粒体嵴间腔扩大且轻度空泡化，与对照组比较，差异有统计学意义（$P<0.05$）。高剂量染毒组小鼠附睾精子线粒体空泡发生率与对照组比较升高，差异有统计学意义（$P<0.05$）。提示，高剂量氯化镉对精子膜内侧和线粒体结构有损伤作用。低、中、高剂量染毒组小鼠睾丸生精细胞核异常发生率（52%、72%、80%）与对照组比较升高，差异均有统计学意义（$P<0.05$），且随着染毒剂量的增加细胞核异常发生率升高。中剂量染毒组小鼠睾丸生精细胞 5% 线粒体中度空泡化，高剂量染毒组小鼠睾丸生精细胞 42% 线粒体肿胀空泡化。各剂量染毒组小鼠睾丸生精细胞 bcl-2 表达水平与对照组比较降低，差异均有统计学意义（$P<0.05$）。中剂量染毒组小鼠睾丸生精细胞 bax 表达水平与对照组比较升高，差异有统计学意义（$P<0.05$）；高剂量染毒组小鼠睾丸生精细胞 bax 表达水平与对照组比较降低，差异有统计学意义（$P<0.05$）。各剂量染毒组小鼠睾丸生精细胞 bcl-2/bax 比值与对照组比较降低，差异均有统计学意义（$P<0.05$）。高剂量染毒组小鼠睾丸生精细胞 bcl-2/bax 比值与低、中剂量染毒组比较降低，差异均有统计学意义（$P<0.01$）。提示，氯化镉可以抑制 bcl-2 的表达，由此可推测通过 bcl-2/bax 协同对细胞凋亡作用的效率最为显著。

（三）能量代谢异常

何宝霞等（2007 年）以 140、210mg/kg 氯化镉（CdCl$_2$）对 50 日龄海兰白母鸡进行饲喂，分别于染毒 20、40、60 天时处死鸡，取垂体组织，检测垂体组织中的 CdCl$_2$ 含量、Na$^+$-K$^+$-ATP 酶、Ca^{2+}-ATP 酶、Mg^{2+}-ATP 酶活性；透射电镜法检测垂体细胞线粒体超微结构。结果发现，各时间点各剂量染毒组鸡垂体组织 CdCl$_2$ 含量与对照组比较增高，差异均有统计学意义（$P<0.05$），且随着染毒时间

的延长，各剂量染毒组鸡垂体组织中的 $CdCl_2$ 含量增高，差异均有统计学意义（$P<0.05$）。各剂量染毒组鸡垂体组织中 Na^+-K^+-ATP 酶、$Ca^{2+}-ATP$ 酶、$Mg^{2+}-ATP$ 酶活性与对照组比较降低，差异均有统计学意义（$P<0.05$），高剂量染毒组鸡垂体组织中 Na^+-K^+-ATP 酶、$Ca^{2+}-ATP$ 酶、$Mg^{2+}-ATP$ 酶活性与低剂量染毒组比较降低，差异有统计学意义（$P<0.05$）。电镜下可见，低剂量染毒组鸡垂体线粒体局部水肿，线粒体嵴排列紊乱、部分嵴消失以及空泡变性。提示 $CdCl_2$ 可导致腺垂体细胞线粒体的结构受损，引起膜电位下降，内膜通透性改变，引起能量代谢障碍。

（四）某些遗传物质异常与 DNA 损伤

H Zhang 等（2012 年）以 2.5、5、7.5、10mg/L 氯化镉（$CdCl_2$）对雄性青蛙（R. limnocharis）染毒 14 天，染毒结束后处死青蛙，取睾丸组织，电镜观察超微结构改变，彗星实验（comet assay）检测睾丸组织中 DNA 损伤情况。结果发现，电镜下，2.5mg/L $CdCl_2$ 染毒组蛙睾丸生精细胞中有液泡形成，精子尾部的前面和溶酶体尾部的后端异常凝结。7.5mg/L $CdCl_2$ 染毒组蛙睾丸生精细胞扩散，细胞结构不完整和核仁畸形，精子尾部异常凝结。10mg/L $CdCl_2$ 染毒组蛙睾丸生精细胞数量减少，液泡大量生成，生精细胞和睾丸间质细胞之间的连接断裂，精子尾部异常凝结或精子尾部消失。5、7.5、10mg/L $CdCl_2$ 染毒组蛙睾丸组织 DNA 损伤率及 DNA 尾长与对照组比较升高，差异均有统计学意义（$P<0.05$）。10mg/L $CdCl_2$ 染毒组蛙睾丸组织 DNA 尾矩与对照组比较升高，差异有统计学意义（$P<0.05$）。

M Zhang 等（2010 年）以 10、20、40、80μmol/L 氯化镉（$CdCl_2$）对 3~4 周龄仔猪睾丸支持细胞处理 24 小时，处理结束后采用四甲基偶氮唑蓝（methyl thiazolyl tetrazolium，MTT）试验检测睾丸支持细胞增殖情况；彗星实验检测睾丸支持细胞 DNA 损伤情况。结果发现，各剂量染毒组猪睾丸支持细胞增殖与对照组比较降低，细胞生长抑制率与对照组比较升高，差异均有统计学意义（$P<0.05$），且睾丸支持细胞生长抑制作用随着 $CdCl_2$ 染毒剂量的增加而

增强（$P<0.05$）。彗星实验可见各剂量染毒组猪睾丸支持细胞细胞核 DNA 及 DNA 迁移（拖尾的 DNA），且随着染毒剂量的增加 DNA 拖尾率增加（$P<0.05$）。

（五）基因表达异常

Li ZH 等（2014 年）以 0.5、2.5mg/L 的氯化镉（$CdCl_2$）对 7 日龄 $1.12\pm0.17mg$ 中国稀有鮈鲫仔鱼（chinese rare minnow larvae）饲喂 4 天，染毒结束后，由于此实验动物过小，处死后直接制备组织匀浆，酶联免疫法检测三碘甲状腺原氨酸（triiodothyronine，T3）、甲状腺素（tetraiodothyronine，T4）水平；实时定量聚合酶链反应（real-time quantitative polymerase chain reaction，RQ-PCR）检测下丘脑-垂体-甲状腺轴（hypothalamic-pituitary-thyroid，HPT）的促肾上腺皮质素释放激素（corticotropin-releasing hormone，CRH）、溶质携带家族 5（solute carrier family 5 member 5，SLC5A5）、甲状腺球蛋白（thyroglobulin，TG）、促甲状腺素 β（thyroid stimulating hormone beta，TSHβ）、甲状腺激素受体 α（thyroid hormone receptor alpha，TRα）及甲状腺激素受体 β（thyroid hormone receptor beta，TRβ）基因表达水平。结果发现，低剂量染毒组仔鱼 T3 水平与对照组比较升高，T4 水平与对照组比较降低，但差异均无统计学意义（$P>0.05$）。高剂量染毒组仔鱼 T3 水平与对照组比较降低，但差异无统计学意义（$P>0.05$）；T4 水平与对照组比较降低，差异有统计学意义（$P<0.05$）。低剂量染毒组仔鱼 CRH、TG 基因表达水平与对照组比较升高，但差异均无统计学意义（$P>0.05$）；SLC5A5、TSHβ 基因表达水平与对照组比较升高，TRα、TRβ 基因表达水平与对照组比较降低，差异均有统计学意义（$P<0.05$）。高剂量染毒组仔鱼 CRH、TG、SLC5A5、TSHβ 基因表达水平与对照组比较升高，TRα、TRβ 基因表达水平与对照组比较降低，差异均有统计学意义（$P<0.05$）。氯化镉暴露于中国稀有鮈鲫仔鱼导致其甲状腺激素水平异常及参与 HPT 轴相关基因表达的改变，提示，Cd^{2+} 干扰甲状腺内分泌，进而有助于在生命早期阶段导致发育迟缓，原因可能是其破坏中国稀有鮈鲫仔鱼 HPT 轴的结果。

　　雷立健等（2005 年）以 50、100、200mg/L 氯化镉（$CdCl_2$）对 120～140g 的 SD 大鼠饮水染毒，分别于染毒后 30、60、90 天处死大鼠，检测胰腺组织中金属硫蛋白（metallothionein，MT）、胰岛素（insulin，INS）及淀粉酶 2A（amylase 2A，AMY2A）基因的表达情况。结果发现，染毒 30 天后，高剂量染毒组大鼠胰腺 MT-1 表达水平与对照组比较升高，差异有统计学意义（$P < 0.05$）；染毒 60 天后，各剂量染毒组大鼠胰腺 MT-1 表达水平与对照组比较升高，差异均有统计学意义（$P < 0.05$）；染毒 90 天后，各剂量染毒组大鼠胰腺 MT-1 表达水平与对照组比较升高，但差异均无统计学意义（$P > 0.05$）；MT-2 表达水平与对照组比较升高，差异均有统计学意义（$P < 0.05$）。染毒 90 天后，中剂量染毒组大鼠胰腺 INS 基因表达水平与对照组比较升高，差异有统计学意义（$P < 0.05$）。染毒 60、90 天后，中、高剂量染毒组大鼠胰腺 AMY2A 基因表达水平与对照组比较升高，差异均有统计学意义（$P < 0.05$）。

　　AC Mehinto 等（2014 年）以 $20\mu g/kg$ 氯化镉（$CdCl_2$）对 $131 \pm 35g$ 成年雄性鲈鱼进行一次性腹腔注射，48 小时后，取睾丸，检测睾丸组织 $CdCl_2$ 含量。结果发现，染毒组鲈鱼睾丸组织中 $CdCl_2$ 含量与对照组比较增加，差异有统计学意义（$P < 0.05$）。基因芯片分析睾丸组织基因转录情况。结果发现，染毒组鲈鱼睾丸组织中差异表达基因总数为 199 个，其中上调基因数为 60 个，下调基因数为 139 个。染毒组鲈鱼睾丸组织中与糖类（碳水化合物）代谢有关的乳酸脱氢酶-A（lactate dehydrogenase-A，LDH-A）基因、与解毒和氧化应激有关的乙醛脱氢酶-3（aldehyde dehydrogenase-3，ALDH-3）基因和细胞色素 P450 3A4（cytochrome P450 3A4，CYP450 3A4）基因、与 DNA 复制/转录和 DNA 修复有关的 TATA 盒结合蛋白（TATA box binding protein）基因及与类固醇有关的雌激素受体-β（estrogen receptor-β，ER-β）基因、NAD（P）$^+$ 依赖类固醇脱氢酶基因的表达与对照组比较下调。染毒组鲈鱼睾丸组织中与解毒和氧化应激有关的 DnaJ B12（Hsp40）基因的表达与对照组比较上调，差异有统计学意义（$P < 0.05$）。

　　S Weng 等（2014 年）以 0.5、2.0、8.0mg/kg 氯化镉（$CdCl_2$）

对 21 日龄 45.8±2.4g 雌性 Wistar 大鼠灌胃，每天 1 次，共 8 周，染毒结束后处死大鼠，取卵巢，称重，计算脏器系数，并进行卵泡计数。结果发现，高剂量染毒组大鼠体重（193.34±8.59g）与对照组（206.64±7.69g）比较减轻，差异有统计学意义（$P<0.05$）。中、高剂量染毒组大鼠卵巢湿重（52.50±17.11mg，49.17±9.97mg）与对照组（67.27±16.90mg）比较减轻，差异均有统计学意义（$P<0.05$）。中、高剂量染毒组大鼠卵巢脏器系数（0.25±0.08mg/g，0.25±0.05mg/g）与对照组（0.33±0.08mg/g）比较降低，差异均有统计学意义（$P<0.05$）。高剂量染毒组大鼠卵巢原始卵泡比例与对照组比较降低，差异有统计学意义（$P<0.05$）。中、高剂量染毒组大鼠卵巢闭锁卵泡比例与对照组比较升高，差异均有统计学意义（$P<0.05$）。该作者采用末端脱氧核苷酸转移酶介导的脱氧尿嘧啶核苷三磷酸（dUTP）原位切口末端标记技术［terminal deoxynucleotidyl transferase（TdT）-mediated dUTP nick end labeling，TUNEL］检测卵巢细胞凋亡情况。结果发现，电镜下可见，与对照组比较，中剂量染毒组大鼠卵巢颗粒细胞排列疏松，出现不同程度的缩水，核膜波动，包围细胞核，核周池扩张，内质网扩张，线粒体受损，嵴消失和凋亡小体。高剂量染毒组卵巢颗粒细胞核膜波动，可见受损的线粒体和凋亡小体及染色质凝聚，一些细胞器如线粒体、核糖体和内质网消失、分散，可见裸核和红细胞。各剂量染毒组大鼠均可见卵泡凋亡细胞，且卵泡凋亡细胞数量随着染毒剂量的增大而增加。中、高剂量染毒组大鼠卵巢凋亡细胞所占比例与对照组比较升高，差异均有统计学意义（$P<0.05$）。提示氯化镉对雌性大鼠从断奶到成熟过程中卵泡发育的影响机制可能从抑制原始卵泡开始，进而影响卵巢储备功能，最终促进卵泡细胞凋亡。干细胞因子（stem cell factor，SCF）是 SI 基因编码的跨膜生长因子，c-kit 是属于原癌家族且由白斑基因编码的 SCF 一种受体，SCF/c-kit 结合可诱导一系列下游胞内蛋白质的磷酸化信号级联的激活，执行胞内信号转导。在原始卵泡发育、初级卵泡的生长和排卵前窦状卵泡成熟的启动发挥重要作用。该作者进一步采用反转录酶-聚合酶链锁反应（reverse transcription-polymerase chain reaction，RT-PCR）法检测卵巢组织 SCF 和 c-kit mRNA 表达，western blotting 法检测卵巢组织 SCF 和 c-kit 蛋白表达水平。结果发现，中、高剂量染毒组大鼠卵巢组织 SCF mRNA 表达水平与对照组比较降低，差异均有统计学意义（$P<0.05$）。各剂量染毒组大鼠卵巢组织 c-kit mRNA 表达水平与对照组比较降低，差异均有统计学意义（$P<0.05$）。中、高剂量染毒组大鼠卵巢组织 SCF 及 c-kit 蛋白表达水平与对照组比较降低，差异均有统计学意义（$P<0.05$）。提示 SCF 及 c-kit 基因表达下调可能是氯化镉损坏雌性大鼠从断奶到成熟过程中卵泡发育的一个重要原因。为了进一步探索氯化镉诱导 SCF 及 c-kit 基因表达下调的可能原因，该作者采用亚硫酸氢盐测序分析 SCF 及 c-kit 基因启动子区域的基因甲基化水平，RT-PCR 检测 miR-449a、miR-193、miR-221、miR-222、miR-132、miR-320 表达水平。结果发现，低剂量染毒组大鼠 SCF 基因启动子区域甲基化水平（0.76%）与对照组（0.57%）比较升高，中、高剂量染毒组大鼠 SCF 基因启动子区域甲基化水平（0.38%、0.38%）与对照组（0.57%）比较降低，但差异均无统计学意义（$P>0.05$）。中、高剂量染毒组大鼠 c-kit 基因启动子区域甲基化水平（1.85%、2.59%）与对照组比较升高，但差异均无统计学意义（$P>0.05$）。低剂量染毒组大鼠卵巢组织 miR-449a、miR-193 表达水平与对照组比较升高，miR-221、miR-222 表达水平与对照组比较降低，但差异均无统计学意义（$P>0.05$）。中、高剂量染毒组大鼠卵巢组织 miR-449a、miR-193、miR-221、miR-222 表达水平与对照组比较升高，差异均有统计学意义（$P<0.05$）。低、中剂量染毒组大鼠卵巢组织 miR-132、miR-320 表达水平与对照组比较降低，高剂量染毒组大鼠卵巢组织 miR-132、miR-320 表达水平与对照组比较升高，但差异均无统计学意义（$P>0.05$）。作者采用荧光素酶测定大鼠卵巢组织 miR-449a、miR-132、miR-320 转染的荧光素酶活性，结果发现，与对照组比较，各剂量染毒组大鼠卵巢组织 miR-449a、miR-132、miR-320 转染的荧光素酶活性差异均无统计学意义（$P>0.05$）。提示，SCF 基因表达下调与基因启动子区的 DNA 甲基化改变无明显相关关系，但 miR-193、miR-221 和 miR-222 可能对 c-kit 蛋白表达的下调起一定的作用。

（六）基因突变

楼哲丰等（2009 年）以 1、5、10μmol/kg 氯化镉对 7 周龄 19.5±2.5g 雄性 ICR 小鼠腹腔注射 20 天，隔天染毒共 10 次。于染毒第 21 天处死小鼠，取双侧睾丸测定脏器系数，提取睾丸生精细胞基因组 DNA，聚合酶链式反应（polymease chain reaction，PCR）扩增线粒体 ATP 酶 6、D-Loop 基因，纯化后测序分析基因突变。结果发现，高剂量染毒组小鼠睾丸脏器系数与对照组及低剂量组比较降低，差异均有统计学意义（$P < 0.05$）。各剂量染毒组睾丸生精细胞线粒体 D-Loop 基因测序与对照组比较，差异均无统计学意义（$P > 0.05$）。提示，氯化镉可影响小鼠睾丸脏器系数，但氯化镉短期处理（21 天内）未能引起小鼠睾丸线粒体 ATP 酶 6、D-Loop 基因突变。睾丸指数与细胞线粒体 ATP 酶 6、D-Loop 基因突变可能不存在相关性。本研究未能检测出小鼠睾丸线粒体 ATP 酶 6、D-Loop 基因突变的原因之一可能是镉对小鼠睾丸线粒体 ATP 酶 6、D-Loop 基因的突变作用可能是随机的，短期氯化镉染毒，细胞分裂传代数有限，即使有线粒体基因突变，突变拷贝数未能达到一定的数量，故不能检测出来。其二，可能镉对小鼠睾丸细胞 DNA 并不产生突变作用。

（七）干扰激素受体的表达

黄雅卿等（2006 年）以 1.25、2.50、5.00mg/kg 氯化镉（$CdCl_2$）对 186.76±9.33g 成年雌性 Wistar 大鼠皮下注射，每天 1 次，每周 5 天，共 4 周。染毒结束后于动情周期处死大鼠，取子宫、卵巢组织，检测卵巢间质及子宫内膜雌激素受体（estrogen receptor，ER）表达水平，同时检测子宫内膜热休克蛋白 90α（heat shock protein 90α，HSP90α）表达水平。结果发现，高剂量染毒组大鼠卵巢间质 ER 表达水平与对照组比较降低，差异有统计学意义（$P < 0.05$）。中、高剂量染毒组大鼠子宫内膜 ER 表达水平与对照组比较降低，差异均有统计学意义（$P < 0.05$）。各剂量染毒组大鼠子宫内膜 HSP90α 表达水平与对照组比较降低，但差异均无统计学意义（$P > 0.05$）。提示，氯化镉染毒没有上调大鼠子宫内膜 HSP90α 表达，即镉不会通过增加子宫内膜 HSP90α 的表达来干扰内分泌系统。

李煌元等（2005年）以 10^{-3}、10^{-5}、10^{-7} mol/L 氯化镉（$CdCl_2$）对 200～230g 雌性 SD 大鼠子宫雌激素受体（estrogen receptor，ER）胞质处理 30、60、90 分钟。结果发现，不同浓度的氯化镉（10^{-3}、10^{-5}、10^{-7} mol/L）处理与不同时间（30、60、90 分钟）处理对雌二醇（estradiol，E_2）与雌激素受体（ER）的最大结合位点数（Bmax，pmol/mg）的改变，差异均无统计学意义（$P>0.05$）。不同浓度的氯化镉处理与不同时间处理有交互作用，但差异无统计学意义（$P>0.05$）。

（八）细胞信号通路异常

贾海梅等（2007年）以 10、20、40μmol/L 氯化镉（$CdCl_2$）对 28 周龄 80±20g 雌性 Wistar 大鼠卵巢颗粒细胞处理 30 分钟，检测处理液中黄体酮（progesterone，P）、环磷酸腺苷（cyclic adenosine monophosphate，cAMP）水平。结果发现，各剂量处理组大鼠卵巢颗粒细胞处理液中黄体酮水平与对照组比较降低，差异均有统计学意义（$P<0.05$），且随着处理剂量的增加黄体酮水平逐渐降低。中、高剂量处理组大鼠卵巢颗粒细胞 cAMP 水平与对照组比较降低，差异均有统计学意义（$P<0.05$）。该作者又以 40μmol/L $CdCl_2$、1mmol/L 8-Br-cAMP（cAMP 类似物）+40μmol/L $CdCl_2$ 对 28 周龄 80±20g 雌性 Wistar 大鼠的卵巢颗粒细胞处理 2 小时，检测处理液中黄体酮（P）含量。结果发现，$CdCl_2$ 单纯处理组大鼠卵巢颗粒细胞孵育液中黄体酮水平与对照组比较降低，差异有统计学意义（$P<0.05$）。Br-cAMP 与 $CdCl_2$ 联合处理组大鼠卵巢颗粒细胞处理液黄体酮水平与 $CdCl_2$ 单纯处理组比较升高，差异有统计学意义（$P<0.05$）。8-Br-cAMP 与 $CdCl_2$ 联合处理逆转了 $CdCl_2$ 单纯处理所导致 P 水平的降低。提示，氯化镉可抑制卵巢颗粒细胞孕酮的合成，通过影响细胞内 cAMP 的含量抑制卵巢颗粒细胞孕酮的合成可能是其重要机制之一。cAMP 是细胞间信息传递的第二信使，对细胞的调节起着重要作用，它主要是通过激活蛋白酶 A 来实现的，蛋白酶 A 被激活后调节细胞的物质代谢，镉可直接作用于蛋白酶 A-cAMP 系统，而使蛋白酶 A 受到刺激或抑制磷酸酯酶 C 活性，影响细胞内 cAMP

的含量而干扰孕酮的合成。

朱伟等（2006年）以1.0、2.0、4.0mg/kg氯化镉（$CdCl_2$）对190～210g雄性SD大鼠经口灌胃，每天1次，每周5天，共6周。染毒结束后处死大鼠，取腺垂体组织，观察其超微结构，采用免疫组化SABC法检测腺垂体组织增殖细胞核抗原（proliferating cell nuclear antigen，PCNA）表达水平及Ki-67mRNA表达水平。结果发现，电镜下，各剂量染毒组大鼠腺垂体细胞可见分泌颗粒增多，线粒体数目增多和内质网增生等增殖现象。各剂量染毒组大鼠腺垂体组织PCNA表达水平与对照组比较升高，差异均有统计学意义（$P<0.05$）；腺垂体组织Ki-67mRNA表达水平与对照组比较升高，差异均有统计学意义（$P<0.05$）。提示，在整体实验条件下，$CdCl_2$可影响腺垂体细胞的增殖状态。该作者又以分别为3.12μmol/L $CdCl_2$、2.65μmol/L SB203580＋3.12μmol/L $CdCl_2$、10μmol/L U0126＋3.12μmol/L $CdCl_2$、100μmol/L $CdCl_2$、2.65μmol/L SB203580＋100μmol/L $CdCl_2$、10μmol/L U0126＋100μmol/L $CdCl_2$对190～210g雄性SD大鼠腺垂体细胞处理6小时，采用免疫组化SABC法检测PCNA及Ki-67mRNA表达水平。结果发现，$CdCl_2$各单独处理组大鼠腺垂体细胞PCNA及Ki-67mRNA表达水平与对照组比较升高，差异均有统计学意义（$P<0.05$）。加入2.65μmol/L SB203580及10μmol/L U0126与$CdCl_2$联合处理组大鼠腺垂体细胞PCNA及Ki-67mRNA表达水平与$CdCl_2$各单独处理组比较降低，差异均有统计学意义（$P<0.05$）。SB203580和U0126是包括胞外信号调节激酶（extracellular regulated protein kinases，ERK1P2）、应激活化蛋白激酶（stress-activated protein kinase，SAPK）及蛋白激酶p38（p38 MAPK）等信号分子在内的丝裂素活化蛋白激酶家族（mitogen activated protein kinases，MAPKs）特异性阻断剂。本研究中SB203580和U0126对氯化镉诱导的大鼠腺垂体细胞PCNA及Ki-67mRNA表达有一定的阻断作用。提示，MAPKs家族中的ERK1P2和p38 MAPK信号分子在Cd^{2+}致腺垂体细胞增殖的过程中可能发挥了一定的作用。

（张　洁　潘　丽　李芝兰）

主要参考文献

1. Medina MF，Cosci A，Cisint S，et al. Histopathological and biological studies of the effect of cadmium on Rhinella arenarum gonads. Tissue Cell，2012，44（6）：418-426.

2. Lafuente A，Cano P，Esquifino A. Are cadmium effects on plasma gonadotropins，prolactin，ACTH，GH and TSH levels，dose-dependent？Biometals，2003，16（2）：243-250.

3. Pillai A，Priya L，Gupta S. Effects of combined exposure to lead and cadmium on the hypothalamic-pituitary axis function in proestrous rats. Food Chem Toxicol，2003，41（3）：379-384.

4. 钱丽娟，郭素珍，曹庆珍，等. 运用爪蟾变态实验检测镉的甲状腺激素干扰效应. 华东师范大学学报（自然科学版），2010，（2）：58-66.

5. 陈华岳，江依法，韩永坚. 镉对金黄地鼠甲状旁腺主细胞内质网形态的影响. 解剖学报，1995，26（3）：313-315.

6. 武如峰，冯兆良，徐玉华. 镉污染区居民甲状腺功能的初步观察. 卫生毒理学杂志，1989，3（1）：51-52.

7. Gay F，Laforgia V，Caputo I，et al. Chronic exposure to cadmium disrupts the adrenal gland activity of the newt Triturus carnifex（Amphibia Urodela）. Biomed Res Int，2013，2013（2）：119-144.

8. 王守林，杨杏芬，魏青，等. 镉对肾上腺皮质细胞线粒体功能的影响. 中华劳动卫生职业病杂志，2000，18（6）：342-345.

9. 杨杏芬，庄志雄，魏青，等. 铅镉影响肾上腺皮质细胞分泌功能的机制与途径. 中华预防医学杂志，2001，35（3）：155-158.

10. 魏青，杨杏芬，陈铁江，等. 重金属的肾上腺皮质毒性与机制研究. 中国职业医学，1999，26（5）：1-3.

11. Oliveira H，Spanò M，Santos C，et al. Adverse effects of cadmium exposure on mouse sperm. Reprod Toxicol，2009，28（4）：550-555.

12. 陈龙，任文华，朱善良，等. 慢性镉负荷雄性大鼠的睾丸及生殖内分泌功能活动. 生理学报，2002，54（3）：258-262.

13. Das S，Mukherjee D. Effect of cadmium chloride on secretion of 17β-estradiol by the ovarian follicles of common carp，Cyprinus carpio. Gen Comp Endocrinol，2013，181：107-114.

14. Wan X，Zhu J，Zhu Y，et al. Rat ovarian follicle bioassay reveals adverse

effects of cadmium chloride (CdCl$_2$) exposure on follicle development and oocyte maturation. Toxicol Ind Health, 2010, 26 (9): 609-618.

15. 杨劲松, 张文昌, 陈昱, 等. 镉对去卵巢大鼠子宫增重及血清性激素水平的影响. 环境与健康杂志, 2007, 24 (3): 146-148.

16. 申立军, 范奇元, 金泰垚, 等. 镉接触对妊娠期及哺乳期大鼠及仔代生长发育的影响. 卫生毒理学杂志, 2001, 15 (4): 197-200.

17. 董书芸, 沈汉明, 王俊南, 等. 镉诱导小鼠胸腺细胞凋亡的研究. 中国职业医学, 2000, 27 (6): 9-11.

18. 姜俸蓉, 许庭良, 苏敏, 等. 慢性镉中毒小鼠胰腺光镜下结构的观察. 贵阳医学院学报, 1999, 24 (2): 127-129.

19. 雷立健, 金泰廙, 周袁芬, 等. 镉对大鼠胰脏的毒作用. 中华劳动卫生职业病杂志, 2005, 23 (1): 45-49.

20. 武如峰, 冯兆良, 徐玉华. 镉污染区居民甲状腺功能的初步观察. 卫生毒理学杂志, 1989, 3 (1): 51-52.

21. 吴子俊, 周金鹏, 李倩兰, 等. 镉作业男性工人尿镉及血清性激素水平的研究. 环境与健康杂志, 2009, 26 (6): 519-521.

22. 虞敏, 李倩兰, 王薇, 等. 某镉电池厂镉作业女性 32 人尿镉及血清中性激素的水平. 职业与健康, 2011, 27 (17): 1937-1939.

23. 徐培渝, 王宗全. 氯化镉致胸腺病理及酶活性改变. 华西预防医学, 1987, 8 (3): 99-105.

24. Yang S, Zhang Z, He J, et al. Ovarian toxicity induced by dietary cadmium in hen. Biol Trace Elem Res, 2012, 148 (1): 53-60.

25. 何宝霞, 傅业全, 李金龙, 等. 镉对鸡垂体 Fas 和 caspase-3mRNA 表达的影响. 环境科学学报, 2008, 28 (7): 1419-1424.

26. 朱伟, 杨杏芬, 魏青, 等. 镉诱导腺垂体细胞凋亡与半胱天冬酶信号变化初探. 中华预防医学杂志, 2005, 39 (2): 115-118.

27. 魏青, 杨杏芬, 朱伟, 等. 镉致腺垂体-肾上腺皮质凋亡机制研究. 中国公共卫生, 2007, 23 (2): 195-196.

28. 张波, 杨杏芬, 魏青, 等. 氯化镉致豚鼠肾上腺皮质细胞凋亡作用. 中国公共卫生, 2008, 24 (10): 1220-1222.

29. Zhang H, Cai C, Shi C, et al. Cadmium-induced oxidative stress and apoptosis in the testes of frog Ranalimnocharis. Aquat Toxicol, 2012, 122-123: 67-74.

30. Zhang M, He Z, Wen L, et al. Cadmium suppresses the proliferation of piglet

Sertoli cells and causes their DNA damage, cell apoptosis and aberrant ultrastructure. Reprod Biol Endocrinol, 2010, 8: 97.

31. 金龙金，方周溪，楼哲丰，等. 镉对小鼠精子和生精细胞超微结构及生精细胞 bcl-2、bax 基因表达的影响. 细胞生物学杂志，2006, 28（3）: 477-480.

32. 何宝霞，傅业全，张久丽，等. 镉对鸡垂体线粒体结构和 ATP 酶的影响. 中国兽医杂志，2008, 44（11）: 28-29.

33. Li ZH, Chen L, Wu YH, et al. Effects of waterborne cadmium on thyroid hormone levels and related geneexpression in Chinese rare minnow larvae. Comp Biochem Physiol C Toxicol Pharmacol, 2014, 161: 53-57.

34. Mehinto AC, Prucha MS, Colli-Dula RC, et al. Gene networks and toxicity pathways induced by acute cadmium exposure in adult argemouth bass（Micropterus salmoides）. Aquat Toxicol, 2014, 152: 186-194.

35. Weng S, Wang W, Li Y, et al. Continuous cadmium exposure from weaning to maturity induces downregulation of ovarian follicle development-related SCF/c-kit gene expression and the corresponding changes of DNA methylation/microRNA pattern. Toxical Lett, 2014, 225（3）: 367-377.

36. 楼哲丰，管敏强，陈忠义，等. 氯化镉对小鼠睾丸指数及其线粒体 ATPase6、D-Loop 基因突变的影响. 癌变·畸变·突变，2009, 21（6）: 452-454, 459.

37. 黄雅卿，张文昌，汪家梨，等. 染镉对雌性大鼠卵巢、子宫雌激素受体及热休克蛋白 90α 表达的影响. 中国预防医学杂志，2006, 7（1）: 14-16.

38. 李煌元，张文昌，闫平，等. 镉对大鼠子宫雌激素受体影响的体外研究. 中华劳动卫生职业病杂志，2005, 23（1）: 16-19.

39. 贾海梅，张文昌，陈昱，等. 镉对大鼠卵巢颗粒细胞孕激素合成的影响研究. 中国预防医学杂志，2007, 8（4）: 345-347.

40. 朱伟，杨杏芬，魏青，等. 镉致腺垂体细胞增殖效应的初步研究. 毒理学杂志，2006, 20（2）: 101-103.

第四节　镍及其化合物

镍（nickel，Ni）是一种银白色金属。镍具有良好的抗氧化性和抗腐蚀性。常见镍化合物包括氧化镍、硫化镍、镍盐和羰基镍等。职业接触发生于镍的开采、精炼、生产合金、电镀、焊接等过程中。一般人群主要通过饮水、空气暴露于镍及其化合物。此外，少量的镍也可经摄食含镍或污染的食物进入体内。经呼吸道吸入的镍选择性地聚集在肺，其次是心脏、横膈、大脑、脊髓组织。胃肠道对金属镍和不溶性镍化合物的吸收量较低，但对可溶性的镍化合物吸收较快（1～2小时），其生物利用度为 1%～5%。高剂量的镍暴露后，除肺、睾丸、大脑、胰腺、肝和其他组织外，肾被认为是贮留镍的主要靶器官。镍从呼吸道及消化道的吸收速度较慢，进入血液后与蛋白质结合转运。血镍水平主要反映可溶性镍化合物的暴露情况，而不能反映不溶性镍化合物或沉积在肺中未被吸收的金属镍的暴露水平。人体内的镍含量不足 10mg，部分镍在骨及其他造血组织被利用，肺、脑、脊髓、心脏都是贮存镍的主要器官。皮肤中的镍约占全身镍的 18%。经肾由尿是镍在体内主要的排出途径。此外，在高温环境下，唾液和汗液也排出相当量的镍。动物实验显示，胆汁也可排出少量镍，但人类是否由此途径排出目前尚不明确。

兔在金属镍粉尘 0.5～2mg/m³ 浓度下吸入染毒 4 周后，发现肺和淋巴结内有大量镍沉积。小鼠经口喂饲含 0.2% 硫酸镍饮水（平均日摄入量 0.55mg/kg），持续 80 天，光镜检查发现，心肌局部纤维、肾小管上皮细胞及肝细胞有轻度肿胀，肝明显萎缩。大鼠腹腔注射 $NiCl_2$ 2～5mg/kg，第 1 和 2 天尿内排出 α-氨基酸及蛋白质明显增加。注射 $NiCl_2$ 后 48 小时处死大鼠，电镜检查显示，肾小管上皮细胞足突融合。

曾有报道称，有人食入 325mg 硫酸镍（73mg 元素 Ni）后出现恶心、眩晕，脉搏数降低等中毒表现。32 名电镀工人误饮被硫酸镍和氯化镍污染的饮水而引起的中毒事故，估计摄入量为 0.5～2.5g 镍。起病症状有恶心、呕吐、腹部不适、腹泻、眩晕、疲倦、头痛、咳嗽和呼吸困难等，大多数患者症状持续了几个小时，未发现有任何后遗症出现及死亡病例。检测尿镍含量高达 1000mg/L，未发现任何人有慢性影响。有人对某镍矿的 1230 名镍冶炼工人检查，心电图有改变者占 30.7%，明显高于对照组 19.4%。据报道，作业工人接触高浓度镍 0.04～2.86mgNi/m³（平均为 0.75mg Ni/m³）时，发现作

业工人尿液中 β_2-微球蛋白和 N-乙酰-β-D-氨基葡萄糖苷酶水平升高。

Rui F 等（2010 年）对 14 464 名接触性皮炎患者（男性 67.6%，女性 32.4%）进行了硫酸镍皮肤斑贴试验。结果显示，24.6% 的患者斑贴试验呈阳性，其中 26～35 岁女性对镍敏感性最高。在女性患者中，对硫酸镍斑贴试验的阳性率与职业从事金属和机械制造业者密切相关（OR1.54；95% CI：1.16～2.05）。

观察镍对哺乳动物细胞染色体的作用，发现硫化镍和硫酸镍对动物细胞的姐妹染色单体交换（sister chromatial exchange，SCE）试验结果呈阳性。硫化镍和四氰镍酸钾可诱发动物细胞染色体畸变。微核试验发现 $NiCl_2$ 在 10^{-6}～10^{-3} mol/L 浓度范围可使微核细胞率明显增加。采用细胞灶法测定 3 种镍化合物对 BALB/c23T3 细胞诱发转化的能力。结果表明：当氯化镍浓度＞50μmol/L，硫酸镍浓度≥100μmol/L，结晶型硫化镍浓度≥0.25μg/cm^2 时 BALB/c23T3 细胞转化率显著增高。对结晶型硫化镍诱发的 BALB/c23T3 转化灶细胞进行软琼脂试验结果提示，转化细胞具有锚着不依赖性增殖，即恶性特征。

镍的致癌性主要取决于镍化合物的溶解性。通常情况下，不溶性镍化合物包括 NiS、NiO 及 Ni_3S_2 更容易引发癌症。可溶性镍化合物如 $NiCl_2$、$NiSO_4$、碳酸镍、醋酸镍等致癌性相对较小。给大鼠气管内注入 0.063、0.125 和 0.25mg Ni_3S_2，每周 1 次，共 15 次，发现分别有 14.9%、28.9% 和 30% 的大鼠发生肿瘤，并存在剂量-反应关系。给雄性 F344 大鼠皮下、肌肉、后腹膜脂肪和关节内一次性注射 0.5mg Ni_3S_2，48 周后分别有 94.7%、95%、45% 和 84.2% 的大鼠发生软组织肉瘤。雄性 F344 大鼠一次性肌内注射 14mg 镍/只，2 年内肉瘤的发生率 α-Ni_3S_2、β-NiS 和 Ni_4FeS_4 均为 100%，Ni_3Se_2 和 NiO 为 91%～93%，NiS_2 和 NiAsS 为 86%～88%，NiSe、NiTe 和 NiSb 为 50%～59%，$NiCrO_4$ 和无定形硫化镍（NiS）为 6%～12%，NiAs、$NiTiO_3$ 和 NiFe 为 0。流行病学研究认为不溶性镍化合物如硫化镍（Ni_3S_2）和氧化镍（NiO）是致癌物，但近年来流行病学资料显示，镍电解精炼车间产生的可溶性镍化合物气溶胶（$NiSO_4$）也同样导致人类呼吸道癌症，并且存在明显的剂量-反应关系。

国际癌症研究所（IARC，1990 年）将金属镍和镍合金归入 2B 类，人类可能致癌物。将镍化合物归入 1 类，人类致癌物，可致肺癌。

一、毒性表现

（一）动物实验资料

1. 对垂体功能的影响 Clemons GK 等（1981 年）给成年雄性 SD 大鼠一次性皮下注射 10 和 20mg/kg 氯化镍（$NiCl_2$），染毒 1 天后血清催乳素（PRL）水平显著高于对照组，并一直持续至第 4 天，差异具有统计学意义（$P < 0.01$），但 PRL 水平的升高可被 2-溴-α-麦角隐亭所阻断。$NiCl_2$ 染毒后 1~2 天血清胰岛素水平也高于对照组，差异具有统计学意义（$P < 0.05$）。20mg/kg $NiCl_2$ 染毒后 2 天，摘取大鼠脑垂体以及进行体外脑垂体细胞培养，结果发现，脑垂体组织和脑垂体细胞培养液中 PRL 含量均升高，与对照组比较，差异具有统计学意义（$P < 0.01$）。

MY Lorenson 等（1983 年）采用 1、10、50 和 $100\mu mol/L$ $NiCl_2$ 体外处理牛腺垂体分泌颗粒 1 小时，发现 $50\mu mol/L$ $NiCl_2$ 处理组培养液中 PRL 和生长激素（GH）含量显著降低，分别为基础分泌值的 4.6% 和 48.8%。

K Kochman 等（1997 年）采用成年雌性 Wistar 大鼠腺垂体组织匀浆与镍-促性腺激素释放激素（Ni-GnRH）复合物（含醋酸镍 20ng）4℃孵育 16 小时。结果发现，Ni-GnRH 复合物可结合于大鼠腺垂体细胞 GnRH 受体。

程婉珍等（1997 年）给成年雄性 Wistar 大鼠皮下注射 0.78、1.55 和 3.10mg/kg 硫酸镍（$NiSO_4$），每天 1 次，连续 40 天。光镜显示，$NiSO_4$ 染毒组腺垂体部分区域细胞溶解、坏死，并见腺垂体间质片状出血、坏死。腺垂体脱落的细胞散布于出血区周围，细胞着色较深。$NiSO_4$ 各剂量染毒组大鼠血清促甲状腺激素（TSH）水平与对照组比较，差异无统计学意义（$P > 0.05$）。

BA Diwan 等（1992 年）给孕第 17 天的 F344/NCr 大鼠一次性腹腔注射 90μmol/kg 醋酸镍，以及给孕第 16 和 18 天的 F344/NCr 大鼠分别一次性腹腔注射 45μmol/kg 醋酸镍。结果发现，90 和 45μmol/kg 醋酸镍染毒组雌性和雄性子鼠垂体瘤的发生率分别为 42.42%（14/33）和 45.16%（14/31），显著高于对照组（4/31），差异均具有统计学意义（$P < 0.05$）。结果提示，醋酸镍可通过胎盘屏障而诱发子鼠垂体瘤的发生。

2. 对生殖内分泌功能的影响 Toman R 等（2012 年）给 4 周龄雄性 ICR 小鼠每天经口灌胃 10mg/kg NiCl$_2$，3、6、9 和 12 周后，对小鼠睾丸进行病理组织学和定量组织学分析。结果显示，NiCl$_2$ 染毒 3 周后，小鼠睾丸生精上皮生精细胞变性并有脱落现象，生精小管管腔中可见少量的生精细胞。生精上皮中空白区域所占面积明显高于对照组，差异具有统计学意义（$P < 0.01$）。NiCl$_2$ 染毒 6 周后，小鼠睾丸生精上皮中部分受损的生精细胞，从基底部脱落而进入管腔中。生精上皮中空白区域、生精小管及其管腔所占面积明显增大，而生精上皮所占面积减小，睾丸间质和间质血管所占面积显著降低，与对照组比较，差异均具有统计学意义（$P < 0.05$ 或 $P < 0.01$）。NiCl$_2$ 染毒 9 周后，小鼠睾丸生精上皮中生精细胞持续变性，生精上皮中由于生精细胞损伤脱落所致的空白区域明显增多，生精小管管腔可见受损的生精细胞和精子，睾丸间质变窄。生精上皮中空白区域、生精小管及其管腔所占面积明显增大，而睾丸间质所占面积显著降低，与对照组比较，差异均具有统计学意义（$P < 0.01$）。NiCl$_2$ 染毒 12 周后，小鼠睾丸生精小管管腔中可见大量生精细胞，生精上皮和睾丸间质中细胞受损而致空白区域显著增多。生精上皮中空白区域、生精小管及其管腔所占面积显著增大，生精小管管腔直径明显增大，而生精上皮所占面积明显变小，睾丸间质和间质血管所占面积显著降低，与对照组比较，差异均具有统计学意义（$P < 0.05$ 或 $P < 0.01$）。

夏艳等（2011 年）给成年雄性 SD 大鼠腹腔注射 5 和 50mg/kg NiSO$_4$，每天 1 次，分别染毒 1 天、2 个月和 4 个月，应用体视学方法定量分析 NiSO$_4$ 对大鼠睾丸支持细胞和生精细胞的影响。光镜观察显示，$NiSO_4$ 染毒 1 天后，5 和 50mg/kg 剂量染毒组大鼠睾丸支持细胞体积变小、表面皱缩、细胞间空隙增大、生精细胞散落分布、核固缩。睾丸生精小管直径显著低于对照组，差异具有统计学意义（P < 0.01）。$NiSO_4$ 染毒 2 个月后，50mg/kg 剂量染毒组大鼠睾丸生精小管直径明显变小，5 和 50mg/kg 剂量染毒组大鼠睾丸平均粗线期精母细胞数/支持细胞数的比值显著降低，与对照组比较，差异均具有统计学意义（P < 0.01）。$NiSO_4$ 染毒 4 个月后，仅 5mg/kg 剂量染毒组大鼠睾丸生精小管直径明显小于对照组，差异具有统计学意义（P < 0.01）。$NiSO_4$ 染毒后在支持细胞各体视学参数中，与对照组比较，5 和 50mg/kg 剂量染毒 2 个月组大鼠睾丸支持细胞体密度明显升高，而 50mg/kg 剂量染毒 4 个月组支持细胞体密度显著降低，差异具有统计学意义（P < 0.05）。5mg/kg 剂量染毒 1 天组支持细胞截面密度和数密度均高于对照组，差异均具有统计学意义（P < 0.05）。$NiSO_4$ 染毒后在生精细胞各体视学参数中，与对照组比较，5 和 50mg/kg 剂量染毒 1 天组和 50mg/kg 剂量染毒 2 个月组生精细胞体密度显著降低，差异具有统计学意义（P < 0.05），而生精细胞截面密度和数密度未见明显变化，差异无统计学意义（P > 0.05）。结果表明，$NiSO_4$ 染毒可能引起睾丸支持细胞损伤，但其数量无明显改变，而生精细胞数量显著减少。

M Iscan 等（2002 年）给成年雄性 Wistar 大鼠一次性腹腔注射 59.5mg/kg $NiCl_2$。染毒 16 小时后发现，大鼠血浆中睾酮（T）含量显著降低。睾丸组织中 7-乙氧基异吩噁唑酮脱乙基酶（7-ethoxyresorufin O-deethylase，EROD）和谷胱甘肽-S-转移酶（glutathione-S-transferase，GST）活力降低，而 1-氯-2,4-二硝基苯（1-chloro-2,4-dinitrobenzene，CDNB）、利尿酸（ethacrynic acid，EAA）、1,2-环氧-3-（p-硝基苯氧基）丙烷［1,2-epoxy-3-（p-nitrophenoxy）-propane，EPNP］、过氧化氢异丙苯（cumene hydroperoxide，CHPx）和谷胱甘肽（GSH）含量降低。

Z Forgacs 等（2001 年）采用 62.5、125、250、500 和 1000μmol/L $NiSO_4$ 处理体外培养的成年雄性 CFLP 小鼠睾丸间质细

胞 48 小时。结果发现，在人绒毛膜促性腺激素（HCG）存在的情况下，125 μmol/L 及其以上浓度 NiSO$_4$ 处理组睾丸间质细胞培养液中睾酮分泌量呈剂量依赖性的降低，但基础睾酮分泌量未发生明显改变。同时该作者又采用 250 和 1000 μmol/L NiSO$_4$ 分别处理睾丸间质细胞 1～24 小时。结果显示，1000 μmol/L NiSO$_4$ 处理睾丸间质细胞 4 小时，可使 HCG 刺激后的睾丸间质细胞睾酮分泌量明显降低，但 250 μmol/L NiSO$_4$ 处理睾丸间质细胞 16 小时后才能引起 HCG 刺激后的睾丸间质细胞睾酮分泌量降低。

JZ Krockova 等（2011 年）采用 15.67、31.25、62.5、125、250、500 和 1000 μmol/L NiCl$_2$ 处理体外原代培养的成年 NMRI 小鼠睾丸间质细胞 48 小时。透射电镜结果显示，500 和 1000 μmol/L NiCl$_2$ 处理组小鼠睾丸间质细胞滑面内质网体积变小，线粒体结构不完整、数量减少，细胞核膜突起，核染色质呈边集现象，细胞胞质中脂肪滴和空泡明显增多。250 μmol/L 及其以上浓度 NiCl$_2$ 处理组均可引起睾丸间质细胞存活率明显低于对照组，差异具有统计学意义（$P < 0.05$）。31.25 μmol/L 及其以上浓度 NiCl$_2$ 处理组均引起培养上清液中间质细胞睾酮分泌量明显降低，与对照组比较，差异均具有统计学意义（$P < 0.05$）。125、250 和 1000 μmol/L NiCl$_2$ 处理组均可诱导睾丸间质细胞凋亡，与对照组比较，差异均具有统计学意义（$P < 0.05$）。

I Damjanov 等（1978 年）给 8 周龄的雄性 Fischer 344 大鼠一次性睾丸内注射 0.6、1.2、2.5、5 和 10mg Ni$_3$S$_2$。注射 Ni$_3$S$_2$ 1 周后光镜下可见，0.6、1.2 和 2.5mg 染毒组睾丸组织出现局部坏死现象，睾丸实质尚完整。5 和 10mg 染毒组睾丸实质大量坏死，睾丸中心组织成分完全解体，包膜下的生精小管呈现狭窄的带状分布，坏死组织中有单核细胞和多核白细胞浸润。注射 Ni$_3$S$_2$ 20 个月后，发现 Ni$_3$S$_2$ 10mg 染毒组 19 只大鼠中有 16 只出现睾丸肉瘤，主要是纤维肉瘤、恶性纤维组织细胞瘤和横纹肌肉瘤。

马明月等（1998 年）给成年雌性 Wistar 大鼠每天皮下注射 1.5 和 3.0mg/kg NiSO$_4$，连续 30 天。结果发现，3.0mg/kg 染毒组血清镍含量显著升高，血清孕酮水平明显降低，与对照组比较，差异均有统计学意义（$P < 0.05$），而血清 E_2、FSH 和 LH 未见明显改变。

王学习等（2004 年）给成年雌性 Wistar 大鼠腹腔注射 1.25、2.5 和 5.0mg/kg $NiSO_4$，每天 1 次，连续 21 天。并于第 24 天腹腔注射孕马血清促性腺激素，48 小时后腹腔注射人绒毛膜促性腺激素后，体视显微镜下挤出卵丘团，计数每只动物的超排卵数。结果显示，$NiSO_4$ 各染毒组大鼠卵巢中镍含量均升高，2.5 和 5.0mg/kg $NiSO_4$ 染毒组大鼠血清 E_2 和孕酮含量降低，与对照组比较，差异均具有统计学意义（$P < 0.05$）。5.0mg/kg $NiSO_4$ 染毒组大鼠超排卵数明显低于对照组，差异具有统计学意义（$P < 0.05$）。与对照组比较，2.5 和 5.0mg/kg $NiSO_4$ 染毒组大鼠卵巢中一氧化氮（NO）含量和一氧化氮合酶（NOS）活力均升高，差异具有统计学意义（$P < 0.05$）。

季坚等（2000 年）采用 3 和 6mg/L $NiCl_2$ 处理体外培养的 21 天龄雌性 ICR 小鼠卵母细胞 24 小时。结果发现，$NiCl_2$ 可显著降低卵母细胞第一极体的释放率和卵母细胞的存活率，与对照组比较，差异具有统计学意义（$P < 0.01$）。$NiCl_2$ 两个染毒组均可引起卵母细胞透明带变形、卵周隙增大，卵母细胞高度收缩，细胞中颗粒致密但分布高度不均匀。

宋士军等（1996 年）采用 0.4、4 和 40μmol/L $NiCl_2$ 体外处理雌性大鼠卵泡颗粒细胞 3 小时，放射免疫法测定培养上清液中 E_2 含量。结果显示，$NiCl_2$ 可刺激卵巢颗粒细胞 E_2 的分泌，0.4、4 和 40μmol/L $NiCl_2$ 处理组培养上清液中 E_2 的浓度分别为 45.9$\pm$6.3、43.6$\pm$9.6 和 54.3$\pm$14.8 pg/10^6cells，与对照组（20.1$\pm$4.7 pg/10^6cells）比较，差异均具有统计学意义（$P < 0.01$）。

3. 对甲状腺功能的影响   程婉珍等（1997 年）给成年雄性 Wistar 大鼠皮下注射 0.78、1.55 和 3.10mg/kg $NiSO_4$，每天 1 次，连续 40 天。光镜下可见，甲状腺小叶结构尚存，甲状腺呈增生现象，甲状腺滤泡上皮细胞增生，部分上皮变为多层，上皮细胞中亮细胞数目增多，间质中血管丰富，未见出血。电镜下可见，甲状腺上皮细胞粗面内质网高度扩张,线粒体结构清晰。腺上皮细胞胞核不整齐、变形,可见核膜突起和内陷。细胞核大,常染色质丰富,异染色质较少。核孔数量中等,微绒毛边缘整齐。0.78mg/kg $NiSO_4$ 染毒组血清 T4 水平低于对照组,差异具有统计学意义($P<0.05$),而 1.55 和 3.10mg/kg $NiSO_4$ 染毒组血清 T3 和 T4 水平均低于对照组,差异具有统计学意义($P<0.05$)。

B Mlinar 等(1993 年)采用 $0.01\sim1000\mu mol/L$ Ni^{2+} 处理体外培养的大鼠甲状腺髓样癌细胞和人甲状腺髓样癌 TT 细胞 10 分钟,观察 Ni^{2+} 对两类细胞 T 型电压门控钙通道的影响。结果发现,Ni^{2+} 可竞争性和浓度依赖性的阻止电流通过两类细胞 T 型电压门控钙通道,其中 Ni^{2+} 对大鼠甲状腺髓样癌细胞 T 型 Ca^{2+} 电流的半数抑制浓度(IC_{50})为 $5.8\pm0.5\mu mol/L$,而对人甲状腺髓样癌 TT 细胞 T 型 Ca^{2+} 电流的 IC_{50} 为 $5.45\pm0.5\mu mol/L$。

4. 对胰腺的影响 秦新梅等(1994 年)采用 2mmol/L Ni^{2+} 和 2.2mmol/L 脲链菌素处理原代培养的雄性 Wistar 大鼠胰岛细胞 24、48 和 72 小时。结果发现,2mmol/L Ni^{2+} 与 2.2mmol/L 脲链菌素联合处理组各时间段培养液中胰岛素含量均高于脲链菌素单独处理组,差异具有统计学意义($P<0.05$)。而 2mmol/L Ni^{2+}、2.2mmol/L 脲链菌素与 16.7mmol/L 葡萄糖联合处理组,各时间段培养液中胰岛素含量均高于脲链菌素与葡萄糖联合处理组,差异具有统计学意义($P<0.05$)。

RL Dormer 等(1973 年)采用 16.7mmol/L 葡萄糖、2mmol/L Ni^{2+} +16.7mmol/L 葡萄糖两者联合、16.7mmol/L 葡萄糖+5mmol/L 咖啡因两者联合和 2mmol/L Ni^{2+} +16.7mmol/L 葡萄糖+5mmol/L 咖啡因三者联合,分别与雄性小鼠胰岛组织块体外孵育 2 小时。结果发现,16.7mmol/L 葡萄糖单独处理组培养液中胰岛素含量为 31 ± 3.7pg/min per islet,而 2mmol/L Ni^{2+} +16.7mmol/L 葡萄糖联合组培养液中胰岛素含量下降为 4.25 ± 1.25pg/min per islet。16.7mmol/L 葡萄糖+5mmol/L 咖啡因联合组培养液中胰岛素含量为 263 ± 36pg/min per islet,而 2mmol/L Ni^{2+} + 16.7mmol/L 葡萄糖+

5mmol/L 咖啡因联合组培养液中胰岛素含量下降为 16.3±8.77pg/min per islet。结果表明，在 5mmol/L 咖啡因存在或不存在的情况下，Ni^{2+} 均可抑制 16.7mmol/L 葡萄糖诱发的小鼠胰岛组织块胰岛素的释放。

（二）流行病学资料

VP Chashschin 等（1977 年）对硫酸镍精炼厂电解车间 232 名电解女工（平均尿镍 15.6μg/L）和 124 名电解净化女工为接触组（平均尿镍 10.4μg/L），342 名女性建筑工人为对照组进行了调查。结果发现，接触组女工的受孕率为 29%，而对照组女工受孕率为 39%。接触组女工的自然流产率为 15.9%，高于对照组女工（8.5%），其自然流产相对危险度为 1.8。接触组女工的先兆流产率为 17.2%，也高于对照组女工（7.6%）。接触组女工子代畸形率为 17%，约为对照组女工（6%）的 3 倍。子代全部畸形、心血管畸形和肌肉、骨骼畸形的相对危险度分别为 2.9、6.1 和 1.9，均显著高于对照组女工。

二、毒性机制

E Murawska-Cialowicz 等（2012 年）给成年雄性 Buffalo 大鼠和雄性 Balb/c 小鼠一次性腹腔注射 5mg/kg $NiCl_2$ 后 48 小时，发现大鼠睾丸组织匀浆中丙二醛（MDA）和 4-羟基壬醛（4HDA）含量，以及谷胱甘肽（GSH）含量与对照组比较未见明显改变。染毒组小鼠睾丸组织匀浆中 MDA 和 4HDA 含量显著高于对照组，而 GSH 含量显著低于对照组，差异均具有统计学意义（$P < 0.05$）。结果提示，$NiCl_2$ 可诱发小鼠睾丸细胞氧化性损伤，但对大鼠睾丸无此作用。推测这可能与大鼠睾丸精子缺乏镍毒作用的靶蛋白——鱼精蛋白 2 有关。

KK Das 等（2002 年）将成年雄性 Wistar 大鼠分为正常蛋白质喂饲组（含 18% 酪蛋白）和低蛋白喂饲组（含 5% 酪蛋白），饲养 3 周后分别给 2 组大鼠腹腔注射 20mg/kg $NiSO_4$，隔日 1 次，连续 10 次。结果发现，正常蛋白质喂饲组和低蛋白喂饲组大鼠硫酸镍染毒后睾丸湿重和血浆睾酮水平均低于各自对照组，差异均具有统计学意义

（$P < 0.05$）。正常蛋白质喂饲组和低蛋白喂饲组大鼠硫酸镍染毒后睾丸中胆固醇和维生素 C（抗坏血酸）含量均高于各自对照组，差异均具有统计学意义（$P < 0.05$），而 3β-羟基类固醇合成酶和 17β-羟基类固醇合成酶活力显著低于各自对照组，差异均具有统计学意义（$P < 0.05$）。结果表明，硫酸镍通过抑制正常蛋白质喂饲组和低蛋白喂饲组大鼠类固醇合成酶活力而影响大鼠睾酮的合成。

MV Rao 等（2009 年）给成年雌性 Swiss 小鼠 8 和 16mg/kg $NiCl_2$ 经口灌胃，每天 1 次，连续 30 天。结果发现，16mg/kg $NiCl_2$ 染毒组小鼠卵巢湿重降低，卵巢中总蛋白质、谷胱甘肽和总抗坏血酸（维生素 C）含量，以及 SOD 和过氧化氢酶活力均明显降低，而卵巢中 MDA 含量明显升高，与对照组比较，差异均具有统计学意义（$P < 0.05$）。

YH Shiao 等（1998 年）采用 40、80、160、240、320、480 和 640μmol/L 醋酸镍处理体外培养的中国仓鼠卵巢（CHO）细胞 72 小时。流式细胞术检测发现，480 和 640μmol/L 醋酸镍可诱导 CHO 细胞凋亡，使 S 期细胞数目减少，而 G_2/M 期细胞数目增加。

S Lynn 等（1997 年）采用 0.1、0.2、0.4、0.6 和 0.8mmol/L Ni^{2+} 与中国仓鼠卵巢 K1（Chinese hamster ovary K1，CHO-K1）细胞提取物孵育 45 分钟，发现 0.1～0.2mmol/L Ni^{2+} 可升高 CHO-K1 细胞提取物中 DNA 聚合酶活力，但 0.2～0.8mmol/L Ni^{2+} 则抑制 CHO-K1 细胞提取物中 DNA 聚合酶活力。0.1～0.8mmol/L Ni^{2+} 可抑制 CHO-K1 细胞提取物中 DNA 连接酶活力。

P Sen 等（1985 年）采用 0.1、0.5 和 1.0mmol/L $NiCl_2$，以及 5、10 和 20mg/L 结晶 NiS 分别处理体外培养的 CHO 细胞 6、24 和 48 小时，发现 $NiCl_2$ 和结晶 NiS 均可引起剂量和时间依赖性的 CHO 细胞染色体畸变率升高，染色体畸变主要发生于异染色质区域。此外，$NiCl_2$ 和结晶 NiS 均可使 CHO 细胞 X-染色体长臂处于去浓缩状态。

S Gupta 等（2000 年）给雄性 Wistar 大鼠一次性腹腔注射 25、50、75 和 100μmol/kg $NiCl_2$，于染毒后 0.5、1、2 和 4 小时分批处死大鼠，观察 $NiCl_2$ 对大鼠血糖、胰腺细胞一氧化氮合酶（NOS）和环磷酸鸟苷（cGMP）水平的影响。结果显示，在 $NiCl_2$ 染毒后 0.5、

1 和 2 小时，$NiCl_2$ 各剂量染毒组大鼠血糖水平均显著高于对照组，差异均具有统计学意义（$P < 0.05$）。$75\mu mol/kg$ $NiCl_2$ 染毒 1 小时后胰腺中镍含量最高，而染毒 4 小时后镍含量最低，与对照组比较，差异均具有统计学意义（$P < 0.05$）。$75\mu mol/kg$ $NiCl_2$ 染毒组大鼠胰腺细胞中诱导型一氧化氮合酶（i-NOS）活性比对照组升高 11.6 倍。同时 $NiCl_2$ 染毒 1 和 2 小时后，大鼠胰腺细胞中 i-NOS 蛋白表达水平也显著高于对照组，差异均具有统计学意义（$P < 0.05$）。$75\mu mol/kg$ $NiCl_2$ 染毒组大鼠胰腺细胞中 cGMP 水平也明显升高。结果提示，$NiCl_2$ 引起大鼠胰腺细胞 NOS 活性和 cGMP 水平的改变，可能与胰岛细胞胰岛素释放最终导致高血糖发生有关。

HC Wu 等（2011 年）采用 65、130、195、260 和 $325\mu g/ml$ $NiCl_2$ 处理体外培养的大鼠胰腺细胞系（RIN-m5F）细胞 24 小时。结果发现，$65\sim325\mu g/ml$ $NiCl_2$ 均可引起 RIN-m5F 细胞存活数量明显减少，其半数抑制浓度为 $181\mu g/ml$。130 和 $195\mu g/ml$ $NiCl_2$ 可诱导 RIN-m5F 细胞发生凋亡，而此过程可被 $10\mu mol/L$ c-Jun 氨基末端激酶（JNK）抑制剂 SP600125 所逆转。与对照组比较，130 和 $195\mu g/ml$ $NiCl_2$ 可显著降低 RIN-m5F 细胞的线粒体膜电位（MMP），同时升高 RIN-m5F 细胞中细胞色素 C 的水平，差异均具有统计学意义（$P < 0.01$）。130 和 $195\mu g/ml$ $NiCl_2$ 处理组 RIN-m5F 细胞中 caspase3、caspase7、caspase9 和聚（二磷酸腺苷-核糖）多聚酶（PARP）mRNA 表达水平显著高于对照组，差异均具有统计学意义（$P < 0.01$），而 $10\mu mol/L$ JNK 抑制剂 SP600125 可逆转以上基因的异常表达。130 和 $195\mu g/ml$ $NiCl_2$ 处理 RIN-m5F 细胞 30 分钟后，$NiCl_2$ 处理组 RIN-m5F 细胞中磷酸化的 JNK1/2 的蛋白表达水平明显高于对照组，差异均具有统计学意义（$P < 0.05$），而此过程可被 $10\mu mol/L$ JNK 抑制剂 SP600125 所阻断。以上结果表明，$NiCl_2$ 通过活化 RIN-m5F 细胞 JNK 基因，而进一步激活线粒体依赖的细胞凋亡通路而诱发 RIN-m5F 细胞凋亡。

（孙应彪　李芝兰）

主要参考文献

1. Rui F, Bovenzi M, Prodi A, et al. Nickel, cobalt and chromate sensitization and occupation. Contact Dermatitis, 2010, 62 (4): 225-231.

2. Forgacs Z, Massanyi P, Lukac N, et al. Reproductive toxicology of nickel - Review. J Environ Sci Health A Tox Hazard Subst Environ Eng, 2012, 47 (9): 1249-1260.

3. Wu HC, Yang CY, Hung DZ, et al. Nickel (II) induced JNK activation-regulated mitochondria-dependent apoptotic pathway leading to cultured rat pancreatic β-cell death. Toxicology, 2011, 289 (2-3): 103-111.

4. Doreswamy K, Shrilatha B, Rajeshkumar T, et al. Nickel-induced oxidative stress in testis of mice: evidence of DNA damage and genotoxic effects. J Androl, 2004, 25 (6): 996-1003.

5. Rao MV, Chawla SL, Sharma SR. Protective role of vitamin E on nickel and/or chromium induced oxidative stress in the mouse ovary. Food Chem Toxicol, 2009, 47 (6): 1368-1371.

6. Das KK, Dasgupta S. Effect of nickel sulfate on testicular steroidogenesis in rats during protein restriction. Environ Health Perspect, 2002, 110 (9): 923-926.

7. Krockova JZ, Massanyi P, Sirotkin AV, et al. Nickel induced structural and functional alterations in mouse Leydig cells in vitro. J Trace Elem Med Biol, 2011, 25 (1): 14-18.

8. Toman R, Massanyi P, Adamkovicova M, et al. Quantitative histological analysis of the mouse testis after the long-term administration of nickel in feed. J Environ Sci Health A Tox Hazard Subst Environ Eng, 2012, 47 (9): 1272-1279.

9. 夏艳, 朱伟杰. Ni^{2+}-Cd^{2+} 联合染毒大鼠睾丸支持细胞和生精细胞的体视学分析. 暨南大学学报 (医学版), 2011, 32 (2): 160-164.

10. Gupta S, Ahmad N, Husain MM, et al. Involvement of nitric oxide in nickel-induced hyperglycemia in rats. Nitric Oxide, 2000, 4 (2): 129-138.

11. Chen YW, Yang CY, Huang CF, et al. Heavy metals, islet function and diabetes development. Islets, 2009, 1 (3): 169-176.

第五节 锰及其化合物

锰（manganese，Mn）是银灰色金属，较硬，易脆，似铁。锰有多种氧化状态，其中以二价锰（Mn^{2+}）最稳定。锰易溶于稀酸而放出氢，同时生成二价锰离子。锰蒸气在空气中能很快氧化成为灰黑色的一氧化锰（MnO）及棕红色的四氧化三锰（Mn_3O_4）烟尘。

锰在地球上分布广泛，在自然界中与其他元素形成化合物而生成多种矿物。在锰矿开采、加热精炼、制造各种合金、电焊条的制造和使用，以及用锰化合物作为染料、医用消毒剂、农用杀菌剂或化肥的制造和使用过程中均可接触锰。

锰尘主要经呼吸道吸入体内，在消化道的吸收缓慢而不完全。吸收至血中的锰，在血浆中与球蛋白结合为转锰素而分布至全身，部份锰进入红细胞形成锰-卟啉或血红蛋白络合物。由于体液呈弱碱性，吸收入体内的锰主要以三价形式生成磷酸盐蓄积于线粒体内。主要蓄积于富含线粒体的组织器官如肝、胰、肾、心和脑内，肝为主要贮存处。吸收过量的锰可在中枢神经系统内蓄积。体内的锰 50％经肝分泌到胆汁，再随胆汁排入粪中，部分锰经肠-肝循环再次被吸收入机体。10％左右经肾随尿排出。此外，唾液、乳汁和汗腺亦可有微量锰排出。

锰及其化合物的急性毒性各不一致。一般认为锰蒸气的毒性大于锰粉尘，而锰尘又以自然来源的新鲜粉尘毒性较大。锰的化合物中锰原子化合价愈低毒性愈大，毒性大小还与粉尘粒子大小有关。气管内注入锰尘或其化合物溶液，可引起动物急性肺炎，肺泡壁和腔内有明显的单核细胞浸润。

将昆明种小鼠 80 只（雌雄各半）随机分组。实验组分别腹腔注射二价锰（$MnCl_2 \cdot 4H_2O$）和三价锰（$C_6H_9O_6Mn \cdot 2H_2O$），剂量均分为 25、50、100mg/kg。阴性对照组给予生理盐水，阳性对照组给予环磷酰胺（35mg/kg）。间隔 24 小时染毒两次，第 2 次染毒后 6 小时取胸骨骨髓涂片，计数 1000 个嗜多染红细胞和有微核细胞数，并计算各组小鼠的平均微核率（‰）。结果显示，骨髓微核率二价锰低、中、高浓度组分为 6.25 ± 1.75‰、12.0 ± 1.4‰、16.4 ± 3.4‰，三价锰各组为 1.9 ± 0.57‰、5.2 ± 0.4‰、9.7 ± 0.74‰，与阴性对照组（0.7 ± 0.67）相比，差异均有统计学意义（$P < 0.01$）。

大鼠吸入锰烟（63.6±4.1mg/m³ 和 107.1±6.3mg/m³）15、30、60、90 天后，大鼠肺重量明显增加，且高浓度组 15 天时即出现肺纤维化表现；30 天后纤维化范围扩大至支气管周围。

给猴皮下注射二氧化锰（8g/d），连续 5 个月，实验猴可出现过度兴奋、步态不稳和震颤等神经系统毒性症状。病理学检查发现，染毒猴苍白球出现神经元丢失。

另有研究结果显示，猴吸入含锰气溶胶后，大脑出现退行性变，还可观察到小脑的浦肯野细胞和颗粒细胞受到损伤。

SD 大鼠每天吸入 1107.5±2.6mg/m³ 锰烟（每天 2 小时，连续 30 天）后，其外周血单核细胞的 5200 个基因中有 5.1％（256 个）的基因出现上调，而 15％（742 个）的基因出现下调，这与其他毒物对基因表达主要起上调作用的影响方式有明显差异。

大鼠每天吸入 116.8±3.6mg/m³ 的含锰气溶胶，每天 2 小时，连续 30 天，外周血淋巴细胞彗星试验呈阳性结果，血清 8-羟基鸟苷含量上升，说明锰可以引起 DNA 降解。

小鼠腹腔注射氯化锰（5mg/kg），显性致死试验结果显示，平均死胎数增加，常染色体和性染色体发生早熟分离。

美国国家毒理研究署经过 2 年喂养试验，没有发现锰化合物具有致癌性的证据。

锰是机体必需的微量元素之一，可参与机体内许多生物化学反应。但摄入过量的锰，则会对机体产生不良作用。急性中毒可因大量吸入锰蒸气或误服高锰酸钾而引起。前者可引发"金属烟雾热"，表现为头昏、头痛、恶心、胸闷、气短、寒战、高热。待热退后，可有全身大汗，四肢无力。误服高锰酸钾可引起口腔黏膜糜烂及消化道症状，如恶心、呕吐、胃痛；重者可出现胃肠黏膜坏死，剧烈腹痛及血便。长期接触锰可对多系统和脏器造成损害。神经精神系统早期表现主要以神经衰弱综合征和自主神经功能紊乱为主，随后则为明显的锥体外系神经受损症状，表现为帕金森综合征。肝受损害后可有血清丙氨酸氨基转移酶（ALT）活性变化。心血管功能受损可出现心电图异常、心率变化、血压改变等。锰还可对锰作业人群的细胞免疫、体液免疫及非特异性免疫功能产生抑制。

锰及其化合物未被列入国际癌症研究所（IARC）的致癌物资料分类库。

一、毒性表现

（一）动物实验资料

1. 对生殖功能的影响

用不同剂量氯化锰（10、20、40mg/kg）对雄性 Wistar 大鼠连续灌胃 30 天。检测睾丸标志酶 β-葡萄糖醛酸苷酶（β-G）、乳酸脱氢酶（LDH）、精子特异性酶乳酸脱氢酶 X（LDHx）和葡萄糖 6-磷酸脱氢酶（G-6-PD））以及一氧化氮合酶（NOS）的活性。结果发现，随着染毒剂量的增加，染毒组大鼠各睾丸标志酶的活力均降低，而一氧化氮合酶（NOS）活力升高。提示氯化锰可通过脂质过氧化作用，使睾丸标志酶活力降低，从而造成间质细胞、支持细胞和生精细胞受损。这样形成的一个损伤链，可能是锰致雄性生殖功能受损的机制之一。

雄性昆明种小鼠经腹腔注射不同剂量氯化锰（20mg/kg 和 40mg/kg）水溶液，1 次/天，连续注射 5 天和 35 天，前者用于检测精子数、精子活动度、精子畸形率和睾丸初级精母细胞染色体畸变率，后者测定雄性小鼠的生殖力和雌性小鼠的受孕率。结果显示，氯化锰 20mg/kg 和 40mg/kg 染毒组精子计数、活精率均低于对照组，与对照组相比，差异有统计学意义（$P<0.05$，$P<0.01$）；精子畸形率、睾丸初级精母细胞染色体畸变率均高于对照组，差异有统计学意义（$P<0.05$，$P<0.01$）。而各染毒组雄性小鼠交配率、雌性小鼠受孕率则低于对照组，差异有统计学意义（$P<0.05$，$P<0.01$）。

6～8 周龄雄性昆明种小鼠随机分 4 组，每组 25 只，腹腔注射不同剂量氯化锰水溶液（7.5、15、30mg/kg）和等量生理盐水，1 次/天，每周 5 天，每周根据小鼠体重，调整用锰量。分别于染锰第 3、7、14、28、56 天每组取 5 只小鼠的附睾，测定精子数、精子活动度及精子畸形率。结果发现，染毒 14 天，30mg/kg 染毒组精子计数开始降低，与对照组比较，差异有统计学意义（$P<0.05$）。染毒28天时，3个染毒组精子计数与对照组比较明显减少，差异均有统计学意义（$P<0.05$，$P<0.01$，$P<0.01$）。15、30mg/kg染毒组精子畸形率明显增加，与对照组比较，差异均有统计学意义（$P<0.01$）。染毒56天，3个染毒组均表现出明显的精子计数减少及精子畸形率增加，较28天时更为明显，与对照组比较，差异均有统计学意义（$P<0.01$）。且随着染锰剂量的增加和染锰时间的延长。活动精子数也明显降低，与对照组相比，差异有统计学意义（$P<0.05$，$P<0.01$）。

给Wistar孕鼠腹腔注射不同剂量的氯化锰水溶液（3.75、7.5、15、30mg/kg），于孕1天开始，每隔1天1次，共10次，至自然分娩。每组15只孕鼠。以观察妊娠期大鼠接触锰对母体及子代发育的影响。结果显示，30mg/kg染毒组可导致胚胎吸收，全部孕鼠均终止妊娠，无一例分娩，与对照组的差异具有统计学意义（$P<0.01$）。15mg/kg染毒组有8只孕鼠终止妊娠，其余出生的子鼠体重和头臀长也明显低于对照组，差异有统计学意义（$P<0.05$）。1、2、3月龄时15mg/kg染毒组出生的子鼠的体重和头臀长仍然低于对照组，差异有统计学意义（$P<0.05$）。

2. 对垂体的影响

据有关文献报道，给雌性SD大鼠喂饲氯化锰（10mg/kg）18周后，可促使青春期提前。给雌性SD大鼠第三脑区快速注入$MnCl_2$（1、2.5、5、10、25μg/3μl）后，可使血清LH释放增加，并可随染锰剂量增加而升高，提示锰对下丘脑绒毛促性腺激素的释放可产生影响。

SD雄性大鼠经灌胃给予氯化锰（25mg/kg，40天）后，血清ICSH、FSH及TST水平均上升，精液和精子生成也增多。体外培养30日龄大鼠内侧基底下丘脑用氯化锰（50、100、250μmol/L）处理30分钟后，可促进促性腺激素释放激素释放。

3. 对甲状腺的影响

Wister大鼠40只，雌雄各半，体重182±16g。腹腔注射氯化锰

（10、20、40mg/kg），对照组注射生理盐水。每周一次，连续 5 周。最后一次注射后 24 小时取血，测定血清中 T3、T4、TSH（促甲状腺激素）含量。结果显示，20mg/kg 染毒组血清 T4、TSH 水平均较对照组升高，差异有统计学意义（$P<0.05$）。而 40mg/kg 染毒组血清 T4 较对照组降低，TSH 水平升高，差异有统计学意义（$P<0.05$）。作者认为，低剂量锰可增强甲状腺功能，高剂量锰则会抑制甲状腺功能。

（二）流行病学资料

1. 对生殖功能的影响

马勇等（1996 年）对 300 名接触锰 1 年以上的已婚男电焊工和 269 名条件相当、仅不接触锰的已婚男性进行流行病学调查。这些调查对象的妻子均不接触锰。调查结果显示，焊工妻子的自然流产率（7.71%）和死胎死产率（1.03%）显著高于对照组人群（4.14%，0.15%），差异有统计学意义（$P<0.05$，$P<0.01$）。提示锰对男性生殖系统可有潜在的不良影响。

余慧珠等（1994 年）对从事锰作业半年以上（锰浓度在 ≤ $0.2mg/m^3 \sim ≤ 0.6mg/m^3$），18～45 岁的 189 名锰作业女工和 352 名条件相当、不接触锰的女工进行流行病学调查。调查结果显示，锰作业女工的月经先兆症状，如乳房胀痛、嗜睡、失眠、乏力等显著高于正常对照人群，与对照人群相比，差异有统计学意义（$P<0.01$）。且月经周期、经期长短及经期血流量与接触剂量有明显的剂量-反应关系。对锰作业女工后代的调查发现：锰接触组后代的出生缺陷率为 34.5‰，与对照组相比，差异未见统计学意义（$P=0.0502$），但已远远超出了全国出生缺陷平均发生率（13‰），是对照组（6.5‰）的 5 倍之多，提示锰对子代出生缺陷有一定潜在危险性。

2. 对垂体的影响

王禅等（2011 年）选择 41 名男性焊工为接触组，不接触锰烟尘及其他有害物质的 40 名男性工人为对照组。测定血清中催乳素（PRL）、间质细胞刺激激素（ICSH）、卵泡刺激激素（FSH）、睾酮（T）、促甲状腺激素（TSH）含量。其中 PRL、ICSH、FSH 均为腺垂体分泌的激素。结果显示，接触组血清 ICSH（2.89 ± 0.69mIU/ml）、TSH（$1.45\pm0.56\mu$IU/ml）与对照组（3.82 ± 1.61mIU/ml）、（$2.19\pm1.28\mu$IU/ml）水平相比明显降低，差异均有统计学意义（$P<0.01$）。FSH 虽与对照组的差异无显著性，但亦呈现随工龄增加而逐渐升高的趋势。结果显示，长期低水平锰接触可使工人血清 PRL、ICSH 和 TSH 水平下降，对神经内分泌激素代谢产生一定的影响。

3. 对肾上腺皮质的影响

崔金山等（1996 年）对 51 名电焊作业工人（锰接触组，其中男性 42 人）和同厂 17 名不接触锰工人（对照组，其中男性 14 名）的血清中皮质醇进行了测定，以观察锰对肾上腺皮质分泌功能的影响。锰接触组平均年龄 35.6 ± 8.2 岁，平均工龄 14.6 ± 8.6 年。对照组平均年龄 35.4 ± 8.4 岁，平均工龄 14.8 ± 8.7 年。结果显示，锰接触组工人工龄在 10 年以上（包括 10 年）者血清中皮质醇的含量明显低于对照组，差异有统计学意义（$P<0.01$）；且与工龄呈负相关关系（$r=-0.473$，$P<0.01$）。作者认为，锰对肾上腺皮质分泌功能造成一定程度的损害。

4. 对甲状腺的影响

崔金山等（1996 年）对 51 名电焊作业工人（锰接触组，其中男性 42 人）和同厂 17 名不接触锰工人（对照组，其中男性 14 名）的血清 T3、T4、TSH（促甲状腺激素）进行了测定，以评价锰对甲状腺分泌功能的影响。锰接触组平均年龄 35.6 ± 8.2 岁，平均工龄 14.6 ± 8.6 年。对照组平均年龄 35.4 ± 8.4 岁，平均工龄 14.8 ± 8.7 年。结果显示，锰接触组工人血清中 T3、T4、TSH 的含量与对照组相比，差异无统计学意义（$P>0.05$）。作者认为，由于该厂作业环境锰浓度（$0.13\sim0.33$mg/m^3）大部分在国家容许浓度标准（0.2mg/m^3）之内，因而未对作业工人甲状腺功能产生影响。

5. 对胰腺的影响

王慧文等（1997 年）对 45 名（男 18 人，女 27 人）糖尿病患者（符合 1985 年 WHO 诊断标准）和 55 名（男 22 人，女 33 人）非糖尿病患者进行空腹血钙、镁、锰的测定。结果显示，糖尿病患者血镁、血锰含量均较对照组低，差异有统计学意义（$P<0.01$），而血钙的差异无统计学意义（$P>0.05$）。作者认为，糖尿病患者血锰降低，可能主要是由于糖代谢障碍引起的高渗性利尿作用，使得锰元素不断从尿中丢失，而高血糖又抑制了肾小管对锰元素的重吸收。再可能也是糖尿病患者对锰元素的摄取和代谢出现障碍所致。说明糖尿病患者在有糖代谢异常的同时，也会有锰代谢的异常。

二、毒性机制

（一）对下丘脑-垂体-甲状腺轴的影响

姜岳明等（2000年）测定了148名健康男工的血浆睾酮（T）、血清间质细胞刺激素（ICSH）和卵泡刺激激素（FSH）。148名调查对象中锰作业工人110名，平均年龄33.1 ± 6.8岁，平均工龄12.2 ± 5.9年，平均尿锰$0.16\pm0.13\mu mol/L$。其余为对照组，是同厂不接触锰的男工，平均年龄32.3 ± 5.9岁，平均工龄11.6 ± 5.8年，平均尿锰$0.14\pm0.11\mu mol/L$。结果显示，接触组血清ICSH和FEH水平均较对照组增高，差异有统计学意义（$P<0.01$）。接触$5\sim10$年的男工血清FSH水平与对照组相比增高，差异有统计学意义（$P<0.05$）。

朱广才等（1999年）对58名锰接触的男工和54名不接触锰的男工进行了流行病学调查。接触组男工平均年龄为32.90 ± 7.72岁，平均工龄13.67 ± 1.17年，接触组的车间空气中锰浓度几何平均值为$3.08mg/m^3$。对照组为不接触锰的同厂男工，平均年龄为35.13 ± 8.10岁，平均工龄14.76 ± 7.81年，对照组空气中锰浓度几何平均值为$0.14mg/m^3$。结果显示，接触组的血锰平均值（$2.13\pm0.95\mu mol/L$）明显高于对照组（$1.46\pm0.59\mu mol/L$），相比较差异有统计学意义（$P<0.01$）。接触组平均血清睾酮浓度（$21.94mmol/L$）低于对照组（$27.97mmol/L$），而ICSH水平（$4.02IU/L$）则高于对照组（$3.29IU/L$），与对照组相比，差异均有统计学意义（$P<0.01$）。

以上两位作者根据调查检测结果认为，锰能引起多巴胺（DA）和5-羟色胺（5-HT）含量减少，从而使DA和5-HT对卵泡刺激素

（FSH）和间质细胞刺激素（ICSH）的抑制降低，造成 FSH 和 IC-SH 浓度升高，再通过下丘脑对性激素水平的负反馈调节作用而抑制睾酮合成过程，即通过影响下丘脑-垂体-睾丸分泌功能，使血清睾酮和 ICSH 浓度下降。

张静（2011 年）对基本情况、平均年龄、身高、体重等情况基本相似的 135 名男性电焊工和 138 名非接触锰的同厂人员进行了流行病学调查，测定尿锰、促甲状腺激素（TSH）、三碘甲状腺原氨酸（T3）、甲状腺素（T4）、间质细胞刺激素（ICSH）、卵泡刺激素（FSH）、睾酮（T）。结果显示，接触组尿锰、T3、T4、T 均降低，而 ICSH 升高，与对照组相比，差异均有统计学意义（$P < 0.05$）。TSH、FSH 与对照组的差异未见统计学意义。作者认为，由于高浓度锰对甲状腺造成损伤，使得 T3、T4 分泌减少，进而反射性引起下丘脑-垂体-甲状腺轴兴奋，导致 TSH 升高。而接触组 T、ICSH 显著低于对照组，FSH 两组未见有统计学意义的差异。作者认为，该结果提示低剂量的锰不仅可对睾丸产生直接影响，对下丘脑-垂体-性腺轴的功能也有影响。根据结果显示，作者认为，在浓度较低时，锰对接触工人睾酮（T）和间质细胞刺激素（ICSH）的影响较小；长期接触后，可能会对垂体或下丘脑产生影响，使得垂体促性腺激素合成和释放受抑制。

（二）抗雄性激素样作用

体外培养的大鼠睾丸间质细胞培养基中加入含有不同浓度的氯化锰，浓度为 1.0×10^{-6}、2.5×10^{-6}、5.0×10^{-6}、1.0×10^{-5}、2.5×10^{-5}、5.0×10^{-5}、1.0×10^{-4} mol/L，培养 24 小时后计算细胞存活率。分别用加或不加人绒毛膜促性腺激素（HCG）含上述不同浓度氯化锰的培养基，培养 24 小时，测定睾酮（T）浓度。另外，将摘除睾丸的健康雄性 SD 大鼠（为去势大鼠，体重 220 ± 20g）分组。3 个染毒组皮下注射丙酸睾酮（TP）1.0μg，同时分别腹腔注射氯化锰 7.5、15、30mg/kg。阴性对照组仅皮下注射丙酸睾酮（TP）1.0μg。溶剂对照组皮下注射玉米油 0.2ml。阳性对照组皮下注射 TP1.0μg 后，腹腔注射氟他胺 100mg/kg。每天 1 次，连续 7 天。于末次注射后 24 小时采血测定 T 和 PSA（前列腺特异抗原），同时解剖称量并计算腹侧前列腺、精囊腺、尿道球腺、肛提肌和球海绵体肌等脏器系数。

体外培养大鼠睾丸间质细胞实验结果显示，体外培养的大鼠睾丸间质细胞存活率随氯化锰浓度的增加而逐渐下降，与阴性对照组相比，差异有统计学意义（$P<0.05$）。无论加与不加 HCG 条件下，各组睾丸间质细胞睾酮浓度也随氯化锰浓度的增加而明显降低，与阴性对照组相比，差异有统计学意义（$P<0.01$）。作者认为，无论加或不加 HCG，大鼠睾丸间质细胞分泌的睾酮（T），随氯化锰染毒剂量的升高而呈下降趋势，表明氯化锰可抑制体外培养的大鼠睾丸间质细胞合成 T，其原因可能由于锰影响了 T 合成过程中各种酶的功能，进而导致大鼠睾丸间质细胞分泌 T 能力的下降。

去势大鼠实验结果显示，各组去势大鼠血清睾酮、PSA 含量、腹侧前列腺和精囊腺脏器系数组间比较，差异均有统计学意义（$P<0.05$）。而各染锰组去势大鼠睾酮和 PSA 虽高于阳性对照组，但与阴性对照组相比，差异无统计学意义（$P>0.05$）。高剂量组大鼠腹侧前列腺和精囊腺脏器系数与阴性对照组相比，差异均有统计学意义（$P<0.05$）。作者认为，可能是因为氯化锰对外源性激素水平的影响不敏感，因而显示出染毒组血清 T 与 PSA 水虽高于阳性对照组，但与阴性对照组相比，差异无统计学意义。此外，腹侧前列腺及精囊腺是去势大鼠的雄激素依赖组织，高剂量氯化锰可使其脏器系数减小，提示腹侧前列腺及精囊腺对氯化锰的雄激素抑制作用较为敏感。在血清激素水平变化微弱的情况下，雄激素依赖组织对氯化锰的抑制作用依然表现明显，作者认为，这说明锰可能有拮抗雄激素的作用。

（三）对 bcl-2、bax、caspase-3mRNA 表达的影响

将 MA-10 小鼠睾丸间质瘤细胞（mLTC-1），放入含有不同浓度的氯化锰（0、10^{-7}、10^{-6}、10^{-5}、10^{-4} 及 10^{-3} mol/L）的培养基中，培养 24 小时，观察氯化锰对 mLTC-1 细胞活性的影响。放入含有氯化锰（0、0.3、0.5、0.7mmol/L）的培养基中 24 小时，检测细胞凋亡。放入含有氯化锰（0、0.3、0.5、0.7mmol/L）的无 FBS 培养基

中 24 小时，提取 RNA，测定氯化锰对 mLTC-1 细胞 bcl-2、bax、caspase-3mRNA 表达的影响。结果显示，10^{-4} 及 10^{-3} mol/L 浓度的氯化锰可明显抑制细胞增殖，与对照组相比，差异有统计学意义（$P < 0.05$）；且 24 小时的抑制率高于 12 小时的，差异有统计学意义（$P < 0.05$）。各染毒组细胞凋亡指数与对照组相比，差异有统计学意义（$P < 0.05$）。染毒组 bcl-2 表达量较对照组低，而 bax 和 caspase-3mRNA 的表达量明显高于对照组，差异均有统计学意义（$P < 0.05$）。研究者认为，锰可能通过影响 bcl-2、bax 和 caspase-3mRNA 的表达，来调控细胞凋亡，进而减少睾丸间质细胞的数量，使睾酮分泌减少。

（四）脂质过氧化

健康雄性 Wistar 大鼠 40 只（体重 180～220g），经口灌胃给予不同浓度的氯化锰（10、20、40mg/kg），每天 1 次，连续 30 天。进行常规病理学检查，及血清和睾丸匀浆中脂质过氧化指标、睾丸组织标志酶和一氧化氮（NO）水平、一氧化氮合酶（NOS）活性的测定。脂质过氧化指标有丙二醛（MDA）、活性氧（ROS）水平、超氧化物歧化酶（SOD）、谷胱甘肽过氧化物酶（GSH-Px）活性。睾丸组织标志酶包括 β-葡萄糖醛酸苷酶（β-G）、乳酸脱氢酶（LDH），乳酸脱氢酶同工酶（LDHx）、6-磷酸葡萄糖脱氢酶（G-6-PD）活性。结果显示：

（1）大体剖检，除高剂量染毒组大鼠睾丸有充血并略有肿胀外，其他各染毒组睾丸、附睾、精囊腺和前列腺均未见异常。高剂量染毒组睾丸和附睾的脏器系数较对照组的增高，差异有统计学意义（$P < 0.05$）。镜下可见，高剂量染毒组大鼠生精小管生精上皮变薄，层次减少且排列紊乱。管腔中精细胞和精子数均较对照组明显减少。精细胞、支持细胞和间质细胞均可见空泡样变性。附睾管上皮变薄，管腔内精子稀疏，较对照组明显减少。

（2）血清脂质过氧化指标测定结果与对照组相比，差异无统计学意义（$P > 0.05$）。中剂量染毒组大鼠睾丸匀浆中 SOD 活性和 ROS 含量较阴性对照组升高，差异均有统计学意义（$P < 0.05$）。高剂量

染毒组 MDA、ROS 含量、SOD 和 GSH-Px 活性，均较对照组升高，差异均有统计学意义（$P<0.05$，$P<0.01$）。并显示随着染毒剂量增加，染毒组改变越加显著，存在着明确的剂量-效应关系。

（3）各染毒组睾丸匀浆中 NOS 的活性都升高，与对照组相比，差异均有统计学意义（$P<0.01$），而血清中 NO 含量和 NOS 活性、睾丸匀浆 NO 含量与对照组的差异无统计学意义（$P>0.05$）。

（4）高剂量染毒组血清 LDHx、G-6-PD 活性，睾丸匀浆 LDHx、G-6-PD 和 β-G 活性，中剂量染毒组睾丸匀浆 LDHx 和 G-6-PD 活性均较对照组有不同程度的降低，差异均有统计学意义（$P<0.05$，$P<0.01$）。

据此研究者认为，亚急性染毒氯化锰可使大鼠睾丸组织产生脂质过氧化作用，损伤细胞的生物膜，并使睾丸标志酶活力降低，而 NOS 活力升高，因而进一步造成间质细胞、支持细胞和生精细胞功能受损，并加重组织病理学损伤。从而对雄性生殖系统的结构和功能形成一个损伤链。

（五）直接作用

雄性昆明小鼠 54 只，体重 $25\sim30g$。腹腔注射硫酸锰（30、60mg/kg），每天 1 次，连续 5 天。阴性对照组给予生理盐水，阳性对照组给予环磷酰胺（40mg/kg）。测定精子数、精子形态及活度、早期精细胞与骨髓嗜多染红细胞微核率、精子尾部低渗肿胀率、生殖器官病理学改变及血清睾酮（T）和间质细胞刺激素（ICSH）水平。结果显示，各染毒组早期精细胞和骨髓嗜多染红细胞微核率较阴性对照组升高，差异均有统计学意义（$P<0.01$），并呈剂量-效应关系。染毒后各组小鼠精子数量减少，活动精子率和精子尾部肿胀率降低，精子畸形率升高，与阴性对照组相比，差异均有统计学意义（$P<0.01$）。镜下可见，染毒组小鼠的睾丸和附睾组织均表现为间质组织充血，部分生精小管层次减少，附睾管腔内缺少精子。染毒组血清睾酮水平降低，ICSH 水平升高，与对照组相比，差异均有统计学意义（$P<0.01$），并有剂量-效应关系。

对 45 名糖尿病患者和 55 名非糖尿病患者进行空腹血锰测定，结果显示，糖尿病患者血锰较对照组低，差异有统计学意义（$P <$ 0.01）。由于锰即可直接作用于胰岛，对胰岛素的分泌有促进作用；又能激活丙酮酸羧化酶及其他与糖代谢有关的酶；同时 2 价锰离子是三羧酸循环中异柠檬酸脱氢酶的辅助因子，直接参与糖代谢。另方面，锰缺乏可造成动物胰腺发育不全，胰岛数目及 B 细胞减少，使糖耐量受损，降低葡萄糖利用率胰岛素同受体的结合也会因缺锰而减弱，从而使机体对胰岛素的敏感性降低。综上所述，作者认为锰缺乏是糖尿病的病因之一。

（卢庆生　常元勋）

主要参考文献

1. 江泉观，纪云晶，常元勋．环境化学毒物防治手册．北京：化学工业出版社，2004：49-57.

2. 黄吉武，周宗灿．毒理学 毒物的基础科学．6 版．北京：人民卫生出版社，2005：736.

3. 李祥婷，蔡德培．环境内分泌干扰物的雄性生殖毒性及抗雄激素作用机制．中华预防医学杂志，2012，49（6）：567-570.

4. 高慧艳，李春阳，苏晓东，等．氯化锰对大鼠睾丸间质细胞睾酮合成及去势大鼠生殖内分泌的影响．郑州大学学报（医学版），2010.45（3）：419-422.

5. 王禅，陆继培，姜辰明，等．低水平锰接触对焊工血清神经内分泌激素水平的影响．中华劳动卫生职业病杂志，2011，29（2）：94-97.

6. 才秀莲，王国秀，郭海．锰对大鼠生精细胞 caspase-3 mRNA 调控及支持细胞波形蛋白表达的影响．解剖学，2010，4（13）：400-404.

7. 毕明玉，李金龙，李术，等．线粒体凋亡途径在锰致鸡支持-生精细胞凋亡中的作用．畜牧兽医学报，2010，41（4）：500-504.

8. 陈言峰，张小雪，张林达．几种微量元素对动物生殖毒性的研究进展．贵州畜牧兽医，2008，32（2）：18-20.

9. 邓晓辉，王振全，冯三畏，等．氯化锰对雄性小鼠生殖系统的损伤作用．现代预防医学，2008，35（11）：2022-2024.

10. 牛心华．锰作业女工生殖机能调查．河南预防医学杂志，2008，19（4）：264，277.

11. 荆俊杰，谢吉民 . 微量元素锰污染对人体的危害 . 广东微量元素科学，2008，15（2）：6-9.

12. 才秀莲，李兴升，李季蓉，等 . 锰对小鼠精子数量、畸形率和活动度影响 . 中国公共卫生，2007，23（1）：104-105.

13. 魏娜，才秀莲，李兴升，等 . 锰对小鼠生育指数和生精上皮细胞数影响 . 中国公共卫生，2007，23（3）：337-338.

14. 段朝军，武俊青，郭学谦，等 . 中国年轻男性血清中微量元素及其对精液质量的影响 . 山西医药杂志，2007，36（2）：140-141.

15. 李向东，周涌江 . 铅、锰染毒后大鼠精子形态的改变 . 职业与健康，2006，22（19）：1571-1572.

16. 褚金花，李国君，韩春华，等 . 不同价态锰对小鼠骨髓细胞微核率影响的比较 . 卫生毒理学杂志，2002，16（1）：32-33.

17. 王禅，陆继培，姜岳明，等 . 低水平锰接触对焊工血清神经内分泌激素水平的影响 . 中华劳动卫生职业病杂志，2011，29（2）：94-97.

18. 崔金山，王薛君，张玉敏，等 . 电焊工人某些内分泌腺功能研究 . 中国工业医学杂志，1996，9（3）：132-133.

19. 武如风，冯兆良，丁桂英，等 . 汞、锰、镉对大鼠甲状腺功能影响的初步观察 . 铁道劳动卫生与环保，1989，3：13-14.

20. 崔金山，王薛君，张玉敏，等 . 锰对大鼠甲状腺、肾上腺皮质功能影响研究 . 中国公共卫生学报，1996，15（4）：339-340.

21. 张静 . 某企业男性电焊工血清激素水平变化的研究 . 第二十七届航天医学年会暨第十届航天护理年会论文汇编，2011：9-11.

22. 邓晓辉 . 氯化锰对小鼠中枢神经、生殖系统的毒性研究 . 兰州：兰州大学，2008.

23. 杨雯雯 . 氯化锰对小鼠睾丸间质细胞凋亡及 bcl-2、bax 和 caspase-3 表达的影响 . 郑州：郑州大学，2009.

24. 杨伯宁，张德兴，檀进发，等 . 孕期锰接触对母体及子代发育的影响 . 广西医科大学学报，1997，14（4）：10-12.

25. 马勇，王虔 . 锰对电焊男工生殖结局的影响 . 中华劳动卫生职业病杂志，1996，14：37-38.

26. 余慧珠，罗小伟，张革 . 锰对女工生殖危害及子代影响的研究 . 中国工业医学杂志，1994，7：65-67.

27. 朱长才，张本延，叶立方 . 锰对接触男性激素的影响 . 中国公共卫生，

1999，15：63-64.

28. 姜岳明，陆继培，谢佩意，等. 锰对接触男工性腺激素水平的影响. 广西医科大学学报，2000，17（1）：20-22.

29. 庄碧嘉，陈月华，覃国杰. 锰对雄性小鼠生殖毒性的研究。中国公共卫生学报，1994，13（4）：229-231.

30. 王慧文，王凤芝，宗建华. 糖尿病患者血钙镁锰代谢失衡的研究. 微量元素与健康研究 1997，14（3）：12-14.

31. Kim HY，Lee CK. Lee JT，et al. Effect of manganese exposure on dopamine and prolaetin production in rat. Neuro Report，2009，20：69-73.

32. Boggia B，Carbone U，Fsrinaro E，et al. Effects of working posture and exposure to traffic pollutants on sperm quality. J Endocrinol Invest，2009，32（5）：430-434.

33. Vigeh M，Yokoyama K，Ramezanzadeh F，et al. Blood manganese concentrations and intrauterine growth restriction. Reprod Toxicol，2008，25（2）：219-223.

34. Wirth JJ，Rossano MG. Daly DC，et al. Ambient manganese exposure is negatively associated with human sperm motility and concentration. Epidemiology，2007，18（2）：270-273.

35. Lee B，Hiney JK，Pine MD，et al. Manganese stimulates luteinizing hormone releasing hormone secretion in prepulrertal female rats：hypothalamic site and mechanism of action. J Physiol，2007，578（Pt. 3）：765-772.

36. Lee B，Pine M，Johnson L，et al. Manganese acts centrally to activate reproductive hormone secretion and pubertal development in male rats. Reprod Toxicol，2006，22（4）：580-585.

第十章

类金属及其化合物

第一节 碘及其化合物

碘（iodine）为紫色片状结晶，易升华为紫色蒸气。微溶于水，易溶于氯仿、二硫化碳、乙醇、苯等。碘是一种强氧化剂，与乙炔或氨气等相遇可引起爆炸；燃烧后释放出有毒的紫色蒸气。

碘主要用于医药、照相材料、染料等化工原料、化学试剂及其他有机合成等。人体接触途径主要在于产品的生产制作工程，以及含碘药物的合成和使用中。

碘及其化合物可通过消化道、呼吸道、皮肤进入体内。正常人体内含碘 $30\sim50mg$（约 $0.5mg/kg$），每天从食物中摄入 $150\sim200\mu g$ 碘。食物中的碘化物，在消化道转化为离子碘后，经肠上皮细胞吸收后进入血浆，并与血浆中的蛋白质结合，一部分贮存在体内，另一部分被排出体外。

近半数贮存的碘被甲状腺上皮细胞摄取和浓集于此。此外，肾、唾液腺、胃液腺、乳腺、松果体也可以从血液中浓集少量的碘。碘主要经肾随尿液排出体外，也可从唾液、胆汁、汗或乳汁排出微量。

碘的急性毒性动物实验资料比较少。碘蒸气对黏膜有明显刺激作用。过量误服可造成胃肠道损害和肾损伤。皮肤直接接触可灼伤皮肤，时间长时可造成溃疡，不易愈合。人口服致死剂量为 $2\sim3g$。Balb/c 小鼠经口给予碘酸钾，LD_{50} 雄性为 $369mg/kg$，雌性为 $271mg/kg$；Wistar 大鼠经口给予碘酸钾，LD_{50} 雄性为 $709\pm63.19mg/kg$，雌性为 $667\pm53.86mg/kg$。Wistar 大鼠饮用含碘酸钾的饮用水（剂量为 3、6、12、24、48、96 和 192mg/L），共 13 周（90 天）。结果显示，各染毒组尿碘均显著高于对照组，差异均有统计学意义（$P<0.01$），且随染毒剂量增高而增加。192mg/L 染毒组

肾/体比和脾/体比、24mg/L 染毒组及 96mg/L 染毒组脾/体比均高于对照组,差异有统计学意义($P<0.05$)。血生化指标显示,碘酸钾对糖、脂肪和蛋白质的代谢有影响。视网膜电图(ERG)检查仅192mg/L 组 a、b 波振幅降低,差异有统计学意义($P<0.05$),但视网膜病理组织学检查未见异常。小鼠淋巴瘤细胞 tk 基因突变试验(TK 试验),结果为阴性。

按照 WHO 等国际组织推荐的标准,正常成人每日碘的生理需要量为 $200\mu g$. 碘的合适摄入量为 $100\sim300\mu g/d$。低于或超过均会对机体产生不良反应。

低碘(碘缺乏)所致的疾病称为碘缺乏病,是由于机体碘营养不良所导致的一组疾病的总称。缺碘不仅严重影响大脑的发育和正常生理功能,还可出现体格与智力发育低下、甲状腺功能异常、甲状腺肿、克汀病(呆小症)等。

高碘(碘过量)可引发高碘甲状腺肿、碘致甲状腺功能亢进症(甲亢)、碘致甲状腺功能减退症(甲减)、碘致自身免疫甲状腺炎等。过量摄入碘还可引发甲状腺癌,且以乳头状腺癌为主,这已被有些学者所做的前瞻性调查所证实。碘过量对儿童生长发育也可产生负面影响。

一、毒性表现

(一) 动物实验资料

1. 对甲状腺功能的影响　将 24 只 5 周龄昆明小鼠随机分组,3个染毒组分别喂饲含碘 250、500 和 $1000\mu g/L$ 的饮用水,正常对照组饮用自来水(含碘量 $5\mu g/L$)。在染碘后 1、2、8 个月时将各剂量染毒组的小鼠分批解剖,观察碘对甲状腺的影响。结果显示,随着喂养时间的延长、剂量增加,甲状腺的重量显著增加,质地较韧。光镜下可见甲状腺的滤泡腔增大,胶质堆积,滤泡上皮细胞呈扁平状。电镜下可见甲状腺超微结构的损伤,如微绒毛减少,粗面内质网和线粒体扩张,次级溶酶体数量改变、胞质内出现髓鞘样结构,染色质有凝集、细胞核破裂、固缩等,且损伤与碘剂量呈现相关性。

雌性 Wistar 大鼠 54 只，缺碘组喂缺碘饲料（碘含量 62.1μg/kg）4 个月，与正常健康雄性大鼠交配，取孕 19 天的胎鼠，观察雌性大鼠的生育力和甲状腺病变。结果发现，缺碘组大鼠甲状腺重量普遍增加，并有单纯性和结节性甲状腺肿；而且受孕率下降，活胎数为 6.7±2.6 个/每只孕鼠，排卵数 11.6±9 个/每只孕鼠，对照组活胎数 14.8±2.1 个/每只孕鼠，排卵数 10.4±3.3 个/每只孕鼠，与对照组相比，差异均有统计学意义（$P<0.01$）。缺碘组大鼠在甲状腺滤泡增生的甲状腺肿的基础上，甲状腺癌发生率为 33.3%（7/21），而对照组无肿瘤发生（0/12），差异有统计学意义（$P<0.01$）。据此作者认为，碘缺乏降低雌性大鼠生育力并具有明显的致癌作用，缺碘性甲状腺肿可能是甲状腺癌的癌前病变。

2. 对生殖发育功能的影响　刚断乳的清洁级 Balb/c 小鼠 195 只（雌性 130 只，雄性 65 只），给予不同浓度碘化钾：1500、3000、6000、12000 和 24000μg/L。4 个月后合笼，于孕后 19 天观察雌鼠胚胎发育情况。结果显示，从 3000μg/L 染毒组开始，高碘浓度染毒组的吸收胎率和死胎率显著升高，活胎率显著降低，其中吸收胎率和死胎率的升高幅度与对照组相比，差异均有统计学意义（$P<0.05$），并表现出有剂量-效应关系。同时从 3000μg/L 染毒组开始各染毒组小鼠胚胎均有骨骼畸形率升高，与对照组相比，差异均有统计学意义（$P<0.05$）。据此作者认为，长期摄入高碘具有胚胎发育毒性和致畸作用。

断乳 1 个月的 Balb/c 小鼠 70 只（雌性 55 只，雄性 15 只），摄入不同剂量碘化钾。碘化钾浓度依次为低碘组 10μg/L、适碘组 300μg/L、5 倍高碘组 1620.9μg/L、10 倍高碘组 3647.1μg/L 及 50 倍高碘组 19856.2μg/L。3 个月后观察不同浓度碘化钾对甲状腺功能及小鼠生殖力的影响。结果显示，低碘组血清中 T4 显著低于适碘组，而 T3 则呈代偿性升高。各高碘组 T4 表现为前升后降，T3 则明显降低。与适碘组相比，差异均有统计学意义（$P<0.05$，$P<0.01$）。低碘组雌鼠受孕率（81.81%）、顺产率（88.89%）、产仔数（4.63±1.51）明显低于适碘组（100%、100%、8.11±2.08），子鼠

死亡率（51.01％）明显高于适碘组（4.26％），与适碘组相比，差异均有统计学意义（$P<0.01$）。50倍碘组孕鼠死亡率（10.0％）、子鼠死亡率（12.5％）高于适碘组（0、4.26％），差异均有统计学意义（$P<0.05$），受孕率及产子数较适碘组低，但差异无统计学意义（$P>0.05$）。研究者认为，碘缺乏、碘过量均可引起甲状腺功能低下。碘过量可降低小鼠的受孕率，而碘缺乏对小鼠受孕率的影响更明显。

雌性 Wistar 大鼠 60 只，喂饲缺碘饲料（碘含量 $21.6\mu g/kg$），同时给予含不同浓度碘化钾的去离子水，碘化钾浓度依次为低碘组（$0\mu g/L$）、适碘组（$50\mu g/L$）和高碘组（$3000\mu g/L$）。12周后与正常雄性大鼠交配。记录各染毒组雌鼠的受孕情况及产子数，并称量断乳1周的母鼠脑垂体和甲状腺重量。对4周龄的子鼠进行跳台实验，并称量大脑重量。以观察不同浓度碘化钾对大鼠生殖力及子鼠记忆力的影响。结果显示，低碘组和高碘组雌鼠受孕率（55％，65％）及产子数（6.5 ± 1.5，7.4 ± 1.5）均低于适碘组（85％，10.2 ± 2.5），差异有统计学意义（$P<0.05$，$P<0.01$）。低碘组和高碘组母鼠甲状腺重量（$130.2\pm37.4mg$，$30.4\pm14.1mg$）均大于适碘组（$18.4\pm8.6mg$），差异有统计学意义（$P<0.01$，$P<0.05$）。低碘组和高碘组4周龄子鼠跳台潜伏期均较适碘组缩短。错误次数明显增多，与适碘组相比，差异有统计学意义（$P<0.05$，$P<0.01$）。研究者认为，无论碘缺乏还是碘过量，都能使雌性大鼠的受孕率及产子数受到影响。对子鼠的大脑发育和学习记忆力也可产生影响。

将 SD 大鼠随机分组，每组 20 只（雌雄各半）。低碘组喂饲低碘饲料（碘化钾含量 $0.04\mu g$）。正常对照组喂饲正常饲料（碘含量 $0.2\mu g$）。10周后合笼交配，并继续繁殖至第3代。通过检查第1代大鼠精子形态、睾丸和附睾的病理学改变，第2代孕鼠生育指标（黄体数、胚胎着床数、活胎数、吸收胎和晚死胎数），以及第3代胎鼠骨骼和内脏发育，观察碘缺乏对第2代雌性、雄性子鼠生殖功能的影响。结果显示，低碘组大鼠精子畸形率（$4.6218\pm1.0910％$）较对照组（$2.6421\pm0.7303％$）增高，差异有统计学意义（$P<0.05$）。第2代受孕率（83.3％）明显低于对照组（100％），差异有统计学意义

（$P < 0.05$）。第 3 代胎鼠骨骼畸形率（25.8%）则高于对照组
（1.5%），相比较差异有统计学意义（$P < 0.05$）。根据结果研究者认
为，低碘对第 2 代雄性和雌性子鼠的生殖功能均可造成损伤。

3. 对垂体的影响　雌性 Wistar 大鼠 7 只，染毒组大鼠断乳后喂
饲低碘饲料（含碘 20～55ng/g），对照组喂饲去离子水。一年后处
死。观察染毒组大鼠腺垂体的促甲状腺激素（TSH）、生长激素
（GH）、促肾上腺皮质激素（ACTH）分泌细胞并进行立体定量分析
（体积密度和数密度）。结果显示，镜下可观察到，染毒大鼠 GH 细
胞数量较对照组减少，细胞出现空泡样变性，颗粒染色也变浅。
TSH 细胞则较对照组明显增多，细胞也发生变性，细胞内有空泡样
变。颗粒分布不均，染色深浅不一。ACTH 细胞呈不规则形状，细
胞内有空泡。定量分析证实，染毒组 TSH 细胞密度较对照组增高，
而 GH 为降低，与对照组相比，差异均有统计学意义（$P < 0.05$，$P
< 0.01$），ACTH 细胞密度明显改变。这表明长期低碘可对大鼠腺垂
体造成损失。

将断乳 1 个月的 Wistar 大鼠（雌雄各半）随机分 5 组。正常碘
组（NI）、10 倍正常碘组（10HI）、50 倍正常碘组（50HI）、100 倍
正常碘组（100HI）和低碘组（LI）。低碘组给予去离子水（含碘量
为 0），正常碘组饮用自来水（含碘量 $5\mu g/L$），其他 3 组分别给予含
碘量 1845、10045、20295$\mu g/L$ 的饮用水。低碘组喂饲低碘饲料（含
碘量低于 59mg/kg），其余各组给予正常饲料（平均含碘量 $300\mu g /$
kg）。根据大鼠的进食量、饮水量，估计各组的每日摄碘量分别为
$1\mu g$（低碘组）、$6.15\mu g$（正常碘组）、$61.5\mu g$（10 倍正常碘组）、
$307.5\mu g$（50 倍正常碘组）、$615.0\mu g$（100 倍正常碘组）。3 个月后，
按 1：1 雌性与雄性大鼠比例合笼交配。所生子鼠断乳后喂养方法同
前。子鼠出生 60 天时处死，取甲状腺及垂体，测定垂体促甲状腺激
素（TSH）细胞的体密度、强阳性细胞百分数和甲状腺的相对重量、
血清甲状腺激素水平。结果显示，50HI 组和 100HI 组子鼠垂体 TSH
细胞的体密度、强阳性细胞百分数和血清 T4 水平明显高于 NI 组，
差异均有统计学意义（$P < 0.01$）；LI 组子鼠垂体 TSH 细胞的体密

度明显高于 NI 组，差异有统计学意义（$P<0.01$），血清 T4 水平明显低于 NI 组，差异有统计学意义（$P<0.01$），子鼠甲状腺的相对重量也显著高于 NI 组，差异有统计学意义（$P<0.01$）。据此研究者指出，碘缺乏或碘过量在影响甲状腺形态和功能的同时，也可通过血清中 T4 的含量，反馈到垂体并产生影响，刺激或抑制 TSH 的释放；且碘缺乏对甲状腺、垂体 TSH 细胞的影响要强于碘过量的影响。

（二）流行病学资料

1. 对甲状腺功能的影响 按照 WHO 等国际组织推荐的标准，正常成人每日碘的生理需要量为 $200\mu g$. 碘的合适摄入量为 $100\sim300\mu g/d$。低于或超过均会对机体产生不良反应。

由碘缺乏所致的疾病被称为碘缺乏病（Iodine Deficiency Disordeas，IDD）。资料表明，尿碘中位数低于 $100\mu g/L$ 可作为判断碘缺乏的依据。缺碘不仅严重影响大脑的发育和正常生理功能，出现体格与智力发育低下，还可引发甲状腺功能异常、甲状腺肿和克汀病等。

李全乐等（2009 年）对我国碘缺乏病高危地区（11 个省份、101 个高危县）新发地方性克汀病（地克病）和地方性甲状腺肿（地甲肿）的流行现况进行了调查。结果显示，在居民户碘盐覆盖率较低的地区，新发地克病的患者及儿童地甲肿发生率均较高，儿童智商均值则较低。

按照 WHO 等国际组织推荐的标准，我国颁布的高碘地区和高碘病区划分标准为：凡居民饮用水碘含量超过 $150\mu g/L$，$8\sim10$ 岁儿童尿碘中位数大于 $400\mu g/L$ 的地区为高碘地区；水碘含量超过 $300\mu g/L$，$8\sim10$ 岁儿童尿碘中位数大于 $800\mu g/L$，$8\sim10$ 岁儿童地甲肿率大于 5% 的地区为高碘病区。

有报道，经流行病学调查发现，随着碘摄入量的增加，在碘充足地区自身免疫性甲状腺疾病的发病率明显高于碘缺乏地区；碘摄入过量地区出现了碘致甲状腺功能亢进症发病率上升的现象；而且在重度碘缺乏地区，碘摄入量平均每天增加 $50\mu g$ 可使甲状腺功能亢进症的发病率增加 50%。

甲状腺癌是一种常见的内分泌肿瘤，临床甲状腺癌的年发病率为

4/10 万～10/10 万。国际甲状腺学界一直认同摄入高碘可以导致甲状腺癌组织类型发生变化，即随着碘摄入量的增加，乳头状癌发病率升高，滤泡性癌减少；碘充足区与碘缺乏区相比，分化性甲状腺癌的发病率升高，而间变性甲状腺癌降低。但对于过量摄入碘与甲状腺癌发病率是否有关，目前认识还不统一。目前比较一致的观点是，碘摄入量增加与甲状腺癌的组织类型变化有关，即高碘地区甲状腺乳头状癌的发病率上升，滤泡状癌的发病率则下降。

2. 对生殖功能的影响　处于妊娠、哺乳期的女性对碘的需求量明显增多，这是因为胎儿的碘只能来自于母亲；而婴幼儿的碘供应主要来自母乳。若碘摄入不足，导致甲状腺功能紊乱，可使妇女生育能力降低，影响正常妊娠和分娩，并且可使后代的智力发育、体格生长受到阻碍。

此外，学龄前及学龄儿童处在生长发育迅速期，对碘的需要量显著增加，极易遭受碘缺乏危害。所以，妇女和儿童是受碘缺乏危害的最主要人群。

Travels 等（2004 年）对澳大利亚新南威尔士州 815 名孕妇进行的调查中发现：约 17％孕妇轻度碘缺乏。

Bonet-Manso 等（2005 年）的调查发现，西班牙 104 名孕妇中，约有 71.6％的孕早期妇女出现碘营养不良。

阎玉芹（2002 年）所作的一项有关中国部分地区重点人群的碘营养调查中发现，孕妇、哺乳妇女的尿碘水平明显低于学龄儿童尿碘，她们存在碘缺乏纠正不足的危险性。5 种重点人群尿碘水平以婴幼儿为最高，其余依次为学龄儿童、育龄妇女、哺乳妇女、孕妇。

王燕等（2006 年）对中国杭州部分地区的调查结果也显示，哺乳妇女的尿碘水平普遍比新生儿低。

2006 年，WHO 重新调整了妊娠妇女的碘摄入量推荐标准，其中规定推荐碘摄入量为 $250\mu g/d$，超过 $500\mu g/d$ 为过量碘摄入。

王红美等（2010 年）在海南省进行了食盐加碘对儿童智力发育的影响效果的调查。通过对碘缺乏历史病区（观察组）、历史非病区（对照组）共 8 个县 15 个乡镇的 8～10 岁在校儿童开展尿碘检测和智商（IQ）测试。结果显示，由于碘盐覆盖率的不同，观察组儿童平均智商值均高于对照组；居住在不同地理位置的儿童平均智商值也存在不同，与平原、沿海地区相比，对照组山区儿童平均智商值（83.1）最低，智商≤69 的比率（20.5%）却最高。作者认为，食盐加碘有助于改善儿童智力，降低儿童智力损害。

郑合明等（2010 年）对河南省全民食盐加碘前后出生的 6～15 岁儿童智商及精神运动功能所做的调查分析，也证实食盐加碘对 IQ 和精神运动功能具有促进作用。

对于摄入高碘可引起脑发育落后、学习记忆功能减退和智力损伤的观点存有不同意见。有的学者，如赵金扣等（2004 年）的研究结果表明，当水碘超过 $300\mu g/L$ 和（或）尿碘超过 $800\mu g/L$ 时，儿童的智力发育受到影响。但钱明等（2005 年）的研究结果显示，在高碘地区并没有发现以智力低下为特征的地方性克汀病和亚临床地方性克汀病的流行；水碘 $300～500\mu g/L$ 的碘过量地区也没有发现智力损害的流行。因此作者认为，高碘地区智力低下的原因是母亲文盲而不是碘过量。洪福贵等（2002 年）对沿海水源性高碘病区山东省沾化县（2014 年更名为滨州市沾化区）的儿童智力的评价结果，也显示高碘环境中的学龄儿童不会因高碘造成更多的 IQ 低下者。由于影响智力发育的因素太多，因此，过量碘是否对智力产生影响，目前仍很难得出明确的结论。

二、毒性机制

（一）对下丘脑-垂体-甲状腺轴功能影响

正常情况下，甲状腺在自身调节和下丘脑-垂体-甲状腺轴的调节作用下，维持着体内甲状腺素的相对恒定。下丘脑-垂体-甲状腺轴主要通过循环中甲状腺激素（主要依赖于血中 T3 和 T4 浓度）的水平，以负反馈方式调节甲状腺功能。

选用断乳后 1 月龄雌性 Wistar 大鼠（体重 70～100g），随机分成 5 组：重度低碘组（L1）、中度低碘组（L2）、轻度低碘组（L3）、适碘组（NI）、高碘组（HI）。各组动物均饲以低碘地区的粮食制成的低碘饲料，平均含碘量 $50\mu g/kg$；喂饲加入不同浓度的碘化钾自来水。5 组饮水碘浓度依次为 8、50、133.3、300 和 $9966.7\mu g/L$，以大鼠每日进食 20g，进水 30ml 估计，各组雌鼠每日总碘摄入量依次约为：L1 组 $1.25\mu g/d$、L2 组 $2.5\mu g/d$、L3 组 $5\mu g/d$、NI 组 $10\mu g/d$、HI 组 $300\mu g/d$。雄鼠与适碘组雌鼠相同条件饲养。3 个月后，将雌性、雄性大鼠按 2∶1 合笼交配。在孕 20 天时，观察孕鼠血清甲状腺激素水平变化，称量甲状腺和垂体重量，观察垂体促甲状腺激素细胞形态学的改变，以及测量垂体促甲状腺激素细胞面数密度、体积密度和阳性细胞强阳性率。结果显示，各低碘组大鼠甲状腺的重量随缺碘程度加重而明显增高，与适碘组相比，差异均有统计学意义（$P<0.05$，$P<0.01$）。重度低碘组（L1）TT4、FT4 水平显著低于适碘组（NI），差异有统计学意义（$P<0.05$）。其他各低碘组血清甲状腺激素均有所降低，且降低程度随缺碘程度的加重而加重，但与适碘组相比，差异无统计学意义（$P>0.05$）。随着低碘组碘剂量的减少，促甲状腺激素细胞的体积密度和面数密度明显升高，促甲状腺激素细胞功能活跃，以弱阳性细胞为主；而高碘时促甲状腺激素细胞大多处于颗粒贮存状态，强阳性细胞数量增多。L1 组促甲状腺激素细胞强阳性率（5%）和 L2 组强阳性细胞率（8%）与适碘组（15%）相比，差异有统计学意义（$P<0.01$，$P<0.05$）。研究者认为，当机体甲状腺自身调节机制由于缺碘程度的加重，无法维持正常的甲状腺激素水平时，就将启动二线保护机制，即下丘脑-腺垂体-甲状腺轴，促使垂体促甲状腺激素细胞处于代偿性高分泌功能状态，合成并释放大量 TSH，而 TSH 作用于甲状腺，进而刺激甲状腺组织增生，甚至形成甲状腺肿，使得甲状腺重量明显增加。实验结果也显示，低碘对孕鼠的影响比高碘更为显著。通过研究，作者还认为，下丘脑-腺垂体-甲状腺轴的调节作用在碘缺乏时发挥着重要作用；而碘过量时甲状腺的自身调节可能更为重要。

（二）对甲状腺的影响

合成甲状腺激素不仅需要碘来作为底物，同时还需要甲状腺过氧化酶（TPO）催化，及促甲状腺激素（TSH）的调节。碘缺乏可造成甲状腺激素合成减少，并通过甲状腺的反馈机制，使 TSH 上升，进而引起甲状腺局部细胞代偿性增生。

选用断乳 1 个月，体重为 $80 \sim 100$ gWistar 大鼠，随机分为 3 组：适碘组（对照组 NI）、低碘组（LI）、高碘组（HI），每组 20 只，雌雄各半。3 组大鼠均食用由重度缺碘地区出产的粮食配制的饲料，含碘为 $48.7 \mu g/kg$。LI 组饮用去离子水，NI 组及 HI 组大鼠分别饮用含碘化钾 0.3 和 30mg/L 的去离子水。20 周后观察甲状腺形态结构改变，检测甲状腺细胞凋亡情况。结果显示，镜下可见 LI 组甲状腺滤泡明显变小，数量增多，上皮细胞增生肥大，多呈柱状，滤泡内胶质明显减少；HI 组甲状腺滤泡多明显增大，上皮细胞扁平状，滤泡腔内充满丰富浓染的胶质。凋亡细胞体积缩小，与邻近细胞分离；胞质浓缩，内质网、线粒体肿胀，并有空泡样变；核变小变圆，有染色质浓缩、集边、核碎裂等改变；有的凋亡细胞发生核浓缩，核碎裂，而胞质中细胞器无明显改变。低碘组和高碘组凋亡指数与对照组相比明显增高，差异均有统计学意义（$P < 0.01$）。尤以低碘组增高更为明显。作者认为，低碘和高碘均可诱发大鼠甲状腺细胞凋亡，进而调节甲状腺的形态结构和功能。其中以低碘组作用明显。提示细胞凋亡过度是引起低碘和高碘性甲状腺功能低下的重要原因。

取 $40 \sim 50$ 天 Wistar 大鼠 73 只（雌性 54 只，体重 $109 \sim 119$g；雄性 19 只，平均体重 130g），将雌性大鼠随机分组：缺碘组 30 只、缺碘补碘组 12 只、对照组 12 只。染毒组雌性大鼠喂饲缺碘饲料（碘含量为 $62.1 \mu g/kg$），对照组雌性大鼠给予正常饲料。缺碘组、对照组给予正常饮用水，缺碘补碘组给予碘化水（碘含量 $19.11 \mu g/ml$）。115 天（4 个月）后与正常饲料喂养的雄性大鼠按雌性、雄性 3：1 比例合笼交配。取妊娠 19 天的孕鼠，计数活胎数、死胎数、吸收胚胎数及两侧卵巢黄体，观察染毒雌性大鼠的生育力。称量妊娠（包括假孕）19 天雌性大鼠的垂体和甲状腺重量，并进行病理组织学观察。结果显示，缺碘组孕鼠甲状腺普遍增大，重量增加（134.1 ± 54.2mg），与对照组（39.2 ± 13.5mg）相比，差异有统计学意义（$P < 0.01$）。镜下可见有滤泡增生，及单纯性和结节性甲状腺肿。缺碘

组雌性大鼠的怀孕率呈降低趋势，但与对照组相比，差异无统计学意义（$P>0.05$），活胎数（6.7 ± 2.6 个/每只孕鼠）和排卵数（11.6 ± 1.9 个/每只孕鼠），与对照组（活胎数 10.4 ± 3.3 个/每只孕鼠，排卵数 14.8 ± 2.1 个/每只孕鼠）相比，差异均有统计学意义（$P<0.01$）。缺碘组雌性大鼠在甲状腺滤泡增生的甲状腺肿的基础上，甲状腺癌发生率为 33.3%（7/21），与对照组（无肿瘤发生，0/12）相比，差异有统计学意义（$P<0.01$）。缺碘补碘组与对照组相比，差异无统计学意义（$P>0.05$）。研究者认为，碘缺乏不仅可降低雌性大鼠生育力并具有明显的致癌作用，缺碘性甲状腺肿是甲状腺癌的癌前病变。

3 代培养的人正常甲状腺细胞，给予不同浓度的碘化钠（10、100mg/L），在加或不加白细胞介素-β1（IL-β1，500、1000pg/L）和甲巯咪唑（MMI，$10^3\mu$g/L）的情况下，培养 48 小时，观察细胞形态的变化，检测细胞的凋亡率，以及凋亡相关蛋白 fas、fasL、p53 的表达情况。结果显示，镜下可见，高浓度碘（100mg/L）干予的甲状腺细胞变圆、部分细胞脱离培养瓶壁、逐渐死亡。随碘的剂量增加，甲状腺细胞凋亡率也增加，与对照组细胞相比，差异有统计学意义组（$P<0.05$，$P<0.01$）。加入 IL-β1 可进一步促进高浓度碘干予导致的凋亡，与对照组相比，差异有统计学意义，$P<0.01$）；而加入 MMI 可阻断高浓度碘干予导致的甲状腺细胞凋亡。高浓度碘（100mg/L）组凋亡蛋白 fas、fasL 表达明显增加，与对照组相比，差异均有统计学意义（$P<0.05$，$P<0.01$）；而 p53 却没有明显变化。作者认为，高碘可诱导甲状腺细胞的凋亡，而白细胞介素-β1 可促进高碘诱导细胞凋亡的作用。高碘主要是通过 fas/fasL 途径导致的甲状腺细胞凋亡，而 p53 并未参与。高碘的甲状腺细胞凋亡作用与活跃的碘分子（I_2）及其形成的各种化合物密切相关，并不是由碘离子（I^-）引起的。

（三）对基因与蛋白质表达的影响

将雄性 Wistar 大鼠 120 只，体重 200g 左右，按体重随机分 3 组。高、低剂量染毒组分别经灌胃给予中药碘 30 和 7.5mg/kg，

1ml/100g 体重。对照组给予去离子水。连续 4 个月。分别在第 30、60、90、120 天，每组取 10 只大鼠，观察睾丸重量及组织结构变化，测定垂体 FSH、ICSH 及血睾酮，观察睾丸组织中睾酮表达、bcl-2 及 bcl-xs/L 基因表达。结果显示：高剂量染毒组大鼠睾丸重量减轻，90 和 120 天的睾丸重量与对照组相比，差异有统计学意义（P＜0.05）。镜下可见，随着染毒时间延长，睾丸组织损害程度越加明显。至 120 天时，高剂量染毒组睾丸组织中生精小管上皮细胞层次明显减少，管腔内有脱离的生精细胞。附睾管腔内精子稀少。120 天时，高剂量染毒组大鼠血睾酮减少，与对照组相比，差异有统计学意义（P＜0.05）。睾丸组织中睾酮表达及 bcl-2 基因表达显著降低，bcl-xs/L 基因表达明显升高，与对照组相比，差异有统计学意义（P＜0.01）。在细胞凋亡过程中，作为细胞凋亡调控基因的 bcl-xs/L 基因高水平表达可导致细胞凋亡异常；而为细胞凋亡抑制基因的 bcl-2 基因的低水平表达，则可加速细胞凋亡。根据结果研究者认为，高浓度碘可使 bcl-xs/L 基因高表达而 bcl-2 基因低表达，通过对大鼠睾丸组织间质细胞的凋亡调控机制的影响，使睾丸组织中睾酮表达及血睾酮水平降低，进而抑制了睾酮的合成分泌，致使生精细胞的发育、成熟受到影响，使睾丸重量减轻。这可能就是高剂量中药碘产生睾丸损害的机制。

将断乳后 1 个月，体重 120～140g 的 Wistar 大鼠，雌雄各半，分为 6 组，即低碘（LI）、正常碘（NI）、5 倍正常碘（5HI）、10 倍正常碘（10HI）、50 倍正常碘（50HI）和 100 倍正常碘（100HI）组。正常碘组和各高碘组大鼠均喂饲正常大鼠饲料（碘含量平均为 $300\mu g/kg$），低碘组大鼠喂饲低碘饲料（碘含量为 $50\mu g/kg$）。正常碘组喂饲自来水（水碘含量为 $5\mu g/L$），低碘组大鼠喂饲去离子水，4 个高碘组喂饲含不同剂量碘化钾的自来水。以每只大鼠每日平均进食量 20g 和饮水量 30ml 计算，上述 6 组每只大鼠每日总碘摄入量分别为＜1（LI）、6.15（NI）、30.75（5HI）、61.5（10HI）、307.5（50HI）和 615（100HI）mg/d。将染毒大鼠分批，分别于喂养 3、6、12 个月时摘取甲状腺，观察碘缺乏和不同浓度高碘组大鼠甲状腺组织 I 型脱碘酶（D1）mRNA 的表达及 D1 活性的变化。结果显示，与 NI 组比较，各月龄大鼠 LI 组 D1 mRNA 表达呈下降趋势，但无统计学差异（$P > 0.05$）。各月龄大鼠 HI 组 D1mRNA 表达也均呈下降趋势。其中 3 月龄大鼠，5HI、10HI、50HI 组；6 月龄大鼠，100HI 组；12 月龄大鼠，50HI、100HI 组的 D1 mRNA 表达均显著低于 NI 组，差异均有统计学意义（$P < 0.05$）。与 NI 组比较，各月龄大鼠 LI 组 D1 活性均显著升高，差异均有统计学意义（$P < 0.05$，$P < 0.01$）。且各月龄大鼠 HI 组 D1 活性随碘摄入量的增加而呈逐渐减低趋势。其中 6 月龄和 12 月龄大鼠 50HI 及 100HI 组 D1 活性则显著降低，与 NI 组比较，差异有统计学意义（$P < 0.05$）。研究者认为，碘摄入量发生改变时，甲状腺脱碘酶 D1 的活性及其基因表达的变化是机体对碘缺乏与碘过量的适应与代偿，以维持正常的甲状腺功能。但随着碘缺乏或碘过量程度的加重或持续时间的延长，将出现代偿不足或失代偿，从而导致甲状腺功能的改变。

将刚断乳的清洁级 Balb/c 小鼠 195 只随机分为 6 组，对照组 45 只（给予自来水），其余 5 组每组 30 只，分别给予含碘酸钾（KIO_3）的高碘水，剂量分别为 1500、3000、6000、12000 和 24000$\mu g/L$。饲养 4 个月后，按雌性、雄性 2 : 1 的比例合笼，查到阴栓者计为孕 0.5 天。在孕 12.5 天和 19.5 天，分别取 6～8 只孕鼠的血、甲状腺、肝和肾测定氧化、抗氧化水平、I 型脱碘酶（D1）的活性和 D1 mRNA 表达等指标。同时取孕 12.5 天和 19.5 天母鼠的胎盘和 12.5 天的胎鼠，胎盘用于测定脱碘酶活性和表达，胎鼠用于测定甲状腺激素受体（TRβ1）和发育基因（Hoxc8）的表达。结果显示，从 3000$\mu g/$L 剂量染毒组开始，高浓度碘可降低血清 GSH-Px（谷胱甘肽过氧化物酶）活性和 SOD（超氧化物歧化酶）活性，并使血清、肝和甲状腺的 MDA（丙二醛）水平显著升高，与对照组相比，差异均有统计学意义（$P < 0.05$，$P < 0.01$），并随碘浓度的增加而变化。高浓度碘可降低母鼠肝、肾 I 型脱碘酶（D1）活性和 D1 mRNA 表达，与对照组相比，差异有统计学意义（$P < 0.05$）。高浓度碘还可降低 12.5 天孕鼠胎盘和 19.5 天孕鼠子宫的 II 型脱碘酶（D2）活性，升高 19.5

天孕鼠子宫Ⅲ型脱碘酶（D3）的活性，与对照组相比，差异均有统计学意义（$P < 0.05$）。高浓度碘可显著降低 12.5 天胎鼠 TRβ1 和 Hoxc8 mRNA 水平和蛋白质水平的表达，以及 Hoxc8 在脊神经节细胞核的表达，与对照组相比，差异均有统计学意义（$P < 0.05$）。研究者认为，高浓度碘可影响母体肝、肾Ⅰ型脱碘酶（D1）的活性，使母体的甲状腺激素水平发生变化，同时通过对胎盘和子宫的Ⅱ型及Ⅲ型脱碘酶（为胚胎甲状腺激素代谢过程中的关键酶）活性的调节，进而影响胚胎的甲状腺激素水平。因而高浓度碘可下调胚胎 TRβ1、Hoxc8 mRNA 和蛋白质水平的表达是其导致胚胎发育毒性的重要分子机制。

Nkx2.1 是同源盒基因家族中的一员，主要表达于甲状腺、肺和腹侧前脑。在大鼠胚胎早期 Nkx2.1 就和其他甲状腺转录因子在甲状腺滤泡中开始表达，对于甲状腺特异基因的表达起着非常重要的作用。研究者通过对不同时期甲低孕鼠补充不同剂量甲状腺素后，测定子代鼠脑组织 Nkx2.1 mRNA 表达，以期进一步揭示甲状腺素与 Nkx2.1 mRNA 表达水平的关系。将 1 月龄 Wistar 雌性大鼠 120 只，随机分 8 组，即对照组、甲低非治疗组、甲低孕鼠妊娠早期（妊娠第 1～17 天）补充 L-T4（左旋甲状腺素）的高、中、低剂量组（3.5、2.0、0.5μg/100g 体重），甲低孕鼠妊娠晚期（妊娠第 18 天至分娩后第 20 天）补充 L-T4 的高、中、低剂量组（3.5、2.0、0.5μg/100g 体重）。每组 15 只雌性大鼠。各组均喂饲低碘饮食（碘含量为 13.66μg/kg）。对照组给予碘浓度为 200μg/L 碘酸钾溶液，其余各组给予去离子水。3 个月后与正常雄性大鼠交配，确定妊娠后分别在妊娠早期和妊娠晚期给予不同剂量的左旋甲状腺素。各组分别于孕第 17 天、新生以及生后第 20 天取子代鼠前脑组织，测定子代鼠脑组织 Nkx2.1 mRNA 表达水平。结果显示，对照组子代鼠脑组织 Nkx2.1 mRNA 表达水平随着生长期而逐渐降低。甲低非治疗组和补充 L-T4 的各组子代鼠脑组织 Nkx2.1 mRNA 表达水平在各生长期均低于对照组，差异均有统计学意义（$P < 0.05$，$P < 0.01$）。其中甲低孕早期补充中等剂量（2.0μg/100g 体重）L-T4，子代鼠脑组织 Nkx2.1

mRNA 表达水平接近于正常组，且变化趋势与正常组一致。研究者认为，大鼠脑组织同源盒基因 Nkx2.1 mRNA 的表达与甲状腺素水平存在关联。通过 Nkx2.1 mRNA 的表达，可影响甲状腺相关基因的表达，进而对甲状腺滤泡细胞的分化以及甲状腺素的分泌产生影响，从而与甲状腺素共同促进脑组织发育。作为胎鼠甲状腺素的唯一体内来源，在孕早期给甲低母鼠适量补充 L-T4（左旋甲状腺素），有助于改善孕期甲状腺素水平低下状态，促进 Nkx2.1 基因及蛋白质表达水平的提高而接近正常水平。

（四）氧自由基的作用

甲状腺是一个富含过氧化氢（H_2O_2）的器官，而 H_2O_2 既可协助甲状腺过氧化物（TPO）催化生成活性碘，合成甲状腺激素。同时又可氧化生物大分子中的巯基，使生物膜脂质发生过氧化、蛋白质变性及酶失去活性。促甲状腺激素（TSH）上升可刺激产生大量的 H_2O_2，导致甲状腺发生过氧化损伤。

选用断乳 3 周的昆明种小鼠 56 只（雌、雄比约为 2∶1），随机分为 4 组（每组 14 只）：对照组（CG）、碘缺乏组（IDG）、高碘组（EIG）、甲低组（HG）。4 组均喂饲缺碘饲料（用严重缺碘地区的粮食配制）。缺碘组给予去离子水。其余各组给予含不同浓度碘酸钾的去离子水：对照组 $300\mu g$ 碘/升水，高碘组 $3000\mu g$ 碘/升水。甲低组为 $300\mu g$ 碘/升水＋2％PTU（丙基硫氧嘧啶）。分别在喂养 6 周和 12 周时，每组随机处死 7 只小鼠。测定血浆、甲状腺组织中 SOD（超氧化物歧化酶）、GSH-Px（谷胱甘肽过氧化物酶）的活性，以及 LPO（脂质过氧化物）和脑组织中一氧化氮（NO）浓度及一氧化氮合酶（NOS）的活性。结果显示，缺碘组小鼠 SOD、GSH-Px 活性明显碱低，LPO 含量增高，与对照组相比，差异均有统计学意义（$P<0.05$，$P<0.01$）。高碘组小鼠 SOD 活性升高，GSH-Px 活性明显减低，LPO 减少，与对照组相比，差异均有统计学意义（$P<0.01$，$P<0.05$）。甲低组小鼠 SOD、GSH-Px 活性显著减低，LPO 含量明显增高，与对照组相比，差异均有统计学意义（$P<0.01$，$P<0.05$）。各组与正常组相比，脑组织中 NO 及 NOS 的含量均有不

同程度的减少，差异均有统计学意义（$P<0.05$，$P<0.01$）。研究者认为，在缺碘或高碘情况下，均可造成 H_2O_2 增多，致使 SOD、GSH-Px 活性发生变化，引发脂质过氧化，使甲状腺组织受到损伤。虽然机体的抗氧化能力具有一定的代偿，但其代偿能力是有限的。当机体的抗氧化能力受到影响，自由基就会持续损伤甲状腺及脑组织，从而使其功能受到影响。

　　将 5 周龄昆明种小鼠 24 只随机分为 4 组，给予相同饲料，但喂饲含碘量不同的自来水。即自来水（含碘量 $5\mu g/L$）、250、500 和 $1000\mu g/L$。分别于染碘后 1、2、8 个月，取甲状腺观察。结果电镜下可见，在染碘 1 个月时，就可观察到各染毒组小鼠因碘过量所引起的甲状腺超微结构的损伤，例如微绒毛减少，粗面内质网和线粒体扩张，次级溶酶体数量增多，胞质内出现髓鞘样结构，染色质凝集，细胞核固缩、破裂等；而且碘剂量越高，补碘时间越长，损伤越严重。结果显示，碘过量时，最早可出现较为严重的线粒体以及线粒体酶的损伤，进而导致细胞内 ATP 水平下降，使得碘泵功能出现障碍及甲状腺自身调节功能紊乱，H_2O_2 的产量减少，H_2O_2 渗入到次级溶酶体腔内，引发脂质过氧化，导致细胞的凋亡和坏死。因而研究者认为，过量碘引发的脂质过氧化，是造成甲状腺细胞损伤的主要原因。

（卢庆生　常元勋）

主要参考文献

1. 江泉观，纪云晶，常元勋．环境化学毒物防治手册．北京：化学工业出版社，2004：129-131.
2. 黄吉武，周宗灿．毒理学 毒物的基础科学．6 版．北京：人民卫生出版社，2005.
3. 林来祥，李永梅，孙毅娜，等．碘铁联合缺乏对大鼠甲状腺功能的影响．中华地方病杂志，2013，32（3）：241-244.
4. 李祥婷，蔡德培．环境内分泌干扰物的雄性生殖毒性及抗雄激素作用机制．中华预防医学杂志，2012，49（6）：567-570.
5. 李丽，林来祥．碘与铁缺乏对甲状腺功能影响的研究进展．中国地方病学杂志，2011，30（2）：231-233.

6. 李敬华，张瑞，汪蓓蕾，等. 甲状腺功能减低孕鼠补充甲状腺素对子代脑组织同源盒基因 Nkx2.1 mRNA 表达的影响. 中华预防医学杂志，2010，44（8）：726-730.

7. 苑静，孙东跃，王心满. 碘缺乏和高碘的危害及其食用. 中国食物与营养，2010，（l）：80-81.

8. 王红美，钱明，董慧洁，等. 海南省食盐加碘对儿童智力影响效果观察. 中国地方病学杂志，2010，29（1）：82-85.

9. 李全乐，苏晓辉，于钧，等. 我国碘缺乏病高危地区重点调查结果分析. 中国地方病学杂志，2009，28（2）：197-201.

10. 陈建宾，胡超，谢恬，等. 碘与人体健康. 科技信息，2009，（12）：13-14.

11. 贾茜，李素梅. 高碘对健康危害的研究进展. 海峡预防医学杂志，2008，14（3）：20-23.

12. 陈骁熠，杨雪锋，郝丽萍，等. 碘酸钾亚慢性毒性与甲状腺相关自身免疫性眼病的研究. 中国热带医学，2007，7（8）：1293-1295.

13. 宋翠荣，刘皓，杜娥，等. 不同剂量碘对 Balb/C 小鼠生殖力影响的实验观察. 中国地方病防治杂志，2007，22（6）：417-419.

14. 张福会，苏若萍，李丰. 碘对昆明小鼠甲状腺损伤的超微结构研究. 电子显微学报，2006，25（增刊）：224-225.

15. 郑丽娜，刘皓，李金茹，等. 不同浓度碘对大鼠仔鼠垂体促甲状腺激素细胞的影响. 中国组织化学与细胞化学杂志，2007，16（4）：478-482.

16. 王琨，孙毅娜，刘嘉玉，等. 不同碘营养对大鼠甲状腺 I 型脱碘酶（D1）活性及 mRNA 水平的影响. 营养学报，2006，28（5）：391-393，397.

17. 武继彪，隋在云，许复郁. 中药碘对大鼠睾丸的毒性作用及机理研究. 中药药理与临床，2001，17（3）：34-36.

18. 高凤鸣，李新兰，周红宁，等. 碘缺乏对大鼠甲状腺的致癌性和对生育力的影响. 癌变·畸变·突变，2000，12（1）：1-5.

19. 高伟. 不同碘摄入量对大鼠孕鼠垂体 TSH 细胞的影响. 天津：天津医科大学，2009.

20. 杨雪峰. 过量碘对小鼠胚胎发育的影响及硒的干预作用研究. 武汉：华中科技大学，2005.

21. 刘皓，陈雪娴，陈祖培. 低碘大鼠垂体前叶细胞免疫组化观察. 中国地方病杂志，2001，16（2）：72-73.

22. 李颖，王丹娜. 低碘和高碘对大鼠甲状腺细胞凋亡的影响. 中国地方病学杂志，2004. 23（3）：201-203.

23. 郑合明，王羽，王明臣. 不同碘浓度对小鼠抗氧化能力的研究. 中国地方病防治杂志，2002，17（4）：219-221.

24. 杨雪锋，候晓晖，庞红，等. 高碘对小鼠抗氧化能力的影响及硒的干预作用. 中国公共卫生，2004，20（9）：1081-1082.

25. 刘东方，邓华聪，雄波，等. 高碘诱导甲状腺细胞凋亡及其机制研究. 重庆医科大学学报，2004，29（4）：425-428.

26. 刘浩，崔美芝，李春艳. 碘过量对大鼠生殖力及子代记忆力的影响. 中国比较医学杂志，2005，15（3）：161-163.

27. Gérard AC，Ponein S，Caetano B，et al. Iodine deficiency induces a thyroid stimulating hormone—independent early phase of microvascular reshaping in the thyroid. Am J Pathol，2008，172（3）：748-760.

28. Fountoulakis S，Philippou G，Tsatsoulis A. The role of iodine in the evolution of thyroid disease in Greece：from endemic goiter to thyroid autoimmunity. Hormones，2007，6（I）：25-35.

29. Knobel M，Medeiros-Neto G. Relevance of iodine intake as a reputed predisposing factor for thyroid cancer. Arq Bras Endocrinol Metabol，2007，51（5）：701-712.

30. Xue F Yang，Jian Xu，Huai L，et al. Effect of excessive iodine exposure on the placental deiodinase activities and Hoxc8 expression during mouse embryogenesis. Bri J of Nut，2007，98，116-122.

31. Liu HL，Lam LT，Zeng Q，et al. Effects of drinking water with high iodine concentration on the intelligence of children in Tianjin，China. J of Public Health，2008，31（1）：32-38.

32. Marchioni E，Fumarola A，Calvanese A，et al. Iodine deficiency in pregnant women residing in an area with adequate iodine intake. Nutrition，2008，24：458-461.

第二节　砷及其化合物

砷（arsenic，As），俗称砒，外观为银灰色晶体，属类金属，在常温下缓慢地氧化，加热时迅速升华生成三氧化二砷（As_2O_3，又名亚砷酐，俗称砒霜、砒石、信石、白砒）。砷的化学性质与磷、锑、钼相似，在高温下可与硫结合，可直接与卤素化合，也可与多种金属结合成砷化物。在自然界，砷以有机胂和无机砷两种形式存在，无机砷的毒性较有机胂强，而不同化合价状态的砷也有不同的生物毒性，As^{3+} 的毒性高于 As^{5+}。

砷在自然界广泛分布，与不同环境介质的作用复杂，以金属砷化合物和硫砷化合物［如雄黄（As_2S_2）、雌黄（As_2S_3）］的形式广泛存在于各种黑色或有色金属矿中（如砷华、毒砂），总计超过 150 种。环境中的砷大部分蓄积于水中底泥与土壤。砷应用于合金、农药、染料制造、木材保存及医药制品中，目前砷化合物类杀虫剂的使用量已经大幅减少，但早期的大量使用仍造成目前许多地区土壤中含大量的砷。砷除职业接触外，主要来源为食物和饮水，人们通常通过砷污染的井水、敞灶燃烧含砷煤（如我国贵州、湖南等地区）以及砷污染的食品接触砷元素。据不完全统计，全世界约有 2 亿人生活在高砷环境中，而我国饮水型高砷接触的人群超过 300 万，已确诊慢性砷中毒患者近 3 万人。

砷及其化合物可由呼吸道、消化道、皮肤或黏膜进入体内。职业中毒主要通过呼吸道吸入，非职业中毒主要是经口摄入，见于服用砒霜自杀或投毒杀人，以及过量饮用雄黄酒（端午节期间民俗）和过量服用含有雄黄、砒霜成分的中成药。进入体内的砷，95%～97%迅速与红细胞内血红蛋白珠蛋白结合，于 24 小时内随血液分布到全身各组织器官，并沉积于肝、肾、肌肉、骨、皮肤、指甲和毛发。砷大部分由尿排出，尚有少量进入胆汁通过粪便排出。进入体内的 As^{5+} 多数被还原成 As^{3+}，As^{3+} 极易与巯基结合，故砷可在毛发、指甲、皮肤中与巯基结合而长期蓄积，发砷含量可作为砷接触指标；As^{5+} 则主要蓄积在骨中。砷还可透过胎盘屏障进入胎体。

As_2O_3 经口 LD_{50} 小鼠为 26～48mg/kg，大鼠为 15mg/kg。动物急性中毒后表现为兴奋、黏膜充血、流涎、呕吐、呼吸变慢、侧卧，一般在震颤、痉挛中死亡。急性中毒死亡的动物，其脏器长时间不腐败，病理检查可见其消化道黏膜充血、水肿、出血和溃疡，肝呈黄色，肝、胃、肾脂肪组织变性以及肝细胞坏死等。

用 3.2mg/L As_2O_3 经口染毒 Balb/c 小鼠 15 个月，检测到肝中谷胱甘肽及脂质过氧化相关的抗氧化酶下降，病理组织学显示，染毒 12 个月后小鼠肝细胞发生脂肪变性，15 个月后出现肝细胞纤维化。

As_2O_3 染毒大鼠，在染毒 210 天时，发现 150mg/kg 染毒组大鼠肝、肾砷含量增高，并对其生长发育产生影响；60mg/kg 染毒组大鼠肝、肾呈不同程度病理改变；30mg/kg 染毒组大鼠的脏器无改变。

豚鼠、兔、猫及狗吸入巴黎绿（醋酸铜合亚砷酸铜）[Cu$(CH_3COO)_2 \cdot 3Cu(AsO_2)_2$] 40～60mg/m³，每天 6 小时，共 7 个月，可引起上述实验动物死亡，病理解剖见肝、肾、脾、心等脏器有脂肪变性、出血、坏死等。

采用鱼类致突变实验方法，用 0.5mg/kg As_2O_3 染毒黄鳝，可诱发黄鳝红细胞微核率升高。

以 0.625μmol/L As_2O_3 染毒人胃癌 MGC803 细胞 4 周后，染色体分析显示，畸变率明显高于对照组，畸变类型以融合染色体（即双或多着丝粒、环形染色体）为主。

用 10μmol/L 亚砷酸钠溶液染毒 V79-C13 中国仓鼠细胞，24 小时后染色体出现浓缩重排、细胞凋亡，当细胞凋亡趋于停止时，将亚砷酸钠从培养液中去除停止染毒，但砷所引起的遗传不稳定性仍然继续影响子代细胞。

低浓度长期砷接触引起的地方性慢性砷中毒（简称地砷病）在许多国家都有发生。我国是世界上地砷病大国，除著名的中国台湾地区西南沿海地区乌脚病流行区外，新疆、贵州、内蒙及山西等地也相继出现世界上罕见的病区。地砷病突出的临床表现是多样性的皮肤损害，常同时存在皮肤色素沉着、角化过度或疣状增生三种改变，全身症状常表现为体弱、疲乏、记忆力下降等。

长期吸入较高浓度含砷化合物粉尘和气体，可发生慢性职业性砷中毒，除一般的神经衰弱症候群外，主要表现为皮肤黏膜病变及多发性神经炎，胃肠道症状较轻。砷诱导的末梢神经改变主要表现为感觉异常和麻木，严重者可累及运动神经，伴有运动和反射减弱。此外，呼吸道黏膜受砷化物刺激可引起鼻衄、嗅觉减退、喉痛、咳嗽、喉炎及支气管炎等。

国际癌症研究所（IARC）将砷及其化合物归入 1 类人类致癌物，可致肺癌和皮肤癌。我国也已将砷所致的肺癌、皮肤癌列为职业肿瘤。动物实验表明，As_2O_3 直接与皮肤接触，可造成皮肤急性炎症、坏死，甚至癌变。

用 As_2O_3 通过气管内滴注 8 周龄的叙利亚仓鼠，每周 1 次，连续 15 周，砷染毒总量为 5.25mg，结果发现，10 只动物中有 3 只发生肺腺癌，而对照组未见肺癌发生。采用同样的方法将 As_2O_3 给予中国仓鼠，发现 6.4％的中国仓鼠出现喉头癌、气管癌、支气管癌和肺癌。

一、毒性表现

（一）动物实验资料

砷作为环境内分泌干扰物，除下文所列腺体毒性表现，未见对其他腺体影响的相关报道。

1. 对生殖内分泌系统影响

（1）雌性动物：有研究采用 As_2O_3（$0.05\sim0.40\mu g/ml$）对昆明种雌性小鼠经口染毒 20 周，结果显示，随着 As_2O_3 浓度增加，子宫内膜腺体减少，腺腔变小，腺上皮细胞由柱状变矮，间质增宽，子宫内膜变薄，卵巢的卵泡数减少，血清雌二醇含量在 0.20 及 $0.40\mu g/$ml 染毒组明显降低，血清黄体酮含量在 $0.10\mu g/ml$ 染毒组降低。小鼠动情周期亦发生紊乱。

分别用 1、4、10mg/kg As_2O_3 对孕 9 天的 Wistar 大鼠进行腹腔注射，结果发现，3 个浓度染毒组大鼠吸收胎和死胎的发生率分别为 17.4％、24.8％和 61.1％，胎鼠骨骼畸形率分别为 3.12％、17.28％和 78.57％，明显高于对照组。

给 Wistar 雌性大鼠喂饲含砷水（主要成分为 As_2O_3，$0.4\mu g/ml$）32 周，结果发现，血清促性腺激素释放激素（GnRH）和皮质醇显著升高。同时，血清雌二醇（E_2）、黄体酮（P）水平也有上升趋势，黄体生成素（LH）水平有降低趋势。

用 25mg/kg 砷酸钠对受孕 8 天的中国仓鼠注射染毒，可诱发胎鼠露脑畸形、唇腭裂、泌尿生殖系统畸形。

（2）雄性动物：给成年雄性昆明种小鼠腹腔注射 0.25～6.00mg/kg As_2O_3，染毒 7 天，结果发现，小鼠精子畸形率增加，主要类型包括胖头、无定形、无钩和颈扭转。

用 75mg/L As_2O_3 染毒雄性 Wistar 大鼠 1～6 个月，精子畸形率显著增高。对雄性 SD 大鼠经口染毒 0.75～1.50mg/kg As_2O_3 16 周，睾丸精子头计数及每日精子生成量显著下降。

2. 对胰腺功能的影响　雄性 Wistar 大鼠经口给予 1.7mg/kg 亚砷酸钠，每 12 小时一次，染毒 90 天，结果发现，染毒组大鼠血糖明显升高，血胰岛素含量升高，对胰岛素敏感性降低。染毒组大鼠胰腺内砷化物含量明显高于对照组，主要为二甲基、三甲基砷化物。

选用大鼠胰岛 B 细胞株（INS-1），分别用 50～800μmol/L 砷酸氢二钠及 100～800μmol/L 二甲基胂酸钠处理 48 小时，结果发现，染毒组细胞生存率降低，且随染毒剂量的升高，细胞生存率呈下降趋势。

3. 对肾上腺功能的影响　用 As_2O_3（0.28～7.00mg/kg）对雌性 Wistar 大鼠染毒 10 周，病理结果显示，肾上腺窦状血管扩张，充血明显，细胞结构紊乱，甚至出现纤维结缔组织轻度增生。

（二）流行病学资料

在中国台湾地区一个地方性慢性砷中毒（乌脚病）流行区，对 446 名（男性 223 人，女性 223 人，平均年龄 47.4 岁）非糖尿病村民进行队列研究，在 1499.5 人年的随访期间，出现 41 例糖尿病患者，总发病率为 27.4/1000 人年。砷累积接触水平（CAE）≥ 17mg/（L·y）的人群发病率为 47.6/1000 人年，CAE< 17mg/（L·y）的人群发病率为 18.9/1000 人年。糖尿病的发病率与砷累积接触水平的相对危险度为 2.1。

有研究对 1990—2013 年间 Pubmed 以及 CNKI 等数据库中收录

的相关文章进行 Meta 分析，17 篇发表的文章中，饮水接触无机砷的数据 2 243 745 例。饮水中无机砷含量每增加 $100\mu g/L$，患 2 型糖尿病的风险增加 13%，存在剂量-反应关系，该 Meta 分析表明，长期砷暴露可能与 2 型糖尿病的风险呈正相关（$r=1.23$）。

采用病例对照研究，将 78 例急性砷化氢中毒患者（男 53 例，女 25 例；年龄 20～46 岁，平均 33 岁；从事开采、冶炼、检修和烧炉作业，有明确砷接触史；无甲状腺病病史）作为观察组，80 例不接触毒物的健康人为对照组，进行血清学测定。结果显示，观察组血清总三碘甲状腺原氨酸（TT3）、游离甲状腺素（FT4）水平降低，促甲状腺激素（TSH）水平升高，差异有统计学意义，提示急性砷化氢中毒可抑制甲状腺功能。

二、毒性机制

用 As_2O_3（$0.05～0.40\mu g/ml$）对昆明种雌性小鼠经口染毒 20 周，卵巢及子宫 c-fos mRNA 及 c-jun mRNA 表达呈下降趋势。雌性小鼠子宫和卵巢雌激素受体 α（ERα）mRNA 表达显著降低，孕激素受体（PR）mRNA 表达也呈下降趋势，且存在一定的剂量-反应关系。细胞培养结果显示，$0.5\mu mol/L$ As_2O_3 与 1nmol/L 雌二醇分别处理 Hela 细胞，对 Hela 细胞 ERα 及 PR mRNA 表达的影响作用相似，且都可被雌二醇拮抗剂所拮抗。

给 Wistar 雌性大鼠喂饲含砷水（主要成分为 As_2O_3，$0.4\mu g/ml$）32 周，结果显示，雌激素受体（ER）和孕激素受体（PR）在砷暴露小鼠子宫腺上皮细胞、间质细胞，卵巢皮质的颗粒细胞、黄体细胞，阴道黏膜上皮细胞、间质细胞及平滑肌细胞，乳腺导管上皮细胞上的表达量随染毒剂量的加大而增多。

用 $50～100mol/L$ 亚砷酸钠染毒中国仓鼠卵巢细胞（CHO-AS52），结果发现，亚砷酸钠能诱发 gpt 基因发生突变，且其突变率随砷浓度的增加而增高。

砷可致胰岛素的 mRNA 表达和分泌的改变、胰岛 B 细胞功能障碍。分离培养的小鼠胰腺 B 细胞经过亚砷酸钠（$5\mu mol/L$）处理 72

小时后显示，胰岛素分泌显著减少，胰岛素 mRNA 的表达显著下降。而亚砷酸钠（$1\mu mol/L$）72 小时处理后，B 细胞也可显著减少胰岛素的分泌，但胰岛素 mRNA 的表达却未见明显变化。

亚砷酸钠体外处理转基因小鼠胰岛 B 细胞（NIT-1 细胞）24 小时，$8\mu mol/L$ 亚砷酸钠对不同浓度葡萄糖刺激的胰岛素分泌以及胰岛素 mRNA 表达明显减少。48 小时处理后，4 和 $8\mu mol/L$ 亚砷酸钠对不同浓度葡萄糖刺激的胰岛素分泌和胰岛素 mRNA 表达均明显减少。

雄性 Wistar 大鼠经口给予 1.7mg/kg 亚砷酸钠，每 12 小时一次，染毒 90 天，与对照组相比，染毒组大鼠胰腺硫氧蛋白还原酶活性降低，胰腺内总谷胱甘肽和脂质过氧化水平明显升高，表明砷暴露可造成胰腺氧化应激和氧化损伤。

而作为一种潜在的环境内分泌干扰物，砷还可影响甲状腺激素受体（TRs）的活性及 TRs 介导的基因调控。有研究对昆明小鼠经饮水染毒 As_2O_3（$1\sim4ppm$）60 天，结果发现，小鼠脑组织中甲状腺激素受体（TR）β 基因表达显著下调，$TR\beta 1$ 蛋白表达量随染毒剂量的增加呈降低趋势，差异有统计学意义。

（聂燕敏　常元勋）

主要参考文献

1. Hughes MF. Arsenic toxicity and potential mechanisms of action. Toxicol Lett，2002，133（1）：1-16.

2. 黄吉武，周宗灿. 毒理学 毒物的基础科学. 北京：人民卫生出版社，2005.

3. 江泉观，纪云晶，常元勋. 环境化学毒物防治手册. 北京：化学工业出版社. 2004.

4. Agency for Toxic Substances and Disease Registry（ATSDR）. Case Studies in Environmental Medicine：Arsenic Toxicity. October 2006.

5. 陈保卫，那仁满都拉，吕美玲，等. 砷的代谢机制、毒性和生物监测. 化学进展，2009，21（2/3）：474-482.

6. 郭志伟，郝光，郭宏宇，等. 慢性砷暴露对大鼠动情周期影响. 中国公共卫生，2011，27（1）：85-85.

7. 张冰荫，慕晓玲. 砷引发糖尿病的研究进展. 现代生物医学进展，2009，9（17）：3378-3380.

8. Tseng CH，Tseng CP，Choiu HY，et al. Epidemiologic evidence of diabetogenic effect of arsenic. Toxicol Lett，2002，133（1）：69-76.

9. Chui HF，Chang CC，Tsai SS，et al. Does arsenic exposure increase the risk for diabetes mellitus? J Occup Environ Med，2006，48（1）：63-67.

10. Wang JP，Wang SL，Lin Q，et al. Association of arsenic and kidney dysfunction in people with diabetes and validation of its effects in rats. Environ Int，2009，35（3）：507-511.

11. Wang W，Xie Z，Lin Y，et al. Association of inorganic arsenic exposure with type 2 diabetes mellitus：a meta-analysis. J Epidemiol Commu Health，2014，68（2）：176-184.

12. 韩晓红，夏雅娟. 砷的内分泌干扰效应的研究进展. 中华地方病学杂志，2013，32（1）：115-118.

13. Rosenblatt AE，Burnstein KL. Inhibition of androgen receptor transcriptional activity as a novel mechanism of action of arsenic. Mol Endocrinol，2009，23（3）：412-421.

14. Izquierdo-Vega JA，Soto CA，Sanchez-Peña LC，et al. Diabetogenic effects and pancreatic oxidative damage in rats subchronically exposed to arsenite. Toxicol Lett，2006，160（2）：135-142.

15. 王瑞，张冰荫，李莉，等. 亚砷酸钠对 NIT-1 细胞胰岛素合成与分泌的影响. 中国糖尿病杂志，2012，20（10）：779-782.

16. Davey JC，Nomikos AP，Wungjiranirun M，et al. Arsenic as an endocrine disruptor：arsenic disrupts retinoic acid receptor-and thyroid hormone receptor-mediated gene regulation and thyroid hormone-mediated amphibian tail metamorphosis. Environ Health Perspect，2008，116（2）：165-172.

17. Freitas J，Cano P，Craig-Veit C，et al. Detection of thyroid hormone receptor disruptors by a novel stable in vitro reporter gene assay. Toxicol In Vitro，2011，25（1）：257-266.

第十一章

芳香烃类

第一节　苯

　　苯（benzene）是组成结构最简单的芳香烃。常温常压下是一种无色透明的芳香油状液体，易挥发，微溶于水，易溶于乙醇、乙醚、丙酮、氯仿等。苯主要由煤焦油分馏或石油裂解而来，主要用作化工原料，如用于生产香料、塑料、农药、合成纤维、合成橡胶、炸药等。作为有机溶剂、萃取剂、稀释剂，可用于油漆、油墨、树脂、喷漆等。生产及使用中均有大量机会接触苯。另外，人们可在苯的制造、工业汽油的燃烧、建筑材料、装饰物、烟叶和燃料的不完全燃烧中接触苯。

　　苯主要以蒸气的形式经呼吸道吸入机体，在血液与肺泡之间的分配系数为 $6.58 \sim 9.3$。皮肤仅可吸收少量，消化道则吸收完全。苯主要分布在肾上腺，其次为骨髓、肝和脑。进入体内的苯，$40\% \sim 60\%$ 以原形由呼吸道排出，10% 以原形贮存于体内各个组织，约 30% 在肝代谢。

　　苯在体内的生物转化主要有 3 条途径：一是形成苯巯基尿酸，二是形成 t,t-黏糠酸，三是形成苯环羟化物。其中以第 3 种方式为主要代谢途径。首先，苯在肝中被细胞色素 P450 2EI（cytochorme P450 2EI，CYP2EI）氧化生成苯的环氧化合物，环氧化合物与谷胱甘肽-S-转移酶（glutathione-s-transefrase，GST）结合生成苯巯基尿酸，后者经肾随尿排出体外。苯的另一条生物转化途径是苯的环氧化物在 CYP 的作用下转化为 t,t-黏糠酸。苯的主要代谢产物为苯环羟化物，苯的氧化物通过非酶性自发重排形成苯酚，部分苯酚与硫酸盐和葡萄糖醛酸结合，经肾随尿排出体外。其余苯酚则在 CYP2EI 的作用下生成氢醌、邻苯二酚、1，2，4-苯三酚。此外，苯的环氧化物在环氧化物水解酶的作用下生成苯二氢二醇，后者在二氢二醇脱氢酶的作用下最终生成儿茶酚。另外，氢醌和儿茶酚在髓性过氧化物酶（myeloperoxidase，MPO）的作用下分别形成 1，4-苯醌和 1，2-苯醌，而后者则可以在还原型辅酶 I 醌类氧化还原酶［NAD（H）P：苯醌氧化还原酶 I（quinone oxidoreduetase 1，NQO1）］的作用下还原为氢醌和儿茶酚。

苯吸收后 50％以原形由呼吸道排出，40％在体内氧化。氧化所形成的苯酚、邻苯二酚和氢醌可与硫酸根和葡萄糖醛酸结合（30％）随胆汁或尿液排出。此外，邻苯二酚被进一步氧化为黏糠酸，黏糠酸分解为 CO_2 和 H_2O 排出体外。部分中间代谢产物 1，2，4-苯三酚与硫酸根和葡萄糖醛酸结合经肾随尿排出。小部分苯与谷胱甘肽结合形成 2-苯巯基尿酸经肾随尿排出。

苯属高毒性物质，毒性作用广泛，急性中毒致神经系统功能障碍、慢性中毒可致血液系统损伤。对苯作业工人进行的癌症队列研究显示，苯接触者白血病、骨髓异常增生综合征（myelodysplastic syndromes，MDS）及淋巴瘤发病危险度均显著升高，其中急性髓细胞白血病（acute myelocytic leukemia，AML）的相对危险度（relative risk，RR）为 3.1，淋巴瘤 RR 为 3.5。且 AML、MDS 和淋巴瘤随累积接苯量增加而升高，呈明显剂量-反应关系。此外，苯接触男工肺癌死亡 RR 也显著升高并呈剂量-反应关系。

国际癌症研究所（IARC，1982 年）已将苯归入 1 类，人类致癌物，可引起白血病。我国已将苯致白血病列入职业肿瘤名单。

一、毒性表现

（一）动物实验资料

动物实验资料表明，苯对生殖内分泌影响的研究报道较多，未见对胰腺影响的报道。

1. 对垂体的影响 Iannaccone A 等（1958 年）给成年雄性 Wistar 大鼠以 1ml/kg 等体积比苯和橄榄油皮下注射，每天 1 次，连续染毒 22 天作为染毒组，对照组大鼠只注射 1ml/kg 橄榄油，末次染毒后处死大鼠，观察腺垂体结构的变化。结果显示，染毒组大鼠腺垂体血窦明显膨胀，腺体组织条索状结构更加明显，各种细胞结构均发生一定程度的改变。大鼠腺垂体嗜酸性细胞的变化主要表现为微血管边缘可见嗜酸性细胞丛，嗜酸性细胞体积变大、伸长，或呈圆柱形。一些细胞细胞核突出，且福尔根染色阳性物质缺乏。细胞质颗粒数量减少，在一些细胞中细胞质颗粒主要集中在靠近毛细管管腔一极。应用甲苯胺蓝等特殊染料染色时，染毒组大鼠垂体腺体细胞细胞质中可见广泛分布的嗜碱性物质。其他非毛细管边缘的嗜酸性细胞表现为更加明显的部分或完全的脱颗粒改变，其细胞核增大、表面有空泡形成且福尔根反应微弱。颗粒性内质网数量增加，且以片状或细丝状分布于细胞核周围。β细胞的改变主要表现为：β细胞主要分布于毛细管壁附近，且比正常细胞体积大，其细胞核增大、颗粒物数量减少，某些细胞可见核外染色质密度的增加。δ细胞的改变主要表现为在一些δ细胞细胞质中高尔基复合体区域含有明显的空隙包围的过碘酸雪夫染色（periodic acid-schiff stain，PAS）阳性囊泡，而在剩余细胞质中可见大量的颗粒状物质，δ细胞中核外染色物质减少，特别是出现囊泡的细胞中核外染色物质减少更加明显。

2. 对生殖内分泌的影响　Singh RK 等（2011 年）给成年雄性 SD 大鼠分别以含 0.5 和 1ml/kg 苯饲料饲喂 14 和 9 天，分别于染毒第 15 和 10 天时处死大鼠。发现两染毒组大鼠睾丸、附睾重量与对照组相比未发生明显改变，但大鼠精囊腺重量与对照组相比均显著降低，差异均有统计学意义（$P < 0.005$）。两染毒组大鼠睾丸出现多核巨细胞、细胞质空泡形成、核固缩、染色质溶解和生精细胞溶解等表现。高剂量染毒组大鼠睾丸精原细胞、初级精母细胞和精子细胞数量与对照组相比均显著降低，差异均有统计学意义（$P < 0.001$）。

杨双波等（2010 年）以 100、400mg/kg 苯对性成熟昆明种雄性小鼠灌胃，染毒 5 天，第 35 天时处死小鼠。发现小鼠睾丸脏器系数随染毒剂量的增加而降低，存在一定的剂量-效应关系，高剂量染毒组小鼠睾丸脏器系数与对照组相比，差异有统计学意义（$P < 0.05$）。

邹学敏等（2010 年）以 5、10、15mg/m³ 苯对成年雄性和雌性

SD 大鼠静式吸入染毒，每天 2 小时，连续染毒 35 天。与对照组比较发现中、高剂量染毒组雄性大鼠睾丸、附睾脏器系数降低，差异均有统计学意义（$P<0.05$）。高剂量染毒组可使雌性大鼠卵巢脏器系数降低，差异有统计学意义（$P<0.05$）。检测雄性大鼠血清睾酮（testosterone，T）水平和雌性大鼠血清卵泡刺激素（follicle-stimulating hormone，FSH）、黄体生成素（luteinizing hormone，LH）、雌二醇（estradiol，E_2）水平。结果发现，染毒组雄性大鼠血清中 T 含量，中剂量染毒组为（12.16 ± 1.39ng/ml）、高剂量染毒组为（8.76 ± 1.10ng/ml），与对照组（20.06 ± 2.03ng/ml）比较均明显降低，差异均有统计学意义（$P<0.05$）。中、高剂量染毒组雌性大鼠血清 FSH（0.99 ± 0.16mIU/ml、0.51 ± 0.43mIU/ml）、LH（1.40 ± 0.36mIU/ml、0.78 ± 0.22mIU/ml）、E_2（12.31 ± 0.41pg/ml、8.18 ± 0.19pg/ml）含量与对照组（FSH：2.07 ± 0.68mIU/ml、LH：2.13 ± 0.56mIU/ml、E_2：24.01 ± 0.48pg/ml）比较均明显降低，差异均有统计学意义（$P<0.05$）。

吴成秋（2010 年）以 5、10、15mg/m³ 苯对性成熟雄性和雌性昆明种小鼠静式吸入染毒，每天吸入 2 小时，连续染毒 7 天，测定雄性小鼠睾丸脏器系数、检测雌性小鼠血清 E_2 和黄体酮（progesterone，P）含量。结果显示，雄性小鼠睾丸脏器系数随染毒剂量增加而降低，并存在明显的剂量-效应关系。中、高剂量染毒组雄性小鼠睾丸脏器系数与对照组相比均降低，差异均有统计学意义（$P<0.05$）。低、中、高剂量染毒组雌性小鼠 E_2 水平（21.13 ± 1.62pg/ml、19.94 ± 1.65pg/ml、21.56 ± 1.73pg/ml）与对照组（22.15 ± 1.76pg/ml）相比有所降低，但差异均无统计学意义（$P>0.05$）。低剂量染毒组雌性小鼠血清黄体酮含量（20.13 ± 2.28ng/ml）与对照组（21.45 ± 2.15ng/ml）相比降低，但差异无统计学意义（$P>0.05$）。中剂量和高剂量染毒组雌性小鼠血清黄体酮含量（17.21 ± 2.53ng/ml、14.25 ± 2.31ng/ml）与对照组比较均降低，差异均具有统计学意义（$P<0.05$）。

3. 对甲状腺的影响 A Iannaccone 等（1958 年）给成年雄性

Wistar 大鼠皮下注射 1ml/kg 等体积比苯和橄榄油混合液，每天 1 次，连续注射 22 天作为染毒组，对照组只注射等量的橄榄油。末次染毒后处死大鼠，电镜下观察甲状腺形态学改变，可见染毒组大鼠甲状腺大多数滤泡与对照组相比较小，滤泡细胞呈高的圆柱状，且其细胞核出现囊泡、福尔根反应着色较浅，细胞质中嗜染质数量增多。甲状腺滤泡内腔积聚的胶质的数量较对照组更多、液泡体积更大。滤泡细胞中散在分布许多滤泡旁细胞，仅有少数嗜染质和少数胶质，但滤泡间细胞数量仍较丰富。实验结果提示，在该实验条件下，苯可促进大鼠甲状腺的分泌活性。

4. 对肾上腺的影响　GC Hsieh 等（1991 年）通过给雄性 CD-1 小鼠喂饲含 31、166、790mg/L 苯的饮水，连续 28 天。染毒结束后测定血清去甲肾上腺素（norepinephrine，NE）、促肾上腺皮质激素（adrenocorticotropic hormone，ACTH）和肾上腺酮浓度。结果显示，染毒 28 天时各剂量染毒组小鼠血清 NE、ACTH 浓度均升高；中剂量染毒组和高剂量染毒组在染毒 7 天、高剂量染毒组在染毒 28 天时肾上腺酮水平增加。

（二）流行病学资料

流行病学资料显示，尚未见苯对垂体和肾上腺影响的报道。

1. 对生殖内分泌的影响　杜忠芳等（2010 年）收集苯作业者 142 人（男性 39 人，年龄 24～50 岁，平均 41.45 岁；工龄 2～30 年，工龄 10 年以上者 36 例，占 92%；女性 103 人，年龄 23～48 岁，平均 39.05 岁；工龄 1～29 年，工龄 10 年以上者 94 例，占 91%）作为接触组，对照组为该院体检中心健康检查者，均无苯接触史，其中男性 42 人，女性 100 人；年龄 22～50 岁，平均 40.05 岁，两者在年龄组成上一致。于清晨抽取所有受检者空腹静脉血 3ml，分离血清后，采用放射免疫法测定黄体生成素（luteinizing hormone，LH）、间质细胞刺激素（interstitial cell stimulating hormone，ICSH）、黄体酮（progesterone，P）、雌二醇（estradiol，E_2）、睾酮（testosterone，T）、卵泡刺激素（follicle-stimulating hormone，FSH）和催乳素（prolactin，PRL）含量。结果显示，接触组女工血清 LH 含量

（10.06±3.62U/L）低于对照组（15.62±3.92U/L），黄体酮含量（23.7±11.5ng/ml）低于对照组（29.8±15.4ng/ml），E_2 含量（47.3±4.4pg/ml）低于对照组（68.7±5.6pg/ml），其差异均有统计学意义（$P<0.05$）。接触组女工血清 T 含量（100.7±9.8ng/dl）明显高于对照组（56.8±13.6ng/dl）（$P<0.05$）。接触组女工血清 FSH 含量（7.0±3.7U/L）和 PRL 含量（13.05±3.46ng/ml）与对照组（6.9±4.3U/L、12.35±2.28ng/ml）相比，差异均无统计学意义（$P>0.05$）。接触组男工血清 FSH 水平高于对照组，其中有 15 名工人血清 FSH 水平高于正常值。1 名男工血清 FSH 含量达 113.3U/L。有 20 名男工血清 ICSH 水平高于正常值。1 名男工血清 ICSH 含量达 103.4U/L。有 3 名男工血清 PRL 水平高于正常值：分别为 27.9ng/ml、28.7ng/ml、45.1ng/ml。有 17 名男工血清黄体酮水平高于正常值。最高 1 名男工血清黄体酮含量达 335.8ng/ml；有 6 名男工血清 T 水平高于正常值。有 12 名男工血清 E_2 水平高于正常值。

2. 对甲状腺的影响　赖关朝等（2011 年）对 36 名职业性苯中毒患者（男 24 人，女 12 人，年龄 20～49 岁，平均（35±8）岁。按 GBZ68-2008 职业性苯中毒诊断标准诊断为轻度苯中毒 9 人、中度苯中毒 6 人、重度苯中毒非白血病 9 人、苯中毒白血病 12 人作为病例组，以该院 36 名门诊健康体检者（与苯接触组年龄、性别构成相同）作为对照组，采集清晨空腹静脉血 5ml，分离血清，采用化学发光法测定三碘甲状腺原氨酸（3,5,3'-triiodothyronine，T3）、总甲状腺素（total thyroxine，TT4）和促甲状腺激素（thyriod-stimulating hormone，TSH）浓度。结果显示，苯中毒组患者血清 TT4 浓度（103.99±27.38nmol/L）和 TSH 浓度（1.59±0.92IU/L）与对照组（112.77±18.34nmol/L、1.82±1.04IU/L）比较降低，但差异均无统计学意义（$P>0.05$）。苯中毒组患者血清 T3 浓度（1.79±0.44nmol/L）显著低于对照组（2.21±0.33nmol/L），差异有统计学意义（$P<0.01$）。将苯中毒组按轻度苯中毒、中毒苯中毒、重度苯中毒非白血病和重度苯中毒白血病患者分层，分别与对照组相比

较，不同中毒程度各小组患者血清 T3 含量均明显低于对照组，差异有统计学意义（ $P<0.01$ ）。

EY Wong 等（2006 年）对 130 名患甲状腺癌的纺织厂女工（其中苯接触 10 年以上者 2 人）和该厂 3187 名未患甲状腺癌的女工（其中苯接触 10 年以下者 7 人，10 年以上者 8 人）进行流行病学研究。结果显示，在校正年龄的影响之后，职业接触苯 10 年以上者罹患甲状腺癌的风险升高，其风险比（hazard ratios，HR）为 6.43。

何燕等（2003 年）报道，2 名从事检验工作的女工，在长期接触苯发生慢性苯中毒的基础上，均出现了肿瘤病变（1 名女工患白血病兼甲状腺腺瘤，1 名女工患再生障碍性贫血兼乳腺癌），肿瘤均发生在腺体组织。

3. 对胰腺的影响　Kaerlev L 等（2005 年）报道，丹麦船员（经常接触苯等化学物）中进行的队列研究显示，在列入研究队列的 33 340 名男性和 11 291 名女性船员中，总风险人年为 517 518（男性 395 537，女性 121 982）。在研究期间，男性工作人年所占比例为 22%（86 122/395 537 人年），女性工作人年所占比例为 11%（13 533/121 982 人年），分析其癌症发病率。结果显示，1986—2002 年共观察到胰腺癌患者男性 44 人，女性 5 人，其标化发病率（standardized incidence rate，SIR）男性为 1.72（95%CI：1.25~2.30）、女性为 1.64（95%CI：0.53~3.83）。提示胰腺癌标化发病率在男性船员中显著升高。

二、毒性机制

曾庆民等（2001 年）对 8~10 周龄成年雌性 NIH 小鼠静式吸入染毒：分为对照组（24 只）和低、中、高浓度染毒组。苯浓度采用气相色谱法实测 6 次，平均浓度分别为：低浓度染毒组（706±238mg/m³）（21 只）、中浓度染毒组（1922±258mg/m³）（22 只）、高浓度染毒组（4864±433mg/m³）（23 只），每天染毒 2 小时，连续 15 天。在染毒第 13 天促排卵。收集卵母细胞作细胞遗传学分析。结果显示，3 个浓度染毒组的第 2 次减数分裂中期卵母细胞非整倍体率分别为 7.06％ 、7.50％ 和 9.76％，均明显高于对照组（1.30％），有剂量-效应关系，与对照组相比，差异有统计学意义（$P<0.05$）。同时也观察到第 1 次减数分裂中期卵母细胞减数分裂停滞，第 1 次减数分裂中期卵母细胞频率分别为 1.16 ％ 、3.61％ 和 5.75％，均高于对照组（0.00％），有剂量-效应关系，与对照组相比，中、高浓度染毒组差异有统计学意义（$P<0.05$）。苯诱导卵母细胞非整倍体率增高，与多次吸入染毒、苯及代谢物在体内蓄积，使苯在减数分裂的整个过程中维持较高浓度，起到破坏纺锤丝的作用有关。吸入高浓度苯后，滞留于第 1 次减数分裂中期阶段的卵母细胞百分率增加，出现细胞减数分裂延迟。细胞分裂延迟与非整倍体形成密切相关。

潘永宁（2006 年）给体重为（15±2）g 雄性昆明种小鼠以 $500mg/m^3$ 苯静式吸入染毒，每天 2 小时，每周 6 天，连续染毒 12 周，测定小鼠睾丸细胞凋亡和细胞周期情况。结果显示，染毒组小鼠睾丸细胞凋亡率（12.68±2.12）％ 和 G_0/G_1 期百分数（77.21±3.53）％，较阴性对照组（9.40±0.17）％ 、（66.09±3.03）％ 显著升高，差异有统计学意义（$P<0.05$ 或 $P<0.01$）。但染毒组小鼠睾丸细胞处于 S 期细胞（9.80±2.27）％ 以及 G_2+M 期（12.99±1.61）％ 较阴性对照组（17.76±2.19％、16.15±0.85％）显著降低，差异有统计学意义（$P<0.01$ 或 $P<0.05$）。表明苯可促进睾丸细胞凋亡，延迟细胞减数分裂。

宋博等（2005 年）选择 2 年以上苯系物作业工人 27 人为接触组，无苯系物接触史者 35 人为对照组，采用单细胞凝胶电泳法（single cell gel electrophoresis assay，SCGE）检测部分工人（接触组 13 人，对照组 16 人）精子 DNA 损伤情况。结果显示，以 DNA 头部百分比为检测参数，接触组为（70.18±7.36）％，明显低于对照组（90.62±2.94）％，差异有统计学意义（$P<0.001$）。

陆肇红等（2006 年）以 50、200、800mg/kg 苯对成年雄性昆明种小鼠腹腔注射，每天 1 次，连续 5 天，处死小鼠制作睾丸细胞悬液，用单细胞凝胶电泳法（SCGE）检测睾丸细胞 DNA 损伤情况。结果显示，染毒组小鼠睾丸彗星细胞率低、中、高剂量染毒组分别达到 40.5%、65.0%和 75.0%，较对照组（31.0%）显著升高，差异均具有统计学意义（$P<0.05$）。染毒组小鼠睾丸彗星细胞尾长低、中、高剂量染毒组分别为 $36.76\pm3.57\mu m$、$42.35\pm3.84\mu m$、$47.03\pm4.63\mu m$，与对照组（$31.38\pm2.60\mu m$）相比均升高，差异具有统计学意义（$P<0.05$）。苯引起睾丸细胞遗传物质 DNA 损伤的机制可能与苯代谢产物通过与细胞中生物大分子包括 DNA 的反应，从而损害 DNA 结构有关。

张英彪等（2008 年）以 100、400mg/kg 苯对 SPF 级成年雄性昆明种小鼠，每天灌胃 1 次，连续染毒 5 天，35 天后处死小鼠。制作睾丸匀浆液，检测 Na^+-K^+-ATP、Ca^{2+}-Mg^{2+}-ATP 酶活性、Ca^{2+} 含量和总抗氧化能力（total antioxidant capacity，T-AOC）。结果显示，低剂量染毒组小鼠睾丸匀浆液 Na^+-K^+-ATP、Ca^{2+}-Mg^{2+}-ATP 酶活性、Ca^{2+} 含量和 T-AOC 水平分别为 6.71 ± 0.31U/mg. prot、6.78 ± 0.22U/mg. prot、68.50 ± 3.83nmol/g. prot、18.53 ± 0.12U/mg. prot；高剂量染毒组分别为 6.51 ± 0.21U/mg. prot、6.46 ± 0.15U/mg. prot、74.83 ± 2.14nmol/g. prot、16.85 ± 0.23U/mg. prot；对照组分别为 6.85 ± 0.29U/mg. prot、7.08 ± 0.43U/mg. prot、64.33 ± 5.92nmol/g. prot、20.22 ± 0.47U/mg. prot。低、高剂量染毒组 Na^+-K^+-ATP、Ca^{2+}-Mg^{2+}-ATP 酶活性、T-AOC 随染毒剂量的增加而降低、Ca^{2+} 含量随染毒剂量增加而升高，都有一定的剂量-效应关系，差异均有统计学意义（$P<0.01$）。各染毒组睾丸匀浆液中 Na^+-K^+-ATP、Ca^{2+}-Mg^{2+}-ATP 酶的活性明显低于对照组，说明苯对睾丸细胞膜电位的产生、细胞渗透压的调节、某些营养物质的转运分解以及神经冲动传导等方面构成了严重影响。各染毒组睾丸匀浆液中钙含量随染毒增加而增加，提示苯干扰睾丸细胞内 Ca^{2+} 转运造成 Ca^{2+} 超载。各染毒组睾丸匀浆液中 T-AOC 随染毒剂量的增加而降低，提示苯可引起小鼠睾丸组织的脂质过氧化损伤。苯能抑制总抗氧化的能力和 ATP 酶的活性，容易让细胞膜受损和对钙的通透性增加，干扰钙在睾丸细胞内转运，导致钙在睾丸细胞内不断蓄积，钙在睾丸细胞内不断蓄积可激活 caspase12 和级联反应的发生，

诱发睾丸细胞凋亡，从而进一步影响精子的发育和成熟。

Alguacil J 等（2002 年）报告，在 107 名 K-*ras* 基因分型和职业苯接触状况明确的胰腺癌患者，平均年龄为（64.2±12.2）岁，年龄分布为（36.8~88.6）岁，其中女性 45 名，男性 62 名。其中 K-*ras* 基因突变型 83 名，野生型 24 名。分析胰腺癌患者中职业苯接触和 K-*ras* 基因突变的关系。结果发现，在专家评估的基础上，男性胰腺癌患者中 K-*ras* 基因突变与职业接触苯的比值比 OR＝7.07（$P<0.05$），而在女性胰腺癌患者中仅有 1 名接触苯。研究表明，苯可以使胰腺中 K-*ras* 基因激活，而 K-*ras* 基因的活化可能是癌变过程的早期事件。

（陈军义　李芝兰）

第二节　甲　苯

甲苯（toluene），常温下为无色、透明、有芳香气味的液体。易挥发，不溶于水，易溶于苯、乙醇、乙醚、丙酮等。易发生氧化、硝化、磺化、卤代等反应。甲苯多由石油和石油产品生产过程中衍生而成。工业用途广泛，主要用作油漆、涂料等的有机溶剂和有机合成的中间体，用作异氰酸甲苯酯、苯甲酸染料、合成树脂等的原料。人们可在制造、使用、贮存和运输过程中，以及发生意外事故如火灾通风不良的密闭环境中接触甲苯。室内甲苯污染主要来源于一些溶剂、香水、洗涤剂、墙纸、黏合剂、油漆等，吸烟产生的甲苯量也是十分可观的。

甲苯以蒸气形式由呼吸道进入人体，经皮肤吸收量很少，经消化道吸收完全。进入机体的甲苯在血液中主要吸附于红细胞膜及血浆脂蛋白上，以后蓄积于脂肪组织、肾上腺、骨髓、脑和肝等含脂丰富的组织和器官，以肝、脑和骨髓中最多。

进入呼吸道组织中的甲苯有 80%~90% 在肝内 $NADP^+$（氧化型辅酶Ⅱ）的作用下被氧化为苯甲醇，再被 NAD^+（氧化型辅酶Ⅰ）

氧化为苯甲醛，再经氧化生成苯甲酸，然后在辅酶 A 及三磷腺苷（ATP）的存在下，与甘氨酸结合，形成马尿酸。少量甲苯（10%～20%）经羟基化作用形成苯甲酚，可与葡萄糖醛酸结合，均易经肾随尿排出。甲苯代谢产物马尿酸的排泄量，在接触甲苯后 2 小时内迅速升高，之后缓慢上升，在吸入即将结束时达最高水平。停止吸入后急剧减少，16～18 小时后恢复到正常水平。高浓度的甲苯在短时间内吸入时，少量则在苯环上氧化成甲酚，后者与硫酸盐和葡萄糖醛酸结合，经肾从尿液中排出。

甲苯的毒性作用广泛，主要表现在神经系统毒性、心血管系统毒性等。急性甲苯中毒可引起中枢神经系统功能障碍，表现为头痛，头晕等症状。慢性中毒表现为神经衰弱综合征。

国际癌症研究所（IARC，2012 年）将甲苯归入 3 类。现有的证据不能对人类致癌性进行分类。

一、毒性表现

（一）动物实验资料

动物实验资料表明，未见甲苯对胰腺影响的相关报道。

1. 对垂体的影响　A Ono 等（1999 年）给 7 周龄雄性 SD 大鼠以 4000、6000ppm 甲苯吸入染毒，每天 2 小时，连续染毒 5 周。结果发现，低、高剂量染毒组大鼠垂体湿重分别为 8.600 ± 1.497mg、8.400 ± 0.800mg，与对照组（9.600 ± 0.800mg）相比有所降低，但差异无统计学意义（$P>0.05$）。

2. 对生殖内分泌的影响　郑伊芳等（2009 年）以 35、70、330mg/kg 甲苯对 60 日龄雌性 SD 大鼠灌胃，在染毒 40～45 天时，每天上午进行阴道细胞学涂片观察大鼠动情周期，选择处于动情期的大鼠，称重并灌胃，在乌拉坦麻醉下开腹取出双侧卵巢，取血检测血清中雌二醇（estradiol，E_2）和黄体酮（progesterone，P）含量。结果显示，卵巢脏器系数低剂量染毒组下降（0.024 ± 0.003），但与对照组（0.025 ± 0.005）比较，差异无统计学意义（$P>0.05$），中、高剂量染毒组卵巢脏器系数（0.020 ± 0.029、0.020 ± 0.002）较对照组（0.025±0.005）降低，差异均具有统计学意义（$P<0.05$）。中、高剂量染毒组大鼠血清 E_2 含量（4.48±1.29pg/ml、2.27±1.11pg/ml）较对照组（6.37±1.60pg/ml）降低，差异有统计学意义（$P<0.05$）。中、高剂量染毒组大鼠血清黄体酮含量（161.36±18.09ng/ml、143.10±9.97ng/ml）较对照组（196.63±25.78ng/ml）降低，差异有统计学意义（$P<0.05$）。

徐幽琼等（2007年）对 8 周龄雌性 SD 大鼠，每天早 6：00（以后每隔 6 小时）进行大鼠阴道涂片，于低倍镜下观察阴道脱落细胞的变化，判断动情周期。进入动情前期的大鼠，采用静式吸入染毒 2 小时，甲苯染毒浓度分别为 0、130、1300mg/m³，染毒 24 小时后取血检测血清中雌二醇（estradiol，E_2）和黄体酮（progesterone，P）水平。结果显示，低、高浓度染毒组与对照组相比，E_2 呈现下降的趋势，其中低浓度染毒组（31.43±6.98pg/ml）显著低于对照组（50.76±9.24pg/ml），差异有统计学意义（$P<0.05$），高浓度染毒组（41.50±9.43 pg/ml）与对照组比较，差异无统计学意义（$P>0.05$）。低、高浓度染毒组血清黄体酮水平（1.91±0.82、2.00±0.94ng/ml）与对照组（1.31±0.28ng/ml）相比，呈上升的趋势，但各组间差异无统计学意义（$P>0.05$）。

A Ono 等（1999年）给 7 周龄雄性 SD 大鼠以 4000、6000ppm甲苯吸入染毒，每天 2 小时，连续 5 周。结果发现，低、高浓度染毒组大鼠睾丸重量分别为 3.274±0.119g、3.261±0.460g，与对照组（3.470±0.235g）相比，差异无统计学意义（$P>0.05$）。低、高浓度染毒组大鼠附睾重量分别为 1.006±0.092g、0.890±0.043g，与对照组（1.062±0.076g）相比降低，差异有统计学意义（$P<0.01$）。附睾中精子计数，低、高浓度染毒组分别为（569.4±84.8）×10⁶ 个和（192.6±109.1）×10⁶ 个，其中高浓度染毒组与对照组（565.4±57.6）×10⁶ 个相比明显减少，差异有统计学意义（$P<0.01$）。精子运动指数（sperm motility index，SMI），低、高浓度染毒组分别为 317.2±70.1 和 68.6±30.7，其中、高浓度染毒组与对照组（301.4±70.0）相比明显减少，差异有统计学意义（$P<$

0.01)。高浓度染毒组大鼠染毒 1 周和 1 个月时血清睾酮（testosterone，T）浓度分别为 3.68±2.57、2.83±2.61ng/ml，间质细胞刺激素（interstitial cell stimulating hormone，ICSH）浓度分别为 1.25±0.45、1.37±0.34ng/ml，卵泡刺激素（follicle-stimulating hormone，FSH）浓度分别为 24.05±2.84、23.73±3.24ng/ml，与各自对照组比较，差异均无统计学意义（$P>0.05$）。

B Yilmaz 等（2001 年）以涂料稀释剂（甲苯浓度 3000ppm，占 66%）给成年雄性 Wistar 大鼠吸入染毒，每天染毒 1 小时，分连续染毒 15 天和 30 天两组，测定大鼠血清间质细胞刺激素（ICSH）、卵泡刺激素（FSH）和睾酮（T）浓度。结果显示，15 天染毒组血清 ICSH 水平和 T 浓度与对照组（ICSH：0.77±0.07ng/ml，T：2.67±0.39ng/ml）比较降低，差异有统计学意义（$P<0.001$）。30 天染毒组血清 ICSH 浓度与对照组相比降低，差异有统计学意义（$P<0.001$），且低于 15 天染毒组。但对 T 浓度的影响没有统计学意义（$P>0.05$）。15 天和 30 天染毒组大鼠血清 FSH 浓度均没有明显改变。

3. 对甲状腺的影响 R Poon 等（1994 年）给刚断乳的雌性和雄性 SD 大鼠以 30、300ppm 甲苯静式吸入染毒，每天 6 小时，每周 5 天，连续染毒 4 周。光镜下可见，低、高剂量染毒组雌鼠甲状腺滤泡均轻微减小，且低剂量染毒组甲状腺滤泡减小的发生率和严重程度均比高剂量染毒组明显。低剂量染毒组甲状腺滤泡上皮发生轻度至中等程度的增生，且出现中度的多发性空泡、轻度的细胞核囊泡和轻度的胶质密度分布不规则。高剂量染毒组甲状腺滤泡上皮增生程度较低且均匀，细胞核密度较小，胶质密度较均匀。

4. 对肾上腺的影响 T Gotohda 等（2005 年）以 1500ppm 甲苯对成年雄性 Wistar 大鼠吸入染毒，每天 4 小时，连续 7 天，于末次染毒 20 小时后称量大鼠体重，解剖后称量肾上腺重量。结果显示，染毒组大鼠体重（226.6±7.0g）低于对照组（246.0±3.5g），差异有统计学意义（$P<0.05$）。染毒组大鼠双侧肾上腺总重量（45.8±1.3g）与对照组（38.7±1.2g）相比升高，差异有统计学意义（$P<$

0.05)。组织病理学显示，染毒组大鼠肾上腺髓质大体结构未发生明显改变，皮质的增大明显可见，主要为束状带和网状带的厚度发生变化，球状带未见明显改变。用 WinROOF 图像分析软件分析束状带肾上腺皮质细胞大小，结果显示，染毒组大鼠肾上腺皮质细胞大小为 $(57.1\pm0.95)\times10^2\mu m^2$，与对照组 $(37.9\pm0.86)\times10^2\mu m^2$ 比较明显增大，差异有统计学意义（$P<0.001$）。免疫组织化学染色显示，染毒组与对照组醛固酮阳性细胞均位于球状带内，肾上腺酮染色位于束状带和网状带，肾上腺酮阳性区域的扩大与肾上腺皮质增生保持一致。染毒组大鼠血清促肾上腺皮质激素（adrenocorticotrophic hormone，ACTH）浓度为 $589.0\pm69.9pg/ml$，明显高于对照组（$388.7\pm43.7pg/ml$），差异具有统计学意义（$P<0.05$）。染毒组血清肾上腺酮（corticosterone，CORT）浓度（$487.1\pm82.3ng/ml$）与对照组（$276.7\pm77.5ng/ml$）相比有所升高，但差异无统计学意义（$P>0.05$）。

（二）流行病学资料

1. 对生殖内分泌的影响 G Miranda 等（2013 年）将 42 名不同浓度甲苯接触男工按尿中甲苯浓度分为低剂量接触组（$2.53\pm1.20g/g$ 肌酐）和高剂量接触组（$6.31\pm3.83g/g$ 肌酐），检测分析其血清中卵泡刺激素（FSH）、间质细胞刺激素（ICSH）、睾酮（T）水平。结果显示，高剂量接触组血清 FSH 浓度（$3.55\pm0.3mU/ml$）与低剂量接触组（$5.12\pm0.77mU/ml$）相比明显降低，差异有统计学意义（$P=0.02$）；高剂量接触组血清 ICSH 浓度（$2.77\pm0.21ng/ml$）与低剂量接触组（$2.66\pm0.45ng/ml$）相比有所降低，但差异无统计学意义（$P=0.81$）；高剂量接触组血清 T 浓度（$4.86\pm0.23ng/ml$）与低剂量接触组（$3.91\pm0.34ng/ml$）相比明显升高，差异有统计学意义（$P=0.04$）。

2. 对甲状腺的影响 BG Svensson 等（1992 年）以职业接触甲苯的 20 名印刷厂男工，平均年龄 48.2（30～63）岁，平均工龄 25（0.5～37）年作为接触组，其作业环境空气中甲苯时间加权平均浓度（time-weighted average，TWA）为 36ppm（8～111ppm），工人血液中甲苯浓度的中位数为 1.7μmol/L（1～6.6μmol/L）。以人造奶油厂和明胶萃取厂非有机溶剂接触的男工 44 人，平均年龄 39.0（23～63）岁，作为对照组，检测两组工人血清中促甲状腺素（thyriod-stimulating hormone，TSH）、游离三碘甲状腺原氨酸（free triiodo-thyronine，FT3）、游离甲状腺素（free thyroxine，FT4）浓度。结果显示，接触组男工血清 TSH 中位数为 1.3（0.5～3.2）mIU/L，与对照组［1.4（0.3～2.8）mIU/L］相比下降，但差异无统计学意义（$P > 0.05$）。接触组血清 FT3 浓度中位数为 6.6（5.2～8.1）pmol/L，与对照组［6.3（5.1～8.4）pmol/L］相比升高，差异有统计学意义（$P < 0.05$）。而接触组血清 FT4 浓度中位数为 14.8（10.1～20.3）pmol/L，与对照组［15.9（11.8～21.3）pmol/L］相比下降，但差异无统计学意义（$P > 0.05$）。对 8 名甲苯接触男工工作期间和放假 4 周后血清中 TSH、FT3、FT4 浓度进行测定。结果显示，工作期间男工血清 TSH、FT3、FT4 浓度中位数分别为 1.2（0.5～2.0）mIU/L、6.5（5.2～8.1）pmol/L、14.9（12.2～15.9）pmol/L，与放假 4 周后血清 TSH 浓度 0.9（0.3～1.4）mIU/L、FT3 浓度 5.7（4.2～6.9）pmol/ L、FT4 浓度 13.6（11.2～15.0）pmol/L 相比均升高，差异均有统计学意义（$P < 0.05$）。

二、毒性机制

刘康（2009 年）以 35、70、330mg/kg 甲苯对成年雌性 SD 大鼠灌胃，每天 1 次，连续 40～45 天，于动情期处死大鼠分别提取脑垂体，做垂体免疫组织化学检查，同时测定血清中卵泡刺激素（FSH）和黄体生成素（LH）含量，观察甲苯对垂体促性腺激素的影响。垂体免疫组织化学结果显示，高、中剂量染毒组与对照组相比棕色颗粒明显增多，两组平均光密度（mean optical density，MOD）和面数密度（square density，SD）均增加，差异有统计学意义（$P < 0.01$）。低剂量染毒组可见少量棕色颗粒，表明 LH 和 FSH 有少量表达，与对照组相比，差异无统计学意义（$P > 0.05$）。血清中 FSH 和 LH 含量均明显增多，与对照组相比，差异有统计学意义（$P <$

0.05）。提示甲苯可能对下丘脑-垂体-性腺轴中的某一环节产生影响，进而使垂体 FSH 和 LH 分泌增多。甲苯导致垂体促性腺激素的改变，说明甲苯具有性腺毒性作用，至于是性激素生成和分泌的改变负反馈引起垂体分泌 FSH 和 LH 增多，还是甲苯损伤下丘脑，引起促性腺激素释放激素（gonadotropin-releasing hormone，GnRH）的改变，使垂体分泌的 LH 及 FSH 发生改变，抑或是甲苯损伤垂体，垂体分泌的 LH 及 FSH 发生改变，还值得探讨。

王婷（2009 年）以 312.5、625、1250、2500、5000、10000mg/m^3 甲苯对性成熟雌性昆明种小鼠静式吸入染毒，每天 1 次，每次 2 小时，连续染毒 12 周，检测甲苯对小鼠卵巢细胞周期的影响。结果显示，各剂量染毒组中 G_0/G_1 期细胞的百分数增加，S 期细胞的百分数减少，与对照组相比较，差异均有统计学意义（$P < 0.05$）。各剂量染毒组与对照组 G_2/M 期细胞的百分数都没有明显变化。说明卵巢细胞由 G_1 期向 S 期转变的进程受阻，G_1 期是 DNA 合成前期，S 期是 DNA 合成期，大量的细胞被阻滞在 G_1 期，不能进行 DNA 合成与复制，将严重影响细胞的增殖。由此推测，长期的甲苯染毒可以造成卵巢细胞 DNA 合成受抑制，干扰细胞有丝分裂，促进细胞凋亡。

T Gotohda 等（2005 年）对成年雄性 Wistar 大鼠在 1500ppm 甲苯浓度下吸入染毒，每天 4 小时，连续染毒 7 天，于末次染毒 20 小时后处死大鼠，分离肾上腺，进行免疫组织化学染色，测量热休克蛋白 70（heat shock protein70，HSP70）的表达。测量血清促肾上腺皮质激素（adrenocorticotropic hormone，ACTH）浓度，同时用半定量逆转录聚合酶链式反应（reverse transcription polymerase chain reaction，RT-PCR）法分析细胞色素 P450（CYP）mRNA 水平。结果显示，免疫组织化学检查未见 HSP70 的表达，故可以认为甲苯没有对肾上腺细胞产生直接的应激或损伤。病理学检查可见肾上腺皮质明显增生，血清 ACTH 浓度（589.0 ± 69.9pg/ml）较对照组（388.7±43.7pg/ml）升高，差异有统计学意义（$P < 0.05$），提示甲苯暴露可以使 ACTH 水平升高，而 ACTH 升高可以激活下丘脑-垂体-肾上腺（HPA）轴，肾上腺皮质的增生可能是 HPA 轴的应激反

应所致。细胞色素 P450（CYP）是一种主要的合成类固醇物质的酶，在类固醇合成的第一步，可以使胆固醇转化为孕烯醇酮。染毒组大鼠 CYP mRNA 水平与对照组相比显著升高，约为对照组的 1.3 倍（对照组为 100 ± 4.43，染毒组为 131.5 ± 6.63），差异有统计学意义（$P < 0.05$）。染毒组大鼠 CYP mRNA 水平的升高导致皮质类固醇合成量增多，可以认为，甲苯暴露改变了 CYP mRNA 的水平，进而调节固醇类物质的新陈代谢。

T Gotohda 等（2000 年）给成年雄性 Wistar 大鼠以 1500ppm 甲苯吸入染毒，每天 4 小时，连续染毒 10 天，用 RT-PCR 法测定大鼠海马糖皮质激素受体（glucocorticoid receptor，GR）mRNA 水平。结果显示，在染毒 4、7、10 天时，海马糖皮质激素受体（GR）mRNA 水平均高于对照组，差异有统计学意义（$P < 0.05$）。表明甲苯可以使海马糖皮质激素受体（GR）mRNA 水平增强，提示血清 ACTH 水平的变化可能与 GR mRNA 的增强有相同的关系。

第三节　二甲苯

二甲苯（xylene），为无色透明的具有芳香气味的液体，易挥发，不溶于水，可溶于乙醇、丙酮和氯仿等，有邻、间、对三种同分异构体，其毒性略有差异，但均属低毒类。二甲苯主要用作溶剂及稀释剂用以替代苯，用于油漆、喷漆、橡胶、皮革及印刷业等行业中，也可用于航空燃料的高效抗爆剂，某些染料的合成及邻苯二甲酸的生产。同时又是石蜡的良好溶剂而用于组织学研究。在二甲苯的生产、使用和运输及贮存过程中，工人均可能接触到二甲苯蒸气或液体。二甲苯主要经呼吸道吸收进入机体，皮肤及消化道也可有少量吸收。二甲苯蒸气经呼吸道进入人体，有部分经呼吸道排出，进入血液循环的二甲苯主要吸附于红细胞膜及血浆脂蛋白上，以后蓄积于富含脂肪的组织和器官中，其中以脂肪组织和肾上腺中最多，后依次为骨髓、脑、血液、肾和肝。

进入体内的二甲苯在肝内大部分被氧化成水溶性的甲基苯甲酸和

二甲基苯酚等，再与甘氨酸结合生成甲基马尿酸（methylhippuric acid，MHA），仅有少量与硫酸或葡萄糖醛酸结合，经肾由尿排出体外。极少量的甲基苯甲酸或二甲基苯酚也可以游离状态经肾由尿排出。

二甲苯属低毒性物质。有研究将斑马鱼胚胎暴露于 2.5、5、10、20、40mg/L 二甲苯溶液中 120 小时，测定斑马鱼胚胎的死亡情况、孵化情况和畸形情况。结果显示，当二甲苯浓度达到 5mg/L 时，会对胚胎造成致死作用。随着二甲苯浓度的升高，斑马鱼胚胎的孵化率呈下降趋势，死亡率和畸形率均呈升高趋势。急性毒性表现为中枢神经系统功能障碍和皮肤黏膜刺激症，慢性中毒可导致神经系统紊乱、记忆力减退及睡眠障碍等症状。

国际癌症研究所（IARC，2012 年）将二甲苯归入 3 类，现有证据不能对人类致癌性进行分类。

一、毒性表现

（一）动物实验资料

动物实验资料表明未见二甲苯对垂体、甲状腺和肾上腺影响的相关报道。

1. 对生殖内分泌的影响　位兰等（2012 年）对成年雌性 SD 小鼠以 0.125、0.25、0.5ml/kg 二甲苯腹腔注射，每天 1 次，连续 15 天。制备卵巢组织切片，光镜下观察卵巢病理变化。低剂量染毒组各级卵泡生长发育正常。中剂量染毒组病理变化明显，因组织间隙缩小导致卵巢有萎缩现象，卵泡内有少量黑色颗粒，颗粒细胞固缩且排列不规则，卵泡的数量减少。高剂量染毒组卵巢病理变化最明显，与中剂量染毒组比较其卵巢萎缩现象更明显，卵巢内可见大量的原始卵泡和初级卵泡，次级卵泡和成熟卵泡较少见，闭锁卵泡较多，卵泡内有大量的褐色颗粒，颗粒细胞固缩严重，胞质与胞核分离。

吕丹瑜等（2006 年）对体重 28～35 克的成年健康雌性 ICR 小鼠，从孕第 1 天开始，以 500、1000、2000mg/m³ 二甲苯静式吸入染毒，每次 45 分，休息 30～60 分钟后再吸入染毒，每日共吸入 3 次二甲苯，连续 10 天。孕第 17 天颈椎脱臼处死妊娠小鼠，剖腹取出胎鼠，称量胎鼠体重。结果显示，低、中、高剂量染毒组胎鼠体重分别为 $0.5983\pm0.0141g$、$0.4557\pm0.0219g$、$0.5750\pm0.0081g$，与对照组胎鼠体重（$0.7710\pm0.0118g$）相比均明显降低，差异均有统计学意义（$P<0.05$）。

2. 对胰腺功能的影响　Kükner A 等（1998 年）给孕 6 天大鼠以 $11\,284mg/m^3$ 二甲苯吸入染毒，每天染毒 8 小时，染毒至孕鼠分娩，分别于电镜和光镜下观察孕鼠胰腺结构。结果显示，胰腺结构在电镜和光镜下均未见明显改变。

（二）流行病学资料

恽芝蕾等（2013 年）对 1 例误饮二甲苯 30 分钟的患者进行治疗时，临床检测显示，血清淀粉酶为 572U/L，尿液淀粉酶为 2333U/L，提示二甲苯对胰腺损伤严重。

二、毒性机制

位兰等（2012 年）以 0.125、0.25、0.5ml/kg 二甲苯对成年雌性 SD 小鼠腹腔注射染毒，每天 1 次，连续 15 天，检测卵巢组织病理结构的改变。结果显示，中、高剂量染毒组卵泡内出现一些黑色颗粒，推测可能是大量凋亡的颗粒细胞，提示二甲苯对卵巢的性腺毒性与促进颗粒细胞的凋亡有关。

吕丹瑜等（2006 年）以 500、1000、$2000mg/m^3$ 二甲苯对体重为 28～35 克的成年雌性 ICR 小鼠，从孕第 1 天开始静式吸入染毒，每日吸入 3 次，染毒时间为每次 45 分钟，其间染毒小鼠休息 30～60 分钟，连续 10 天，于孕第 17 天经心脏穿刺取全血，分离血清，用原子吸收分光光度测定法（atomic absorption spectroscopy，AAS）检测妊娠母鼠血清 Fe^{2+}、Mg^{2+} 含量。剖取胎鼠，称重。结果表明，低、中、高剂量染毒组胎鼠体重均明显低于对照组，差异有统计学意义（$P<0.05$）。孕鼠血清 Fe^{2+} 含量低剂量染毒组（$0.4710\pm0.1202mg/L$）、中剂量染毒组（$0.3110\pm0.0487mg/L$）、高剂量染毒组（$0.1850\pm0.0603mg/L$）与对照组（$2.3800\pm0.1181mg/L$）比较均下降，差异均有统计学意义（$P<0.01$）。孕鼠血清 Mg^{2+} 含量中剂

量染毒组（$0.1240 \pm 0.0080mg/L$）、高剂量染毒组（$0.1200 \pm 0.0122mg/L$）与对照组（$0.1460 \pm 0.0185mg/L$）比较均下降，差异均有统计学意义（$P < 0.01$）。提示孕鼠血清 Fe^{2+}、Mg^{2+} 水平的降低与胎鼠的生长发育可能有一定的关系。

（陈军义　李芝兰）

第四节　苯系混合物

苯系混合物是各类苯的混合类体，作为溶剂中最简单的芳烃。为有机化学工业的基本原料之一。

一、毒性表现

（一）动物实验资料

动物实验资料表明，未见苯系混合物对垂体、肾上腺、睾丸和胰腺影响的相关报道。

1. 对生殖内分泌的影响　许清等（1994 年）以苯、甲苯、二甲苯浓度分别为 47 ± 8、112 ± 12、$112 \pm 24mg/m^3$ 作为低剂量染毒组，以苯、甲苯、二甲苯浓度分别为 95 ± 18、1054 ± 123、$949 \pm 240mg/m^3$ 作为高剂量染毒组，对 Wistar 雌性大鼠，于妊娠 $6 \sim 15$ 天采用动式吸入染毒，每天 4 小时。结果显示，两染毒组孕鼠体重与对照组比较，差异无统计学意义（$P > 0.05$）。在出生后 7 天内，两染毒组子鼠体重与对照组比较，差异无统计学意义（$P > 0.05$）。出生后 14、21 及 30 天，高浓度染毒组雌性、雄性子鼠平均体重显著低于对照组，差异有统计学意义（$P < 0.05$）。

郑青等（1991 年）对体重 $30 \sim 35$ 克的昆明种孕小鼠，在妊娠 $6 \sim 15$ 天，以苯、甲苯、二甲苯 40、100、$100mg/m^3$ 为低剂量染毒组，以 100、1000、$1000mg/m^3$ 为高剂量染毒组，静式吸入染毒，每天染毒 4 小时。结果显示，低、高剂量染毒组与对照组子鼠体重在出生后 2 周内相比，差异均无统计学意义（$P > 0.05$）。出生 3 周时，低剂量染毒组（雌性子鼠 $7.7\pm1.6g$、雄性子鼠 $7.9\pm2.0g$）和高剂量染毒组（雌性子鼠 $8.8\pm1.7g$、雄性子鼠 $9.4\pm2.0g$）与对照组（雌性子鼠 $9.7\pm2.4g$、雄性子鼠 $10.4\pm2.3g$）比较降低，差异有统计学意义（$P<0.05$）。

2. 对甲状腺功能的影响　KK Vaghasia 等（2013 年）给成年雄性白化 Swiss 小鼠以 450、675ppm 苯系混合物静式吸入染毒，每天染毒 6 小时，连续染毒 7 天，测量血清中三碘甲状腺原氨酸（3,5,3′-triiodothyronine，T3）、甲状腺素（thyroxine，T4）水平。结果显示，低、高剂量染毒组小鼠血清 T3 浓度分别为 $0.91\pm0.005\mu mol/L$、$0.98\pm0.005\mu mol/L$，与对照组（$0.76\pm0.005\mu mol/L$）相比逐渐升高，但差异无统计学意义（$P>0.05$）。低、高剂量染毒组小鼠血清 T4 水平分别为 $0.96\pm0.005\mu mol/L$、$1.19\pm0.005\mu mol/L$，但与对照组（$0.78\pm0.005\mu mol/L$）相比较，差异无统计学意义（$P>0.05$）。

（二）流行病学资料

1. 对生殖内分泌的影响　H Chen 等（2001 年）选择 50 名职业接触苯系混合物的女性工人作为接触组，分别选取 35 名非苯系混合物接触人员作为内对照和外对照。苯系混合物作业女工的工作车间苯系混合物平均浓度为 8.88（0.90～876.47）mg/m^3，21% 的测量值超过国家最高容许浓度。分析发现，与对照组比较，接触组黄体期时间（$13.7\pm1.5d$）与内对照（$14.5\pm1.2d$）和外对照（$15.2\pm1.1d$）相比均显著缩短，差异均有统计学意义（$P<0.05$）。接触组排卵前尿中雌酮结合物（E1C）、早期卵泡期尿中卵泡刺激素（FSH）、排卵后黄体期尿中孕二醇-3-葡糖苷酸（PdG）水平均低于内对照组，差异均有统计学意义（$P<0.05$）。

段小燕等（2000 年）选择油漆厂制漆工 50 名（平均年龄 34.6 ± 5.0 岁，平均工龄 14.4 ± 4.8 年）作为接触组，选择百货大楼营业员 50 名（平均年龄 34.6 ± 4.6 岁，平均工龄 14.3 ± 4.0 年）作为对照组。在 1 个月经周期中，对每一位调查对象按月经周期不同时相，即月经期、增殖期、排卵期、分泌期各空腹抽血一次，抽血时间在上午

8～10 时。分离血清，采用放射免疫法测定多种性激素。结果显示，整个月经周期血清性激素平均含量比较，剔除没有保证 4 次采血人员后，接触组整个月经周期 LH 平均含量（11.7±9.8U/L）低于对照组（16.0±11.2U/L），差异有统计学意义（$P<0.01$）。接触组血清中 FSH（7.0±3.7U/L）、黄体酮（23.2±16.5μg/L）、E_2（187.3±89.4ng/L）平均含量与对照组比较，差异均无统计学意义（$P>0.05$）。对制漆和喷漆业女工月经周期不同时相，比较血清中多种性激素含量时，可见制漆业女工血清中性激素与对照组比较，差异无统计学意义（$P>0.05$）。喷漆作业组女工血清中 LH、E_2 含量在增殖期（9.8±5.9IU/L、435.0±460.0nmol/L）和分泌期（9.1±7.2IU/L、621.9±780.2nmol/L）显著低于对照组（增殖期：LH：14.1±10.8IU/L、E_2：926.2±998.9nmol/L；分泌期：LH：18.1±37.2IU/L、E_2：1024.6±909.3nmol/L），差异均有统计学意义（$P<0.05$）。

G Xiao 等（2001 年）报道，收集 24 名结婚 1 年以上接触苯系混合物男工作为接触组［苯、甲苯和二甲苯浓度分别 103.34（0～7070.3）、42.73（0～435.8）、8.21（0～133.1）mg/m^3］，37 名年龄和职业相匹配的非苯系混合物接触男工作为对照组，分别测定其精液量、精子液化时间、精子活率、精子活力和精子密度。结果显示，接触组精子液化时间为（34.29±16.97）分钟，与对照组（27.43±11.76）分钟相比，差异无统计学意义（$P>0.05$）。接触组精液量 2.34±1.47ml、精子活率 58.95±15.60%、精子密度 85.84±75.88×10^9/L，与对照组精液量 2.90±0.95ml、精子活率 72.63±6.98%、精子密度 82.26±45.58×10^9/L 相比较，差异均无统计学意义（均 $P>0.05$）。但精子活力接触组（2.52±0.96 级）明显低于对照组（3.17±0.75 级），差异有统计学意义（$P<0.01$）。

2. 对胰腺功能的影响　Anttila A 等（1998 年）报道 1976—1983 年检测职业接触二甲苯工人下班前尿液中甲基马尿酸（MHA）样本 1855 份，监测风险人年为 15 676 年。同时于 1978—1983 年检测职业接触甲苯工人血液甲苯浓度样本 2932 份，监测风险人年为

22 169年。分析监测 0～9 年、10 年以上、整个监测期间胰腺癌发病情况。结果显示，监测 0～9 年、10 年以上、整个监测期观察胰腺癌患者分别为 1、4、5 例，其期望值分别为 2.5、1.5、4.0 例。标化发病比（MIR）分别为 0.40（95%CI：0.01～2.20）、2.77（95%CI：0.75～7.0）、1.26，（95%CI：0.41～2.93），胰腺癌发病率的增加无统计学意义（$P > 0.05$）。

二、毒性机制

曲波等（1993 年）用苯系混合物对体重约 24g 的雌性昆明种小鼠以静式吸入染毒，每天 2 小时，每周 6 天，连续染毒 3 周。染毒组苯浓度分别为 8800、2200mg/m^3，甲苯＋二甲苯联合染毒组甲苯＋二甲苯浓度分别为 5000＋5000、1200＋1200mg/m^3。染毒结束第 1、2、3 周后各组处死 10 只小鼠，取下丘脑测定丙二醛（malondialdehyde，MDA）和还原性谷胱甘肽（glutathione，GSH）含量。下丘脑 MDA 含量测定结果显示，苯低浓度染毒组停止染毒后 3 周 3 次测定结果均较对照组显著增高，差异均有统计学意义（$P < 0.05$）；而甲苯＋二甲苯联合染毒组在停止染毒后第 1 周均呈明显增高，第 2、3 周呈现不同程度的下降趋势，接近对照组水平。下丘脑 GSH 含量测定结果表明，低浓度苯染毒组在停止染毒后第 1 周与对照组比较无显著差异，第 2 周时高浓度染毒组 GSH 含量明显下降，第 3 周时高浓度染毒组 GSH 含量明显下降，与对照组比较，差异有统计学意义（$P < 0.01$）。甲苯＋二甲苯联合染毒组在停止染毒后第 1、2 周下丘脑 GSH 含量均低于对照组，差异有统计学意义（$P < 0.01$ 或 $P < 0.05$），而第 3 周时未见明显差异。提示苯系混合物可能通过对 GSH 的耗竭促进雌性小鼠下丘脑的脂质过氧化作用。

肖国兵等（1997 年）选择油（喷）漆、造漆和制鞋等行业苯系混合物接触 1 年以上、无生殖系统疾病的已婚男子 24 人作为接触组。现场卫生学检测显示，苯、甲苯和二甲苯的浓度范围分别为 0.0～1070.3、0.0～435.8、0.0～133.1mg/m^3，超标点（率）分别为 10（30.3%）、4（12.1%）、2（6.1%），算术平均浓度分别为 103.34、

42.73、8.21mg/m³。选择从事行政和后勤工作的无苯系混合物接触的 37 人作为对照组，禁欲 3～5 天后采集精液，同时采集血液，检测血液和精液中苯系混合物的含量。结果显示，接触组男工血液中苯、甲苯和二甲苯检测阳性例数分别为 13/24、11/24、11/24，含量分别为 4.40±0.63μmol/L、1.42±0.30μmol/L、1.32±0.19μmol/L；精液中苯、甲苯和二甲苯检测阳性例数分别为 12/17、6/17、10/17，含量分别为 1.85±0.38μmol/L、0.22±0.19μmol/L、5.67±0.28μmol/L。表明苯系混合物可以通过血睾屏障，直接影响睾丸和附睾功能。

（陈军义   李芝兰）

主要参考文献

1. Iannaccone A，Cicchella G. Histological changes in the anterior pituitary gland of rats intoxicated with benzene. J Endocrinol，1958，17（4）：444-448.

2. Singh RK，Bansode FW. Benzene-induced histopathological changes and germ cell population dynamics in testes of Sprague Dawley rats. J Environ Biol，2011，32（6）：687-694.

3. 杨双波，旷亦乐，李纯颖，等. 甲醛和苯联合致雄性小鼠生殖系统毒作用. 中国公共卫生，2010，26（9）：1140-1142.

4. 邹学敏，潘艳，李紫，等. 苯经呼吸道染毒致大鼠的生殖毒性. 南华大学学报（医学版），2010，38（6）：743-745，749.

5. 吴成秋. 居室空气甲醛与苯污染的生殖和胚胎发育毒性及其作用机制研究. 长沙：中南大学，2010.

6. Iannaccone A，Cicchella G. Effect of benzene on rat thyroid. Nature，1958，182（4636）：669-670.

7. Hsieh GC，Sharma RP，Parker RD. Hypothalamic-pituitary-adrenocortical axis activity and immune function after oral exposure to benzene and toluene. Immunopharmacology，1991，21（1）：23-31.

8. 杜忠芳，陈琦，石应元，等. 苯作业者血清中性激素和白细胞测定的临床意义. 职业与健康，2010，26（2）：149-150.

9. 赖关朝，李斌，刘秋英，等. 慢性苯中毒患者血清甲状腺激素测定及意义. 广东医学，2011，32（16）：2144-2145.

10. Wong EY，Ray R，Gao DL，et al. Reproductive history，occupational exposures，and thyroid cancer risk among women textile workers in shanghai，China. Int Arch Occup Environ Health，2006，79（3）：251-258.

11. 何燕，王凡，潘杰. 慢性重度苯中毒兼肿瘤病变2例. 工业卫生与职业病，2003，29（3）：179-180.

12. Kaerlev L，Hansen J，Hansen HL，et al. Cancer incidence among Danish seafarers：a population based cohort study. Occup Environ Med，2005，62（11）：761-765.

13. 曾庆民，郑履康，邓丽霞，等. 苯诱导小鼠卵母细胞及1细胞合子雌原核染色体非整倍体的研究. 中华预防医学杂志，2001，35（2）：16-18.

14. 潘永宁. 甲醛和苯联合作用对雄性小鼠生殖毒性的研究. 长春：吉林大学，2006.

15. 宋博，蔡志明，李欣，等. 苯对人精子DNA损伤的影响. 中华男科学杂志，2005，11（1）：53-55.

16. 陆肇红，时锡金，周建华. 苯与甲醛致小鼠睾丸细胞DNA损伤联合作用. 中国公共卫生，2006，22（12）：1498-1500.

17. 张英彪，李纯颖，李勇，等. 甲醛和苯对小鼠睾丸总抗氧化能力和ATP酶及钙的影响. 实用预防医学，2008，15（1）：64-66.

19. Alguacil J，Porta M，Malats N，et al. Occupational exposure to organic solvents and K-ras mutations in exocrine pancreatic cancer. Carcinogenesis，2002，23（1）：101-106.

20. Honma T，Suda M. Brain microdialysis study of effects of hazardous chemicals on the central nervous system. Toluene exposure and cerebral acetylcholine. Ind Health，2004，42（3）：336-347.

21. Roberts LG，Bevans AC，Schreiner CA. Developmental and reproductive toxicity evaluation of toluene vapor in the rat I. Reproductive toxicity. Reprod Toxicol，2003，17（6）：649－658.

22. Ono A，Kawashima K，Sekita K，et al. Toluene inhalation induced epididymal sperm dysfunction in rats. Toxicology，1999，139（3）：193-205.

23. 郑伊芳，成要平，刘康. 亚慢性甲苯染毒对大鼠卵巢的毒性作用. 中国妇幼保健，2009，24（31）：4450-4453.

24. 徐幽琼，贾海梅，杨劲松，等. 甲苯对雌性大鼠卵巢及性激素的影响. 职业与健康，2007，23（3）：161-162.

25. Yilmaz B，Kutlu S，Canpolat S，et al. Effects of Paint Thinner Exposure on Serum LH，FSH and testosterone levels and Hypothalamic Catecholamine Contents in the Male Rat. Biol Pharm Bull，2001，24（2）：163-166.

26. Poon R，Chu I，Bjarnason S，et al. Inhalation toxicity study of methanol，toluene，and methanol/toluene mixtures in rats：effect of 28-day exposure. Toxicol Ind Health，1994，10（3）：231-245.

27. Gotohda T，Tokunaga I，Kubo S. Toluene inhalation-induced adrenocortical hypertrophy and endocrinological changes in rat. Life Sci，2005，76（17）：1929-1937.

28. Miranda G，Paz-Roman M，Aguilar-Madrid G，et al. Male hormonal profile to workers exposed to toluene in a packaging plant industrial in Mexico city. Occup Environ Med，2013，70（Suppl 1）A31-A32.

29. Svensson BG，Nise G，Erfurth EM，et al. Hormone status in occupational toluene exposure. Am J Ind Med，1992，22（1）：99-107.

30. 刘康. 甲苯对大鼠垂体促性腺激素的影响. 太原：山西医科大学，2009.

31. 王婷. 甲苯对雌性小鼠的生殖毒性作用研究. 长春：吉林大学，2009.

32. 位兰，李健，司立芳，等. 二甲苯对小鼠卵巢组织损伤的研究. 中国畜牧兽医学会动物解剖学及组织胚胎学分会第十七次学术研讨会论文集. 2012：308-313.

33. 吕丹瑜，刘雅琼，刘宁，等. 二甲苯对妊娠小鼠及胚胎发育的毒性作用. 解剖学报，2006，37（3）：355-359.

34. Kükner A，Canpolat L，Ozan E，et al. The effect of xylene inhalation on the rat liver. Acta Physiol Hung，1997-1998，85（3）：231-241.

35. 恽芝蕾，王玉霞. 1例二甲苯中毒致急性胰腺炎患者的急救及护理体会. 健康必读（中旬刊），2013，12（8）：667-667.

36. 曲波，万伯健. 苯系有机溶剂对雌性小鼠下丘脑 MDA、GSH 含量的影响. 卫生毒理学杂志，1993，S1：121-123.

37. 许清，周树森，赵春燕，等. 苯系混合物对大鼠胚胎及仔鼠行为发育影响的研究. 卫生毒理学杂志，1994，8（1）：20-22.

38. 郑青，赵树芬，周树森，等. 苯系混合物对小鼠仔代形态结构、行为发育及骨髓细胞 DNA 合成影响的研究. 卫生毒理学杂志，1991，5（1）：28-30.

39. Vaghasia KK，Bhavyata K，Linzbuoy G，et al. Renal and hepatotoxic altera-

tions in adult mice on inhalation of specific mixture of organic solvents. Toxicol Ind Health published online 1 May 2013. http：//tih. sagepub. com/content/early/2013/05/01/0748233713485892.

40. Chen H，Wang X，Xu L. Effect of exposure to low-level benzene and its analogues on reproduction hormone secretion in female workers. Zhong hua Yu Fang Yi Xue Za Zhi，2001，35（2）：83-86.

41. 段小燕，郭俊朵，黄志军，等. 苯系物对接触女工生殖内分泌的影响. 河南医学研究，2000，9（2）：179-181.

42. Xiao G，Pan C，Cai Y，et al. Effect of benzene，toluene，xylene on the semen quality and the function of accessory gonad of exposed workers. Ind Health，2001，39（2）：206-210.

43. Anttila A，Pukkala E，Riala R，et al. Cancer incidence among finnish workers exposed to aromatic hydrocarbons. Int Arch Occup Environ Health，1998，71（3）：187-193.

44. 肖国兵，蔡耀章，林辉，等. 苯系混合物对男工精液质量的影响. 中华劳动卫生职业病杂志，1997，15（5）：31-33.

45. Gotohda T，Kuwada A，Morita K，et al. Elevation of steroid 5 alpha-reductase mRNA levels in rat cerebellum by toluene inhalation：possible relation to GFAP expression. J Toxicol Sci，2000，25（3）：223-231.

第五节　苯乙烯

　　苯乙烯（phenylethylene；styrene）在常温下为无色、具有芳香气味的油状液体。不溶于水，能溶于乙醇、乙醚等多数有机溶剂。挥发性较强，易燃，蒸气与空气混合物爆炸极限为 $1.1 \sim 6.1\%$（V/V）。苯乙烯主要用于生产聚苯乙烯、合成橡胶、离子交换树脂、聚醚树脂、增塑剂和工程塑料等。还可用在造漆、制药、香料生产中。在生产及使用过程中均可接触到苯乙烯。

　　苯乙烯可经呼吸道吸入、消化道及皮肤吸收。苯乙烯吸收后，在脑、肝、肾、肾周围脂肪组织及脾内的含量高于其他组织，血液中的含量极微。苯乙烯进入体内后在肝由细胞色素 P450（CYP450）氧化酶系统的 CYP2B6、CYP2E1 和 CYP1A 2 作用下生成 7,8-氧化苯乙烯（7,8-styrene oxide，SO）。红细胞中的氧合血红蛋白也能将苯乙烯转化为 SO。SO 在体内的主要代谢过程为：经 CYP450 酶系作用，在环氧化物水解酶作用下转变为苯乙烯乙二醇，并继续氧化为苯乙醇酸（mandelic acid，MA，亦称扁桃酸）、苯乙醛酸（PGA），经肾由尿排出。当接触高浓度苯乙烯时，部分 MA 还会转化成非特异性马尿酸，经肾由尿排出。SO 在机体内的次要代谢过程为：经 CYP450 酶系作用，在谷胱甘肽-S-转移酶的作用下形成谷胱甘肽结合物。然后在 γ-谷氨酰转肽酶作用下，裂解谷氨酰基，继而在半胱氨酰甘氨酸酶及氨肽酶的共同催化下，进一步裂解，成为半胱氨酸结合物。半胱氨酸结合物在 N-乙酰转移酶的催化下进行 N-乙酰化，生成苯乙烯巯基尿酸，经肾由尿排出。SO 在机体内还可经 CYP488 酶系作用和 DNA 等活性分子共价结合，生成 DNA 加合物或引起 DNA 链断裂。实验表明，经呼吸道吸入的苯乙烯蒸气，一部分被立即呼出，暂留在肺部的约占 60%，到达肺泡内的占 5.5%～6.2%。当停止接触后 1 分钟内，呼气中已测不出，说明在体内苯乙烯代谢很快。

　　苯乙烯对动物的急性毒性主要是眼、皮肤、呼吸道黏膜的刺激作用。对几种海洋生物的急性毒性实验表明，苯乙烯对中国对虾具有高毒性，对大型蚤、中华绒螯蟹和牙鲆具有中毒性，对斑马鱼具有低毒性。苯乙烯亚慢性毒性主要表现在肝、肾损伤。

　　苯乙烯属于碱基取代型致突变物。苯乙烯可引起小鼠骨髓嗜多染红细胞染色体畸变和姐妹染色单体交换率增高。动物实验发现，大鼠吸入 400～600mg/m³ 苯乙烯 2 年后，雌鼠乳腺肿瘤和淋巴瘤发生率明显增加。据美国国家癌症研究所（NCI）报道，苯乙烯仅对雄性小鼠有致肺腺癌作用。

　　国际癌症研究所（IARC，2010 年）将苯乙烯归入 2 B 类，人类可能致癌物。

一、毒性表现

（一）动物实验资料

1. 对下丘脑-垂体-性腺轴的功能的影响　Sricastava 等（1989

年）报道，给予 F344 雄性大鼠灌胃苯乙烯 400mg/（kg・d），共 60天。结果表明，染毒组大鼠睾丸的山梨酸醇脱氢酶（SHD）、乳酸脱氢酶（LDH）、葡萄-6-磷酸脱氢酶（G-6-PD）、酸性磷酸酯酶等活性下降，精子数目减少，与对照组相比，差异有统计学意义（$P <$ 0.05）。病理检查可见输精管变性，管腔内精子缺乏，提示苯乙烯对雄性大鼠主要有睾丸毒性。

Chamkhia 等（2006 年）研究发现，对成年 Wistar 雄性大鼠腹腔注射苯乙烯 600mg/（kg・d），连续 10 天。结果发现，染毒组大鼠睾丸相对重量增加，血清睾酮水平下降，卵泡刺激素（FSH）和间质细胞刺激素（ICSH）水平显著增高，与对照组相比，差异均有统计学意义（$P <$ 0.01）。病理检查可见睾丸生精小管管腔内未见精子、生精上皮细胞疏松、间质细胞和支持细胞消失，由此可以推测苯乙烯生殖毒性的主要靶部位是睾丸。

对 Wistar 成年雌性大鼠吸入 1.0 ± 0.2 或 $5.0 \pm 0.4 mg/m^3$ 苯乙烯，24h/d，共计 4 个月。发现高浓度染毒组大鼠动情周期间隔时间和动情期延长，说明苯乙烯可导致动情周期的紊乱。

苯乙烯为高脂溶性小分子化合物，能通过胎盘屏障，具有胚胎毒性和致畸作用。BMR/T6 雌性小鼠，从孕第 6～16 天，每天吸入250ppm 苯乙烯 6 小时。雌性中国仓鼠，从孕第 6～18 天，每天分别吸入 300、500、750 及 1000ppm 苯乙烯 6 小时。结果表明，BMR/T6 雌性小鼠子代有较高的骨骼畸形率，但对中国仓鼠则无致畸胎作用。Wistar 雌性大鼠，每天吸入 100ppm 苯乙烯 7 小时，每周 5 天，历时 3 周，然后与正常雄鼠交配，继续吸入，至孕第 18 天。发现大鼠受精卵植入率降低。新西兰雌兔，人工授精后，每天分别吸入 15和 50ppm 苯乙烯，至孕第 24 天，发现吸收胚胎数量增多，此可能系苯乙烯对母体的毒性所致。

Kankaanpaa 等（1990 年）对雌性 ICR 小鼠和雌性中国仓鼠进行显性致死实验，于孕第 6～18 天以 $4200 mg/m^3$ 苯乙烯吸入染毒，发现中国仓鼠胚胎死亡数和吸收胎显著增加，而小鼠胚胎死亡数和吸收胎虽也增加，但均无统计学意义。Srivastava 等（1990 年）对雌性大鼠经口染毒，也发现高剂量染毒组（400mg/kg）胚胎吸收数增加，胚体重量下降。上述两实验为高浓度苯乙烯具有胚胎毒性提供了新的证据。

2. 苯乙烯对催乳激素、生长激素和促甲状腺素的影响   Mutti 等（1984 年）用新西兰家兔吸入苯乙烯 750 和 1500ppm，暴露 3 天；以及 1500ppm，暴露 7 天。结果发现，染毒组家兔神经递质多巴胺（dopamine，DA）分泌下降，催乳激素（prolactin，PRL）分泌增加。作者认为，催乳激素分泌受到两方面因素调节，一是血管活性肠肽（vasoactive intestinal peptide，VIP）可促进催乳激素的分泌。另一是多巴胺可抑制催乳激素的分泌。作者推测暴露苯乙烯所致 DA 分泌下降，对催乳激素分泌的抑制作用减弱而导致催乳激素分泌增加。

Umemura 等（2005 年）用 7 周龄 Wistar 雌性和雄性大鼠吸入 140.2 ± 8.9ppm 苯乙烯，8h/d，连续吸入 5 天，休息 2 天，再连续 5 天。用比色法测定血清 PRL、生长激素（growth hormone，GH）和促甲状腺素（thyroid-stimulating hormone，TSH）水平；用高效液相色谱法（HPLC）测定脑组织中 DA 及其代谢产物 3,4-二羟基苯乙酸（3,4-dihydroxyphenylacetic acid，DOPAC）与高香草酸（homovanillic acid，HVA）和 5-羟色胺（5-hydroxytryptamine，5-HT）及其代谢产物 5-羟基吲哚乙酸（5-hydroxyindoleacetic acid，5-HIAA）的水平。结果发现，染毒组雄性大鼠血清 PRL（17.4 ± 4.5ng/ml）、GH（40.8 ± 7.4），明显高于对照组 PRL（14.7 ± 3.9ng/ml）、GH（37.6 ± 7.8ng/ml），差异均有统计学意义（$P < 0.01$）。染毒组雌性大鼠血清 PRL（32.2 ± 8.6ng/ml）、GH（24.2 ± 5.9ng/ml），明显高于对照组 PRL（24.2 ± 6.0ng/ml）、GH（21.0 ± 6.4ng/ml），差异均有统计学意义（$P < 0.05$）。染毒组雌性大鼠血清 PRL 水平高于雄性，差异有统计学意义（$P < 0.05$）。染毒组雌性和雄性大鼠血清 TSH（10.2 ± 2.7ng/ml 和 11.3 ± 3.8ng/ml）与各自对照组（11.1 ± 2.6ng/ml 和 13.1 ± 3.3ng/ml）比较，差异均无统计学意义（$P > 0.05$）。染毒组雌性和雄性大鼠下丘脑、纹状体、额皮质、海马回等部位的 DA、DOPAC、HVA、5-HT、5-

HIAA 的测定值与各自对照组的值相比，差异也无统计学意义。

（二）流行病学资料

在对国内某化工公司所属合成橡胶厂接触苯乙烯的 1102 名工人（女 467 名，男 635 名）为接触组，非接触工人 1027 名（女 527 名，男 500 名）为对照组的生殖流行病学调查中，发现接触组女工的早产和新生儿出生缺陷的相对危险度（RR）分别为 1.635（95% CI：1.142～2.379）和 4.652（95% CI：1.676～12.913）；接触组男工妻子的早产 RR 为 3.352（95% CI：1.222～12.913），与对照组比较，差异都具有统计学意义（$P < 0.05$）。对接触组车间女工的调查结果显示，长期接触苯乙烯可使女工月经周期紊乱，受孕能力降低，并影响胎儿和子代发育，表现为出生时低体重、生长缓慢等。

肖国兵等（2000 年）对 17 名接触苯乙烯的男工 1997 年和 1999 年的血清 T、ICSH 及 FSH 水平进行测定。1997 年血清 T（16.52±3.61）nmol/L、ICSH（6.11±1.78）U/L、FSH（6.12±2.52）U/L；1999 年血清 T（13.72±3.56）nmol/L、ICSH（9.63±4.06）U/L、FSH（8.70±2.40）U/L。发现 1997 年血清 T 水平下降，ICSH 及 FSH 水平则升高，与 1999 年测定结果相比较，差异均有统计学意义（$P<0.05$）。说明苯乙烯对男性生殖内分泌有影响。

吴维凯等（1995 年）采用回顾性队列研究的方法，对合成橡胶行业中的 635 名生产和使用苯乙烯的男工作为接触组和 500 名非接触工人为对照进行了生殖流行病学调查。结果发现，接触组男工妻子的死胎与死产发生率为 1.61%，明显高于对照组（0.46%），差异均有统计学意义（$P<0.05$），相对危险度（RR）为 3.35（95% CI：1.22～9.15），差异有统计学意义（$P<0.05$）。自然流产（<3 个月）发生率和新生儿出生缺陷发生率分别为 3.0% 和 1.98%，对照组自然流产（<3 个月）发生率和新生儿出生缺陷发生率分别为 1.73% 和 1.10%，差异也接近统计学意义，相对危险度（RR）为 1.71（95% CI：0.92～3.18）和 1.79（95% CI：0.81～3.99），差异也接近统计学意义。

Santini 等（2008 年）在 38 名苯乙烯接触男性工人（平均工龄

16.1±7.3年）为接触组及 123 名年龄和工龄相匹配的非接触工人为对照组的流行病学调查中，测定了血清中 TSH、游离甲状腺素（FT4）和游离三碘甲状腺原氨酸（FT3）、甲状腺过氧化物酶抗体（thyroid peroxidase antibody，TPOAb），甲状腺球蛋白抗体（hyroglobulin，TGAb）。结果发现，接触组工人血清 TSH 为 1.45±0.73mU/L，对照组组为 1.29±0.58mU/L，差异无统计学意义。接触组工人甲状腺结节发生率 18.4 ％（7/38），对照组为 14.6 ％（18/123），接触组工人血清 FT4 为 11.03±1.43 pg/ml，与对照组（10.6±1.7pg/ml）比较，差异无统计学意义。接触组工人血清 FT3 为 4.15±0.35（pg/ml），与对照组（3.94±0.36 pg/ml）比较，差异也无统计学意义。接触组工人 FT4/FT3 比值为 2.67±0.39，对照组工人 FT4/FT3 比值为 2.72±0.4，差异也无统计学意义。作者认为这样的结果与样本量较小有关。

二、毒性机制

虽然苯乙烯接触对生殖系统造成的毒性作用已被肯定，但其具体对生殖毒性作用机制尚未完全阐明。苯乙烯与氯乙烯一样可能通过影响下丘脑-垂体-性腺轴的内分泌功能，对作业工人产生生殖损害，可以通过多巴胺分泌下降，减少对催乳激素分泌的抑制，致催乳激素分泌增加。

李斌等（2006 年）报道，用苯乙烯亚急性经口灌胃 SD 大鼠，每天一次，每周 5 天，共 3 周，染毒剂量为 150～600mg/kg，通过测定苯乙烯染毒大鼠不同脑区多巴胺（DA）含量及参与多巴胺代谢的单胺氧化酶（MAO）活性的变化，研究苯乙烯对 SD 大鼠不同脑区 DA 递质含量及 MAO 活性的影响。结果显示，视网膜、垂体和纹状体中的 DA 含量在苯乙烯染毒下显著降低，垂体中的 MAO 活性增加，而纹状体和视网膜中的 MAO 活性减小，说明苯乙烯可以通过多巴胺通路产生对机体的神经内分泌系统损伤。另外，苯乙烯本身为高脂溶性小分子化合物，可能通过血睾屏障而进入睾丸，影响其功能。有研究资料表明，接触苯乙烯可引起性激素水平的显著改变，引发性激素代谢的紊乱，这可能是苯乙烯所致生殖功能障碍的重要作用机制。推测苯乙烯为环境雌激素类化合物，其雌激素样生理作用弱于内源性雌激素，但其大量进入体内后可与内源性雌激素竞争相同受体，干扰了内源性雌激素的正常生理功能，而使生殖内分泌功能受损，这一推测尚有待进一步验证。也有研究表明，接触苯乙烯工人精子发生形态变化与核酸代谢有关，精原细胞和精母细胞 RNA 含量降低。此外，苯乙烯为高脂溶性的小分子化合物，在体内可经胎盘转运，与宫内的胎儿直接接触，从而对发育中的胚胎产生毒性作用，干扰器官的形成和胎儿的发育。很多实验研究和职业人群流行病学调查均提示，苯乙烯可能具有严重的生殖毒性。

（王民生　施伟庆　徐军）

主要参考文献

1. 何凤生. 中华职业医学. 北京：人民卫生出版社，1999：472-474.
2. 常元勋. 靶器官与环境有害因素. 北京：化学工业出版社，2008：268.
3. 杨衍凯，秦宝昌，王宏，等. 苯乙烯对仔鼠生理和行为发育的影响. 中国工业医学杂志，2008，21（3）：182-184.
4. 王蔚，王诗红，邴欣，等. 苯乙烯对几种海洋生物的急性毒性效应. 安全与环境学报，2007，7（5）：1-3.
5. 丁丽娟. 苯乙烯对男性生殖内分泌影响的实验分析. 中国校医，2009，23（6）：624.
6. 董定龙. 石油化工企业常见毒物对作业女工生殖结局影响的调查. 中国职业医学，1999，26（3）：15-18.
7. 肖国兵，毛国传，洪雅娟，等. 苯乙烯对接触男工生殖内分泌的影响. 中国工业医学杂志，2000，13（3）：182-183.
8. 林向华，王绵珍，王治明，等. 职业性内分泌干扰物对职业人群的生殖危害. 工业卫生与职业病，2002，28（6）：373-374.
9. 邵华，师以康，程学美，等. 苯乙烯接触者尿中生物标志物的测定方法. 中华预防医学杂志，2006，40（2）：121-123.
10. 李斌，肖经纬，王海华，等. 苯乙烯对大鼠不同脑区多巴胺递质含量及单胺氧化酶活性的影响. 卫生研究，2006，35（4）：399-402.

11. Chamkhia N，Sakly M，Rhouma KB. Male reproductive impacts of styrene in rat. Toxicol Ind Health，2006，22（8）：349-355.

12. Morgan DL，Mahler JF，Dill JA，et al. Styrene inhalation toxicity studies in mice Ⅱ. Fundam Appli Toxicol，1993，21：317.

13. Morgan DL，Mahler JF，O'connot RW，et al. Styrene inhalation toxicity studies in mice. Fundam Appl Toxicol，1993，20（3）：325.

14. Sumner SCG，Evaluation of the metabolism and hepatotoxicity of styrene in F344 rats，B6C3F1 mice and CD-1 mice following single and repeated inhalation exposures. Chem Biol Interact，1997，106（10）：47.

15. Csanady GA，Kessler W，Hoffmann HD，et al. A toxicokinetic model for styrene and it's metabolitestyrene-7, 8-oxide in mouse, rat and human with special emphasis on the lung. Toxicol Lett，2003，144（2）：271-272.

16. Oner F，Mtmgan D，Numanoglu N，et al，Occupational Asthma in the Furniture Industry：Is R Due to Styrene？Clini Investigat，2004，71：336-341.

17. Santini F，Mantovani A，Cristaudo A，et al. Thyroid Function and Exposure to Styrene. Thyroid，2008，18，1063-1069.

18. Umemura T，Kurahashi N，Kondo T. Acute effects of styrene inhalation on the neuroendocrinological system of rats and the different effects in male and female rats. Arch Toxicol，2005，79：653-659.

19. Mutti A，Falzoi M，Romanelli A，et al. Regional alterations of brain catecholamines by styrene exposure in rabbits. Arch Toxicol，1984，55：173-177.

第六节　多氯联苯

多氯联苯（polychlorinated biphenyl，PCBs）是人工合成的多氯芳烃类物质，联苯分子中一部分氢或全部氢被氯取代后所形成的各种异构体有 209 种之多，我国习惯上按联苯上被氯取代的个数（不论其取代位置）将 PCBs 分为三氯联苯（PCB3）、四氯联苯（PCB4）、五氯联苯（PCB5）、六氯联苯（PCB6）等。它们的外观为流动的油状液体或白色结晶固体或非结晶性树脂。一般不溶于水，易溶于脂肪和多数有机溶剂。多氯联苯结构稳定，在自然条件下不易降解，具有良好的化学稳定性，PCBs 的半衰期在水中＞2 个月，在土壤和沉积物中＞6 个月，在人体和动物体内则为 1～10 年。因此，即使是 10 年前使用过的 PCBs，在许多地方依然能够发现残留物。

PCBs 广泛用作蓄电池、电容器和变压器的液压油、绝缘油、传热油和润滑油，以及用于合成树脂、涂料、油墨、绝缘材料、阻燃材料、增塑剂、墨水、无碳复印纸和杀虫剂的制造。因此，在生产、使用和贮运过程中有机会接触本品。另外，进入水源、空气和土壤环境中的 PCBs，可通过食物链和生物富集作用，造成农作物、奶牛、鱼及其他动植物体内 PCBs 含量升高，从而使人们在日常生活中也有机会接触本品。

PCBs 可经呼吸道、消化道和皮肤进入机体，PCBs 具有亲脂性，广泛分布于全身脂肪组织中。母体中的 PCBs 能通过胎盘屏障进入胎儿体内，而且胎儿肝和肾中的 PCBs 含量往往高于母体相同组织中的含量。美国曾广泛调查人体脂肪组织、血液和人乳中的 PCBs 含量。测定结果显示，人体的 PCBs 水平为 0.1～0.3mg/kg，主要来源于食用被 PCBs 污染的鱼类。人体的 PCBs 含量和污染地区的 PCBs 水平显著相关。食物中的 PCBs 主要由胃肠道吸收，在胃肠中不被破坏，吸收率可超过 90%。吸收的 PCBs 主要贮存在人体脂肪组织中，另一部分贮存在皮肤、肾上腺和主动脉中，血中的浓度最低。PCBs 的生物半衰期在雄鼠体内为 8 周，雌鼠为 12 周，在血液中的浓度下降最快而在脂肪组织中下降最慢。

PCBs 的生物转化有两条主要途径：一种是形成甲磺基多氯联苯，另一种是转化成羟基多氯联苯，其中以形成羟基化代谢产物为主。甲磺基多氯联苯能够贮存在脂肪组织中，并且倾向于分布在肝、肺和肾等器官中。羟基多氯联苯主要是借助细胞色素 P450（CYP450）酶系统，通过多氯联苯芳环上间、对位的氧化作用，包括氯原子的 NIH 转换（芳环在羟基化的过程中分子内氢原子位置的转换），或者直接加上羟基形成。一般情况下，取代氯原子多于 6 个和对位氯取代的同系物比较难羟基化，因而显示出较长的半衰期。间、对位非氯取代的同系物则易于形成羟基化产物。有些羟基多氯联苯在体内依然具有滞留性，能够长期存在于血液当中，而另一些羟基多氯联苯能够与葡糖醛酸或硫酸盐结合，从而进一步被机体代谢。与葡糖醛酸或硫酸盐的结合能够增加羟基多氯联苯的水溶性，使之便于通过胆汁排泄。具有 4-OH-3，5-Cl_2 分子结构的羟基多氯联苯异构体能够与血浆中的蛋白质结合或分布在脂肪组织中，因而可以在血液中长期存在。

PCBs 主要的排出途径是通过粪便，少量（<10%）通过肾由尿排出。通过胆汁到肠道经粪便排出也是一个重要的途径。然而，在肠道可通过肠-肝循环进入血液，造成 PCBs 长期蓄积在体内。PCBs 通过人奶排出的量相对较少。但乳牛对 PCBs 的主要排泄途径是通过牛奶，因此，母牛喂饲污染了 PCBs 的饲料将会产生污染的牛奶。

PCBs 急性毒性的大小因动物的种属、性别、染毒方式、PCBs 本身的化学结构，以及所含杂质不同有很大差异。总体而言，幼年动物比成年动物对 PCBs 更敏感，猪和羊对 PCBs 的敏感性低于狗，而绵羊对饲料中的 PCBs 无任何反应。给一组大鼠喂饲含 PCB5 为 1g/kg 的饲料，大鼠在喂饲的第 28～53 天之间死亡。喂饲含 PCB6 为 2g/kg 的饲料，大鼠死亡发生在第 12～26 天之间。病理解剖见到肝增大、脾缩小，以及进行性化学性肝卟啉症。给成年水貂喂饲含 PCBs 为 30mg/kg 的饲料（PCB3、PCB4、PCB6 各为 10mg/kg），结果 6 个月内死亡率为 100%。

多项体内、体外遗传毒性测试系统均表明，未见 PCBs 具有明显致突变和致染色体损伤作用。国外研究给斑鸠食用含 PCBs 10mg/kg 的饲料 3 个月，其胚胎的染色体畸变明显增加。动物实验显示，PCBs 对大鼠、小鼠都能产生致癌反应，主要诱发肝癌和胃肠肿瘤。小鼠致癌实验研究表明，184 只雌性小鼠摄入 100mg/kg PCBs，18 个月，26 只（14.1%）出现肝肿瘤；146 只（79.3%）发生肝的癌前病变损伤；而在对照组，78 只中只有 1 只（1.3%）出现肝肿瘤。

接触 PCBs 的工人罹患癌症的回顾性队列研究，以及环境暴露与癌症发生的病例对照研究提示，职业暴露 PCBs 与多个部位肿瘤相关，尤其是肝、胆道、肠、皮肤（黑色素瘤）。

国际癌症研究所（IARC）将 PCBs 归入 1 类，人类致癌物。

一、毒性表现

（一）动物实验资料

1. 对生殖内分泌系统影响　许多动物实验都观察到 PCBs 能使生殖功能受损，包括大鼠、小鼠、水貂和猴，水貂和猴特别敏感。妊娠期和哺乳期染毒 PCBs，大鼠和小鼠的雄性后代精子形态及精子的产生均受到影响。

雌性 ICR Swiss 小鼠喂饲 12.5mg/kg 多氯联苯（Aroclor 1254）90 天，受孕率下降约 30%。雌性 Wistar 大鼠经口给予 10mg/kg Aroclor 1254 4～6 周，大鼠发情周期延长，体重明显减轻，但排卵数无明显减少，交配后出现与染毒相关的孕期阴道出血、分娩延迟、产子数减少，子鼠断奶前成活率下降，雌性子鼠成年后第一次发情期延迟。

Hany 等（1999 年）对雌性 Long-Evans 大鼠从交配前 50 天到子鼠出生一直喂饲 4mg/kg Aroclor 1254，未出现明显的母体毒性，但雄性子鼠成年后的睾丸重量及血清睾酮水平明显降低。

Martinez 等（2005 年）用出生后 16 小时的雌性 Balb/c 小鼠皮下注射 PCB30 200μg/d，连续 5 天。结果显示，PCB30 染毒组小鼠成年后的宫颈癌的发生率达 43%。

SD 孕大鼠每天经口喂饲 0.1、1、2、4、6、8 和 16mg/kg PCBs，各染毒组大鼠的畸胎率分别为 0.9%、3.6%、4.3%、11.7%、36.9%、65.5% 和 60.6%，可见 PCBs 的经口喂饲量与大鼠的畸胎率之间有明显的量效关系。雌鼠长期喂饲含 PCBs 的饲料可引起血液中雌二醇（E_2）水平下降，并出现发情周期延长，交配成功率降低等。

Colciago 等（2006 年）在 F344 大鼠孕 15～19 天经口灌胃给予 25mg/kg Aroclor 1254。结果表明，胎鼠发育阶段暴露于 Aroclor 1254 可影响雌性子鼠成年后的性行为，并使雄激素受体的表达下降，雄性子鼠成年后的睾酮水平下降。

给每组 20 只 Sherman 大鼠分别喂饲 Aroclor 1254　0、0.06、

0.32、1.5、7.6mg/kg，二代繁殖实验结果发现，7.6mg/kg 染毒组的 F1a 大鼠每窝产子数明显减少（比对照组减少 14%），1.5mg/kg 染毒组的 F1b、F2a 和 F2b 的产子数减少 15%～72%。

给雌性水貂喂饲含 Aroclor 1254 10mg/kg 饲料 4 个月，发现母体体重增长迟缓，并与剂量有关。喂饲 Aroclor 1254 5mg/kg 9 个月后，雌性水貂不能生育后代。雌性水貂经口给予 0.4mg/kg Aroclor 1254 39 周。结果表明，7 只水貂只有 2 只产子（1 只成活，1 只死亡）。

Kihlstrom 等发现，雌性水貂从孕前 5 周至分娩后 5 天经口给予 1.3mg/kg Aroclor 1254，可使流产率上升，存活的子代体重降低 48%。

对雌性恒河猴（Rhesus）给予相对低剂量的 PCBs（2.5～5.0mg/kg）也可影响受孕，即使成功受孕，所生幼猴的体重也相对较轻。分析显示，幼猴脂肪组织的 PCBs 含量接近 25mg/kg。

8 只雌性恒河猴交配前 7 个月至整个孕期喂饲含 0.1 和 0.2mg/kg Aroclor 1248 的饲料。结果表明，0.1mg/kg 剂量染毒组的子代雌性猴经期延长 5～7 天，0.2mg/kg 剂量染毒组的子代雌性猴受孕率下降。另一组研究表明，每组 16 只雌性恒河猴经口吞咽含 0、0.005、0.02、0.04 和 0.08mg/kg 的 PCBs 胶囊 72 个月，交配后受孕成功率分别为 11/16、10/16、4/15、6/14 和 5/15，胎猴死亡率明显升高（$P=0.04$）。

刚断奶的 F344 雄性大鼠经口给予 25mg/kg Aroclor 1254 15 周，大鼠精囊和附睾重量明显减轻，附睾精子数明显减少，但低剂量（0.1～10mg/kg）染毒组未出现明显改变。

Hsu 等（2007 年）报道，孕 15 天 Sprague-Dawley 大鼠经口一次给予 1 或 10mg/kg PCB132，子代雄性大鼠出生后 84 天处死，分别进行附睾精子计数，测定精子活力和速度。结果表明，附睾尾重量减轻，精子数量和活力显著下降。PCB 染毒组子代雄性大鼠精子的活性氧（ROS）显著升高，精子穿透卵母细胞率降低明显且与剂量相关，提示睾丸是 PCBs 作用的重要靶器官之一。

成年 Wistar 大鼠腹腔注射 2mg/kg Aroclor 1254，连续 30 天后，

大鼠血清中睾酮含量和雌二醇水平下降。

4 只恒河猴（Rhesus）喂饲 0.1mg/kg Aroclor 1254 17 个月，其中 1 只出现交配功能减退，睾丸活检显示，生精小管内无成熟精子。

2. 对甲状腺的影响　　Hood 等（1999 年）对体重 200～250g 雄性 Sprague-Dawley 大鼠喂饲含 Aroclor 1254 的饲料 7 天，浓度分别为 25、50、100 和 200ppm。与对照组比较，25ppm 剂量染毒组 [2.3mg/（kg·d）] 血清总甲状腺素（TT4）和游离甲状腺素（FT4）降低，差异有统计学意义（$P < 0.05$）；50ppm 染毒剂量组 [4.6mg/（kg·d）] 血清 TT3 水平降低，差异有统计学意义（$P < 0.05$），但 FT3 水平差异无统计学意义（$P > 0.05$）；染毒剂量达 200ppm [18mg/（kg·d）] 对血清促甲状腺激素（TSH）或甲状腺结构无明显影响。

Collins 等（1977 年）对 8 周龄雄性 Osborne-Mendal 大鼠喂饲含 5、50 和 500ppm [约 0.44、4.4 和 44mg/（kg·d）] Aroclor 1254 的饲料 4 周，5ppm 剂量染毒组大鼠甲状腺出现滤泡细胞空泡化等超微结构改变；50ppm 剂量染毒组大鼠甲状腺光镜下出现显著改变，包括滤泡细胞扩张、微绒毛、线粒体空泡化等，50ppm 剂量染毒组大鼠血清 TT4 浓度降低 42%；500ppm 剂量染毒组大鼠的 TT3 和 TT4 分别下降 79 和 13%。

Tryphonas 等（1986 年）将 8 只野生雌性恒河猴随机分为 2 组，每组 4 只，染毒组每天经口喂饲含 Aroclor 1254 的玉米油-果汁明胶乳化液，剂量为 280μg/kg，每周 5 天 [相当于 200μg/（kg·d）]，连续 28 个月。病理组织学检查结果发现，甲状腺肿大和甲状腺滤泡上皮溶酶体增加。然而按同样的染毒条件，食蟹猴连续 12 个月喂饲含 Aroclor 1254 的饲料，浓度为 200μg/（kg·d），未出现甲状腺病理学组织学改变。

Collins 等（1980 年）将 45 只 Osborne-Mendel 雌性大鼠随机分为 3 组，每组 15 只，在确认怀孕后至哺乳期结束（子鼠出生后第 21 天），分别喂饲含 0、50 和 500ppm Aroclor 1254 的饲料。结果发现，出生后 0、7、14 和 21 天子鼠的血清 TT4 和 TT3 水平降低。病理组织学超微结构检查显示：粗面内质网和线粒体空泡化的甲状腺滤泡细胞明显增多。

Morse 等（1996 年）报道，Sprague-Dawley 大鼠在孕后第10～16 天经口灌胃给予 5、25mg/（kg·d）Aroclor 1254。结果显示，母鼠血浆 TT3 和出生后 5 天的子鼠血浆 TT4 和 FT4 水平均降低，与对照组相比，差异有统计学意义（$P < 0.01$），然而血浆 TSH 浓度水平没有改变。

与 Aroclor 1254 所致的血清甲状腺激素水平下降相反。Casey 等（1999 年）报道，Sprague-Dawley 大鼠喂饲含 Aroclor 1242 饲料［剂量为 32μg/（kg·d）］或吸入 900ng/m^3 的 Aroclor 1242 气溶胶 30 天。结果发现，两种染毒方法（喂饲和吸入）的染毒组大鼠血清 TT3、TT4 水平均升高，与对照组相比，差异有统计学意义（$P < 0.05$）。吸入气溶胶的大鼠甲状腺病理组织学改变主要是滤泡胶体密度降低，滤泡细胞胞质空泡化和滤泡细胞胞核囊泡化，认为是典型的 TSH 刺激腺体的表现。

Kilic 等（2005 年）报道，成年雌性 Wistar 大鼠（体重 200～220g）随机分为 3 组，每组 8 只。染毒组分别皮下注射 Aroclor 1221 和 Aroclor 1254，隔日一次，连续 6 周，剂量均为 10mg/kg。结果显示，Aroclor 1221 和 Aroclor 1254 染毒组大鼠血清 TT4 水平均增加，而 Aroclor 1254 染毒组血清 FT4 水平增加，与对照组相比，差异有统计学意义（$P < 0.01$）。相反，Aroclor 1221 染毒组 FT4 水平未升高。与此相反，Aroclor 1221 染毒组 FT3 水平升高，与对照组相比，差异有统计学意义（$P < 0.05$），但 Aroclor 1254 染毒组 FT3 水平未升高。值得注意的是，无论是 Aroclor 1221 还是 Aroclor 1254 均引起明显的病理改变，如甲状腺中出现许多小毛囊（microfollicles），类似于甲状腺功能亢进所致的变化。

3. 对肾上腺的影响　Sanders 等（1974 年）对白脚小鼠（Peromyscus leucopus）喂饲含 Aroclor 1254 的饲料 2 周，剂量为 8.1mg/（kg·d）染毒组的小鼠血清皮质酮水平明显升高，差异有统计学意义（$P < 0.05$）；染毒组剂量为 130mg/（kg·d）时，小鼠肾上腺重

量增加。

Rao 等（1974 年）报道，雄性 Wistar 大鼠喂饲含 Aroclor 1260 饲料 120 天，剂量为 7.1mg/（kg·d），大鼠肾上腺出现退行性改变。大鼠分别喂饲 15mg/（kg·d）的 Aroclor 1248（Kato 等，1982 年）20 天，35mg/（kg·d）的 Aroclor 1221（Wassermann 等，1973 年）10 周和 0.1mg/（kg·d）的 Aroclor 1254（Miller 等，1993 年）15 周，血清皮质酮水平明显升高。然而，大鼠喂饲 0.05～2.5mg/（kg·d）的 Aroclor 1242 或 1221 的饲料 5 个月，血清肾上腺皮质激素脱氢表雄酮（DHEA）和硫酸脱氢表雄酮（DHEAS）水平明显降低（Byrne 等，1988 年）。

（二）流行病学资料

PCBs 的暴露与女性经期紊乱和男性生殖功能损害有关，随着暴露剂量的增加，可导致晚期流产。

Mol 等（2002 年）对出生时脐血检测含有 PCBs 的男婴进行流行病学队列研究，对接触组 14 岁时进行随访，体检结果显示，睾丸发育异常者高达 10.2%，主要的异常是隐睾症。

在中国台湾地区对 1979 年怀孕期间食用受 PCBs 污染油的母亲所生的男婴进行了队列研究。1998 年随访的检测结果显示，这些男婴成年后异常形态的精子增多，精子活力和精子穿透田鼠卵子的能力降低。

Rozati 等（2002 年）调查发现，在原因不明的不育男性的精液中检测到 PCBs 存在，其射精量、精子总数、精子活力和正常形态精子数均低于对照组，且精子总数与精液中 PCBs 浓度成反比，认为 PCBs 可能是导致原因不明的不育男性精子质量恶化的原因之一。

Bush 等（1986 年）对不育男性的精液中 74 种 PCBs 同系物进行分析，发现 PCBs 的 3 种同系物 PCB 118、PCB137 和 PCB 153 与精子活力下降有关。

1979 年，中国台湾地区生产米糠油时因管道渗漏造成多氯联苯渗入米糠油中，导致食用被污染米糠油的人发生严重的中毒和死亡事件，PCBs 中毒人数达 2000 多人，被称为"台湾油病"事件。到 1993—1994 年，尚有 596 名 PCBs 中毒的女性存活，年龄为 30～59

岁，研究人员找到了其中 368 人，访问到 356 人的生殖情况。以这些
受害女性的同性邻居为对照，确定了 329 人，访问到 316 人的生殖情
况。调查结果显示，接触组月经周期异常者为 16%，对照组为 8%；
1979 年以后，接触组胎儿死产率为 4.2%，对照组为 1.7%；接触组
的后代童年死亡占 10.2%，对照组为 6.1%；接触组因健康问题而影
响生育占 7%，对照组为 2%。这些数据提示，PCBs 的高暴露将影响
女性的生殖和内分泌功能。由于 PCBs 能通过胎盘屏障而引起胎儿中
毒，故中毒的母亲所生新生儿可患 "胎儿多氯联苯综合征"，表现为
体重较轻、皮肤黏膜色素沉着、齿龈增生、面部水肿、眼球突出、骨
质异常钙化。因此，"台湾油病" 事件中被称为患 "油症" 的母亲所
生下的婴儿比正常婴儿小，也具有特有的 "胎儿多氯联苯综合征"，
出生时皮肤有深棕色色素沉着，全身黏膜黑色素沉着，数月后消失。
同时发现 4 名婴儿的颅骨出现点状或散在的骨化、眼睑部水肿，伴有
突眼症，但无任何致畸表现的证据。

　　Mendola 等（1997 年）对 2223 名预期 3 年内怀孕的女性（平均
年龄 31.2 岁）的月经周期进行了调查，经统计学分析发现，若她们
每月每餐食用超过 1 条受 PCBs 污染的鱼类，则致使其平均月经周期
缩短 1 天多（-1.11 天，$95\% CI：-1.87 \sim -0.35$）。另有研究发
现，女性受孕能力下降可能与食用大量被 PCBs 污染的鱼类有关。女
性体内 PCBs 的浓度与流产、早产的发生概率呈正相关。

　　Gerhard 等（1998 年）检查了 89 名具有流产史的妇女，结果发
现有 3 次或 3 次以上流产史妇女的血液中 PCBs 水平更高。

　　近年来，许多工业化学品，包括 PCBs 在内，其内分泌活性对人
类和野生动物具有广泛的影响。有证据表明，这些环境持久性有机化
学物可以改变甲状腺激素系统功能。有关 PCBs 暴露和甲状腺激素水
平之间的关系，科学家进行了大量的儿童和成人的流行病学研究。结
果表明，PCBs 可以诱导甲状腺毒性，导致各种甲状腺激素水平的变
化。不同的 Aroclor 混合物和 PCBs 同系物所致的结果不同，与暴露
环境、年龄以及暴露时间有关。研究发现，PCBs 生产工人及生产厂
附近的居民甲状腺体积增大。中国台湾地区的 "油症" 队列研究表

明，甲状腺肿的比值比升高。

Emmett 等（1988 年）对一组 55 名变压器维修工人与其他工人（对照组）的比较研究表明，尽管两组人群的甲状腺激素水平在正常范围内，但是变压器维修工人的总甲状腺素（TT4）、游离甲状腺素（FT4）水平下降约 10%，变压器维修工人主要接触的 Aroclor 1260 含量在 $0.00001\sim0.012mg/m^3$。接触的平均时间约为 4 年。

Langer 等（1988 年）对斯洛伐克某 PCBs 生产工厂的 238 名雇员作为接触组进行了研究，超声波检查结果表明，接触组与对照组比较，甲状腺体积明显增大（18.85ml vs 13.47ml，$P<0.001$）。接触组的甲状腺过氧化物酶抗体（TPOAb）、甲状腺球蛋白抗体（TG-Ab）、促甲状腺激素受体抗体（TSHRAb）水平比对照组升高，差异均有统计学意义（$P<0.05$），但是血清总甲状腺素（TT4）、促甲状腺激素（TSH）和甲状腺球蛋白（TGB）浓度与对照组比较，差异均无统计学意义。Langer 等还报道，对斯洛伐克 454 名居住在一家生产 PCBs 工厂附近的青少年作为接触组和 956 名生活在"污染较少的地区"青少年作为对照组，进行甲状腺体积的测量。结果表明，接触组的甲状腺体积增大，与对照组比较，差异有统计学意义（9.37±0.17ml vs 8.07±0.10ml，$P<0.001$）。但是血清 TSH 和 TPO-Ab 浓度没有统计学意义。尽管甲状腺体积增大，有可能是两组人群碘摄入量的差异造成，但是研究人员表示，斯洛伐克人的碘摄入量是足量的，而且两组人群尿碘浓度非常相似，因而认为甲状腺体积增大与接触 PCBs 有关。

Osius 等（1999 年）调查了居住在有毒废物焚化炉附近的 671 名儿童（年龄为 7～10 岁），并对他们血液中各种 PCB 同系物的浓度与血清中促甲状腺激素（TSH），游离甲状腺素（FT4）和游离三碘甲状腺原氨酸（FT3）的浓度之间的关系进行了研究。结果发现，血液内 PCB 118 的浓度与 TSH 浓度呈正相关（男孩 $r=7.74$，女孩 $r=6.09$，总 $r=7.13$，$P=0.039$）；而女孩血液内 PCB 183（$r=-0.29$）、PCB 170（$r=-4.31$）、PCB 138（$r=-1.95$）、PCB 153（$r=-1.52$）、PCB 180（$r=-2.71$）、PCB 187（$r=-0.41$）的浓度与其 FT3 浓度呈负相关，差异均有统计学意义（$P<0.05$）。相类似，男孩血液内 PCB 183（$r=-0.19$）、PCB 170（$r=-0.88$）、PCB 138（$r=-0.48$）、PCB 153（$r=-0.28$）、PCB 180（$r=-0.50$）、PCB 187（$r=-0.20$）的浓度与其 FT3 浓度呈负相关，但差异均无统计学意义（$P>0.05$）。

二、毒性机制

PCBs 对内分泌系统的影响多种多样，如激素、代谢酶、载体蛋白、受体、内分泌腺和反馈调节系统。PCBs 具有多种的氯化形式，也有多种体内代谢产物。单个 PCB 同类物、PCB 商品混合物，以及 PCB 的代谢产物都具有内分泌干扰活性，可从激素的合成、转运、结合、代谢和反馈调节等多层面干扰雌/雄激素分泌系统、甲状腺激素分泌系统等多个内分泌系统的功能。有的 PCBs 混合物的性质类似于四氯代二苯并对二噁英（TCDD），其作用通过芳香烃受体（aryl hydrocarbon receptor，AhR）依赖机制介导；有的异构体通过与其他（如雌激素或雄激素受体）结合作用，与 AhR 无关。而有的异构体既可通过 AhR 依赖的机制，也可通过其他受体机制起作用。

近年国外的研究表明，AhR 是一种以芳香烃类化合物为配体的转录因子，参与基因调控。许多疏水性芳香烃类环境化学物均是 AhR 的配体，如 TCDD 和部分 PCBs。AhR 定位于胞质中，当有配体存在时，配体与其结合，配体受体复合物从胞质转移至细胞核内，在核内原结合于受体上的热休克蛋白 90（HSP90）从受体上解离下来，结合了配体的 AhR 与芳香烃受体核转运体（aryl hydrocarbon receptor nuclear translocator，ARNT）结合发生构象改变，形成异源二聚体。这种异源二聚体复合物和 DNA 上特异性的序列——芳香烃反应元件（aromatic hydrocarbon response elements，AHRE）结合，激活下游靶基因转录。激活的基因在哺乳动物细胞表达，这是芳香烃受体介导芳香烃化合物产生多种生物效应的分子机制。据推测，共面的 PCBs 绑定到靶细胞的细胞质 AhR，然后诱导细胞核基因表达的变化。PCBs 具有诱导Ⅰ相酶（如肝细胞色素 P450 酶）和Ⅱ相酶［如尿苷二磷酸葡萄糖醛酸转移酶（UDPGT）和谷胱甘肽-S-转移酶（GST）］

的作用。有些结构性质类似 TCDD 的 PCBs 与 AhR 结合，可诱导细胞色素 P450 氧化酶系中的某些酶，通过该途径 PCBs 达到干扰体内类固醇激素分泌，破坏体内正常的激素平衡。动物实验结果表明：Aroclor1254 可作用于睾丸间质细胞，抑制类固醇合成酶和抗氧化系统的基因表达，从而抑制睾酮的直接产生。

研究认为：PCBs 进入体内，经过生物转化形成甲磺基多氯联苯和羟基多氯联苯，其中以形成羟基化代谢产物为主。羟基多氯联苯在结构上与雌激素类似，因而它在生物机体内能够模拟雌激素的功能，干扰内分泌系统，产生类雌激素效应和抗雄激素效应。一些研究已经发现羟基多氯联苯能够与雌激素受体结合，羟基多氯联苯-雌激素受体复合物能够进入细胞核，与 DNA 上的雌激素受体相应片段结合，从而产生对雌激素影响。羟基多氯联苯与雌激素受体的结合能力比相应的多氯联苯高 25~650 倍，因而 PCBs 暴露引起的雌激素效应可能主要是来自于羟基多氯联苯的作用。

PCBs 可以通过多种不同的机制，干扰甲状腺激素的产生和分布：

（1）刺激和干扰甲状腺滤泡胶体（follicular colloid）处理过程，影响甲状腺激素的分泌作用。

（2）降低血清甲状腺素（T4）和三碘甲状腺原氨酸（T3）水平。

（3）增加 T4 和 T3 从体内排出的速率。

（4）通过增加肝的甲状腺素-尿苷二磷酸葡萄糖醛酸转移酶（T4-UDPGT）的活性，增加 T4 和 T3 的消除。

（5）降低肝碘化甲（状）腺氨酸磺基转移酶的活性，影响碘甲状腺氨酸的代谢和消除。

（6）通过降低甲（状）腺氨酸脱碘酶的活性，干扰 T3 的产生量。

（7）减少 T4 与运输蛋白——转甲状腺素蛋白的结合，从而抑制甲状腺激素输送到靶组织。

（吕中明　王民生　常元勋）

主要参考文献

1. 刘宁，沈明浩. 食品毒理学. 北京：中国轻工业出版社，2005：266-268.

2. 杨方星，徐盈. 多氯联苯的羟基化代谢产物及其内分泌干扰机制. 化学进展，2005；17（4）：740-748.

3. 江泉观，纪云晶，常元勋. 环境化学毒物防治手册. 北京：化学工业出版社，2004：690-696.

4. 姚永革，詹平. 多氯联苯对生殖系统影响的研究进展. 预防医学情报杂志，2004，20（2）：129-131.

5. 周景明，秦占芬，丛琳，等. 多氯联苯内分泌干扰作用及机理研究进展，科学通报，2004，49（1）：34-39.

6. 时国庆，李栋，卢晓坤，等. 环境内分泌干扰物质的健康影响与作用机制. 环境化学，2011，30（1）：211-223.

7. ATSDR. Toxicolgical Profile for Polychlorinated Biphenyls（PCBs）. 2000.

8. Hsu PC, Pan MH, Li LA, et al. Exposure in utero to 2, 2′, 3, 3′, 4, 6′-hexachlorobiphenyl（PCB 132）impairs sperm function and alters testicular apoptosis-related gene expression in rat offspring. Toxicol Appl Pharmacol, 2007, 221（1）：68-75.

9. Murugesan P, Balaganesh M, Balasubramanian K, et al. Effects of polychlorinated biphenyl（Aroclor 1254）on steroidogenesis and antioxidant system in cultured adult rat Leydig cells. J Endocrinol, 2007, 192（2）：325-338.

10. Colciago A, Negri-Cesi P, Pravettoni A, et al. Prenatal Aroclor 1254 exposure and brain sexual differentiation：effect on the expression of testosterone metabolizing enzymes and androgen receptors in the hypothalamus of male and female rats. Reprod Toxicol, 2006, 22（4）：738-745.

11. Martinez JM, Stephens LC, Jones LA. Long-term effects of neonatal exposure to hydroxylated polychlorinated biphenyls in the BALB/cCrgl mouse. Environ Health Perspect, 2005, 113（8）：1022-1026.

12. Murugesan P, Kanagaraj P, Yuvaraj S, et al. The inhibitory effects of polychlorinated biphenyl Aroclor 1254 on Leydig cell LH receptors, steroidogenic enzymes and antioxidant enzymes in adult rats. Reprod Toxicol, 2005, 20（1）：117-126.

13. Kilic N, Sandal S, Kolacoglu N, et al. Endocrine disruptive effects of polychlorinated biphenyls on the thyroid gland in female rats. Tohuko J Epx Med,

2005, 206: 327-332.

14. Parham F, Wise A, Axelrad DA, et al. Adverse effects in risk assessment: Modeling polychlorinated biphenyls and thyroid hormone disruption outcomes in animals and humans. Environ Res, 2012, 116: 74-84.

15. Tryphonas L, Arnold DL, Zawidzka Z, et al. A pilot study in adult rhesus monkeys (M. mulatta) treated with Aroclor 1254 for two years. Toxicol Pathol, 1986, 14 (1): 1-10.

16. Osius N, Karmaus W, Kruse H, et al. Exposure to polychlorinated biphenyls and levels of thyroid hormones. Environ Health Perspect, 1999, 107 (10): 843-849.

17. http://monographs. iarc. fr/ENG/Classification/ClassificationsCASOrder. pdf.

第十二章

硫、氟及其化合物

第一节　二硫化碳

一、概述

二硫化碳（carbon disulfide，CS_2）为无色有芳香带甜味的流动性液体，是一种有机溶剂和化工原料，工业品为黄色有烂萝卜气味的液体。沸点为46.3℃，常温下易挥发，能溶解脂肪和脂质，能与空气形成易爆混合物。广泛用于黏胶纤维生产、玻璃纸制造业以及油脂提取、橡胶促进剂及四氯化碳、有机溶剂的生产过程中。此外在橡胶硫化、谷物熏蒸、胶体和石蜡溶解，以及用作溶剂提取油脂时都可能与人接触。工业品的二硫化碳是一种有刺激性气味的液体，在常温下极易挥发，工作中的操作不当也可引起急性中毒，而长期接触二硫化碳对神经系统、心血管系统、消化及免疫系统均有毒害作用。

在职业条件下，CS_2主要经呼吸道吸收。此外亦可经皮肤吸收，意外口服可经消化道吸收。吸收的CS_2 10%～30%以原形由呼气中排出，由尿中排泄的不足1%。体内70%～90%的CS_2经生物转化为代谢产物由尿中排出，其中以2-硫代噻唑烷-4-羧酸（TTCA）为主要代谢产物。

小鼠吸入CS_2的LC_{50}为28.379mg/m³，大鼠经口LD_{50}为3188mg/kg，兔经静脉注射0.15mg/kg可致死亡。狗经静脉注射0.1mg/kg，即刻痉挛、喘息、转入浅麻醉。

用NIH成年雌性小鼠进行CS_2静式吸入染毒15天（2h/d），染毒浓度分别为高剂量1029mg/m³、中剂量651mg/m³和低剂量199mg/m³。结果显示，染毒结束后，小鼠骨髓嗜多染红细胞微核率分别为5.1‰、4.2‰、3.0‰，高、中剂量组与对照组比较，差异均有统计学意义（$P < 0.05$）。

曹雪枫等（2002 年）对 117 名 CS_2 作业人员的视力、角膜知觉进行检测，发现其中视力减退者眼底检查均有不同程度的视神经、视乳头、视网膜损伤。另有报道，20 世纪 60 年代，某化纤厂 CS_2 作业人员多发眼底病。其中球后视神经炎发病率为 48.5%，中心性视网膜炎为 42.5%，两者同时发生为 8.5%，视神经萎缩为 0.5%。CS_2接触者大多数视觉系统的改变在接触 $100 \sim 300 mg/m^3$ 以上的 CS_2 多年后发生。

通过回顾性队列研究证实，CS_2 接触者中冠心病死亡率增高。而现场流行病学调查发现，长期低浓度 CS_2 接触者中心脏缺血性改变、冠心病、心肌梗死发生率明显增高。

毕勇毅等（1999 年）对某化纤厂 CS_2 作业工人的尿二硫代噻唑烷-4-羧酸（TTCA）和反映肾小管、肾小球功能损伤的指标（β_2-微球蛋白、白蛋白和免疫球蛋白）进行测定。结果发现，接触 CS_2 工龄 >5 年、班末尿 TTCA 浓度为（1.46 ± 0.98）mmol/molCr 的接触工人，β_2-微球蛋白、白蛋白水平升高，与对照组相比，差异有统计学意义。接触 $CS_2 < 10$ 年的黏胶纤维生产工人肾炎和肾病的发病率为对照组的 7.6 倍。

二、毒性表现

（一）动物实验资料

1. 对雄性动物生殖功能的影响

马纪英等（2012 年）用 SD 雄性大鼠 36 只随机分为 6 组，以 0、50、250、1250mg/m³ 浓度 CS_2 静式吸入染毒，共 10 周。染毒结束后，测定血清、下丘脑、垂体、睾丸中一氧化氮合酶（NOS）活性及一氧化氮（NO）含量，采用放射免疫法检测血清促性腺释放激素（GnRH）、卵泡刺激素（FSH）、间质细胞刺激素（ICSH）、睾酮（T）的含量。结果显示：（1）随着 CS_2 染毒剂量的增加，大鼠血清、下丘脑、垂体、睾丸中 NOS 与诱导型一氧化氮合酶（iNOS）活性、NO 含量与对照组相比较均有不同程度的降低和减少。（2）随着 CS_2

染毒剂量的增加，血清中 GnRH、ICSH 的含量均有所下降，FSH 含量随着染毒剂量的增加而增加，T 有先升高后降低的趋势。结论：CS_2 染毒对大鼠体内 NO 含量有一定影响。

蔡世雄等（1991 年）以 10、100mg/m³ CS_2 对雄性小鼠吸入染毒 5 周。结果显示，精子畸形率显著升高，睾丸初级精母细胞常染色体畸形（易位、断裂）率和性染色体异常率均高于对照组。

Zenick（1984 年）曾报道，雄性大鼠吸入 600mg/m³ CS_2，每天 5 小时，每周 5 天，共 10 周。自吸入第 7 周，精子数量减少，但形态及活动都影响不明显。

2. 对雌性动物生殖功能的影响

将动情周期正常的 Wistar 雌性大鼠置于含 5～10mg/m³ CS_2 的生产环境中染毒 98 天时，动情周期延长。病理检查未见卵巢异常改变。

李煌元等（2001 年）用高（400mg/kg）和低（100mg/kg）两个剂量的 CS_2（溶剂为橄榄油）给予雌性 SD 大鼠（170～220g）腹腔注射，每日一次，连续 14 天，另设对照组。检测血中 LH、FSH、黄体酮（P）、雌二醇（E_2）的含量。结果显示，LH 含量呈增高趋势，且高、低剂量染毒组与对照组比较，差异有统计学意义（$P<0.01$）。其余指标虽有增高趋势，但差异无统计学意义（$P>0.05$）。通过连续观察大鼠动情周期，发现低剂量组大鼠染毒 10 天后出现动情周期延长、动情期缩短。染毒 20 天后部分大鼠出现动情期消失。高剂量组动情周期改变发生率更高。

（二）流行病学资料

1. 对男性生殖功能的影响

Wagar 等（1983 年）对芬兰 69 名接触 CS_2 及 22 名不接触 CS_2 的男工进行调查发现，接触组（接触 1～36 年）的男工血清 FSH 水平明显高于对照组，性激素结合球蛋白（SHBG）水平明显低于对照组。24～31 岁接触组男工血清 ICSH 水平明显高于同年龄对照组，<39 岁已接触 CS_2 1～9 年的工人血清 SHBG、游离睾酮指数、FSH 及 ICSH 的水平与对照组相比，差异有统计学意义（$P<0.05$）。而同一年龄组中那些接触 CS_2 >10 年的工人，只有血清 FSH 水平与对照组比较，差异有统计学意义（$P<0.05$）。$\geqslant 40$ 岁接触 $CS_2 > 10$ 年的，只有血清 FSH 和 ICSH 水平高于对照组。作者指出，虽然这些接触组工人似乎未出现任何明显的临床并发症，但从与对照组的某些差异也可说明 CS_2 浓度低于现行芬兰阈限值（$30mg/m^3$）时，还是有可能影响下丘脑-垂体-性腺轴的激素平衡。

邓丽霞等（1998 年）以 18 名长期接触 CS_2 浓度为（32.60 ± 5.14）mg/m^3 的男性作业工人作为接触者，选择不接触 CS_2 的工人 11 名作为对照组，进行血清睾酮（T）、FSH、ICSH 测定。结果显示，长期接触 CS_2 浓度在 $21.90\sim41.51mg/m^3$ 的情况下，接触工人血清 T 水平低于对照组，差异有统计学意义（$P<0.05$）；血清 FSH 和 ICSH 水平高于对照组，差异有统计学意义（$P<0.01$）。作者认为，在较高浓度 CS_2 作用下，接触工人血清 T 浓度的下降是由于 CS_2 和（或）其代谢产物损伤睾丸间质细胞，影响其内分泌功能所致。

汪春红等（1999 年）以多功能气体红外监测仪定点连续监测车间 CS_2 浓度为（$6.01\sim25.30$）mg/m^3，平均（14.40 ± 4.62）mg/m^3；同时应用放射免疫法测定平均接触工龄为 10.4 年的男性工人血清性激素水平。结果显示，接触者血清 FSH 水平（10.94 ± 7.53）IU/L，明显高于对照组（7.50 ± 5.07）IU/L，差异有统计学意义（$P<0.01$）；催乳素（PRL）水平（5.72 ± 4.18）ng/L，低于对照组（6.89 ± 4.62）ng/L，差异有统计学意义（$P<0.01$）。血清 ICSH 随暴露工龄延长含量明显下降。PRL 是由腺垂体催乳素分泌细胞合成和分泌的，血清 PRL 下降表明垂体功能受到影响。

王燕等（2002 年）对接触 CS_2 平均浓度为 $14.46mg/m^3$、工龄为 $8\sim13$ 年的 50 名男工和 50 名非接触组男工，用放射免疫法测定性激素水平。结果显示，接触组血清 FSH 水平（10.94 ± 7.35）IU/L，明显高于对照组（7.50 ± 5.07）IU/L；血清 PRL 水平（5.72 ± 4.18）ng/L，显著低于对照组（6.89 ± 4.62）ng/L，差异均有统计学意义（$P<0.01$）；血清 ICSH 和 T 水平两组间差异均无统计学意义，说明 CS_2 对接触男工性激素分泌功能已造成一定的损伤。长期接触浓度为 $14.46mg/m^3$ 的 CS_2 的男工血清 FSH 水平显著高于对照

组（$P<0.05$），PRL 水平极显著低于对照组（$P<0.01$），与 Wagar 等（1983 年）研究结果一致。说明本研究条件下 CS_2 虽未引起接触者性功能改变及临床并发症，但可影响接触男工的性激素分泌，干扰下丘脑-垂体-性腺轴的正常生理功能。

Lancranjan 报道（1969 年），对人造丝厂接触 CS_2 浓度为 $40\sim 80mg/m^3$ 的 33 名男工与不接触 CS_2 的 31 名男工进行了调查，发现接触 CS_2 男工中 78% 出现性功能障碍，表现为性欲减退。精液检查发现，精子数量减少，畸形率增高。尿中 17-酮类固醇含量下降，表明睾酮代谢障碍。睾丸组织活体检查证实，睾丸间质细胞受损，生精细胞成熟度下降。

蔡世雄等（1991 年）对 4 个地区人造丝厂中妻子曾经妊娠的 CS_2 作业男工 911 人进行了调查，与不接触 CS_2 的妻子曾妊娠的 746 名男工对照比较，发现 CS_2 作业男工妻子的 1590 次妊娠中，自然流产率为 5.97%，对照工人妻子的 1448 次妊娠中，自然流产率为 3.8%。相对危险度（RR）$=1.57$（95% CI：$1.14\sim 2.16$，$P<0.05$）。CS_2 作业男工妻子所生子代先天缺陷发生率 20.8‰，对照组为 5.8‰。RR$=3.61$（95% CI：$1.76\sim 7.41$，$P<0.05$）。先天缺陷以腹腔缺陷（腹股沟疝和脐疝）、中枢神经系统缺陷（无脑儿、脊柱裂和大脑发育不全）和先天性心脏病多见，发生率均高于对照组。对其中 100 名接触 CS_2 浓度平均为 $35mg/m^3$，接触 CS_2 工龄 3 年以上的男工，与 60 名对照男工进行精液检查。结果表明，精子数目 $<60\times 10^6/ml$ 者，分别为 37.0% 和 21.7%（$P<0.05$）；精子异常率 25% 者，分别为 64.0% 和 28.3%（$P<0.01$）。又对其中 38 名纺丝男工性功能进行调查。结果显示，患有性功能障碍者 18 人，占 47%。而不接触 CS_2 的对照组男工 39 人中，患性功能障碍者仅 3 人，占 7.7%（$P<0.01$）。性功能障碍表现为性欲减退、性生活次数减少、勃起不良、性高潮减退等。

2. 对女性生殖功能的影响

（1）对月经的影响：CS_2 导致作业女工月经不调较多见。临床表现为月经周期异常，周期延长、缩短或周期紊乱不规则；痛经；经期延长及血量过多。也有少数人表现为月经过少。其中以月经过多综合征较为多见，表现为经量过多、经期延长、周期缩短（见表 12-1）。

表 12-1 二硫化碳作业女工月经异常表现

报告者	月经异常率%	月经异常表现			作业场所空气中 CS_2 浓度 (mg/m^3)
		周期异常	月经过多	痛经	
БасщЪеВа (1973)	36.4	+	+	+++	约 20
保毓书 (1975)	41.6	+++	+	+	29~70
АгапжаноВа (1978)	30.3	+++	+		约 10
周少英 (1988)	35.9	+			1.7~14.8
郑青 (1989)	55.6	+++	++	+	6.7~32.0

注：+患病率<15%；++患病率15%~30%；+++患病率>30%

（2）对妊娠的影响：王志萍（1999 年）报道，CS_2 作业女工受孕时间延迟，早早孕丢失率 48.7%，明显高于对照组 26.3%，差异具有统计学意义（$P<0.01$），但未见影响不孕。

CS_2 对作业女工自然流产是否有影响，尚无统一结论。

（3）对胚胎及胎儿发育的影响：对 1 名于分娩当日仍在上班的产妇胎儿血中检出 CS_2 含量为 $5\mu g/dl$，表明 CS_2 可通过胎盘屏障进入胎儿体内，但未对胎儿造成影响。

据保毓书等（1992 年）对我国 4 个地区人造丝工厂中接触 CS_2 女工的生育情况调查结果，接触 CS_2 女工的 1021 名出生活婴中，先天缺陷发生率为 26.44‰，对照组 1377 名活婴的先天缺陷发生率为 13.01‰。RR=2.02（95%CI：1.13~3.06，$P<0.025$）。调整了可能的混杂因素后，与对照组比较，差异仍有统计学意义。按不同地区及婴儿出生年代进行分析的结果，接触 CS_2 女工所生婴儿的先天缺陷发生率均高于对照组。先天缺陷以先天性心脏病、腹股沟疝及中枢神经系统缺陷多见。

3. CS_2 生物监测指标探讨

　　杨杏芬等（1998 年）为了解二硫化碳（CS_2）对肾上腺皮质功能的影响，探讨其作为 CS_2 暴露生物监测指标的可行性及价值，采用 HPLC 法检测尿中皮质激素水平，并调查一组长期接触 CS_2 的化纤生产工人血、尿中皮质激素及代谢产物的变化。结果表明，接触超标浓度 CS_2 的工人出现血、尿液皮质激素及代谢产物的减少。多元逐步回归分析表明，肾上腺皮质激素的改变与车间空气中 CS_2 浓度密切相关。尿中皮质激素（游离皮质醇、可的松和醛固酮）以及代谢产物 17-酮类固醇可望成为反映肾上腺皮质功能状况的有无损伤性生物监测指标。

三、毒性机制

　　研究发现，长期接触浓度为 $14.46mg/m^3$ 的 CS_2 的男工血清 FSH 显著高于对照组，PRL 极显著低于对照组。在本研究条件下，CS_2 虽未引起男工的性功能改变及临床并发症，但可影响接触男工的性激素分泌，干扰下丘脑-垂体-性腺轴的正常生理功能。睾酮为睾丸间质细胞所分泌，受垂体分泌的 FSH、ICSH、PRL 和下丘脑分泌的 GnRH 的调控，睾酮对 GnRH、FSH、ICSH 有负反馈作用。因而既往学者认为：长期接触 CS_2 男工睾酮含量虽在正常范围，但 FSH 和 ICSH 含量已明显升高。其原因是 CS_2 的吸入使睾丸间质细胞受损，睾酮量相对减少而产生负反馈，使血中 FSH、ICSH 值升高。FSH 主要作用于生精小管中的支持细胞，合成雄激素结合蛋白（SHBG），ICSH 则作用于间质细胞合成雄激素，刺激精子发生。二者的增高反作用于睾丸，使睾酮含量维持在正常范围。新近研究表明：睾丸分泌雄激素的同时亦分泌抑制素，后者选择性抑制垂体分泌 FSH，不影响 ICSH 的分泌和雄激素的产生，此研究结果支持低浓度 CS_2 吸入损害其支持细胞导致抑制素降低的结论。PRL 由垂体远侧细胞分泌，有增强 ICSH 对雄激素合成和分泌作用。Ciria 的研究表明，CS_2 低水平接触即可导致 PRL 降低，本研究结果与之一致，提示 CS_2 低水平接触即可导致垂体功能受损。

　　CS_2 对雌（女）性性腺具有明显的性腺毒性，如动情周期延长，接触女工月经状况明显异常，绝经发生率增高、时间提前等。卵泡细胞对常量促性腺激素的反应机能下降或机体促性腺激素分泌能力下降，可能是性腺生殖毒性的重要机制。

郑履康等（1998 年）报道，对接触 CS_2 平均浓度高于国家规定最高容许浓度 1～3 倍（$24.28～38.32mg/m^3$）的 11 名 CS_2 作业男工测定 X 染色体非整倍体率。结果发现，CS_2 作业男工精子 X 双体率高于健康人，差异有统计学意义（$P<0.05$）。故认为 CS_2 作业工人妻子自然流产率增加，可能与 CS_2 诱导精子染色体非整倍体率增加有关。

（刘建中　常元勋）

主要参考文献

1. 曹雪枫，薛晓波，常美莲，等 . 二硫化碳对作业工人的眼部损害 . 中国工业医学杂志，2002，15（1）：45-46.
2. 杨杏芬，庄志雄，谭炳炎，等 . 二硫化碳作业工人尿中皮质激素及代谢产物的检测及生物监测价值初探 . 中国工业医学杂志，1998，11（1）：1-3.
3. 马纪英，周义军，张振 . 二硫化碳对雄性大鼠下丘脑-垂体-性腺轴分泌功能的影响及 NO 的干预作用 . 国外医学 . 医学地理分册，2012，33（2）：101-105.
4. 毕勇毅，李阳，苏拥军 . 二硫化碳接触工人尿中代谢物水平与肾功能损伤的关系 . 中华预防医学杂志，1999，33（5）：319.
5. 李煌元，张文昌，林炜，等 . 二硫化碳对雌性大鼠性腺毒性机制的初步研究 . 中国职业医学，2001，28（1）：12-14.
6. 邓丽霞，郑履康，刘力 . 二硫化碳对接触男工性腺激素及生精功能的影响 . 职业医学，1998，25（1）：6-8.
7. Wagar M. Serum gonadotropins and testosterone in men occupationally exposed to carbon disulfide. Toxicol Environ Health，1983，11（11）：691-701.
8. 汪春红，毕勇毅，谭晓东 . 接触二硫化碳男工血清性激素水平及代谢物含量分析 . 卫生研究，1999，28（03）：132-134.
9. 王燕，张元珍，汪春红，等 . 低浓度二硫化碳对接触工人生殖健康的影响 . 华中医学杂志，2002，26（1）：60-61.
10. Lancranjan I. Changes of the gonadic function in chroniccarbon disulphide poi-

soning. Med Law, 1969, 60 (10): 566-571.

11. 蔡世雄，保毓书，黄美媛，等. 二硫化碳对男工生殖结局影响的研究. 中华劳动卫生职业病杂志, 1991, 9 (3): 132-136.

12. 邓菁，季佳佳，赵艳芳，等. 二硫化碳对男性生殖系统的毒性研究进展. 环境与职业医学, 2007, 24 (6): 636-639.

13. Peplonska B. Szeszenia-Dabrowska N. Sobala W A mortality study of workers with reprted chronic occcupational carbon disulfide poisoning. Int J Occup Med Environ Health 1996, 38 (5): 463-464.

14. 张丽. 二硫化碳对作业人员健康的影响. 职业卫生与病伤, 2002, 17 (4): 295-297.

15. 郑履康，邓丽霞，张桥. 二硫化碳作业工人的精子 X 染色体非整倍率. 中华劳动卫生职业病杂志, 1998, 16 (4): 197-200.

第二节 氟及其化合物

氟（fluorine）属于卤族元素，常温下，氟为淡黄色气体，有刺激性臭味，在空气中很快变成氟化氢。氟的毒性作用与氟化氢相似，具有剧毒和强烈的刺激作用。氟易溶于有机溶剂，遇水则放出氧气，生成氟化氢。在所有元素中氟的电负性最强，是化学性质最活泼的一种非金属元素，是最强的氧化剂，几乎与所有的元素都能发生反应。

氟化物在自然界中分布广泛，在某些种类的岩石中含量较大，如氟石（49%）、冰晶石（54%）、磷灰石（3.4%）、云母（8%）等。这些岩石是环境中氟化物的主要来源，氟化物不断的浸出，进入土壤和地下水中，使生长在这些地区的牧草和农作物中氟含量增加。铝厂、氟化盐厂、磷肥厂、炼钢厂、氟利昂厂等工厂排放的工业"三废"中含有大量的氟，污染邻近地区的土壤、水源和植物。职业性接触主要见于制造氟塑料、氟橡胶等含氟化合物及火箭等高能燃料。这些氟化物通过食物和水对人类健康造成潜在的危害。我国规定饮水中的氟卫生标准为 $0.5\sim1.0\text{mg/L}$。动物长期饮用氟含量超过 2mg/L 的水就可能发生氟中毒。

氟可以通过呼吸道、消化道和皮肤等途径进入机体，其中以前两种途径为主。人和动物对氟化物的吸收率很高，饮水中的可溶性氟95%以上可被吸收，粮食中的氟80%左右被吸收。胃和小肠是氟的主要吸收部位，氟化物被摄入后10分钟左右，即进入血液循环，血液氟水平通常在30～60分钟内达到峰值。氟在血浆中占75%，红细胞中占25%。其中血浆中75%的氟与血浆白蛋白结合，25%的氟以离子状态存在。吸收后的氟有90%进入钙化组织，通过氟取代骨骼或牙釉质中的羟磷灰石的羟离子或碳酸根离子，形成氟磷灰石，或在晶体表面的水合外壳内进行离子交换而贮存于骨骼和牙齿中，其余10%分布于软组织中。摄入的氟50%以上经肾由尿排出，只有小部分经胃肠道、唾液、乳汁、汗液、呼吸等排出。肾对氟的清除率与尿pH大小成正比，也取决于氟化物的形式、总氟量、接触氟时间、个体状况等因素。

地方性氟病（地氟病）是世界上最为严重的地方病之一，分布在亚洲、欧洲、非洲、北美洲、南美洲很多国家。在印度有2.5亿～3.0亿人受到氟中毒的威胁。美国有60%以上人口饮用含氟水。我国有1.1亿人生活在高氟区。在印度约有6000万人患饮水性氟中毒。我国平均约30人中就有1名氟中毒患者，全国有氟斑牙患者约3000万人、氟骨症患者约300万人。我国地方性氟中毒的主要原因是土壤、水中的含氟量超标。此外饮含高氟茶和燃高氟煤也是引起氟中毒的重要原因之一。

一、毒性表现

(一) 动物实验资料

1. 对垂体功能的影响　徐懿梅等（1993年）取40日龄雌性Wistar大鼠20只，分为染毒组（$n=9$）和对照组（$n=11$）。染毒组喂饲含氟100mg/L的高氟水，对照组饮用自来水（含氟0.26mg/L）。6个月后，每天上午8:00～9:00以阴道涂膜的方法观察大鼠动情周期，在大鼠出现3个以上规律动情周期后，选动情前期大鼠于下午5:00迅速处死。结果表明，染毒组血清催乳素（prolactin，PRL）含量（45.58±3.09ng/ml）与对照组（132.91±14.50ng/ml）比较

降低，差异有统计学意义（$P<0.05$）。垂体 PRL 含量染毒组（4.94
±0.46ng/ml）与对照组（4.50±0.45ng/ml）比较，差异无统计学
意义（$P>0.05$）。电镜下可见，与对照组相比，染毒组大鼠垂体细
胞体积缩小，细胞间界线不清，核周间隙宽窄不等，线粒体肿胀或呈
空泡变性，粗面内质网呈不同程度的扩张，附膜颗粒减少，多数细胞
质内成熟的分泌颗粒减少，甚至仅见到少数未成熟分泌颗粒，同时可
见次级溶酶体增多。

袁淑德等（1988 年）选用 40 日龄 Wistar 大鼠 50 只，其中雄性
33 只，雌性 17 只，雌性与雄性大鼠均分为 3 组：高氟染毒组（饮水
含氟 150mg/L）、低氟染毒组（饮水含氟 100mg/L）、对照组（饮用
自来水含氟 0.26mg/L），染毒 3 个月后处死。结果显示，高氟染毒
组雌性大鼠血清 PRL 浓度低于对照组，差异有统计学意义（$P<$
0.05），低、高氟染毒组雌性大鼠垂体 PRL 含量均有升高，但与对照
组比较，差异无统计学意义（$P>0.05$）。雄性大鼠血清 PRL 含量低
氟染毒组和高氟染毒组与对照组比较，差异均无统计学意义（$P>$
0.05），但低氟染毒组和高氟染毒组雄性大鼠垂体 PRL 含量都增加，
与对照组比较，差异均有统计学意义（$P<0.05$）。

2. 对生殖内分泌功能的影响　陈培忠等（2004 年）选用昆明种
4 周龄雌性小鼠，随机分为 4 组：对照组（饮用自来水）；染毒组通
过喂饲含不同浓度 NaF 饮水：低剂量染毒组（10mg/L NaF）、中剂
量染毒组（100mg/L NaF）、高剂量染毒组（500mg/L NaF），小鼠
自由摄食和饮水，于染毒 12 周后与雄性昆明种小鼠交配（雌雄比例
2∶1），雌性小鼠妊娠、哺乳期间持续染毒，子鼠于生后 21 天断奶，
每组取 4 只子鼠，心脏采血分离血清测定血清雌二醇（E_2）和黄体酮
含量。结果显示，随着染毒剂量的增加，子鼠血清 E_2 及黄体酮水平
呈剂量依赖性降低，且高剂量染毒组 E_2 水平下降（4.47±0.87ng/
L）与对照组（9.67±1.02ng/L）比较，差异有统计学意义（$P<$
0.05）。

D Ghosh 等（2002 年）选用 12 只 8 周龄雄性 Wistar 大鼠，分为
染毒组和对照组（每组 6 只）。染毒组每天给予 NaF 溶液 20mg/kg

灌胃，对照组给予蒸馏水，连续 29 天。结果表明，染毒组睾丸 3β-羟化类固醇脱氢酶（3β-HSD）和 17 β-羟化类固醇脱氢酶（17β-HSD）活性降低，与对照组比较，差异均有统计学意义（$P<0.05$）。血浆睾酮（testosterone，T）水平降低，与对照组比较，差异有统计学意义（$P<0.05$）。

3. 对甲状腺功能的影响　刘国艳等（2008 年）选用 4 周龄 SD 大鼠，雌雄各半，随机分成对照组（离子水）、低剂量染毒组（50mg/L NaF）、中剂量染毒组（100mg/L NaF）、高剂量染毒组（200mg/L NaF），连续染毒 150 天。染毒期内各染毒组大鼠出现不同程度的摄食下降，精神萎靡，体重下降，爪及骨骼变形，站立不稳等。光镜下可见，对照组甲状腺滤泡上皮为单层柱状或立方状，滤泡大小均匀，腔内充满中等密度胶质。低剂量染毒组甲状腺滤泡上皮细胞增生活跃，形成小滤泡，滤泡间质微血管明显增生，血管扩张，滤泡中出现大量空泡。中剂量染毒组甲状腺滤泡上皮细胞明显扁平，滤泡增大，滤泡腔内充满深染、黏稠的胶质，滤泡间质内纤维组织多呈胶原化或玻璃样变，滤泡融合，形成巨滤泡或囊腔。高剂量染毒组甲状腺组织中形成增生性结节，界限清晰，几乎所有滤泡都出现胶质过度浓集现象。甲状腺功能指标检测结果显示：各染毒组血清氟含量均高于对照组，差异均有统计学意义（$P<0.05$），且呈现剂量-效应关系。各染毒组与对照组比较，促甲状腺激素（thyrotropin，TSH）水平不同程度升高，其中高剂量染毒组（3.97 ± 0.63mU/L）与对照组（2.41 ± 0.71mU/L）比较，差异有统计学意义（$P<0.05$）。血清游离甲状腺素（free thyroxine，FT4）水平高剂量染毒组下降（19.76 ± 2.23pmol/L），与对照组（23.47 ± 2.59pmol/L）比较，差异有统计学意义（$P<0.05$）。

刘国艳等（2001 年）选用 1 日龄雌性罗曼鸡 250 只，随机分为 5 组，1 组为正常对照组，2～5 组在饲料中添加不同浓度的 NaF，使饲料中氟含量分别为 500（2 组）、1000（3 组）、1500（4 组）、2000（5 组）mg/kg，连续喂饲 150 天。结果显示，各染毒组血清氟含量在整个染毒期内均不同程度地高于对照组，呈剂量-效应与时间-效应关系。从第 30 天起，3、4、5 组血清氟含量在以后的染毒期内均高于对照组，差异有统计学意义（$P<0.01$）。在第 90、150 天时，2 组血清氟含量也高于对照组，差异有统计学意义（$P<0.05$）。电镜下可见，各剂量染毒组甲状腺滤泡上皮细胞核固缩，线粒体嵴和基质均消失，微绒毛减少，出现空泡样变，甲状腺滤泡上皮细胞的线粒体肿胀，嵴缺失，基质消失，内外膜不完整，相邻线粒体发生融合。甲状腺滤泡上皮细胞内质网在染毒第 30～90 天时高度肿胀，网池扩大，有部分脱颗粒现象。在染毒第 90～150 天时甲状腺内质网断裂成碎片，核糖体脱落。血清三碘甲状腺原氨酸（triiodothyronine，T3）和甲状腺素（thyroxine，T4）测定结果显示，在染毒第 30～60 天时，2～5 组血清 T3 含量均低于对照组，差异均有统计学意义（$P<0.05$）；在染毒第 60～150 天时，2～5 组血清 T3 含量均低于对照组，差异均有统计学意义（$P<0.05$），呈剂量-效应关系。在整个染毒期内，2～5 组血清 T4 含量均低于对照组，差异均有统计学意义（$P<0.05$），呈剂量-效应关系。在整个染毒期内，各剂量染毒组甲状腺中碘含量均低于对照组，差异均有统计学意义（$P<0.05$），呈剂量-效应和时间-效应关系。

4. 对胰腺功能的影响　EA García-Montalvo 等（2009 年）选用雄性 6 周龄 C57BL6 小鼠，随机分为对照组和染毒组。染毒组通过喂饲含 $45mg/L\ F^-$ 饮水，染毒 4 周。小鼠晚上禁食后进行口服葡萄糖耐量试验（oral glucose tolerance test，OGTT），给予 $2g/kg$ 葡萄糖灌胃，分别在 0、30、60、90、120、150、180、210、240 分钟时尾部采血（$200\mu l$）进行试验。染毒组空腹血浆葡萄糖浓度比对照组上升了 12%（$P=0.051$）。两组血浆葡萄糖浓度在开始的 30 分钟都迅速上升，随后的半小时都下降。在 60、90 和 150 分钟时，染毒组血浆葡萄糖浓度高于对照组，差异有统计学意义（$P<0.05$）。以时间为横坐标，血浆葡萄糖浓度为纵坐标，所得图形曲线下面积染毒组比对照组增大了 22.8%，两组间差异有统计学意义（$P<0.05$）。

取小鼠胰腺 B 细胞（BTC-6）在 KRBB 液中培养 30 分钟，将细胞暴露于不同浓度的 NaF 溶液中（相当于 0、0.007、0.045、0.18、

1.35、2.26mmol/L F⁻）12 小时，葡萄糖刺激浓度分别为 2.8mmol/L 和 16.6mmol/L，在不同的时间点（0、2、5、8、12、15、18、21、30 分钟）收集样本 KRBB 液检测。当没有葡萄糖刺激时，12 小时后所有 NaF 溶液中 BTC-6 细胞均无胰岛素分泌；当给予葡萄糖刺激时，暴露在 1.35 和 2.26mmol/L F⁻ 溶液的 BTC-6 细胞胰岛素分泌比对照组减少了约 20%。

5. 对神经内分泌功能的影响　SJ Flora 等（2009 年）选用成年健康雄性 Swiss strain 小鼠 35 只，体重 25±5g，随机分成 7 组（其中 5 组与氟无关），对照组（喂饲普通水），氟染毒组（饮水中含50mg/L NaF＋隔日肌内注射橄榄油 4ml/kg），染毒 10 周，氟染毒组脑组织内 F⁻ 浓度升高，与对照组比较，差异有统计学意义（P＜0.05）。氟染毒组脑组织内还原型谷胱甘肽/氧化型谷胱甘肽（gluta-thione/oxidized glutathione，GSH/GSSG）比率下降，与对照组比较，差异有统计学意义（P＜0.05）。染氟组脑组织内乙酰胆碱酯酶（acetylcholinesterase，AChE）、单胺氧化酶（monoamine oxidase，MAO）和谷胱甘肽-S-转移酶（glutathione-S-transferase，GST）活性升高，与对照组比较，差异均有统计学意义（P＜0.05）。氟染毒组脑组织内去甲肾上腺素（noradrenalin，NE）、多巴胺（dopamine，DA）和 5-羟色胺（5-hydroxytryptamine，5-HT）含量与对照组比较，差异无统计学意义（P＞0.05）。

衰淑德等（1993 年）取 40 日龄雄性 Wistar 大鼠 36 只，分为染毒组和对照组。染毒组喂饲含氟 100mg/L 水 6 个月，对照组饮用自来水（含氟 0.26mg/L）。大鼠处死当日将染毒组和对照组均进一步分为两半，其中一半腹腔注射浓度为 10% 的单胺氧化酶抑制剂优降宁（100mg/kg），另一半同法注射等量生理盐水，4 小时后断头处死，迅速取脑。5-HT 更新率的计算方法为：设注射生理盐水的大鼠脑组织内 5-HT 浓度为 C_0，注射优降宁的大鼠脑组织内 5-HT 浓度为 C_1，时间为 t（从注射优降宁至处死的时间），则 5-HT 更新率 b ＝ $(\log C_0 - \log C_1)/t$。结果显示，染毒组大鼠下丘脑、中脑、脑桥-延髓及海马各脑区的 5-HT 含量与对照组比较均有不同程度的降低，其中下丘脑 5-HT 含量（$0.6\pm0.1\mu g/g$）与对照组（$1.06\pm0.1\mu g/g$）比较，差异有统计学意义（$P<0.05$）。染毒组中脑、脑桥-延髓和海马各脑区的 5-HT 更新率低于对照组，差异有统计学意义（$P<0.05$）。

（二）流行病学资料

D Ortiz-Pérez 等（2003 年）以墨西哥波托西圣·路易斯地区的 160 名 20～50 岁男性居民为研究对象，低氟接触组只在饮水中含有少量氟（平均氟含量为 3.0mg/L），共 27 名。高氟接触组除了饮水中含有氟（平均氟含量为 3.0mg/L），都在一家生产氟酸和氟化铝的工厂工作 1 年以上，共 133 名。高氟接触组分布于管理部门、维修（工作在工厂的所有区域）、氟酸生产（生产氟化氢和氟化铝）和硫黄生产（从事萤石脱水）4 个区域。高氟接触组接触氟的量估计为 3.4～27.4mg/d，是根据以下 3 方面的计算：（1）工人尿氟为 1.0～8.07mg/g 肌酐；（2）平均每日尿肌酐的量约 1.7g；（3）尿氟代表了约 50% 的氟接触剂量。低氟接触组估计接触氟的量为 2～13mg/d。实验结果统计处理时控制了混杂因素：吸烟、饮酒、年龄、血铅和工作时间。经检测尿氟浓度，高氟接触组 4 个工作区均高于低氟接触组，差异均有统计学意义（$P<0.05$）；在工厂内维修、氟酸生产和硫黄生产区工人的尿氟浓度均高于管理部门，差异均有统计学意义（$P<0.05$）。4 个工作区的高氟接触组工人血清 FSH 浓度均高于低氟接触组，差异均有统计学意义（$P<0.05$）。血清抑制素 B、PRL 和游离 T 浓度，高氟接触组与低氟接触组比较均有降低趋势，其中管理部门、维修和氟酸生产的高氟接触组工人血清抑制素 B 浓度与低氟接触组比较，差异均有统计学意义（$P<0.05$）。血清 PRL 浓度仅有维修和氟酸生产的高氟接触组工人与低氟接触组比较，差异有统计学意义（$P<0.05$）。血清游离 T 浓度高氟接触组 4 个工作区域均显著低于低氟接触组，差异均有统计学意义（$P<0.05$）。血清总 T、E_2 和 ICSH 浓度低氟接触组和高氟接触组的 4 个工作区间比较，差异均无统计学意义（$P>0.05$）。血清 FSH 和抑制素 B 的回归系数低氟接触组和高氟接触组的 4 个工作区域之间比较，差异均有统计学意义（$P<0.05$），而血清总 T 和 ICSH 的回归系数高氟接触组的 4 个

工作区域与低氟接触组间比较，差异均无统计学意义（$P>0.05$）。

陈培忠等（2004 年）选高氟区（饮水氟含量为 $4.03\sim10.2$mg/L）$20\sim50$ 岁 66 人（男 31 人，女 35 人）为高氟接触组，选低氟区（饮水氟含量 <1.0mg/L）$20\sim50$ 岁 54 人（男 27 人，女 27 人）为对照组。结果发现，高氟接触组男性血清间质细胞刺激素（interstitial cell stimulating hormone，ICSH）（5.89 ± 2.66IU/L）和 FSH（6.20 ± 3.85IU/L）水平明显高于对照组（ICSH：2.74 ± 1.63IU/L，FSH：3.24 ± 1.99IU/L），差异均有统计学意义（$P<0.05$）。男性血清 T 含量高氟接触组（$5.45\pm1.84\mu$g/L）低于对照组（$7.25\pm3.12\mu$g/L），差异有统计学意义（$P<0.01$）。高氟接触组女性血清黄体生成激素（luteinizing hormone，LH）（9.55 ± 2.75IU/L）和 E_2（36.45 ± 5.89ng/L）含量分别较对照组 LH（15.44 ± 4.35IU/L）和 E_2（53.04 ± 8.58ng/L）含量降低，差异均有统计学意义（$P<0.05$）。高氟接触组女性血清 FSH 含量（12.03 ± 3.5IU/L）与对照组（16.26 ± 5.75IU/L）比较，差异无统计学意义（$P>0.05$）。高氟接触组女性血清黄体酮含量（$6.91\pm2.24\mu$g/L）与对照组（$8.02\pm2.13\mu$g/L）比较，差异无统计学意义（$P>0.05$）。

郝鹏飞等（2010 年）选择水氟浓度为 3.89mg/L 的河南开封孙营村为高氟区，另选水氟浓度 <1.0mg/L 的沈李楼村作为对照区，通过对两地居住 5 年以上的全体居民进行健康体检和问卷调查，筛选出 150 名年龄 $20\sim45$ 岁的成人作为测试对象，其中高氟区男性 29 人、女性 38 人，对照区男性 37 人、女性 46 人，两区测试对象年龄、性别经检验，差异无统计学意义（$P=0.874$）。通过健康体检和问卷调查，排除慢性消耗性疾病、钙磷代谢紊乱、服用钙制剂等混杂因素。人群每人每天总摄氟量按下式计算：每人每天氟的总摄入量［毫克/（人·天）］$=\Sigma$（某种食物摄入量×该种食物氟含量）+饮水量×水氟浓度。人群每人每天总摄氟量高氟区（12.66 ± 0.31 毫克/天）明显高于对照区（2.38 ± 0.19 毫克/天），差异有统计学意义（$P<0.05$）。人群尿氟含量高氟区（4.14 ± 1.12mg/L）明显高于对照区（1.61 ± 0.68mg/L），差异均有统计学意义（$P<0.05$）。男女血清促

性腺激素释放激素（gonadotrophin releasing hormone，GnRH）水平高氟区与对照区比较，差异均无统计学意义（$P>0.05$）。男性血清 ICSH 水平高氟区（$18.36\pm2.26\mu g/L$）高于对照区（$9.86\pm3.36\mu g/L$），差异有统计学意义（$P<0.05$）。女性血清 LH 水平高氟区（$10.47\pm2.26\mu g/L$）与对照区（$8.51\pm1.55\mu g/L$）比较，差异无统计学意义（$P>0.05$）。男性血清 T 水平高氟区（$186.12\pm15.89\mu g/L$）低于对照区（$205.11\pm18.31\mu g/L$），差异有统计学意义（$P<0.05$），而女性血清 T 水平高氟区（$70.49\pm5.17\mu g/L$）高于对照区（$32.83\pm8.61\mu g/L$），差异有统计学意义（$P<0.05$）。高氟区男性血清 E_2 水平（$99.13\pm15.4ng/L$）和女性血清 E_2 水平（$48.55\pm3.77ng/L$）分别与对照区男性血清 E_2 水平（$86.05\pm11.05ng/L$）与女性血清 E_2 水平（$51.15\pm8.56ng/L$）比较，差异无统计学意义（$P>0.05$）。

刘振启等（1988 年）以 37 名长期饮用温泉高氟水（水中氟含量为 $8\sim11mg/L$，饮水时间 $4\sim52$ 年）的慢性氟中毒患者（其中男 24 名、女 13 名，平均年龄为 45.7 ± 8.1 岁）为接触组，以 24 名正常人为对照组。结果显示，接触组外周血 T3（$125.84\pm21.24ng/dl$）和 T4（$7.63\pm2.09ng/dl$）水平分别较对照组 T3（$138.46\pm33.13ng/dl$）和 T4（$9.12\pm1.89ng/dl$）水平降低，差异均有统计学意义（$P<0.05$）。接触组外周血 TSH 水平（$7.82\pm3.10\mu IU/ml$）升高，与对照组（$4.46\pm3.81\mu IU/ml$）比较，差异有统计学意义（$P<0.05$）。接触组血氟含量与血 T3 浓度呈负相关（$r=-0.4376$，$P<0.01$），与 T3/T4 比值呈负相关（$r=-0.5749$，$P<0.001$）。

VK Desai 等（1994 年）以印度古吉拉特（Gujarat）邦 Saurashtra 地区的 Amreli 行政区 10 个管理区的 10029 名居民及 12207 名在校儿童为调查对象，调查地区水氟都高于 $1.0mg/L$（印度水氟标准正常上限值），水碘高于 $10.0\mu g/L$。调查结果发现，氟斑牙和甲状腺肿的患病率分别为 12.2% 和 14.0%。按照氟斑牙和甲状腺肿患病率管理区的分布情况来看，仅有一个管理区甲状腺肿患病率 $<10\%$，甲状腺肿患病率 $>20\%$ 的 2 个管理区氟斑牙患病率均 $>50\%$，甲状腺肿和氟斑牙的流行之间呈正相关（$r=0.4928$，$P<0.001$），水碘含量与甲状腺肿流行之间无相关关系（$r=0.1443$，$P>0.05$）。在水碘$>20\mu g/L$的管理区中（被调查区中有 6 个），水氟$>2mg/L$的地区甲状腺肿患病率（27.8%）高于水氟$<2mg/L$的地区患病率（17.1%）。

刘晓莉等（1999 年）以 39 名生长在饮水型地氟病区（水氟3.52mg/L）的 8～12 岁儿童为研究对象，其中男 17 例，女 22 例，均患有氟斑牙（诊断标准为 Dean 法），其生活区域无地方性甲状腺肿流行，另选 24 名正常同龄儿童作为对照组（水氟 0.41mg/L），其外环境条件及家庭经济水平与地氟病区儿童相当。地氟病区儿童血液中 T4 含量（$150.62\pm1.21ng/ml$）低于对照组（$154.31\pm1.26ng/ml$），差异有统计学意义（$P<0.01$）。T3 含量（$2.42\pm1.28ng/ml$）和 TSH 含量（$8.86\pm1.52mIU/L$）分别高于对照组 T3（$1.56\pm1.26ng/ml$）和 TSH（$6.63\pm2.86mIU/L$）含量，差异均有统计学意义（$P<0.01$）。地氟病区儿童尿氟含量（$3.04\pm1.61mg/L$）高于对照组（$1.24\pm1.64mg/L$），差异有统计学意义（$P<0.01$）。地氟病区儿童尿碘含量（$127.24\pm2.38\mu g/L$）与对照组（$127.03\pm3.27\mu g/L$）比较，差异无统计学意义（$P>0.05$）。地氟病区儿童的尿氟含量与血中 T4、T3、TSH 含量和 T3/T4 比值比较，发现尿氟含量与 T3 含量、T3/T4 比值呈正相关（$r=0.313$，$P<0.05$；$r=0.329$，$P<0.05$），与 T4 和 TSH 含量无相关关系（$r=0.008$，$P>0.05$；$r=0.112$，$P>0.05$）。

谢永平等（2000 年）在饮水含氟量为 7.39～8.68mg/L（平均8.03mg/L）的地区经体检和 X 线摄片检出重度氟骨症患者 31 名，随机抽取与其性别、年龄相同，体质指数相近的同地区非氟骨症者31 名，共 62 名为高氟接触组。接触组符合以下条件：同村长期居住，饮水含氟量恒定，尿氟含量明显高于正常人群，无内分泌代谢性疾病、高血压及肝、肾疾病史，无糖尿病家族史，重度氟骨症患者骨骼有典型的 X 线改变。选择饮水含氟量为 0.5～0.7mg/L（平均0.6mg/L）地区的 62 名居民为对照组，其他条件与高氟接触组相同。

高氟接触组糖尿病、糖耐量降低的检出率分别为 11.29％和 20.97％，对照组均为 0。高氟接触组中重度氟骨症患者中糖尿病、糖耐量降低的检出率分别为 22.58％ 和 35.48％，明显高于非氟骨症者（0，6.5％）。空腹血糖浓度高氟接触组（5.12 ± 0.59mmol/L）与对照组（4.61 ± 0.48mmol/L）比较升高，差异有统计学意义（$P<0.05$）。高氟接触组空腹血糖和服糖后血糖峰值均出现于 120 分钟，较对照组 60 分钟明显延迟，差异有统计学意义（$P<0.01$）。高氟接触组空腹血清胰岛素（10.57 ± 5.94mU/L）和 C 肽（$0.81\pm0.20\mu g/L$）浓度分别低于对照组胰岛素（13.10 ± 6.72mU/L）和 C 肽（$1.09\pm0.45\mu g/L$），差异均有统计学意义（$P<0.05$）。服糖后高氟接触组血清胰岛素和 C 肽的峰值出现于 120 分钟，较对照组 60 分钟显著延迟，差异均有统计学意义（$P<0.05$）。高氟接触组中，重度氟骨症患者空腹血糖（5.46 ± 0.65mmol/L）高于非氟骨症者（4.08 ± 0.55mmol/L），差异有统计学意义（$P<0.01$）。重度氟骨症患者空腹血清胰岛素（8.28 ± 5.20mU/L）和 C 肽（$0.76\pm0.22\mu g/L$）浓度分别低于非氟骨症者胰岛素（11.49 ± 6.04mU/L）和 C 肽（$0.96\pm0.27\mu g/L$）浓度，差异均有统计学意义（$P<0.05$）。

二、毒性机制

（一）氧化还原及膜电位的改变

才琪等（2009 年）选用断乳后 1 月龄雄性 SD 大鼠，分为对照组（饮用水含氟 0.40mg/L），低剂量染毒组（饮用水含氟 15mg/L），中剂量染毒组（饮用水含氟 30mg/L），高剂量染毒组（饮用水含氟 60mg/L），喂养 180 天后处死。结果表明，甲状腺过氧化物酶（thyroperoxidase，TPO）活性低剂量染毒组（1.414 ± 0.086U/L）、中剂量染毒组（1.322 ± 0.049U/L）和高剂量染毒组（0.960 ± 0.083U/L）均下降，与对照组（1.572 ± 0.046U/L）比较，差异均有统计学意义（$P<0.05$）。

JA Izquierdo-Vega 等（2008 年）用 12 只雄性 Wistar 大鼠（75～99 克）分为染毒组和对照组，每组 6 只。染毒组通过灌胃每天给予 NaF 5mg/kg，对照组给予蒸馏水，持续灌胃 8 周。结果发现，染毒组精子活力（81.0±6.8%）降低，与对照组（92.0±5.6%）比较，差异有统计学意义（$P=0.027$）。染毒组大鼠精子内超氧化物歧化酶（superoxide dismutase，SOD）活力低于对照组 3.28 倍，差异有统计学意义（$P=0.001$）。超氧化物阴离子荧光探针（dihydroethidium，DHE）检测发现，精子内超氧化物阴离子（$O_2^{\cdot-}$）水平染毒组高于对照组 1.4 倍，差异有统计学意义（$P=0.001$）；染毒组精子脂质过氧化水平高于对照组 1.5 倍，差异有统计学意义（$P=0.001$）。大鼠精子线粒体膜电位（mitochondrial membrane potential，$\Delta\psi_m$）检测发现，染毒组比对照组降低了 33%。

D Ghosh 等（2002 年）用 12 只 8 周龄雄性 Wistar 大鼠，体重 88～93 克，分为染毒组和对照组（每组 6 只）。染毒组每天用 NaF 溶液 20mg/kg 灌胃，对照组给予蒸馏水，连续染毒 29 天。结果表明，染毒组精子内过氧化物酶和过氧化氢酶活性均升高，与对照组比较，差异有统计学意义（$P<0.05$）。

EA García-Montalvo 等（2009 年）将小鼠胰腺 BTC-6 细胞在 KRBB 液中培养 30 分钟，将细胞暴露于不同浓度的 NaF 溶液中（相当于 0、0.007、0.045、0.18、1.35 和 2.26mmol F$^-$/L）12 小时，葡萄糖 16.6mmol/L 刺激后发现，2.26mmol F$^-$/L 与对照组相比可以抑制 BTC-6 细胞内 SOD 活性，差异有统计学意义（$P<0.05$）。浓度为 1.35 和 2.26mmol F$^-$/L 时，BTC-6 细胞内 $O_2^{\cdot-}$ 产生量增加，与对照组比较，差异有统计学意义（$P<0.05$）。BTC-6 细胞 $\Delta\psi_m$ 降低约 18%，与对照组比较，差异有统计学意义（$P<0.02$）。$O_2^{\cdot-}$ 产生量的增加与 SOD 活性抑制呈正相关（$r=0.5956$，$P=0.0002$），$\Delta\psi_m$ 损失与 $O_2^{\cdot-}$ 产生量的增加呈负相关（$r=-0.4627$，$P=0.0019$）。

D Chlubek 等（2003 年）将 4 周龄雄性 Wistar FL 大鼠 30 只分为 3 组，每组 10 只，低剂量染毒组饮用水含氟量为 50mg F$^-$/L（2.63mmol F$^-$/L），高剂量染毒组饮用水含氟量为 100mg F$^-$/L（5.26mmol F$^-$/L），对照组饮用蒸馏水，染毒 4 个月。结果显示，胰腺细胞 CuZn-SOD 活性低剂量染毒组（33851.7±5552.0U/g）和高剂量染毒组（34063.8±5145.9U/g）下降，与对照组（62324.3±21257.1UG/g）比较，差异均有统计学意义（$P<0.001$）。Mn-SOD 活性、谷胱甘肽过氧化物酶（glutathion peroxidase，GSH-Px）活性和丙二醛（malonaldehyde，MDA）含量没有变化。

（二）基因和蛋白表达调控的变化

EA García-Montalvo 等（2009 年）将小鼠胰腺 B 细胞（BTC-6）在 KRBB 液中培养 30 分钟，将细胞置于不同浓度的 NaF 溶液中（相当于 0、0.007、0.045、0.18、1.35 和 2.26mmol F$^-$/L）12 小时，1.35 和 2.26mmol F$^-$/L 浓度处理组 BTC-6 细胞中胰岛 mRNA 的表达减少，与对照组比较，差异有统计学意义（$P<0.05$）。

江鹏等（2009 年）在传代培养大鼠甲状腺细胞对数生长期用 NaF 处理，使培养液中的氟浓度分别为 0、20、10、5、2.5、1.25mg/L，培养 72 小时后收集细胞，采用半定量逆转录聚合酶链反应（reverse transcription-polymerase chain reaction，RT-PCR）分析大鼠甲状腺细胞甲状腺球蛋白（thyroglobulin，TG）、甲状腺过氧化物酶（TPO）、钠碘转运体（sodium iodide transporter，NIS）等基因表达水平。结果发现，较低氟浓度的大鼠甲状腺细胞 TG 基因表达量代偿性升高，随氟处理浓度增加（5.0mg/L 以上），TG 基因表达量显著降低，与对照细胞相比，差异有统计学意义（$P<0.01$）。随着氟处理浓度的增加，大鼠甲状腺细胞 TPO 基因表达量逐渐降低，且存在一定的剂量-效应关系。氟处理浓度为 0、1.25、2.5 和 5mg/L 时，大鼠甲状腺细胞 NIS 基因表达量无明显变化，氟处理浓度为 10 和 20mg/L 时甲状腺细胞 NIS 基因表达量减少，与对照组比较，差异均有统计学意义（$P<0.05$）。各浓度处理组大鼠甲状腺细胞促甲状腺激素受体（thyroid stimulating hormone receptor，TSHR）基因表达量与对照细胞比较均下降，其中氟处理浓度≥2.5mg/L 时大鼠甲状腺细胞 TSHR 基因表达量明显低于对照细胞，差异有统计学意义（$P<0.05$）。各浓度处理组大鼠甲状腺细胞诱生型一氧化氮合酶（induced nitric oxide synthase，iNOS）基因表达量均升高，并呈现

一定的剂量-效应关系。当氟处理浓度为 10mg/L 时，甲状腺细胞 iN-OS 基因表达量增加，与对照组细胞比较，差异有统计学意义（$P <$ 0.01）。对照组甲状腺细胞几乎没有肿瘤坏死因子-α（tumor necrosis factor-α，TNF-α）和白细胞介素-6（interleukin-6，IL-6）基因表达，各浓度处理组大鼠甲状腺细胞 TNF-α 和 IL-6 基因表达量均升高，并呈现一定的剂量-效应关系。各处理组大鼠甲状腺细胞白细胞介素-8（interleukin-8，IL-8）基因表达量均升高，并呈现一定的剂量-效应关系，其中氟处理浓度 5.0mg/L 时，其在甲状腺细胞的表达量与对照组细胞比较增加，差异有统计学意义（$P < 0.01$）。各浓度处理组大鼠甲状腺细胞干扰素-γ（interferon-γ，IFN-γ）基因表达量均升高，并呈现一定的剂量-效应关系，其中氟处理浓度在 20mg/L 时，其在甲状腺细胞的表达量与对照组比较升高，差异有统计学意义（$P < 0.05$）。蛋白质印迹（Western blot）检测发现，与对照组细胞相比，各浓度处理组大鼠甲状腺细胞 β-肌动蛋白（β-actin，43kDa）蛋白表达量与对照组一致。随着氟处理浓度的增加，核因子-κB（nucleus factor-κB）p65（NF-κBp65，65kDa）蛋白表达量与对照组比较升高，差异有统计学意义（$P < 0.05$），且呈一定的剂量-效应关系。

张维东等（2008 年）选用 4 周龄 SD 大鼠 80 只，体重 90～110 克，雌雄各半，随机分为对照组（饮用去离子水）、低剂量染毒组（50mg/L NaF）、中剂量染毒组（100mg/L NaF）和高剂量染毒组（200mg/L NaF），每组 20 只，染毒 150 天。结果显示，各剂量染毒组大鼠甲状腺中 iNOS 和血管内皮生长因子（vascular endothelial growth factor，VEGF）基因的表达水平增加，均高于对照组。半定量 PCR 分析结果表明，大鼠甲状腺中 iNOS 基因的表达水平，低剂量染毒组（0.532±0.015）、中剂量染毒组（0.478±0.023）和高剂量染毒组（0.464±0.026）均高于对照组（0.092±0.033），差异均有统计学意义（$P < 0.05$）。大鼠甲状腺中 VEGF 基因的表达水平低剂量染毒组（2.518±0.041）、中剂量染毒组（2.414±0.032）和高剂量染毒组（2.332±0.033）均高于对照组（1.160±0.025），差异均有统计学意义（$P < 0.05$）。

（三）离子浓度及通道的改变

Z Sun 等（2010 年）选用 240 只昆明种雄性成年小鼠，随机分成对照组（饮用蒸馏水）、低剂量染毒组（饮水 NaF 含量 30mg/L）、中剂量染毒组（饮水 NaF 含量 70mg/L）和高剂量染毒组（饮水 NaF 含量 150mg/L），染毒 49 天。结果表明，小鼠精子内 Ca^{2+} 浓度中剂量染毒组和高剂量染毒组与对照组比较，分别降低了 16.92% 和 30.10%，差异有统计学意义（$P<0.05$）。精子内钙/钙调素依赖性蛋白激酶 2（calcium/calmodulin-dependent protein kinase-2，CAMK2）蛋白与对照组相比，中剂量染毒组降低了 27.42%，高剂量染毒组降低了 32.29%。精子中钙调节蛋白（calmodulin，CALM）和 CAMK2 定位发现，这两种蛋白质都高度集中在精子尾部。RT-PCR 分析结果显示，精子特异性钙离子通道（CatSper1）mRNA 水平中剂量染毒组（0.52 ± 0.01）比对照组（0.83 ± 0.02）减少了 37.35%，差异有统计学意义（$P<0.05$）；高剂量染毒组（0.48 ± 0.02）比对照组（0.83 ± 0.02）减少了 42.17%，差异有统计学意义（$P<0.05$）。

（党瑜慧　李芝兰）

主要参考文献

1. Domingo JL. Health risk of dietary exposure to perfluorinated compounds. Environ Int，2012，40：187-195.

2. Hussain J，Hussain I，Sharma KC. Fluoride and health hazards community perception in a fluorotic area of central Rajasthan（India），an arid environment. Environ Monit Assess，2010，162（1-4）：1-14.

3. 徐懿梅，张屹，袁淑德，等．氟中毒雌鼠动情前期垂体催乳素细胞超微结构的变化．中国地方病防治杂志，1993，8（2）：65-66.

4. 哀淑德，谢启文，盛培琳，等．氟中毒大鼠的垂体催乳素分泌．中国地方病防治杂志，1988，3（6）：321-323.

5. 陈培忠，云中杰，孙国栋，等．高氟对机体内分泌激素水平的影响．地方病通报，2004，19（2）：14-16.

6. 江鹏．氟损伤甲状腺机理研究．武汉：华中农业大学，2009.

7. Ghosh D，Das Sarkar S，Maiti R，et al. Testicular toxicity in sodium fluoride treated rats：association with oxidative stress. Reprod Toxicol，2002，16（4）：385-390.

8. 刘国艳，张维东，顾金辉，等. 氟对大鼠甲状腺结构和功能的影响. 上海交通大学学报（农业科学版），2008，26（6）：537-539.

9. 刘国艳，柴春彦，康世良. 氟对鸡甲状腺摄碘功能的影响. 黑龙江畜牧兽医，2001（5）：3-4.

10. 才琪，李红. 氟对大鼠甲状腺形态、甲状腺过氧化物酶活性及血清甲状腺激素的影响. 辽宁医学院学报，2009，30（5）：407-408.

11. 刘国艳，柴春彦，康世良. 氟对鸡甲状腺组织超微结构的影响. 中国兽医学报，2002，22（5）：512-514.

12. 刘国艳，柴春彦，崔立，等. 氟化物对鸡甲状腺激素代谢的影响. 中国兽医学报，2002，22（1）：61-62.

13. García-Montalvo EA，Reyes-Pérez H，Del Razo LM. Fluoride exposure impairs glucose tolerance via decreased insulin expression and oxidative stress. Toxicology，2009，263（2-3）：75-83.

14. Flora SJ，Mittal M，Mishra D. Co-exposure to arsenic and fluoride on oxidative stress，glutathione linked enzymes，biogenic amines and DNA damage in mouse brain. J Neurol Sci，2009，285（1-2）：198-205.

15. 陈培忠，云中杰，孙国栋，等. 高氟对机体内分泌激素水平的影响. 地方病通报，2004，19（2）：14-16.

16. 郝鹏飞，马晓英，程学敏，等. 氟对暴露人群下丘脑-垂体-性腺轴激素水平的影响. 卫生研究，2010，39（1）：53-55.

17. 衰淑德，宋可钦，优英. 实验性慢性氟中毒鼠脑 5-羟色胺含量和更新率变化的分区性研究. 中国地方病防治杂志，1993，8（3）：145-146.

18. Ortiz-Pérez D，Rodríguez-Martínez M，Martínez F，et al. Fluoride-induced disruption of reproductive hormones in men. Environ Res，2003，93（1）：20-30.

19. 刘振启，胡敏，伍汉文，等. 地方性氟中毒病人血清甲状腺激素与血氟含量关系的探讨. 中国地方病学杂志，1988，7（4）：216-217.

20. Barbier O，Arreola-Mendoza L，Del Razo LM. Molecular mechanisms of fluoride toxicity. Chem Biol Interact，2010，188（2）：319-333.

21. Izquierdo-Vega JA，Sánchez-Gutiérrez M，Del Razo LM. Decreased in vitro fertility in male rats exposed to fluoride-induced oxidative stress damage and

mitochondrial transmembrane potential loss. Toxicol Appl Pharmacol，2008，230（3）：352-357.

22. 江鹏，张维东，柴春彦，等 . 氟化物对 FRTL 细胞甲状腺激素代谢相关基因表达的影响 . 中国兽医学报，2009，29（7）：885-888.

23. Chlubek D，Grucka-Mamczar E，Birkner E，et al. Activity of pancreatic antioxidative enzymes and malondialdehyde concentrations in rats with hyperglycemia caused by fluoride intoxication. J Trace Elem Med Biol，2003，17（1）：57-60.

24. Sun Z，Niu R，Su K，et al. Effects of sodium fluoride on hyperactivation and Ca^{2+} signaling pathway in sperm from mice：an in vivo study. Arch Toxicol，2010，84（5）：353-361.

25. 张维东，柴春彦，张勇，等 . iNOS 基因和 VEGF 基因在氟致甲状腺肿大鼠甲状腺组织中的表达 . 中国兽医科学，2008，38（3）：257-260.

第十三章

腈类及氯代烷类

第一节　丙烯腈

丙烯腈（acrylonitrile，ACN）亦称乙烯基氰（vinyl cyanide），常温常压下为无色、易燃、易挥发性液体，具有特殊的苦杏仁气味。ACN为有机合成工业中的重要单体，在合成纤维、合成橡胶、合成树脂等高分子材料中占主要地位，也用于制作食品包装袋及医用材料，如高渗透性渗析管、假肢软材料、胰岛移植膜等。工业废水、食品包装物、汽车尾气、烟草和职业环境中均能检测到ACN。从事ACN生产和以ACN为主要原料生产腈纶纤维、丁腈橡胶、ABS塑料等作业的化工、检修工、清理工、装卸工、分析工等有机会接触其蒸气或液体而引起急性或慢性ACN中毒。

ACN属高毒类，能够通过消化道、呼吸道、皮肤等多种途径进入体内。ACN可直接通过谷胱甘肽-S-转移酶（glutathione S-transferase，GST）与谷胱甘肽（glutathione，GSH）和蛋白巯基结合，再转化为硫醇尿酸等，最终从尿中排出。ACN还可以通过肝内细胞色素P450（cytochrome P450，CYT-P450）和其他已知的能产生活性氧类（reactive oxygen species，ROS）酶系统进行氧化反应，生成2-氰环氧乙烷（cyanoethylene oxide，CEO）。在肝中CEO或直接在环氧化物水解酶的水解下形成氰醇，或通过GST与GSH和蛋白巯基起反应，形成结合复合物，然后再被水解。

ACN毒性广泛，急性毒性主要表现为黏膜刺激症状、不自主运动增加和拟胆碱样症状，严重者可因呼吸衰竭而死亡。慢性毒作用主要表现为神经衰弱症状，还可有颤抖、不自主运动、工作效率低等神经样症状。致畸作用：研究发现，大鼠受孕后，每日给予ACN 65mg/kg，可引起明显的母体毒性及胚胎毒性，仔鼠畸形率增加。致突变作用：研究发现 ACN 可引起酵母菌、大肠埃希菌（E. Coli）、裂殖酵母（S. Pombe）发生基因突变，引起黑腹果蝇性染色体非整倍性改变，主要表现为染色体缺失。动物实验表明，无论以何种方式（饮水、饲喂、吸入）长期低剂量染毒 ACN 都对大鼠有致癌性，肿瘤多发于中枢神经系统、消化系统、舌、耳道的 Zymbel 腺、乳腺等。流行病学调查资料目前尚未统一，但有资料显示，ACN 职业接触者胃癌、前列腺癌、淋巴瘤和肺癌的发病率增高，尤其肺癌的发病率明显增高。

国际癌症研究所（IARC）1999 年将 ACN 归入 2B 类，人类可能致癌物。

一、毒性表现

丙烯腈对实验动物生殖内分泌影响的研究屡有报道，对垂体、胸腺和肾上腺的观察研究较少，尚未见对胰腺、甲状腺影响的报道。

（一）形态学改变

吴鑫等（2001 年）以 10、20、40mg/kg ACN，对雄性 Wistar 大鼠灌胃。每天 1 次，每周 5 次，染毒 13 周，各剂量染毒组大鼠睾丸、附睾重量与对照组比较，差异无统计学意义（$P>0.05$）。

陈亚等（2010 年）以 1.25、2.5、5.0mg/kg ACN，对雄性昆明种小鼠腹腔注射，每天 1 次，连续 5 天，首日染毒 35 天后观察各剂量染毒组小鼠胸腺、睾丸、附睾的脏器系数，与对照组比较，差异无统计学意义（$P>0.05$）。

耿江等（2009 年）以 5、10、20mg/kg ACN，对雄性 SD 大鼠进行灌胃，每天 1 次，10 周后大鼠左侧睾丸、附睾重量下降，但与对照组比较，差异无统计学意义（$P>0.05$）。

范卫等（2000 年）以 5、10、15mg/kg ACN 对雄性 ICR 小鼠进行灌胃，每天 1 次，每周 5 天，连续染毒 13 周。病理学检查发现，15mg/kg 染毒组小鼠睾丸见间质轻度水肿。

吴鑫等（2005 年）以 0、7.5、15、30mg/kg ACN 对雄性 SD 大鼠腹腔注射，每天 1 次，每周 5 次，染毒 13 周，部分大鼠停止染毒后继续饲养 2 周，观察病理学改变。光镜观察发现，染毒 13 周末，30mg/kg 染毒组大鼠睾丸可见间质细胞轻度水肿，局部可见核固缩。停止染毒 2 周后，各剂量染毒组与 13 周时比较，病变程度没有明显变化，仅在 15mg/kg 染毒组大鼠睾丸尚存少量支持细胞，生精细胞大部分消失，中央出现坏死钙化灶。电镜观察发现，30mg/kg 染毒组大鼠睾丸间质细胞核膜水肿，核质淡染，但结构完整。

耿江等（2009 年）以 5、10、20mg/kg ACN，对雄性 SD 大鼠进行灌胃，每天 1 次，染毒 10 周。电镜观察发现，ACN 各剂量染毒组大鼠睾丸组织出现支持细胞空泡化及间质细胞凋亡为特征的变化。

王宁等（2005 年）对去卵巢雌性 SD 大鼠皮下注射 0、10、15、25、40、60mg/kg ACN，每天 1 次，连续 3 周。各染毒组大鼠子宫干重、湿重与溶剂对照组比较，差异无统计学意义（$P>0.05$）。

段志文等（2001 年）以 5、15、25mg/kg ACN 给雌性 Wistar 大鼠皮下注射，每天 1 次，连续 30 天。光镜观察发现，各剂量染毒组大鼠卵巢次级卵泡内可见颗粒细胞增多，并有不同程度的脂肪变性、水样变性；高剂量染毒组卵泡腔内有点状固缩性坏死的细胞及炎细胞浸润，同时血管扩张充血；成熟卵泡不多见，但可见许多黄体和间质腺形成，黄体细胞有变性，其间质无明显纤维性增生等改变。各剂量染毒组子宫内膜局部均有大量中性粒细胞及嗜酸性粒细胞浸润，血管扩张充血，腺体增生活跃。肾上腺各层组织结构清晰可辨，高剂量染毒组略有部分细胞胞质疏松或呈颗粒状，血窦扩张充血。

Kamijo 等（1986 年）将 15 只雌性 SD 大鼠，平均体重 162 克，随机分为 3 组，每组 5 只。静脉注射 ACN 15mg/100g，1 小时后处死；ACN 5mg/100g，24 小时后处死；对照组 24 小时后处死，处死后迅速摘取垂体做病理学检查。光镜观察环氧树脂包埋、甲苯胺蓝染色的垂体半薄切片发现，ACN 5mg/100g 染毒组大鼠垂体毛细血管扩张充血，血管周和细胞间质水肿明显。电镜观察发现：ACN 15mg/100g 染毒组大鼠垂体催乳素细胞和生长激素细胞超微结构与对照组比较无明显改变，催乳素细胞分泌作用没有增加。ACN 5mg/100g 染毒组大鼠垂体催乳素细胞，高尔基复合体增大，出现溶酶体溶解分泌颗粒的分泌自噬现象。

Frederick 等（2002 年）以 ACN 0、0.1、10mg/kg 对 SD 大鼠灌胃染毒，每天 1 次。同时通过喂饲含 ACN 0、1、100ppm 饮水染毒。两个实验中每组雌性、雄性大鼠各 10 只。分别在实验的第 6、12、18、20 个月处死。取肾上腺、脑垂体称重。结果显示，在灌胃染毒实验中，ACN 10mg/kg 染毒 20 个月后，雄性大鼠肾上腺重量（0.10 ± 0.03g）与对照组（0.07 ± 0.01g）比较升高，差异有统计学意义（$P<0.01$）。在饮水染毒实验中，ACN 100ppm 染毒 12 个月后，雄性大鼠脑垂体重量（0.011 ± 0.002g）与对照组（0.014 ± 0.002g）比较降低，差异有统计学意义（$P<0.01$）。ACN 100ppm 染毒 20 个月后，雌性大鼠脑垂体重量（0.014 ± 0.003g）与对照组（0.021 ± 0.006g）比较降低，差异有统计学意义（$P<0.01$）。

上海第一医学院卫生系采用 32 只断乳大鼠，体重 53～58g，随机分为 4 组，分别放在 4 个实验室内，每天 24 小时不间断的连续吸入染毒，共 68 天。实验期间各室的气温为 10～26℃，相对湿度为 35%～83%。室内 ACN 的平均浓度第一室为：5.490 ± 1.130mg/m^3，第二室为：0.560 ± 0.150mg/m^3，第三室为：0.059 ± 0.019mg/m^3，第四室作为对照组，不施放 ACN 气体，但检测后显示 ACN 浓度为 0.017mg/m^3，系室外空气受轻度污染干扰所致。实验结束后检测大鼠肾上腺重量系数，发现长期吸入 5.49mg/m^3 ACN 的第一室大鼠，染毒 68 天结束时，按每 100g 体重计肾上腺平均重量为 19.67mg，较对照组（16.74mg）增重 17.5%，与对照组比较，差异有统计学意义（$P<0.05$），表明肾上腺有轻度肥大。第二室、第三室两组大鼠肾上腺重量与对照组肾上腺重量比较，差异无统计学意义（$P>0.05$）。

（二）对动物激素水平的影响

张玉敏等（1999 年）以 5、15、25mg/kg ACN 对雄性 Wistar 大鼠皮下注射，每天 1 次，连续 77 天，检测大鼠血清和睾丸匀浆中的睾酮（testosterone，T）、间质细胞刺激素（interstitial cell stimulating hormone，ICSH）、卵泡刺激素（follicle stimulating hormone，

FSH)、雌二醇(estradiol, E_2)水平。结果显示,血清中 T 含量随染毒剂量增加而逐渐下降,呈明显剂量-效应关系($r=-0.5437$,$P<0.01$)。25mg/kg 染毒组大鼠血清 T(5.32 ± 5.51nmol/L)水平明显低于对照组(15.30 ± 5.68nmol/L),差异有统计学意义($P<0.01$)。血清中 ICSH 含量随染毒剂量增加而代偿性升高,呈显著剂量-效应关系($r=-0.3905$,$P<0.05$)。15mg/kg 染毒组大鼠血清 ICSH 含量(5.19 ± 0.70 IU/L)、25mg/kg 染毒组大鼠血清 ICSH 含量(5.63 ± 1.74 IU/L)与对照组(2.02 ± 0.64IU/L)比较升高,差异有统计学意义($P<0.05$)。大鼠睾丸匀浆 T 含量随染毒剂量增加而逐渐下降,呈明显剂量-效应关系($r=-0.6846$,$P<0.01$)。25mg/kg 染毒组大鼠睾丸匀浆 T(6.71 ± 4.23nmol/L)与对照组(13.96 ± 4.69nmol/L)比较降低,差异有统计学意义($P<0.01$)。大鼠睾丸匀浆 ICSH 含量随染毒剂量的增加而逐渐上升,呈明显剂量-效应关系($r=0.7311$,$P<0.05$)。25mg/kg 染毒组大鼠睾丸匀浆 ICSH(5.89 ± 1.42 IU/L)与对照组 ICSH(2.42 ± 0.80 IU/L)比较升高,差异有统计学意义($P<0.01$)。大鼠睾丸匀浆 FSH 含量随染毒剂量的增加逐渐上升,呈明显剂量-效应关系($r=0.5510$,$P<0.05$)。25mg/kg 染毒组大鼠睾丸匀浆 FSH(1.97 ± 0.21 IU/L)与对照组 FSH(1.07 ± 0.81 IU/L)比较升高,差异有统计学意义($P<0.01$)。大鼠睾丸匀浆 E_2 含量随染毒剂量的增加而逐渐上升,呈明显剂量-效应关系($r=0.5451$,$P<0.05$)。25mg/kg 染毒组大鼠睾丸匀浆 E_2(316.50 ± 80.41 pmol/L)与对照组大鼠睾丸匀浆 E_2(114.63 ± 72.41 pmol/L)比较升高,差异有统计学意义($P<0.05$)。

耿江等(2009年)以 5、10、20mg/kg ACN,对雄性 SD 大鼠进行灌胃,每天 1 次,染毒 10 周后,测定大鼠血清 T 含量。结果表明,各剂量染毒组大鼠血清 T 含量分别为 1.42 ± 0.22nmol/L、0.83 ± 0.55nmol/L、0.44 ± 0.06nmol/L,与对照组(2.75 ± 0.62nmol/L)比较明显降低,差异均有统计学意义($P<0.05$)。

黄简抒等(2005年)选用雄性 ICR 小鼠和昆明种小鼠用不同剂量的 ACN 0、6.0、12.0、24.0mg/kg 灌胃,每天 1 次,每周 5 次,连续 8 周。同时选用雄性 SD 大鼠用不同剂量的 ACN 0、7.5、15.0、30.0mg/kg 腹腔注射，每天 1 次，每周 5 次，连续 13 周。检测血清中 T 及 E_2 水平。ACN 染毒 8 周后，各剂量染毒组 ICR 小鼠血清 T 水平均低于对照组，仅高剂量染毒组血清 T 水平（4.20nmol/L）与对照组血清 T 水平（18.36nmol/L）比较降低，差异有统计学意义（$P < 0.01$）。雄性昆明种小鼠血清中 T 水平降低，中剂量染毒组血清 T 水平（2.91nmol/L）与对照组 T 水平（9.86nmol/L）比较降低，差异有统计学意义（$P < 0.05$）。雄性 SD 大鼠 ACN 染毒 13 周后，仅低剂量染毒组血清 E_2 水平（19.20nmol/L）明显高于对照组 E_2 水平（11.67nmol/L），差异有统计学意义（$P < 0.05$）。提示 ACN 可致雄性大鼠、小鼠血清性激素水平改变。

（三）流行病学资料

丙烯腈对人群内分泌功能影响的研究，文献多为对生殖内分泌相关性激素含量的检测报告，对垂体、甲状腺和肾上腺机能影响的观察资料较少，尚未见对胰腺影响的报道。

岳启新（1985 年）报道，以 123 名（男 58 人，女 65 人）ACN 生产工人为接触组，66 名不接触 ACN 的机修车间工人为对照组（男 29 人，女 37 人），两组年龄、性别及体力情况基本相同。对接触 ACN 工人进行有关脑垂体、甲状腺、肾上腺功能状况的检查。应用临床检查测定血清促甲状腺激素（TSH）、三碘甲状腺原氨酸（3,5,3'-triiodothyronine，T3）、甲状腺素（thyroxine，T4）和游离甲状腺素（free thyroxine，FT4）含量。[131]I 检查甲状腺的固碘功能。测定糖皮质激素的基础含量以及在自行车测力器上定量的体力负荷后（应用增加负荷阶梯法，使每分钟心率在 50～160 次之间）的含量。应用免疫法测定血清糖皮质激素含量。临床检查，接触组甲状腺 I～Ⅱ度弥漫性增大者为 23.6%，对照组只有 6%。接触工龄 10 年以上的男工和 8 年以上的女工血清 T4 水平较对照组工人显著降低，且血清 TSH 水平有所增加。2、24、48 小时后平均摄取[131]I 量，接触组 23 名生产工人分别为 20.60±1.31%、43.95±2.29%、45.29±2.40%，分别均高于对照组（14.85±0.62%、35.75±1.90%、

$38.15\pm2.02\%$)，其差异均具有统计学意义（$P<0.05$）。接触组 118名（男 57 人，女 61 人）工人与 44 名对照组工人血浆中皮质醇含量之间，差异无统计学意义。生产 ACN 的工人与对照组，对体力负荷的反应有三种形式：升高、降低或保持原有的皮质醇水平。生产 ACN 的工人组体力负荷后，皮质醇水平增高者要比对照组少见，而降低的则较对照组常见，尤其是妇女。激素基础水平高或正常的人，其体力负荷后皮质醇含量升高，而当皮质醇原来的含量偏低时，则体力负荷后，其皮质醇水平无变化或降低。对照组在体力负荷后皮质醇总是升高。对接触组工人的垂体-甲状腺轴放射性核素检查证明甲状腺功能低下，但临床上无 1 例确诊为甲状腺机能减退。

耿江等（2009 年）采集某化工厂有 ACN 接触史的 67 名（平均年龄 37.8 岁，平均工龄 13.8 年）男性工人及同一地区无 ACN 接触史的健康男性志愿者 27 名（平均年龄 38.6 岁，平均工龄 11.3 年）的静脉血标本，检测血清中 TSH、FSH、ICSH、E_2、T 的含量。结果显示，接触组血清 E_2 浓度（$66.44\pm84.64nmol/L$）高于对照组浓度（$40.23\pm20.80nmol/L$），差异有统计学意义（$P<0.05$）。接触组血清 T 水平低于对照组，但差异无统计学意义。接触组血清 TSH、FSH、ICSH 水平无明显变化。

崔金山等（2001 年）选择 71 名长期接触 ACN 的男工为接触组，平均年龄 33.9 ± 6.3 岁，平均工龄 14.3 ± 6.4 年（71 人中 1990 年及其后参加工作的仅 13 人，其平均工龄 6.2 ± 2.0 年）；1990－1995 年车间空气中 ACN 浓度波动在 $1.54\sim6.09mg/m^3$，1998 年开始车间空气中 ACN 浓度均在国家标准以下。同时选择与接触组生活环境、经济条件、年龄相近的不接触任何毒物的男工 50 人为对照组（平均年龄 34.9 ± 7.2 岁，平均工龄 14.1 ± 6.7 年）。测定接触组与对照组血清 T、ICSH、FSH、E_2 含量。结果显示，接触组血清 T 水平（$15.99\pm3.63nmol/L$）明显下降，E_2 水平（$421.4\pm177.3\ pmol/L$）明显升高，与对照组 T 水平（$23.64\pm11.54nmol/L$）和 E_2 水平（$157.8\pm142.9\ pmol/L$）比较，差异均具有统计学意义（$P<0.01$）。

金沈雄等（2005 年）选择 112 名职业性接触 ACN 的男工（平均

年龄 35.76 岁，平均工龄 12.15 年）为接触组，同时选择与该厂同属一个公司、地理位置和经济条件相近的 128 名（平均年龄 33.26 岁，平均工龄 13.65 年）不接触 ACN 男工为对照组，两组工人均为操作工。空气中 ACN 的浓度分别为：溶剂车间 0.25mg/m³、聚合车间 1.80mg/m³、南纺车间 2.18mg/m³、北纺车间 2.28mg/m³。测定接触组与对照组血清中 T、E_2、FSH、ICSH 水平。结果显示，接触组血清 T（3.73nmol/L）和 FSH（6.87IU/L）浓度明显低于对照组（T 为 4.40nmol/L，FSH 为 7.96IU/L），差异有统计学意义（$P < 0.05$）。当按车间分组时，ACN 浓度较低的溶剂车间（ACN 0.25mg/m³）的男工血清 T 浓度高于其他 3 个车间，但与其他 3 个车间比较，差异无统计学意义（$P > 0.05$）。当接触组按个人累计总接触剂量｛总接触剂量＝职业接触＋环境接触［吸烟（吸烟剂量＝烟草中 ACN 平均含量每支 25μg×年吸烟量×烟龄）＋生活环境］｝，接触组血清 FSH 和 T 浓度随接触剂量增加呈下降趋势。当总接触剂量 ≥50g 时，血清 T 浓度（4.33nmol/L）降低，与对照组比较，差异有统计学意义（$P < 0.05$），血清 E_2 浓度（39.52pmol/L）明显升高，与对照组比较，差异有统计学意义（$P < 0.05$）；当总接触累计剂量 ≥100g 时，血清 FSH 浓度（8.37IU/L）也明显降低，与对照组比较，差异有统计学意义（$P < 0.05$）。提示接触 ACN 可能对垂体-睾丸轴功能有影响。

二、毒性机制

黄简抒等（2005 年）选用雄性 ICR 小鼠和雄性昆明种小鼠用不同剂量的 ACN 0、6.0、12.0、24.0mg/kg 灌胃，每天 1 次，连续 8 周。选用雄性 SD 大鼠用不同剂量的 ACN 0、7.5、15.0、30.0mg/kg 腹腔注射，每天 1 次，连续 13 周。检测血清 T 和 E_2 浓度。发现 ACN 染毒 8 周后，ICR 小鼠血清 T 水平，高剂量染毒组明显低于对照组（$P < 0.01$）。昆明种小鼠血清 T 水平，中剂量染毒组低于对照组（$P < 0.05$）。SD 大鼠 ACN 染毒 13 周后，高剂量染毒组血清 T 水平明显低于低剂量组（$P < 0.05$）。对不同品系雄性小鼠和大鼠的

ACN 亚急性染毒的结果显示，血清 T 水平明显降低。提示睾丸间质细胞可能受到一定程度损伤，导致 T 分泌减少。

钟先玖等（2006 年）用 0.5、5.0、25.0μg/ml ACN 处理原代双室培养的大鼠睾丸支持细胞 48 小时，分别于培养 4、12、24、48 小时后检测跨上皮电阻（TER）值，并分别于培养 12、24、48 小时后测定转铁蛋白（transferrin，Trf）浓度。结果显示，ACN 浓度≥5.0μg/ml 处理支持细胞，对 TER 的形成有明显抑制作用；ACN 浓度 5.0μg/ml 处理 48 小时和 ACN 浓度 25.0μg/ml 处理 12 小时后对已形成的 TER 引起下降。ACN 浓度 25.0μg/ml 时，处理使得外室 Trf 浓度升高（外室处理 24 小时：9.6±0.7μg/孔，48 小时：9.8±1.0μg/孔），明显高于对照组（外室处理 24 小时：7.1±0.8μg/孔，48 小时：7.0±0.7μg/孔），差异有统计学意义（$P<0.05$）。内室 Trf 浓度变化不明显，因此内室与外室之间 Trf 浓度差值缩小。显示 ACN 对双室培养的支持细胞 TER 的形成有抑制作用，对已形成的 TER 有降低作用，提示 ACN 对支持细胞形成的紧密连接和"血睾屏障"有影响。

钟先玖等（2005 年）以 0、7.5、15.0、30mg/kg ACN 对雄性 SD 大鼠进行腹腔注射染毒，每天 1 次，每周 5 次，连续 13 周，分别于染毒 4、8、13 周后处死大鼠，提取睾丸组织 RNA 后检测大鼠睾丸雄激素结合蛋白（androgen binding protein，ABP）基因和抑制素基因。ACN 染毒大鼠睾丸 ABP 基因 RT-PCR 结果显示，染毒 13 周后，高剂量染毒组 ABP 基因表达水平（1.50±0.05）与对照组（1.80±0.26）比较显著下降，差异有统计学意义（$P<0.05$）。ACN 染毒大鼠睾丸抑制素基因 RT-PCR 结果显示，染毒 8 周后，中剂量染毒组（1.69±0.49）和高剂量染毒组（1.63±0.02）抑制素基因表达水平与对照组（2.48±0.26）比较下降，差异有统计学意义（$P<0.01$）。提示 ACN 对睾丸细胞的毒性不仅是一种直接的过程，也可能是通过影响 ABP、抑制素基因表达水平，间接损伤支持细胞，进而影响精子的发育过程。

张玉敏等（1999 年）用 5、15、25mg/kg ACN 对健康性成熟的雄性 Wistar 大鼠 80 只皮下注射，每天 1 次，连续 77 天。于染毒第 38 天和第 77 天每天随机取 10 只，检测血清和睾丸匀浆 T、ICSH、FSH、E_2 含量。结果发现，染毒 38 天，大鼠血清 T 水平随着染毒剂量的增加而下降。血清和睾丸匀浆的其他检测指标未见明显的改变。染毒 77 天，大鼠血清 T 水平，25mg/kg 染毒组（5.32 ± 5.51nmol/L）明显低于对照组（15.30 ± 5.68nmol/L），差异有统计学意义（$P < 0.05$）；大鼠睾丸匀浆 ICSH 水平，25mg/kg 染毒组（5.89 ± 1.42 IU/L）高于对照组（2.42 ± 0.80 IU/L），差异有统计学意义（$P < 0.01$）。大鼠睾丸匀浆 FSH 水平，25mg/kg 染毒组（1.97 ± 0.21 IU/L）高于对照组（1.07 ± 0.81 IU/L），差异有统计学意义（$P < 0.01$）。大鼠睾丸匀浆 E_2 水平，25mg/kg 染毒组（316.50 ± 80.41pmol/L）高于对照组（114.63 ± 72.41 pmol/L），差异有统计学意义（$P < 0.05$）。提示血清中和睾丸匀浆中 T 的下降，可能通过下丘脑-垂体-睾丸轴的负反馈调节，促进下丘脑释放促性腺激素释放激素（gonadotropin-releasing hormone，GnRH），进而促使垂体分泌 ICSH 增加，使 ICSH 升高。本研究通过电镜观察发现，染毒 77 天大鼠睾丸支持细胞内线粒体肿胀和破碎，精原细胞膜皱缩、破溃，核膜消失，染色质凝集。血清和睾丸匀浆中 FSH 的升高除受睾酮调节外，主要是由于丙烯腈损伤了支持细胞，使其分泌的抑制素减少，使垂体分泌 FSH 的抑制作用减少，因而使垂体 FSH 分泌增加，致使血清和睾丸中的 FSH 升高。血清和睾丸匀浆中的 E_2 升高原因比较复杂，可能是 ACN 直接刺激支持细胞使 E_2 合成增加，和（或）由于 FSH 的升高，刺激支持细胞将 T 芳香化转变为 E_2，因而致使血清和睾丸中 E_2 升高。

耿江等（2009 年）以 5、10、20mg/kg ACN 对雄性 SD 大鼠进行灌胃，每天 1 次，染毒 10 周后，对大鼠睾丸组织 fas 和 fasl 表达的免疫组化进行研究。结果表明，对照组大鼠睾丸组织 fas 表达较弱或不表达，而染毒组 fas 在睾丸间质细胞中表达，且随着 ACN 浓度的升高有所增加。

Takehiko 等发现，小鼠 fasl 主要在睾丸的支持细胞表达，而 fas 主要在间质细胞中表达，生精细胞中有少量表达。人的 fasl 主要在睾丸支持细胞和间质细胞中表达。而 fas 在间质细胞核退化的精母细胞中表达。fas/fasl 系统在维持睾丸内环境的稳定和对抗外源性有害物质的损伤中起非常重要的作用。fasl 结合 fas 通过直接或间接途径激活细胞凋亡的 caspase 家族，最终引起靶细胞蛋白质裂解和细胞凋亡。说明 ACN 能诱导睾丸间质细胞发生凋亡，进而减少 T 的生成。

王宁等（2005 年）采用经济合作与发展组织（OECD）推荐的内分泌干扰体内筛检实验方法（Hershberger test），对雄性去势 SD 大鼠皮下注射 0.4mg/kg 的阳性参照物（观察雄激素样作用）丙酸睾酮（testosterone propionate，TP），使其吸收完全迅速。同时以 0、10、20、30、40、50mg/kg ACN 以及 25mg/kg 的阳性参照物（观察雄激素拮抗作用）氟他胺（fletamide，FLU）灌胃，每天 1 次，连续 10天。观察大鼠前列腺、精囊腺、阴茎、肛提肌/球体海绵体肌、尿道球腺等附性腺组织（sex accessory tissue，SAT）。结果显示，ACN 各剂量染毒组附性腺组织重量变化与阴性对照组（ACN 0mg/kg）比较，差异均无统计学意义（$P > 0.05$）。本次采用 Hershberger 体内筛检试验发现，ACN 不能抑制 TP 产生的雄激素生理效应，不能认为 ACN 具有抗雄激素作用。提示 ACN 可能不是通过拮抗雄激素受体效应途径影响体内雄激素水平。

总之，ACN 对雄性动物睾丸内分泌的影响，既可能是直接损伤作用的表现，也可能是通过影响垂体-睾丸轴功能等的间接作用的结果。

（刘佳微　李芝兰）

主要参考文献

1. 耿江. 丙烯腈对雄性精子质量的影响及 genistein 拮抗丙烯腈致睾丸 Leydig 细胞毒性的实验研究. 上海：复旦大学，2009.
2. 钟先玖，吴鑫，韩志英，等. 丙烯腈对原代双室培养的大鼠睾丸支持细胞的毒性. 环境与职业医学，2006，23（1）：18-20.
3. 金沈雄，钟先玖，吴鑫，等. 丙烯腈对男工性激素水平的影响. 工业卫生与职业病，2005，31（4）：226-231.

4. 黄简抒，吴鑫，钟先玖. 丙烯腈对雄性大小鼠血清中性激素水平的影响. 工业卫生与职业病，2005，31（4）：237-240.

5. 王宁，朱菊一，黄简抒，等. 丙烯腈抗雄激素作用的体内筛检实验研究. 中国公共卫生，2005，21（10）：1221-1222.

6. 吴鑫. 丙烯腈雄（男）性生殖毒性研究. 上海：复旦大学，2003.

7. 崔金山，杨衍凯，付守林，等. 丙烯腈对男工性激素水平影响的研究. 工业卫生与职业病，2001，27（3）：152-155.

8. 段志文，张玉敏，李海山，等. 丙烯腈对雌性大鼠生殖内分泌影响的研究. 工业卫生与职业病，2001，27（3）：159-161.

9. Scelo G，Consrantinescu V，Csiki I，et al. Occupational exposure to vinyl chloride，acrylonitrile and styrene and lung cancer risk. Can Caus Con，2004，15：445-452.

10. Quast JF. Two-year toxicity and oncogenicity study with acrylonitrile incorporated in the drinking water of rats. Toxicol Lett，2002，132（3）：153-196.

11. Johannsen FR，Lebinskas GJ. Chronic toxicity and oncogenic dose-response effects of lifetime oral acrylonitrile exposure to fischer 344 rats. Toxicol Lett，2002，132（2）：221-247.

12. Juul A，Skakkebaek NE. Androgens and the ageing male. Hum Reprod Upd，2002，8（5）：423-433.

13. Livera G，Rouiller-Fabre V，Durand P，et al. Multiple effects of retinoid on the development of sertoli，germ，and leydig cells of fetal and neonatal rat testis in culture. Biol Reprod，2000，62（5）：1303-1314.

14. Anderson RA. Hormonal contraception in the male. Br Med Bull，2000，56（3）：717-728.

15. Johannsen FR，Lebinskas GJ. Comparative chronic toxicity and carcinogenicity of acrylonitrile by drinking water and oral intubation to Spartan Sprague-Dawley rats. Toxicol Lett，2002（2），132：197-219.

第二节　1，2-二溴-3-氯丙烷

1,2-二溴-3-氯丙烷（1,2-dibromo-3-chloropropane，DBCP）可用作土壤杀菌剂和杀虫剂，特别对于线虫防治有显著效果。20 世纪 70

～80 年代初在我国广泛应用。由于它对男性生殖系统有很强的毒性作用，可致男性不育，我国已于 1986 年禁止生产使用。

DBCP 在大鼠体内先转化为环氧中间产物，环氧中间产物可在大鼠的肝、肾、肺、胃和睾丸与非蛋白巯基结合。肝非蛋白巯基的耗竭程度较高提示肝是一个主要的谷胱甘肽（GSH）与 DBCP 代谢物的结合位点。

F344 大鼠和 B6C3F1 小鼠进行的慢性吸入毒性实验中，以 6 小时/天，5 天/周染毒，染毒 13 周时 $25mg/m^3$ 染毒组大鼠开始出现死亡率增加，$1mg/m^3$ 染毒组大鼠和 $5mg/m^3$ 染毒组小鼠鼻腔出现巨大细胞和增生，1 及 $5mg/m^3$ 染毒组大鼠出现肝细胞水肿，而 $25mg/m^3$ 染毒组大鼠出现肝灶状坏死和再生，$1mg/m^3$ 染毒组大鼠和 $25mg/m^3$ 染毒组小鼠出现肾小管上皮增生和肾病变。80～107 周时，$3mg/m^3$ 染毒组大鼠和 $0.6mg/m^3$ 染毒组小鼠出现胃上皮增生和过度角化。

Ames 试验中，DBCP 经 S9 代谢活化后 TA1535，TA100 和 TA98 回复突变试验阳性，未经 S9 代谢活化则为阴性。DBCP 可引起中国仓鼠肺成纤维细胞（V79 细胞）姐妹染色单体交换率增加，中国仓鼠卵巢细胞姐妹染色单体交换率和染色体畸变率增加。DBCP 可诱发性成熟前小鼠生精细胞（减数分裂前）及成年大鼠精母细胞的程序外 DNA 合成。

大鼠 24～30mg/（kg·d），小鼠 120～260mg/（kg·d）经口慢性染毒，每周 5 天，共 78 周，约 90％小鼠和 60％大鼠发生前胃鳞状细胞癌；雌性大鼠 54％有乳腺癌。经皮染毒 390mg/kg，每周 3 次，共 85 周，可引起 ICR 瑞士小鼠肺良性乳头状瘤、胃癌和胃乳头状瘤。

国际癌症研究所（IARC）1987 年将 DBCP 归入 2B 类，人类可能致癌物。

短期大量接触本品对皮肤、眼和呼吸道有刺激作用，可抑制中枢神经系统以及损害肝、肾功能。急性经口中毒潜伏期为 10 分钟至 3 小时，先有消化道症状：口咽部充血，上腹灼热，恶心、呕吐。继后出现神经系统和肝、肾受损表现：萎靡不振、黄疸、发热、肝大有触痛或肝缩小、无尿，最后迅速死于急性肝、肾衰竭。

一、毒性表现

（一）动物实验资料

DBCP 的生殖毒性是 Torkelson 等在 1961 年对大鼠的研究中首次发现的，以 DBCP 43μmol/L 对大鼠染毒 10 周能引起睾丸萎缩。

KC Rao 等（1982 年）应用新西兰雄兔吸入染毒，DBCP 浓度为 0.4、4.3 和 43μmol/L，6 小时/天，每周 5 天，共 14 周。结果表明，43μmol/L 染毒组雄兔死亡率很高，睾丸重量下降、精子数减少、双侧睾丸萎缩、血清卵泡刺激素（FSH）水平升高。

KC Rao 等（1983 年）用同样剂量和方法染毒 SD 雄性大鼠，未观察到明显的全身中毒症状或体重增加的变化，但出现睾丸重量降低和萎缩。

RH Foote 等（1986 年）通过给雄性荷兰兔喂饲含 DBCP 的饮水（剂量为 0、0.94、1.88、3.75、7.5、15mg/kg，5 天/周，共 10 周），发现睾丸重量降低、精子数减少，精子形态改变。

此外，Ahmad 等（1988 年）应用 Long-Evans 雄性大鼠灌胃染毒（剂量为 1、5、25mg/（kg·d），染毒 6 个月），也观察到了睾丸重量的降低和精子的死亡。

RE Chapin 等（1997 年）采用 CD-1 小鼠进行 DBCP 的两代繁殖实验，灌胃染毒雌鼠和雄鼠，染毒剂量为 0、25、50、100mg/kg，未见对体重增加的影响，但在 DBCP 100mg/kg 染毒组发现 F1 代雄性成年大鼠相对肝重增加，附睾和前列腺重量减轻。

（二）流行病学资料

D Whorton 等（1977 年）首次报道了 DBCP 对人的生精抑制作用。美国加州 Lathrop 的一个化工厂在农业化学品部门工作的 25 名工人中，14 名工人发生无精子症或少精子症，并且 DBCP 接触时间和工人的精子数目有显著关联。11 名工人在该部门至少工作了 3 年，精子数少于 1×10^6/ml；精子数目高于 40×10^6/ml 的工人在该部门工作时间均未超过 3 个月。前者血中平均卵泡刺激素（FSH）和间质细胞刺激素（ICSH）水平均显著高于后者，但两组工人血中睾酮

（T）水平相似。且其他医学检查或实验室分析结果均无异常。1978年，对10名工人的睾丸活检结果发现，生精小管为损伤部位，严重中毒的工人中生精小管中缺乏生精细胞，轻度中毒的工人中出现中等到明显的精子减少，两组工人支持细胞均完好。

DBCP损伤后，男性生殖功能的恢复更为人们所关注。Olsen等学者（1990年）对美国阿肯色州一个生产DBCP化工厂的男性工人进行了随访观察，这个化工厂在1976年1月到1977年8月间生产DBCP，1977年夏天的体检发现30名男工为无精子症，17名男工为少精子症。随后对这47人进行了11年的随访观察，26名无精子症的男工中有19人（占73%）恢复生精能力，其中13人虽达到正常精子数，但精子平均数目只有17名少精子症患者恢复后数目的一半。此外，还观察到无精子症者萎缩的睾丸在11年后随精子数目的恢复而增大。研究还发现，1977年时的血FSH水平与无精子症的发生及无精子症者能否恢复正常精子水平有显著关联。

G Potashnik等（1995年）的研究对象为15名男性工人，他们在生产中接触DBCP引起了睾丸功能障碍，在随后的17年中对他们的睾丸功能和生殖结局进行了重新评价。结果：无精子症的9人中有3人以及少精子症的6人中有3人，精子数量恢复正常，严重中毒工人血浆中FSH和ICSH显著升高，但血浆T水平未见显著性降低。

付爱玲等（1999年）的研究表明，DBCP所致的男性不育症，在脱离DBCP作业后8年，精子总数及活动力恢复，认为DBCP没有不可逆的睾丸功能损害。

史懋功等（2001年）报道，国内某氯碱厂于1976年1月至1982年7月生产DBCP，工厂不同地方DECP浓度从1.5～20.0mg/m³不等。1981年4月对全部9名男工进行精液检查，结果6名为无精子症。经治疗后，其中1名无精子症患者（DBCP作业工龄1年6个月）于1983年4月查精子部分恢复，其妻于1984年生一健康男孩。另外5名无精子症患者无生育。对这5名未生育男工的调查如下：初次接触DBCP年龄在18～25岁，平均年龄22岁，作业时间最长为4.83年，最短为2.25年，平均为4.02年。从1981—2000年共进行

9 次精子检查，均未发现精子。1986 年，对其中 3 名无精子症患者进行了睾丸活检，病理诊断为睾丸重度发育不良；2000 年，对 5 名无精子症患者进行睾丸活检，病理诊断为睾丸重度萎缩，表现为生精小管缩小，生精小管上皮重度硬化合并间质纤维化；生精细胞层数减少至 1 层（正常为 5~8 层），精母细胞明显减少并严重萎缩，初级精母细胞、次级精母细胞、精子细胞、精子消失；无明确间质细胞。同时血清 T 水平明显降低，血清 FSH、ICSH 水平明显升高。研究提示，对于 DBCP 导致无精子症者，似乎表明睾丸损害可能是永久性的。

然而，通过一系列随访研究，提示 DBCP 对男性的生殖毒性效果可能是可逆的。结果如下：

（1）可逆性与接触持续时间和强度负相关，皮肤接触和吸入是 DBCP 吸收的主要途径，因此估计工人实际接触是高度密集的，但很难估计实际接触剂量。

（2）停止接触 DBCP 到精子恢复正常的时间。少精子症者比无精子者更易恢复生精功能。Olsen 等学者（1990 年）的研究表明，精子减少者和无精子者的精子明显恢复的平均时间分别为 16~27 个月。Potashnik 等（1995 年）的研究则表明分别在 36 个月和 45 个月内，但其后精子数量并未进一步改善。更多的研究表明，DBCP 接触工人的生精功能最有可能在接触结束后 5 年内恢复，超过这个时间可能性则大为降低。

（3）DBCP 引起的无精子症者生精功能的恢复与血浆中的 FSH 水平高度相关，血浆中的 FSH 水平正常的人更容易恢复生精功能。相反，无精子症者 FSH 水平高的则不易恢复生精功能，DBCP 对这些人的生殖上皮造成了永久性损伤。

孙少霞等（2006 年）报道了 DBCP 对国内某氯碱厂的女工内分泌系统影响的研究结果。作业女工 10 名，年龄 46~64 岁，平均年龄 49.8 岁，接触 DBCP 工龄 4~8 年，平均 6.8 年，主要表现为 10 名女工血中甲状腺素、肾上腺皮质激素水平处于同年龄妇女正常水平，而血中雌激素、孕激素全部低于正常值，血 FSH 与 LH 升高，说明卵巢功能减退。有 2 人血中催乳素水平升高，4 人患垂体微腺瘤。由

DBCP致女工卵巢功能衰退、外周性腺激素水平下降，从而反馈引起垂体功能紊乱及垂体病变。在岗时月经失调、经量增多、月经周期紊乱、贫血，30岁以后出现性功能障碍，7名女工45岁以前闭经，其中3人40岁以前闭经，有5人求助于雌、孕激素等药物来维持正常的月经周期。而我国妇女的平均闭经年龄为49岁左右，说明此人群卵巢功能提前衰退。10名女工中中乳腺增生7人，患子宫肌瘤4人，其阴道细胞学检查Ⅱ～Ⅳ细胞阳性率高达100％，有工种集中分布特点。可见，DBCP有明显的蓄积作用，对人体的影响是长期慢性的。10名女工中有1人上岗时已经怀孕生子，另9人在接触DBCP后也生育，表明DBCP并不影响女性的生殖能力。

二、毒性机制

DBCP对睾丸功能的损害机制尚不完全清楚，有以下几项研究结果。

EJ Søderlund等（1988年）研究发现，雄性Wistar大鼠经DB-CP $85\sim170\mu mol/kg$染毒3小时后，随染毒剂量增加，其睾丸细胞DNA断裂程度也增加，且与睾丸坏死与萎缩程度直接相关。由于氚标记的DBCP可因为放射性核素效应干扰细胞色素P450依赖的代谢，因此使用该物质（0～60分钟，$0\sim10\mu mol/L$）处理Wistar大鼠睾丸细胞，发现并没有减轻DNA损伤程度，所以推测细胞色素P450依赖的代谢途径可能与DBCP引起的DNA损伤效应无关。推测DB-CP的毒性与谷胱甘肽-S-转移酶（GST）依赖的途径有关，DBCP与谷胱甘肽结合，进一步形成活性episulphonium离子，从而引起靶分子的直接烷基化。因此与在肝中DBCP与谷胱甘肽结合的解毒机制相反，在睾丸与谷胱甘肽结合可产生毒性。

A Greenwell等（1987年）用DBCP对Fischer 344大鼠染毒，使用放射性核素标记的三羧酸循环中间产物乙酰辅酶A、枸橼酸盐、α-酮戊二酸盐和琥珀酸盐测试附睾精子中$^{14}CO_2$产生量，发现$0.5mmol/L$ DBCP染毒可引起$^{14}CO_2$产生减少$0\sim28\%$，$3mmol/L$ DBCP染毒可引起$^{14}CO_2$产生减少$81\%\sim98\%$。通过测试线粒体电子传递链活性，发现 DBCP（3mmol/L）可使内源性底物 α-酮戊二酸盐或苹果酸盐代谢的氧耗量降低约 80％，而当琥珀酸盐（依赖 FAD 进行氧化）用作底物时，氧耗量则不受 DBCP 影响。并且由于 DBCP 并不抑制糖酵解和三羧酸循环过程中相关酶的活性，因此认为是由于线粒体电子传递链中 NADH 脱氢酶活性的抑制阻碍了精子糖类（碳水化合物）代谢，造成 DBCP 的精子毒性。

　　DBCP 通过诱导精原细胞凋亡抑制生精发育过程。Meistrich 等（2003 年）使用 LBNF（1）大鼠连续 4 天注射 DBCP 87.5mg/kg 使其持续出现少精子症，在染毒后 4～20 周内，70％的生精小管显示上皮有支持细胞，但缺乏分化的生精细胞，20％的生精小管有分化的生精细胞，10％出现生精小管堵塞或支持细胞形态学明显改变。由于促性腺激素和睾丸内 T 水平均升高，因此精子发育障碍不是激素缺乏的结果。含缺乏分化的生精细胞的生精小管有增殖和分裂旺盛的 A 型精原细胞，但这种细胞发生凋亡而不是分化。因此 DBCP 的损伤作用不是杀伤生精细胞，而是使其失去分化能力。

（李　煜　赵超英　常元勋）

主要参考文献

1. Torkelson TR, Sadek SE, Rowe VK, et al. Toxicologic investigations of 1,2-dibromo-3-chloropropane. Toxicol Appl Pharmacol, 1961, 50 (3): 545-559.

2. Rao KS, Burek JD, Murray FJ, et al. Toxicologic and reproductive effects of inhaled 1, 2-dibromo-3-chloropropane in male rabbits. Fundam Appl Toxicol, 1982, 2 (5): 241-251.

3. Rao KS, Burek JD, Murray FJ, et al. Toxicologic and reproductive effects of inhaled 1, 2-dibromo-3-chloropropane in rats. Fundam Appl Toxicol, 1983, 3 (2): 104-110.

4. Foote RH, Berndtson WE, Rounsaville TR. Use of quantitative testicular histology to assess the effect of dibromochloropropane (DBCP) on reproduction in rabbits. Fundam Appl Toxicol, 1986a, 6 (4): 638-647.

5. Foote RH, Schermerhorn EC, Simkin ME. Measurement of semen quality, fer-

tility, and reproductive hormones to assess dibromochloropropane (DBCP) effects in live rabbits. Fundam Appl Toxicol, 1986b, 6 (4): 628-637.

6. Ahmad N, Wisner JR Jr, Warren DW. Morphological and biochemical changes in the adult male rat reproductive system following long-term treatment with 1, 2-dibromo-3-chloropropane. Anat Rec, 1988, 222 (4): 340-349.

7. Chapin, RE, Sloane, RA. Reproductive toxicology. Dibromochloropropane. Environ Health Perspect, 1997, 105 (Suppl 1): 299-300.

8. Whorton D, Foliart D. DBCP: eleven years later. Reprod Toxicol, 1988, 2 (3-4): 155-161.

9. Olsen, Geary W, Bodner, Kenneth M, et al. Determinants of spermatogenesis recovery among workers exposed to 1, 2-dibromo-3-chloropropane. J Occup Med, 1990, 32 (10): 979-384.

10. Potashnik G, Porath A. Dibromochloropropane (DBCP): a 17-year reassessment of testicular function and reproductive performance. J Occup Environ Med, 1995, 37 (11): 1287-1292.

11. 付爱玲, 蒋绪亮, 杨爱华. 二溴氯丙烷致男性不育的动态观察. 中国工业医学杂志, 1999, 12 (3): 152-153.

12. 史懋功, 战波, 崔毅, 等. 二溴氯丙烷对男性生殖系统损害的调查. 中华劳动卫生职业病杂志, 2001, 19 (6): 461-462.

13. 孙少霞, 邹建芳, 侯强. 二溴氯丙烷对女工健康的慢性影响. 中国工业医学杂志, 2006, 19 (2): 116-117.

14. Søderlund EJ, Brunborg G, Omichinski JG, et al. Testicular necrosis and DNA damage caused by deuterated and methylated analogs of 1,2-dibromo-3-chloropropane in the rat. Toxicol Appl Pharmacol, 1988, 94 (3): 437-447.

15. Omichinski JG, Brunborg G, Holme JA, et al. The role of oxidative and conjugative pathways in the activation of 1,2-dibromo-3-chloropropane to DNA-damaging products in rat testicular cells. Mol Pharmacol, 1988, 34 (1): 74-79.

16. Greenwell A, Tomaszewski KE, Melnick RL. A biochemical basis for 1, 2-dibromo-3-chloropropane-induced male infertility: inhibition of sperm mitochondrial electron transport activity. Toxicol Appl Pharmacol, 1987, 91 (2): 274-280.

17. Meistrich ML, Wilson G, Shuttlesworth GA, et al. Dibromochloropropane inhibits spermatogonial development in rats. Reprod Toxicol, 2003, 17 (3): 263-271.

第十四章

醇 类

第一节 乙 醇

乙醇（ethanol）俗称酒精，为无色、透明、易燃、易挥发的液体。环境中的乙醇来源主要是动物、植物、微生物、森林火灾和火山喷发排放的乙醇，以及自然界糖类发酵产生的乙醇。人为来源主要是酒精性饮料、药物制剂、香水等生产过程，以及乙醇作为溶剂、燃料添加剂、杀菌剂等使用过程中排放到环境中。生活性接触主要指饮用含酒精饮料，是人类接触乙醇最主要的途径。职业性接触指劳动者在生产或使用乙醇的工作场所中经肺吸入或经皮肤接触而吸收乙醇。

乙醇可经呼吸道吸入，经消化道及皮肤吸收进入机体。经呼吸道吸入的乙醇，由肺泡空气进入肺部血液；经消化道吸收的乙醇80%被小肠吸收、20%经胃吸收。空腹或乙醇浓度高时，胃的吸收量增加。一般经消化道摄入乙醇后，健康成人30~60分钟能吸收80%~90%，摄入食物后会使吸收延迟4~6小时。人体经皮肤吸收乙醇主要发生于生产或使用乙醇的工作场所，但渗透率不足以引起严重的酒精中毒。

无论由何种途径进入体内的乙醇可迅速经血循环分布于全身，其分布量与组织含水量成正比，用 ^{14}C-乙醇研究其急性中毒时体内分布状况，结果发现，其含量按以下顺序递减：肝、脾、肺、肾、心、脑和肌肉。此外，乙醇还能通过胎盘屏障进入胎盘循环。

进入体内的乙醇约95%在体内代谢，其余以原形经呼出气，以及尿液、汗液和粪便排出体外。乙醇在体内存在3条氧化代谢途径：醇脱氢酶（ADH）途径、微粒体乙醇氧化酶（MEOS）途径和过氧化氢酶（CAT）途径。其中以醇脱氢酶途径代谢为主，与其毒性机制密切相关，可分为三个步骤进行。首先氧化为乙醛、乙醛继续氧化为乙酸（醋酸）、最后由乙酸进一步氧化为二氧化碳和水。乙醇代谢为乙醛需要 3 种酶参加：

（1）乙醇脱氢酶：在肝细胞胞质中具有很高活性，催化乙醇氧化为乙醛。乙醇脱氢酶的氧化代谢是可逆的，但乙醛很快在醛脱氢酶的催化下代谢为乙酸。

（2）过氧化氢酶：利用 NADPH 氧化酶和黄嘌呤氧化酶产生的 H_2O_2 来催化乙醇的氧化反应。通常肝细胞中 H_2O_2 含量极少，因此过氧化氢酶可能只参加不足 10％的乙醇代谢反应。

（3）乙醇诱导性细胞色素 P450：是肝乙醇氧化系统的主要组成部分。

一、毒性表现

（一）动物实验资料

1. 对垂体的影响

L Somer 等（1992 年）对 15％乙醇喂饲 3 个月的 Wistar 成年雄性大鼠的腺垂体内分泌细胞进行了电镜观察，发现促性腺激素细胞的细胞器发生空泡变，细胞分泌颗粒密度变浅。

（1）促肾上腺皮质激素水平变化：狄晓东等（2006 年）将 42 只 SD 雄性大鼠分为 7 组，每组 6 只，1 组喂饲自来水作为对照组，其余 6 组为染毒组，连续自由喂饲含 6％（V/V）乙醇 1、3、7、14、21 和 28 天。每天测定血中乙醇浓度，在喂饲 1、3、7、14、21、28 天后分别处死 6 组动物，测定下丘脑中促肾上腺皮质激素释放激素（corticotrophin releasing hormone，CRH）以及血浆中促肾上腺皮质激素（adreno-cortico-tropic-hormone，ACTH）和皮质醇含量。结果显示，喂饲 3 天后大鼠下丘脑 CRH 和血浆皮质醇水平较对照组增高，差异有统计学意义（$P < 0.05$），并持续至 28 天。而血浆 ACTH 水平和对照组相比，差异无统计学意义。大鼠血中乙醇浓度在摄入乙醇的不同时段无明显差异，提示由下丘脑 CRH 和血浆皮质醇水平升高所反映的机体应激水平升高是低浓度乙醇反复刺激、长期作用的结果。而此时血浆 ACTH 水平并无明显变化，表明下丘脑-腺垂体-肾

上腺皮质轴（HPA 轴）的功能发生了紊乱。

（2）催乳激素水平变化：符书馨等（2010 年）将 40 只 SD 同龄成年雌性大鼠随机分为 4 组，每组 10 只，其中 3 组分别给予 10%、20% 和 30% 乙醇 2ml 灌胃 4 周和 8 周（各 5 只），对照组给予等容积蒸馏水灌胃 4 周和 8 周。结果发现，30% 乙醇灌胃组大鼠在灌胃 4 周时，血清催乳素（PRL）水平和垂体湿重高于对照组；10% 和 20% 乙醇灌胃组大鼠，在灌胃 8 周时 PRL 水平和垂体湿重反而下降。但 10% 和 20% 乙醇灌胃组大鼠在灌胃 8 周时，血清 PRL 水平和垂体湿重较 4 周时增高，且高于同期 30% 乙醇灌胃组和对照组。各剂量染毒组之间相比较，差异有统计学意义。由此可见，高浓度乙醇可在一定时间内使血清 PRL 水平升高，但是长期作用反而使其值下降；而长期低浓度乙醇摄取可引起血清 PRL 显著升高。同期另一组实验中，将 4、6 和 8 周龄 SD 雌性大鼠各 10 只随机分为乙醇组和对照组（各 5 只），分别以 20% 乙醇和等容积蒸馏水灌胃 4 周，结果发现，4 周龄大鼠乙醇灌胃组血清 PRL 水平和垂体湿重高于对照组，差异有统计学意义；6 周龄和 8 周龄大鼠乙醇灌胃组血清 PRL 水平和垂体湿重与对照组相比，差异无统计学意义。可见幼年期摄入乙醇更易诱导血清 PRL 升高。

（3）生长激素水平的变化：Tentler 等对 35、41、51 和 66 日龄 SD 雄性大鼠单剂腹腔注射 30%（V/V）乙醇溶液或生理盐水，剂量均为乙醇 12.5ml/kg。注射 1.5、3、6 和 24 小时后断头处死，并测定血清生长激素（GH）和睾酮（T）水平。根据生精小管组织学形态和血清 T 水平将 SD 大鼠分为青春期早期（35 日龄）、青春期中期（41 日龄）和青年期（51 和 66 日龄）。结果显示，急性乙醇染毒可降低青春期（包括早期和中期）大鼠血清 GH 水平（3 因素方差分析，$P < 0.0001$），且各年龄段大鼠在各检测时点与对照组相比 GH 水平均较低（Tukey's studentized range test，$P < 0.01$）。虽然血清 GH 水平下降，但垂体 GH mRNA、下丘脑生长激素释放因子（GRF）mRNA 和生长激素释放肽水平并未降低。

DA Soszynski 等（1992 年）通过研究长期插管非麻醉的 SD 雄

性大鼠生长激素（GH）自发分泌模式、血浆胰岛素样生长因子-I（IGF-I）水平、下丘脑生长激素释放激素（GHRH）和生长抑制素水平，以及垂体 GH mRNA 表达水平，以探讨乙醇抑制 GH 分泌的机制。将大鼠随机分为 3 组，每组 6 只，染毒组喂饲含 5% 乙醇的流质饲料，对照组 1 喂饲与乙醇染毒组匹配的等热量饲料，对照组 2 自由喂饲，持续 6 天。结果发现，与两个对照组相比，染毒组大鼠体重增长缓慢；GH 自发分泌减少 75%～90%，但仍保持脉冲式分泌模式，每 180～220 分钟出现一次分泌峰值。染毒组、对照组 1 和对照组 2 的大鼠血浆 GH 平均水平分别为 18.8±4.5、113.3±14.9 和 179.6±30.1ng/ml，三组之间差异有统计学意义（$P < 0.01$）。乙醇染毒组血浆 IGF-I 水平为 338±16ng/ml，低于对照组 1（427±39ng/ml，$P < 0.05$）和对照组 2（769±25ng/ml，$P < 0.01$），差异均有统计学意义。染毒组 GHRH mRNA 水平降为对照组 1 的 20%（$P < 0.05$）和对照组 2 的 9%（$P < 0.01$），差异均有统计学意义。然而，生长抑素和 GH mRNA 表达水平在染毒组、对照组 1 和对照组 2 之间差异并无统计学意义。结果表明，乙醇可阻碍 GHRH 基因表达，其抑制 GH 分泌的作用始于下丘脑水平。

JD Fernstrom 等（1995 年）在成年 SD 雄性大鼠体内放置胃管和右心房插管以研究单剂量乙醇染毒对大鼠 GH 分泌的影响。每日于暗期（dark-period）开始前 2 小时通过胃管给予大鼠乙醇（剂量为 1、2、3 和 4g/kg）或生理盐水，每只大鼠给予生理盐水后间隔 2～3 天再给予单剂量乙醇（自身对照），然后测定血浆中乙醇、GH 和 T 的水平。结果显示，所有大鼠摄入生理盐水期间血浆 GH 出现典型的间歇性峰值，此分泌模式在乙醇染毒浓度为 1g/kg（大鼠血浆乙醇浓度峰值约为 65mg/100ml）时不受影响。乙醇染毒浓度为 2g/kg（大鼠血浆乙醇浓度峰值约为 140mg/100ml）时，GH 分泌模式受到快速、显著但不完全的抑制。但当乙醇染毒浓度为 3 和 4g/kg（血浆乙醇浓度峰值分别约为 190 和 240mg/100ml）时，GH 分泌模式受到完全抑制。GH 分泌抑制的乙醇染毒阈值约为 100mg/100ml。

2. 对睾丸的影响

赵松等（2005 年）将 40 只雄性 SD 大鼠分为 4 组：对照组和乙醇 2.7、4.5、7.5g/（kg·d）灌胃染毒组，连续染毒 13 周。结果发现，各剂量染毒组大鼠血清睾酮（T）和间质细胞刺激素（ICSH）水平较对照组降低（$P < 0.01$），仅 7.5g/kg 染毒组大鼠卵泡刺激素（FSH）水平较对照组降低（$P < 0.05$），差异均有统计学意义。光镜下可见染毒组大鼠睾丸生精细胞出现细胞变性，核固缩，生精小管腔中脱落细胞增多。超微结构显示，支持细胞和各级生精细胞均有损伤，包括：（1）支持细胞内溶酶体增多，支持细胞滑面内质网变性退化；（2）精原细胞核空泡化；（3）初级精母细胞核变性溶解；（4）精子细胞变态期核溶解，局部核内陷，核周隙扩大；（5）变态期精子细胞移至基膜处，且损伤程度与乙醇剂量明显相关。表明乙醇既可以直接作用于睾丸，引起生精细胞损伤和睾丸 T 合成抑制，还影响垂体 ICSH 和 FSH 的分泌。

RA Anderson 等（1983 年）以含 5％乙醇的流质饲料喂饲 C57 雄性小鼠 5、10、20 周，以及含 6％乙醇的流质饲料喂饲 5 周后，检查精子数量、形态和活动度的变化。结果发现，5％乙醇喂饲组于第 5 周和第 10 周后，精子数量分别增加 80％和 65％；而 5％乙醇喂饲组 20 周和 6％乙醇喂饲组 5 周后，精子数量分别下降 52％和 71％，精子畸形率分别增加 50％和 40％，精子使卵子受精能力分别下降 34％和 62％。精子畸形主要表现为头端破裂、中段膨胀和尾端卷缩。虽然精子的活动率未受影响，但整体活动速率减慢。上述乙醇对精子的损伤作用程度取决于乙醇暴露剂量和暴露持续时间。

3. 对卵巢的影响

在雌性 SD 大鼠发情前期的中午 12:00 和下午 1:00 之间注射乙醇，并于当天下午 4:00 处死。结果发现，在发情前期的早期和晚期，大鼠血中乙醇浓度分别为（218±12）mg/dl 和（232±8）mg/dl。与对照组比较，染毒组大鼠血清雌二醇（E_2）水平下降 37％，黄体酮（P）水平下降 47％，黄体生成素（LH）下降 97％，黄体生成素-释放激素（LHRH）下降 49％。表明乙醇不仅直接损害卵巢内分泌功能，还可通过下丘脑-垂体轴影响性腺分泌性激素。

席燕等选取成年 C57 小鼠，按照雌性、雄性小鼠 2∶1 合笼交配，次日晨检阴道栓子，把发现阴道栓子当日当做妊娠开始。将妊娠小鼠随机分为对照组、喂饲含 25％乙醇溶液 2.0g/（kg·d）剂量组和 4.0g/（kg·d）剂量组，小鼠妊娠后第 5 天开始喂饲直至子鼠出生后停止。子鼠出生后的第一个 24 小时记为生后第 0 天，即 P0（post-natal day 0）。收集 P0、P7、P14、P30 4 个时间点的 125 只子鼠进行研究。结果显示，与对照组相比，孕期乙醇染毒可以诱导子鼠视网膜增厚及片层化形成时间延迟、水平细胞和双极细胞的数量减少和极性紊乱，视网膜增厚，差异均有统计学意义。同时发现，上述乙醇对视网膜的毒性作用具有剂量依赖性和乙醇暴露停止后的长时程效应。以上结果提示，孕期乙醇染毒可引起子鼠视觉相关神经元的数量减少及形态异常，导致视觉系统的发育障碍。

4. 对胰腺的影响

经静脉一次给予 Wistar 大鼠 50％乙醇（5mg/kg），病理检查可见，胰腺组织局部毛细血管充血扩张、炎细胞浸润、细胞轻度肿胀等缺血性病变。

将 Wistar 雌性和雄性大鼠（各 35 只）按体重随机分为 5 组：对照组（蒸馏水）、低剂量组（10％乙醇）、中剂量组（30％乙醇）、高剂量组（50％乙醇）和配对喂养组（蒸馏水）。每组灌胃量均为 6ml/kg，染毒时间为 9 周。结果显示，与对照组比较，中、高剂量染毒组空腹血糖明显升高，1、2 和 3 小时糖耐量异常，并且雌性和雄性大鼠之间也存在有统计学意义的差异。随着剂量的增加，各组血胰岛素水平逐渐降低，50％乙醇染毒组与对照组存在差异。上述差异均具有统计学意义。

体外培养的转基因小鼠胰岛素瘤细胞（NIT-1 细胞），经不同浓度乙醇（0、50、100、200、400mmol/L）处理 6、12 和 24 小时后，用放免法测定 NIT-1 细胞分泌胰岛素情况，半定量 RT-PCR 方法检测细胞色素氧化酶Ⅱ（cytochrome oxidaseⅡ，COXⅡ）基因 mRNA 的表达。结果发现，乙醇处理 6 小时，NIT-1 细胞葡萄糖刺激的胰岛素分泌增加；处理 12、24 小时，葡萄糖刺激的胰岛素分泌降低。乙醇处理 6 小时，COXⅡ mRNA 表达升高，12 小时表达开始降低，24 小时高浓度组表达明显降低。上述差异均有统计学意义。由此可知，乙醇可增加或降低 NIT-1 细胞胰岛素分泌，与乙醇处理时间、浓度有关。

（二）流行病学资料

1. 对睾丸的影响

国外的一项病例对照研究，由 38 名无症状慢性酒精中毒者（每日饮酒量 100～350g，饮酒史 18.0±1.2 年）组成病例组，按年龄匹配选取 19 名非酒精中毒者组成对照组，检查体内激素水平和精子质量。结果发现，与对照组相比，病例组血清 ICSH 和 FSH 升高，游离雄激素指数（free androgen index，FAI）降低，具有统计学意义。同时精子质量变差，表现为精子数量减少、活动度降低以及畸形率升高，且多元统计分析表明，导致精子损伤的唯一因素是乙醇摄入总量。

Kley 等（1985 年）通过对酒精中毒案例的分析发现，无论长期的慢性酒精摄入还是急性酒精中毒，都出现睾酮水平显著降低、ICSH 水平持续升高。此外，部分患者还出现雌激素水平升高及男性乳房发育的问题。

2. 对肾上腺的影响

G Christina 等（2003 年）在一项流行病学调查中，将 607 名研究对象（男性 310 人，女性 297 人）按其饮酒量和酒精依赖度分为 4 组，即不饮酒者、少量饮酒者、大量饮酒者和在治疗中的酗酒者，通过检测血浆 ACTH、皮质醇和 β-内啡肽（β-END）的水平来评估下丘脑-垂体-肾上腺轴（HPA）功能和垂体 β-END 的分泌量。结果显示，与不饮酒者相比，大量饮酒者血浆 ACTH 和 β-END 水平较低，而血浆皮质醇水平较高，均具有统计学意义。可见慢性饮酒可导致 HPA 轴功能紊乱以及垂体 β-END 的分泌量减少。

案例报道了 17 例"酒精性类库欣综合征"，即慢性酒精中毒者出现类库兴样症状并伴有肾上腺皮质功能亢进的生化证据。其主要症状表现为虚弱、疲劳、满月脸、水牛背、向心性肥胖、后背疼、易外伤、多血症、皮肤薄、紫色条纹、色素沉集、肌肉消耗、高血压、葡萄糖耐量减低、骨质疏松等，但一个患者通常只有上述几个症状出现。然而，"酒精性类库欣综合征"又与真正的库欣综合征不同，它的发生只因酒精成瘾所致，为暂时性的，戒酒 2~4 周后内分泌失调开始转复。

对"酒精性类库欣综合征"的病因仍有争议，有人认为可能由于酒精直接影响 HPA 轴的功能，表现为长期的、低钝的活跃反应状态。但也有人认为慢性酒精中毒时 HPA 轴的影响不一定是酒精的作用，住院时的紧张情绪、伴有周身疾病或酒精所致胃肠道紊乱，亦可产生类库欣综合征的表现。

H Hasselbalch 等（1982 年）对 15 名酿酒工人（36~51 岁，每天饮酒大于 100g，持续十年以上）进行体检，发现其中 4 人有满月脸，2 人有水牛背和向心性肥胖，没有紫纹或糖尿。用蛋白竞争结合法测定尿游离皮质醇的排泄量，以检测肾上腺皮质功能，结果全部正常。表明慢性酒精中毒者有类库欣综合征表现，不一定提示为 HPA 功能亢进。

3. 对卵巢的影响

国内的一项流行病学调查，选取饮酒时间大于 3 年的职业陪酒女 20 名为接触组，选同期正常体检不饮酒女性 16 名为对照组，在经期的第 2~5 天或闭经至少 3 个月分别抽取肘静脉血检测卵泡刺激素（FSH）、黄体生成素（LH）、雌二醇（E_2）、泌乳素（PRL）、雄激素水平，同期予阴道 B 超或直肠 B 超检查子宫和卵巢大小、窦卵泡数。结果发现，与对照组相比，接触组月经异常率及血清 FSH 水平较高，卵巢体积和窦卵泡数较低且均与饮酒总量呈负相关（$r = -0.06$），差异均有统计学意义。表明乙醇除直接危害卵巢功能外，还通过改变下丘脑-垂体轴的分泌功能，来影响卵巢结构和功能。

SB Blume（1998 年）研究了乙醇对女性性功能的影响，结果显示，虽然酒精中毒女性酒后对性的要求有所增加，但同时又可出现性功能障碍。此外，酗酒者月经周期紊乱现象比不饮酒女性明显增多。

Halliday 等调查饮酒妇女中有 59％患有与饮酒有关的经前综合征（PMS），而以 PMS 就诊者中有 51％是饮酒妇女，其中 21％是滥饮者。

二、毒性机制

（一）氧化应激与亚硝化应激

刘艳等（2000 年）将雄性 Wistar 大鼠 100 只随机分为对照组、500、1500、3000 和 4000mg/kg 乙醇染毒组，每组 20 只。染毒组以 110ml/100g 容积灌胃，对照组给予等容积的蒸馏水灌胃，1 次/天，染毒 70 天。结果发现，与对照组相比，3000、4000mg/kg 染毒组大鼠血 T 水平明显下降，ICSH、E_2、FSH 水平升高，血和睾丸匀浆脂质过氧化产物 MDA 含量明显升高，而抗氧化酶 SOD 和 GSH-Px 活性、巯基（-SH）含量明显下降，差异均具有统计学意义。由此可见，乙醇可诱发氧化性损伤。

赵松等（2005 年）的动物实验结果显示，与对照组相比，乙醇 4.5、7.5g/kg 染毒组大鼠睾丸线粒体中丙二醛（MDA）含量明显增加，各级生精细胞 iNOS 表达明显增强，均有统计学意义。同时发现睾丸生精细胞退化变性，生精上皮结构破坏，提示过量 NO 生成也可能是乙醇致睾丸损伤的重要机制之一。

（二）对遗传物质的影响

杨利丽等（2003 年）用 44％乙醇对成年雄性 SD 大鼠灌胃，剂量分别为每日 1ml 和 2ml，持续 2 个生精周期即 26 天。结果显示，与对照组相比，1ml 及 2ml 染毒组大鼠每个生精小管中表达 bcl-2 蛋白的阳性细胞数较低（$P < 0.01$），而且每个细胞中 bcl-2 蛋白表达强度也较低（$P < 0.01$）。然而生精小管中表达 bax 蛋白的阳性细胞数较高（$P < 0.01$），而且每个细胞中 bax 蛋白表达强度也较高（$P < 0.01$），均有统计学意义。由此可知，长期过量饮酒可使睾丸及生精细胞中 bcl-2 的表达降低，bax 的表达增强。

（三）对细胞凋亡的影响

以不同剂量乙醇（0、50、100、200、400mmol/L）处理体外培养的小鼠 NIT-1 细胞 24 小时，借助单细胞凝胶电泳实验（SCGE）和 AnnexinV/PI 双标记法流式细胞仪检测细胞凋亡情况。不同剂量的乙醇处理 6、12、24 小时，RT-PCR 法检测与凋亡有关的基因 bcl-2、bax 和 caspase-3 mRNA 表达水平。SCGE 实验结果显示，低剂量乙醇损伤不明显，高剂量（200、400mmol/L）组的 DNA 迁移率、DNA 损伤程度分级、DNA 平均迁移长度与对照组比较，差异均有统计学意义。AnnexinV/PI 检测结果表明，200、400mmol/L 乙醇组 NIT-1 细胞凋亡率升高，与对照组相比，差异有统计学意义。乙醇处理 6 小时，随着乙醇剂量增加，bcl-2/bax mRNA 表达先升高后降低；乙醇处理 12 小时，400mmol/L 剂量 bcl-2/Bax 比值下降；处理 24 小时，各剂量组 bcl-2/bax 比值均下降。caspase-3 mRNA 表达水平与乙醇剂量和处理时间相关。400mmol/L 剂量组处理 24 小时，caspase-3 mRNA 表达增加，差异均有统计学意义。由此可知，乙醇可诱发体外培养的 NIT-1 细胞凋亡，凋亡的发生很可能与 bcl-2 家族和 caspase-3 激活有关。

（赵　欣　马文军　常元勋）

主要参考文献

1. 肖瑛，任进．乙醇中毒的最新研究进展．毒理学杂志，2004，18（S1）：321-323.

2. Somer L，Hadzic B，Budakov P，et al. The effect of chromic administration on specific features of the adenohypophysis in young animals in relation to the adult adenohypophysis. Med Pregl，1992，（45）9-10：329-333.

3. 狄晓东，袁孝如，戈应滨．血管加压素对酒精戒断大鼠下丘脑-腺垂体-肾上腺皮质功能的影响．南京医科大学学报（自然科学版），2006，26（9）：753-755.

4. Christina G，Xing Dai，Thomas B. Effect of chronic alcohol consumption on the activity of the hypothalamic-pituitary-adrenal axis and pituitary β-endorphin as a function of alcohol intake，age and gender. Alcohol Clin Exp Res，2003，27（3）：410-427.

5. 符书馨，杨赛花，施晓波，等. 酒精对雌鼠血清泌乳素水平和垂体湿重的影响. 中国现代医学杂志，2010，20（9）：2883-2885.

6. Soszynski PA，Frohman LA. Inhibitory effects of ethanol on the growth hormone（GH）-releasing hormone-GH-insulin-like growth factor-I axis in the rat. Endocrinology，1992，131（6）：2603-2608.

7. Fernstrom JD，Parkinson DE，Ebaugh AL. Acute，oral ethanol administration suppresses episodic growth hormone secretion in the male rat. Endocrinology. 1995，136（3）：1059-1064.

8. 庄志雄. 靶器官毒理学. 北京：化学工业出版社，2006.

9. 赵松，谢丽君，胡文媛，等. 乙醇对大鼠生精上皮形态学的影响及机制初探. 毒理学杂志，2005，19（2）：124-126.

10. Anderson RA Jr，Willis BR，Oswald C，et al. Ethanol-induced male infertility：impairment of spermatozoa. Pharmacol Exp Ther，1983，225（2）：479-486.

11. 张军，孙秀发，唐丽. 长期摄入酒精对大鼠血糖和胰岛素的影响. 卫生研究，2002，31（2）：88-90.

12. 郝丽萍，庞红，孙秀发，等. 酒精对小鼠 NIT-1 细胞胰岛素分泌及 COX Ⅱ 基因表达的影响. 营养学报，2005，27（4）：318-321.

13. 刘长云，卢映，杨利丽，等. 酒精致雄性大鼠生殖细胞损伤的实验研究. 中国计划生育学杂志，2004，4：215-217.

14. Klassen RW，Persaud TV. Influence of alcohol on the reproductive system of the male rat. Int J Fertil 1978，23（3）：176-184.

15. Villalta J，Ballescà JL，Nicolás JM，et al. Testicular function in asymptomatic chronic alcoholics：relation to ethanol intake. Alcohol Clin Exp Res，1997，21（1）：128-133.

16. Kley K，Teschke R. Alcohol and fertility. sex hormones. Z Hautkr，1985，60（13）：1017-1025.

17. Blume SB. Alcoholism in women. Harv Ment Health Lett，1998，14（9）：5-7.

18. Mills JL，Graubard BI. Is moderate drinking during pregnancy associated with an increased risk for malformations? Pediatrics，1987，80（3）：309-314.

19. Hasselbalch H，Selmer J，Sestoft L，et al. Hypothalamic-pituitary-adrenocortical function in chronic alcoholism. Clin Endocrinol，1982，16（1）：73-76.

20. 刘艳，马月明，张玉敏，等. 乙醇对雄性生殖内分泌系统的损害及其机制. 中国工业医学杂志，2000，13（4）：206-209.

21. 杨利丽，李如江，刘长云，等．过量饮酒对凋亡相关基因 bcl-2、bax 在生精细胞表达的影响．中国优生与遗传杂志，2003，11（3）：25-26.

22. 郝丽萍，胡学锋，庞红，等．乙醇对小鼠胰岛瘤细胞凋亡的影响及其分子机制．毒理学杂，2006，20（3）：138-140.

第二节　2-乙氧基乙醇

2-乙氧基乙醇（2-ethoxyethanol，2-EE），又名乙二醇单乙基醚（ethylene glycol monoethyl ether，EGEE），是一种基本无色的可燃性物质，属亚乙基二醇烷化酯类。因为既含有羟基，又含有醚键，所以易与水、有机溶剂和液态酯等多种溶剂混溶。2-EE 的商品名为溶纤剂（cellosolve），广泛应用于纺织、塑料、涂料、喷漆、黏合剂、防冻剂、印刷及木器加工等行业。我国于 20 世纪 70 年代中期开始引进 2-EE 的工艺和技术，主要应用于印刷业激光照排用的 PS 再生光版感光液的生产、涂料、家具漆等成膜剂。

2-EE 可经呼吸道吸收，极易经皮肤吸收。进入体内的 2-EE 主要分布于肝、睾丸，其次进入脾、脑、肾等器官。60％～80％的 2-EE 由乙醇脱氢酶（alcohol dehydrogenase，ADH）、细胞色素 P450-2E1（cytochosome P450 2E1，CYP2E1）代谢为 2-乙氧基乙醛（2-ethoxyacetaldehyds，EEA），后者再由乙醛脱氢酶 Ⅱ（aldehyde dehydrogenase Ⅱ，ALDH2）进一步代谢为 2-乙氧基乙酸（2-ethoxyethanol acid，EAA），EAA 还可继续与甘氨酸结合，代谢成为 2-乙氧基-N-乙酰甘氨酸，这也可能是一种解毒途径。另一部分 EAA 则可能被代谢为 2-乙氧基乙醇硫酸盐（2-乙氧基乙酰 CoA）。10％～15％的 2-EE 则通过乙二醇、乙醇醛、乙醇酸、二羟醋酸代谢为草酸。EAA 主要随尿液排出体外，2-EE 排泄的半衰期长达 77 小时，极易在机体内蓄积。

2-EE 属于低毒物质，大鼠经口 LD_{50} 为 3000mg/kg，小鼠经口 LD_{50} 为 4991mg/kg，高浓度的 2-EE 具有刺激和麻醉作用，表现出先兴奋，30 分钟后出现抑制状态，最终因呼吸麻痹、心力衰竭而死亡。

大体解剖可见肾出血，肾小球坏死，脾肿大，肺水肿，睾丸重量减低，组织萎缩。2-EE 的毒性作用主要表现为肝、肾、血液系统、神经系统及生殖系统毒性等，具有致畸作用。此外 2-EE 可能有致突变作用，DB McGregor（1984 年）按照国际毒理学试验程序（national toxicology program，NTP）进行体外致突变研究时发现，在培养基中无论是否加入大鼠 S9 混合物，2-EE 达到 9g/L 以上时，都可导致中国仓鼠卵巢细胞（Chinese hamster ovary，CHO）姐妹染色单体交换（sister chromatid exchange，SCE）率显著增加，而在不加 S9 混合物时 SCE 发生率更为明显。同时在研究 2-EE 对 CHO 染色体畸变影响时发现，2-EE 浓度为 5.8g/L 时，在不加 S9 混合物的试验系统中，染色体畸变率显著增加，而加入 S9 混合物试验系统中却未见染色体畸形率增加，提示 2-EE 可能为直接致突变物。大鼠、小鼠灌胃、吸入染毒 2-乙氧基乙醇，未见引起实验动物癌瘤的发生，但有研究发现，一定剂量的 2-EE 可降低白血病的发病率。

MP Dieter 等（1989 年）以一定剂量 2-EE 对白血病脾细胞移植 Fischer 大鼠皮内注射，染毒 70 天。发现 2-EE 可通过减小或消除脾肿大和白细胞组织增生，增加红细胞指数和血小板计数而推迟或降低肿瘤细胞在大鼠体内的生长。

一、毒性表现

（一）动物实验资料

动物实验未见 2-乙氧基乙醇对肾上腺、胸腺和胰腺影响的相关报道。

1. 对垂体-甲状腺轴的影响　IA Adedara 等（2013 年）以 200mg/kg 乙二醇单乙基醚（EGEE）对 180±15g 体重 10~12 周龄雄性 Wistar 大鼠灌胃，每天 1 次，共 14 天，末次染毒 24 小时后，处死大鼠，从大鼠眼眶后静脉丛采血，酶免疫试剂盒法检测血浆三碘甲状腺原氨酸（T3）和甲状腺素（T4）浓度。结果发现，染毒组大鼠血浆 T3 和 T4 浓度与对照组比较分别下降 65.3% 和 41.4%，差异有统计学意义（$P<0.05$）。EGEE 染毒组大鼠血浆 T3 和 T4 浓度下

降，提示 EGEE 染毒可导致甲状腺轴缺陷。

2. 对生殖内分泌的影响

(1) 对雄性动物生殖内分泌的影响：

1) 睾丸生化及抗氧化指标的影响：马文军等（2001 年）以 800、1600 和 3200mg/kg 2-乙氧基乙醇（2-EE）对 200～250g 健康雄性 Wistar 大鼠灌胃。分别于染毒 6、12、24 和 48 小时后处死，取血清及大鼠睾丸制备睾丸匀浆液。检测血清睾酮（testosterone，T）、睾丸匀浆液中葡萄糖-6-磷酸脱氢酶（glucose-6-phosphate dehydrogenase，G-6-PD）、山梨醇脱氢酶（sorbitol dehydrogenase，SDH）及酸性磷酸酶（acid phosphatase，ACP）活性。结果发现，染毒后 6 和 12 小时，2-EE 各剂量染毒组大鼠血清 T 含量与对照组比较均有不同程度降低，差异有统计学意义（$P < 0.01$）。从染毒后 12 小时开始，2-EE 各剂量染毒组大鼠睾丸 SDH 活性与对照组比较均有不同程度下降，差异有统计学意义（$P < 0.01$，$P < 0.05$）。从染毒后 12 小时开始，2-EE 各剂量染毒组大鼠睾丸 G-6-PD 活性与对照组比较均有不同程度下降，差异有统计学意义（$P < 0.05$）。2-EE 各剂量染毒组大鼠睾丸 ACP 活性均有不同程度下降，但在染毒 24 小时 2-EE 中、高剂量染毒组和 48 小时后 2-EE 各剂量染毒组大鼠睾丸 ACP 活性与对照组比较，差异有统计学意义（$P < 0.05$）。

马文军等（2005 年）以 800、1 600 和 3 200mg/kg 2-乙氧基乙醇（2-EE）对健康雄性体重 180～220g Wistar 大鼠一次性灌胃。分别于染毒后 12、24、48 和 72 小时处死，取血清及大鼠睾丸制备睾丸匀浆液。检测睾丸非特异性酯酶、芳基酯酶（arylesterase，ARE）活性及 Cu、Zn 含量；测定血清 Cu、Zn 含量及睾丸/体比值。结果发现，从染毒后 12 小时开始，2-EE 各剂量染毒组大鼠睾丸重量/体重比值与对照组比较均有不同程度的下降，在染毒后 48 和 72 小时各剂量染毒组大鼠睾丸重量/体重比值与对照组比较，差异有统计学意义（$P < 0.05$）。染毒 24 和 48 小时后 2-EE 各剂量染毒组非特异性酯酶活性与对照组比较均有不同程度的下降，但差异无统计学意义（$P > 0.05$）。从染毒后 12 小时开始，2-EE 各剂量染毒组 ARE 活性与对照组比较均有不同程度的下降，12 和 24 小时各剂量染毒组与对照组比较，差异有统计学意义（$P<0.01$）。从染毒后 12 小时开始，2-EE各剂量染毒组大鼠睾丸 Cu 含量与对照组比较均有不同程度的升高，差异有统计学意义（$P<0.01$）。在染毒后 24 和 48 小时各剂量染毒组大鼠睾丸 Zn 含量与对照组比较升高，差异有统计学意义（$P<0.05$）；但染毒 72 小时后恢复。各剂量染毒时间内，随着 2-EE 染毒剂量的增大，大鼠血清 Cu 含量呈上升的趋势，但与对照组比较，差异无统计学意义（$P>0.05$）。从染毒后 12 小时开始，2-EE 各剂量染毒组大鼠血清 Zn 含量与对照组比较均具有不同程度的下降，差异有统计学意义（$P<0.05$）。

IA Adedara 等（2012 年）以 200mg/kg 乙二醇单乙基醚（EGEE）对 $220\pm25g$ 成年雄性 Wistar 大鼠灌胃，每天 1 次，共 14天，末次染毒 24 小时后处死，取睾丸制备睾丸匀浆液。检测睾丸匀浆液过氧化氢酶（catalase，CAT）、超氧化物歧化酶（superoxide dismutase，SOD）、谷胱甘肽过氧化物酶（glutathione peroxidase，GSH-Px）、谷胱甘肽-S-转移酶（glutathione-s-transferase，GST）、还原型谷胱甘肽（reduced glutathione，GSH）、乳酸脱氢酶（lactate dehydrogenase，LDH）活性，以及脂质过氧化物丙二醛（malondial-dehyde，MDA）含量。结果发现，染毒组大鼠睾丸匀浆液 SOD 活性与对照组比较降低，GST 和 LDH 活性与对照组比较升高，差异均有统计学意义（$P<0.05$）。但染毒组大鼠精子 SOD 活性与对照组比较升高，GST 和 LDH 活性与对照组比较下降，差异均有统计学意义（$P<0.05$）。

2）睾丸及附睾病理形态学变化：唐小奈等（1998 年）以 122、243、485mg/kg 2-乙氧基乙醇（2-EE）对健康雄性昆明种小白鼠腹腔注射，每天 1 次，连续 5 天。30 天后处死小鼠，取睾丸、附睾固定切片，HE 染色。观察睾丸生精小管、生精细胞及间质细胞的形态数量。结果发现，低剂量染毒组小鼠睾丸生精小管内细丝期初级精母细胞增多，而粗线期的初级精母细胞出现肿胀、空泡变性、数量略减少。中剂量染毒组小鼠睾丸早期生精小管细丝期初级精母细胞大量出现，粗线期初级精母细胞减少，并伴有空泡变性、核膜破裂及坏死脱落。晚期生精上皮中精子细胞堆积，成熟精子数量减少。一些精子尾部断裂，少数出现头部畸形。部分生精小管内生精上皮细胞层次减少、管腔增大、间质细胞增多。高剂量染毒组小鼠睾丸体积缩小、重量减轻、色泽暗红。生精小管内各发育阶段的初级精母细胞均见减少，粗线期初级精母细胞十分罕见。精子细胞堆积，成熟精子极少。生精上皮细胞排列松散，并大量退变脱落，堵塞管腔。部分管段脱落的生精上皮细胞排空后，管腔内仅剩单层精原细胞或只剩纤维性管壁。间质中毛细血管扩张充血，间质细胞明显增大增多，十多个或数十个成片排列者多见。各剂量染毒组小鼠附睾管横断面积较小、数量较少、管壁较薄。附睾管上皮退变、纤毛结构不清、游离缘模糊。管腔内成熟精子减少，分布疏密不均。这些病理改变在低剂量染毒组中程度较轻，高剂量染毒组附睾管内精子数大量减少，有的管段内出现幼稚的生精上皮细胞。附睾管上皮细胞退变明显，严重者细胞坏死、管腔破裂、精子溢出。中剂量染毒组病变介于低、高剂量染毒组。

3）对精子的影响：IA Adedara 等（2012 年）以 200mg/kg 乙二醇单乙基醚（EGEE）对 220±25g 成年雄性 Wistar 大鼠灌胃，每天 1 次，共 14 天，末次染毒 24 小时后处死，取睾丸、附睾、精囊和前列腺腺体并称重，后将睾丸固定、切片、染色镜检。检测附睾精子计数及精子活性；每日睾丸产生精子量和精子计数等。结果发现，染毒组大鼠体重和器官重量的增加与对照组比较降低，差异有统计学意义（$P<0.05$）。染毒组睾丸、附睾、前列腺和精囊绝对重量与对照组比较，差异无统计学意义（$P>0.05$）。染毒组大鼠附睾精子数、睾丸精子数量、每日产生精子数和精子活动百分比与对照组比较减少，畸形精子数与对照组比较增加，差异均有统计学意义（$P<0.05$）。光镜下可见，染毒组大鼠睾丸严重退化，广泛侵蚀、坏死的生发上皮，睾丸支持细胞群减少；对照组大鼠睾丸表现有支持细胞的正常的睾丸结构。

刘瑶瑶等（2011 年）以 200、400 和 800mg/kg 2-乙氧基乙醇（2-EE）对 4 月龄清洁级雄性 Wistar 大鼠灌胃 13 天。观察睾丸和附睾脏器系数、精子计数和精子活力改变。结果发现，各剂量染毒组大鼠体重增加减少，甚至出现体重下降，睾丸和附睾重量有所下降。200 和 400mg/kg 染毒组大鼠体重、睾丸和附睾脏器系数与对照组比较，差异无统计学意义（$P>0.05$）。800mg/kg 染毒组大鼠睾丸脏器系数与对照组比较下降，差异有统计学意义（$P<0.01$）。各剂量染毒组雄性大鼠附睾精子计数与对照组比较，差异无统计学意义（$P>0.05$）。精子活力观察，各剂量染毒组 0 级（不动）和 1 级（原地打转）精子数显著增多，2 级（曲线运动）和 3 级（直线运动）精子数显著减少，精子活力降低，且存在明显剂量-反应关系。仅 800mg/kg 染毒组大鼠附睾精子上述各种变化与对照组比较，差异均有统计学意义（$P<0.05$）。该作者又将染毒的雄性大鼠与正常雌鼠合笼，观察雄鼠性行为有无改变，主要评价指标包括：①骑跨潜伏期：从测试开始到雄鼠第一次骑跨雌鼠的时间；②插入潜伏期：从测试开始到雄鼠第一次插入的时间；③射精潜伏期：从雄鼠第一次插入到射精的时间；④射精后间隔期：雄鼠射精后到再次插入之间的时间间隔；⑤插入次数：观察时间内雄鼠插入的总次数。结果发现，400 和 800mg/kg 染毒组骑跨潜伏期、插入潜伏期、射精潜伏期和射精后间隔期与对照组相比均不同程度延长，虽差异无统计学意义（$P>0.05$），但已出现明显变化趋势。

H Masao 等（1999 年）以 250、500mg/kg 乙二醇单乙基醚（EGEE）分别对 20 只雄性 SD 大鼠灌胃，以蒸馏水对 19 只雄性大鼠灌胃为对照组，每天 1 次，染毒 35 天后，各组取 10 只雄性大鼠与未经染毒的雌鼠合笼，并继续灌胃至 49～52 天，观察雄鼠生育能力。于染毒 50～53 天处死各组雄性大鼠作为 7 周染毒组。另将剩余雄性大鼠于染毒后 36 和 39 天处死为 5 周染毒组。染毒结束后均取睾丸和附睾称重，检测附睾尾精子运动和数量。精子运动包括：精子运动百分比、曲线运动速度（curvilinear velocity，VCL）、平均路径速度（average path velocity，VAP）、直线运动速度（straight line velocity，VSL）、精子头侧摆幅度（amplitude of lateral head displacement，ALH）、鞭打频率（beat cross frequency，BCF）、直线性运动

(linearity，LIN）和前向性运动（straightness，STR）。结果发现，5周染毒高剂量组雄鼠最终平均体重和增重与对照组比较下降，差异有统计学意义（$P<0.05$）。7周染毒各剂量组雄鼠最终平均体重和增重与对照组比较下降，差异有统计学意义（$P<0.05$）。5周和7周染毒高剂量组雄鼠绝对和相对睾丸重量与对照组比较分别下降50%和57%，差异均有统计学意义（$P<0.05$）。5周染毒低剂量组雄鼠绝对和相对睾丸重量与对照组比较分别下降14%和9%，差异均有统计学意义（$P<0.05$）。5周和7周染毒高剂量组雄鼠绝对和相对附睾重量与对照组比较分别下降40%和40%以上，差异均有统计学意义（$P<0.05$）。5周染毒低剂量组雄鼠绝对附睾重量与对照组比较分别下降12%和18%，差异均有统计学意义（$P<0.05$）。5周染毒低剂量组雄鼠相对附睾重量与对照组比较下降，差异有统计学意义（$P<0.05$）。5周染毒低剂量和高剂量组雄鼠平均精子数量与对照组比较分别下降22%和60%，7周染毒高剂量组雄鼠平均精子数量与对照组比较下降90%，差异均有统计学意义（$P<0.05$），且未观察到活动的精子。5周染毒高剂量组雄鼠平均精子活动百分比与对照组比较下降，7周染毒低剂量组雄鼠平均精子活动百分率与对照组比较下降，差异均有统计学意义（$P<0.05$）。5周染毒各剂量组和7周染毒低剂量组雄鼠精子向前运动平均值与对照组比较下降，差异均有统计学意义（$P<0.05$）。5周染毒各剂量组和7周染毒低剂量组雄鼠精子BCF平均值与对照组比较升高，差异均有统计学意义（$P<0.05$）。5周染毒高剂量组雄鼠精子 VAP、VSL、VCL、ALH 和 STR 平均值与对照组比较下降，差异均有统计学意义（$P<0.05$）。高剂量染毒组雄鼠与未染毒雌鼠交配后，雌鼠妊娠指数和每胎植入点与对照组比较减少，差异均有统计学意义（$P<0.05$）；每胎活胎数与对照组比较减少，但差异无统计学意义（$P>0.05$）。

（2）对雌性动物生殖内分泌的影响：RW Tyl 等（1988 年）以50、100、200、300ppm 2-乙氧基乙醇醋酸酯（2-ethoxyethanol acetate，EEA）对孕 6~15 天 F344 大鼠和孕 6~18 天新西兰白色家兔蒸气吸入染毒，每天 6 小时。大鼠吸入染毒至孕第 21 天，家兔吸入染毒至孕第 29 天。结果发现，100～300ppm 染毒组家兔母体增重与对照组比较降低，并出现粪便量减少及血液学改变，差异有统计学意义（$P<0.05$）。200～300ppm 染毒组家兔母体终止妊娠时子宫重量与对照组比较下降，差异均有统计学意义（$P<0.05$），并出现粪便中潜血阳性表现。300ppm 染毒组家兔肝绝对重量与对照组比较升高，差异有统计学意义（$P<0.05$）。200～300ppm 染毒组大鼠母体体重增加和食物消耗与对照组比较减少，差异均有统计学意义（$P<0.05$）。100～300ppm 染毒组大鼠母体相对肝重量与对照组比较升高，且出现血液学改变，差异均有统计学意义（$P<0.05$）。EEA 各剂量染毒组大鼠母体绝对肝重量与对照组比较升高，差异均有统计学意义（$P<0.05$）。

（二）流行病学资料

流行病学资料尚未见到 2-乙氧基乙醇对垂体、肾上腺、甲状腺及甲状旁腺、胰腺和胸腺影响的相关报道。

1. 对男性生殖系统的影响　高星等（1997 年）调查 3 个工厂 PS 版作业车间接触不同浓度 2-乙氧基乙醇（2-EE）的男工 101 名。甲厂车间空气中 2-EE 平均浓度为 18.7mg/m³，作为低浓度组；乙厂车间 2-EE 浓度 77mg/m³，作为中浓度组；丙厂车间 2-EE 浓度为 203mg/m³，作为高浓度组，并以该 3 厂内不接触任何毒物的男工 120 名作为对照组。调查发现，接触组甲厂男工精液乳酸脱氢酶-C_4（LDH-C_4）活性平均值最高（606.12U/L），乙厂居中（435.88U/L），丙厂最低（268.29U/L）。乙厂和丙厂分别与各自对照组（646.26U/L 和 642.28U/L）及甲厂比较下降，差异有统计学意义（$P<0.01$）。

王三虎等（2001 年）调查了 3 个空气中 2-乙氧基乙醇（2-EE）浓度为（28.16±13.14）、（196.88±30.74）、（35.88±3.00）mg/m³ 的激光照排用 PS 版生产车间（前处理、涂布、成品）工龄在 2 年以上、年龄在 50 岁以下的作业工人，另以该厂内不接触任何化学物的后勤人员作为对照组。检测 CYP2E1 基因型。结果发现，累计接触 2-EE 剂量与 2-EE 在体内代谢的主要产物 2-乙氧基乙酸（2-

ethoxyethanol acid，EAA）浓度呈线性关系。CYP2E1 突变基因 C2 为 2-EE 的强代谢基因，当接触相同剂量 2-EE 时，携带该基因的接触者代谢产生的 EAA 水平高于携带 CYP2E1 正常基因 C1 的个体。由于 EAA 是导致人体生殖损害的最终物质，提示携带突变基因 C2 的个体对 2-EE 更敏感，接触 2-EE 时更易造成健康损害。

2. 对女性生殖系统的影响 英国健康与安全执行局（The UK Health and Safety Executive，HSE）（1999 年）调查了英国半导体行业女职工自然流产状况，对英国 8 个生产基地工作的 2 207 名女职工进行 5 年回顾性研究，对 36 例自然流产病例和匹配 80 名对照进行巢式病例对照研究。结果发现，2-乙氧基乙醇（2-EE）暴露组女职工整体自然流产率为 10.0%（65 自然流产/651 妊娠），与对照组比较升高，差异有统计学意义（$P < 0.05$，$OR = 0.65$，95% $CI = 0.30 \sim 1.40$）。暴露组女职工妊娠前 3 个月调整一系列混杂因素后与上述结果基本一致，在过去 12 个月调整吸烟因素后，OR 值减为 0.58（$95\%CI = 0.26 \sim 1.30$）。

二、毒性机制

现有的文献资料，仅限于对生殖内分泌影响机制的探讨，主要在以下几个方面。

（一）氧化应激

马文军等（2003 年）以 800、1600 和 3200mg/kg 2-乙氧基乙醇（2-EE）对 $180 \sim 220g$ 健康雄性 Wistar 大鼠一次性灌胃。分别于灌胃后 12、24、48 和 72 小时处死，取血清及大鼠睾丸制备睾丸匀浆液。测定血清和睾丸匀浆液脂质过氧化物丙二醛（malondialdehyde，MDA）水平、超氧化物歧化酶（superoxide dismutase，SOD）活性、过氧化氢酶（catalase，CAT）活性，以及血清铜蓝蛋白（ceruloplasmin，CP）活性。结果发现，从染毒 12 小时开始，中、高剂量染毒组大鼠睾丸匀浆液 MDA 含量与对照组比较均有不同程度增加，差异均有统计学意义（$P < 0.05$，$P < 0.01$）；染毒 24 和 72 小时后，高剂量染毒组大鼠睾丸匀浆液 MDA 含量与对照组（$P < 0.01$）及低、

中剂量染毒组比较升高，差异均有统计学意义（$P<0.05$），且染毒剂量与睾丸匀浆液 MDA 水平呈剂量-反应关系（$r=0.252$，$P<0.05$）。染毒 24 小时后，各剂量染毒组睾丸匀浆液 SOD 活性与对照组比较增高，差异有统计学意义（$P<0.05$）；而染毒 72 小时后，各剂量染毒组睾丸匀浆液 SOD 活性降低，仅高剂量染毒组睾丸匀浆液 SOD 活性与对照组比较降低，差异有统计学意义（$P<0.05$）。染毒 72 小时后，中、高剂量染毒组睾丸匀浆液 CAT 活性与对照组和低剂量染毒组比较降低，差异有统计学意义（$P<0.05$）。染毒 72 小时后，中、高剂量染毒组血清 CP 活性与对照组和低剂量染毒组比较升高，差异有统计学意义（$P<0.01$），且血清 CP 活性随着染毒剂量的增加而升高（$r=0.257$，$P<0.05$）。染毒 12、24 小时后，中、高剂量染毒组血清 CAT 活性与对照组比较增加，差异均有统计学意义（$P<0.05$）；染毒 48、72 小时后，中、高剂量染毒组血清 CAT 活性与对照组比较降低，差异均有统计学意义（$P<0.05$）；与低剂量染毒组比较升高，差异有统计学意义（$P<0.01$）。2-EE 染毒组大鼠睾丸脂质过氧化水平、睾丸 SOD 以及血清 CP 活性与对照组比较均升高，差异均有统计学意义（$P<0.05$）。并且睾丸 SOD 活性与睾丸脂质过氧化水平及血清 CP 活性与睾丸脂质过氧化水平呈正相关（$r=0.309$，$P<0.01$；$r=0.405$，$P<0.05$）。SOD 唯一的生理功能是歧化超氧阴离子为过氧化氢，后者再由 CAT 转化为 H_2O，从而保护细胞免受超氧阴离子的毒害。CP 作为细胞外液的抗氧化酶，有着与 SOD 相似的抗氧化机制，有细胞外液 SOD 之称。当大量的超氧阴离子产生可以诱导 SOD 和 CP 活性升高。因此可以推测 2-EE 染毒，似乎也可以诱发大鼠睾丸产生大量的超氧阴离子，经 SOD 歧化生成大量的过氧化氢，过氧化氢在二价铁离子作用下经 Fenton 反应生成羟自由基，后者启动脂质过氧化反应，使睾丸脂质过氧化水平升高。提示睾丸抗氧化功能的改变是 2-EE 导致睾丸毒性可能机制。

（二）诱导细胞凋亡

聂燕敏等（2010 年）以 400、800 和 1200mg/kg 2-乙氧基乙醇（2-EE）对 8 周龄 260～290g 清洁级雄性健康 Wistar 大鼠灌胃，每天

1 次，共 7 天。停止染毒后继续饲养 28 天。采用免疫组织化学法检测大鼠睾丸生精细胞凋亡相关基因 bax、细胞色素 C（cytochrome c，Cyt C）和半胱氨酸天冬氨酸蛋白酶-3（cysteine aspartic acid specific protease 3，caspase-3）蛋白表达，分别计数 1000 个细胞中各蛋白质阳性表达的细胞数，计算阳性细胞表达率。结果发现，染毒 7 天后，2-EE 各剂量染毒组 bax、Cyt C 以及 caspase-3 蛋白在大鼠睾丸生精细胞中的表达增加，各剂量染毒组阳性细胞百分率与对照组比较升高，差异均有统计学意义（$P < 0.01$）。经过 4 周的自然恢复，各剂量染毒组 bax、Cyt C 及 caspase-3 蛋白表达阳性细胞率与对照组比较下降，差异均无统计学意义（$P > 0.05$）。反映出凋亡细胞随恢复时间的增加而减少，2-EE 在生殖毒性方面具有可逆性。光镜下（高倍显微镜下）观察各级生精细胞，2-EE 染毒 7 天后，bax、Cyt C 及 caspase-3 蛋白在各剂量染毒组大鼠睾丸生精细胞中表达增加的同时，还存在蛋白质表达易位现象。bax 蛋白由正常时在细胞质表达转移到细胞核表达，Cyt C 蛋白由正常时在细胞质中不表达变为在胞质中表达，caspase-3 蛋白转移到细胞核表达。bax、Cyt C 及 caspase-3 蛋白的易位表达，提示它们可能在激活细胞凋亡系统方面发挥了作用。

贾娜等（2005 年）以 800mg/kg 2-乙氧基乙醇（2-EE）对 8 周龄 260～290g 雄性 SD 大鼠灌胃，分别于灌胃第 1、3、5 天后，采用半定量逆转录聚合酶链式反应（reverse transcription polymerase chain reaction，RT-PCR）检测 bax、bcl-2、caspase-3 和 fas、fasL mRNA 的表达。结果发现，以 800mg/kg 2-EE 染毒后的第 1、3、5 天，大鼠生精细胞内 bax mRNA 表达水平与对照组比较升高，其中以第 3 天与对照组比较升高最明显，差异有统计学意义（$P < 0.05$）。染毒组 bcl-2 mRNA 表达水平与对照组比较，差异无统计学意义（$P > 0.05$）。染毒组 bax/bcl-2 水平在第 1、3、5 天与对照组比较均升高，染毒第 3 天定量水平是对照组的 2 倍，差异均有统计学意义（$P < 0.05$）。2-EE 染毒后的第 3 天，fas mRNA 表达水平与对照组比较升高，差异有统计学意义（$P < 0.05$）。2-EE 染毒组 fasL 及 caspase-3mRNA 表达水平与对照组比较，差异均无统计学意义（$P > 0.05$）。

提示 2-乙氧基乙醇可以诱导生精细胞凋亡，其分子途径可能与 bax 家族和 fas 系统有关。

IA Adedara 等（2013 年）以 200mg/kg 乙二醇单乙基醚（EGEE）对 175±5g 体重雄性 Wistar 大鼠灌胃，每天 1 次，共 14 天。末次染毒 24 小时后处死大鼠，取睾丸制备睾丸匀浆液。免疫印迹法检测应力诱导蛋白聚酵素（clusterin，sCLU）、热休克蛋白（heat shock protein，HSP）的表达，caspase-3、caspase-9、细胞色素 C（cytochrome c，Cty C）、fas 及 fasL 蛋白表达、NF-κB p65 亚基表达；免疫荧光显微镜观察 caspase-3、fas 蛋白定位；末端脱氧核苷酸检测转移酶介导缺口末端标记法（terminal deoxynucleotidyl transferase-mediated dUTP nick end labeling，TUNEL）检测生精细胞凋亡。结果发现，EGEE 染毒组大鼠睾丸匀浆液 sGLU 和 HSP 表达水平与对照组比较升高，差异均有统计学意义（$P<0.05$）。提示 EGEE 可能通过改变大鼠睾丸应激蛋白的含量，增加氧化应激导致生殖功能损伤。EGEE 染毒组大鼠睾丸匀浆液 Cty C 水平与对照组比较升高，差异有统计学意义（$P<0.05$）；NF-κB p65 亚基表达水平与对照组比较降低，差异有统计学意义（$P<0.05$）。NF-κB 具有调控睾丸的生理和细胞凋亡的氧化应激介导作用，抑制性 kappa B 蛋白在暴露于细胞外信号后快去磷酸化及其随后的降解，如环境污染物和活性氧导致核易位和 NF-κB 激活靶基因的转录的 DNA 结合增加。EGEE 染毒组大鼠睾丸细胞胞质 NF-κB p65 亚基水平降低，提示其激活和易位对睾丸起着促凋亡作用。EGEE 染毒组大鼠睾丸匀浆液 caspase-3、caspase-9、fas 及 fasL 蛋白表达水平与对照组比较升高，差异均有统计学意义（$P<0.05$）。EGEE 染毒组大鼠睾丸匀浆液 fas 和 caspase-3 蛋白在精原细胞和精母细胞的免疫反应与对照组比较增加，差异均有统计学意义（$P<0.05$）。EGEE 染毒组大鼠睾丸凋亡生精细胞数量与对照组比较增加，差异有统计学意义（$P<0.05$）。免疫荧光染色结果显示，EGEE 染毒组睾丸 caspase-3 和 fas 的表达增加，从而佐证了免疫印迹的检测结果。TUNEL 染色显示，凋亡细胞的数量增加，睾丸精原细胞和精母细胞的数目减少可能是由于细胞

凋亡性细胞死亡，提示睾丸精原细胞和精母细胞 EGEE 毒性作用的靶目标。

（三）能量代谢异常

D Oudiz 等（1986 年）利用实验动物研究证明 2-乙氧基乙醇（2-EE）能使睾丸萎缩。以 936mg/kg 2-EE 对成年雄性 Long Evans 黑顶大鼠灌胃，每周 5 天，共 6 周。每周染毒结束后与动情期雌鼠交配，采集精液检测精子数量、精子形态及精子活动力分析。结果发现，第 5 周染毒组大鼠精子计数与对照组比较下降 30%～40%，差异有统计学意义（$P < 0.05$）；正常精子形态百分比与对照组比较下降，差异有统计学意义（$P < 0.05$）。第 6 周染毒组有 3 只大鼠出现无精，且剩余大鼠的精子计数与对照组比较下降 5×10^5～30×10^5 个/毫升，差异有统计学意义（$P < 0.05$）；精子游动速度与对照组比较下降，差异有统计学意义（$P < 0.05$）。提示粗线期精母细胞是 2-EE 染毒最敏感的部位。该作者又以 10mmol/L 2-EE 或 1、10mmol/L 乙氧基乙酸（ethoxyacetic acid，EAA）处理成年雄性 Long Evans 黑顶大鼠粗线期精母细胞。在各处理组中加入 5mmol/L 乳酸和 30μmol/L 2,4 -二硝基苯酚（2,4-dinitrophenol，DNP）；以 30μmol/L DNP 加入对照组作阳性对照。以乳酸/内源性和 DNP/乳酸的比率来检测粗线期精母细胞氧气消耗量，同时检测 ATP 浓度。结果发现，10mmol/L EAA 处理组精母细胞乳酸率/内源性速率与对照组比较升高，DNP/乳酸速率与对照组比较下降，ATP 浓度与对照组比较下降，差异有统计学意义（$P < 0.05$）。提示 EAA 干扰粗线期精母细胞能量代谢，2-EE 的睾丸毒性可能由代谢产物 EAA 产生。

（四）基因表达异常

EG Tonkin 等（2009 年）以 500mg/kg 2-乙氧基乙醇（2-EE）对 9～10 周龄雄性 Wistar 大鼠灌胃，每天 1 次，共 3 天。处死大鼠，摘取睾丸，光学显微镜下观察睾丸组织病理学改变，分析睾丸 RNA 基因表达情况。结果发现，染毒组大鼠睾丸组织出现精母细胞变性和精母细胞数目减少，但与对照组比较，差异无统计学意义（$P > 0.05$）。睾丸组织 RNA 基因微阵列分析结果发现，染毒组大鼠睾丸差异表达基因总数为 1 095 个，其中上调基因数为 752 个，下调基因数为 343 个。用基因表达分析系统软件（expression analysis systematic explorer，EASE）进一步分析差异表达基因在生物过程、细胞组分和分子功能 3 个方面的特征。结果发现，染毒组大鼠睾丸组织生物学功能异常表现在膜脂代谢及磷酸化，细胞成分异常表现在联会复合体和染色体凝聚上，分子功能异常表现为蛋白激酶活性改变。其中生物过程中调控膜脂质分解代谢、蛋白质的氨基酸磷酸化、新陈代谢、磷酸化作用和内吞作用的基因上调；调控细胞周期、减数分裂及核分裂的基因下调。提示染毒组大鼠蛋白质运输、细胞内吞作用、脂类代谢和转录可能与相关基因的表达上调有关；而细胞周期、细胞增殖和减数分裂可能与相关基因的表达下调有关。

（五）基因突变

RS Wang 等（2007 年）以 100、600mg/kg 乙二醇单乙基醚（EGEE）分别对乙醛脱氢酶 Ⅱ（aldehyde dehydrogenase Ⅱ，ALDH2）基因敲除小鼠和野生型小鼠灌胃，每天 1 次，共 1 周。结果发现，低、高剂量 EGEE 染毒野生型组小鼠输精管的精子运动活力与对照组比较分别下降了 10％和 30％，差异均有统计学意义（$P<0.05$）。低、高剂量 EGEE 染毒野生型组小鼠睾丸中前向运动精子百分比与对照组比较分别下降了 20％和 50％，差异均有统计学意义（$P<0.05$）。而低、高剂量 EGEE 染毒 ALDH2 基因敲除小鼠的输精管的精子运动活力和睾丸中前向运动精子百分比与对照组比较，差异均无统计学意义（$P>0.05$）。高剂量 EGEE 染毒野生型组小鼠睾丸中快速运动精子的比例与对照组比较下降了 65％，静态精子数与对照组比较升高了 86％，差异均有统计学意义（$P<0.05$）。高剂量 EGEE 染毒野生型组小鼠的输精管的精子运动活力和睾丸中精子运动速度百分比与高剂量 EGEE 染毒的 ALDH2 基因敲除小鼠相比较，差异有统计学意义（$P<0.05$）。各 EGEE 剂量染毒组 ALDH2 基因敲除小鼠收集的第 7 天尿液中乙氧基乙酸（ethoxyacetic acid，EAA）浓度与各 EGEE 剂量染毒组野生型小鼠 7 天尿液 EAA 比较下降，差异均有统计学意义（$P<0.05$）。EGEE 染毒第 1、2、4 天无论 AL-

DH2 基因敲除型还是野生型各组小鼠尿液乙氧基乙酸（EAA）浓度比较，差异均无统计学意义（$P>0.05$）。提示乙醛脱氢酶Ⅱ（AL-DH2）参与乙二醇单乙基醚（EGEE）在体内的代谢，ALDH2 基因突变引起的 ALDH2 失活可能导致 EGEE 诱导精子毒性的易感性差异。

（六）2-乙氧基乙醇生殖毒性的影响因素

ME Hurtt 等（1986 年）研究发现，附睾中存在大量的精子可能会干扰低剂量外源化学物染毒产生精子的毒性。该作者以 150、300mg/kg 2-乙氧基乙醇（2-EE）分别对成年雄性交配和未交配的 Long-Evans 黑顶大鼠灌胃，每周 5 天。染毒 6 周后处死，检测脏器重量、睾丸精子计数、附睾尾精子计数并观察精子形态。结果发现，300mg/kg 染毒组交配和未交配大鼠的睾丸重量和精子细胞计数与对照组比较减少，差异均有统计学意义（$P<0.05$）。300mg/kg 染毒未交配组大鼠附睾精子数量及正常精子形态百分比与对照组比较减少，差异有统计学意义（$P<0.05$）。而 150mg/kg 染毒交配组大鼠附睾精子数量及正常精子形态百分比与对照组比较减少，差异有统计学意义（$P<0.05$）。提示大鼠可通过交配减少其附睾精子储备，进而提高 2-EE 对精子毒性大小的检测率。

WY Chung 等（1999 年）以 50、100、200、500、1000mg/kg 乙二醇单乙基醚（EGEE）、250＋500、500＋1000mg/kg 甲苯与二甲苯联合对 250～300g 雄性 SD 大鼠灌胃，每周 6 次，共 4 周。对照组大鼠每天灌胃 0.8ml 橄榄油至 4 周。末次染毒后处死大鼠，检测双侧睾丸重量。结果发现，200、500 和 1000mg/kg EGEE 染毒组大鼠双侧睾丸重量与对照组（$2.92\pm0.26g$）比较分别下降 $55\pm3.8\%$、$53\pm6.1\%$ 及 $53\pm6.1\%$，差异均有统计学意义（$P<0.05$）。低、高剂量甲苯和二甲苯联合染毒组大鼠睾丸重量与对照组比较，差异均无统计学意义（$P>0.05$）。为了比较 EGEE 与甲苯、二甲苯联合对大鼠睾丸重量影响的效果，该作者以橄榄油、200mg/kg EGEE、250mg/kg 甲苯与 500mg/kg 二甲苯联合、200mg/kg EGEE ＋250mg/kg 甲苯＋500mg/kg 二甲苯联合对大鼠灌胃，染毒 4 周。结果发现，

EGEE＋甲苯＋二甲苯联合染毒组大鼠睾丸萎缩程度（30±9.3%）与 EGEE 单独染毒组（55±3.8%）比较下降 25%，差异有统计学意义（$P<0.05$）。提示甲苯和二甲苯可降低 EGEE 生殖毒性。为了进一步研究甲苯与二甲苯联合染毒对 EGEE 产生 EAA 速率的影响，该作者以 200mg/kg EGEE、200mg/kg EGEE ＋250mg/kg 甲苯＋500mg/kg 二甲苯联合对大鼠一次性灌胃，分别在染毒 0.5、1.5、2、3、6、12 和 18 小时，检测门静脉血液中 EAA 浓度。结果发现，EGEE 单独染毒组大鼠血液中 EAA 浓度在染毒 3 小时达到最大（644±97μg/ml），后以中等速率下降。联合染毒组大鼠血液中 EAA 浓度在染毒 3～6 小时达到最大值（355±51μg/ml），与 EGEE 单独染毒组比较下降 45%，在染毒后 0～18 小时产生 EAA 的平均速率与 EGEE 单独染毒组比较下降 29%，差异有统计学意义（$P<0.05$）。联合染毒组于染毒 1.5～6 小时的 EAA 浓度与 EGEE 单独染毒组比较下降，差异有统计学意义（$P<0.05$）。染毒 6 小时后两染毒组大鼠血液中 EAA 浓度下降速率相同。

（张　洁　李芝兰）

主要参考文献

1. 高星，王竞梅. 2-乙氧基乙醇毒理学及卫生标准研究进展. 中国工业医学杂志，2000，13（2）：109-111.

2. 王炳玲. 2-乙氧基乙醇生物学监测及其生物暴露指数的研究. 北京：北京市预防医学研究中心，2002.

3. McGregor DB. Genotoxicity of glycol ethers. Environ Health Perspect，1984，57：97-103.

4. Dieter MP，Jameson CW，French JE，et al. Development and validation of a cellular transplant model for leukemia in Fischer rats：a short-term assay for potential anti-leukemic chemicals. Leuk Res，1989，13（9）：841-849.

5. Adedara IA，Farombi EO. Chemoprotective effects of kolaviron on ethylene glycol monoethyl ether-induced pituitary-thyroid axis toxicity in male rats. Andrologia，2013，45（2）：111-119.

6. 马文军，常元勋，崔京伟，等.2-乙氧基乙醇染毒大鼠的睾丸某些生化指标变化.卫生毒理学杂志，2001，15（3）：152-155.

7. 马文军，常元勋，崔京伟，等.2-乙氧基乙醇急性染毒大鼠睾丸和血清某些生化指标的变化.毒理学杂志，2005，19（1）：38-40.

8. Adedara IA，Farombi EO. Chemoprotection of ethylene glycol monoethyl ether-induced reproductive toxicity in male rats by kolaviron，isolated biflavonoid from Garcinia kola seed. Hum Exp Toxicol，2012，31（5）：506-517.

9. 唐小奈，李泳，吴小青，等.2-乙氧基乙醇对小鼠睾丸和附睾毒性作用的病理形态学研究.首都医科大学学报，1998，19（4）：345-347.

10. 刘瑶瑶，马玲，赵超英，等. 二乙氧基乙醇雄性大鼠生殖系统毒性研究.毒理学杂志，2011，25（2）：107-110.

11. Horimoto M，Isobe Y，Isogai Y，et al. Rat epididymal sperm motion changes induced by ethylene glycol monoethyl ether，sulfasalazine，and 2，5-hexandione. Reprod Toxicol，2000 Jan-Feb，14（1）：55-63.

12. Tyl RW，Pritts IM，France KA，et al. Developmental toxicity evaluation of inhaled 2-ethoxyethanol acetate in Fischer 344 rats and New Zealand white rabbits. Fundam Appl Toxicol，1988，10（1）：20-39.

13. 高星，陈冰铃，张鹏，等. 接触2-乙氧基乙醇对LDH-C$_4$活性影响与精子毒性的关系. Chinese J Ind Med，1997，10（2）：72-75.

14. 王三虎，高星，坂井公. 细胞色素P450-2E1基因型对2-乙氧基乙醇代谢影响的研究.中国职业医学，2001，28（6）：19-20.

15. Elliott RC1，Jones JR，McElvenny DM，et al. Spontaneous abortion in the British semiconductor industry：An HSE investigation. Health and Safety Executive. Am J Ind Med，1999，36（5）：557-572.

16. 马文军，常元勋，崔京伟，等.2-乙氧基乙醇急性染毒大鼠血清和睾丸某些抗氧化指标的变化.中国职业医学，2003，30（3）：17-19.

17. 聂燕敏，高星，马玲，等. 二乙氧基乙醇对大鼠睾丸生精细胞中bax、细胞色素C和caspase-3表达的影响.毒理学杂志，2010，24（1）：27-30.

18. 贾娜，高星，王瑞生. 二乙氧基乙醇诱导大鼠生精细胞凋亡及其分子机制研究.毒理学杂志，2005，19（1）：26-28.

19. Adedara IA，Mathur PP，Farombi EO. Kolaviron prevents ethylene glycol monoethyl ether-induced testicular apoptosis via down-regulation of stressproteins，Fas/Fas-L and caspases expressions in rats. Toxicol Mech Methods，

2013, 23 (9): 689-696.

20. Oudiz D, Zenick H. In vivo and in vitro evaluations of spermatotoxicity induced by 2-ethoxyethanol treatment. Toxicol Appl Pharmacol, 1986, 84 (3): 576-583.

21. Tonkin EG, Cooper M, Lollini LO, et al. Testicular gene expression profiling following 2-methoxyethanol and 2-ethoxyethanol exposure in male rats reveals abnormal expression of the actin binding protein cortactin in degenerating spermatocytes. Toxicol Lett, 2009, 190 (2): 193-201.

22. Wang RS, Ohtani K, Suda M, et al. Reproductive toxicity of ethylene glycol monoethyl ether in Aldh2 knockout mice. Ind Health, 2007, 45 (4): 574-578.

23. Hurtt ME, Zenick H. Decreasing epididymal sperm reserves enhances the detection of ethoxyethanol-induced spermatotoxicity. Fundam Appl Toxicol, 1986, 7 (2): 348-353.

24. Chung WG, Yu IJ, Park CS, et al. Decreased formation of ethoxyacetic acid from ethylene glycol monoethyl ether and reduced atrophy of testes in male rats upon combined administration with toluene and xylene. Toxicol Lett, 1999, 104 (1-2): 143-150.

第十五章

氯代烯烃类

第一节　氯乙烯

氯乙烯（vinyl chloride，VC）在常温常压下为略带芳香气味的无色气体，在 $12\sim14℃$ 时或在一定压力下可变成液体。溶于醇、醚和四氯化碳等有机溶剂，微溶于水。氯乙烯极易燃烧。氯乙烯气体-空气混合物的爆炸极限为 $3.6\%\sim26.4\%$（容积），因此，运输时常压缩贮存于钢瓶（罐）中。氯乙烯是一种主要用于生产聚氯乙烯的重要化工原料。在氯乙烯生产过程中，清洗或抢修氯乙烯生产装置时可吸入较高浓度的氯乙烯。另外在使用聚氯乙烯树脂制造的各种容器制品时，有氯乙烯单体析出，使用聚氯乙烯包装的化妆品等，均可能接触到氯乙烯。

职业性接触氯乙烯蒸气，主要经呼吸道吸入，液体氯乙烯亦可经皮肤吸收。进入体内的氯乙烯主要分布在肝、肾，其次为皮肤、血浆，脂肪最少。大鼠吸入 $26mg/m^3$ ^{14}C-氯乙烯 6 小时和 72 小时后，肝、肾组织中氯乙烯代谢物的放射性最高，皮肤、血浆次之，脂肪最少。72 小时内从体内排泄的 ^{14}C-氯乙烯放射性代谢物，尿中占 68%，呼出气中以氯乙烯原形占 1.6%，以二氧化碳形式占 12%，粪便中占 4.45%。已经吸收的氯乙烯在终止接触 10 分钟内，约有 82% 被排出体外。在吸入高达 $2600mg/m^3$ 的氯乙烯时，可发生代谢饱和，呼出气中氯乙烯原形可高达 12.26%。另外，动物实验中发现在染毒动物的睾丸中检测到氯乙烯的代谢中间产物。说明氯乙烯可通过血睾屏障进入睾丸。

氯乙烯在体内的代谢转化途径与其浓度有关，浓度较低时（$<25.9mg/m^3$），主要通过肝乙醇脱氢酶（ADH_2）代谢转化，最终以羟乙基半胱氨酸、氯乙酸和亚硫基二乙酸等形式排出体外。当浓度较

高时（$>2179mg/m^3$），主要是经肝微粒体细胞色素 P450（CYP450）同工酶 CYP2E1 氧化形成氯乙烯环氧化物（CEO），其中一部分 CEO 在谷胱甘肽-S-转移酶（GST）作用下失活，以羟乙基半胱氨酸、氯乙酸、亚硫基二乙酸等形式经肾由尿排出体外。另一部分则直接重排成 2-氯乙醛，经乙醛脱氢酶（$ALDH_2$）氧化成氯乙酸，再和 GST 结合转化为无毒物质经肾由尿排出体外。

氯乙烯急性毒性分级属于低毒类。大鼠每天吸入氯乙烯 $79g/m^3$，每周 5 天，共 12 个月，出现肝炎症反应和肺间质炎症反应、肾病变和肿瘤。朱守民等（2004 年）给大鼠腹腔注射染毒氯乙烯，剂量分别为 5、10 和 20mg/kg，每周 3 次，持续 12 周。结果发现，乙醛脱氢酶（$ALDH_2$）和细胞色素 P450 2E1（CYP2E1）活性随染毒时间和染毒剂量的增加而增高，存在剂量-反应和时间-效应关系。乙醇脱氢酶（ADH_2）和肝细胞谷胱甘肽-S-转移酶（GST）活性则无变化。5mg/kg 染毒组 CYP2E1 活性随染毒时间延长而增强。10 和 20mg/kg 染毒剂量组 CYP2E1 活性先升高后降低，且肝细胞 CYP2E1 mRNA 表达明显升高。

氯乙烯是一种间接的致突变物。在 Ames 试验中，在有活化系统存在的条件下，可引起鼠伤寒沙门菌的 DNA 碱基置换突变，而且其致突变性的强弱取决于它的代谢转化产物的数量。氯乙烯可致中国仓鼠骨髓嗜多染红细胞的染色体畸变和姐妹染色单体交换（SCE）率增加，还可引起小鼠肝、肾、脾、外周血淋巴细胞等多个脏器细胞的 DNA 损伤。

王民生等（1998 年）用 $50\sim200\mu g/ml$ 氯乙烯处理新鲜分离的大鼠原代肝细胞，可引起大鼠原代肝细胞 DNA 断裂损伤，呈剂量-效应关系。而同样浓度的氯乙烯处理新鲜分离的肝非实质性细胞（包括不具有活化代谢能力的内皮细胞、Kupffer 细胞、贮脂细胞等）时，未发现肝非实质性细胞有明显的 DNA 断裂损伤，只有将肝非实质性细胞装入透析袋，在和肝细胞混合用氯乙烯处理时，才出现一定程度的 DNA 损伤。大鼠吸入 $1900\pm50ppm$ 氯乙烯 2 小时，可引起肝实质性细胞（即肝细胞）和肝非实质性细胞的 DNA 断裂损伤。

氯乙烯可在多种动物中诱发肝血管肉瘤及其他肝肿瘤。其中对氯乙烯最敏感的 SD 大鼠，无论经呼吸道吸入、还是经消化道吸收，都可导致大鼠发生肝血管肉瘤、肾胚胎瘤、神经胚胎瘤、乳腺癌和前胃乳头瘤等，肝血管肉瘤和其他各种肿瘤的发生率均具有明显的剂量-效应关系。氯乙烯致癌作用的特点如下：

（1）氯乙烯对动物既可引起罕见的肝血管肉瘤，也可引起 Zymbalps 腺瘤、肺腺瘤和腺癌、乳腺癌、肾母细胞瘤等。

（2）氯乙烯致癌作用具有典型的遗传毒性致癌物类型的剂量-效应关系，吸入氯乙烯引起肿瘤的最小剂量：大鼠为 10ppm，小鼠 50ppm，中国仓鼠 500ppm。在氯乙烯达到某一剂量范围时，肿瘤发生率至少增加 3 个数量级。

（3）氯乙烯的致癌性和亚硝胺类似，虽属多致癌性外源化学物，但是氯乙烯只在少数几个器官引起的肿瘤存在剂量-效应关系，其他器官肿瘤发生与对照组动物并无明显差别。

（4）性别差异：肝血管肉瘤在雌性大鼠和小鼠中发生率远高于雄性大鼠和小鼠。相反，肝细胞肿瘤则在雄性大鼠和小鼠的发生率远高于雌性大鼠和小鼠。氯乙烯在雌性小鼠所致乳腺瘤发生率较雄性小鼠为高。

流行病学调查提示，氯乙烯是确定的人类致癌物。氯乙烯可能是一种多系统（器官）的致癌剂，可诱发人类多种器官肿瘤，尤其是肝血管肉瘤、肝以外的消化系统肿瘤如胰腺癌等。值得注意的是，长期在氯乙烯工厂工作的非生产人员，也发生了肝血管肉瘤，提示环境污染也可导致发生与从事氯乙烯生产工人同样的一类疾病。

国际癌症研究所（IARC，1987 年）将氯乙烯归入 1 类，人类致癌物。可致肝血管肉瘤。我国已把氯乙烯致肝血管肉瘤列入职业肿瘤名单。

一、毒性表现

（一）动物实验资料

目前尚未见到氯乙烯对甲状腺、甲状旁腺、胸腺和肾上腺影响的相关报道。

王笑笑等（2010 年）给雄性 SD 大鼠腹腔注射氯乙烯，剂量分别为 10、100 和 1000mg/kg，每日 1 次，连续染毒 14 和 28 天后。测定大鼠血清中睾酮（T）、卵泡刺激素（FSH）、间质细胞刺激素（ICSH）、雌二醇（E_2）、抑制素 B（Inh B）和睾丸中 E_2、T、Inh B 的水平，并观察睾丸支持细胞和间质细胞超微结构的改变。结果发现，染毒 14 天各剂量染毒组大鼠血清中 T 和 E_2 水平降低，InhB 和 ICSH 水平升高，仅 100mg/kg 剂量染毒组 ICSH 水平与对照组比较，差异有统计学意义（$P < 0.05$）。染毒 28 天，100、1000mg/kg 剂量染毒组大鼠血清中 T 分别为（10.90 ± 1.56）ng/ml 和（8.52 ± 2.85）ng/ml，Inh B 水平分别为（31.40 ± 6.21）pg/ml 和（28.39 ± 5.67）pg/ml，均明显低于对照组［T 为（15.89 ± 4.03）ng/ml，Inh B 为（46.87 ± 8.74）pg/ml］，差异均有统计学意义（$P < 0.05$）。各剂量染毒组大鼠血清中 FSH 水平均明显高于对照组。差异均有统计学意义（$P < 0.05$）。与染毒 14 天比较，染毒 28 天各剂量染毒组大鼠血清中 Inh B 和 ICSH 水平均明显降低，差异有统计学意义（$P < 0.05$）。染毒 28 天时 100、1000mg/kg 剂量染毒组大鼠睾丸组织中 T 水平分别为（8.05 ± 2.19）ng/mg pro、（6.75 ± 1.94）ng/mg pro 和 Inh B 水平分别为（39.32 ± 5.55）pg/mg pro、（35.53 ± 8.71）pg/mg pro，与对照组［T 为（11.90 ± 2.33）ng/mg pro、Inh B 为（49.45 ± 7.01）pg/mg pro］比较，差异均有统计学意义（$P < 0.05$）。超微结构观察可见，染毒组大鼠的睾丸间质细胞和支持细胞出现了细胞核畸形、线粒体肿胀等改变。作者认为，氯乙烯对雄性大鼠生殖内分泌系统有损害作用，可引起生殖内分泌激素水平改变和睾丸间质细胞、支持细胞超微结构变化。

氯乙烯的胚胎毒性不仅和染毒剂量有关，而且和采用的实验动物的种属也相关。雌性 ICR 小鼠吸入 $12.8 \sim 27.9 mg/m^3$ 氯乙烯连续 2 周后，其受孕率、胎鼠的平均体重均低于对照组，差异有统计学意义（$P < 0.05$），并有明显的颅骨、胸骨和趾骨等骨化迟缓现象。而且氯乙烯有明显的胎盘通透性，胎盘和胎鼠中的氯乙烯含量随着染毒剂量

的增高而增加，但未发现明显的致畸效应。但吸入 27.9mg/m³ 4 周或 6 周后的小鼠受孕率与对照组相比较，差异没有统计学意义。作者推测氯乙烯对小鼠妊娠能力的影响只是氯乙烯的一种暂时性的毒性现象，并认为氯乙烯对卵巢、垂体的影响只是机能性的，在其研究中也未发现 27.9mg/m³ 氯乙烯对胎鼠的胚胎毒性。

Ungvary 等（1978 年）的研究认为，5.5、18 和 33g/m³ 氯乙烯能透过胎盘屏障，并发现不同妊娠期的 SD 大鼠对氯乙烯敏感性不同，孕早期染毒会引起死胎率增加，显示出一定的胚胎毒性。但孕中期和孕晚期染毒则未发现胚胎毒性。但 Thornton 等（2002 年）以 27.9、279、3069mg/m³ 氯乙烯对雌性 F344 大鼠进行吸入染毒，则未观察到明显的生殖毒性和胚胎-胎体发育毒性。保毓书教授提出，小鼠在妊娠前、后吸入约 10ppm（我国目前现行卫生标准），无致畸作用和明显的胚胎毒性，只有在浓度高达 5000ppm 时才具有胚胎毒性，表现为胎鼠发育迟缓。

（二）流行病学资料

许连文等（1993 年）对某化工厂生产氯乙烯的作业人员共 81 人作为接触组（男 67 人，女 14 人，年龄 19～53 岁，工龄 1～17 年）进行了甲状腺、性腺等内分泌激素水平的检测，根据工作岗位空气中氯乙烯浓度水平，分为聚合工种（聚合、清釜及控制）为 1 组，转化工种（转化、干燥、碱处理及离心）为 2 组，维修工种（维修）为 3 组、技术工种（调度、技术员）为 4 组和当地健康献血者 21 人（男 17 人，女 4 人）为对照 5 组。结果发现，从事氯乙烯作业人员除 1 组和 3 组 TSH 水平分别为 $3.66 \pm 2.71 \mu U/ml$ 和 $3.10 \pm 1.15 \mu U/ml$，低于对照 5 组水平（$5.91 \pm 2.67 \mu U/ml$），差异有统计学意义（$P < 0.05$）。4 组工人血清 T 水平（$279.77 \pm 121.45 ng/ml$）和三碘甲状腺原氨酸（T3）水平（$1.20 \pm 0.28 ng/ml$）低于对照 5 组水平（分别为 356.50 ± 105.87 和 1.65 ± 0.49），差异有统计学意义（$P < 0.05$）外，其他内分泌激素水平［如 FSH、甲状腺素（T4）和皮质醇］，基本在正常对照组水平。这些结果说明，氯乙烯作业人员的内分泌功能有降低的趋势，作者认为可能是由于氯乙烯引起机体调节功能下降，

内分泌机能紊乱的后果，但是由于该调查样本例数偏少，对氯乙烯内分泌系统毒性尚不能作出明确的结论。

侯光萍等（1997 年）从某化工厂接触氯乙烯 3 年以上的工人中选择年龄 25～42 岁、并具有明显性功能障碍的男、女工人共 28 名［男 17 名，平均年龄 33.16 岁，接触平均工龄 12.89（3～18）年；女 11 名，平均年龄 32.31 岁，接触平均工龄 12.81（3～17）年］作为接触组。对照组选自不接触任何毒物、劳动强度相似、具有明显性功能障碍的本厂工人 19 名（男 9 名，女 10 名，年龄、作业工龄与接触组比较，差异无统计学意义）。合成、聚合和干燥岗位氯乙烯作业工人接触氯乙烯平均浓度（几何均数）分别为 47.17mg/m^3、32.75mg/m^3 和 13.36mg/m^3。结果表明，氯乙烯作业男工的血清雌二醇（E$_2$）和睾酮（T）水平［分别为（50.76±17.25）pg/ml、（529.68±8.58）mg/L］与对照组［分别为（106.93±32.44）pg/ml、（1426.88±31.29）mg/L］相比明显降低，差异均有统计学意义（$P<0.05$ 和 $P<0.01$）。女工的血清促卵泡刺激素（FSH）和 LH 平均水平分别为 6.69IU/L 和 5.5IU/L，与对照组水平（分别为 27.1IU/L 和 20.49IU/L）相比较明显降低，差异均有统计学意义（$P<0.01$）。

关于氯乙烯的生殖内分泌损伤表现出对接触浓度的依赖性问题。早在 1976 年国外就有了氯乙烯聚合厂附近居民的婴儿出生缺陷率（18.2‰）高于全国水平（10.1‰）的报道。其中，发生最多的为畸形足、生殖器官畸形、中枢神经系统畸形和腭裂。此外，对氯乙烯作业男工妻子的 139 次妊娠结局的调查发现，死产率（15.8%）不仅高于对照组（8.8%），而且与男工参加氯乙烯作业之前（6.1%）相比，也有所升高（$P<0.02$），因而推测氯乙烯是通过对精子的损伤从而导致了不良妊娠结局。

吕策华等（2001 年）对 202 名接触氯乙烯作业工人的回顾性调查发现，在 20.5～201.5mg/m^3 暴露条件下，夫妻双方及丈夫接触氯乙烯，不孕、早产、自然流产、低体重儿、先天畸形的发生率均高于对照组（$P<0.05$），作者认为氯乙烯对生殖机能的影响肯定存在。

高浓度的氯乙烯作业环境会使子代的先天缺陷率升高。

Thériault 等（1983 年）对加拿大沙威尼根市氯乙烯聚合厂所在地区的调查发现，在 $0\sim0.126mg/m^3$ 的暴露浓度下，1966 —1979 年间该地区共出现了 159 名先天畸形患儿，明显高于根据另外 3 个对照地区的发生率得出的预期值（107.36 例），而且先天畸形的发生率随氯乙烯浓度的变化有季节性波动，但其地理分布则与氯乙烯浓度不符，在对 68 名先天畸形患儿进行的病例对照研究中也未发现氯乙烯对其的影响。尽管众多的研究结果仍未能对氯乙烯的生殖内分泌毒性得出一致结论，但多数职业流行病学调查和实验研究提示，氯乙烯有一定的胚胎毒性，可能威胁到下一代的健康，提示女工应加强职业防护和健康监测。

氯乙烯作业男工的配偶或氯乙烯作业女工易发生不孕、早产、自然流产、妊娠恶阻、低出生体重儿、畸形足、生殖器官畸形、中枢神经系统畸形和腭裂等先天畸形。保毓书通过对接触氯乙烯女工妊娠经过及结局的回顾性研究发现，接触氯乙烯女工妊娠高血压综合征（妊高症）发病率高于对照组及一般人群的发病水平。其后进行 5 年前瞻性研究的结果，氯乙烯作业女工妊高症发病率仍高于对照组。双向性群组研究结果证实，氯乙烯有使孕妇妊高征发病率增高的危险。但是，氯乙烯对男性生殖系统损伤和生殖内分泌激素水平影响的研究还不多见，尤其是在分析生殖内分泌激素活性特征和男性生殖系统损伤关系的研究则更不多见。

二、毒性机制

氯乙烯可能通过影响下丘脑-垂体-性腺轴的内分泌功能，对作业工人产生生殖损害。有关氯乙烯生殖毒性可能机制的研究也较少。动物实验表明，氯乙烯有明显的胎盘通透性，胎盘和胎鼠中的氯乙烯含量随着染毒剂量的增高而增加，但未发现明显的致畸效应。不同妊娠期的大鼠对氯乙烯敏感性不同，孕早期接触氯乙烯会引起死胎率增加，显示出一定的胚胎毒性。但孕中期和孕晚期接触氯乙烯则未发现胚胎毒性。氯乙烯可抑制睾丸组织中碱性磷酸酶和乳酸脱氢酶同工酶的活性，并未发现氯乙烯可致大鼠精子畸形。生殖内分泌激素水平是反映生殖系统是否处于正常状态的直观而又简单易测的指标，主要受下丘脑-垂体-性腺轴循环通路的调节，但影响因素众多，研究时点的不同以及混杂因素的影响都有可能造成研究结果的不一致性。因此，氯乙烯对生殖内分泌激素的影响究竟如何，以及在氯乙烯可能的生殖内分泌毒性中的作用是因还是果，都需要进一步深入研究。而在我国接触氯乙烯的工人中，男工比例又较大。因此，有必要加强氯乙烯对男性生殖内分泌毒性及其可能作用机制的调查和研究，以期为职业病的预防和控制提供一定的理论依据。

（王民生   蒋晓红   常元勋）

主要参考文献

1. 常元勋. 靶器官与环境有害因素. 北京：化学工业出版社，2008.
2. 江泉观，纪云晶，常元勋. 环境化学毒物防治手册. 北京：化学工业出版社，2004.
3. 吕策华，秦静怡，刘雨林. 氯乙烯对子一代影响的调查分析. 齐齐哈尔医学院学报，2001，22（10）：1200.
4. 侯光萍，任恒岩，吴广为，等. 氯乙烯对作业工人生殖内分泌影响的调查. 中国工业医学杂志，1997，10（6）：362-363.
5. 刘静，王威，仇玉兰，等. 氯乙烯致 DNA 损伤与 DNA 修复基因甲基化. 复旦学报（医学版），2008，35（2）：190-193.
6. 王笑笑，李斌，肖经纬. 氯乙烯生殖毒性研究现状. 国外医学. 卫生学分册，2008，35（3）：147-150.
7. 张秀池，赵树芬，保毓书. 应用全胚胎培养方法检测氯乙烯对大鼠胚胎的发育毒性. 卫生毒理学杂志，1993，7（1）：56-57.
8. 王笑笑，肖经纬，孟会林. 氯乙烯对雄性大鼠生殖内分泌激素的影响. 中华劳动卫生与职业病杂志，2010，28（7）：517-520.
9. 许连文，孙秀芳，姜杰. 从事氯乙烯作业人员内分泌激素水平测定的初探. 白求恩医科大学学报，1993，19（1）：83-84.
10. Bolt HM. Vinyl chloride- a classical industrial toxicant of new interest. Crit Rev Toxicol，2005，35（4），307-323.

11. Price CM. Vinyl chloride and U S EPA research. Environ Health Perspect, 2005, 113: A653-A654.

12. Sass JB, Castleman B, Walling AD. Vinyl chloride: a case study of data suppression and misrepresentation. Environ Health Perspect, 2005, 113 (7): 809-812.

13. Kumanov P, Nandipati K, Tomova K. Inhibin B is a better marker of spermatogenesis than other hormones in theevaluation of male factor infertility. Fertil Steril, 2006, 86: 333-338.

14. Thornton SR, Schroeder RE, Robison L, et al. Embryo-fetal developmental and reproductive toxicology of vinyl chloride in rats. Toxicol Sci, 2002, (68): 207-219.

15. Miao WB, Wang W, Qiu YL, et al. Micronucleus occurrence related to base excision repair gene polymorphisms in Chinese workers occupationally exposed to vinyl chloride monomer. J Occup Environ Med, 2009, 51 (5): 578-585.

16. Qiu YL, Wang W, Wang T, et al. Genetic polymorphisms, messenger RNA expression of p53, p21, and CCND1, and possible links with chromosomal aberrations in Chinese vinyl chloride-exposed workers. Cancer Epidemiol Biomarkers Prev, 2008, 17 (10): 2578-2584.

17. Zhu SM, Xia ZL, Wang AH, et al. Polymorphisms and haplotypes of DNA repair and xenobiotic metabolism genes and risk of DNA damage in Chinese vinyl chloride monomer (VCM) -exposed workers. Toxicol Lett, 2008, 178 (2): 88-94.

第二节　三氯乙烯

三氯乙烯（trichloroethylene，TCE）在常温常压下为略带微甜味的挥发性无色液体。TCE 是一种人工合成的工业有机溶剂。在工业上广泛用于五金工件电镀和油漆喷涂前的去污、衣物干洗、化妆品制造、冰箱制冷剂、有机溶剂和配制书写改正液等。

职业性接触 TCE 蒸气主要经呼吸道吸入，液体 TCE 可经皮肤吸收。进入机体的 TCE 主要分布在含脂肪组织中，其次为肝、脑、心脏等器官。TCE 可通过人血脑屏障和胎盘屏障，在接触 TCE 后数分钟胎儿血中即可检出 TCE。

　　TCE 吸收后，约 10% 以原形自呼出气中排出，滞留率为 56%，大部分在体内代谢成三氯乙酸（TCA）后经肾由尿中排出。所以，在 TCE 职业人群健康监护中，血液和尿液中 TCA 含量可作为 TCE 接触评估的生物标志物，我国职业接触生物限值（工作周末的班末尿 TCA 为 50mg/L 或 0.3mmol/L）。TCE 主要在肝经两种途径进行代谢。细胞色素 P450（CYP450）氧化途径和谷胱甘肽（GSH）结合途径。经氧化途径代谢后的终产物主要为水合氯醛，主要损伤肝和肺。经谷胱甘肽结合途径生成的 TCE 反应物［S-（1,2-二氯乙烯）-L-谷胱甘肽（DCVG）和 S-（1,2-二氯乙烯）-L-半胱氨酸（DCVC）］损伤的靶器官主要是肾。后者再经 β-裂解酶作用后 DCVC 生成丙酮酸、氨和一种能与大分子物质相结合的反应片段，这些片段可损伤细胞上的巯基，或引起细胞脂质过氧化。

　　TCE 属于低毒类，但属强致敏物。TCE 及其代谢产物三氯乙醇、三氯乙酸在 Ames 试验中是强诱变剂，可引起移码突变和碱基置换突变。TCE 的代谢物水合氯醛可诱导小鼠骨髓细胞非整倍体的产生；小鼠精子细胞微核率有增高现象，但着丝粒为阴性。用 853 ～ 3412mg/kg TCE 灌胃染毒小鼠 15 天，肝、肾、外周血淋巴细胞彗星率（DNA 损伤作用）较对照组增加。

　　20 世纪 90 年代起，我国南部沿海地区工厂使用 TCE 作为溶剂明显增多，自 1994 年我国首次报道 TCE 中毒并导致药疹样职业性皮炎以来，我国已经发生了近百起 TCE 引起健康损害的案例。国内有作者通过总结 1996—2005 年期间在我国医药卫生学术期刊中发表的有关三氯乙烯（TCE）健康危害研究的 172 篇学术论文，从基础研究、临床研究和现场调查研究等三方面回顾我国这 10 年期间 TCE 职业危害的研究情况。这 10 年，对 TCE 健康危害的现场调查研究主要围绕 TCE 引起的职业中毒事故，特别是一些死亡事故的调查，其中多数的 TCE 中毒事故与药疹样皮炎有关。

　　刘建军（2010 年）等应用高通量蛋白质组学技术对 TCE 诱发的 TCE 药疹样皮炎血清蛋白质组变化进行了研究，筛选和鉴定 TCE 药疹样皮炎差异血清蛋白，经知情同意，共收集血清样本 15 份，分为 3 组：TCE 接触者血清（Ⅰ），TCE 药疹样皮炎患者急性期血清（Ⅱ），TCE 药疹样皮炎患者恢复期血清（Ⅲ），每组各 5 份。以Ⅰ组血清为正常对照，该组人员无肝功能异常及其他不良症状；Ⅱ组为 TCE 药疹样皮炎患者急性期，伴随肝损伤；Ⅲ组为 TCE 药疹样皮炎患者恢复期，肝功能恢复正常。Ⅱ组和Ⅲ组人员发病前无肝功能异常及其他不良症状。经去除高丰度蛋白和除盐处理后血清蛋白检出量增至（300±12）个。经 MALDI-TOFMS 鉴定得到 5 个差异蛋白质，分别为：转甲状腺素蛋白（TTR）、补体 4b、载脂蛋白 A-I、载脂蛋白 C-Ⅲ和载脂蛋白 C-Ⅱ。Ⅲ组补体 4b 相对Ⅰ组表达量为 1.35288，表达上调。Ⅱ组载脂蛋白 C-Ⅱ对Ⅰ组相对表达量为 1.51214，表达上调；载脂蛋白 A-I、载脂蛋白 C-Ⅲ和转甲状腺素蛋白相对表达量分别为 -1.60117、-1.03449、-1.31335，表达有所下调。转甲状腺素蛋白（TTR）与甲状腺素的运载、维生素 A 代谢及嘌呤的分解代谢有关。TTR 主要由肝细胞合成，在肝受到损伤的患者血清中 TTR 的含量明显降低。TTR 在体内含量少而且库存量小，其代谢周期短，可敏感地反映机体营养状况的改变，营养不良、感染、急性应激等疾病中 TTR 的水平降低。作者认为，TCE 药疹样皮炎患者急性期中 TTR 水平下降，很可能与 TCE 引起的肝损伤有关。

　　动物实验证明 TCE 具有致癌性，可引起大鼠肾细胞瘤，特别是肾裂缝性细胞肿瘤（interstitial cell tumors）。可诱发 B6C3F1 小鼠肝癌和肺癌，且存在种属差异性。因人类肺 Clara 细胞在数量和形态学上均与小鼠有很大的差异，故认为 TCE 基本上不会引起人类肺癌。

　　C Mahoni 等（1998 年）将高纯度 TCE 分 0、588、1764、3528mg/m³ 4 个浓度组（7 h/d，一周 5 天，104 周）对体重为 130～145g 的 SD 大鼠吸入染毒后发现，高浓度组中 3 只雄性大鼠、1 只雌性大鼠发现肾管状细胞腺癌，对照组未发现此类肿瘤。Mahoni 等还报道，雄性、雌性 SD 大鼠各 30 只，吸入 TCE（0、50、250mg/m³，一周 4～5 天，52 周），结果未发现肾管状细胞腺癌。但鉴于该品系大鼠中肾管状细胞腺癌的罕见性，仍认为其有生物学意义。

国际癌症研究所（IARC，1995 年）将 TCE 归入 2A 类，人类可疑致癌物。日本职业接触剂量委员会则认为此划分尚为时过早，目前更适合将 TCE 归入人类可能致癌物即 2B 类。

2011 年 9 月，IARC 在进行了充分的资料收集之后，美国环境保护署发布了针对 TCE 的最终健康风险评估报告，将其确认为致癌物质，并且还指出了其对人类的中枢神经系统、肾、肝、男性生殖系统以及胎儿发育都有一定的危害。

一、毒性表现

（一）动物实验资料

目前尚未见到 TCE 对垂体、甲状腺、甲状旁腺、胸腺影响的相关报道。

用 427、853 和 1706mg/kg TCE 每天给予雄性昆明种小鼠灌胃，连续 5 天。首次灌胃后第 35 天处死小鼠，取二侧副睾，制备精子标本，镜检观察。结果发现，TCE 427、853 和 1706mg/kg 3 个染毒组小鼠精子畸形率分别为 14.2%、21.0% 和 22.0%，与阴性对照组（11.6%）相比，427mg/kg 染毒组差异无统计学意义（$P > 0.05$），853 和 1706mg/kg 染毒组差异均有统计学意义（$P < 0.01$）。

吴泰顺等（2004 年）选择健康 3 月龄昆明种小鼠，体重 30～35g，共 24 只，雌雄各半。雌性和雄性小鼠分开进行静式吸入 TCE 染毒，各分为三组，每组 4 只。对照组：空白对照；染毒Ⅰ组：TCE 60ml/m³ 染毒 48 小时；染毒Ⅱ组：TCE 60ml/m³ 染毒 72 小时。染毒后按各组雌雄小鼠合笼，每组共 8 只进行自然交配，观察子代鼠生长发育及脏器情况。结果显示，在染毒小鼠合笼 28～30 天后，染毒Ⅰ组（56 只）和染毒Ⅱ组（50 只）所生子鼠的平均体重分别为 12.86±2.65g 和 12.60±2.53g，与对照组（36 只）子鼠的体重（14.39±2.17g）相比下降，差异具有统计学意义（$P < 0.01$）；染毒Ⅰ组有 1 只发育迟缓，染毒Ⅱ组有 1 只缺肢畸形。在染毒小鼠产子后 27 天，处死子鼠观察其心、肝、肺、肠道、生殖器畸形，各组均未见明显内脏畸形。对生育期的雌性和雄性昆明种小鼠进行 TCE（分

析纯）$60ml/m^3$ 静式吸入染毒 72 小时后交配，可导致子鼠体重偏低，发育迟缓，缺肢畸形，表明 TCE 对其后代的生长发育有一定影响。

（二）流行病学资料

国内有学者调查了 135 名接触 TCE≥2 年的女工发现，主诉月经紊乱或无规律、月经量过多或月经短暂停止、自然流产等生殖功能紊乱症候发生率（21.35%），明显高于对照人群（9.8%）。有报道，TCE 可引起职业接触妇女的自然流产和胎儿先天性心脏畸形。孕妇饮用被 TCE 污染的水后，有致胎儿出现发育缺陷，如神经管畸形或腭裂的报道。

樊春月等（2013 年）报道了职业性三氯乙烯药疹样皮炎合并毒性弥漫性甲状腺肿 1 例的报告。患者，男，26 岁，2011 年 7 月 19 日至 8 月 30 日在某科技公司从事使用 TCE 清洗电脑主机工作，工作 2 周后（约 2011 年 8 月 3 日），出现双上肢皮疹、发热，治疗后好转回原车间工作；3 周后双手又出现散在红色斑丘疹，并迅速蔓延至四肢，伴躯干及头面部皮肤潮红。该患者所使用的清洁剂 TEC 的挥发性有机组分峰丰度为 39.6%。入院时查体：双上肢、前胸、后背部皮疹色稍红，均已融合成片，双下肢见陈旧、散在及融合成片的暗红色斑丘疹，部分脱屑。给予糖皮质激素及护肝药等治疗，入院第 3 天耳后出现疖肿感染，10 天后患者疖肿治愈，110 天后全身未见新发皮疹，肝功能明显好转，停用激素 1 周后反复出现发热、腹泻，大便涂片见真菌，随后出现颈部肿痛。彩色 B 超检查显示，双侧甲状腺 II 度肿大，双手轻微震颤，查甲状腺功能示 T3（12.06nmol/L）、T4（457nmol/L）明显升高，TSH（0.007mIU/L）明显降低，甲状腺球蛋白抗体（TGAb）38.4%，甲状腺微粒体抗体（TMAb）24%，促甲状腺受体自身抗体（TRAb）< 0.30IU/L，均偏高，甲状腺过氧化物酶抗体（TPOAb）>600IU/ml，明显偏高。考虑为毒性弥漫性甲状腺肿（toxic diffuse goiter）（又称 Graves 病）。该病例报告提示，TCE 药疹样皮炎、感染及精神压力可能作为诱发因素，诱发体内的免疫功能紊乱，导致 Graves 病的发生。

二、毒性机制

有关三氯乙烯（TCE）致睾丸细胞 DNA 损伤的机制，国内实验研究显示，与睾丸组织氧化应激的作用有关。

陈敏等（2009 年）用 1500、3000mg/kg TCE 分别给雄性 SD 大鼠灌胃（每组 5 只）48 小时。用单细胞凝胶电泳（彗星实验）检测睾丸细胞 DNA 损伤，并检测睾丸组织中活性氧（ROS）、丙二醛（MDA）、还原型谷胱甘肽（GSH）的含量。结果发现，TCE 在 1500、3000mg/kg 剂量染毒条件下，睾丸细胞 DNA 损伤细胞率（42.94％和 53.11％）高于对照组（10.40％），差异有统计学意义（$P<0.01$）。各浓度染毒组大鼠睾丸组织的 ROS 含量（5133.63±12.53kU/g 和 5149.55±12.56kU/g）和 MDA 含量（1.47±0.12mol/g 和 1.49±0.13mol/g）均较对照组（581.21±7.87kU/g 和 0.66±0.05mol/g）增高，差异均有统计学意义（$P<0.01$）。同时各浓度染毒组还原型 GSH 含量（77.44±6.69mol/g 和 79.94±6.78mol/g）又较对照组（127.50±13.11mol/g）下降，差异有统计学意义（$P<0.01$）。这说明 TCE 可造成睾丸组织明显的氧化应激，并引起睾丸细胞 DNA 损伤。

陈晓燕等（2006 年）采用 20 只体重 100～120gSD 大鼠，随机分成空白对照组和 TCE 染毒组，每组 10 只，雌雄各半。空白对照组和 TCE 染毒组大鼠均按每 120g 体重 100μl 分别于背部皮内注射橄榄油、体积分数为 15％的 TCE，每隔 1 周注射 1 次，分别注射 5 次至 7 次。第 1 次注射时空白对照组和 TCE 染毒组注射液按 1∶1 体积加入弗氏完全佐剂；每 7 天 1 次，分别于第 5 和第 7 次注射后 24 小时收集大鼠的肝组织，提取总 RNA，用 Affymetrix 公司的大鼠 U 34 毒理基因芯片分析其基因表达谱。结果表明，大鼠 TCE 染毒 5 次及 7 次 24 小时肝中的 gadd 45a、myc 和 mel 基因及与固醇类、脂类代谢合成相关的基因或电子传递相关的细胞色素 P450 家族基因显著性上调表达，而部分细胞色素 P450 家族和热应激（stress）基因则下调表达。

徐新云等（2013年）通过 RNA 干扰技术，构建细胞色素氧化酶（CYP）2E1 基因慢病毒表达载体，研究 CYP2E1 基因沉默对 TCE 致肝细胞毒性的影响。将合成 shRNA 片段连接到慢病毒载体，筛选单菌落，经聚合酶链式反应（PCR）和测序鉴定后提取质粒，转导 L02 肝细胞中，筛选 CYP2E1 缺陷型细胞，利用荧光定量 PCR 和免疫蛋白印迹法（Western blot）鉴定干扰效果。以不同浓度（0、0.25、0.5、1.0、2.0、4.0mmol/L TCE 分别对 L02 肝细胞和 CYP2E1 基因沉默细胞染毒 12 小时，测定 TCE 对 2 种细胞的存活率及 IC_{50}、细胞凋亡率，细胞凋亡基因和癌基因 mRNA 表达水平。结果表明，L02 肝细胞对 TCE 的 IC_{50} 为 15.1mmol/L，CYP2E1 沉默细胞对 TCE 的 IC_{50} 为 23.6mmol/L。随 TCE 剂量增加两组细胞凋亡率升高，2.0、4.0mmol/L TCE 染毒剂量时，CYP2E1 沉默细胞的凋亡率明显低于 L02 肝细胞组，差异有统计学意义（$P<0.05$ 或 $P<0.01$）。TCE 染毒后 CYP2E1 沉默细胞的抗凋亡基因 Bcl-2 表达水平比 L02 肝细胞升高 15%～60%，凋亡基因 caspase-3 和 easpase-9 表达水平比 L02 肝细胞下降 30%～60%，差异均有统计学意义（$P<0.01$）。抑癌基因 p53 表达水平明显高于 L02 肝细胞，升高 81%～278%；癌基因 c. fos 和 K-ras 明显低于 L02 肝细胞组，下降 20%～68%，差异均有统计学意义（$P<0.01$）。提示沉默 CYP2E1 基因可降低 TCE 对肝细胞毒性，抑制部分凋亡基因与癌基因表达，在三氯乙烯代谢过程中发挥重要作用，与三氯乙烯毒性存在一定关系。

（蒋晓红 王民生 常元勋）

主要参考文献

1. 黄海雄，张锦周，黄钰，等. 三氯乙烯精子畸形试验研究. 中国职业医学，2002，29（4）：25-26.

2. 陈敏，彭巨成，邱星元. 三氯乙烯对大鼠睾丸细胞 DNA 损伤和氧化应激的影响. 中国职业医学，2009，36（6）：512-513.

3. 黄海燕，庄志雄，刘建军. 三氯乙烯中毒表现及其作用机制研究进展. 环境与职业医学，2006，23（1）：79-81.

4. 刘移民，艾宝民，王致．我国三氯乙烯职业危害研究十年回顾．中国工业医学杂志，2007，20（2）：120-121.

5. 李刚，屠平，李斌．18起三氯乙烯所致职业性损害的调查．现代预防医学，2005，32（9）：1174-1175.

6. 刘建军，邢秀梅，黄海燕，等．三氯乙烯药疹样皮炎差异血清蛋白的筛选及鉴定．中华预防医学杂志，2010，44（6）：485-489.

7. 肖国兵，毛国传，洪雅娟，等．苯乙烯对接触男工生殖内分泌的影响．中国工业医学杂志，2000，13（3）：182-183.

8. 徐新云，毛吉炎，毛侃琅，等．细胞色素氧化酶2E1基因沉默对三氯乙烯致L02肝细胞毒性的影响．中华劳动卫生与职业病杂志，2013，31（3）：172-177.

9. 吴泰顺，吴礼康，张勤，等．三氯乙烯的遗传毒性实验研究．实用预防医学，2004，11（5）：898-899.

10. 陈晓燕，庄志雄．三氯乙烯染毒SD大鼠肝脏的基因表达图谱．中国职业医学，2006，33（5）：346-348.

11. Cai P，Ki′nig R，Boor PJ，et al. Chronic exposure to trichloroethene causes early onset of SLE-like disease in female MRL＋/＋mice. Toxicol Appl Pharmacol，2008，228（1）：68-75.

12. Eneqvist T，Lundberg E，Nilsson L，et al. The transthyretin-related protein family. Eur J Biochem，2003，270：518-532.

13. Mahoni C，Lefenine G，Cotti G，et al. Long-term earcinogenicitybioassays on triehloroethylene administered by inhalation to Sptague-Dawley rats and Swiss and B6C3F1 mice. Ann NY Aead Sci，1998，534：316-342.

14. Xu H，Tanphaichitr N，Forkert PG，et al. Exposure to trichloroethylene and its metabolites causes impairment of sperm fertilizing ability in mice. Toxicol Sci，2004，82（2）：590-597.

15. Duteaux SB，Berger T，Hess RA，et al. Male reproductive toxicity of trichloroethylene：sperm protein oxidation and decreased fertilizing ability. Biol Reprod，2004，70（5）：1518-1526.

16. Shen T，Zhu QX，Yang S，et al. Trichloroethylene induced cutaneous irritation in BALB/c hairless mice：histopathological changes and oxidative damage. Toxicology，2008，248（2-3）：113-120.

17. Tang X，Que B，Song X，et al. Characterization of liver injury associated with hypersensitive skin reactions induced by trichloroethylene in the guinea pig maximization test. J Occup Health，2008，50（2），114-121.

18. Scott CS，Chiu WA. Trichloroethylene cancer epidemiology：a consideration of select issues. Environ Health Perspect，2006，114（9）：1471-1478.

19. Rahm BG，Richardson RE. Dehalococcoides' gene transcripts as quantitative bioindicators of tetrachloroethene，trichloroethene，and cis-1,2-dichloroethene dehalorespiration rates. Environ Sci Technol，2008，42（14）：5099-5105.

20. USEPA. EPA Releases Final Healh Assessment for TCE ［OE/BL］. （2011-09-28）http：//www. Yosemite. epa. gov/opa/admpress. nsf/ 03dd877d6f1726c2852557-3590040443/b8doe4d8489ad991852579190058d6c3

21. 樊春月，夏丽华，邓小峰，等. 职业性三氯乙烯药疹样皮炎合并毒性弥漫性甲状腺肿 1 例报告. 中国工业医学杂志，2013，26（1）：21-23.

第三节　二噁英

二噁英（dioxin）是一组活性相似的卤代三环芳烃类化合物，一般是指含有 2 个或 1 个氧键连结 2 个苯环的含氯有机化合物，由于苯环上氯原子取代个数与位置的不同而形成许多异构体，并能以多种形态存在。具有代表性的二噁英类物质可分为两大类，一类是多氯代二苯并对二噁英（polychlorinated-dibenzo-p-dioxins，PCDDs），有 75 个异构体；另一类是多氯代二苯并呋喃（polychlorinateddibenzo-furans，PCDFs），有 135 个异构体，两者化学结构和理化性质相似，常简写为 "PCDD/Fs"。

二噁英被确认为环境内分泌干扰物（environmental endocrine disruptors），其对机体的影响大致归纳为三方面：降低免疫功能、生殖和遗传功能改变、恶性肿瘤的易感性。其中对人体生殖方面的危害，二噁英不仅具有拟雌激素或雌激素拮抗作用，而且具有抗雄激素作用，可影响到两性生殖的各个环节，并对后代的生长发育有严重的危害。具体表现为：改变女性体内激素水平、降低受孕率、增加流产率、月经周期紊乱及引起子宫内膜异位等；导致男性精子数降低、睾丸畸形、性功能减退、改变雄性激素水平和行为反应女性化等；后代出生缺陷如畸形、神经发育滞后、新生儿肌张力减弱、延缓青春期发育、降低生育率、肿瘤易感性增加等。内分泌干扰作用是二噁英类生殖发育毒性的重要基础。

二噁英类物质无色无味，具有稳定性和亲脂性的特点，在环境中不易被微生物降解、水解和光解，在土壤中的半衰期为 12 年，并能在各种生物体内不断蓄积，在机体脂肪组织中半衰期达 7.1 年，这是二噁英污染难以控制的最主要的原因。二噁英是"斯德哥尔摩公约"所列出的 12 种持久性有机污染物之一，遍布于世界上包括空气、土壤、水、沉淀物和食物（尤其是奶制品、肉类、鱼和水生有壳动物）在内的所有媒介中，目前普遍认为二噁英的存在是人为因素造成的环境污染。这类二噁英物质中最具代表性和研究最多、毒性最大的是 2,3,7,8-四氯代二苯并对二噁英（2,3,7,8-TCDD）。

二噁英职业性接触的吸收途径主要是经皮肤、黏膜和呼吸道吸收。环境中的二噁英通过食物链在农作物、水生生物、食草动物体内富集并达到较高浓度，人类在摄入受污染的鱼、肉、蛋、乳制品等动物性食物后，二噁英则进入人体。人在日常生活中二噁英的总摄入量的 90% 来自于食物。消化道的吸收率与食物混合时为 50%～60%，皮肤的吸收率仅为 1%，且大部分停留在皮肤的角质层。经呼吸道吸入二噁英，约 25% 被肺吸收，吸入后未到达肺的以及被肺排出的二噁英，大部分经过吞咽到消化道内，进一步被吸收。2,3,7,8-TCDD 在人体内主要蓄积在脂肪组织，母乳中的二噁英浓度最高。二噁英在生物体内的半衰期为：仓鼠、小鼠 15 天，猴 455 天，人类平均 11.5 年。经母乳进入婴儿体内的二噁英代谢相对较快，其生物半衰期为 0.27～0.46 年。蓄积在脂肪组织和肝内的二噁英可与胆汁一起进入肠道，部分随粪便排出，部分被肠-肝循环再吸收，从而使得二噁英长期蓄积于体内；膳食纤维、绿色蔬菜等可促进二噁英类的排出，减少蓄积。小部分二噁英在肝被转化，与葡萄糖醛酸结合，结合的二噁英有 40% 经羧基化途径代谢，2,3,7,8-TCDD 的主要代谢产物是羟基化 TCDD 或甲基化 TCDD 衍生物，最后以尿苷酸化合物和硫酸盐结合形式随尿排出体外。

2,3,7,8-TCDD 的毒性相当于氰化钾的 1000 倍，氰化钠的 130 倍，砒霜的 900 倍，马钱子碱的 500 倍以上。2,3,7,8-TCDD 毒性大小因动物种属、品系及年龄而不同，其中大鼠、兔和豚鼠等对其最为敏感。

目前尚未发现二噁英有明显的致突变性。1 和 10ng /L 2,3,7,8-TC-DD 体外可诱导肝细胞的凋亡发生率升高；彗星试验结果表明，10ng /L 2,3,7,8-TCDD 处理大鼠肝细胞 2 小时可引起细胞 DNA 断裂损伤。2,3,7,8-TCDD 对多种动物有极强的致癌性，尤以啮齿类动物最为敏感，主要靶器官有肝、甲状腺、肺、皮肤和软组织。对大鼠、小鼠的最低致肝癌剂量低达 10ng/kg。动物实验表明，大鼠在妊娠第 15 天给予 $l\mu g/kg$ 2,3,7,8-TCDD 后，能引起子代发生乳腺癌。较长时间给予 2,3,7,8-TCDD 灌胃 [0～5mg/（kg·d）]，大鼠肝细胞癌、硬腭及鼻甲和肺的扁平上皮癌增加；小鼠肝细胞癌、甲状腺腺泡细胞瘤增加。

美国环境保护署（EPA）在评价二噁英的生殖和内分泌毒性时指出，它可使男性儿童女性化、影响儿童发育、抑制机体免疫功能，还可能对肝等器官造成伤害。日本将二噁英列入影响人类生育的三大环境激素中最难解决的一种，指出它可致人子宫内膜炎、子宫内膜异位、流产和死胎等。

国际癌症研究所（IARC）提供的多项啮齿类动物的致癌试验资料显示，经口给予雌性小鼠 2,3,7,8- TCDD 可导致甲状腺腺泡细胞瘤、淋巴瘤和皮下纤维肉瘤的发生率明显升高。国际癌症研究所（IARC，2010 年）已将 2,3,7,8-TCDD 归入 1 类，人类致癌物。

一、毒性表现

(一) 动物实验资料

1. 对下丘脑-垂体-性腺轴功能的影响

子代出生前通过母体接触二噁英类污染物可使下丘脑-垂体-性腺轴的功能受到损伤，导致体内性激素水平异常，生殖功能受影响。

黄莉等（2005 年）研究证实，给孕第 1、第 2 和第 3 天的 NIH 小鼠分别经口灌胃 2、50 和 100ng/（kg·d）2,3,7,8-TCDD。结果发现，2,3,7,8-TCDD 能抑制假孕小鼠子宫蜕膜细胞反应，染毒 2,3,7,8-TCDD 的孕小鼠血清雌二醇（E_2）水平在整个妊娠期高于正常孕小鼠血清 E_2 水平，而血清孕酮水平在整个孕期低于正常孕小鼠血清孕酮水平，差异有统计学意义（$P<0.05$）。50 和 100ng/（kg·d）剂量染毒组孕小鼠着床前后胚胎丢失，子宫总重量下降，着床后胚胎发育阻滞和胎鼠出生成活率降低。

赵力军等（2007 年）用 2.5、25、250ng/kg 2,3,7,8-TCDD 给雌性 Wistar 大鼠经口灌胃 90 天。结果发现，血清 E_2 水平降低，卵巢脏器系数下降，差异有统计学意义（$P<0.05$）。

Guo 等（1999 年）给着床期间（孕第 12 天）的雌性猕猴灌胃 1、2、4μg/kg TCDD，其中 10 只猕猴于孕 22～32 天时发生早孕丢失（流产率为 83.3%），对死胎进行解剖分析，发现血管和心脏有过度充血、心包积液、脑组织和脊髓中出现大量坏死细胞，表明二噁英具有强烈的胎盘毒性。

2,3,7,8-TCDD 染毒后体内 E_2、人绒毛膜促性腺激素水平明显降低，血清中孕激素、松弛素降低不明显，表明孕早期暴露于 2,3,7,8-TCDD 使内分泌不平衡，导致胎盘功能障碍继而流产。

2,3,7,8-TCDD 对多种动物有致畸性和发育毒性，敏感性有种属差异，中国仓鼠和豚鼠较不敏感，大鼠和家兔十分敏感，小鼠最为敏感。在小鼠的胚胎器官形成期，孕鼠每天给予 1μg/kg 剂量的 2,3,7,8-TCDD 染毒，可导致子鼠腭裂、肾盂积水发生率增加。孕小鼠在着床 15 天时给予 0.064μg/kg 2,3,7,8-TCDD（一次染毒）可导致子代出生后雄性动物的睾丸发育和性行为异常，在出生后 120 天检查仍可见，睾丸和附睾重量明显轻于对照动物，精子数亦有明显减少。

刘静等（2006 年）以 2,3,7,8-TCDD 对雄性 Wistar 大鼠连续经口灌胃染毒 90 天，剂量分别为 2.5、25、250ng/kg。结果表明，3 个剂量染毒组大鼠血清睾酮水平下降，而卵泡刺激素（FSH）和间质细胞刺激素（ICSH）水平上升，但与对照组比较，差异无统计学意义（$P>0.05$）。25、250ng/kg 剂量染毒组大鼠的睾丸、精囊腺及 3 个剂量染毒组大鼠的前列腺脏器系数均低于对照组，与对照组比较，差异有统计学意义（$P<0.05$）。3 个剂量染毒组精子畸形率随剂量的增加而上升，25、250ng/kg 剂量染毒组与对照组相比，差异有统计学意义（$P<0.01$）。

2. 对胸腺和甲状腺功能的影响

G Heer 等（1998 年）给 8 周龄雄性 B6Ly5.1 小鼠经腹腔注射 $30\mu g$ / kg TCDD，每天一次，连续 10 天。研究发现，TCDD 可引起胸腺内细胞耗竭和胸腺萎缩，细胞减少首先表现在胸腺皮质，后来发展到髓质，而胸腺内最早受损的靶细胞是皮质上皮细胞。

由于 2,3,7,8-TCDD 在分子结构上与甲状腺素（T4）很相似，推测二噁英还可能会干扰机体甲状腺素的分泌和代谢。对美国加利福尼亚旧金山湾的野生鱼类的检测显示，鱼肝内多种二噁英和非类二噁英的 PCBs 污染物浓度与鱼血液中 T4 浓度呈显著的负相关，而与 T3 以及 T3/T4 值呈显著的正相关，提示 PCBs 污染可影响野生鱼类的甲状腺功能。给予孕期 Wistar 大鼠单次染毒 TCDD 即可通过胎盘进入胎体，随后通过哺乳进入子鼠体内，并导致剂量相关的总 T4、游离 T4 水平降低和 TSH 水平明显上升。

3. 对垂体-肾上腺轴功能的影响

二噁英还可能影响垂体-肾上腺轴的正常功能。雄性 SD 大鼠一次经口给予 2,3,7,8-TCDD $50\mu g/kg$，血清促肾上腺皮质激素（ACTH）水平在染毒后 14 天的观察期内持续上升达对照组的 $1.5\sim3.0$ 倍，而血清皮质酮浓度改变了与血清 ACTH 水平同步变化的正常模式，经过短期明显的升高，而后不断下降到对照组的 39%。但离体培养肾上腺对外源的 ACTH 的反应与对照组无明显差异，提示 TCDD 染毒可降低垂体所分泌的 ACTH 的生物活性。

（二）流行病学资料

在越南战争中，美军广泛使用了含 2,3,7,8-TCDD 的高效落叶剂［被称为"橙剂"（Agent Orange）］，导致当地妇女流产、死胎、畸胎发生率增加。在越南有一个受二噁英污染的村子，从 1979 年 1 月到 1982 年 6 月，妇女流产、早产率分别达到 20% 以上，且葡萄胎、先天畸形与对照区相比较，差异有统计学意义（$P<0.05$）。有调查显示，参加越战的退伍美军士兵的妻子自然流产及其子女的出生缺陷有所增加，发生出生缺陷的相对危险度（RR）为 1.95。

Ngo 等（2006 年）对 1966—2002 年间 22 个涉及橙剂接触与后代出生缺陷关系的流行病学调查资料进行了 meta 分析。结果显示，在接触橙剂的越南人中，后代发生出生缺陷的相对危险度（RR）则达到了 3.00。

天津医科大学董丽等（2005 年）发现接触五氯酚钠和二噁英的男性工人血浆睾酮（T）水平明显下降，卵泡刺激素（FSH）水平明显上升。

调查发现，1976 年，意大利 Seveso 城二噁英泄漏事件中受害的男性人群，其后代中女孩的比例升高。在意大利 Seveso 事故发生 22 年后，对事故当时处于不同年龄段的男性暴露者进行的追踪调查显示，年龄为 1～9 岁的暴露者（平均血清 TCDD 210ppt）成年后与未暴露人群相比，精子浓度、精子活动度、活精子计数和血雌二醇均明显下降，而血 FSH 明显升高。年龄为 10～17 岁的青春期暴露者（平均血清 TCDD 164ppt），仅有雌二醇下降和 FSH 升高，总精子计数和活精子数却有所升高；而年龄为 18～26 岁的成年暴露者（平均血清 TCDD 123ppt），其各项指标均未受影响，这表明接触者年龄越小对二噁英作用越敏感。对 1982—1983 年初美国时代海滩二噁英污染事件中受暴露的妇女所生孩子的调查，发现部分小孩存在免疫功能缺陷和大脑两侧前叶处功能丧失。

GM Calvert 等（1999 年）分析 TCDD 接触与内分泌功能变化之间的关系。选择在 2，4，5-T 或其衍生物工厂工作 15 年以上的工人（美国）281 名为接触组和无任何毒物接触史的 260 人作为对照组，测定血清 2,3,7,8-TCDD 含量。结果发现，接触组工人血清 2,3,7,8-TCDD 含量 220pg/g，高于对照组（7pg/g），差异有统计学意义（$P < 0.05$）。但随着血清 TCDD 含量的升高并没有提高糖尿病的发病率。

Triebig 等报告，从前接触过 PCDD 和 PCDF 的工人血清二噁英类国际毒性当量（TEQs）水平略高于背景组（中位数为 42ppt，范围 13～281ppt），但有些工人有较高的总 PCDF 浓度（中位数为 128ppt，范围 30～1138ppt）。相关分析表明，只与一种肝酶有明显相关，即丙氨酸氨基转换酶，与血清中的胆固醇水平或血清中甲状腺激素间没有相关关系。

JW Chang 等对 1449 名生活在五氯酚和氯碱厂附近居民的横断面调查显示，人体胰岛素抗性随血清二噁英浓度升高而增强（RR＝0.13，$P < 0.01$），提示二噁英暴露与胰岛 B 细胞功能缺陷和 2 型糖尿病可能存在密切的关系。

一项对日本一般人群的调查显示，血液中所有被测的三类多氯代苯类物质，尤其是二噁英样 PCBs（DL-PCBs）的毒性当量（TEQs）与代谢综合征存在着高度的相关性，其中高血压、高三酰甘油（甘油三酯）血症和葡萄糖耐受不良与二噁英类污染物的血浓度关系最为密切。

二噁英宫内暴露对后代的生殖内分泌有各种不良影响。Cao Y 等（2008 年）对德国工业化城市杜伊斯堡的 104 对母子的出生队列研究显示，随着母血和母乳中的二噁英浓度升高，新生儿脐血睾酮水平（男性更明显）和雌二醇水平（女性更明显）呈下降趋势。资料显示，母体内二噁英暴露与新生儿肛门-生殖器距离之间存在一定的相关关系，说明胚胎期接触二噁英可影响生殖系统的表型，这种影响在男孩更为明显，此现象已被动物实验所证实。

越南战争中 TCDD 的高暴露人群 TSH 显著升高。中国台湾地区学者调查发现，宫内二噁英暴露水平与后代生长发育和甲状腺激素水平有相关关系，甲状腺激素的变化模式因性别和时间而不同，女孩 2 岁时甲状腺激素水平在不同暴露组之间差异有显著性意义（$P<0.01$），到了 5 岁这种差异变得不明显；而男孩 2 岁时的游离 T4 和 5 岁时胰岛素样生长因子-1（IGF-1）在高暴露组明显升高。最近几年，针对人类二噁英暴露与甲状腺功能改变的流行病学调查逐渐多了起来，但各方学者得到的结论尚缺乏一致性，大多数调查没有得到有统计学显著性的结果，个体发育过程中暴露于环境本底水平的二噁英是否能引起甲状腺功能指标的变化尚无明确的结论。

二、毒性机制

二噁英能改变健康生物群体及其子代的内分泌功能，其危害人类健康的机制大致有四个方面：

（1）在人体内产生类似内分泌激素的作用。

（2）拮抗人体内正常分泌的内分泌激素作用。

（3）破坏人体内分泌激素的合成和代谢过程。

（4）破坏内分泌激素受体的合成和代谢过程。

二噁英的生殖内分泌毒性作用主要仍与通过芳香烃受体（aryl hydrocarbon receptor，AhR）的介导有关。AhR 是一高分子量的蛋白质

（110～150kD），主要存在于细胞质中，它属于 basic helix-loop-helix（bHLH）-Per-ARNT-Sim（PAS）超家族，该家族均为转录因子，这种转录因子含有两个功能部位：螺旋-环-螺旋基序（bHLH）部位和 PAS 功能部位，该族蛋白质对激活基因的转录具有重要意义，是一种配体依赖性转录因子。AhR 在细胞质中是以 380 kD 的复合物无活性的形式存在，除自身外还有 3～4 种蛋白质与之结合，如 90 kD 的热休克蛋白 90（heatshock protein 90，HSP90），其作用模式类似于甾体类受体，但也有所不同。

通常认为二噁英类化学物通过被动扩散方式进入细胞质，作为配体与 AhR 结合。据推测，配体结合的 AhR 发生构型的变化，从而暴露出 AhR 分子中的核定位信号，接着 AhR—配体复合物进入细胞核，这时，与 AhR 结合的 HSP 90 等蛋白质分子与之脱离，在核内 AhR 以其螺旋-环-螺旋基序区域与一种分子量为 87kD 的芳香烃受体核转运体（aryl hydrocarbon receptor nuclear translocator，ARNT），也属于 bHLH-PAS 超家族）结合形成异型二聚体而活化，这种异型二聚体对核中某些特殊的 DNA 序列即抑制性的二噁英/外来物反应元件（inhibitory dioxin/xenobiltic responsive elements，iDRE/iXRE）具有高度的亲和力。这些特殊 DNA 序列位于特定的受 AhR 调节的基因上游增强子区域中，它们与二噁英活化的 AhR-ARNT 复合物的结合增加了激活启动子的概率，引起受 AhR 调节的基因的转录和蛋白质的合成。受 AhR 调节的基因种类繁多，但是目前对二噁英激活表达的特定蛋白质发挥作用的过程研究却很少，其中研究最多的是细胞色素 P450（CYP450）基因表达产物（如 CYP1A1、CYP1A2）。

二噁英类化学物有非常突出的内分泌干扰作用，这主要是通过 AhR 的介导而产生的。近年来的研究发现，一系列受内分泌激素调节的基因也可受到 AhR-ARNT 复合物的调节。

KE Valdez 等（2009 年）用 2,3,7,8-TCDD 以每周一次 1～200ng/kg 剂量对雌性 SD 大鼠染毒直到 11 月龄，大鼠发情前期血清雌二醇含量降低，而孕酮含量未受明显影响。通过对 200ng/kg 剂量染毒组大鼠卵巢细胞的基因分析发现，有 19 种已知功能的基因表达上调，而有 31 种基因表达下调，其中 17α-羟化酶表达下降揭示了雌二醇合成量减少的原因。

K Horling 等（2011 年）利用人卵巢颗粒细胞株 KGN 的实验证实，TCDD 通过 AhR 信号通路影响颗粒细胞促性腺激素受体的表达，抑制芳烃羟化酶的表达和雌激素的生物合成并刺激颗粒细胞增殖。

P Pocar 等（2005 年）根据多方面的文献报道，总结了 TCDD 等内分泌干扰物如何通过 AhR 干扰内分泌和雌性生殖功能的几条途径：

（1）活化的 AhR 抑制甾体类激素介导的靶基因转录激活，这一机制适用于所有的性激素受体；

（2）由于某些未知的机制，外源化学物活化的 AhR 启动了蛋白酶体的蛋白降解作用，使胞内的雌激素受体（ER）水平迅速下降，这一机制被认为与多种子宫内膜疾病有关，特别是子宫内膜异位症和子宫内膜癌，但在不同的细胞系中观察到的结果并不一致，在各种受试的外源化学物中 TCDD 的作用最强；

（3）在没有性激素的情况下，如卵巢切除的动物，活化的 AhR 可激起性激素信号，这一机制的存在使二噁英类的雌激素干扰作用呈现出了正、反两个方向调节的特点，内源性雌激素浓度决定了毒性作用的具体表现形式。

二噁英类对下丘脑-垂体-性腺轴也具有干扰作用，但确切机制不明。Gao 等（2000 年）发现，2，3，7，8-TCDD 等 AhR 配体能改变大鼠排卵前 FSH 和 LH 的分泌模式，暴露于相当于环境浓度水平的 2，3，7，8-TCDD 就能引起 FSH 和 LH 水平的明显下降，以外源性的促性腺激素释放激素（GnRH）可部分逆转 2，3，7，8-TCDD 的这一作用，推测 2，3，7，8-TCDD 可能作用于中枢神经系统，使下丘脑 GnRH 分泌不足或减少了 GnRH 的释放。进一步研究显示，2，3，7，8-TCDD 所致的这种人绒毛膜促性腺激素（HCG）冲击性释放的抑制可能是由于下丘脑对血清雌激素水平正反馈应答性的削弱，因为以 10 倍于生理性浓度的雌激素完全扭转了 2，3，7，8-TCDD 对 HCG 的下调作用。大脑视前区存在 AhR 的表达，这一区域是控制生殖过程的重要区域，而且 AhR 的表达与 γ-氨基丁酸能神经分布相吻合，γ-氨基丁酸能神经在青春期的发动、雌激素依赖的 HCG 冲击性释放和排卵过程中扮演着重要的角色。2,3,7,8-TCDD 对谷氨酸脱羧酶 67（γ-氨基丁酸合成的关键酶）表达的抑制，可致 γ-氨基丁酸能神经功能失调，并由此引起一系列形式各异的生殖发育障碍。这些都是 TCDD 通过 AhR 激活继而在基因表达水平干扰内分泌激素合成和分泌的例子。

（俞 萍　王民生　常元勋）

主要参考文献

1. 姚玉红，刘格林．二噁英的健康危害研究进展．环境与健康杂志，2007，24（7）：560-562．
2. 夏革清，韩平．二噁英的拟雌激素作用和雌激素拮抗作用．国外医学．卫生学分册，2003，30（6）：325-328．
3. 侯蕾，陈必良．二噁英的胎盘毒性及研究进展．中国妇幼健康研究，2006，17（3）：179-181．
4. 赵力军，汤乃军，刘静，等．亚慢性暴露于 2,3,7,8-四氯二苯并二噁英对 Wistar 雌性大鼠生殖系统的影响．中国预防医学杂志，2007，8（4）：374-377．
5. 刘静，汤乃军，赵力军，等．亚慢性染毒 2,3,7,8-四氯二苯并二噁英对雄性大鼠生殖系统的影响．中国工业医学杂志，2006，19（4）：196-198；204．
6. 黄莉，戴丽军，叶炳飞，等．2,3,7,8-四氯苯二噁英对 NIH 小鼠胚胎发育的影响．中国比较医学杂志，2005，15（3）：150-153．
7. 谭凤珠，张建军，马聪兴，等．哺乳期暴露 2,3,7,8-四氯二苯并-p-二噁英的子代小鼠生殖发育以及肺组织 CYP1A1 水平．环境与健康杂志，2008，25（7）：587-589．
8. 罗琼，朱依敏，黄荷凤．二噁英类内分泌干扰物对胚胎的影响及其机制．国外医学．妇幼保健分册，2005，16（1）：45-47．
9. 邓浩，易松，徐兆发，等．二噁英对免疫及内分泌系统的影响．医学研究生学报，2010，23（1）：86-89．
10. 李思雨．浅谈生殖系统发育过程和内分泌干扰物质的相关机制．中外健康文摘，2011，8（24）：55-56．

11. Calvert GM, Sweeney MH, Deddens J, et al. Evaluation of diabetes mellitus, serum glucose, and thyroid function among united states workers exposed to TCDD. Occup Environ Med, 1999, 26 (4): 270-276.

12. Ljarrat E, De La Cal A, Larrazabal D, et al. Occurrence of polybrominatediphenylethers, polychlorinated-dibenzo-p-dioxins, dibenzofurans andiphenyls in coastal sediments from Spain. Environ Pollut, 2005, 36: 493-501.

13. Leung HW, Kerger BD, Paustenbach DJ. Elimination half-lives of selected polychlorinated dibenzodioxins and dibenzofurans in breast-fed human infants. J Toxicol Environ Health, 2006, 69 (6): 437-443.

14. Abnet CC. Carcinogenic food contaminants. Cancer Invest, 2007, 25 (3): 189-196.

15. Arisawa K, Takeda H, Mikasa H. Background exposure to PCDDs/PCDFs/ PCBs and its potential health effects: a review of epidemiologic studies. J Med Invest, 2005, 52 (1-2): 10-21.

16. Uemura H, Arisawa K, Hiyoshi M, et al. Prevalence of metabolic syndrome associated with body burden levels of dioxin and related compounds among Japan's general population. Environ Health Perspect, 2009, 117 (4): 568-573.

17. Lee DH, Jacobs DR, Porta M. Association of serum concentrations of persistent organic pollutants with the prevalence of learning disability and attention deficit disorder. J Epidemiol Community Health, 2007, 61 (7): 591-596.

18. Foster WG. Endocrine toxicants including 2,3,7,8-terachlorodibenzo-p-dioxin (TCDD) and dioxin-like chemicals and endometriosis: is there a link? J Toxicol Environ Health Crit Rev, 2008, 11 (3-4): 177-187.

19. Ngo AD, Taylor R, Roberts CL, et al. Association between Agent Orange and birth defects: systematic review and meta-analysis. Int J Epidemiol, 2006, 35 (5): 1220-1230.

20. Cao Y, Winneke G, Wilhelm M, et al. Environmental exposure to dioxins and polychlorinated biphenyls reduce levels of gonadal hormones in newborns: results from the Duisburg cohort study. Int J Hyg Environ Health, 2008, 211 (1-2): 30-39.

21 Cooper GS, Jones S. Pentachlorophenol and cancer risk: focusing the lens on specific chlorophenols and contaminants. Environ Health Perspect, 2008, 116 (8): 1001-1008.

22. Weiss C, Faust D, Schreck I, et al. TCDD deregulates contact inhibition in rat liver oval cells via Ah receptor, JunD and cyclin A. Oncogene, 2008, 27 (15): 2198-2207.

23. Jenkins S, Rowell C, Wang J, et al. Prenatal TCDD exposure predisposes for mammary cancer in rats. Reprod Toxicol, 2007, 23 (3): 391-396.

24. Bruner-Tran KL, Ding T, Osteen KG. Dioxin and endometrial progesterone resistance. Semin Reprod Med, 2010, 28 (1): 59-68.

25. Sikka SC, Wang R. Endocrine disruptors and estrogenic effects on male reproductive axis. Asian J Androl, 2008, 10 (1): 134-145.

26. Heer G, Nancy C, Thomas A, et al. Thymic alterations Induced by 2,3,7,8-Tetrachlorodibenzo-Dioxin are strictly dependent onaryl hydrocarbon receptor activation in hemopoietic cells. J Immunol, 1998, 160: 3844-3854.

27. Vafeiadi M, Agramunt S, Papadopoulou E, et al. In utero exposure to dioxins and dioxin-like compounds and anogenital distance in newborns and infants. Environ Health Perspect, 2013, 121 (1): 125-130.

28. Yin HP, Xu JP, Zhou XQ, et al. Effects of vitamin E on reproductive hormones and testis structure in chronic dioxin-treated mice. Toxicol Ind Health, 2012, 28 (2): 152-161.

29. Jenkins S, Betancourt AM, Wang J, et al. Endocrine-active chemicals in mammary cancer causation and prevention. J Steroid Biochem Mol Biol, 2012, 129 (3-5): 191-200.

30. Warner M, Mocarelli P, Samuels S, et al. Dioxin exposure and cancer risk in the Seveso Women's Health Study. Environ Health Perspect, 2011, 119 (12): 1700-1705.

31. Brar NK, Waggoner C, Reyes JA, et al. Evidence for thyroid endocrine disruption in wild fish in San Francisco Bay, California, USA. Relationships to contaminant exposures. Aquat Toxicol, 2010, 96 (3): 203-215.

32. Valdez KE, Shi Z, Ting AY, et al. Effect of chronic exposure to the aryl hydrocarbon receptor agonist 2,3,7,8-tetrachlorodibenzo-p-dioxin in female rats on ovarian gene expression. Reprod Toxicology, 2009, 28 (1): 32-37.

33. Pocar P, Fischer B, Klonisch T, et al. Molecular interactions of the aryl hydrocarbon receptor and its biological and toxicological relevance for reproduction. Reproduction, 2005, 129 (4): 379-389.

第十六章

酚类与酯类

第一节　双酚 A

双酚 A（bisphenol A，BPA），又名 4-二羟基二苯基丙烷、二苯酚基丙烷，是环境雌激素的一种，常温常压下为白色菱形结晶（稀乙醇中）或针状结晶（水中）或片状、粉末。BPA 是苯酚和丙酮的重要衍生物，是重要的化工原料，主要用于生产聚碳酸酯、环氧树脂、聚砜树脂、聚苯醚树脂等多种高分子材料，也可用于生产增塑剂、阻燃剂、抗氧化剂、热稳定剂、橡胶防老化剂、农药、涂料等精细化工产品。常作为增塑剂广泛应用于塑料制品的制作过程中，包括婴儿奶瓶、餐具、食品饮料容器的内壁涂层、牙套密封剂、牙科填充剂等。

BPA 可以通过皮肤、呼吸道、消化道等途径进入机体。用手接触打印热敏纸，BPA 会转移至皮肤；用牙封闭剂，BPA 可经口摄入。从环境中吸入 BPA 可进入肺，并通过血流进入肝-肠循环。BPA 不仅在多种环境介质和低等生物体中被广泛检出，且在许多国家人群样本如血液、尿液、精液、羊水、乳汁等中检出。唾液、乳腺组织、卵泡液和脐带血中也曾检测到 BPA。进入机体的 BPA，在肠道和肝中，经尿苷二磷酸葡醛酸转移酶催化，与葡萄糖苷酸结合生成 BPA-葡糖苷酸后随尿排出，占 13%～28%，而粪便中则主要以游离 BPA（占56%～82%）的形式存在。研究认为，99%以上的游离 BPA 及其代谢物从粪便及尿液排泄，只有不到 1%的 BPA 蓄积于组织中。

BPA 属低毒性物质，大鼠经口半数致死量（LD_{50}）为 3250mg/kg，小鼠经口 LD_{50} 为 2400mg/kg。BPA 毒性作用广泛，主要表现为神经系统毒性等。BPA 经口染毒雄性 B6C3F1 小鼠（剂量为 5、10mg/kg），可使小鼠淋巴瘤和白血病发病率增加。

一、毒性表现

(一) 动物实验资料

1. 对垂体的影响　T Goloubkova 等 (2000 年) 将体重为 160～180g 雌性 Wistar 大鼠分别行双侧卵巢切除术 (卵巢切除组) 和假手术 (卵巢未切除组), 手术后 14 天时混合随机分组, 分别以 11、78、128、250mg/kg BPA 皮下注射, 每天 1 次, 连续染毒 7 天。处死大鼠, 摘取垂体, 免疫组织化学法检测垂体催乳素免疫反应阳性细胞数。结果显示, 随着染毒剂量的增加, 垂体相对重量增加 ($r = 0.875$, $P < 0.001$), 其中垂体相对重量 11、78mg/kg 染毒组与卵巢未切除组相比降低, 差异有统计学意义 ($P < 0.05$); 250mg/kg 染毒组与卵巢未切除组相比升高, 差异有统计学意义 ($P < 0.05$)。卵巢切除术组垂体催乳素免疫反应阳性细胞数与卵巢未切除组相比下降了 24%, 差异有统计学意义 ($P < 0.05$); 250mg/kg 染毒组与卵巢切除术组相比, 垂体催乳素免疫反应阳性细胞数增加了 64%, 差异具有统计学意义 ($P < 0.05$)。

E Velasco-Marinero 等 (2011 年) 给体重为 200～250g 的雄性 Wistar 大鼠下门齿安装总重量范围为 12.8～13.2mg 的含 BPA 的双酚树脂, 分别于 1、3、5、7 个月后处死大鼠, 摘取垂体。免疫组织化学法检测垂体增殖细胞核抗原 (proliferating cell nuclear antigen, PCNA)、催乳素 (prolactin, PRL) 阳性细胞。结果显示, 染毒 1、3、5 个月时, PCNA 阳性细胞比例分别为 (1.43 ± 0.08)%、(2.29 ± 0.14)%、(3.24 ± 0.19)%, 与对照组 (0.93 ± 0.07)% 相比均升高, 差异均具有统计学意义 ($P < 0.05$); 而染毒 7 个月时, PCNA 阳性细胞比例为 (0.35 ± 0.02)%, 与对照组 (0.93 ± 0.07)% 相比降低, 差异有统计学意义 ($P < 0.05$)。染毒 1、3、5、7 个月后 PRL 阳性细胞比例分别为 (20.22 ± 1.01)%、(21.03 ± 1.09)%、(23.33 ± 1.17)%、(19.25 ± 0.96)%, 与对照组 (21.15 ± 1.06)% 相比, 差异均无统计学意义 ($P > 0.05$)。

TY Chun 等 (2000 年) 以 10、100、1000nmol/L BPA 对取自雌

性 F344 大鼠的垂体催乳素细胞瘤的 PR1 细胞处理 48 小时，检测 PR1 细胞的增殖情况，用 western blot 法检测催乳素（prolactin，PRL）的分泌情况。结果显示，随着 BPA 剂量的增加，PR1 细胞的增殖也增加，且最大增殖剂量在 100～1000nmol/L 之间；随着染毒剂量的增加，PR1 细胞分泌 PRL 的量逐渐降低。

2. 对生殖内分泌的影响 刘晓利（2013 年）给 ICR 孕鼠饲喂含 10、100、1000nmol/L BPA 的饮水至小鼠出生后 42 天。于出生后 21、42 天，分批处死雄性子鼠。计算睾丸脏器系数；光镜下观察子鼠睾丸组织的形态学变化，透射电镜下观察睾丸组织超微结构改变。结果显示，随着染毒剂量的增加，出生后 21、42 天的小鼠睾丸脏器系数呈下降趋势，且以中、高剂量染毒组更为明显，各剂量染毒组与对照组相比，差异均具有统计学意义（$P < 0.01$）。光学显微镜下可见子鼠睾丸生精小管管壁细胞层数减少、细胞排列零乱，其中出生后 42 天的中、高剂染毒量组较为明显。电镜结果显示，中、高剂量染毒组小鼠睾丸内精原细胞、支持细胞和间质细胞内的线粒体嵴消失，呈明显空泡样改变，双层膜结构不清，粗面内质网出现不同程度的扩张，结构零乱松散，且有些细胞线粒体数目减少，细胞核染色质边集。

黄洁等（2013 年）采用睾丸器官体外培养方法，将 1 周龄昆明种雄性小鼠睾丸随机分为二甲亚砜（dimethylsulfoxide，DMSO）溶剂对照组和 4 个 BPA 剂量处理组（终剂量为 10^{-7}、10^{-6}、10^{-5}、10^{-4} mol/L），分别培养 24、48 和 72 小时，每 24 小时通气一次。光镜下观察睾丸组织形态学变化，放射免疫法检测培养液睾酮（testosterone，T）浓度（以睾丸重量进行校正）。结果显示，对照组与各剂量 BPA 处理组培养液睾酮浓度都随着处理时间的延长而降低。相同染毒时间，不同剂量处理组与 DMSO 对照组相比较：24 小时时，10^{-5} mol/L 剂量处理组 T 浓度为（0.312 ± 0.060）ng/dl，较对照组（0.611 ± 0.336）ng/dl 降低，差异有统计学意义（$P < 0.05$）；10^{-4} mol/L 剂量处理组 T 浓度为（0.087 ± 0.081）ng/dl，与对照组相比降低，差异有统计学意义（$P < 0.01$）。48 小时时，10^{-6} mol/L 剂量

处理组 T 浓度为（0.132±0.013）ng/dl，与对照组（0.247±0.018）ng/dl 相比降低，差异有统计学意义（$P<0.05$）；10^{-5} mol/L 剂量处理组 T 浓度为（0.277±0.072）ng/dl，与对照组相比增加，差异有统计学意义（$P<0.05$）；10^{-4} mol/L 剂量处理组 T 浓度为（0.070±0.061）ng/dl，与对照组相比降低，差异有统计学意义（$P<0.05$）。72 小时时，10^{-4} mol/L 剂量处理组 T 浓度为（0.000±0.000）ng/dl，与对照组（0.125±0.002）ng/dl 相比降低，差异有统计学意义（$P<0.01$）；与对照组相比，10^{-7} mol/L 剂量处理组睾酮分泌在各时间点与其对照组相比，差异均无统计学意义（$P>0.05$）。光镜下可见对照组睾丸基底膜生精小管结构完整，细胞排列规则有序，精原细胞分布紧靠基底膜，支持细胞与生殖细胞连接紧密，间质内充满间质细胞，形态正常；10^{-5} mol/L 剂量处理组生精小管结构基本完整，基底膜上细胞稀疏，排列紊乱；10^{-4} mol/L 剂量处理组生精小管内部分生精细胞从基底膜剥离，管腔中细胞稀疏，生精细胞和支持细胞数量减少，偶见支持细胞出现空泡化，部分间质细胞核固缩或呈絮状改变。其他剂量处理组与对照组比较未见明显改变。

李昱辰（2013 年）给 28 日龄雌性 Wistar 大鼠以 10、40、160mg/kg BPA 腹腔注射，每天 1 次，共 1 周。观察卵巢重量、各级卵泡构成、血清性激素水平、卵巢细胞超微结构。结果显示，各剂量染毒组大鼠卵巢重量和脏器系数均随染毒剂量增加而下降，其中 40、160mg/kg 染毒组大鼠卵巢重量下降，与对照组比较，差异有统计学意义（$P<0.01$）。随着染毒剂量的增加，各剂量染毒组大鼠血清雌二醇（estradiol，E_2）水平有下降趋势，但与对照组比较，差异无统计学意义（$P>0.05$）；而血清黄体酮（progesterone，P）水平与对照组比较下降，其中 40、160mg/kg 染毒组血清 P 水平与对照组比较下降，差异有统计学意义（$P<0.01$）。随着染毒剂量增加，各剂量染毒组大鼠卵泡数量呈下降趋势，其中 10、40 和 160mg/kg 染毒组大鼠卵泡数量下降，与对照组比较，差异均有统计学意义（$P<0.05$）。随着染毒剂量的增加，始基卵泡数、初级卵泡/腔前卵泡、有腔卵泡和黄体构成比均下降，而闭锁卵泡构成比升高，其中 40、

160mg/kg 剂量染毒组与对照组比较，差异均有统计学意义（$P <$ 0.01）。电镜观察卵巢细胞超微结构发现，40、160mg/kg 染毒组大鼠卵巢细胞内脂肪变性增多，次级溶酶体增多，尤其在 160mg/kg 染毒组中，大部分细胞胞质中都充斥着脂肪颗粒和次级溶酶体。

夏仪等（2013 年）采用成年 SD 大鼠卵泡体外长期培养方法，从 12～14 日龄雌性 SD 大鼠卵巢中机械性分离腔前卵泡（140～170μm），隔天分别换一半含 BPA 0、50、100 和 150μmol/L 的培养液，连续培养 10 天。倒置相差显微镜下观察卵泡发育的形态，计算卵泡存活率、有腔卵泡形成率和卵丘-卵母细胞复合体（cumulus-oocytecell complexes，COC）排出率，测定卵泡直径；显微镜下观察卵泡的排卵情况以及卵母细胞成熟情况，计算生发泡（germinal vesicle，GV）、生发泡破裂（germinal vesiclebreakdown，GVBD）和第一极体（first polar body，PB）的形成率；分别于培养 2、6、10 天时采用磁性酶联免疫法测定培养基中雌二醇（estradiol，E_2）和黄体酮（progesterone，P）的分泌量。结果显示，培养 2 天后，BPA 50、100 和 150μmol/L 处理组 E_2 分泌量与正常对照组相比，差异均无统计学意义（$P > 0.05$）；培养 6、10 天后，BPA 100、150μmol/L 处理组 E_2 的分泌量均有明显降低，与正常对照组相比，差异均有统计学意义（$P < 0.05$）。培养 2 天后，BPA 50、100、150μmol/L 处理组黄体酮分泌量与正常对照组相比，差异均无统计学意义（$P > 0.05$）；培养 6、10 天时，BPA 100、150μmol/L 处理组黄体酮分泌量与正常对照组相比均降低，差异均有统计学意义（$P < 0.01$）。连续 10 天培养过程中，绝大多数正常对照组卵泡都经历了腔前卵泡、有腔卵泡以及成熟卵泡阶段，在第 6～10 天的培养过程中颗粒细胞和卵泡膜细胞急剧增殖，卵泡和卵母细胞直径明显增大，卵母细胞与颗粒细胞联系紧密。与正常对照组相比，BPA 50μmol/L 处理组在倒置相差显微镜下未观察到明显异常改变，但随着 BPA 剂量的增加，BPA 100μmol/L 处理组卵泡基底膜模糊、缺损或消失，颗粒细胞松散或游离到卵泡外，卵泡轮廓不规则，卵泡内出现黑色坏死区；而 BPA 150μmol/L 处理组卵泡生长很少。与正常对照组相比，BPA 100、150μmol/L 处

理组的卵泡在培养 10 天后的卵泡存活率、有腔卵泡形成率和 COC 排出率均明显下降，与对照组比较，差异均有统计学意义（$P<0.05$）。与正常对照组相比，培养 6、10 天时，BPA 50、100 和 150μmol/L 处理组大鼠卵泡和卵母细胞直径均有不同程度的下降，其中 BPA 100、150μmol/L 处理组卵泡及卵母细胞直径明显降低，特别是在培养 10 天时，BPA 50μmol/L 处理组卵泡直径与正常对照组相比降低，差异有统计学意义（$P<0.05$）。

3. 对甲状腺的影响　Catherine Viguié 等（2013 年）给 15 只成年雌性 Lacaune 羊从孕第 28 天开始，每天 1 次皮下注射 5mg/kg BPA 至妊娠结束，在孕第 145 天剖宫产取出羔羊，对照组以相同方式给予同等容积的乙醇和玉米油混合液。于妊娠期每周采集孕羊静脉血检测甲状腺素（T4）、促甲状腺激素（thyriod-stimulating hormone，TSH）浓度；剖宫产时采集母羊颈静脉血和羔羊脐带血，出生后 1 小时、2 个月分别采集羔羊颈静脉血分析总三碘甲状腺原氨酸（total 3,5,3'-triiodothyronine，TT3）、总甲状腺素（total thyroxine，TT4）、游离甲状腺素（FT4）、促甲状腺激素（TSH）浓度。结果显示，染毒组母羊血清 TT4 浓度均低于对照组，差异有统计学意义（$P<0.05$），且存在时间交互作用，而血清 T4 浓度与对照组相比，差异无统计学意义（$P>0.05$）。羔羊脐带血和出生时颈静脉血 TT4 和 FT4 浓度均高于母羊血清浓度，差异有统计学意义（$P<0.05$）。BPA 子宫暴露使出生 1 小时时羔羊颈静脉血 TT4 和 FT4 浓度分别比对照组降低了 29% 和 32%，脐带血 TT4 降低了 33%。染毒组羔羊出生后 1 小时内血清 TT3 浓度呈现降低的趋势，但与对照组比较，差异无统计学意义（$P=0.063$）；出生 2 个月时，染毒组羔羊血清甲状腺素浓度与对照组相比，差异无统计学意义（$P>0.05$）。脐带血 TSH 浓度在母羊和羔羊均未检出。

刘泽兵等（2013 年）选用 4 周龄雌性 Balb/c *nu/nu* 小鼠甲状腺组织，采用胶原酶 I/中性蛋白酶联合消化并进行滤泡上皮细胞培养。用 0.01、0.1、1μmol/L BPA 处理稳定培养 48 小时的小鼠甲状腺原代培养的滤泡上皮细胞，处理 24 小时后，光学显微镜下观测干预前后细胞生长状态的变化，流式细胞术分析细胞增殖和凋亡情况，分别计算增殖指数（proliferation index，PI）和凋亡指数（apoptotic index，AI），参考公式：PI（%）=（S+G_2/M）/（G_0/G_1+S+G_2/M）×100%，AI（%）=凋亡细胞数/所测细胞总数×100%。结果显示，随 BPA 处理剂量的增加，原代培养的小鼠甲状腺滤泡上皮细胞生长状态呈现先促进后抑制的趋势。0.01～0.1μmol/L BPA 处理24 小时后，细胞增殖数呈剂量依赖性增长，0.1μmol/L BPA 处理后可显著刺激细胞增殖，其 PI 约为对照组的 5 倍，与对照组相比，差异有统计学意义（$P<0.05$）；而 1μmol/L BPA 处理后则表现为细胞增殖数显著下降，PI 约为对照组的 70%，与对照组相比，差异有统计学意义（$P<0.05$）；0.1μmol/L BPA 处理后 AI 降低，约为对照组的 60%，与对照组相比，差异有统计学意义（$P<0.05$）。

4. 对胰腺的影响　宋丽琼（2011 年）用 0.1、0.5、2.5、25、250μg/L BPA 对分离纯化的雌性 SD 大鼠胰岛 B 细胞处理，24 小时后进行葡萄糖刺激胰岛素释放试验（glucose-stimulated insulin secretion，GSIS）。收集培养液，用放免试剂盒测定其中胰岛素的含量。收集处理之后的胰岛 B 细胞，观察胰岛 B 细胞在电镜下超微结构的改变。结果显示，2.5μg/L BPA 处理组胰岛 B 细胞活率出现下降，与对照组相比，差异有统计学意义（$P<0.05$）。GSIS 试验结果显示，葡萄糖浓度为 3.0mmol/L 时，25、250μg/L 两个浓度的 BPA 处理后的胰岛 B 细胞在葡萄糖刺激后，胰岛素的分泌量都增加，与对照组相比，差异均有统计学意义（$P<0.05$）。当葡萄糖浓度为16.7mmol/L 时，在 BPA 0.1μg/L 处理组时就出现胰岛素的分泌量增加，与对照组相比，差异有统计学意义（$P<0.05$ 或 $P<0.01$）；但在 25、250μg/L 时，胰岛素分泌量低于对照组，差异有统计学意义（$P<0.05$）。电子显微镜下用标尺测量胰岛 B 细胞直径，结果显示，0.5、2.5 和 25μg/L BPA 处理组 B 细胞增大，与对照组相比，差异有统计学意义（$P<0.05$）；250μg/L 剂量处理组 B 细胞与对照组相比减小，差异有统计学意义（$P<0.05$）。

5. 对肾上腺的影响　E Panagiotidou 等（2014 年）给成年雌性

Wistar 孕鼠在整个孕期和哺乳期每天饲喂 $40\mu g/kg$ BPA，对照组给予含 1%乙醇的自来水，出生后 46 天时处死子鼠，摘取肾上腺，计算肾上腺脏器系数，检测其病理组织学改变。结果显示，雄性子鼠肾上腺绝对重量，染毒组为（28.06 ± 1.76）mg，较对照组（31.80 ± 2.17）mg 降低，但差异无统计学意义（$P>0.05$）；雌性子鼠肾上腺绝对重量，染毒组为（44.56 ± 2.47）mg，与对照组（38.09 ± 2.18）mg 相比增加，差异有统计学意义（$P<0.05$）。染毒组雄性子鼠肾上腺脏体比为（0.22 ± 0.01）mg/g，与对照组（0.25 ± 0.01）mg/g 相比下降，但差异无统计学意义（$P>0.05$）；染毒组雌性子鼠肾上腺脏体比为（0.42 ± 0.02）mg/g，与对照组（0.36 ± 0.02）mg/g 相比增加，差异有统计学意义（$P<0.05$）。雄性子鼠肾上腺球状带厚度（占肾上腺皮质百分比），染毒组为（4.65 ± 0.56）%，与对照组（5.65 ± 0.36）%相比降低，但差异无统计学意义（$P>0.05$）；雌性子鼠肾上腺球状带厚度，染毒组为（4.98 ± 0.32）%，与对照组（5.15 ± 0.32）%相比降低，但差异无统计学意义（$P>0.05$）；雄性子鼠肾上腺束状带厚度（占肾上腺皮质百分比），染毒组为（93.56 ± 0.70）%，与对照组（88.85 ± 0.55）%相比增加，差异有统计学意义（$P<0.05$）。雌性子鼠肾上腺束状带厚度（占肾上腺皮质百分比），染毒组为（92.04 ± 0.43）%，与对照组（90.28 ± 0.27）%相比增加，差异有统计学意义（$P<0.05$）。雄性子鼠肾上腺网状带厚度（占肾上腺皮质百分比），染毒组为（2.40 ± 0.29）%，与对照组（5.10 ± 0.22）%相比降低，差异有统计学意义（$P<0.05$）。雌性子鼠肾上腺网状带厚度（占肾上腺皮质百分比），染毒组为（2.83 ± 0.13）%，与对照组（4.45 ± 0.17）%相比降低，差异有统计学意义（$P<0.05$）。

6. 对胸腺的影响　刘利强等（2014 年）给 21 日龄 SPF 级 SD 大鼠随机分为对照组和低、中、高剂量组，每组 10 只，各组分别灌胃给予植物油及 0.5、5、50mg/kg BPA，每天 1 次，连续灌胃 4 周。取胸腺固定，采用石蜡切片技术观察胸腺组织的病理学变化。结果显示，中、高剂量染毒组胸腺脏器系数分别为（0.2402 ± 0.0270）%、（0.2314 ± 0.0170）%，与对照组（0.2891 ± 0.0300）%比较均降低，差异均有统计学意义（$P<0.01$）。光学显微镜观察发现：对照组和低剂量染毒组胸腺分叶明显，皮质和髓质发育良好，细胞排列紧密；中、高剂量染毒组胸腺皮质和髓质较对照组面积小；皮质和髓质中细胞排列稀疏，皮质中有的淋巴细胞排空，呈现星空样病变。

罗冬梅等（2008 年）给 9 日龄 AA 鸡胚和 SPF 鸡胚尿囊腔注射 2.5mg/ml BPA 0.1ml，待鸡胚孵化至 22 日龄，对照组给予同容积的无菌生理盐水。取鸡胚胸腺进行各项指标测定和形态学观察。结果显示，SPF 鸡胚尿囊和 AA 鸡胚 BPA 染毒组胸腺皮质厚度和髓质直径厚度均明显小于对照组，差异有统计学意义（$P<0.01$）。光镜下可见对照组胸腺皮质和髓质发育良好，细胞排列紧密，有明显的结缔组织将其分为几个小叶。染毒组显示皮质和髓质菲薄，面积小，髓质里有几个甚至十几个胸腺小体。扫描电镜下可见，细胞间隙明显增大，显现针孔样结构。

（二）流行病学资料

迄今为止尚未见 BPA 对垂体、肾上腺、胸腺影响的相关报道。

1. 对生殖内分泌的影响　冉茂梅（2013 年）选择于 2004—2008 年在环氧树脂厂工作，接触 BPA 至少 1 年、调查时仍在岗的职业接触工人为接触组［平均年龄为（34.19 ± 8.99）岁，平均工龄为（9.82 ± 7.90）年，$n=190$］。选择同期在当地与环氧树脂厂、水厂和编织厂中工作，且无职业接触的男性工人为对照组［平均年龄为（32.78 ± 9.00）岁，平均工龄为（10.10 ± 8.54）年，$n=258$］。采集研究对象早晨空腹静脉血和精液标本。用放射免疫分析法测定血清卵泡刺激素（follicle-stimulating hormone，FSH）、睾酮（testosterone，T）水平，计算机辅助精子分析系统检测精子活力、存活率密度。结果显示，BPA 远期接触组（近 5 年内未接触 BPA）FSH 水平显著高于近期接触组（近 5 年内接触 BPA），差异有统计学意义（$P<0.001$），而 T 水平在两组间差异无统计学意义（$P>0.05$）。与对照组相比，接触组精子存活率、活力降低，差异均有统计学意义（$P<0.05$）；接触组精子畸形率、精子密度与对照组比较，差异无统计学意义（$P>0.05$）。

肖国兵等（2009 年）选择 20 名接触 BPA 的工人作为职业接触组，另选择与接触组年龄、职业和体力活动相匹配，但不接触 BPA 和其他可能损伤生殖功能的物理或化学因素的 16 名造型工人作为对照组。采集被调查对象的血液和精液标本，检测血液中 BPA 水平，分析精液质量。结果显示，接触组精子密度〔$(68.65 \pm 44.00) \times 10^6$ 个/ml〕明显低于对照组〔$(118.56 \pm 98.36) \times 10^6$ 个/ml〕，差异有统计学意义（$P < 0.05$），其他精液和精子质量指标，两组间未见明显差异。

郝俊霞等（2011 年）采用病例对照研究方法，选取 51 名平均年龄 33.04（26～41）岁的 BPA 接触至少 1 年的女工作为 BPA 接触组，104 名平均年龄 32.57（26～41）岁的 BPA 未接触的女工作为对照组，两组在年龄、工龄、出生地、种族、居住地、婚姻状况、文化程度等人口学特征方面的分布基本一致。收集两组人群的一般人口学特征、BPA 接触情况、月经情况等，采集清晨空腹静脉血，用放射免疫分析法检测血清中卵泡刺激素（follicle-stimulating hormone，FSH）、催乳素（prolactin，PRL）、雌二醇（estradiol，E_2）、黄体酮（progesterone，P）、黄体生成素（luteinizing hormone，LH）水平。结果显示，BPA 接触组 PRL 中位数为 16.48ng/ml，显著高于对照组中位数 12.64ng/ml，差异有统计学意义（$P < 0.05$）；接触组 PRL 的异常比例（25.49%）显著高于对照组（13.04%），差异有统计学意义（$P < 0.05$）；> 30 岁年龄组中，接触组 PRL 的异常比例（28.57%）显著高于对照组（11.11%），差异有统计学意义（$P < 0.05$）。接触组黄体酮的异常比例（37.14%）显著高于对照组（18.05%），差异有统计学意义（$P < 0.05$）。接触组和对照组均有月经不规律的现象，接触组的月经不规律率（13.7%）高于对照组（12.5%），但两组间的差异无统计学意义（$P > 0.05$），且接触组的月经不规律率未呈现出随接触时间增加而升高的趋势。经多因素分析发现，BPA 接触是影响女工血清中 PRL 的独立危险因素（$OR = 2.623$，$P = 0.030$），未发现 BPA 对血清中 FSH、E_2、LH 的影响。

2. 对甲状腺的影响　T Wang 等（2013 年）在上海市宝山区淞

南社区招募志愿者，从 2009 年 1 月至 8 月募集该地区 40 及 40 岁以上志愿者 3394 名。使用多元线性回归分析尿 BPA 浓度与甲状腺功能的关系。志愿者依据甲状腺功能状态进一步分类，应用 logistic 回归确认尿 BPA 浓度与甲状腺功能的关系。结果发现，在男性中，尿 BPA 浓度每增加一个四分位数，FT3 增加 0.068pmol/L（95％CI：0.065～0.071），TSH 降低 0.084μIU/ml（95％CI：0.069～0.099）；而在女性中，FT3 增加 0.10pmol/l（95％CI：0.09～0.11），TSH 降低 0.13μIU/ml（95％CI：0.11～0.14）。高水平的尿 BPA 浓度与甲状腺功能亢进呈正相关［调整比值比（OR）＝1.71（1.26～2.32)］。

C Sriphrapradang 等（2013 年）选择年龄 18～94 岁的 2340 名泰国居民作为研究对象（其中男性 1159 名，占 49.5％），采集静脉血，检测血清 BPA、游离甲状腺素（FT4）、促甲状腺激素（thyriod-stimulating hormone，TSH）浓度。结果显示，在 52.8％的血液样本中检测出 BPA，其浓度中位数为 0.33（0～66.91）ng/ml，TSH 浓度为（1.92±1.14）mIU/L，FT4 浓度为（1.32±0.17）ng/ml。性别分层分析显示，血清 FT4 浓度与 BPA 浓度在男性（$r=-0.16$，$P<0.001$；$n=1159$）和女性（$r=-0.06$，$P=0.03$；$n=1181$）均呈负相关；而血清 TSH 浓度与 BPA 浓度在男性和女性中均无相关性（$P>0.05$）。

3. 对胰腺的影响 王凤等（2010 年）选取两家环氧树脂厂，以其中 BPA 操作工人为接触组，共 14 人（男 10 人、女 4 人），对照组为同厂的管理和财务人员，共 30 人（男 19 人、女 11 人）。现场空气 BPA 浓度检测结果显示，车间投料口处 BPA 浓度的几何平均数为 1.06μg/m³，中位数 2.27μg/m³，浓度范围为（0.09～6.62）μg/m³。检测两组人员空腹胰岛素水平。结果显示，接触组空腹胰岛素水平为（4.53±2.37）μU/ml，显著低于对照组（7.27±4.63）μU/ml，差异有统计学意义（$P=0.01$）。

二、毒性机制

(一) 对垂体的影响

K Katoh 等（2004 年）以不同剂量 BPA 对绵羊腺垂体进行处理，观察细胞内 cAMP 和 Ca^{2+} 浓度的变化，生长激素（growth hormone，GH）、GH mRNA 的表达情况。结果显示，$10^{-6} \sim 10^{-3}$ mol/L BPA 以剂量依存方式显著抑制了生长激素释放激素（growth hormone releasing hormone，GHRH）诱导的 GH 的释放；10^{-4} mol/L BPA 显著抑制了 GH mRNA 的表达，其表达量为对照组的 68%；10^{-8} mol/L BPA 使细胞内 cAMP 和 Ca^{2+} 浓度显著增加。BPA 抑制了 GH 的合成和释放，可能与其影响了绵羊垂体细胞信号转导系统有关。

VH Dang 等（2009 年）以 10^{-5} mol/L BPA 对大鼠垂体 GH3 细胞处理 24 小时，对照组用 10^{-9} mol/L 二甲亚砜（dimethylsulfoxide，DMSO）处理。Western blot 法分析 GH3 细胞信号调节激酶（signal-regulated kinases，ERK1/2）、蛋白激酶 B（protein kinases B，Akt1/2/3）、G 蛋白（G protein αi-2，$G_{\alpha i\text{-}2}$）蛋白表达情况。结果显示，在 BPA 处理 24 小时后，ERK1/2、Akt1/2/3 蛋白的表达量上调，与阴性对照组相比，差异有统计学意义（$P < 0.05$）；$G_{\alpha i\text{-}2}$ 的表达与阴性对照组相比，差异无统计学意义（$P > 0.05$）。在 BPA 处理 30 分钟后，ERK1/2 磷酸化被显著激活；在处理 5 分钟时其蛋白表达量显著增加。结果表明，BPA 对大鼠垂体 GH3 细胞的影响机制可能是通过引起 GH3 细胞内第二信使通路的调节而实现的。

(二) 对甲状腺的影响

RT Zoeller 等（2005 年）以含 1、10、50mg/kg BPA 的饲料给 SD 孕鼠从孕第 6 天开始饲喂，至哺乳期结束。子鼠于出生后 4、8、15、35 天处死，检测血清 TT4 浓度和脑组织蛋白激酶 C 底物/神经粒蛋白（RC3/eurogranin）的表达情况。结果显示，血清 TT4 浓度在出生 15 天时各剂量染毒组均高于对照组，差异有统计学意义（$P < 0.01$）；在出生 15 天时脑组织蛋白激酶 C 底物/神经粒蛋白（RC3/

eurogranin）的表达增加。提示 BPA 对甲状腺激素受体（thyroid hormone receptor，TR）β-TR 具有拮抗作用，抑制甲状腺激素的负反馈调节，说明 BPA 在体外可直接影响甲状腺激素信号通路。BPA 产生一种选择性拮抗甲状腺激素的效应，BPA 对 β-TR 选择性拮抗，β-TR 使血清 T4 水平上升，同时 T4 上升导致 α-TR 的甲状腺机能亢进，α-TR 又使 RC3 mRNA 升高。BPA 在体内影响甲状腺激素的效应可能依赖于细胞中的有效成分和辅助因子相对丰度而定，导致在脑内产生一种马赛克效应（mosaic effect），使脑内不同的区域分别产生甲状腺激素拮抗或者激动的作用。

刘泽兵等（2013 年）选用 4 周龄雌性 Balb/c *nu/nu* 小鼠甲状腺组织，采用胶原酶 I/中性蛋白酶联合消化并进行滤泡上皮细胞培养，用 0.01、0.1、1μmol/L BPA 处理稳定培养 48 小时的小鼠甲状腺原代培养的滤泡上皮细胞，处理 24 小时后，流式细胞术分析细胞增殖和凋亡情况；实时聚合酶连反应（real-time PCR）法和免疫细胞化学染色法测定 BPA 处理前后肿瘤坏死因子相关凋亡诱导配体受体 1（TNF-related apoptosis-inducing ligand-receptor1，TRAIL-R1）mRNA 和蛋白质的表达变化。结果显示，0.1、1μmol/L BPA 处理后 TRAIL-R1 mRNA 表达均显著下调（均 $P < 0.05$），蛋白质表达与 mRNA 表达结果趋势一致。提示低、中浓度 BPA 可刺激原代培养的小鼠甲状腺滤泡上皮细胞增殖并抑制细胞凋亡，而高浓度 BPA 对细胞主要表现为毒性损害作用，BPA 对细胞凋亡的影响可能与 TRAIL-R1 相关途径有关。

李亚男（2013 年）采用 $10^{-3} \sim 10^{-10}$ mol/L BPA 培养人甲状腺乳头状癌细胞（BHP10-3）后，采用细胞计数试剂盒（cell counting kit，CCK-8）细胞活性测定法测定细胞增殖，采用流式细胞仪 DNA 定量分析法分析甲状腺癌细胞增殖，Western blot 法和半定量逆转录聚合酶链式反应（reverse transcription polymerase chain reaction，RT-PCR）法分别检测细胞增殖周期调控蛋白 cyclinD1 和 mRNA 的表达水平。结果显示，10^{-3} 和 10^{-4} mol/L BPA 可以明显抑制 BHP10-3 细胞增长，$10^{-5} \sim 10^{-10}$ mol/L BPA 作用于 BHP10-3 细胞

48 小时后细胞增殖明显增高，并于 10^{-8} mol/L 达到最大增殖作用，与对照组相比，差异有统计学意义（$P<0.05$）。10^{-8} mol/L BPA 处理 BHP10-3 细胞 48 小时后，DNA 定量法测定细胞周期的结果显示，与对照组相比 BHP10-3 细胞 G_1 期细胞比例显著下降，S 期细胞明显增加，差异有统计学意义（$P<0.05$）。10^{-8} mol/L BPA 处理 BHP10-3 细胞 48 小时后，cyclinD1 蛋白和 mRNA 相对表达量较对照组明显增加，差异有统计学意义（$P<0.05$）。结果提示，BPA 对甲状腺乳头癌细胞 BHP10-3 的增殖呈现两面性，高浓度（如 $10^{-3}\sim10^{-4}$ mol/L）表现其细胞毒性，相对较低浓度（如 $10^{-5}\sim10^{-10}$ mol/L）可以促进细胞增殖。BPA 对甲状腺乳头癌细胞（BHP10-3）的促进增殖作用可能是通过促进细胞 $CyclinD_1$ 的表达，从而加速细胞从 G_1 期向 S 期的进程来实现的。

（三）对生殖内分泌的影响

1. 直接的毒性作用　张明（2013 年）给成年雄性 SD 大鼠用溶于玉米油的 BPA 以 2、20、200mg/kg 灌胃，每天 1 次，每次 1ml，对照组灌胃等体积的玉米油，连续染毒 8 周，处死大鼠，观察精子数量和活动度。结果显示，低、中、高剂量染毒组精子计数分别为（1.08 ± 0.22）$\times10^6$/ml、（0.49 ± 0.16）$\times10^6$/ml、（0.27 ± 0.09）$\times10^6$/ml，与对照组 [（1.28 ± 0.41）$\times10^6$/ml] 相比均降低；中、高剂量染毒组与对照组相比，差异均有统计学意义（$P<0.05$）。精子活率低、中、高剂量染毒组分别为（88.27 ± 5.11）%、（70.69 ± 6.14）%、（43.58 ± 4.67）%，与对照组（92.12 ± 6.43）% 相比均降低，其中中、高剂量染毒组与对照组相比，差异均有统计学意义（$P<0.05$）。精子畸形率低、中、高剂量染毒组分别为（26.63 ± 5.11）‰、（50.05 ± 6.52）‰、（67.21 ± 6.87）‰，其中中、高剂量染毒组与对照组（28.54 ± 5.11）‰相比均升高，差异均有统计学意义（$P<0.05$）。提示 BPA 能通过血睾屏障，干扰精子的生成和发育，对机体造成直接损伤。

H Iida 等（2003 年）以不同剂量的 BPA 对 18 日龄 Wistar 大鼠睾丸支持细胞进行体外处理 48 小时。结果显示，按 $150\sim200\mu$mol/L

浓度处理，与生精小管基质连接的支持细胞明显减少，且细胞活力下降；以 $200\mu mol/L$ 浓度处理时，呈现明显的时间-效应关系。处理 24 小时后，支持细胞沉积为不规则的线索状及团状，间或夹杂单个细胞，肌纤蛋白在胞内形成明显的内皮环，胞内张力丝发育不完全，细胞空泡化；处理 48 小时后支持细胞呈类圆形，细胞骨架发生改变，细胞核染色质固缩，细胞质崩解。提示：BPA 在可对大鼠睾丸支持细胞直接造成损伤。

2. 诱导细胞凋亡　马万里（2013 年）给成年雄性 SD 大鼠以含 2、20、200mg/kg 的玉米油配置的 BPA 灌胃，每周 5 次，对照组灌胃等体积玉米油，连续染毒 8 周。处死大鼠，摘取睾丸，检测睾丸细胞凋亡水平；免疫组织化学法检测 fas/fasL 和 c-myc 基因的表达。结果显示，低、中、高剂量染毒组大鼠睾丸细胞凋亡指数分别为（6.70±1.64）、（17.50±5.54）、（35.20±8.58），与对照组（5.25±1.51）相比均升高，中、高剂量染毒组与对照组相比，差异均具有统计学意义（$P<0.05$）。低、中、高剂量染毒组睾丸间质细胞 fas 基因的表达分别为（26.9±5.63）、（39.5±8.13）、（51.3±12.53），与对照组（26.8±5.53）相比均升高，其中中、高剂量染毒组与对照组相比，差异均有统计学意义（$P<0.05$）。低、中、高剂量染毒组睾丸间质细胞 fasL 基因的表达分别为（22.8±0.04）、（38.1±11.25）、（51.1±11.64），与对照组（21.1±9.15）相比均升高，中、高剂量染毒组与对照组相比，差异均有统计学意义（$P<0.05$）。低、中、高剂量染毒组睾丸间质细胞 c-myc 基因的表达分别为（12.7±2.31）、（33.5±5.56）、（49.7±10.02），与对照组（9.8±2.53）相比均升高，中、高剂量染毒组与对照组相比，差异均有统计学意义（$P<0.05$）。结果提示，BPA 染毒可诱导的大鼠睾丸细胞凋亡增加；fas/fasL 和 c-myc 基因表达上调可能是睾丸细胞发生凋亡的重要原因之一；BPA 诱导大鼠睾丸细胞凋亡可能是通过与 c-myc 相耦联的 fas/fasL 细胞凋亡途径调控的。

张明（2013 年）给成年雄性 SD 大鼠以含 BPA 2、20、200mg/kg 的玉米油灌胃，每天 1 次，每次 1ml，对照组灌胃等体积玉米油，连续染毒 8 周，处死大鼠，免疫组织化学法分析 bcl-2、cytC、caspase-3 在不同剂量组染毒大鼠生精细胞的表达情况。结果显示，bcl-2 在各级精原细胞胞质中均有表达。随染毒剂量增加，bcl-2 表达减少，与对照组相比，差异有统计学意义（$P<0.05$）。cytC 在初级和次级精原细胞胞质、胞核均有表达，中、高剂量染毒组 cytC 表达与对照组相比上调，差异均有统计学意义（$P<0.05$）。caspase-3 主要表达于近管腔侧的精子细胞和精子，中、高剂量染毒组 caspase-3 表达与对照组相比增加，差异均有统计学意义（$P<0.05$）。bcl-2 可通过抑制 cytC 从线粒体释放来调控线粒体渗透性转化孔的开启，从而抑制 caspase-3 的活化，并抑制 caspase-3 的合成。另外，bcl-2 还可作为 caspase-3 的直接底物，被 caspase-3 特异性酶解的 bcl-2 片段从功能上发生逆转，从抑制凋亡变为促发凋亡。该研究结果显示，在各级生精细胞的胞质里，bcl-2 的表达减弱，caspase-3 和 cytC 的表达增强，提示 BPA 可引起机体 bcl-2、caspase-3 和 cytC 的表达改变从而引起细胞凋亡。

3. 干扰下丘脑-垂体-性腺轴功能影响　Fernández 等（2010 年）在雌性 SD 大鼠出生后 1~10 天每日皮下注射含 BPA 5、50、500μg/μl 的蓖麻油，待大鼠成年后检测血清性激素水平，并取出大鼠下丘脑组织检测促性腺激素释放激素（gonadotropin releasing hormone，GnRH）的分泌水平。结果显示，各剂量染毒组大鼠血清中睾酮和 E_2 水平升高，黄体酮水平降低，下丘脑 GnRH 的脉冲释放频率增加，与对照组相比，差异均有统计学意义（$P<0.05$）。该研究还观察到随着 BPA 剂量的提高，大鼠生育力逐渐降低，含 BPA 500μg/μl 的蓖麻油导致大鼠不育，并引起卵巢形态学的改变，卵巢出现大量囊块。表明新生期大鼠接触 BPA 可干扰脑性别分化，通过引起下丘脑-垂体-性腺轴的改变对生殖系统产生影响。

4. 对雌激素受体结合的影响　雌激素受体（estrogen receptor，ER）主要分两种亚型：ERα 和 ERβ。ERα 和 ERβ 分别由 ESR1 和 ESR2 基因表达，且 ESR1 和 ESR2 分别定位在不同的染色体上（6q25.1 和 14q23~24.1），其在羧基末端配体结合区域和氨基末端的激活区不同，故两者在激活基因表达的能力上是不同的。通过核受体介导发挥作用是 BPA 的经典作用途径，BPA 通过模拟正常的内源性激素作为配体与 ER 结合，形成配体-受体复合物，复合物再结合到细胞核内 DNA 结合域的雌激素反应元件上，调节靶基因的转录，通过 mRNA 翻译相应的功能蛋白质，对相应的靶器官生殖功能产生影响。

董惠等（2013 年）以 0.01、5、50mg/kg BPA 对雌性 ICR 小鼠自出生后第 2 天开始灌胃，每天 1 次，连续染毒至出生后 21 天，对照组给予相同体积玉米油。第 22 天处死子鼠，用免疫组织化学法和 Western blot 法测定雄性子鼠睾丸内 ERα 蛋白的表达水平。结果显示，各剂量染毒组子鼠睾丸内 ERα 蛋白的表达水平与对照组比较均降低，差异均有统计学意义（$P<0.05$），且 ERα 的表达水平随着 BPA 染毒剂量的升高而增加。提示一定剂量的 BPA 可能通过模拟雌激素功能与这些细胞上的 ERα 受体结合，破坏睾丸内细胞之间的黏附结构，使生精细胞松散、脱落，或通过负反馈调节干扰下丘脑-垂体-睾丸轴，从而影响血液及睾丸内多种激素浓度，致生精细胞生理损伤、脱落，对机体生殖功能造成损伤，其具体机制尚需进一步研究探讨。

丁保清等（2011 年）给雌性 ICR 小鼠，从分娩后第 2 天开始以 5、50、100mg/kg BPA 灌胃，对照组灌胃玉米油，每天 1 次，子鼠通过乳汁暴露 BPA，一直持续到第 22 天断奶。用免疫组织化学、半定量逆转录聚合酶链式反应（reverse transcription polymerase chain reaction，RT-PCR）和 Western blot 法检测 BPA 对雄性子鼠成年后睾丸内 ERβ mRNA 和蛋白表达的影响。免疫组织化学、RT-PCR 及 Western blot 结果均显示，低、中、高剂量染毒组雄性子鼠成年后睾丸组织中 ERβ mRNA 和蛋白的表达均高于对照组，差异均有统计学意义（$P<0.05$）。提示 BPA 导致雄性子鼠成年后睾丸组织中 ERβ mRNA 和蛋白表达上调，可能与 BPA 的雌激素样作用有关，BPA 与睾丸中 ER 结合，模拟雌激素的作用，导致受体激活和引发相应的生物效应。

5. 对细胞信号通路的影响　盛治国等（2011 年）用特异性信号通路抑制剂，通过 MTT 实验，发现低剂量 BPA（$10^{-10} \sim 10^{-8}$ mol/L）经由 G 蛋白耦联受体激活蛋白激酶 G（protein kinase G，PKG）表皮生长因子受体-细胞外信号调节激酶（epidermal growth factor receptor-extracellular regulated kinase，EGFR-ERK）信号通路诱导 GC-1 细胞增殖。在基因报告实验中，BPA 不能直接转录激活核受体 ERα，但 ER 拮抗剂 ICI 182 780 能显著抑制 BPA 对 GC-1 细胞增殖的作用，提示 BPA 诱导的 GC-1 细胞增殖依赖于 ERα。该作者通过利用 ERα，GPR30 特异性激动剂和反义寡核苷酸实验，进一步发现未确定的膜 G 蛋白耦联受体为孤儿受体 GPR30，它与 ERα 相互作用介导低剂量 BPA 促进 GC-1 细胞即刻基因 c-fos 表达和增殖。提示 BPA 通过 GPR30/ERα 相互作用激活 PKG 和 EGFR/ERK/c-fos 信号通路诱导鼠精原细胞 GC-1 增殖。

G 蛋白耦联雌激素受体（G-protein-coupled estrogen receptor，GPER），是一种 7 次跨膜蛋白质，参与介导雌激素快速非基因组效应及基因组转录反应，它广泛表达于人体正常组织，包括心脏、肝、胰腺等。有研究显示，GPER 可能参与调节细胞凋亡调节基因的表达，可能参与介导睾丸支持细胞功能和维持正常的睾丸发育。

A Bouskine 等（2009 年）用非常低剂量（$10^{-9} \sim 10^{-12}$ mol/L）的 BPA 在体外培养人类睾丸精原细胞瘤细胞（JKT-1）。结果发现，BPA 激活 cAMP 依赖性蛋白激酶和 cGMP 依赖性蛋白激酶途径，引发了快速（15 分钟）的转录因子 cAMP 应答元件结合蛋白（cAMP response-element-binding protein，CREB）和细胞周期调节视网膜母细胞瘤蛋白 Rb 蛋白的磷酸化。这种非基因激活并不涉及经典的 ERs 途径，因为其不能被 ER 拮抗剂逆转。因此，推测 BPA 可以通过 G 蛋白耦联受体介导的非基因组作用，甚至在 BPA 剂量很低时仍然具有高亲和力。

A Bolli 等（2008 年）用 10nmol/L E$_2$ 和 10μmol/L BPA 对转染有 ER 质粒的 HeLa 细胞处理 60 分钟后，发现可引起细胞外信号调节激酶（extracellular signal-regulated kinase，ERK）和蛋白激酶 B （protein kinase B，PKB/AKT）信号通路的磷酸化；在对 HeLa 细胞刺激前 15 分钟加入 ER 拮抗剂 ICI 182 780 后，可完全阻断 ERK 的激活和 AKT 信号通路的磷酸化，且 ERK 和 AKT 活化抑制剂可阻断雌二醇（estradiol，E_2）和 BPA 引起的 HeLa 细胞增殖。提示，BPA 是 ER 依赖性的雌激素样物质，可通过与 ER 的结合引起 ERK 激活 AKT 的磷酸化产生快速的非基因组效应。

A Kabil 等（2008 年）进一步研究发现，BPA 可通过激活 Src/Raf/ERK 信号通路调节微核的形成。Src 家族激酶是一类非受体酪氨酸激酶，在小鼠卵母细胞中，Src 能够促进卵母细胞恢复减数分裂，促进卵母细胞的成熟。AKT 基因则是磷脂酰肌醇 3 激酶（PI3K）信号通路中的一个丝/苏氨酸蛋白激酶，AKT 的活化可磷酸化其下游的许多底物，从而发挥其促增殖和抗凋亡的作用。

Michelangeli 等（1996 年）用免疫组织化学法研究发现，未成年大鼠睾丸微粒体膜上 Ca^{2+} 泵蛋白的表达较成年大鼠高至少两倍以上，提示了 Ca^{2+} 泵在睾丸发育中的作用，并且发现低剂量 BPA 可以抑制睾丸微粒体 Ca^{2+} 泵（Ca^{2+}-ATP 酶）活性，对细胞内的钙稳态产生干扰。Ca^{2+} 作为细胞内第二信使，在维持细胞的结构和功能方面有许多重要的作用，细胞内钙稳态失衡可激活 Ca^{2+} 介导的一系列生化反应。一些环境雌激素因其脂溶性质能嵌入细胞膜并在其中蓄积，降低细胞膜上的 Ca^{2+} 泵活性，通过干扰生殖细胞内钙稳态而影响生殖功能。

6. 通过表观遗传学修饰发挥作用 李呈辰等（2013 年）以 10、40、160mg/kg BPA 对 28 日龄雌性 Wistar 大鼠腹腔注射，对照组注射等容量的橄榄油，每天 1 次，连续染毒 1 周。用实时荧光定量 PCR（fluorogenic quantitative polymerase chain reaction）分析检测 Kitlg 基因 mRNA 的表达水平，用 Western blot 和免疫组织化学法检测上述蛋白质的表达水平。采用亚硫酸氢盐修饰后测序法（bisulfite sequencing，BSP）检测 Kitlg 基因启动子区 CpG 岛的甲基化状况。结果显示，随着染毒剂量的增加，促进卵泡发育的 Kitlg 基因 mRNA 及其蛋白表达水平下调；采用 Methprimer 软件对基因的启动子区域进行 CpG 岛检测，Kitlg 基因启动子区存在一个 CpG 岛（1551～1944，391bp），对该区域进行 PCR 扩增，共包含 35 个甲基化位点。Kitlg 基因 BSP 产物重组 T 载体质粒的测序结果显示，随着染毒剂量的增加，发生的个数呈上升趋势，其中，160mg/kg 剂量染毒组的甲基化位点的甲基化率与对照组比较，差异有统计学意义（$P<0.05$）；第 7 甲基化位点在对照组存在甲基化状态，在染毒组中出现较为明显的去甲基化现象；第 16 甲基化位点在对照组呈现无甲基化状态，而随着染毒剂量增加，在染毒组中出现较为明显的甲基化现象。提示，青春期前 28 日 BPA 暴露可诱导促进卵泡发育相关 Kitlg 基因表达水平下调，其下调可能与其启动子区 CpG 岛甲基化模式的改变有关，但其进一步的转录调控机制尚未完全阐明。

JG Bromer 等（2010 年）以 5mg/kg BPA 给 CD-1 小鼠于孕 9～16 天腹腔注射染毒，每天 1 次。观察 Hoxa10 基因甲基化程度及其 mRNA 和蛋白的表达。结果显示，BPA 可引起 Hoxa10 基因启动子和内含子的 CpG 岛的甲基化程度降低，Hoxa 10 在子宫腺细胞和基质细胞均有表达。Hoxa10 的低甲基化使子宫对雌激素更加敏感，可增加小鼠成年后子宫的癌变倾向。

M Avissar-Whiting 等（2010 年）以 0.25、2.5、25ng/μl BPA 对 3 种胚胎滋养层细胞（3A 、TCL-1 和 HTR-8）体外培养 6 天。结果显示，高剂量处理组 BPA 能引起 3A 和 HTR-8 细胞多种微小 RNA（miRNAs）的表达出现变化，如 miR-146a 过表达，导致细胞增殖能力显著下降，DNA 对损伤剂的敏感性增加。鉴于 miRNA 在 DNA 甲基化和组蛋白修饰中发挥重要作用，提示这可能是一种新的 BPA 表观遗传作用机制。

7. 其他作用机制　邓茂先等（2001 年）对 8 周龄 SD 大鼠以含 0.5% BPA 的饲料饲喂染毒，连续染毒 2 周，处死大鼠，取双侧睾丸，免疫组织化学法检测大鼠睾丸支持细胞波形蛋白（vimentin）的表达。结果显示，支持细胞内几乎不见波形蛋白，而间质细胞波形蛋白着色明显。波形蛋白是一种重要的中间微丝，在细胞中的作用与细胞信号和细胞骨架信号转导有关。波形蛋白在凋亡过程中可直接影响支持细胞和生精细胞的信号转导。因此认为 BPA 可能影响波形蛋白与支持细胞和生精细胞及间质细胞的凋亡。

此外，有研究认为，BPA 及其代谢产物与 DNA 形成配体作用于染色体的特定部位及 BPA 的脂质过氧化作用和活性中间产物，直接损伤染色体而引起畸变率升高。BPA 是一种潜在的能诱导非整倍体形成的物质，能够抑制微管聚合，干扰有丝分裂纺锤体，诱导中期相阻滞和微核形成。BPA 能在细胞从分裂间期向有丝分裂期过渡时，诱导多个微管成核位置，从而形成多个微管组织中心和多极纺锤体，并进一步诱导细胞的多极分裂，通过染色体的不等分布，导致非整倍体形成，并与细胞死亡、分化、恶性转化等有关。

（四）对肾上腺的影响

F Chen 等（2014 年）以 $2\mu g/kg$ BPA 给 SD 孕鼠从孕 10 天至哺乳期第 7 天皮下注射染毒，每天 1 次，对照组给予相同剂量的橄榄油。出生后第 80 天处死子鼠，检测血清肾上腺酮、促肾上腺皮质激素（adrenocorticotropic hormone，ACTH）浓度和下丘脑促肾上腺皮质激素释放激素（corticotropin-releasing hormone，CRH）mRNA、糖皮质激素受体（glucocorticoid receptors，GR）mRNA 表达水平。结果显示，雄性子鼠血清肾上腺酮、ACTH 浓度和下丘脑 CRH mRNA 水平均显著高于对照组，差异均有统计学意义（$P < 0.05$）。雌性子鼠血清肾上腺酮、ACTH 浓度和下丘脑 CRH mRNA 表达水平与对照组相比，差异均无统计学意义（$P > 0.05$）。下丘脑 GR mRNA 表达水平在雌性子鼠中显著高于对照组，差异有统计学意义（$P < 0.01$），在雄性子鼠中 GR mRNA 表达水平与对照组相比降低，差异无统计学意义（$P > 0.05$）。提示，GR mRNA 的异常表达可能进一步改变了 GR 蛋白的表达和 GR 介导的负反馈抑制，导致下丘脑-垂体-肾上腺轴（hypothalamic-pituitary-adrenal，HPA）活性的改变，进而影响机体的肾上腺内分泌功能。

（五）对胰腺的影响

宋丽琼（2011 年）用 $25\mu g/L$ BPA 对分离纯化的雌性 SD 大鼠胰岛 B 细胞处理 24 小时，在电镜下观察胰岛 B 细胞超微结构的变化。

结果显示，处理组 B 细胞出现线粒体肿胀，嵴减少、呈空泡状，线粒体平均面积和光密度（optical density，OD）值明显高于对照组（$P<0.05$ 或 $P<0.01$）；细胞质内出现许多大小不等的空泡，只剩少量完整的分泌颗粒；对 3 种不同类型的分泌颗粒的计数结果显示，完整的分泌颗粒数目显著减少，与对照组相比，差异有统计学意义（$P<0.05$）；空的分泌颗粒显著增加，与对照组相比，差异有统计学意义（$P<0.05$ 或 $P<0.01$）；不成熟的分泌颗粒与对照组比较，差异无统计学意义（$P>0.05$）。提示，BPA 作用于胰岛细胞，使胰岛 B 细胞受损，降低线粒体氧化磷酸化水平，线粒体内 ATP 产生减少，可影响胰岛素分泌。在用 $25\mu g/L$ BPA 处理后，胰岛 B 细胞内细胞色素 C 氧化酶活性降低，与对照组相比，差异有统计学意义（$P<0.05$）。表明 BPA 在高剂量时细胞毒性增大，可能损伤胰岛 B 细胞的结构，当线粒体的形态和功能都受到损害，细胞发生氧化应激，进而使胰岛素分泌减少。

EA Ariazi 等（2006 年）研究表明，与 BPA 效应相关的受体主要有雌激素受体（ER）、非经典 ER（non-classical ER-mediated，ncmER）和雌激素相关受体 γ（estrogen-related-receptor γ，ERRγ）。BPA 与 ER 或 ER 的配基连接域结合，并招募不同的结合因子，快速激活 ERK1/2，调节胰岛素基因表达。BPA 通过连接 ncmER 诱导细胞的快速反应，引起胰岛素的释放。

A Nadal 等（2004 年）研究表明，在胰岛 B 细胞上不仅存在 ERα 和 ERβ，还存在 ncmER。在一定浓度的血糖刺激作用下，BPA 可通过与 ncmER 结合，从而激活下游的环磷酸鸟苷（guanylyl cyclase，GC）和蛋白激酶 G（protein kinase G，PKG）。GC 与 PKG 参与 K_{ATP} 通路的关闭，通过去极化反应导致 L 型 Ca^{2+} 通道开放，促进 Ca^{2+} 内流和胰岛素释放。同时，在高血糖水平下，BPA 通过与 ER 连接并激活 ER，在基因水平调控胰岛素基因表达，促进胰岛素分泌。

HB Patisaul 等（2008 年）以 $50\mu g/kg$ BPA 和不含维生素 E（生育酚）的玉米油（对照组）分别处理小鼠时，可使血糖快速降低并伴有血胰岛素升高；用纯的雌激素拮抗剂 ICI 处理后，前述血糖浓度降低以及胰岛素水平升高并不受影响。提示，该途径并非通过经典 ER、而是通过 ncmER 途径实现，后者对 ICI 不敏感。长期的 BPA 作用会对胰岛 B 细胞中胰岛素含量产生慢性影响，主要通过经典的 ER 途径调节。

P Alonso-Magdalena 等（2006 年）连续 4 天给小鼠注射每天 100g/kg BPA，结果发现，染毒小鼠胰岛 B 细胞的胰岛素含量高于对照组，差异有统计学意义（$P < 0.05$）。推测胰岛细胞的这一反应很可能是对于外周组织（如肝、脂肪细胞、骨骼肌）胰岛素抵抗的代偿反应，也有可能是 BPA 对胰岛细胞的直接作用。

林怡等（2012 年）以大鼠胰岛素瘤 B 细胞 INS-1 为研究对象，探讨不同剂量 BPA 对胰岛细胞的损伤及细胞损伤过程中线粒体凋亡信号通路的作用。研究发现，BPA 处理导致 INS-1 细胞活力显著降低，葡萄糖刺激的胰岛素释放试验（glucose-stimulated insulin secretion，GSIS）受损，并具有剂量依赖性。Annexin-PI 染色结果显示，随着 BPA 浓度增大，INS-1 细胞早期凋亡率显著增加。BPA 处理还导致 INS-1 细胞线粒体功能障碍，主要表现为：ATP 含量显著降低、线粒体肿胀、空泡化，质量减小，膜电位降低等。半定量逆转录聚合酶链式反应（reverse transcription polymerase chain reaction，RT-PCR）结果表明，BPA 处理可影响经典 GSIS 通路和线粒体功能、代谢相关基因的 mRNA 表达水平。提示，BPA 通过作用于线粒体呼吸链，促进线粒体功能障碍诱导 INS-1 胰岛细胞凋亡。

（六）对胸腺的影响

苗颂（2008 年）以 4、40、400mg/kg BPA 对 F344 大鼠从第 5 周龄开始每天灌胃，对照组给予同体积的玉米油。雌鼠受孕后单独饲养直至子鼠出生后 30 天，子鼠由母鼠哺乳喂养。处死大鼠，摘取母鼠和子鼠胸腺，用实时定量 PCR（real time quantification PCR）检测 fas、fasL 基因的相对表达量。结果显示，母鼠胸腺 fas 表达下降，与对照组相比，差异有统计学意义（$P < 0.05$），fasL 表达在低剂量染毒组出现一个短暂的下降后，在中、高剂量染毒组 fasL 表达水平

明显上升，与对照组相比，差异均有统计学意义（$P<0.05$）。子鼠胸腺 fas 表达下降，fasL 表达在低剂量染毒组明显下降，在中、高剂量染毒组却明显上升，与对照组相比，差异均有统计学意义（$P<0.05$）。提示，BPA 可以通过影响 fas/fasL 系统而引起大鼠胸腺组织细胞凋亡，进而影响胸腺的内分泌功能。

（陈军义 李芝兰）

主要参考文献

1. Goloubkova T, Ribeiro MF, Rodrigues LP, et al. Effects of xenoestrogen bisphenol A on uterine and pituitary weight, serum prolactin levels and immunoreactiveprolactin cells in ovariectomized Wistar rats. Arch Toxicol, 2000, 74 (2): 92-98.

2. Velasco-Marinero E, Herrero-Payo JJ, Carretero-González J. Changes in pituitary and prolactin cells of Wistar rats after two dental fillings with bisphenolic resins. Arch Oral Biol, 2011, 56 (6): 592-598.

3. Chun TY, Gorski J. High concentrations of bisphenol A induce cell growth and prolactin secretion in an estrogen-responsive pituitary tumor cell line. Toxicol Appl Pharmacol, 2000, 162 (3): 161-165.

4. 刘晓利. 双酚暴露对子鼠雄性生殖细胞凋亡的影响. 合肥：安徽医科大学，2013.

5. 李昱辰. 青春期前双酚 A 暴露对大鼠卵泡发育的影响及其相关基因的表达与调控. 福州：福建医科大学，2013.

6. Viguié C, Collet SH, Gayrard V, et al. Maternal and fetal exposure to bisphenol A is associated with alterations of thyroid function in pregnant ewes and their newborn lambs. Endocrinology, 2013, 154 (1): 521-528.

7. 刘泽兵，王丽，叶宣光，等. 环境内分泌干扰物双酚 A 对小鼠甲状腺滤泡上皮细胞增殖和凋亡的影响. 中国病理生理杂志，2013，29 (6): 1076-1080.

8. 宋丽琼. 酚类环境雌激素对胰岛 B 细胞形态和功能的影响. 武汉：华中科技大学，2011.

9. 刘利强，杜娟，江利华，等. 双酚 A 对幼龄 SD 大鼠胸腺病理损伤的作用. 黑龙江畜牧兽医，2014，1: 145-146, 209.

10. 罗冬梅，佘锐萍，贾君镇，等．双酚 A 对鸡胚中枢免疫器官发育影响的形态学观察．科技导报，2008，26（6）：42-49.

11. Wang T，Lu J，Xu Y，et al. Urinary bisphenol a concentration and thyroid function in Chinese aduits. Epidemiology，2013，24（2）：295-302.

12. Panagiotidou E，Zerva S，Mitsiou DJ，et al. Perinatal exposure to low-dose bisphenol A affects the euroendocrine stress response n rats. J Endocrinol，2014，20（3）：207-218.

13. 郝俊霞，王金桃，赵维敏，等．双酚 A 暴露对职业女工性激素的影响．卫生研究，2011，40（3）：312-314，319.

14. 冉茂梅．双酚暴露对雄性性激素及精子质量的影响．太原：山西医科大学，2013.

15. 肖国兵，王仁元，蔡耀章，等．双酚 A 对接触男工精液质量的影响．中华劳动卫生职业病杂志，2009，27（12）：741-743.

16. Sriphrapradang C，Chailurkit LO，Aekplakorn W，et al. Association between bisphenol A and abnormal free thyroxine level in men. Endocrine，2013，44（2）：441-447.

17. 王凤，周玲，王炳玲，等．双酚 A 职业暴露对健康影响的研究．江苏预防医学，2010，21（5）：43-46.

18. 黄洁，徐华，高志斌，等．双酚 A 对体外培养小鼠睾丸睾酮合成的影响及机制．卫生研究，2013，42（4）：543-549.

19. 夏仪，王卓，张天宝．双酚 A 对大鼠卵泡体外生长和卵母细胞成熟的影响．中国药理学与毒理学杂志，2013，27（3）：423-428.

20. Zoeller RT，Bansal R，Parris C. Bisphenol-A，an environmental contaminant that acts as a thyroid hormone receptor antagonistin vitro，increases serum thyroxine，and alters RC3/neurogranin expression in the developing rat brain. Endocrinology，2005，146（2）：607-612.

21. 李亚男．碘酸钾、雌激素和双酚对甲状腺乳头状癌细胞增殖的影响．济南：山东大学，2013.

22. 张明．环境激素双酚 A 对 SD 大鼠睾丸生精细胞凋亡作用的实验研究．石家庄：河北医科大学，2013.

23. 马万里．双酚 A 诱导成年 SD 大鼠睾丸生殖细胞凋亡与 Fas/FasL 和 C-myc 基因表达的关系．石家庄：河北医科大学，2013.

24. Fernández M，Bourguignon N，Lux-Lantos V，et al. Neonatal exposure to bi-

sphenol a and reproductive and endocrine alterations resembling the polycystic ovariansyndrome in adult rats. Environ Health Perspect，2010，118（9）：1217-1222.

25. 丁保清，张义军，解美娜，等. 哺乳期接触双酚 A 对子代雄鼠睾丸结构及雌激素受体 β 表达的影响. 中国实验动物学报，2011，19（2）：140-144.

26. 董惠，郭文君，解美娜，等. 哺乳期双酚 A 暴露子代小鼠睾丸结构及雌激素受体 α 的表达. 环境与健康杂志，2013，30（2）：124-127.

27. 盛治国，朱本占. 低剂量双酚 A 通过激活 G 蛋白偶联受体 GPR30 和雌激素受体 ER-α 有道鼠精原细胞 GC-1 增殖. 中国毒理学会第三届中青年学者科技论坛暨 2011 年全国前列腺药理毒理研讨会论文摘要.

28. Bouskine A，Nebout M，Brücker-Davis F，et al. Low doses of bisphenol A promote human seminoma cell proliferation by activating PKA and PKG via amembrane G-protein-coupled estrogen receptor. Environ Health Perspect，2009，117（7）：1053-1058.

29. Bolli A，Galluzzo P，Ascenzi P，et al. Laccase treatment impairs bisphenol A-induced cancer cell proliferation affecting estrogen receptora-dependent rapid signals. IUBMB Life，2008，60（12）：843-852.

30. Kabil A，Silva E，Kortenkamp A. Estrogens and genomic instability in human breast cancer cells-involvement of Src/Raf/Erk signaling in micronucleus formation by estrogenic chemicals. Carcinogenesis，2008，29（10）：1862-1868.

31. 李昱辰，吴停停，谢美美，等. 青春期前双酚 A 暴露对卵泡 Kitlg 基因表达及启动子区 DNA 甲基化的影响. 中国药理学与毒理学杂志，2013，27（S1）：265.

32. Bromer JG，Zhou Y，Taylor MB，et al. Bisphenol A exposure in utero leads to epigenetic alterations in the developmental programming of uterineestrogen response. FASEB J，2014（7）：2273-2280.

33. Avissar-Whiting M，Veiga KR，Uhl KM，et al. Biaphenol A exposure leads to specific microRNA alterations in placental cells. Reprod Toxicol，2010，29（4）：401-406.

34. Iida H，Maehara K，Doiguchi M，et al. Bisphenol A-induced apoptosis of cultured rat Sertoli cells. Reprod Toxicol，2003，17（4）：457-464.

35. Dang VH，Nguyen TH，Lee GS，et al. In vitroexposure to xenoestrogens induces growth hormone transcription and release via estrogen receptor-depend-

ent pathways in rat pituitary GH3 cells. Steroids，2009，74（8）：707-714.

36. Nadal A，RoperoAB，FuentesE，et al. Estrogen and xenoestrogen actions on endocrine pancreas：fromion channel modulation to activationof nuclearfunction. Steroids，2004，69（8-9）：531-536.

37. Ariazi EA，Jordan VC. Estrogen-related receptors as emerging targets in cancer and metabolic disorders. Curr Top Med Chem，2006，6（3）：203-215.

38. Patisaul HB，Bateman HL. Neonatal exposure to endocrine active compounds or an Erβ agonist increases adult anxiety and aggression in gonadally intact male rats. Horm Behav，2008，53（4）：580-588.

39. Alonso-Magdalena P，Morimoto S，Ripoll C，et al. The estrogenic effect of bisphenol A disrupts pancreatic β-cell function in vivoand induces insulin resistance. Environ Health Perspect，2006，114（1）：106-112.

40. 林怡，孙霞，黄乾生，等．双酚 A 诱导胰岛 INS-1 细胞缺陷与线粒体功能障碍的相关性研究．中国化学会第 28 届学术年会第 2 分会场摘要集，中国化学会：2012.

41. 苗颂．BPA 对大鼠雌激素受体及相关细胞因子表达的影响：F0、F1 两代动物的研究．济南：山东大学，2008.

42. Cao J，Joyner L，Mickens JA，et al. Sex-specific Esr2 mRNA expression in the rat hypothalamus and amygdala is altered by neonatal bisphenol A exposure. Reproduction，2014，147（4）：537-554.

43. 邓茂先，吴德生，詹立．环境雌激素双酚 A 的生殖毒理研究．环境与健康杂志，2001，18（3）：134-136，150.

44. Chen F，Zhou L，Bai Y，et al. Sex differences in the adult HPA axis and affective behaciors are altered by perinatal exposure to a low dose of bisphenol A. Brain Res，2014，1571：12-24.

第二节　邻苯二甲酸酯类

邻苯二甲酸酯类（phthalic acid esters，PAEs）又称酞酸酯，是一种重要的环境激素类物质。包括邻苯二甲酸二甲酯（dimethyl phthalate，DMP）、邻苯二甲酸二丁酯（dibutyl phthalate，DBP）、邻苯二甲酸二异丁酯（diisobutyl phthalate，DIBP）、邻苯二甲酸二乙酯（diethyl phthalate，DEP）、邻苯二甲酸二辛酯（dioctyl phthalate，DOP）、邻苯二甲酸二甲氧乙酯（dimethoxyethyl Phthlate，DMEP）、邻苯二甲酸二壬酯（diisonoyl adipate，DNP）、邻苯二甲酸二异壬酯（diisononyl phthalate，DINP）、邻苯二甲酸苄丁酯（butyl benzyl phthalate，BBP）、己二酸二（2-乙基己基）酯（di-2-ethylhexyl adipate，DEHA）、邻苯二甲酸二正己酯（di-n-hexyl phthalate，DnHP）、邻苯二甲酸二正辛酯（di-n-octyl phthalate，DNOP）、邻苯二甲酸二（2-乙基）己酯（diethylhexyl phthalate，DEHP）、邻苯二甲酸二戊酯（di-N-pentyl phthalate，DPeP）、邻苯二甲酸二辛酯（dihexyl phthalate，DHP）、邻苯二甲酸二异癸酯（didecyl phthalate，DIDP）、邻苯二甲酸二异庚酯（diisoheptyl phthalate，DIHP）、邻苯二甲酸二环己酯（dicyclohexyl phthalate，DCHP）等几十种。邻苯二甲酸酯常温下呈无色油状黏稠液体，挥发性低，有特殊气味，不溶于水而溶于大多数有机溶剂。邻苯二甲酸酯类是塑料工业中最常见的增塑剂、软化剂或可塑剂，广泛应用于玩具、食品包装材料、医用血袋和胶管、聚氯乙烯地板和壁纸、润滑油、清洁剂、个人护理用品（如指甲油、头发喷雾剂、香皂和洗发液）等。职业暴露多见于上述生产过程，生活接触主要见于食物在加工、加热、包装、盛装的过程中可能会造成邻苯二甲酸酯的溶出并渗入食物中。

邻苯二甲酸酯类（PAEs）可通过呼吸道、消化道和皮肤吸收，以及输血、肾透析从静脉进入人体。普通人群的体液，包括脐带血和羊水中均可检测到邻苯二甲酸酯类物质。PAEs进入机体后，快速代谢为其各自单酯，这些单酯产物将被进一步代谢为具有氧化特性的带有亲脂性脂肪侧链的产物，PAEs的单酯和其具有氧化特性的代谢产物可与葡萄糖醛酸结合而通过尿液或粪便排泄。

DMP呼吸道吸入具有刺激作用，进入口腔有灼烧感，可致呕吐、腹泻。长期暴露于DMP可导致体内组织蓄积而抑制中枢神经系统。DBP小鼠吸入2小时气雾剂的LC_{50}为25mg/L，大鼠经口LD_{50}为12mg/kg，小鼠经口LD_{50}为5282μg/kg。生产增塑剂工人长期暴露于

DBP，对眼和皮肤具有较强的刺激作用，严重者可致多发性神经炎。BBP 大鼠经口 LD_{50} 为 2～20g/kg。DEHP 大鼠经口 LD_{50} 为 30～34g/kg，大鼠腹腔注射 LD_{50} 为 24～30g/kg。2000g/kg DEHP 口服染毒 12 月龄雌、雄各半长尾猴 14 天，观察到长尾猴体重降低，但未见对实质脏器重量的影响。

Ames 试验显示 DEP 具有致突变性。DBP 在小鼠淋巴瘤细胞 tk 位点基因突变试验中显示具有致突变性。美国毒物与疾病登记机构（Agency for Toxic Substances and Disease Registry，ASTDR）总结认为 DBP 为弱致突变物。BBP 在小鼠淋巴瘤细胞以及中国仓鼠卵巢细胞致突变试验中均未见引起姐妹染色单体交换率增加或致染色体畸变，但小鼠单次腹腔注射 1250～5000mg/kg BBP，可引起骨髓嗜多染红细胞姐妹染色单体交换率增加或致染色体畸变。瑞典化学品管理局（KEMI）依据基因突变试验和染色体畸变试验的结果，认为 DEHP 为非致突变物。美国国家毒理规划处（National Toxicology Program，NTP）1982 年的实验报告显示，大鼠和小鼠通过长期喂饲 DEHP 可引发肝癌。尽管 DBP 也可诱导与肝细胞癌有关的过氧化物酶增殖体增生，但目前尚无确切资料证明其有致癌性。

一、毒性表现

（一）动物实验资料

1. 对垂体的影响 RM David 等（2000 年）给健康成年 Fischer 344 大鼠（雌雄各半）分别喂饲含 100、500、2500、12 500ppm DEHP 的饲料，连续 104 周。结果发现，12 500ppm 染毒组大鼠体重下降和进食量明显减少，大鼠脑/体重的比值升高，与对照组比较，差异均具有统计学意义（$P < 0.05$）。病理组织学观察显示，染毒第 78 周时，12 500ppm 染毒组雄性大鼠腺垂体去势细胞的发生率（7/10）明显高于对照组（$P < 0.05$）。染毒第 104 周时，12 500ppm 染毒组雄性大鼠腺垂体去势细胞的发生率（30/60）也高于对照组（$P < 0.05$）。

T Funabashi 等（2001 年）给切除卵巢 10 天的 7～8 周龄健康雌

性 Wistar 大鼠一次性皮下注射含 10mg BBP、10mg BPA 和 10μg 雌二醇（E$_2$）的芝麻油 200μl。注射 24 小时后，检测腺垂体孕激素受体（progestagen receptor，PR）mRNA 的表达水平。结果发现，BPA 染毒组腺垂体 PR mRNA 表达量升高，与对照组比较，差异有统计学意义（$P<0.05$）。E$_2$ 染毒组腺垂体 PR mRNA 表达量也升高，与对照组比较，差异有统计学意义（$P<0.05$）。

2. 对生殖内分泌的影响　Christina CM 等给孕 14～15 天、孕 15～16 天、孕 16～17 天、孕 17～18 天、孕 18～19 天和孕 19～20 天的雌性 SD 大鼠分别灌胃 500mg/kg DBP，每天 1 次，连续 2 天。雄性子鼠于出生后第 1 天（PND1）、第 13 天（PND13）和第 90 天（PND90）测量肛门与生殖器距离（anogenital distance，AGD）。PND90 雄性子鼠处死后称重睾丸、附睾和精囊，采集子鼠血清并测定睾酮浓度。结果发现，各染毒组未见妊娠大鼠死亡，DBP 对产子数、子鼠性别比、子鼠死亡率和雄性子鼠血清睾酮浓度未产生明显影响。孕 16～17 天 DBP 染毒组出生的雄性子鼠于 PND1 和 PND13 时，其 AGD 明显缩短，与对照组比较，差异有统计学意义（$P<0.05$）。雄性子鼠于 PND90 时，其 AGD 则明显增长，与对照组比较，差异有统计学意义（$P<0.05$）。孕 17～18 天 DBP 染毒组出生的雄性子鼠于 PND1 和 PND13 时，其 AGD 明显缩短，与对照组比较，差异有统计学意义（$P<0.05$）。雄性子鼠于 PND90 时，其 AGD 无明显改变（$P>0.05$）。孕 19～20 天 DBP 染毒组出生的雄性子鼠于 PND1 和 PND13 时，其 AGD 明显增长，与对照组比较，差异有统计学意义（$P<0.05$）。雄性子鼠于 PND90 时，其 AGD 无明显改变（$P>0.05$）。雄性子鼠于 PND90 时，孕 16～17 天 DBP 染毒组出生的子鼠双侧睾丸重量明显高于对照组（$P<0.05$），孕 14～15 天 DBP 染毒组出生的子鼠，其左侧睾丸重量明显高于对照组（$P<0.05$）。孕 15～16 天 DBP 染毒组出生的雄性子鼠精囊重量低于对照组，孕 16～17 天 DBP 染毒组出生的雄性子鼠双侧附睾重量明显高于对照组（$P<0.05$）。病理组织学观察显示，各孕期 DBP 染毒后子鼠睾丸和附睾畸形多见，尤其于孕 16～17 天染毒组更显著。

I Svechnikova 等（2007 年）给 20 天龄的雌性 SD 大鼠一次性灌胃 500mg/kg DEHP，每天 1 次，连续 10 天。结果发现，DEHP 染毒前后大鼠体重和卵巢湿重无明显变化。血清黄体酮和 E_2 水平明显降低，与对照组比较，差异均有统计学意义（$P<0.01$）；而染毒组大鼠黄体生成素（LH）与对照组相比有所升高，但差异无统计学意义（$P>0.05$）。该作者分离前述对照组和 DEHP 染毒组雌性大鼠的卵巢颗粒细胞，分别与 50mU/ml 卵泡刺激素（FSH）、100mU/ml LH 和 10μmol/L 22（R）-羟基胆固醇（22R-OHC）孵育 24 小时。结果显示，DEHP 染毒组大鼠的卵巢颗粒细胞与 FSH 和 LH 孵育后，培养上清液中黄体酮含量明显低于对照组（$P<0.05$）。该作者又分离前述对照组和 DEHP 染毒组大鼠的腺垂体细胞，分别与 0、0.01、0.1 和 1.0ng/ml GnRH 孵育 3 小时。结果显示，在 GnRH 存在或不存在的情况下，DEHP 染毒组大鼠腺垂体细胞培养上清液中 LH 水平均升高，与对照组比较，差异均具有统计学意义（$P<0.05$）。同时该作者又分别采用 1μmol/L DEHP 及其代谢产物邻苯二甲酸单乙基己基酯（MEHP）和 2-乙基己酸（2-EHXA）处理体外分离培养的 20 天龄雌性 SD 大鼠的腺垂体细胞 24 小时后，各组再加入 1.0ng/ml GnRH 孵育 3 小时。结果显示，加入 GnRH 后，大鼠腺垂体细胞培养上清液中 LH 水平明显高于对照组（$P<0.05$）。GnRH＋2-EHXA 处理组大鼠腺垂体细胞培养上清液中 LH 水平显著高于 GnRH 单独处理组（$P<0.05$）。

3. 对甲状腺的影响 RH Hinton 等（1986 年）给体重 85～115g 的雄性 Wistar 大鼠分别喂饲含 2% DEHP、邻苯二甲酸二正己酯（DnHP）和邻苯二甲酸二正辛酯（di-n-octyl phthalate，DNOP）的饲料 3、10 和 21 天，剂量均为 2g/kg。结果发现，染毒第 3、10 和 21 天，DEHP、DnHP 和 DNOP 染毒组大鼠血清中甲状腺素（T4）含量分别下降到（0.37 ± 0.07）、（0.33 ± 0.08）和（0.30 ± 0.05）μg/L，与对照组比较，差异均具有统计学意义（$P<0.05$），而三碘甲状腺原氨酸（T3）含量各染毒组与对照组比较，差异均无统计学意义（$P>0.05$）。

R Poon 等（1997 年）给体重 $105 \sim 130g$ 的雄性和 $93 \sim 111g$ 的雌性 SD 大鼠分别喂饲含 5、50、500 和 5000ppm DEHP 和 DNOP 的饲料，共 13 周。光学显微镜显示，5000ppm DEHP 和 DNOP 染毒组大鼠甲状腺滤泡变小，腔内胶体密度下降。

A Wenzel 等（2005 年）采用 $10^{-10} \sim 10^{-1}$ mol/L DIDP、DOP、DEHP、DINP、BBP 和 DBP 处理大鼠 FRTL-5 甲状腺细胞 72 小时，用 MTS 细胞增殖试验测定 6 种 PAEs 的细胞毒性。结果显示，DIDP、DOP、DEHP、DINP、BBP 和 DBP 的细胞毒性剂量阈值分别为 2×10^{-3}、10^{-3}、2×10^{-3}、10^{-2}、10^{-4} 和 10^{-6} mol/L，超过阈值则使细胞活性降低。用 $10^{-11} \sim 10^{-3}$ mol/L 的 DIDP、DOP、DEHP、DINP、BBP 和 DBP 分别处理 FRTL-5 甲状腺细胞 72 小时后加入 Na [^{125}I] 吸收 1 小时，测定碘吸收量。结果发现，DIDP、DOP、DEHP 和 DINP 在 $10^{-4} \sim 10^{-3}$ mol/L 浓度范围内可显著提高钠碘同向转运体（sodium iodide symporter，NIS）介导的碘摄取量，但不产生细胞毒性。1mmol/L BBP 可提高 NIS 介导的碘摄取量，且产生细胞毒性。$10^{-11} \sim 10^{-3}$ mol/L DBP 对 NIS 介导的碘摄取量无明显影响。

张凤仙等以 10^{-3} mol/L DEHP 处理转染了甲状腺激素反应元件调控的报告质粒 pUAS-tk-Luc 和甲状腺激素受体质粒 pGal4-TRβ 的 CV-1 细胞 12 小时，同时用 $10^{-10} \sim 10^{-1}$ mol/L T3 诱导，根据 T3 诱导的 Luc 表达情况来判断 DEHP 对甲状腺激素受体（TR）的作用。结果发现，10μmol/L DEHP 开始具有抗甲状腺激素活性，并抑制 TRβ 内源基因的表达。

4. 对胰腺的影响　王婧（2011 年）将成年雄性 Balb/c 小鼠随机分为：①空白对照组：普通饲料＋吐温-80＋生理盐水；②糖尿病小鼠建模组：高脂高糖饲料＋吐温-80＋生理盐水；③染毒组：普通饲料＋10mg/kg DEHP 组、高脂高糖饲料＋10mg/kg DEHP 组、普通饲料＋50mg/kg DEHP 组、高脂高糖饲料＋50mg/kg DEHP 组、普通饲料＋250mg/kg DEHP 组、高脂高糖饲料＋250mg/kg DEHP 组。每天灌胃 1 次，连续 8 周。建模组、染毒组小鼠于染毒第 22 天腹腔注射 100mg/kg 链脲佐菌素（Streptozocin，STZ）溶液，而对照组小鼠腹腔注射枸橼酸缓冲液。于染毒第 33 天再次腹腔注射 80mg/kg STZ 溶液，第 40 天测各组空腹血糖，出现糖尿病小鼠，不再注射 STZ，持续染毒至第 56 天。结果显示，与空白对照组比较，糖尿病小鼠建模组和高脂高糖饲料＋250mg/kg DEHP 染毒组小鼠胰腺脏/体比降低，而普通饲料＋10mg/kg DEHP 染毒组、高脂高糖饲料＋10mg/kg DEHP 染毒组、普通饲料＋50mg/kg DEHP 染毒组和高脂高糖饲料＋50mg/kg DEHP 染毒组小鼠胰腺脏/体比升高（$P<0.05$）。普通饲料＋10mg/kg DEHP 染毒组、高脂高糖饲料＋10mg/kg DEHP 染毒组、普通饲料＋50mg/kg DEHP 染毒组、高脂高糖饲料＋50mg/kg DEHP 染毒组和普通饲料＋250mg/kg DEHP 染毒组小鼠胰腺脏/体比高于糖尿病小鼠建模组（$P<0.05$）。光学显微镜下可见，糖尿病小鼠建模组、高脂高糖饲料＋10mg/kg DEHP 染毒组、高脂高糖饲料＋50mg/kg DEHP 染毒组和高脂高糖饲料＋250mg/kg DEHP 染毒组小鼠，即血糖升高的成模小鼠胰岛面积明显减小、数量变少、形态呈现出不规则化，而且在胰岛结构中可见淋巴细胞浸润现象。而普通饲料＋10mg/kg DEHP 染毒组、普通饲料＋50mg/kg DEHP 染毒组和普通饲料＋250mg/kg DEHP 染毒组小鼠，即血糖未升高的 DEHP 单独染毒组小鼠的胰岛在形态上近似于成模小鼠，但胰岛面积和数量与空白对照组小鼠相似。血清胰岛素含量测定结果显示，与空白对照组比较，糖尿病小鼠建模组、高脂高糖饲料＋10mg/kg DEHP 染毒组、普通饲料＋50mg/kg DEHP 染毒组、高脂高糖饲料＋50mg/kg DEHP 染毒组、普通饲料＋250mg/kg DEHP 染毒组和高脂高糖饲料＋250mg/kg DEHP 染毒组小鼠血清胰岛素含量均降低（$P<0.01$）。高脂高糖饲料＋50mg/kg DEHP 染毒组和高脂高糖饲料＋250mg/kg DEHP 染毒组小鼠血清胰岛素含量均低于糖尿病小鼠建模组（$P<0.05$）。结果表明，DEHP 可对胰岛组织产生损害作用，进而能够促进糖尿病的发生。

（二）流行病学资料

LP Bustamante-Montes 等（2013 年）调查了妊娠晚期孕妇（平均年龄 30.0 ± 5.4 岁）73 名，收集尿样并测定邻苯二甲酸酯类代谢物邻苯二甲酸单乙基己酯（mono-2-ethylhexyl phthalate，MEHP）、邻苯二甲酸单苄基酯（mono-benzyl phthalate，MBzP）、邻苯二甲酸单乙酯（monoethyl phthalate，MEP）和邻苯二甲酸单丁酯（mono-n-butyl phthalate，MBP）含量；出生男性新生儿24～48 小时测量肛门与阴茎距离、阴茎拉伸长度。结果显示，出生男性新生儿肛门与阴茎的前部距离与 MEHP、MBzP、MBP 和 MEP 的总水平呈负相关（$\beta = -0.1914$，$P = 0.037$）。阴茎拉伸长度与 MEHP，以及 ME-HP、MBzP、MBP 和 MEP 的总水平呈负相关（MEHP：$\beta = -0.2604$，$P = 0.05$；总水平：$\beta = -0.2136$，$P = 0.034$）。

孙静等（2013 年）检测了 2010 年 2 月至 2011 年 1 月上海市第一妇婴保健院妇科收治的 80 例子宫肌瘤和 67 例卵巢内膜样囊肿患者（平均年龄为 35.2 ± 7.3 岁）病理组织和血清中 DBP 和 DEHP 的水平。结果显示，147 例患者病理组织中 DEP、DBP 和 DEHP 的检出率分别为 0、74.8% 和 99.3%。卵巢囊肿病理组织中 DBP 和 DEHP 含量显著高于子宫肌瘤（$P<0.01$）。147 例患者血清中 DEHP 含量与病理组织中 DBP 和 DEHP 水平均呈负相关（DBP：$r=-0.256$，$P<0.05$；DEHP：$r=-0.277$，$P<0.05$），其中子宫肌瘤患者血清中 DEHP 含量与病理组织中 DBP 和 DEHP 水平均呈负相关（DBP：$r=-0.241$，$P<0.05$；DEHP：$r=-0.309$，$P<0.05$），卵巢囊肿患者血清中 DBP 含量与病理组织中 DBP 水平呈负相关（$r=-0.255$，$P<0.05$）。卵巢囊肿患者血清 LH 水平显著低于子宫肌瘤患者（$P<0.05$）。147 例患者病理组织中 DBP 和 DEHP 含量均与患者年龄呈负相关（DBP：$r=-0.175$，$P=0.05$；DEHP：$r=-0.275$，$P<0.01$）。

PC Huang 等（2007 年）调查了 76 名中期妊娠孕妇（血液中甲胎蛋白和游离-β 亚基-促绒毛膜性腺激素含量异常或 35 岁以上高龄产妇）血清中促甲状腺激素（TSH）、T3、T4 和游离甲状腺素（FT4）含量，以及尿样中邻苯二甲酸酯类代谢物 MBP、MBzP、MEHP、MEP 和邻苯二甲酸单甲酯（MMP）的含量。结果显示，90% 孕妇血清中 T3、T4 和 TSH 水平分布在中国台湾地区普通人群正常参考值范围内，而 50％孕妇血清 FT4 的中位水平（9.3ng/L）低于中国台湾地区普通人群正常参考值范围下限值。血清 T4 含量与尿样中 MBP 水平、血清 FT4 含量与尿样中 MBP 水平呈负相关（T4：$r = -0.248$，$P < 0.05$；FT4：$r = -0.368$，$P < 0.05$）。多元回归分析发现，尿液中 MBP 水平与血清 FT4 和 T4 含量均呈负相关（FT4：$\beta = -0.110$，$P < 0.01$；T4：$\beta = -0.112$，$P < 0.01$）。

赵岩等（2013 年）调查了宫内发育迟缓新生儿 33 例（病例组）和正常对照新生儿 33 例（正常对照组）的产妇，采用高效液相色谱-串联质谱法测定产妇尿液中邻苯二甲酸酯类代谢物 MBP、MEHP、邻苯二甲酸（2-乙基-5 羟基己基）酯（MEHHP）和邻苯二甲酸（2-乙基-5-氧己基）酯（MEOHP），以及皮质醇、皮质酮代谢物四氢皮质酮（THE）、四氢皮质醇（THF）和 allo-四氢皮质醇（allo-THF）的含量，以（THF + allo-THF）与 THE 的比值来评估母体 11-β 羟基类固醇脱氢酶 2（11-β hydroxysteroid dehydrogenase type 2，11β-HSD2）活性，并分析产妇尿液中邻苯二甲酸酯类代谢物的水平与 11β-HSD2 酶活性的关联性。结果显示，90％以上产妇尿样中均可检出 MBP、MEHP、MEHHP 和 MEOHP。除 MEHP 外，病例组产妇尿液中 MBP、MEHHP 和 MEOHP 及 SumDEHP（SumDEHP＝MEHP＋MEHHP＋MEOHP）的含量均显著高于正常对照组（$P < 0.01$）。病例组尿样中（THF＋allo-THF）/THE 比值显著高于对照组（$P < 0.05$），表明病例组产妇体内 11β-HSD2 活性显著低于对照组。多元线性回归分析显示，男婴母亲尿液中 MBP、MEHHP、MEOHP 和 SumMEHP 含量与（THF＋allo-THF）/THE 的比值呈正相关（MBP：$\beta = 0.562$，$P = 0.002$；MEHHP：$\beta = 0.541$，$P = 0.002$；MEOHP：$\beta = 0.528$，$P = 0.003$；SumMEHP：$\beta = 0.501$，$P = 0.005$），但女婴母亲尿液中 MBP、MEHHP、MEOHP 和 SumMEHP 含量与（THF＋allo-THF）/THE 的比值无相关性。结果表明，邻苯二甲酸酯类可能通过抑制 11β-HSD2 的活性影响胎儿宫内发育。

RW Stahlhut 等（2007 年）以参加过美国 1999—2002 年全国健

康及营养状况调查（NHANES）的 651 名未使用胰岛素、口服降糖药和性激素的成年男性为研究对象，对尿液中邻苯二甲酸酯类代谢物 MBzP、MBP、MEP、MEHP、MEHHP 和 MEOHP 含量与 HOMA 稳态模型（胰岛素抗性指标）进行多元线性回归分析，回归模型 I 的影响因素有年龄、种族、脂肪和总卡路里消耗量、体力活动水平、血清可替宁和尿肌酐，回归模型 II 的影响因素在模型 I 影响因素的基础上加入肾功能和肝功能 2 个影响因素。结果发现，回归模型 I 中 MBP、MBzP、MEP 与胰岛素抗性增加有关（MBP：$\beta = 0.064$，$P = 0.011$；MBzP：$\beta = 0.023$，$P = 0.002$；MEP：$\beta = 0.056$，$P = 0.008$），而回归模型 II 中 MBzP 和 MEP 仍与胰岛素抗性增加有关（MBzP：$\beta = 0.061$，$P = 0.009$；MEP：$\beta = 0.044$，$P = 0.045$）。

李婷婷等（2011 年）测定 23 例多囊卵巢综合征胰岛素抵抗（P-COS-IR）患者、37 例多囊卵巢综合征非胰岛素抵抗（PCOS-NIR）患者和 29 例输卵管性不育、男性不育、月经紊乱原因就诊的非多囊卵巢综合征非胰岛素抵抗患者（对照组）血清中邻苯二甲酸酯类 DMP、DEP、DBP、BBP、DEHP 和 DOP，以及辛基酚（octylphenol，OP）和双酚 A（bisphenol A，BPA）含量。结果显示，血清 DMP、DEP、DBP、BBP、DEHP、DOP、OP 和 BPA 水平在 PCOS-IR、PCOS-NIR 与对照组间，以及 PCOS-IR 与 PCOS-NIR 组间，差异均无统计学意义（$P > 0.05$）。血清 OP 含量在 PCOS-IR 组低于 P-COS-NIR 组，在 PCOS-IR 与 PCOS-NIR 之间，差异有统计学意义（$P < 0.05$）。血清中 8 种环境污染物与血清激素水平之间的相关分析结果显示：血清 BPA 和 DBP 含量与黄体酮水平呈正相关（BPA：$r = 0.06$，$P < 0.05$；DBA：$r = 0.210$，$P < 0.05$）。血清 OP 与 E_2 含量和 LH/FSH 比值呈正相关（E_2：$r = 0.251$，$P < 0.05$；LH/FSH：$r = 0.246$，$P < 0.05$），与 FSH 呈负相关（$r = -0.210$，$P < 0.05$）。血清 BBP 与 E_2 呈负相关（$r = -0.238$，$P < 0.05$）。多元回归分析显示，DMP、DEP、DBP、BBP、DEHP 和 DOP 均不是胰岛素抵抗的影响因子（$P > 0.05$）。提示邻苯二甲酸酯类和 BPA 对多囊卵巢综合征的发病及胰岛素抵抗无明显影响，OP 则可能对多囊卵巢综合征胰岛素抵抗有影响。

二、毒性机制

田晓梅等（2010 年）给成年雄性 SD 大鼠经口灌胃 1.0g/kg DBP、1.7g/kg DEHP 和 1.0g/kg DBP ＋ 1.7g/kg DEHP，每天 1 次，连续 8 周。结果发现，DBP、DEHP 和 DBP＋DEHP 联合染毒组大鼠睾丸脏器系数均显著降低，与对照组比较，差异均有统计学意义（$P < 0.01$）。DBP 染毒组和 DEHP 染毒组大鼠睾丸组织中 SOD 活力降低，与对照组比较，差异均有统计学意义（$P < 0.01$）。DBP ＋DEHP 联合染毒组大鼠睾丸组织中 SOD 活力显著降低，与对照组、DBP 和 DEHP 单独染毒组比较，差异均有统计学意义（$P < 0.01$）。DBP 染毒组大鼠睾丸组织中谷胱甘肽过氧化物酶（GSH-Px）活力升高，与对照组比较，差异有统计学意义（$P < 0.05$）。DBP、DEHP 和 DBP＋DEHP 联合染毒组大鼠睾丸组织中谷胱甘肽（GSH）含量与对照组比较，差异均无统计学意义（$P > 0.05$）。DBP、DEHP 和 DBP＋DEHP 联合染毒组血清睾酮水平显著下降，与对照组比较，差异有统计学意义（$P < 0.05$）。DBP＋DEHP 联合染毒组血清 FSH 水平显著升高，与对照组比较，差异有统计学意义（$P < 0.05$），而各染毒组 ICSH 水平与对照组比较，差异均无统计学意义（$P < 0.05$）。结果表明，DBP、DEHP 和 DEHP＋DBP 可通过增强睾丸细胞氧化应激效应而致睾丸细胞损伤。

BR Hannas 等（2012 年）给孕 14～18 天的 SD 大鼠分别经口灌胃 11、33、100 和 300mg/kg DPeP；100、300、600 和 900mg/kg DIBP、邻苯二甲酸二庚酯（diheptyl phthalate，DHeP）和 DHP；500、750、1000 和 1500mg/kg DINP 和 DIDP，每天 1 次，连续 5 天。同时给孕 14～18 天 SD 大鼠分别每天依次灌胃总剂量 8％、17％、33％、67％和 100％的 9 种邻苯二甲酸酯类混合物（总剂量为 650mg/kg，其中 10mg/kg DPeP 及 80mg/kg DEHP、DIHP、DIBP、DBP、DHEP、DHP、BBP 和 DCHP）。染毒结束后处死孕大鼠并取出胎鼠，摘取睾丸，采用放射免疫法检测胎鼠睾丸组织中睾酮（T）

含量和实时定量 PCR 技术检测睾丸相关基因表达水平。结果显示，600 和 900mg/kg DHeP 染毒组以及 DHP 各染毒组胎鼠睾丸中 T 含量均低于对照组（$P<0.05$）。300mg/kg DHeP 染毒组胎鼠睾丸中 scarb1 基因表达下调，600 和 900mg/kg DHeP 染毒组胎鼠睾丸中相关基因 sox9、star、cyp11a1、cyp17a1、cyp11b1、hsd3b、lhcgr、insl3、inha 和 dhcr7 表达下调，900mg/kg DHeP 染毒组胎鼠睾丸中 ptch1 和 nr4a2 基因表达下调，而 900mg/kg DHeP 染毒组胎鼠睾丸中 aldh1a1 基因表达上调，与对照组比较，差异均具有统计学意义（$P<0.05$）。300、600 和 900mg/kg DIBP 染毒组胎鼠睾丸中 star、cyp11a1、cyp17a1、cyp11b1、hsd3b、scarb1 和 insl3 基因表达下调，900mg/kg DIBP 染毒组胎鼠睾丸中 rxrg 基因表达下调，而 900mg/kg DIBP 染毒组胎鼠睾丸中 sox9 和 amhr2 基因表达上调，与对照组比较，差异均具有统计学意义（$P<0.05$）。DHP 各染毒组胎鼠睾丸中 star、hsd3b、cyp17a1、scarb1、insl3 和 cyp11b1 基因表达水平均低于对照组，差异均具有统计学意义（$P<0.05$）。300 、600 和 900mg/kg DHP 染毒组胎鼠睾丸中 cyp11a1 基因，600 和 900mg/kg DHP 染毒组 rhox10 和 wnt7a 基因，以及 900mg/kg DHP 染毒组 tg-fb1 和 inha 基因表达均下调，而 DHP 各染毒组胎鼠睾丸中 esr1 基因表达上调，与对照组比较，差异均具有统计学意义（$P<0.05$）。DPeP 各染毒组胎鼠睾丸中 star、cyp11a1、hsd3b、dhcr7 和 scarb1 基因表达均下调，33、100 和 300mg/kg DPeP 染毒组胎鼠睾丸中 nrob1、cyp17a1 和 insl3 基因表达也下调，100 和 300mg/kg DPeP 染毒组胎鼠睾丸中 cyp11b2 和 cyp11b1 基因及 300mg/kg DPeP 染毒组胎鼠睾丸中 rhox10 基因表达均下调，而 300mg/kg DPeP 染毒组胎鼠睾丸中 gata4 基因表达上调，与对照组比较，差异均具有统计学意义（$P<0.05$）。DINP 各染毒组胎鼠睾丸中 nrob1、star、cyp11a1、cyp11b2、cyp11b1、cyp17a1、hsd3b、scarb1、insl3 和 dhcr7 基因表达水平均低于对照组，1000mg/kg DINP 染毒组 inhba 基因和 1500mg/kg DINP 染毒组 acox1 基因表达水平也低于对照组（$P<0.05$）。900mg/kg DIDP 染毒组胎鼠睾丸中仅 wnt7a 基因表达水平低

于对照组（$P<0.05$）。8％的 9 种邻苯二甲酸酯类混合物（9-PAEs Mix）染毒组胎鼠睾丸中 sox9、pdgfa、fgf8、inhbb、dvl2 和 rara 基因表达水平均高于对照组，而仅 scarb1 基因表达水平低于对照组，差异均具有统计学意义（$P<0.05$）。与对照组比较，17％的 9-PAEs Mix 均可下调胎鼠睾丸中 lhx9、star、cyp11a1、cyp17a1、cyp11b1 和 dhcr7 基因的表达水平，而上调 sry 和 rarb 基因的表达水平，差异均具有统计学意义（$P<0.05$）。33％的 9-PAEs Mix 均可下调胎鼠睾丸中 cyp11b2、lhcgr、insl3 和 inha 的基因表达水平，而上调 ptgds2 基因的表达水平，与对照组比较，差异均具有统计学意义（$P<0.05$）。67％的 9-PAEs Mix 仅下调胎鼠睾丸中 nr5a1 基因的表达水平，而 100％的 9-PAEs Mix 仅下调胎鼠睾丸中 tgfb1 基因的表达水平，与对照组比较，差异均具有统计学意义（$P<0.05$）。结果显示，DPeP、DIBP、DHeP、DHP、DINP 和 DIDP 对胎鼠睾丸组织中睾酮和基因的影响程度，依次为 cyp11b1＞star ＝ scarb1＞cyp17a1 ＝ T production＞cyp11a1 ＝ hsd3b ＝ insl3＞cyp11b2。提示邻苯二甲酸酯类引起胎鼠睾丸中相关基因表达下调可能与其所致的产后生殖道畸形有关。

V Muczynski 等（2012 年）采用 $100\mu\text{mol/L}$ MEHP 体外处理孕 7～12 周龄合法诱导流产的人类胎儿睾丸和卵巢组织块 72 小时。结果发现，MEHP 处理后胎儿睾丸中核受体家族基因，如过氧化物酶体增殖物激活受体 γ（peroxysome-proliferator activated receptor γ，pparγ）和核受体 4A1（nr4a1）mRNA 表达水平均降低，而核受体 1H3（liver X receptor α，lxrα）mRNA 表达水平升高，与对照组比较，差异均具有统计学意义（$P<0.05$）。MEHP 处理后胎儿卵巢中核受体家族基因仅 lxrα mRNA 表达水平高于对照组，差异具有统计学意义（$P<0.05$）。MEHP 处理后胎儿睾丸中 lxrα 参与脂质代谢的下游基因，如固醇调节元件结合蛋白 1C（sterol regulatory element-binding protein 1c，srebp1c）及其下游调节酶硬脂酰辅酶 A 去饱和酶 1（stearoyl-CoA desaturase 1，scd1）和脂肪酸合酶（fatty-acid synthase，fasn）mRNA 表达水平均上调，而参与胆固醇合成的基因

如固醇调节元件结合蛋白 2（sterol regulatory element-binding protein 2，srebp2）、3-羟基-3-甲基戊二酰基-CoA 还原酶（3-hydroxy-3-methylglutaryl-CoA reductase，hmgcr）和角鲨烯单加氧酶（squalene epoxidase，sqle）mRNA 表达水平也升高，与对照组比较，差异均具有统计学意义（$P<0.05$）。与对照组比较，MEHP 处理后胎儿卵巢中 serbp1c 和 srebp2 mRNA 表达均上调，而其下游调节酶相关基因 scd1、fasnF、hmgcr 和 sqle mRNA 表达也上调，差异具有统计学意义（$P<0.05$）。在胎儿睾丸生殖细胞中，MEHP 处理后核受体 4A1 mRNA 表达水平低于对照组，差异具有统计学意义（$P<0.05$），而在胎儿睾丸体细胞中其表达水平无明显改变。在胎儿睾丸体细胞中，MEHP 处理后 lxrα mRNA 表达水平明显高于对照组，差异具有统计学意义（$P<0.05$），而在胎儿睾丸生殖细胞中其表达水平无明显变化。MEHP 处理后，胎儿睾丸体细胞中脂质和胆固醇合成通路相关基因如 serbp1c、srebp2、scd1、fasn、hmgcr 和 sqle mRNA 表达均上调，差异具有统计学意义（$P<0.05$）。MEHP 处理后，胎儿睾丸生殖细胞中 serbp1c、srebp2、scd1、fasn、hmgcr 和 sqle mRNA 表达水平均无明显变化，差异无统计学意义（$P>0.05$）。MEHP 处理胎儿睾丸体细胞后采用油红 O 染色，发现胎儿睾丸体细胞中每个细胞胞核中脂质囊泡平均面积大于对照组，差异无统计学意义（$P>0.05$），但每个细胞胞核中脂质囊泡的数量未发生明显变化。结果提示，MEHP 通过上调胎儿睾丸核受体家族基因核受体 1H3 及其下游基因 mRNA 的表达而影响睾丸细胞脂质和胆固醇合成。

马明月等（2011 年）给健康 3 周龄雌性 SD 大鼠经口灌胃 50、150 和 500mg/kg DEHP，每天 1 次，连续 28 天。病理组织学观察显示，对照组大鼠卵巢皮质中各级卵泡发育正常，150 和 500mg/kg DEHP 染毒组大鼠卵巢中闭锁卵泡明显增多、黄体数目明显减少，与对照组比较，差异有统计学意义（$P<0.05$），但各级卵泡结构未见明显异常。免疫组织化学结果显示，150 和 500mg/kg DEHP 染毒组大鼠卵泡颗粒细胞和黄体颗粒细胞胞质和胞核中 PPARγ 阳性光密度值明显高于对照组及 50mg/kg DEHP 染毒组，差异均具有统计学

意义（$P<0.05$）。150 和 500mg/kg DEHP 染毒组大鼠卵巢 P450 芳香化酶 mRNA 表达显著下降，与对照组比较，差异有统计学意义（$P<0.05$）。DEHP 各染毒组大鼠血清 T、FSH 和 E_2 水平明显下降，而 LH 水平明显升高，与对照组比较，差异均有统计学意义（$P<0.05$）。提示 DEHP 影响下丘脑-垂体-性腺轴，使激素分泌紊乱，导致雌性生殖功能异常，其作用机制可能与激活 PPARγ 有关。

胡帅尔等（2014 年）给体重 60～90g 的雄性 SD 大鼠经口灌胃 50.0、158.2 和 500.0mg/kg DEHP，每天 1 次，连续 4 周。光学显微镜显示，500.0mg/kg DEHP 染毒组甲状腺滤泡变小，胶质密度下降，甚至出现空泡。大鼠血清 T3 和 T4 含量下降，与对照组比较，差异有统计学意义（$P<0.05$）。大鼠血清 TSH 含量增加，但与对照组比较，差异无统计学意义（$P>0.05$）。随着 DEHP 染毒剂量的增加，大鼠血清和甲状腺组织中 SOD 活性下降，ROS 含量增加，呈剂量-效应关系，尤其在 500.0mg/kg DEHP 染毒组最明显。Western blot 结果显示，DEHP 158.2 和 500.0mg/kg 染毒组甲状腺组织自噬标记蛋白 LC3-Ⅱ 表达水平明显高于对照组，差异具有统计学意义（$P<0.01$），但 p62 蛋白表达水平显著低于对照组，差异具有统计学意义（$P<0.01$），DEHP 作用后甲状腺组织自噬标记蛋白 LC3-Ⅱ 表达水平与 ROS 水平呈正相关（$r=0.476$，$P=0.019$），p62 蛋白表达水平与 ROS 水平呈负相关（$r=-0.500$，$P=0.013$）。结果表明，DEHP 可能通过增强甲状腺组织氧化应激效应和上调甲状腺组织的自噬活性而导致甲状腺毒性。

（孙铱钒　孙应彪）

主要参考文献

1. David RM，Moore MR，Finney DC，et al. Chronic toxicity of di（2-ethylhexyl）phthalate in rats. Toxicol Sci，2000，55（2）：433-443.
2. Funabashi T，Kawaguchi M，Kimura F. The endocrine disrupters butyl benzyl phthalate and bisphenol A increase the expression of progesterone receptor mes-

senger ribonucleic acid in the preoptic area of adult ovariectomized rats. Neuroendocrinology，2001，74（2）：77-81.

3. Carruthers CM，Foster PM. Critial window of male reproductive tract development in rats following gestational exposure to di-n-butyl phthalate. Birth Defects Res B Dev Reprod Toxicol，2005，74（3）：277-285.

4. Svechnikova I，Svechnikov K，Soder O. The influence of di-（2-ethylhexyl）phthalate on steroidogenesis by the ovarian granulosa cells of immature female rats. J Endocrinol，2007，194（3）：603-609.

5. Hinton RH，Mitchell FE，Mann A，et al. Effects of phthalic acid esters on the liver and thyroid. Environ Health Perspect，1986，70：195-210.

6. Poon R，Lecavalier P，Mueller R，et al. Subchronic oral toxicity of di-n-octyl phthalate and di（2-Ethylhexyl）phthalate in the rat. Food Chem Toxicol，1997，35（2）：225-239.

7. Wenzel A，Franz C，Breous E，et al. Modulation of iodide uptake by dialkyl phthalate plasticisers in FRTL-5 rat thyroid follicular cells. Mol Cell Endocrinol，2005，244（1-2）：63-71.

8. 王婧. DEHP 染毒小鼠 2 型糖尿病模型的建立与初步研究. 武汉：华中师范大学，2011.

9. Bustamante-Montes LP，Hernández-Valero MA，Flores-Pimentel D，et al. Prenatal exposure to phthalates is associated with decreased anogenital distance and penile size in male newborns. J Dev Orig Health Dis，2013，4（4）：300-306.

10. 孙静，高强，顾磊，等. 子宫肌瘤、卵巢囊肿病例组织中 PAEs 含量的测定与分析. 现代妇产科进展，2013，22（4）：297-301.

11. Huang PC，Kuo PL，Guo YL，et al. Associations between urinary phthalate monoesters and thyroid hormones in pregnant women. Hum Reprod，2007，22（10）：2715-2722.

12. 赵岩，李露茜，蒋蓉芳，等. 环境水平的邻苯二甲酸酯暴露对产妇 11β-HSD2 酶活性的影响. 中国环境科学学会学术年会浦华环保优秀论文集，2013，37-42.

13. Stahlhut RW，Wijngaarden EV，Dye TD，et al. Concentrations of urinary phthalate metabolites are associated with increased waist circumference and insulin resistance in adult U. S. males. Environ Health Perspect，2007，115

(6): 876-882.

14. 李婷婷, 许良智, 陈永亨, 等. 8 种环境内分泌干扰物对多囊卵巢综合征胰岛素抵抗的影响. 南方医科大学学报, 2011, 31 (10): 1753-1756.

15. 田晓梅, 李玲, 宋琦如, 等. 邻苯二甲酸二丁酯和邻苯二甲酸二 (2-乙基己基) 酯联合染毒对雄性大鼠生殖毒性的影响. 环境与健康杂志, 2010, 27 (4): 290-292.

16. Hannas BR, Lambright CS, Furr J, et al. Genomic biomarkers of phthalate-induced male reproductive developmental toxicity: a targeted RT-PCR array approach for defining relative potency. Toxicol Sci, 2012, 125 (2): 544-557.

17. Muczynski V, Lecureuil C, Messiaen S, et al. Cellular and molecular effect of MEHP involving LXRa in human fetal testis and ovary. PLoS One, 2012, 7 (10): e48266.

18. 马明月, 张玉敏, 裴秀丛, 等. 青春期前邻苯二甲酸二 (2-乙基) 乙酯暴露对雌性大鼠生殖发育及过氧化物酶体增殖剂激活受体的影响. 卫生研究, 2011, 40 (6): 688-697.

19. 胡帅尔, 张紫虹, 杨美玲, 等. DEHP 致大鼠甲状腺毒性作用中的机制研究. 毒理学杂志, 2014, 28 (2): 87-90.

第十七章

酰 胺 类

第一节 丙烯酰胺

丙烯酰胺（acrylamide，AA）是一种不饱和乙烯基单体，白色晶体状物质，无色无味，易溶于水、乙醇、丙酮、乙基丙酮等，是生产和合成聚丙烯酰胺过程中形成的一种中间化学物质，广泛应用于饮用水净化、城市污水和工业废水处理、油井工艺、建筑行业、造纸工业、土壤稳定剂，以及化妆品、日用化学品中添加剂、生物工程学试验等。

丙烯酰胺可经消化道、呼吸道和皮肤黏膜以及胎盘等多种途径被机体吸收，其中消化道吸收最快，进入机体后立即分布到全身，也可通过胎盘进入胎儿体内。进入机体内的丙烯酰胺约 90％ 被代谢，仅少量以原形经尿液排除。动物实验表明，丙烯酰胺主要通过与谷胱甘肽结合后排泄。Miller 等用丙烯酰胺进行大鼠饲喂实验发现，在尿中至少可检测到 4 种 ^{14}C 标记的丙烯酰胺产物。其中主要代谢产物 N-乙酰-半胱氨酸-S-丙酰胺（n-acetyl-cysteine-S-propionamide）占 48％，还可检测到少量丙烯酰胺原形以及几种非巯基结合产物。

Sunmer 等进行的一项小鼠实验发现，50％ 的丙烯酰胺在肝微粒体 CYP2E1 作用下代谢成环氧丙酰胺，后者可进一步和谷胱甘肽结合，在谷胱甘肽-S-转移酶作用下代谢清除或以原形排泄。

急性毒性试验结果表明，大鼠、小鼠、豚鼠和兔的丙烯酰胺经口 LD_{50} 为 150～180mg/kg，属中等毒性物质。李坊贞等用雄性昆明种小鼠连续灌胃 ［250、500、750μg/（kg·d）］ 7 天，结果发现，丙烯酰胺对雄性小鼠存在氧化损伤效应。大量的动物试验研究表明丙烯酰胺主要引起神经毒性。神经毒性作用主要为周围神经退行性变化和脑中涉及学习、记忆和其他认知功能部位的退行性变。大鼠 90 天喂养试验，以神经系统形态改变为终点，最大未观察到有害作用的剂量（no observed adverse effect level，NOAEL）为 0.2mg/（kg·d）。

丙烯酰胺在体内和体外试验均表现有致突变作用，可引起哺乳动物体细胞和生殖细胞的基因突变和染色体异常，如微核形成、姐妹染色单体交换、多倍体、非整倍体和其他有丝分裂异常等，显性致死试验阳性。并证明丙烯酰胺的代谢产物环氧丙酰胺是主要致突变活性物质。

动物实验研究发现，丙烯酰胺可致大鼠多种器官肿瘤，包括乳腺、甲状腺、睾丸、肾上腺、中枢神经、口腔、子宫、脑下垂体等。

国际癌症研究所（IARC，1994 年）将丙烯酰胺归入 2A 类，人类可疑致癌物。

一、毒性表现

（一）动物实验资料

迄今为止，动物实验资料未见对甲状旁腺、胰腺功能造成影响的报道。

1. 对垂体功能的影响

L Camacho 等（2012 年）选用出生后 70 天雄性 F344 大鼠 40 只。随机分为 4 组，每组 10 只，以 2.5、10、50mg/kg 丙烯酰胺饮水染毒 14 天。结果发现，低、中、高剂量染毒组大鼠血清间质细胞刺激素（interstitial cell-stimulating hormone，ICSH）水平以及垂体 ICSH 染色面积百分比与对照组比较升高，差异均有统计学意义（P＜0.05）。高剂量染毒组血清卵泡刺激素（follicle-stimulating hormone，FSH）水平以及垂体 FSH 染色强度与对照组比较降低，差异均有统计学意义（P＜0.05）。

MA Khan 等（1999 年）选用出生 28 天的雌性 F344 大鼠 18 只，随机分为 3 组，每组 6 只，以 2、15mg/（kg·d）丙烯酰胺灌胃，在出生 42、43 天染毒 2 天或在出生 42～48 天染毒 7 天。结果发现 2 天、7 天染毒实验低、高剂量染毒组大鼠垂体绝对重量与对照组比较，差异均无统计学意义（P＞0.05）。低、高剂量染毒组大鼠血清促甲状腺激素（thyroid stimulating hormone，TSH）、催乳素（prolactin，PRL）和垂体 TSH、PRL 水平与对照组比较，差异均无统计学意义（$P > 0.05$）。

2. 对生殖内分泌功能的影响

（1）雄性性腺：HJ Yang 等（2005 年）选用 9 周龄雄性 SD 大鼠 48 只。随机分为 6 组，每组 8 只，以 5、15、30、45、60mg/（kg·d）丙烯酰胺灌胃 5 天，最后一次灌胃后 72 小时处死大鼠。结果发现，30、45、60mg/（kg·d）剂量染毒组大鼠血清睾酮浓度分别为（0.74±0.14）、（0.81±0.29）、（0.35±0.15）ng/ml，与对照组（3.92±0.88）ng/ml 比较降低，差异均有统计学意义（$P < 0.01$）。所有剂量染毒组睾丸间质细胞培养介质中睾酮浓度与对照组比较降低，差异均有统计学意义（$P < 0.01$）。酶联免疫吸附试验（enzyme linked immunosorbent assay，ELISA）结果显示，随着丙烯酰胺浓度增加，离体培养的睾丸间质细胞数量不断降低，存在剂量-反应关系。组织病理学结果显示，60mg/（kg·d）剂量染毒组大鼠生精上皮精子细胞退化、变性，生精小管管腔内可见大量多核巨细胞、生精上皮和精子细胞脱落，萎缩的生精小管内皮出现增厚和多个分层现象，生精小管内细胞出现空泡化。原位末端标记法（TdT-mediated dUTP Nick-End Labeling，TUNEL）染色结果发现，各剂量染毒组大鼠睾丸生精小管在精子发生阶段发生凋亡，凋亡标志数量显著增加，生精小管内出现空泡化及精子细胞减少。

Y Ma 等（2011 年）选用体重 40～56g 雄性 SD 大鼠 32 只。随机分为 4 组，每组 8 只，以 5、15、30mg/kg 丙烯酰胺饲喂染毒，5 次/周，共 4 周。结果发现，低、中、高剂量染毒组大鼠睾丸脏器系数与对照组比较降低，差异有统计学意义（$P < 0.05$），存在剂量-反应关系。组织病理学结果发现，高剂量染毒组大鼠睾丸上皮出现广泛损伤，上皮细胞排列秩序混乱，生精小管各种细胞退化、变性，睾丸间质细胞和精子数量减少。各剂量染毒组精子存活率、精子数量与对照组比较降低，精子畸形率与对照组比较升高，差异均有统计学意义（$P < 0.05$），存在剂量-反应关系。免疫组织化学结果显示，低、中、

高剂量染毒组大鼠睾丸卵泡刺激素（follicle-stimulating hormone，FSH）水平与对照组比较升高，间质细胞刺激素（interstitial cell-stimulating hormone，ICSH）水平与对照组比较降低，差异均有统计学意义（$P<0.05$）。中、高剂量染毒组大鼠血清中睾酮（testosterone，T）水平与对照组比较升高，差异均有统计学意义（$P<0.05$）。

（2）雌性性腺：Q Wei 等（2014 年）选用 35 日龄雌性昆明种小鼠 36 只。按重量随机分为 3 组，每组 12 只，以 20、40mg/kg 丙烯酰胺饲喂染毒 30 天。结果发现，低、高剂量染毒组小鼠卵巢重量分别为（8.72 ± 0.47）、（3.9 ± 0.44）mg，与对照组（16.78 ± 0.98）mg 比较降低，差异均有统计学意义（$P<0.01$）。低、高剂量染毒组小鼠卵巢脏器系数分别为（32.46 ± 1.50）、（20.60 ± 1.88）mg/100g，与对照组（55.34 ± 3.47）mg/100g 比较降低，差异均有统计学意义（$P<0.01$）。低剂量染毒组小鼠黄体数量与对照组比较减少，差异有统计学意义（$P<0.05$），高剂量染毒组小鼠几乎看不到黄体。随着染毒剂量增加，低剂量染毒组小鼠原始卵泡比例与对照组比较降低，初级卵泡比例与对照组比较升高，差异均有统计学意义（$P<0.05$）。低、高剂量染毒组小鼠血清孕激素（progesterone，P_4）水平分别为（180.63 ± 18.86）、（8.62 ± 0.53）ng/ml，与对照组（256.31 ± 22.33）ng/ml 比较降低，差异均有统计学意义（$P<0.01$）；血清中雌二醇（estradiol，E_2）水平与对照组比较，差异无统计学意义（$P>0.05$）。

宋亚军（2008 年）选用体重 45～65g 雌性 SD 大鼠 30 只，随机分为 3 组，每组 10 只，以 5、10mg/kg 丙烯酰胺饮水染毒至性成熟。结果发现，低、高剂量染毒组大鼠卵巢绝对重量及脏器系数与对照组比较，差异均无统计学意义（$P>0.05$）。低剂量染毒组大鼠卵泡总量、初级卵泡数量、次级卵泡数量与对照组比较，差异均无统计学意义（$P>0.05$）。高剂量染毒组大鼠卵泡总量、初级卵泡数量、次级卵泡数量与对照组比较降低，差异均有统计学意义（$P<0.05$）。光镜下可见，高剂量染毒组大鼠卵泡发育出现异常现象，一个卵泡出现多个卵子，甚至出现一个卵子两个核的异常现象。

3. 对甲状腺、肾上腺功能的影响

MA Khan 等（1999 年）选用出生 28 天的雌性 F344 大鼠 18 只，随机分为 3 组，每组 6 只，以 2、15mg/（kg·d）丙烯酰胺灌胃，在出生 42、43 天染毒 2 天或在出生 42～48 天染毒 7 天。结果发现，2 天染毒实验低、高剂量染毒组大鼠甲状腺胶质面积分别为（431±53）、（389±31）μm^2，与对照组（732±73）μm^2 比较降低，差异均有统计学意义（$P<0.05$）。低、高剂量染毒组大鼠甲状腺滤泡细胞高度分别为（10.83±0.29）、（10.97±0.27）μm，与对照组（9.59±0.49）μm 比较升高，差异均有统计学意义（$P<0.05$）。7 天染毒实验低、高剂量染毒组大鼠甲状腺胶质面积分别为（454±18）、（506±44）μm^2，与对照组（1046±61）μm^2 比较降低，差异均有统计学意义（$P<0.05$）。低、高剂量染毒组大鼠甲状腺滤泡细胞高度分别为（10.80±0.3）和（10.82±0.33）μm，与对照组（8.86±0.21）μm 比较升高，差异均有统计学意义（$P<0.05$）。2 天、7 天染毒实验各剂量染毒组大鼠肾上腺重量与对照组比较，差异无统计学意义（$P>0.05$）。低、高剂量染毒组大鼠血清甲状腺素（T4）、促甲状腺激素（thyroid stimulating hormone，TSH）水平与对照组比较，差异均无统计学意义（$P>0.05$）。组织病理学检查未见甲状旁腺、肾上腺发生明显病理性改变。

SM Hamdy 等（2012 年）选用体重 100～130g 雄性 SD 大鼠 40 只。随机分为 4 组，每组 10 只，以 5、10、15mg/（kg·d）丙烯酰胺灌胃 8 周。结果发现，低、中、高剂量染毒组大鼠血浆三碘甲状腺原氨酸（3，5，3′-triiodothyronine，T3）分别为（2.35±0.17）、（2.24±0.17）、（2.1±0.16）ng/ml，与对照组（3.11±0.21）ng/ml 比较降低，差异均有统计学意义（$P<0.05$）。甲状腺素（T4）分别为（8.25±0.13）、（7.61±0.15）、（7.41±0.16）$\mu g/dl$，与对照组（9.76±0.15）$\mu g/dl$ 比较降低，差异均有统计学意义（$P<0.05$）。低、中、高剂量染毒组大鼠血浆肾上腺皮质酮分别为（8.77±0.27）、（7.41±0.22）、（6.51±0.25）ng/ml，与对照组（15.6±1.07）ng/ml 比较降低，差异均有统计学意义（$P<0.05$）。电镜下

可见，低剂量染毒组大鼠部分甲状腺滤泡胶质浓缩；中剂量染毒组大鼠小型甲状腺滤泡胶质的锯齿状边缘变小，滤泡由单层排列的扁平上皮细胞构成；高剂量染毒组大鼠甲状腺由单层排列的扁平上皮细胞构成的小型滤泡构成。低剂量染毒组大鼠肾上腺皮质束状带细胞胞质空泡化，可见大量嗜酸性细胞；中剂量染毒组大鼠肾上腺皮质束状带细胞分开，核消失；高剂量染毒组大鼠束状带细胞胞质空泡化，大量细胞呈现嗜酸性染色。

4. 对胸腺的影响

J Fang 等（2014 年）选用体重 18～22g SPF 级 Balb/c 雌性小鼠 200 只。按体重随机分为 4 群，每群分为 5 组，阴性对照组（0.2ml/kg 蒸馏水），阳性对照组（200mg/kg 环磷酰胺，腹腔注射），丙烯酰胺剂量分别为 4、12、36mg/kg，每组 10 只，饮水染毒 30 天。结果发现，阳性对照组小鼠胸腺绝对重量（0.030 ± 0.007）g、高剂量染毒组小鼠胸腺绝对重量（0.036 ± 0.011）g 与阴性对照组（0.049 ± 0.006）g 比较降低，差异均有统计学意义（$P < 0.05$）。高剂量染毒组小鼠淋巴细胞计数（3.05 ± 1.19）$\times 10^9$/L 与阴性对照组（5.11 ± 0.68）$\times 10^9$/L 比较降低，差异有统计学意义（$P < 0.05$）。低、中、高剂量染毒组小鼠 T 淋巴细胞（$CD3^+ CD19^-$）比例分别为（63.30 ± 6.40）%、（63.65 ± 5.39）%、（70.98 ± 3.88）%，与阴性对照组（48.62 ± 10.62）% 比较升高，差异均有统计学意义（$P < 0.05$）。高剂量染毒组小鼠 CD_4^+ T 淋巴细胞（$CD_3^+ CD_4^+$，Th 细胞）比例（50.06 ± 9.77）%，与阴性对照组（40.48 ± 8.85）% 比较升高，差异有统计学意义（$P < 0.05$）。组织病理学结果发现胸腺发生轻微萎缩。

5. 内分泌肿瘤

FA Beland 等（2008 年）分别选用 4～5 周龄 F344 大鼠和 5～6 周龄 B6C3F₁ 小鼠各 480 只，雌雄各半，随机分为 5 组，每组 96 只，以 0.0875、0.175、0.35、0.70mmol/L 丙烯酰胺饮水染毒 2 年。结果发现，0.70mmol/L 剂量染毒组雌性小鼠卵巢颗粒细胞良性肿瘤发生率 5/42（12%），与对照组 0/46（0%）比较升高，差异有统计学意义（$P < 0.05$）。雄性大鼠甲状腺滤泡型腺瘤、甲状腺滤泡癌、甲

状腺滤泡型腺瘤＋甲状腺滤泡癌的发生率呈剂量相关的增长趋势，0.70mmol/L 剂量染毒组雄性大鼠甲状腺滤泡癌发生率 6/48（13％），与对照组 1/47（2％）比较升高，差异有统计学意义（$P<0.05$），甲状腺滤泡型腺瘤＋甲状腺滤泡癌发生率 9/48（19％），与对照组 1/47（2％）比较升高，差异有统计学意义（$P<0.05$）。雌性大鼠甲状腺滤泡型腺瘤＋甲状腺滤泡癌的发生率呈剂量相关的增长趋势，0.70mmol/L 剂量染毒组雌性大鼠甲状腺滤泡型腺瘤＋甲状腺滤泡癌的发生率 4/47（9％），与对照组 0/48（0％）比较升高，差异有统计学意义（$P<0.05$）。雄性大鼠睾丸或附睾恶性间皮瘤发生率呈剂量相关的增长趋势，0.70mmol/L 剂量染毒组雄性大鼠睾丸或附睾恶性间皮瘤发生率 8/48（17％），与对照组 2/48（4％）比较升高，差异有统计学意义（$P<0.05$）。0.70mmol/L 剂量染毒组雄性大鼠胰岛腺瘤发生率 6/48（13％）与对照组 1/46（2％）比较升高，差异有统计学意义（$P<0.05$）。

KA Johnson 等（1986 年）选用 5～6 周龄 F344 大鼠 900 只，雌雄各半。随机分为 5 组，每组 180 只，以 0.01、0.1、0.5、2mg/（kg·d）丙烯酰胺饮水染毒，分别在第 6 个月、第 12 个月、第 18 个月时每个剂量染毒组随机抽取雌性、雄性大鼠各 10 只。结果发现，2mg/（kg·d）剂量染毒组大鼠甲状腺癌发生率 7/59（12％），与对照组 1/60（2％）比较升高，差异有统计学意义（$P<0.05$）。0.5mg/（kg·d）剂量染毒组大鼠睾丸间皮瘤发生率 8/60（13％）、2mg/（kg·d）剂量染毒组大鼠睾丸间皮瘤发生率 7/60（12％），与对照组 2/60（3％）比较升高，差异均有统计学意义（$P<0.05$）。2mg/（kg·d）剂量染毒组大鼠肾上腺嗜铬细胞瘤发生率 10/60（17％），与对照组 3/60（5％）比较升高，差异有统计学意义（$P<0.05$）。2mg/（kg·d）剂量染毒组大鼠垂体腺瘤发生率 32/60（53％），与对照组 25/59（42％）比较升高，差异有统计学意义（$P<0.05$）。

（二）流行病学资料

目前大量的人群流行病学研究（病例对照研究和队列研究）调查

丙烯酰胺暴露与多种癌症的联系，研究结果尚未证实丙烯酰胺对人群具有致癌毒性，但提示二者之间有一定相关性。

1. 卵巢癌

J Xie 等（2013 年）以美国（1976 年）护士健康研究（Nursing Health Study，NHS）前瞻性队列，年龄 30～55 岁的 121 700 名女性注册护士和美国（1989 年）护士健康研究 Ⅱ（NHS Ⅱ）前瞻性队列，年龄 25～42 岁的 116 430 名女性护士为研究对象，使用 NHS1990 年和 NHS Ⅱ 1999 年食物频率调查问卷（food frequency questionnaire，FFQ），1989—1990 年 32 826 名 NHS 参与者（年龄 43～70 岁）和 1996—1999 年 29 611 名 NHS Ⅱ 参与者（年龄 32～54 岁）提供血液样品来评估血液中丙烯酰胺加合物的水平。卵巢癌病例通过两年一次的问卷、家人的报告、全国死亡指数、癌症注册确认获得，对照根据抽血时年龄、抽血年月日、抽血前禁食状况、抽血时是否绝经及绝经后激素使用状况等条件，按病例：对照 1：2进行匹配。结果发现，在随访过程中有 263 名患者被确诊为卵巢上皮癌，其中浆液性卵巢癌 79 名，非浆液性卵巢癌 156 名，侵袭性卵巢癌 217 名，边缘型卵巢癌 46 名。病例组每克血红蛋白中总丙烯酰胺-血红蛋白加合物浓度（99～134.1）pmol 时，卵巢癌的相对危险度（RR 值）为 0.83（95% CI：0.56～1.24），每克血红蛋白中总丙烯酰胺-血红蛋白加合物浓度＞134.1pmol 时，卵巢癌的相对危险度（RR 值）为 0.79（95% CI：0.50～1.24），总的来说，总丙烯酰胺-血红蛋白加合物浓度与卵巢癌的发病风险之间无统计学意义（$P > 0.05$）。在控制吸烟后发现，病例组总丙烯酰胺-血红蛋白加合物浓度与发生卵巢癌的相对危险度（RR 值）为 0.84（95% CI：0.55～1.27）、丙烯酰胺-血红蛋白加合物浓度与发生卵巢癌的相对危险度（RR 值）为 0.85（95%CI：0.56～1.30）、环氧丙酰胺-血红蛋白加合物浓度与发生卵巢癌的相对危险度（RR 值）为 0.80（95% CI：0.52～1.23），结果均无统计学意义（$P > 0.05$）。

JG Hogervorst 等（2007 年）以荷兰（1986 年 9 月）饮食与癌症队列（netherlands cohort study on diet and evaluation cancer，

NLCS)，年龄 55～69 岁的 62 573 名绝经后妇女为研究对象。通过问卷调查获得饮食习惯和危险因素等基线数据，病例通过荷兰地区癌症和病理学注册记录获得，从整个队列里随机抽样累计达 2 589 人年，从 1986 年 9 月至 1997 年 12 月，随访 11 年 3 个月，确诊卵巢癌患者 300 名。在 NLCS 队列中通过含 150 种食物的食物频率问卷表（food frequency questionnaire，FFQ）获得研究对象饮食情况，再根据荷兰食品和消费安全机构分析的各种食物中丙烯酰胺水平来估计研究对象摄入丙烯酰胺的平均值。结果发现，NLCS 队列中随机抽取的研究对象丙烯酰胺日平均摄入量为（21.0 ± 11.9）μg，在调整年龄、初潮年龄、绝经年龄、初次分娩年龄、口服避孕药、绝经后激素应用、吸烟、非职业身体活动、身体质量指数（body mass index，BMI）、能量摄入等多个变量后，丙烯酰胺摄入量连续增加 $10\mu g/d$，整体组丙烯酰胺摄入量作为一个连续性变量与卵巢癌有关（HR＝1.11；95％ CI：0.99～1.25）。丙烯酰胺摄入量连续增加 $10\mu g/d$，非吸烟亚组丙烯酰胺摄入量与卵巢癌显著相关（HR＝1.17；95％ CI：1.01～1.36）。丙烯酰胺摄入量最高五分位数时（整体组：HR＝1.78；95％ CI：1.01～1.36）。非吸烟亚组：（HR＝2.22；95％ CI：1.20～4.08）与丙烯酰胺摄入量最低五分位数时（HR＝1）比较升高，差异有统计学意义（$P<0.05$）。

2. 甲状腺癌

LJ Schouten 等（2009 年）以荷兰（1986 年 9 月）饮食与癌症队列（netherlands cohort study on diet and evaluation cancer，NLCS），年龄 55～69 岁的 58 279 名男性和 62 573 名女性为研究对象，通过问卷调查获得饮食习惯和危险因素（如吸烟、人体学测量、身体活动）等基线数据，病例通过荷兰地区癌症和病理学注册记录获得，从整个队列里随机抽样累计达 5 000 人年，从 1986 年 9 月至 2002 年 12 月，随访 16 年 3 个月，确诊甲状腺癌患者 73 名。在 NLCS 队列中通过含 150 种食物的食物频率问卷表（food frequency questionnaire，FFQ）获得研究对象饮食情况，再根据荷兰食品和消费安全机构分析的各种食物中丙烯酰胺水平来估计研究对象摄入丙烯酰胺的平均值。结果发现，NLCS 队列中随机抽取的研究对象丙烯酰胺日平均摄入量为（21.8±12.1）μg，其中男性（22.5±12.2）μg，女性（21.1±11.9）μg。丙烯酰胺摄入量连续增加 10μg/d 发生甲状腺癌（HR＝0.91；95％ CI：0.69～1.19）。在调整年龄、性别、吸烟、能量摄入、蔬菜摄入、烟酸摄入等多个变量后，各组甲状腺癌 HR 非常接近，丙烯酰胺摄入量最高三分位数甲状腺癌（HR＝1.33；95％ CI：0.70～2.53）与丙烯酰胺摄入量最低三分位数甲状腺癌（HR＝1）比较升高，但差异无统计学意义（P＞0.05）。

3. 胰腺癌

C Pelucchi 等（2011 年）选取意大利北部米兰地区波代诺内省主要教学和综合医院 1991—2008 年 326 名胰腺癌患者作为病例组，其中男性 174 名，女性 152 名，年龄 34～80 岁，平均年龄 63 岁；选取同类医院未患癌症的 652 名患者作为对照组，其中男性 348 名，女性 304 名，年龄 34～80 岁，平均年龄 63 岁。按病例∶对照 1∶2 进行匹配。根据含 78 种食物的食物频率问卷表（food frequency questionnaire，FFQ）评估病例组和对照组确诊前 2 年的饮食情况，按照意大利食物与饮料中丙烯酰胺的含量估计病例组与对照组丙烯酰胺摄入量的平均水平。结果发现，病例组丙烯酰胺平均摄入量 33.5μg/d，对照组丙烯酰胺平均摄入量 32.2μg/d。病例组总丙烯酰胺摄入量第二五分位数、第三五分位数、第四五分位数、最高五分位数胰腺癌的比值比分别为（OR＝1.48；95％ CI：0.88～2.50）、（OR＝1.57；95％ CI：0.91～2.69）、（OR＝1.70；95％ CI：0.98～2.96）、（OR＝1.49；95％ CI：0.83～2.70）与最低五分位数（OR＝1）比较升高，但差异均无统计学意义（P＞0.05）。病例组总丙烯酰胺摄入量连续增加 10μg/d 胰腺癌的比值比为（OR＝1.01；95％ CI：0.92～1.10）。按性别、年龄、教育程度、身体质量指数（BMI）、吸烟、饮酒、糖尿病分层后，各层间总丙烯酰胺摄入量连续增加 10μg/d 胰腺癌的比值比，差异均无统计学意义（P＞0.05）。

二、毒性机制

迄今为止，动物实验资料未见对垂体、胸腺功能障碍机制研究的报道。

（一）睾丸内分泌功能障碍机制

1. 氧化还原损伤

宋宏绣（2007 年）选用体重（200±10）g 雄性 SD 大鼠 40 只。随机分为 4 组，每组 10 只，以 4、10、18mg/（kg·d）丙烯酰胺灌胃，6 天/周，共 9 周。结果发现，低、中、高剂量染毒组大鼠精子存活率分别为（65.43±5.16）%、（60.86±4.26）%、（46.86±2.73）%，与对照组（76.86±5.46）% 比较降低，差异均有统计学意义（$P<0.05$）。中、高剂量染毒组大鼠精子畸形率分别为（45.71±13.28）%、（56.71±17.01）%，与对照组（39±10.95）% 比较升高，差异均有统计学意义（$P<0.05$）。低、中、高剂量染毒组大鼠血清睾酮含量分别为（7.69±3.84）、（5.23±1.42）、（1.36±0.86）ng/ml，与对照组（13.44±4.76）ng/ml 比较降低，差异均有统计学意义（$P<0.05$）。低、中、高剂量染毒组大鼠睾丸匀浆睾酮含量分别为（3.01±0.76）、（2.44±0.91）、（0.85±0.49）ng/（mg·pr），与对照组（4.95±1.64）ng/（mg·pr）比较降低，差异均有统计学意义（$P<0.05$）。随着染毒剂量的升高，各剂量染毒组大鼠睾丸匀浆中谷胱甘肽（glutathione，GSH）水平和超氧化物歧化酶（superoxide dismutase，SOD）活性与对照组比较下降，差异均有统计学意义（$P<0.05$）；各剂量染毒组大鼠睾丸匀浆中谷胱甘肽过氧化物酶（glutathione peroxidase，GSH-Px）活性也明显受到抑制，与对照组比较，差异有统计学意义（$P<0.05$）。正常情况机体的抗氧化系统使体内活性氧（reactive oxygen species，ROS）保持动态平衡，睾丸匀浆中 GSH 水平的下降说明丙烯酰胺可能引起了睾丸的氧化应激，从而消耗了抗氧化物质 GSH，SOD 使超氧阴离子自由基 $O^{·2-}$ 转化为 H_2O_2，而 H_2O_2 主要靠 GSH-Px 清除，SOD 和 GSH-Px 活性降低，体内产生的过多的自由基和过氧化物不断积累，反过来可能影响

SOD 和 GSH-Px 酶活性，而 H_2O_2 在体内的积累影响精子的生成，造成精子活率下降、畸形率增加。提示睾丸形态、结构及内分泌功能异常可能与丙烯酰胺干扰了睾丸的氧化-抗氧化系统的平衡有关。

2. 基因突变或基因表达异常

RS Wang 等（2010 年）选用 7 周龄 Big Blue 雄性转基因小鼠 31 只，分为 5 组：对照组，丙烯酰胺（AA）1.4、7.0mmol/L 两个剂量组，环氧丙酰胺（glycidamide，GA）1.4、7.0mmol/L 两个剂量组。对照组 7 只小鼠，其余 4 组各 6 只小鼠，饮水染毒 28 天，最后一次染毒后 21 天处死。结果发现，AA、GA 高剂量染毒组小鼠睾体比值与对照组比较降低，差异均有统计学意义（$P < 0.05$）。AA、GA 低、高剂量染毒组小鼠睾丸 c II 基因突变频率（mutation frequency，MF）分别为（23.4 ± 25.6）$\times 10^6$、（16.1 ± 3.0）$\times 10^6$、（11.9 ± 4.7）$\times 10^6$、（21.9 ± 13.3）$\times 10^6$，与对照组（3.8 ± 1.6）$\times 10^6$ 比较升高，差异均有统计学意义（$P < 0.05$）。GA 低、高剂量染毒组间 MF 差异均有统计学意义（$P < 0.05$）。1.4mmol/L AA 染毒组 2 只小鼠出现克隆扩增，分别在 25、37 碱基对重复复制发生点突变，对照组小鼠发生 30 个独立 c II 基因突变。AA 低、高剂量染毒组分别发生 38、56 个独立 c II 基因突变，GA 低、高剂量染毒组分别发生 46、69 个独立 c II 基因突变。各剂量染毒组和对照组小鼠移码突变（插入和缺失）不足 20%，大多数突变是碱基对置换，对照组小鼠 G：C 置换占 73%，最常见的是 G：C 置换为 A：T，占 53%，A：T 置换不足 10%。AA、GA 各剂量染毒组小鼠 A：T 置换超过 25%，尤其是 A：T 置换为 G：C，A：T 置换为 T：A。AA 低剂量染毒组和 GA 低、高剂量染毒组小鼠 G：C 置换分别占 65.8%、52.2%、57.9%，移码突变分别占 5.3%、17.4%、11.6%，与对照组 G：C 置换（73%）、移码突变（20%）比较降低，差异均有统计学意义（$P < 0.05$）。AA、GA 染毒组小鼠 c II 基因突变分布在整个基因，-1/+1 移码突变可能是一个热点，突变在染毒组和对照组小鼠 c II 基因 179~184 碱基对处，而染毒组还有一些热点突变位于小鼠 c II 基因 64 碱基对、125~177 碱基对、215~294 碱基对处。AA 及其

代谢产物通过诱发基因突变，干扰生殖细胞基因表达，介导睾丸间质细胞凋亡，导致生精小管发生病理性变化和子代产前死亡率的增加。提示睾丸功能障碍可能与 AA 引起睾丸基因突变有关。

L Camacho 等（2012 年）以 4、8mg/（kg·d）丙烯酰胺给 Big Blue 雄性大鼠饮水染毒 60 天。结果发现，8mg/（kg·d）剂量染毒组大鼠睾丸中与氧化应激有关的基因 sod1、gss 表达下调，cat 表达上调，差异均有统计学意义（$P<0.05$）。与细胞增殖有关的基因 pcna 表达下调，差异有统计学意义（$P<0.05$）。与细胞凋亡有关的基因 caspase3、fas 表达上调，差异均有统计学意义（$P<0.05$）。与类固醇生成有关的基因 lhr、star、cyp11a1 表达上调，差异均有统计学意义（$P<0.05$）。与睾酮代谢有关的基因 srd5a1 表达下调，差异有统计学意义（$P<0.05$）。与生殖细胞生存有关的基因 ckit、insl3 表达上调，差异均有统计学意义（$P<0.05$）。与支持细胞-生精细胞连接有关的基因 tes 表达上调，差异有统计学意义（$P<0.05$）。提示睾丸内分泌功能异常可能与丙烯酰胺引起与睾丸内分泌有关的基因异常表达有关。

3. 下丘脑-垂体-睾丸轴功能异常

L Camacho 等（2012 年）选用出生后 70 天雄性 F344 大鼠 40 只。随机分为 4 组，每组 10 只，以 2.5、10、50mg/kg 丙烯酰胺饮水染毒 14 天。结果发现，各剂量染毒组下丘脑-垂体-睾丸轴被激活，中、高剂量染毒组大鼠血清睾酮（T）水平与对照组比较降低，差异均有统计学意义（$P<0.05$），血清间质细胞刺激素（interstitial cell stimulating hormone，ICSH）水平以及垂体 ICSH 染色面积百分比与对照组比较升高，差异均有统计学意义（$P<0.05$）。高剂量染毒组大鼠血清卵泡刺激素（follicle-stimulating hormone，FSH）水平以及垂体 FSH 染色强度与对照组比较降低，差异均有统计学意义（$P<0.05$），血清中黄体酮和睾酮前体水平与对照组比较降低，差异均有统计学意义（$P<0.05$）。高剂量染毒组大鼠睾丸发生损伤，包括精子细胞剥脱、精子细胞损耗、精子细胞滞留和凋亡、精母细胞或圆精细胞粗线期细胞质深染。其中睾丸绝对重量（1.326±15.9）

mg，与对照组（1.442±24）mg 比较降低，差异有统计学意义（P <0.05）。下丘脑分泌促性腺激素释放激素（gonadotropin-releasing hormone，GnRH），GnRH 可促进垂体分泌 ICSH、FSH，作用于睾丸，促进睾丸分泌 T，来维持睾丸正常功能。提示睾丸的内分泌功能紊乱可能与丙烯酰胺干扰下丘脑-垂体-睾丸轴调节功能有关。

4. 细胞增殖-凋亡平衡破坏

房彦乐（2013 年）选用体重 150～200g 雄性 SD 大鼠 40 只。随机分为 4 组，每组 10 只，以 20、40、60mg/kg 丙烯酰胺灌胃，1 次/天，5 天/周，共 2 周。光镜下可见，中、高剂量染毒组大鼠生精小管层次排列不规则、疏松，生精上皮层数减少，各级生精细胞均见减少，管腔内成熟精子减少，可见增殖细胞脱落于管腔内，管腔变大。低、中、高剂量染毒组大鼠附睾精子密度分别为（0.86±0.23）× 10^8/ml、（0.59±0.18）× 10^8/ml、（0.32±0.15）× 10^8/ml，与对照组（1.18±0.42）× 10^8/ml 比较降低，差异均有统计学意义（P < 0.05）。中、高剂量染毒组大鼠生精细胞端粒酶逆转录酶（telomerase reverse transcriptase，TERT）阳性产物明显减少，阳性产物平均吸光度（OD）分别为（0.3065±0.0570）、（0.3022±0.0612），与对照组（0.3672±0.0541）比较降低，差异均有统计学意义（P < 0.05）。中、高剂量染毒组大鼠生精细胞增殖细胞核抗原（proliferating cell nuclear antigen，PCNA）阳性产物明显减少，阳性产物平均吸光度分别为（0.4032±0.0492）、（0.3624±0.0511），与对照组（0.4939±0.0524）比较降低，差异均有统计学意义（P < 0.05）。TERT 是端粒酶的限速酶，研究表明，端粒酶缺乏可能会扰乱生精细胞减数分裂期染色体联会，降低生精细胞染色体重组，导致生精细胞染色体稳定性变差，生精过程在精母细胞的减数分裂期阻滞，最终导致生精细胞的凋亡。PCNA 与细胞增殖周期有关，丙烯酰胺可能通过染色体碎裂、突变，影响 PCNA 的表达程度，使正常的 DNA 合成受到破坏，因而抑制生殖细胞的增殖。提示丙烯酰胺引起的精子生成障碍可能与生殖细胞增殖-凋亡平衡破坏有关。

张晓玲（2010 年）选用体重 35～40g 清洁级健康雄性昆明种小

鼠 40 只。按体重随机分为 4 组，每组 10 只，以 10、20、40mg/kg 丙烯酰胺灌胃，6 天/周，共 5 周。光镜下见中、高剂量染毒组小鼠生精小管排列不规则，生精上皮层次减少，各级生精细胞减少，管腔内成熟精子减少，且有空泡形成。流式细胞术示各剂量染毒组小鼠单倍体（1C）细胞与对照组比较降低，二倍体（2C）细胞与对照组比较升高，四倍体（4C）细胞与对照组比较升高，差异均有统计学意义（$P<0.05$）。低、中、高剂量染毒组小鼠 1C：4C 及 1C：2C 比值与对照组比值比较降低，差异均有统计学意义（$P<0.05$）。高剂量染毒组 4C：2C 比值与对照组比值比较降低，差异有统计学意义（$P<0.05$）。原位末端标记法（TdT-mediated dUTP nick end labeling，TUNEL）结果显示，低、中、高剂量染毒组小鼠生精细胞凋亡指数分别是（0.17 ± 0.05）%、（3.33 ± 0.17）%、（6.25 ± 0.19）%，与对照组（0.03 ± 0.02）% 比较升高，差异均有统计学意义（$P<0.05$）。免疫组织化学结果显示，波形蛋白在小鼠睾丸支持细胞和间质细胞均有表达，其中阳性表达在间质细胞较多，低、中、高剂量染毒组小鼠睾丸波形蛋白表达平均光密度分别为（0.396 ± 0.01）、（0.255 ± 0.03）、（0.206 ± 0.02），与对照组（0.413 ± 0.02）比较降低，差异均有统计学意义（$P<0.05$）。实时聚合酶链反应（real-time polymerase chain reaction，RT-PCR）检测结果显示，低、中、高剂量染毒组小鼠睾丸波形蛋白 mRNA 表达水平分别为（2.31 ± 0.20）、（1.21 ± 0.21）、（0.90 ± 0.08），与对照组（3.17 ± 0.46）比较降低，差异均有统计学意义（$P<0.05$）。丙烯酰胺可能通过抑制睾丸波形蛋白的表达和转录，从而减少了细胞内波形蛋白的表达，导致生精细胞大量凋亡，或者促进了睾丸波形蛋白可能被一些激素、生长因子等降解，或者通过激活 caspase 或被该酶激活的一组蛋白酶裂解，产生的小片段诱导生精细胞的过度凋亡。提示丙烯酰胺引起生精细胞凋亡的作用可能与睾丸波形蛋白表达减少有关。

5. NO/sGC/cGMP 信号通路异常

王皓（2010 年）选用 21 日龄雄性 SD 大鼠 30 只。随机分为 3 组，每组 10 只，以 5、10mg/（kg·d）丙烯酰胺饮水染毒，共 8 周。

结果发现，高剂量染毒组大鼠睾丸内每平方毫米间质细胞数量与对照组比较升高，差异有统计学意义（$P < 0.05$）。高剂量染毒组大鼠血清中总睾酮水平与对照组比较升高，差异有统计学意义（$P < 0.05$）。病理组织切片结果显示，高剂量染毒组大鼠发生生精细胞缺失的生精小管内基底室精原细胞依然存在，排列整齐，初级精母细胞大部分缺失，睾丸紧密连接结构被破坏。免疫组织化学结果显示，睾丸间质细胞中发现可溶性鸟苷酸环化酶（soluble guanylate cyclaseα1，sGC α1）强烈浓染，进一步观察，在生精小管中生精周期在 8～19 的精子顶体内同样可以检测到 sGC α1 的阳性表达，而成熟精子中则未发现阳性染色，高剂量染毒组发生病理变化的大鼠睾丸中，sGC α1 阳性表达率（14.72％）与对照组（83.52％）比较降低，差异有统计学意义（$P < 0.05$）。在雄性生殖系统中，NO/sGC/cGMP 信号通路参与雄激素分泌、阴茎勃起、睾丸内精子发生，生精细胞凋亡和调节支持-生精细胞与支持-支持细胞紧密连接结构等功能，而 sGC 是 NO/sGC/cGMP 信号转导通路中最为关键的一个分子，sGC α1 可能还参与睾酮合成过程。提示睾丸功能异常可能与丙烯酰胺破坏了 NO/sGC/cGMP 信号通路有关。

6. 表观遗传修饰异常

鲁爽（2006 年）选用体重 300～350g 雄性 SD 大鼠 40 只。随机分为 4 组，每组 10 只，以 5、10、50mg/kg 丙烯酰胺灌胃，1 次/天，共 14 天。结果发现，中、高剂量染毒组大鼠睾丸、附睾重量与对照组比较降低，差异均有统计学意义（$P < 0.05$）。低剂量染毒组大鼠精子储备（31×10^7 个/毫克附睾）、中、高剂量染毒组大鼠精子储备（15×10^7 个/毫克附睾）与对照组（68×10^7 个/毫克附睾）比较降低，差异均有统计学意义（$P < 0.05$）。组织病理学结果显示，中剂量染毒组大鼠睾丸生精上皮变薄，各级生精细胞明显减少，可见融合的巨细胞，生精小管管腔变窄，其内成熟精子减少，坏死脱落的细胞增加。高剂量染毒组大鼠睾丸明显萎缩，生精小管的生精上皮变薄，可见融合的巨细胞。管腔内可见脱落的各级生精细胞，未见成熟精子。随机选择 4 只低剂量染毒组大鼠、3 只高剂量染毒组大鼠，灌胃

后 35 天取附睾中成熟精子扩增测序，低、高剂量染毒组大鼠测序结果显示，每只大鼠精子在父源印记基因 igf2 DMR2CpG 位点上的 C 有不同程度的甲基化丢失，丢失甲基的 CG 位点分别占总 CpG 位点的 15.07%、7.8%，与对照组（2.38%）比较升高，差异均有统计学意义（$P<0.05$）。低、高剂量染毒组大鼠灌胃后 2 周处死大鼠，分离生精小管提取总 RNA，实时聚合酶链反应（real-time polymerase chain reaction，RT-PCR）结果显示，低、高剂量染毒组大鼠睾丸组织内组蛋白去乙酰基转移酶 1（histone deacetylase 1，HDAC1）表达量与对照组比较升高、组蛋白去乙酰基转移酶 4（HDAC4）表达量与对照组比较降低，差异均有统计学意义（$P<0.05$）。Western blotting 结果显示，低、高剂量染毒组出现了 91kD 的剪接带，HDAC4 蛋白前体为 140kD。丙烯酰胺染毒后 35 天正处于精原细胞有丝分裂和精母细胞减数分裂前期，该阶段生精细胞正处于重新编程阶段，此时成熟精子父源印记基因 igf2 DMR2CpG 位点上的 C 有不同程度的甲基化丢失，表明丙烯酰胺诱导大鼠生精障碍的同时干扰了精子发生的重新编程。HDAC 是参与染色体重构的重要蛋白质，HDAC1 表达量升高，HDAC4 表达量降低，HDAC4 出现 90kD 的降解条带，说明该蛋白质在丙烯酰胺的作用下被剪切，提示生精功能障碍可能与基因印记异常有关，也可能是由于丙烯酰胺干扰了精子发生过程中的染色体重构。

（二）卵巢内分泌功能障碍机制

1. 下丘脑-垂体-性腺轴调节异常

李健（2009 年）选用体重 10～12g 雌性昆明种小鼠 36 只。随机分为 3 组，每组 12 只，以 20、40mg/kg 丙烯酰胺饲喂染毒，共 30 天。结果发现，肉眼可见低剂量染毒组小鼠卵巢膨大表面散在黄体，高剂量染毒组小鼠卵巢细小。低、高剂量染毒组小鼠卵巢重量分别为（8.72±0.47）、（3.9±0.44）mg，与对照组（16.78±0.98）mg 比较降低，差异均有统计学意义（$P<0.01$）。低、高剂量染毒组小鼠卵巢脏器系数分别为（32.46±1.50）、（20.60±1.88）mg/100g，与对照组（55.34±3.47）mg/100g 比较降低，差异均有统计学意义

（$P<0.01$）。组织形态学结果发现，各染毒组小鼠卵巢体积小于对照组，低剂量染毒组和对照组小鼠卵巢处于排卵后期，多为黄体和有腔卵泡，但低剂量染毒组小鼠卵巢黄体数量明显少于对照组；高剂量染毒组小鼠卵巢卵泡多停留在有腔卵泡期，有些卵泡发生闭锁，没有黄体出现。低、高剂量染毒组小鼠血清中雌二醇（estrodiol，E_2）水平与对照组比较升高，但差异无统计学意义（$P>0.05$），黄体酮（progesterone，P）水平分别为（180.63±18.86）、（8.62±0.53）ng/ml，与对照组（256.31±22.33）ng/ml 比较降低，差异均有统计学意义（$P<0.01$）。低剂量染毒组小鼠脑组织总一氧化氮合酶（total nitric oxide synthase，TNOS）水平与对照组比较降低，高剂量染毒组小鼠 TNOS 水平与对照组比较升高，差异均有统计学意义（$P<0.01$）。低、高剂量染毒组诱导型一氧化氮合酶（inducible nitric oxide synthase，iNOS）水平与对照组比较升高，结构型一氧化氮合酶（constitutive nitric oxide synthase，cNOS）水平与对照组比较降低，差异均有统计学意义（$P<0.01$）。解剖定位发现，下丘脑中神经元型一氧化氮合酶（neuronal nitric oxide synthase，nNOS）神经元与促性腺激素释放激素（gonadotrophin releasing hormone，GnRH）神经元联系紧密，说明 nNOS 分泌的 NO 对 GnRH 的分泌起重要作用。有研究发现，nNOS 分泌的 NO 不但可以促进 GnRH 的分泌，还能提高卵泡刺激素（follicle-stimulating hormone，FSH）和黄体生成素（luteinizing hormone，LH）的分泌水平。脑组织中 cNOS 的分型 nNOS 下降，可能会导致 GnRH 等相关激素分泌下降，抑制 FSH 和 LH 的分泌，从而抑制小鼠卵泡发育、成熟、排卵和黄体生成。提示卵巢内分泌功能障碍可能与丙烯酰胺影响脑中 iNOS 和 cNOS 水平变化引起下丘脑-垂体-性腺轴激素调节功能异常有关。

2. 细胞凋亡

M Hulas-Stasiak 等（2013 年）选用 90 日龄的妊娠豚鼠 10 只。按体重随机分为 2 组，每组 5 只，以 3mg/（kg·d）丙烯酰胺饮水染毒，从妊娠 32 天开始染毒至分娩。结果发现，染毒组豚鼠大多数原始卵泡、初级卵泡萎缩，甚至出现孤立闭锁的卵母细胞迹象，卵巢皮质松散。产前丙烯酰胺染毒后，子鼠卵巢原始卵泡平均数量（1605±110.8）个、初级卵泡平均数量（87±10.07）个，与对照组子鼠原始卵泡平均数量（3321±163）个、初级卵泡平均数量（148.2±10.68）个比较降低，差异均有统计学意义（$P<0.05$）。染毒组子鼠卵巢闭锁的原始卵泡平均数量（2482±46.70）个、初级卵泡平均数量（221.8±12.39）个，与对照组子鼠卵巢闭锁的原始卵泡平均数量（1790±103.9）个、初级卵泡平均数量（181.5±8.19）个比较升高，差异均有统计学意义（$P<0.05$）。免疫荧光结果和原位末端标记法（TdT-mediated dUTP nick end labeling，TUNEL）结果发现，染毒组子鼠卵母细胞中凋亡蛋白胱门蛋白酶-3（caspase-3）阳性的原始卵泡和初级卵泡数量与对照组比较升高，差异均有统计学意义（$P<0.05$）。对照组子鼠波形蛋白细丝主要存在于卵母细胞各阶段卵泡细胞细胞质中，粒层细胞的免疫信号弱于卵母细胞，染毒组子鼠卵母细胞各阶段卵泡细胞细胞质中波形蛋白免疫结果阴性，粒层细胞在与卵母细胞连接处有较强的免疫信号。研究表明，波形蛋白在细胞黏附和细胞与细胞之间交互作用中通过调节整合蛋白质功能发挥重要作用，而细胞与细胞间的交互作用在卵泡发育过程中起着关键作用；另外有研究发现，在没有颗粒细胞的情况下培养的卵母细胞非常容易产生凋亡。丙烯酰胺引起卵巢中凋亡蛋白 caspase 增加，这种蛋白质可以破坏中间丝，使得波形蛋白的纤维网络结构遭到破坏，继而影响粒层细胞-卵巢细胞间的交互作用，最终导致卵巢细胞凋亡。提示卵巢功能障碍可能与卵母细胞凋亡有关。

3. 原癌基因激活

A Ehlers 等（2013 年）选用人类卵巢癌 PA-1、SK-OV-3、EFO-27 细胞系进行体外培养，培养在 $75cm^2$ 细胞培养瓶中，体积 25ml，浓度（2～5）×10^5 个细胞/毫升，分别加入 0.001、0.01、0.1、1mmol/L 环氧丙酰胺，在二甲亚砜（dimethyl sulfoxide，DMSO）介质中培养 24 小时。结果发现，1mmol/L 处理组诱导产生双特异性磷酸酶（double specificity phosphatase，DUSP）基因，人类卵巢癌 PA-1、SK-OV-3、EFO-27 细胞系 DUSP1、DUSP4、DUSP5 基

因表达与对照组比较上调，差异均有统计学意义（$P < 0.01$）。DUSP基因通过影响促分裂原活化蛋白激酶（mitogen-activated protein kinase，MAPK）的活性产生致癌作用，提示卵巢癌的发生可能与原癌基因的激活有关。

（三）甲状腺、肾上腺功能障碍机制

1. 下丘脑-垂体-甲状腺轴

JF Bowyer 等（2008 年）选用体重（242 ± 15）～（266 ± 24）g的雄性 F344 大鼠 200 只。随机分为 4 组，每组 50 只，以 2.5、10、50mg/kg 丙烯酰胺饮水染毒 14 天。结果发现，低、中、高剂量染毒组大鼠下丘脑或垂体分泌的促甲状腺激素释放激素（thyrotropin-releasing hormone，TRH）、促甲状腺激素（thyroid-stimulating hormone，TSH）、甲状腺受体 α 和 β 以及其他 10 种激素或释放激素。甲状腺中甲状腺球蛋白、过氧化物酶、碘化钠协同载体、Ⅰ型脱碘酶 mRNA 水平；血清中 TSH 或三碘甲状腺原氨酸（$3, 5, 3'$-triiodothyronine，T3）水平；下丘脑和垂体中的多巴胺水平；甲状腺和垂体增加的细胞增殖（MKi67 mRNA 水平和 Ki-67 蛋白水平没有增加）情况与对照组比较，差异均无统计学意义（$P > 0.05$）。提示在此实验条件下不能证实丙烯酰胺诱导 F344 大鼠的甲状腺癌与下丘脑-垂体-甲状腺的系统性改变和激素调节异常的机制有关。

2. 细胞异常增殖

汤菊莉（2007 年）选用 8 周龄 F344 大鼠 80 只。按性别和体重随机分为 4 组，每组 20 只，雌雄各半，以 0.25、1、2mg/（kg·d）丙烯酰胺灌胃，共 6 个月。结果发现，高剂量染毒组雌性大鼠甲状腺 5-溴-2'-脱氧尿嘧啶（Brdu）标记指数（13.8%），与对照组（<1%）比较升高，差异有统计学意义（$P < 0.05$）。低、中、高剂量染毒组雌性大鼠肾上腺 Brdu 标记指数分别为 10.2%、10.5%、30%，与对照组（<1%）比较升高，差异均有统计学意义（$P < 0.05$）。单细胞凝胶电泳结果显示，低、中、高剂量组雄性大鼠肾上腺 Olive 尾矩分别为（3.588 ± 0.763）、（8.187 ± 1.528）、（11.656 ± 2.238），与对照组（1.968 ± 0.852）比较升高，差异均有统计学意义（$P < 0.05$），存在

剂量-反应关系。低、中、高剂量组雌性大鼠肾上腺 Olive 尾矩分别为（2.745±0.393）、（3.878±1.102）、（4.374±1.586），与对照组（1.302±0.934）比较升高，差异均有统计学意义（$P<0.05$），存在剂量-反应关系。Western bloting 分析结果显示，低、中、高剂量染毒组雌性、雄性大鼠肾上腺组织中 ras 蛋白表达量与对照组比较升高，差异均有统计学意义（$P<0.05$）。丙烯酰胺染毒后可能引起组织 DNA 链的断裂和遗传位点的不稳定性，导致遗传物质损伤，引起基因突变，激活 ras 基因，使其在组织中的表达量增加，通过 ras-raf-MEK-ERK 信号转导途径，调节细胞周期调控因子，导致细胞增殖异常，这可能是其致癌过程中的一个关键步骤和前期表现。提示丙烯酰胺所致甲状腺癌、肾上腺癌可能与 ras 基因激活引起的细胞增殖异常有关。

　　JS Lafferty 等（2004 年）第一阶段实验选用 7 周龄雄性 F344 大鼠和雄性 SD 大鼠 15 只。随机分为 3 组，每组 5 只，以 2、15mg/kg 丙烯酰胺饮水染毒，染毒 7、14、28 天。结果发现，低、高剂量染毒组雄性 F344 大鼠和雄性 SD 大鼠肾上腺髓质细胞 DNA 合成量在染毒第 7、14、28 天时与对照组比较升高，差异均有统计学意义（$P<0.05$）。第二阶段实验选用 7 周龄 F344 大鼠 20 只。随机分为 4 组，丙烯酰胺染毒组（2mg/kg）、细胞色素 P450 酶抑制剂 1-氨基苯丙三唑（1-aminobenzotriazole，ABT）染毒组 [100mg/（kg·d）]、丙烯酰胺＋ABT 染毒组 [2mg/kg 丙烯酰胺＋100mg/（kg·d）ABT]，丙烯酰胺饮水染毒，ABT 腹腔注射，共 7 天。结果发现，ABT 染毒组大鼠肾上腺髓质细胞 DNA 合成标记指数为（4.1±0.5）%，与对照组（4.0±0.4）% 比较，差异无统计学意义（$P>0.05$）。丙烯酰胺染毒组大鼠肾上腺髓质细胞 DNA 合成标记指数为（7.6±0.8）%，与对照组（4.0±0.4）% 比较升高，差异有统计学意义（$P<0.05$）。丙烯酰胺＋ABT 染毒组大鼠肾上腺髓质细胞 DNA 合成标记指数为（3.8±0.1）%，与对照组（4.0±0.4）% 比较降低，差异有统计学意义（$P<0.05$）。丙烯酰胺在细胞色素 P4502E1 的作用下氧化代谢为环氧丙酰胺（glycidamide，GA），GA 诱导肾上腺髓质细胞 DNA 合

成增加，导致细胞异常增殖。提示肾上腺髓质嗜铬细胞瘤可能与 GA 诱导的细胞异常增殖有关。

（赵乾龙　李芝兰）

主要参考文献

1. Camacho L，Latendresse JR，Muskhelishvili L，et al. Effects of acrylamide exposure on serum hormones，gene expression，cell proliferation，and histopathology in male reproductive tissues of Fischer 344 rats. Toxicol Lett，2012，211（2）：135-143.

2. Khan MA，Davis CA，Foley GL，et al. Changes in thyroid gland morphology after acute acrylamide exposure. Toxicol Sci，1999，47（2）：151-157.

3. Yang HJ，Lee SH，Jin Y，et al. Toxicological effects of acrylamide on rat testicular gene expression profile. Reprod Toxicol，2005，19（4）：527-534.

4. Ma Y，Shi J，Zheng M，et al. Toxicological effects of acrylamide on the reproductive system of weaning male rats. Toxicol Health，2011，27（7）：617-627.

5. Wei Q，Li J，Li X，et al. Reproductive toxicity in acrylamide-treated female mice. Reprod Toxicol，2014，46：121-128.

6. 宋亚军. 口服牛奶、葡萄糖及丙烯酰胺对断奶雌性大鼠生长发育及卵泡发育的影响. 南京：南京农业大学，2008.

7. Hamdy SM，Bakeer HM，Eskander EF，et al. Effect of acrylamide on some hormones and endocrine tissues in male rats. Hum Exp Toxicol，2012，31（5）：483-491.

8. Fang J，Liang CL，Jia XD，et al. Immunotoxicity of acrylamide in female Balb/c mice. Biomed Environ Sci，2014，27（6）：401-409.

9. Beland FA，Mellick PW，Olson GR，et al. Carcinogenicity of acrylamide in B6C3F（1）mice and F344/N rats from a 2-year drinking water exposure. Food Chem Toxicol，2013，51：149-159.

10. Johnson KA，Gorzinski SJ，Bodner KM，et al. Chronic toxicity and oncogenicity study on acrylamide incorporated in the drinking water of Fischer 344 rats. ToxicolAppl Pharmacol，1986，85（2）：154-168.

11. Xie J，Terry KL，Poole EM，et al. Acrylamide hemoglobin adduct levels and

ovarian cancer risk: a nested case-control study. Cancer Epidemiol Biomarkers Prev，2013，22（4）：653-660.

12. Hogervorst JG，Schouten LJ，Konings EJ，et al. A Prospective study of dietary acrylamide intake and the risk of endometrial，ovarian，and breast cancer. Cancer Epidemiol Biomarkers Prev，2007，16（11）：2304-2313.

13. Schouten LJ，Hogervorst JG，Koings EJ，et al. Dietary Acrylamide Intake and the Risk of Head-Neck and Thyroid Cancers: Results From the Netherlands Cohort Study. Am J Epidemiol，2009，170（7）：873-884.

14. Pelucchi C，Galeone C，Talamini R，et al. Dietary acrylamide and pancreatic cancer risk in an Italian case－control study. Ann Oncol，2011，22（8）：1910-1915.

15. 宋宏绣. 丙烯酰胺对雄性大鼠生殖毒性的研究. 南京：南京农业大学，2007.

16. Wang RS，McDaniel LP，Manjanatha MG，et al. Mutagenicity of acrylamide and glycidamide in the testes of Big Blue mice. Toxicol Sci，2010，117（1）：72-80.

17. 房彦乐. 环境激素丙烯酰胺对 SD 大鼠生精细胞端粒酶活性及增值的表达影响. 石家庄：河北医科大学，2013.

18. 张晓玲. 丙烯酸胺对小鼠睾丸细胞毒性作用及其与波形蛋白表达关系的研究. 太原：山西医科大学，2010.

19. 王皓. 丙烯酰胺对雄性动物生殖及成体干细胞的毒理学研究. 南京：南京农业大学，2010.

20. 鲁爽. 丙烯酰胺干扰大鼠精子发生表观遗传修饰的初步研究. 北京：中国协和医科大学，2006.

21. Sickles DW，Sperry AO，Testino A，et al. Acrylamide effects on kinesin-related proteins of the mitotic/meiotic spindle. Toxicol Appl Pharmacol，2007，222（1）：111-121.

22. 李健. 丙烯酰胺对雌性小鼠的生殖毒性和神经型一氧化氮合酶在卵巢细胞中的表达定位. 南京：南京农业大学，2009.

23. Hulas-Stasiak M，Dobrowolski P，Tomaszewska E，et al. Maternal acrylamide treatment reduces ovarian follicle number in newborn guinea pig offspring. Reprod Toxicol，2013，42：125-131.

24. Ehlers A，Lenze D，Broll H，et al. Dose dependent molecular effects of acrylamide and glycidamide in human cancer cell lines and human primary hepato-

cytes. Toxicol Lett，2013，217（2）：111-120.

25. Bowyer JF，Latendresse JR，Delongchamp RR，et al. The effects of sub-chronic acrylamide exposure on gene expression，neurochemistry，hormones，and histopathology in the hypothalamus-pituitary-thyroid axis of male Fischer 344 rats. Toxicol Appl Pharmacol，2008，230（2）：208-215.

26. 汤菊莉. 丙烯酰胺及遗传毒性致癌机制的研究. 北京：中国疾病预防与控制中心，2007.

27. Lafferty JS，Kamendulis LM，Kaster J，et al. Subchronic acrylamide treat-ment induces a tissue-specific increase in DNA synthesis in the rat. Toxicol Lett，2004，154（1-2）：95-103.

第二节　环磷酰胺

环磷酰胺（cyclophosphamide，CTX），又名环磷氮芥、安道生、癌得星或癌得散，是一种氮芥类化合物，为临床上常用的免疫抑制和抗肿瘤药物。

CTX 为白色结晶或结晶性粉末，水溶液不稳定，无臭，味微苦。CTX 为细胞周期非特异性氮芥类细胞毒药物，对细胞 S 期及 G_2 末期最敏感。在体外无抗肿瘤作用，进入机体后经肝微粒体细胞色素 P450 氧化，活化为 4-羟基-环磷酰胺和醛基磷酰胺。后者在正常组织中转化为无毒代谢物，而在肿瘤细胞中因缺乏正常组织所具有的酶，醛基磷酰胺性质又不稳定，可分解成对瘤细胞有强烈毒性的磷酰氮芥和丙烯醛，从而起到抗肿瘤的作用。

CTX 抗瘤谱较广，对恶性淋巴瘤疗效显著，对多发性骨髓瘤、白血病、乳腺癌、卵巢癌、宫颈癌、前列腺癌、结肠癌、支气管癌、肺癌等有一定疗效。也可用于类风湿关节炎、系统性红斑狼疮（sys-temic lupus erythematosus，SLE）、儿童肾病综合征以及自身免疫疾病的治疗。

不良反应：骨髓抑制为最常见的毒性反应，白细胞往往在给药后 10～14 天最低，多在第 21 天恢复正常，血小板减少比其他烷化剂少见。常见的不良反应还有恶心、呕吐，严重程度与剂量有关。CTX

的代谢产物可导致严重的出血性膀胱炎，也可致膀胱纤维化。当大剂量 CTX（按体重 50mg/kg）与大量液体同时给予时，可产生水中毒。常规剂量的 CTX 不产生心脏毒性，但当高剂量时可导致心肌坏死，偶有发生肺纤维化。长期给予 CTX 可产生继发性肿瘤，产生中等至严重的免疫抑制。用于白血病或淋巴瘤治疗时，易发生高尿酸血症及尿酸性肾病。

国际癌症研究所（IARC，2014 年）已将环磷酰胺归入 1 类，人类致癌物。

一、毒性表现

（一）动物实验资料

高学勇等（2009 年）对雄性 SD 大鼠腹腔注射 CTX 20mg/(kg·d)，连续 5 天。用药 2 个月后，发现大鼠体重、睾丸和附睾重量与对照组比减轻，差异有统计学意义（$P<0.01$）。从睾丸组织学检测发现，睾丸生精小管直径明显缩小，间距增宽，生精上皮变薄，生精细胞数量减少，生精小管腔多未见精子形成。附睾管管腔内精子稀少，含有大量脱落细胞，管壁薄。经 TUNEL 方法显示染毒组生精细胞凋亡数量明显增多。

N Elangovan 等（2006 年）报道，给 6 周龄雄性 ICR 小鼠腹腔注射 CTX 50、100、150、200mg/kg，每周 1 次，并分别在第 1、5 周处死。第 1 周处死的小鼠各剂量染毒组睾丸重量均明显减轻，精子活力随着剂量升高而下降，各剂量染毒组副睾中的精子数均有明显下降，输精管呈严重损坏。而第 5 周处死的小鼠只有 200mg/kg 染毒组睾丸重量明显减轻，精子活力比第 1 周有所恢复。同时副睾中的精子数有所恢复、输精管损伤有恢复。但同时还发现，与第 5 周处死的小鼠各剂量染毒组合笼饲养的雌性小鼠的怀孕率分别下降了 17%、50%、58%、100%。各剂量染毒组第 1 周血清间质细胞刺激素（ICSH）显著下降，差异均有统计学意义（$P<0.5$），但卵泡刺激素（FSH）无显著变化，血清睾酮水平下降了约 98%，睾酮下降的平均水平可作为睾丸损伤的标志。这些结果表明，低浓度的 CTX 即可对

雄性小鼠垂体-性腺轴造成影响，高浓度时更甚，虽然小鼠的自身生理调节作用在一定程度和范围内能对抗这种影响，但精子的质量受到的损害通常是不可逆的。

D Meirow 等（1999 年）对 5～6 周近交系 Balb/c 小鼠一次性腹腔注射 20、50、75、100mg/kg CTX，随剂量增大，卵巢中原始卵泡数目逐渐减少，所有染毒剂量组与对照组比较，差异均有统计学意义（$P=0.0001$），其中 75mg/kg 剂量染毒组可破坏掉 50％的原始卵泡。对 75mg/kg 剂量染毒组通过排卵、交配和受孕率评估 CTX 的繁殖毒性，发现染毒小鼠的繁殖能力与对照组相比没有受到影响，尽管其原始卵泡被严重破坏。

（二）流行病学资料

JF Wetzels（2004 年）在对 6 项研究的 meta 分析表明，系统性红斑狼疮（systemic lupus erythematosus，SLE）患者出现持续闭经的风险，CTX 累积剂量在 12～25g，平均年龄 28 岁，闭经风险从 27％～60％。患者大约在接受 CTX 治疗后 4 个月出现闭经，并且超过 80％的患者为持续性，此时出现卵巢功能早衰、并且以促性腺激素水平（FSH 和 LH）升高和雌二醇降低为特征。

对 SLE 患者的回顾性研究发现，女性发现持续性闭经的风险与初始 CTX 治疗的年龄相关。Huong DL 等（2002 年）和 Mok CC 等（1998 年）分别报道了初始年龄对 SLE 女性患者发生持续性闭经的影响，发现 30 岁以下患者的 CTX 累积剂量各在 12g 和 18g 时，发生闭经的风险＜10％；40 岁以上则高达 60％。Ioannidis JP 等（2002 年）计算出发生闭经风险的 CTX 的标准剂量为 15g，并且 CTX 引起 SLE 患者持续性闭经与年龄的增长呈正相关，＜25 岁的患者闭经发生率为 5％～10％，25～31 岁的患者为 30％，而＞32 岁患者高达 90％。表明 32 岁以上妇女发生持续性闭经的风险较年轻妇女显著升高。如果 CTX 累积剂量＜10g，则闭经的风险可大为降低，年轻女性可忽略不计。尽管年轻女性出现闭经的比例较低，但治疗结束后仍有较多女性出现不孕，或者不能二次妊娠。提示 CTX 对年轻女性患者卵巢的功能仍有一定毒性损害作用。

女性发生持续性闭经的风险还与其所接受的 CTX 累积剂量相关。Koyama H 等早在 1977 年就发现，乳腺癌患者术后接受 CTX 治疗，40 岁左右女性一旦 CTX 剂量累积到 5.2g 时，即可出现闭经，而 30 岁左右的患者 CTX 累积量需达 9.3g 才出现闭经，并且对 6 名患者的检查发现，闭经后尿雌激素和血清孕激素不再呈现正常的周期性变化，而血清 FSH 和 LH 则显著升高。

MM Medeiros 等（2001 年）对 71 例年龄为 17～45 岁的 SLE 患者的病例对照研究发现，卵巢功能衰竭发生率为 15%，卵巢功能衰竭组与非卵巢功能衰竭组的 CTX 累积剂量分别为 18.9g 及 9.1g，两者有统计学意义（$P=0.04$），累积剂量＞10g 比＜10g 的患者，患卵巢功能衰竭的危险性高 3.2 倍（RR = 3.2，95% CI：1.02～10，$P=0.03$）。同时发现所有接受 CTX 治疗的卵巢功能衰竭患者的促甲状腺激素（TSH）均升高，提示甲状腺问题可能是这些患者卵巢早衰的另一个危险因素。

JP Ioannidis 等（2002 年）进一步分析 CTX 累积剂量对持续性闭经的影响后发现，对于年龄＞32 岁的妇女，50% 发生持续性闭经的 CTX 剂量为 $8g/m^2$，当剂量达到 $12g/m^2$ 时，90% 的妇女即使采取保护措施也无法避免发生持续性闭经。

CTX 治疗对男性精子数目和功能有影响。Watson 等（1985 年）观察了 30 名在儿童期开始接受 CTX 治疗的男性患者，他们的平均治疗时间 280 天，经过平均 12.8 年的随访发现，17 名患者精子数目无明显影响，然而有 4 名患者出现无精子症，9 名患者出现少精子症，但所有患者均有正常两性特征和性欲。本研究尽管未发现睾丸总容量与精子密度之间存在明显的相关性，但其他学者的研究却发现，无精子症与少精子症的患者睾丸容量要低于精子正常的患者和健康人。一般精子缺乏大多发生在治疗开始 2～3 个月后，并在治疗期间持续存在，但停药 3 年后性腺毒性的影响将逐渐消失，停用 CTX5 年的患者精子数目和功能仍保持稳定。

CTX 累积剂量和精子缺乏症之间存在一定的相关性。Wetzels JF（2004 年）对 5 项接受 CTX 治疗的 SLE 患者的研究数据分析发现，当 CTX 累积剂量超过 300mg/kg 时，精子数量缺乏尤其严重，而更高的累积剂量不仅对精子毒性损害强，也更易令患者产生耐药性。然而，这些研究中的患者均在青春期前就已接受治疗，而这一时期的男性性腺尚未发育成熟，可能对性腺损伤的风险较小。因此，该结论不适合对成年男子情况的评估。

ML Meistrich 等（1992 年）通过对静脉注射 CTX 治疗恶性肿瘤患者的数据研究表明，累积剂量 168mg/kg 可认为对成年人是安全的，但值得注意的是，这些患者同时还接受了其他化疗和放射治疗。这项研究表明，无精子症大约在治疗开始 2～3 个月内开始出现、并在整个治疗期间持续存在。精子数目和功能的恢复速度及程度由累积剂量决定，其中精子恢复至正常水平者，70% 以上者的累积剂量 < $7.5g/m^2$。相反，累积剂量 > $7.5g/m^2$ 的患者中只有不到 10% 的患者精子数目和功能可恢复正常。

二、毒性机制

（一）睾丸内分泌功能障碍机制

关于 CTX 致生殖内分泌系统损伤的相关机制，过去曾单纯认为 CTX 是一种较强的烷化剂，到体内经代谢后产生的活性产物与 DNA 亲核基团结合，形成 DNA-DNA 交联、DNA-蛋白质交联和 DNA 链断裂，影响 DNA、RNA、蛋白质的合成，干扰细胞增殖，对快速增殖的生精细胞尤其是精原细胞和细线期前初级精母细胞很敏感，因而具有睾丸毒性作用。

近年来的多项研究已证实氧化/抗氧化平衡破坏，自由基及其氧化产物造成性腺损伤。鲁维德等（2003 年）运用 CTX 腹腔注射法制备昆明种小鼠性腺损伤的模型，结果发现，造模后小鼠睾丸组织超氧化物歧化酶（SOD）、谷胱甘肽过氧化物酶（GSH-Px）、总抗氧化能力（T-AOC）活力下降，丙二醛含量升高，与对照组比较，差异有统计学意义（$P < 0.01$），同时血清睾酮含量也较正常对照组降低，差异有统计学意义（$P < 0.01$）。推测 CTX 造成性腺损害的机制是产生的自由基直接攻击 DNA，造成 DNA 氧化损伤，还可引起不饱和

脂肪酸的脂质过氧化作用，脂质过氧化主要损伤质膜和细胞器，并影响核酸复制错误增多，导致睾丸间质细胞的大量凋亡，进而影响了睾酮的合成和分泌。

A Aguilar-Mahecha 等（2002 年）研究发现，SD 大鼠以 CTX 6mg/kg 灌胃，慢性染毒 4～5 周，发现 CTX 可影响生精过程中许多应激反应基因的表达，包括 DNA 修复基因、转录后修复基因、抗氧化基因等，这些重要基因的表达下调使得损伤在生精细胞内积累、并最终影响精子功能。

岳丽琴等（2006 年）认为，CTX（不同发育期的雄性 Wistar 大鼠以 100mg/kg 单次腹腔注射）可引起生精细胞的显著凋亡，并可显著抑制精原细胞和细线前期精母细胞的增殖。

L Cai 等（1997 年）证实，SD 大鼠经 CTX 70mg/kg 单次灌胃染毒，发现可致成年大鼠生精上皮 Ⅰ～Ⅳ期和 Ⅺ～ⅩⅢ期的精原细胞、精母细胞凋亡增加，通过凋亡可防止 DNA 损伤从减数分裂前的生精细胞传递到后代中去。

CTX 引起的睾丸生精功能损伤受下丘脑-垂体-性腺轴内分泌激素水平的调控。ICSH 作用于间质细胞，以刺激睾酮分泌，而 FSH 与睾酮一起作用于生精小管的支持细胞，以促进精子的生成。睾酮通过下丘脑释放促性腺激素释放激素（GnRH）对 ICSH、FSH 起负反馈作用，血中睾酮水平降低则引起 ICSH、FSH 升高。

张艳等（2013 年）报道，CTX 染毒 Wistar 大鼠血清中 FSH 和 ICSH 水平较正常组明显增高，睾丸组织匀浆睾酮水平明显降低，可能因为 CTX 通过诱导间质细胞和支持细胞大量凋亡，使睾酮分泌减少，下丘脑-垂体-性腺轴反馈性调节促进腺垂体分泌 FSH 和 ICSH，使二者血清水平反应性增高。

AR Waston 等（1985 年）发现，CTX 治疗的 SLE 患者中，血清雄激素和催乳素（PRL）水平与健康对照者比较，差异均无统计学意义，但在基础状态和在黄体生成素释放激素（LHRH）的刺激作用下，无精子患者的 FSH 浓度＞少精子患者＞正常精子数患者＞正常对照组，可提示升高程度和生精细胞损伤严重性一致；所有患者对于 LHRH 的刺激均表现 ICSH 浓度显著升高的高反应性，由于 ICSH 仅与 Leydig 细胞结合，间接说明这可能是由于间质细胞损伤代偿性的对 LHRH 产生高度反应性。

郑嘉生（1999 年）认为，低于正常的睾酮值与精子密度呈正相关；高于正常的 FSH、ICSH 值与精子密度呈负相关。如果睾丸生精功能低下，引起的无精子症，一般 FSH 异常，同时如果 ICSH 升高，提示睾丸间质细胞和生精细胞均受到不同程度的损害。

但李晓忠等（1998 年）却发现冲击组 [56mg/（kg·d）] 和每日组 [8mg/（kg·d）] 腹腔注射 CTX 4 周后，生精小管上皮的损伤和血中睾酮水平的下降本应引起 FSH、ICSH 升高，但 FSH、IC-SH、垂体重量在冲击组与每日组均在正常范围的低水平。可能因 CTX 除了直接损伤睾丸组织外，还有抑制下丘脑-垂体-睾丸轴的作用。CTX 损伤生精上皮和间质细胞使 FSH、ICSH 升高，通过抑制下丘脑-垂体-睾丸轴使 FSH、ICSH 降低，这两种机制共同存在使得 FSH、ICSH 在正常范围。

（二）卵巢内分泌功能障碍机制

CTX 对卵巢的损伤可分为早期效应和晚期效应，早期卵巢原始卵泡发生急剧丢失，其机制与细胞毒反应、凋亡或募集有关，晚期卵巢局部血供障碍，卵巢纤维化，微环境发生改变，旁分泌因子和受体的紊乱，导致虽有原始卵泡但卵泡发育成熟受阻，临床上可表现为月经紊乱甚至闭经。

CTX 对卵巢的直接毒性为可通过诱导凋亡直接杀伤卵泡细胞。目前大多数研究认为，如同 CTX 作用于其他类型的细胞一样，处于生长分裂中的卵泡细胞对 CTX 的作用更敏感，更容易受到损害。

KM Ataya 等（1989 年）研究 CTX 导致 SD 大鼠卵巢损伤机制的动物实验中，发现生长中的卵泡（$>300\mu m$）更容易受到 CTX 的损害，另外颗粒细胞的减少，导致循环中雌激素及孕酮水平的下降。

罗璐等（2007 年）进行随机对照动物实验，SD 大鼠一次性接受腹腔注射 CTX（60mg/kg），发现卵巢原始卵泡大量丢失，生长卵泡比例明显增加，窦卵泡比例显著降低。进一步发现卵泡细胞促性腺激素释放激素受体（GnRHR）mRNA 表达量显著降低，GnRHR 蛋白表达减弱甚至缺失。

CTX 对卵巢的损伤机制可能是通过增加卵泡的募集引起卵巢功能减退。Kalich-Philosoph L 等（2013 年）认为，CTX 一方面对分裂细胞有毒性，杀死生长中的卵泡细胞，另一方面可活化卵泡细胞。当一组逐渐成熟的卵泡受到 CTX 损害时，雌激素的产生受到影响，血液中雌激素水平下降，导致 FSH 的负反馈升高，加速新一批原始卵泡的募集、发育，发育中的卵泡对 CTX 的敏感性增高。如此恶性循环导致在 CTX 的疗程中卵泡细胞的不断破坏，因此，持续的 CTX 治疗可导致更大的卵巢毒性。

此外，年龄在很大程度上反映卵巢功能状态。随着年龄增长，卵巢皮质细胞减少，闭锁卵泡数量增多，胶原增加，皮质变薄。髓质中结缔组织量增多，血管扭曲，CTX 产生的损伤更大。人类卵巢中卵泡的发育始于胚胎时期，新生儿出生时卵巢约有 200 万个卵泡。儿童期多数卵泡退化，近青春期只剩下约 30 万个卵泡。进入青春期，每月发育一批卵泡。卵泡不可再生，卵泡的数量随年龄持续下降，直到绝经期，而绝经前 10 年，卵泡数目的减少更为明显。所以，使用 CTX 治疗某些疾病的起始年龄越大，对 CTX 的耐受剂量越小。

（李　煜　赵超英　常元勋）

主要参考文献

1. 高学勇，王玮，韩咪莎，等．环磷酰胺对大鼠睾丸和附睾的影响．解剖学研究，2009，31（1）：25-27.
2. Elangovan N, Chiou TJ, Tzeng WF, et al. Cyclophosphamide treatment causes impairment of sperm and its fertilizing ability in mice. Toxicology, 2006, 222 (1-2): 60-70.
3. Meirow D, Lewis H, Nugent D, et al. Subclinical depletion of primordial follicular reserve in mice treated with cyclophosphamide: clinical importance and proposed accurate investigative tool. Hum Reprod, 1999, 14 (7): 1903-1907.
4. Wetzels JF. Cyclophosphamide-induced gonadal toxicity: a treatment dilemma in

patients with lupus nephritis? Neth J Med，2004，62（10）：347-352.

5. Huong DL，Amoura Z，Duhaut P，et al. Risk of ovarian failure and fertility after intravenous cyclophosphamide. A study in 84 patients. J Rheumatol，2002，29（12）：2571-2576.

6. Mok CC，Lau CS，Wong RW. Risk factors for ovarian failure in patients with systemic lupus erythematosus receiving cyclophosphamide therapy. Arthritis Rheum，1998，41（5）：831-837.

7. Ioannidis JP，Katsifis GE，Tzioufas AG，et al. Predictors of sustained amenorrhea from pulsed intravenous cyclophosphamide in premenopausal women with systemic lupus erythematosus. J Rheumatol，2002，29（10）：2129-2135.

8. Koyama H，Wada T，Nishizawa Y，et al. Cyclophosphamide-induced ovarian failure and its therapeutic significance in patients with breast cancer. Cancer，1977，39（4）：1403-1409.

9. Medeiros MM，Silveira VA，Menezes AP，et al. Risk factors for ovarian failure in patients with systemic lupus erythematosus. Braz J Med Biol Res，2001，34（12）：1561-1568.

10. Watson AR，Rance CP，Bain J. Long term effects of cyclophosphamide on testicular function. Br Med J（Clin Res Ed），1985，291（6507）：1457-1460.

11. Meistrich ML，Wilson G，Brown BW，et al. Impact of cyclophosphamide on long-term reduction in sperm count in men treated with combination chemotherapy for Ewing and soft tissue sarcomas. Cancer，1992，70（11）：2703-2712.

12. 鲁维德，边应孝 . 扶精煎致小鼠性腺损伤的实验研究 . 中华实用中西医杂志，2003，16（11）：1638-1639.

13. Aguilar-Mahecha A，Hales BF，Robaire B. Chronic cyclophosphamide treatment alters the expression of stress response genes in rat male germ cells. Biol Reprod，2002，66（4）：1024-1032.

14. 岳丽琴，李旭良，魏光辉，等 . 环磷酰胺对不同发育时期睾丸生精细胞毒性损伤的动物实验研究 . 中华小儿外科杂志，2006，27（1）：38-41.

15. Cai L，Hales BF，Robaire B. Induction of apoptosis in the germ cells of adult male rats after exposure to cyclophosphamide. Biol Reprod，1997，56（6）：1490-1497.

16. 张艳，沈楠，齐玲 . 五味子多糖对环磷酰胺致生精障碍大鼠的治疗作用及对生殖激素的影响. 中国中西医结合杂志，2013，33（3）：361-364.

17. 郑嘉生. 不育男性内分泌激素测定与精子密度相关研究. 男科学报，1999，5（1）：26-28.

18. 李晓忠，蒋百康，曹斌，等. 环磷酰胺冲击与小剂量持续应用对大鼠性激素影响的比较研究. 苏州医学院学报，1998，18（2）：111-112.

19. Ataya KM，Valeriote FA，Ramahi-Ataya AJ. Effect of cyclophosphamide on the immature rat ovary. Cancer Res，1989，49（7）：1660-1664.

20. 罗璐，杨冬梓，王箴等. 环磷酰胺对成年大鼠卵巢的损伤以及 GnRHR 在卵巢的表达. 南方医科大学学报，2007，27（11）：1914-1917.

21. Kalich-Philosoph L，Roness H，Carmely A，et al. cyclophosphamide triggers follicle activation and " burnout"；AS101 prevents follicle loss and preserves fertility. Sci Transl Med，2013，5（185）：185ra62. doi：10. 1126/scitranslmed. 3005402.

第十八章

有机磷农药

一、概述

有机磷农药（Organophosphorous pesticides，OPs）多数品种为有机磷酸酯类化合物，大多呈油状或结晶状，有蒜臭味，挥发性强，微溶于水，易溶于多种有机溶剂，在碱作用下可迅速水解。

OPs 为人工制备生产，主要用于农、林、牧业有害生物（病、虫、草、鼠）的防治，生产和使用中均有接触机会。

OPs 可经呼吸道、消化道、皮肤及黏膜吸收。被吸收后的 OPs 可通过血液、淋巴迅速分布至全身各组织器官，其中肝中含量最高，其次为肾、肺和脑等。

OPs 在机体内的代谢、转化主要通过微粒体酶系统发生两种相关变化。一是通过代谢引起化学结构的改变，使代谢产物的毒性发生变化；二是代谢产物极性增大，水溶性增强，从而容易从体内排出。这些代谢过程包括氧化、水解、基团转化、还原、结合等反应。OPs 及其代谢产物大部分从肾由尿排出，少部分从消化道排出。

几乎所有的 OPs 都具有急性毒性，其急性毒性的发病机制为 OPs 使体内胆碱酯酶（cholinesterase，ChE）磷酰化，丧失水解乙酰胆碱（acetylcholine，Ach）的能力，导致 Ach 在胆碱能神经突触中蓄积，引起毒蕈碱样、烟碱样和中枢神经系统症状。

除抑制乙酰胆碱酯酶（acetylcholinesterase，AChE）活性外，OPs 还可抑制乙酰胆碱受体（acetylcholine receptor，AChR）功能。伍一军等（2005 年）研究发现，急性乐果染毒后，大鼠的 M_1、M_2 受体密度有下降趋势，减轻了胆碱能亢进的症状。乐果亚急性染毒诱导大鼠耐受实验中，发现用小剂量（25mg/kg）诱导后，再用大剂量染毒（最高剂量 100mg/kg），血中 ChE 有轻度下降，脑中 ChE 轻度抑制，未出现中毒症状。但电镜发现神经元已坏死，受体检测发现

M_1 和 M_2 密度均下降，也可能大鼠形成耐受的同时掩盖了某些潜在的危害。用含三唑磷（3、100mg/kg）的饲料喂饲大鼠连续 6 个月后，虽然各剂量染毒组大鼠均无死亡，体重增重、脏器系数均无明显差异，但在染毒第 4 周时，各剂量组全血胆碱酯酶（BChE）和血浆胆碱酯酶（PChE）的活性被显著抑制，而且 100mg/kg 剂量染毒组病理结果显示，肝细胞浊肿及空泡变性；脾有淤血、见色素沉着。

OPs 的遗传毒性研究涉及许多化学物和不同观察终点，包括整体与体外研究。表 18-1 列举了常用 OPs 的致突变性试验结果。这些研究结果表明，敌敌畏等一些有机磷杀虫剂 Ames 试验阳性；一些有机磷杀虫剂能引起小鼠骨髓细胞微核率和染色体畸变率增加、动物肝细胞的 DNA 受到损伤。

表 18-1　常用有机磷杀虫剂的致突变性

名称试验	试验生物	阳性农药
Ames 试验	沙门菌 TA97、TA100	亚胺硫磷、乙酰甲胺磷、毒虫畏、敌敌畏、乐果
细菌 DNA 重组修复试验	枯草杆菌	乙拌磷、杀螟硫磷、乐果、敌敌畏、对硫磷、甲基对硫磷、保棉磷、乙基保棉磷、乙拌磷、毒死蜱、甲基毒死蜱、磷酸三甲酯、伏杀磷、二嗪农
微核试验	小鼠皮肤细胞	敌敌畏
	小鼠骨髓细胞	乐果、乙拌磷、乙硫磷、二嗪农、甲基对硫磷
姐妹染色单体交换（SCE）试验	小鼠脾细胞	毒死蜱、杀虫畏
	中国仓鼠卵巢（CHO）细胞	敌敌畏、敌百虫、久效磷、高灭磷、甲胺磷
	人外周血淋巴细胞	马拉硫磷
	小鼠骨髓细胞	马拉硫磷

续表

名称试验	试验生物	阳性农药
染色体畸变试验	小鼠骨髓细胞	马拉硫磷
	中国仓鼠卵巢（CHO）细胞	敌百虫、敌敌畏、甲胺磷
	鸡骨髓细胞	久效磷、乙硫磷
DNA 损伤试验	大鼠原代肝细胞	敌敌畏
	人肝癌 HepG2 细胞	甲基对硫磷、甲基对氧磷
伴性隐性致死试验	果蝇	久效磷

引自：周炯林. 有机磷农药遗传毒性研究进展. 国外医学·卫生学分册，2007，34（6）：355.

根据已查到的资料，某些有机磷农药在动物实验中可看到肿瘤发生，如倍硫磷 1730mg/kg 喂饲小鼠 103 周，可引起皮肤癌；对硫磷 1.26mg/kg 喂饲大鼠 80 周，看到肾上腺皮质瘤发生率高于对照组；大鼠肌内注射每日 176mg/kg 乐果，连续 6 周后可引发肝肿瘤及白血病。

马国云等认为，大鼠在长期摄入较高剂量三唑磷农药后，肿瘤发生率有一定程度增高，雌性动物尤为明显，诱发肿瘤多为乳腺瘤及雌性内分泌生殖系统肿瘤。国外研究显示，低浓度 OPs，如 $0.2\mu mol/L$ 久效磷和 $0.4\mu mol/L$ 氧化乐果有促进乳腺癌 MCF-7 细胞的显著增殖作用。但是大部分有机磷农药品种的致癌试验为阴性。

采用前瞻性队列研究方法，对 257 例急性 OPs 中毒患者在出院后进行神经系统的检查和随访。中毒后 2 个月内迟发性周围神经病发病率为 3.5%，中毒 2 个月后，随访患者中枢神经症状和精神症状阳性率仍高于中毒前，表明急性 OPs 中毒后部分患者可遗留神经精神损害，生命质量和生活质量下降。

二、毒性表现与机制

(一) 动物实验资料

1. 对生殖系统的影响

(1) 对睾丸的影响：文一等（2009年）用0.44、1.32和3.97mg/kg氧化乐果连续经口灌胃染毒雄性SD大鼠6周后发现，与正常对照组相比，随着染毒剂量的增加，大鼠体重有逐渐降低趋势。其中1.32mg/kg和3.97mg/kg剂量染毒组与对照组比较显著降低，差异有统计学意义（$P<0.01$）。睾丸重量随染毒剂量增加有逐渐增加趋势，其中3.97mg/kg剂量染毒组与对照组比较显著增加，差异有统计学意义（$P<0.01$）。染毒组大鼠的附睾重量、睾丸和附睾脏器系数相比对照组，呈上升趋势，其中1.32和3.97mg/kg剂量染毒组的附睾重量、睾丸和附睾脏器系数与对照组比较显著增加，差异均有统计学意义（$P<0.01$）。

肉眼观察部分大鼠睾丸和附睾有充血现象，表明睾丸和附睾因为发生了充血、水肿或增生而导致睾丸重量增加。睾丸组织病理学结果显示，生精小管逐渐萎缩、变性，排列逐渐稀疏，间质缝隙逐渐增宽，各级生精细胞显著减少。3.97mg/kg剂量染毒组的部分生精小管中的生精细胞脱落为一层，支持细胞数量减少，并引起睾丸生精小管萎缩、变性，间质增宽。

张波等（2007年）研究发现，雄性昆明种小鼠灌胃染毒1、2、4mg/kg氧化乐果7天后，睾丸细胞彗尾长和彗尾长与头长之比高于对照组，差异有统计学意义（$P<0.01$），且随染毒剂量的增加，彗尾长也逐渐增加，并有剂量-效应关系。由于在一定条件下细胞彗尾的长度可以反映DNA受损程度的大小，因此该实验结果表明，氧化乐果可导致DNA链断裂，从而引起小鼠睾丸细胞DNA的损伤。

黄斌等（2009年）以1.2、6、30mg/kg甲基对硫磷连续染毒雄性SD大鼠6周，发现高剂量染毒组大鼠睾丸脏器系数显著降低，各染毒组动物精子存活率明显下降，精子畸形率显著升高，与对照组比较，差异均有统计学意义（$P<0.01$），且有剂量-效应关系。各剂量

染毒组大鼠睾丸组织中 SOD 活性显著低于对照组，MDA 含量显著高于对照组，差异均有统计学意义（$P<0.05$）。睾丸细胞流式分析显示，甲基对硫磷可导致睾丸细胞 DNA 合成受抑制，出现 G_2 期阻滞，有丝分裂延迟，使进入 M 期的细胞百分数减少。另外，中、高剂量染毒组大鼠睾丸生精细胞凋亡率与对照组相比显著增加，差异均有统计学意义（$P<0.05$）。由此可见，甲基对硫磷很可能是通过氧化应激反应引起生精细胞细胞周期的改变和凋亡的增加，使大鼠表现为生殖器官重量的下降、精子存活率的降低和畸形率的升高。

（2）对卵巢的影响：刘秀芳等（2006 年）用不同剂量（$11.81\sim47.25\text{mg/kg}$）乙酰甲胺磷每天经口灌胃染毒雌性 SD 大鼠，连续染毒 30 天。结果显示，高剂量染毒组可引起雌性大鼠卵巢组织产生明显病理学改变，表现为卵巢始基卵泡和初级卵泡明显增多，次级卵泡和成熟卵泡较少见，闭锁卵泡增多。各剂量染毒组卵巢组织匀浆中 SOD 活力显著降低，高剂量染毒组卵巢 MDA 含量显著升高，表明乙酰甲胺磷可诱导卵巢组织脂质过氧化反应，抑制卵巢的抗氧化酶活性，使机体产生大量的氧自由基。

吴一丁等（2002 年）研究表明，0.25g/kg 敌百虫连续腹腔注射 3 天后，可引起雌性 ICR 小鼠卵巢和子宫的脏器系数明显增加，差异均有统计学意义（$P<0.05$）。卵巢和子宫明显充血。并可显著降低小鼠卵母细胞体外存活率，并抑制卵母细胞减数分裂的正常进行，差异有统计学意义（$P<0.05$）。0.084、0.25g/kg 剂量染毒组均可显著降低小鼠体内卵母细胞第一极体的释放率，从而抑制卵母细胞的体内成熟，有可能影响卵母细胞和精子的正常受精，使体外受精率下降，差异有统计学意义（$P<0.05$）。这可能是由于敌百虫对卵母细胞的直接损伤或抑制减数分裂和成熟造成的。

S Kaur 等（2005 年）用低残留剂量（$1/8\sim1/5\ \text{LD}_{50}$）的久效磷、乐果和甲基对硫磷对雌性 Albino 大鼠连续染毒 90 天。结果显示，3 种 OPs 均能显著降低卵巢细胞胞质和细胞膜的结合蛋白、磷酸酯、总脂和胆固醇的浓度，差异均有统计学意义（$P<0.05$），且卵巢呈现衰退性变化。表明这 3 种 OPs 可从细胞和分子水平引起大鼠

卵巢发生改变而诱导生殖毒性。

2. 对性激素水平的影响

李敏等（2002 年）研究结果表明，用 12.5mg/kg 浓度的乐果连续灌胃断乳雄性 SD 大鼠 60 天。结果显示，血清睾酮（T）浓度显著降低，睾丸酸性磷酸酶（ACP）和乳酸脱氢酶（LDH）的活性受到了明显抑制，差异均有统计学意义（$P<0.05$）。光镜下可见，染毒组大鼠睾丸部分生精小管上皮层次有所减少，多数为 2 层；上皮部分有变性，部分腔内成熟精子减少。以上研究结果表明，乐果对睾丸的性激素分泌和精子的发生、成熟过程有损害作用。该研究结果还显示，染毒组的后代子鼠体重明显减轻，并出现短肢畸形和吸收胎，提示长期小剂量摄入乐果还可能对精子质量产生不利的影响。染毒组大鼠血清间质细胞刺激素（ICSH）和卵泡刺激素（FSH）在血清 T 明显降低后没有出现反馈性的升高，反而呈现明显降低或无明显变化，提示长时间小剂量乐果染毒不仅损伤睾丸，可能对垂体促性腺激素的分泌也有一定影响。

龚春雨等（2005 年）首次应用 10、20mg/（kg·d）敌敌畏染毒怀孕中后期的 SD 大鼠，连续染毒 6 天，成功诱导出了雄性子鼠的尿道下裂畸形，肛生殖距离（AGD）缩短，染毒组大鼠所生的子鼠体重明显减轻，并有剂量依赖关系，表明了敌敌畏对大鼠有生殖发育毒性作用。在诱导尿道下裂过程中与雌激素有相似的作用方向，证实了敌敌畏作为环境内分泌紊乱物质是尿道下裂发病率增加的原因之一。

龚学德等（2008 年）研究表明，给怀孕 12～17 天的雌性 SD 大鼠灌胃 1～24mg/kg 敌敌畏 6 天，其中 20 和 24mg/kg 剂量染毒组可导致雄性子鼠产生尿道下裂。4mg/kg 及以上染毒组大鼠所生雄性子鼠睾丸间质细胞计数显著降低，与对照组比较，差异均有统计学意义（$P<0.05$），且有一定的剂量依赖关系。24mg/kg 剂量染毒组大鼠所生子鼠睾丸间质细胞的滑面内质网较对照组减少。以上结果表明，孕大鼠敌敌畏染毒后可导致其新生雄性子鼠睾丸间质细胞数量降低和间质细胞内滑面内质网减少。滑面内质网上含有丰富的合成胆固醇的酶，其数量多少间接反映间质细胞合成雄激素的功能状态，故敌敌畏

染毒可能通过损害了睾丸组织中产生睾酮的间质细胞，引起胚胎期睾丸组织中间质细胞数量减少，睾酮水平降低，使其形成雄性外生殖器的过程发生障碍，从而导致雄性子鼠尿道下裂的发生。

胡静熠等（2008年）以5.9、29.4、147.0mg/kg辛硫磷染毒雄性SD大鼠15天。结果显示，与对照组比较，大鼠血清间质细胞刺激素（ICSH）和睾酮（T）水平均有增加，而卵泡刺激素（FSH）水平则显著增加，差异均有统计学意义（$P<0.05$）。睾丸匀浆中T含量呈下降趋势，但差异无统计学意义。染毒30天时，血清ICSH水平先升高后降低，与对照组比较，在147.0mg/kg剂量染毒组显著降低，差异有统计学意义（$P<0.01$）。FSH水平持续升高，在$\leqslant$29.4mg/kg剂量染毒组差异有统计学意义（$P<0.05$）。睾丸匀浆内T含量与对照组比较，虽然差异无统计学意义，但有逐渐降低的趋势。以上结果均表明，辛硫磷对大鼠的激素分泌可产生明显影响。

辛硫磷对生精过程的损伤机制一方面可能是间质细胞受损后引起ICSH受体数目减少或失活，cAMP的含量减少，降低了胆固醇进入线粒体的速度，导致睾酮的合成和分泌障碍。另一方面可能是支持细胞及间质细胞损伤后，致使在睾酮合成中起重要作用的细胞色素P450酶系统的活性下降，抑制了睾酮的合成。

Gunda等进行的体外研究发现，以0.1、1.0、10μmol/L毒死蜱（CPF）处理大鼠睾丸间质细胞，染毒24小时，1.0和10μmol/L剂量处理组能显著降低间质细胞睾酮的合成，其作用机制与CPF抑制大鼠睾丸间质细胞内类固醇合成酶（P450、3β和17-β羟化酶）和降低类固醇激素合成急性调节蛋白（StAR）的表达有关，从而阻止胆固醇向睾酮转化。CPF还显著降低ICSH/HCG依赖的cAMP合成，cAMP作为第二信使是ICSH/HCG刺激睾丸间质细胞产生睾酮的重要成分，其表达含量的降低也是导致睾酮分泌减少的因素之一。另外，CPF还有拮抗雄激素受体（AR）作用，这些结果提示CPF有明显的干扰雄激素的合成作用。

周晓娟等（2009年）观察CPF在体内的拟雌激素样作用，给17天龄雌性昆明种小鼠每天皮下注射不同浓度（0.05、0.5、1.5mg/

kg）CPF，连续 3 天，观察染毒对小鼠子宫湿重、子宫内膜腔上皮高度和基质细胞层厚度的影响。结果显示，各剂量染毒组小鼠子宫湿重、子宫内膜腔上皮高度和基质细胞层厚度等各项指标与阴性对照组比较，差异均无统计学意义，表明在该实验条件下，CPF 未显示出雌激素样活性。

戴斐等（2007 年）分别用 0、12.5、25、50mg/kg 敌百虫经口染毒胎鼠器官形成期的昆明种孕小鼠，连续染毒 10 天。结果发现，各剂量染毒组胎鼠外观畸形发生率比对照组显著增高，差异均有统计学意义（$P<0.05$）。随着敌百虫浓度的增高，卵巢组织中的雌二醇（E_2）浓度未发生显著性改变。血中雌二醇浓度 50mg/kg 剂量染毒组较对照组降低，差异有统计学意义（$P<0.05$），其余各剂量染毒组的血清 E_2 浓度均无明显变化。说明该实验条件下，敌百虫没有显示出拟雌激素样作用。各剂量染毒组对孕鼠的生育力及妊娠生殖结局无明显影响。以上结果表明，在敌百虫相对较低剂量下，器官形成期雌鼠经口染毒敌百虫可导致各剂量染毒组胎鼠的外观畸形发生率显著增加，但对母鼠的生殖内分泌功能未见明显影响。

3. 对垂体和甲状腺的影响

甲状腺分泌的甲状腺激素，如甲状腺素（T4）、三碘甲状腺原氨酸（T3）具有重要的调节机体代谢功能。甲状腺素分泌量由垂体细胞分泌的促甲状腺激素（TSH）通过腺苷酸环化酶-cAMP 系统调节。

黄国玉等（2007 年）将甲基对硫磷原油和氯氰菊酯原油按不同浓度混配后灌胃染毒怀孕 Wistar 大鼠，分别为低剂量染毒组（甲基对硫磷 0.023mg/kg、氯氰菊酯 0.8mg/kg）、中剂量染毒组（甲基对硫磷 0.0725mg/kg、氯氰菊酯 2.5265mg/kg）、高剂量染毒组（甲基对硫磷 0.23mg/kg、氯氰菊酯 8.0mg/kg），于怀孕第 1～15 天每日灌胃一次。实验结果显示，各剂量染毒组孕鼠血清 T3 水平随着染毒剂量的上升而上升。其中中剂量染毒组孕鼠血清 T3 水平高于对照组，差异有统计学意义（$P<0.05$）。孕鼠血清 TSH 和 T4 水平各剂量染毒组与对照组之间，差异均无统计学意义（$P>0.05$）。子鼠血清 T3、T4、TSH 水平各剂量染毒组与对照组之间，差异均无统计学意义（$P>0.05$）。以上结果表明，该农药混配条件下对大鼠血清甲状腺激素水平有一定影响，但对垂体激素 TSH 无显著影响。

NC Rawlings 等（1998 年）将 0.2mg/kg 乐果经口灌胃绵羊，每周 3 次，连续 36 天。结果发现，在绵羊未出现明显毒性的情况下，血清 T4 水平较对照组明显下降，差异有统计学意义（$P<0.05$），表明乐果可通过降低甲状腺素影响机体的代谢调节。

PK Maiti 等（1997 年）将 2、4、8mg/kg 乐果腹腔注射雄性 Swiss 小鼠，每天一次，连续注射 30 天，末次给药后 24 小时，颈椎脱臼处死小鼠，取血液样品测定 T3、T4 和促甲状腺激素（TSH）浓度，取肝测定肝-1 型甲状腺原氨酸 5′-单脱碘酶（5′-D）活性。实验结果显示，中剂量染毒组和高剂量染毒组小鼠血清 T4 浓度明显升高，与对照组比较，差异均有统计学意义（$P<0.02$，$P<0.001$）。提示乐果有明显的甲状腺刺激作用。但中剂量染毒组和高剂量染毒组小鼠血清 T3 浓度与 5′-D 活性则同时下降，与对照组比较，差异均有统计学意义（$P<0.01$，$P<0.001$）。同时各剂量染毒组小鼠血清中 TSH 浓度与对照组比较，则未有统计学意义（$P>0.05$）。以上实验结果表明，较高染毒剂量（4、8mg/kg）的乐果可影响小鼠的甲状腺功能，但由于各剂量染毒组 TSH 浓度未受影响，且血清 T4 浓度升高和 T3 浓度的下降均未显著影响血清 TSH 浓度，故作者分析血清 T4 浓度升高不是通过垂体-甲状腺轴途径，而是由甲状腺外周血清中 5′-D 活性的下降所诱导的。同时该研究发现各剂量染毒组小鼠肝中脂质过氧化物（LPO）含量明显升高，而 LPO 含量又与 5′-D 活性呈负相关性，因此作者分析该实验中 5′-D 活性被抑制可能与机体的 LPO 含量增加有关。

（二）流行病学资料

1. 对生殖系统的影响

N Perez-Herrera 等（2008 年）以墨西哥南部长期接触有机磷农药（OPs）的 54 名男性农民（18～55 岁）为研究对象进行流行病学横断面研究，通过分析其精液和血液样本，发现 OPs 可作用于精子发生过程的所有细胞，并且 OPs 接触产生的效应与对氧磷酶 1

（PON1）Q192 R 基因多态性有关，有 192 RR 基因型特征的农民暴露于 OPs 后更易引起精液质量下降及精子 DNA 损伤等生殖毒性损害。

LC Sanchez-Pena 等（2004 年）从 227 名不同 OPs 接触水平的农场工人中随机抽取了 33 名工人（18～50 岁），以研究长期低浓度接触 OPs（主要是甲基对硫磷、甲胺磷、乐果和二嗪农）对精子染色质结构影响的研究。通过分析其精液和尿液样本，发现大部分工人的精液染色质结构发生了改变，约有 75％的精液样品是低受精能力的，DNA 破碎指数（DFI）＞30％，而对照人群的平均 DFI 为 9.9％。82％的 OPs 接触工人的未成熟精子数高于参考值。

C Padungtod 等（1998 年）对有机磷对人体的生殖毒性进行了调查和研究，从农药厂随机选择了生产甲胺磷和乙基对硫磷的 34 名男工为接触组，选择 44 名不接触这两类农药的附近纺织厂男工作为对照组。结果显示，接触组工人上班后 1 小时尿中 p-硝基酚水平变化与血清（$r=0.71$，$P<0.01$）及尿中（$r=0.51$，$P=0.04$）的卵泡刺激素（FSH）水平变化呈正相关。将接触按接触程度进行分组，发现不同接触程度组工人的精子总数（$r=-0.61$，$P<0.01$）和精子密度（$r=-0.53$，$P=0.03$）均与尿中 FSH 水平呈显著负相关性。虽然农药总接触情况与间质细胞刺激素（ICSH）显著相关（β 曝光效应系数=0.79，95％ CI=0.42～1.16），但与血清 FSH 或睾酮（T）或尿中生殖激素水平无关联性。但经过年龄、轮班、吸烟及饮酒情况的校正，接触组血清 ICSH 显著升高，血清 FSH 水平略有升高，血清 T 水平则随接触水平增加而降低。以上研究结果表明，有机磷农药对男性生殖激素水平有一定程度的影响，作者分析可能是由于有机磷农药对睾丸损伤后引起的继发性激素紊乱所致。

SL Farr 等（2004 年）调查了 3103 名农村接触过杀虫剂的妇女（21～40 岁），发现其中接触 OPs 的妇女的月经周期延长（＞36 天）和月经周期不规则（＞6 周未来月经）的危险性显著增加，其比值比（OR）为 1.5（95％ CI=1.2～1.9），表明 OPs 暴露可导致妇女月经周期紊乱，可能会降低生育力。

吕林萍等（2004年）调查了某农药厂298名接触OPs的作业女工（20～45岁）。结果显示，作业女工月经异常发生率（51.52%）显著高于对照组（27%），差异有统计学意义（$P<0.01$）。其中月经周期异常发生率（22.73%）高于对照组发生率（6%），差异有统计学意义（$P<0.01$）。以上结果表明，Ops接触可对作业女工月经产生不利影响。

徐娅等（2000年）对某农药厂从事氧化乐果农药作业半年以上、生育年龄18～45岁的315名女工进行了生殖机能（月经异常、不良妊娠结局等）调查。结果表明，接触组女工月经先兆症状如乳房胀痛、嗜睡、失眠、乏力、烦躁不安的发生率和月经异常发生率高于对照组，差异均有统计学意义（$P<0.05$）。OPs作业女工月经异常发生率与对照组比较，差异有统计学意义（$P<0.01$），主要表现为月经量减少，其发生率最高（47%），与对照组比较，差异有统计学意义（$P<0.01$），但与工龄无相关性。同时还发现接触组的不良妊娠结局发生率高于对照组，差异有统计学意义（$P<0.01$）。OPs导致女性月经机能失调的机制可能为：①OPs抑制了胆碱酯酶活性，造成乙酰胆碱蓄积，引起神经功能紊乱，进而对中枢神经系统起抑制作用；②影响神经-内分泌功能，导致下丘脑-垂体-卵巢的相互作用平衡失调，从而影响月经功能。而月经异常与工龄无线性相关性的原因可能与持续接触有机磷农药所产生的耐受性有关。

2. 对胰腺的影响

蔡海英等（2010年）报道，在2002年1月至2009年9月共收治口服有机磷农药中毒患者378名，其中并发急性胰腺炎（AP）患者17名。中、重度急性有机磷农药中毒，尤其是重度患者较易并发胰腺炎。17名患者均有AP明显的胆碱能危象，如恶心、呕吐，口、鼻分泌物增多，皮肤湿冷、大汗，瞳孔缩小或出现肌颤，意识恍惚、昏迷，肺水肿等症状。乙酰胆碱酯酶（AChE）活力均低于正常值的30%。有16名患者血清淀粉酶活力升高。聂时南等（2008年）也报道2001年1月至2006年12月收治的50名有机磷农药中毒患者的临床资料，其中15名并发AP，AP发生率为30%。

急性有机磷中毒引起急性胰腺炎发生的可能机制是：

（1）口服农药及洗胃、导泻等因素可刺激十二指肠乳头水肿，Oddi 括约肌痉挛，使胰液排泄受阻，胰管及胆管的分泌压增高。

（2）有机磷农药直接损伤胰腺血管，使其血流量减少，导致胰腺缺氧，胰腺组织出血、坏死。

（3）有机磷农药在胰腺组织中可抑制胆碱酯酶活性，神经突触处乙酰胆碱积聚，使副交感神经末梢兴奋，胰液分泌增多。

（4）抢救农药中毒时所应用的一些药物如肾上腺糖皮质激素、抗胆碱能药物、利尿剂等也可加重胰腺损害，特别是既往有酗酒史或胆道疾患者，更易并发急性胰腺炎。

李良毅等（2007 年）报道，1998 年 1 月至 2004 年 7 月住院的 74 名急性有机磷农药中毒（AOPP）患者，其中有 47 名合并应激性高血糖（SHG），发生率高达 63.5%。SHG 组的并发症发生率和病死率比非 SHG 组高。且随着中毒严重程度增加，血糖值也升高，重度中毒者的血糖明显增高，作者分析其原因可能是：

（1）有机磷农药直接刺激下丘脑-垂体-肾上腺轴，促使糖皮质激素分泌增加，引起胰岛素抵抗效应，促进肝糖异生增加，血糖增高。

（2）乙酰胆碱在体内蓄积，兴奋交感神经，通过 β-受体刺激 α 细胞，使胰高血糖素和儿茶酚胺分泌增加，通过 α-受体抑制胰岛素分泌，造成胰岛素抵抗和 B 细胞功能受损而引起急性血糖升高。

另外，有机磷农药严重中毒导致的心、肝、肾、骨骼肌等实质器官急性血液循环障碍，支气管痉挛、黏液分泌增多导致的缺氧，也可引起葡萄糖利用障碍，使血糖升高。

3. 对垂体和甲状腺的影响

王耀国等（1998 年）研究了 1990—1994 年入院确诊的急性有机磷农药中毒（AOPP）患者 86 名，其中轻度中毒患者 21 名，中度中毒患者 43 名，重度中毒患者 22 名，分别测量其血浆内垂体皮质醇激素、TSH、T4、T3 和反三碘甲状腺原氨酸（reverse triiodothyronine，rT3）水平。结果显示，在 AOPP 极期时下丘脑-垂体功能处于抑制状态，且随中毒情况加重抑制更为明显，作者分析可能与 AOPP

造成腺垂体微循环障碍有关，而极期的 T3、T4 和雌二醇（E₂）上升对垂体激素的负反馈抑制可能也是原因之一。当阿托品化时，垂体激素有所上升，可能与微循环功能改善及靶腺激素改变有关。AOPP 患者极期时血浆 T3 和 T4 水平升高，TSH 与 rT3 水平下降，临床上并未出现甲状腺功能亢进症状，该结果与其他严重疾病情况下表现为低 T3 综合征有所不同。AOPP 中毒患者 T3 和 T4 水平升高可能与患者低温造成代谢和分解减少的结果，而非 AOPP 的直接结果，阿托品化时，低温已不存在，临床上常出现体温升高，因而出现了低 T3、T4 和高 rT3 的情况，且病情越重，变化越明显。有学者认为，T4 浓度和疾病严重程度密切相关，T4 浓度最低的中毒者预后最差，该研究 4 例阿托品化后死亡的中毒者具有类似的表现，因此，作者认为 T3、T4、TSH 和 rT3 的动态变化有助于阿托品化的判断以及预后的预测。

4. 对肾上腺的影响

张宇等（2014 年）选取 2008 年 1 月～2013 年 5 月就诊的急性有机磷农药中毒（AOPP）患者 189 名，根据患者中毒程度分为轻度组 51 名、中度组 74 名和重度组 64 名，检测患者血清中乙酰胆碱（Ach）、乙酰胆碱酯酶（AchE）、肾上腺素（A）和去甲肾上腺素（NA）水平，分析中毒患者入院后第 1、3、5、7 天的血清学数据。结果显示，随着中毒程度加重，患者 Ach、A、NA 越高，AchE 含量越低，两两比较差异均有统计学意义（$P < 0.01$）。Ach、A、NA 水平均随着治疗时间的延长呈逐渐下降趋势，AchE 呈逐渐上升趋势，相邻两时段两两比较，差异均有统计学意义（$P < 0.01$），提示儿茶酚胺类物质分泌与 AOPP 中毒程度可能存在相关性。

（杜宏举 常元勋）

主要参考文献

1. 伍一军，杨琳，李薇. 有机磷农药的多毒性作用. 环境与职业医学，2005，22（4）：367-370.

2. 文一，魏帅，潘家荣. 氧化乐果对雄性大鼠生殖毒性及作用机制. 核农学报，2009，23（1）：170-174.

3. 张波，徐光翠. 氧化乐果对小鼠睾丸细胞 DNA 的损伤. 环境与健康杂志，2007，24（8）：622-624.

4. 黄斌，祝明清，程丽薇，等. 甲基对硫磷对大鼠生殖毒性损伤作用. 中国公共卫生，2009，25（2）：209-210.

5. 刘秀芳，宁艳花，屠霞，等. 辛硫磷对雄性小鼠生殖细胞毒性作用的实验研究. 宁夏医学院学报，2006，28（5）：412-417.

6. 吴一丁. 沈维干，苏庆. 敌百虫对小鼠卵母细胞成熟和体外受精的影响. 卫生毒理学杂志，2002，36（4）：218-220.

7. Kaur S，Dhanju CK. Biochemical effects of some organophosphorus pesticides on the ovaries of albino rats. Indian J Physiol Pharmacol，2005，49（2）：148-152.

8. 李敏，沈志雷，王炳森. 乐果对雄性大鼠生殖系统及其胎鼠发育的影响. 中国公共卫生，2002，18（2）：183-184.

9. 龚春雨，黄鲁刚，胡渝华，等. 有机磷农药-敌敌畏诱导建立大鼠尿道下裂模型的实验研究. 中华小儿外科杂志，2005，26（10）：544-547.

10. 龚学德，曾莉，张洁，等. 敌敌畏对子代大鼠睾丸 Leydig 细胞影响的研究. 临床小儿外科杂志，2008，7（5）：10-13.

11. 胡静熠，王心如. 辛硫磷对大鼠生殖内分泌系统的影响. 江苏医药，2008，34（12）：1258-1261.

12. Viswanath G，Chatterjee S，Dabral S，et al. Anti-androgenic endocrine disrupting activities of chlorpyrifos and piperophos. J Steroid Biochem Mol Biol，2010，120（1）：22-29.

13. 周晓娟，赵长瑶. 毒死蜱对未成年小鼠雌激素样作用的研究. 长江大学学报，2009，6（4）：73-74.

14. 戴斐，田英，沈莉，等. 敌百虫暴露对小鼠及胎鼠生殖发育影响. 中国公共卫生，2007，23（5）：595-596.

15. 黄国玉，刘苹，吴锡南，等. 妊娠期混配农药暴露对亲子两代大鼠内分泌和免疫系统的影响. 环境与职业医学，2007，24（1）：54-57.

16. Rawlings NC，Cook SJ，Waldbillig D. Effects of the pesticides carbofuran, chlorpyrifos, dimethoate, lindane, triallate, trifluralin, 2, 4-D, and pentachlorophenol on the metabolic endocrine and reproductive endocrine system in e-

wes. J Toxicol Environ Health. 1998，54（1）：21-36.

17. Maiti PK，Kar A. Dimethoate inhibits extrathyroidal 5'-monodeiodination of thyroxine to 3,3',5-triiodothyronine in mice：the possible involvement of the lipid peroxidative process. Toxicol Lett，1997，91（4）：1-6.

18. Perez-Herrera N，Polanco-Minaya H，Salazar-Arredondo E，et al. PON1 Q192 R genetic polymorphism modifies organophosphorous pesticide effects on semen quality and DNA integrity in agricultural workers from southern Mexico. Toxicol Appl Pharm，2008，230（2）：261-268.

19. Sanchez-Pena LC，Reyes BE，Lopez-Carrillo L，et al. Organophosphorous pesticide exposure alters sperm chromatin structure in Mexican agricultural workers. Toxicol Appl Pharm，2004，196（1）：108-113.

20. Padungtod C，Lasley BL，Christiani DC，et al. Reproductive hormone profile among pesticide factory workers. J Occup Environ Med，1998，40（12）：1038-1047.

21. Farr SL，Cooperg S，Cai J，et al. Pesticide use and menstrual cycle characteristics among premenopausal women in the agricultural health study. Am J Epidemiol，2004，160（12）：1194-1204.

22. 吕林萍. 有机磷农药对作业女工月经影响的调查. 职业与健康，2004，20（12）：40.

23. 徐娅，王明臣，李爱军，等. 有机磷农药对作业女工生殖机能影响的调查. 工业卫生与职业病，2000，26（5）：278-280.

24. 蔡海英，张茂. 有机磷农药中毒并发急性胰腺炎17例. 中华劳动卫生职业病杂志，2010，28（7）：543-544.

25. 聂时南，孙海晨，邵旦兵，等. 有机磷农药中毒并发急性胰腺炎15例临床分析. 中华胰腺病杂志，2008，8（3）：186-188.

26. 李良毅，陈祥荣，傅瑜瑜，等. 急性有机磷农药中毒与应激性高血糖的关系. 中华急诊医学杂志，2007，16（10）：1098-1099.

27. 王耀国，杜心清，许朝祥. 急性有机磷中毒患者内分泌功能的变化及临床意义. 中华内科杂志，1998，37（6）：411-412.

28. 张宇，陈亚涛，张玲. 急性有机磷农药中毒189例血清儿茶酚胺类物质的分析. 中国乡村医药，2014，21（1）：39-40.

第十九章

氨基甲酸酯类农药

氨基甲酸酯类农药为我国大量使用的一类农药，因其广谱、杀虫活性强，因此被广泛应用于各种作物。常见的氨基甲酸酯类农药有呋喃丹（克百威）、速灭威、涕灭威、残杀威、抗蚜威、灭多威和西维因（甲萘威）。

氨基甲酸酯类农药主要通过抑制神经系统胆碱酯酶（ChE）而表现出毒性。动物急性中毒主要出现胆碱酯酶抑制症状，表现如口鼻、呼吸道分泌物增多，四肢无力，瞳孔缩小，肌肉震颤、抽搐，肺水肿、呼吸衰竭等。对皮肤、眼有轻度刺激作用。由于氨基甲酸酯类农药化学结构不稳定，自然降解快，在体内的排泄也快，半衰期短，因而涉及氨基甲酸酯类农药慢性毒性的文献较少。

给幼猪每天喂饲含甲萘威 150mg/kg 的饲料 1～2 个月，剂量达到 324～389g 时，呈现进行性肌无力、共济失调、运动性震颤、阵挛性抽搐、截瘫、不能站立、厌食、烦渴，脊髓反射存在。病理检查可见小脑出现中等到严重的水肿，轴突中等增大和破裂、小脑束细胞成分坏死、血管充血、内皮肥大、血管退化和出血等，并认为这是由于甲萘威诱导的血管变化的病理效应所致。

给狗每天喂饲含甲萘威 100mg/kg 的饲料 45 天，处死后发现肠黏膜改变，肝淤血肿大，肝细胞胞质内糖原堆积。

大鼠每天经口给予甲萘威，剂量为 0.7～70mg/kg，6～12 个月，发现内分泌腺包括脑垂体、性腺、肾上腺和甲状腺等的损害。

氨基甲酸酯类农药在生物体内或体外可被亚硝化成为亚硝基类化合物，后者酷似亚硝胺，具有诱突变性。例如，西维因在生物体内外均能与亚硝酸钠起反应成为 N-亚硝基西维因，这是一种碱基取代型诱变物，在某些诱变试验中呈阳性反应。某些氨基甲酸酯类农药在大剂量时可能对动物有致癌作用，据报道，经口大剂量给予西维因可引起大鼠肉瘤、大鼠及小鼠各种消化系统恶性肿瘤，患非霍奇金淋巴瘤危险性增高等。其理论解释是氨基甲酸酯可与消化道内的亚硝酸盐发生反应，生成具有致癌作用的亚硝胺。但氨基甲酸酯类农药对人是否致癌尚未确定。

国际癌症研究所（IARC）将西维因和涕灭威归入 3 类，现有证据不能对人类致癌性进行分类。

一、毒性表现

（一）动物实验资料

1. 对生殖内分泌系统影响

MA Shalaby 等（2010 年）连续经口给予雄性 SD 大鼠（体重 140～180g）灭多威 65 天，剂量为 0.5 和 1.0mg/kg。结果发现，两个染毒组大鼠血清睾酮水平下降及精子活力减弱和数量减少，畸形精子数增加，与对照组比较，差异均具有统计学意义（$P < 0.01$）。两个染毒组大鼠睾丸组织病理学检查可见生精小管中度到重度退行性病变。

陈家长等（2012 年）研究了西维因对雄性罗非鱼（GIFT Oreochromis niloticus）内分泌的干扰效应。将雄性罗非鱼分别暴露于含西维因 0.064、0.8 和 5mg/L 的水中，观察对雄性罗非鱼性腺系数、血清雌二醇和睾酮含量的影响，以及对卵黄蛋白原的诱导效应。结果发现，罗非鱼连续 30 天暴露于含 0.8 和 5mg/L 西维因水中后，精巢系数明显降低，与对照组比较，差异具有统计学意义（$P < 0.05$）。西维因对其血清雌二醇的合成具有诱导作用，当浓度为 0.8mg/L 时，诱导作用最强，此时血清雌二醇的含量为 218.83pg/ml，与对照组比较，差异具有统计学意义（$P < 0.05$）。卵黄蛋白原的含量随着西维因浓度的升高逐渐增多，当染毒浓度为 5mg/L 时，达到最大为 393.01μg/L，与对照组比较，差异具有统计学意义（$P < 0.01$）。随着西维因浓度的升高，睾酮含量逐渐降低，西维因的浓度为 5mg/L 时，睾酮含量达到最低，为 10.58mol/L，与对照组比较，差异具有统计学意义（$P < 0.01$），表明西维因对雄性罗非鱼具有雌激素效应。

AA Mahgoub 等（2001 年）对雄性 Wistar 大鼠（体重 150～

200g）经口给予灭多威 17mg/（kg·d），连续 2 个月。结果发现，染毒组大鼠睾酮（T）水平下降，与对照组比较，差异具有统计学意义（$P < 0.001$）。同时卵泡刺激素（FSH）、间质细胞刺激素（ICSH）、催乳素（PRL）显著增高，与对照组比较，差异均具有统计学意义（$P < 0.01$）。组织病理学检查显示，染毒组大鼠睾丸内生精小管有不同程度的退行性变，直至所有生精细胞坏死。在停用灭多威染毒后其激素的变化和睾丸的损伤仍能持续 30 天，提示亚慢性灭多威染毒对大鼠睾丸有毒性作用，并有持久的影响。

虎明明等（2008 年）选用健康成年雄性 SD 大鼠，每天经口灌胃灭多威（0.47mg/kg），连续 60 天。末次染毒 24 小时后测量精子参数（精子计数、存活率、畸形率），血清中睾酮（T）水平。结果显示，灭多威使精子数量和存活率明显降低，精子畸形率升高，与对照组比较，差异具有统计学意义（$P < 0.01$）。血清中睾酮水平下降，与对照组比较，差异具有统计学意义（$P < 0.01$）。

邱阳等（2005 年）给雌性 SD 大鼠（体重 170～190g）西维因灌胃，剂量分别为 0、1.028、5.140、25.704mg/（kg·d）。采用阴道脱落细胞涂片法观察大鼠动情周期的变化，放射免疫法测定血清雌二醇（E_2）、黄体酮（P）水平，分光光度法测定血清超氧化物歧化酶（SOD）、谷胱甘肽-S-转移酶（GST）的活力，以及丙二醛（MDA）和谷胱甘肽（GSH）的含量。结果发现，各剂量西维因染毒组大鼠动情周期数明显低于对照组。染毒后 15 天大鼠动情各期出现变化，表现为 3 个染毒剂量组大鼠动情前期和动情期延长，动情后期和动情间期则缩短，与对照组比较，差异均具有统计学意义（$P < 0.01$）。25.704mg/（kg·d）染毒组大鼠血清中 E_2 水平（19.93±2.21）nmol/L，与对照组（28.76±6.12）nmol/L 比较，差异有统计学意义（$P < 0.05$）。1.028mg/（kg·d）染毒组大鼠黄体酮水平（1.21±0.40）nmol/L，与对照组（0.63±0.39）nmol/L 比较，差异具有统计学意义（$P < 0.05$）。

K Kaur 和 A Dhawan（1996 年）针对西维因对印度麦瑞加拉鲮鱼的环境激素作用进行了研究。发现在鲮鱼产卵前期，西维因在其肝、卵巢中的含量要比平常高出 10％左右。把鲮鱼饲养于存在不同浓度（0.002～0.01mg/L）西维因的水环境中 60 天。结果发现，西维因可严重影响鲮鱼的产卵数量、受精卵孵化率、繁殖能力等。在西维因浓度为 0.002mg/L 的水环境中，鲮鱼的产卵率比正常环境下降 20％，受精卵孵化率降低 13.7％，绝对繁殖能力降低 13.7％。

虎明明等（2008 年）选用性成熟健康雌性 SD 大鼠，每天经口灌胃灭多威 0.34mg/ kg，连续 30 天。采用阴道脱落细胞涂片法观察大鼠动情周期的变化，放射免疫法测定血清雌二醇（E_2）、黄体酮（P）水平。结果显示，灭多威使大鼠动情期延长、血清雌二醇（E_2）水平升高、黄体酮（P）含量下降，与对照组比较，差异均具有统计学意义（$P < 0.01$）。提示灭多威可能属拟雌激素类农药。

PN Baligar 等（2004 年）经口给予雌性 Swiss albino 小鼠（体重 24～28g）呋喃丹，连续 15 天。剂量分别为 0.4、0.7、1 和 1.3mg/（kg·d），采用阴道涂片法观察小鼠发情周期变化情况。于染毒结束后处死小鼠测定卵巢重量及卵泡、黄体数量。结果发现，4 个剂量染毒组卵巢重量均有所增加。1 和 1.3mg/（kg·d）染毒组卵泡和黄体数量显著减少，闭锁卵泡数增加，与对照组比较，差异具有统计学意义（$P < 0.05$）。0.7、1 和 1.3mg/（kg·d）染毒组小鼠动情周期与对照组相比均有不同程度的改变，表现为动情期明显缩短，动情间期延长，与对照组比较，差异均具有统计学意义（$P < 0.05$）。

2. 对甲状腺的影响

N Sinha 等（1991 年）将处于产卵前期和产卵期的鲶鱼饲养在具有亚致死浓度的西维因（12mg/L，96 小时）和（5mg/L，16 天）水环境中，分别测定血清和甲状腺中甲状腺素（T4）、三碘甲状腺原氨酸（T3）含量和 T3/T4 比值。结果发现，鲶鱼在产卵前期和产卵期，暴露西维因 96 小时后血清 T4 含量下降，但 T3 含量升高，T3/T4 比值增高。16 天暴露后可引起 T4 以及 T3 水平和 T3/T4 比值均下降。

（二）流行病学资料

李燕南等（2005 年）分别选择某农药厂西维因生产车间女工 67

名为接触组，厂行政办公区女性工作人员 47 名为对照组。对环境空气中西维因及其相关气体如异氰酸甲酯（MIC）、氨气及总酚进行持续 3 天的监测。同时选择接触区及对照区各 3 人进行个体采样和皮肤污染量测定。运用回顾性队列研究的方法对女工的月经和妊娠结局进行评价，并测定血清中卵泡刺激素（FSH）、黄体生成素（LH）、黄体酮（P）、催乳素（PRL）和雌二醇（E_2）水平。结果显示，接触组生产环境空气中西维因、总酚浓度高于对照组，差异具有统计学意义（$P < 0.05$）。生产环境中异氰酸甲酯（MIC）和氨气浓度与对照组所处环境中两种化学物浓度比较，差异无统计学意义（$P > 0.05$）。个体采样及皮肤污染量结果均显示，接触组无论空气中还是皮肤接触西维因浓度均高于对照组，差异具有统计学意义（$P < 0.01$）。接触组与对照组间女工血清 FSH、LH、PRL、E_2、P 水平，差异均无统计学意义（$P > 0.05$）。接触组自然流产发生率（12.7%）与对照组（1.7%）比较，差异有统计学意义（$P < 0.05$）。提示西维因职业接触可能对女工的妊娠结局有一定的影响。

TE Arbuckle 等对加拿大安大略地区 2110 名使用农药的女性农民及男性农民的妻子在怀孕时自然流产的发生率进行流行病学调查，发现使用硫代氨基甲酸酯农药者发生自然流产的相对危险度（RR）为 1.8（95% CI：1.1 ～ 3.0）。

谈立峰等（2005 年）曾选择接触西维因生产的男工 31 名为接触组。该厂行政区男性员工 46 名为内对照组。某疾病预防控制中心男性员工 22 名为外对照组。收集各组人群的精液，进行精液质量、精子的形态学评价，用计算机辅助精子分析（CASA）系统分析精子的运动能力。同时对各组环境空气中西维因及其相关气体异氰酸甲酯（MIC）、氨气及总酚进行连续 3 天的监测。选接触组及外对照组各 3 人进行个体采样并测定其皮肤污染量。结果发现，接触组作业环境空气中西维因的几何平均浓度（G）为 52.41mg/m^3、总酚为 0.08mg/m^3，均高于内对照组（西维因 2.22mg/m^3，总酚 0.05mg/m^3）、外对照组（西维因未检出，总酚 0.04mg/m^3）。接触组男工个体采样西维因浓度（G）为 7.38mg/m^3，皮肤的污染量（G）为 862.47mg/

m^2。外对照组均未检出。接触组男工精子直线运动速度［VSL，$(26.29\pm7.84)~\mu m/s$］、鞭打频率［BCF，(3.99 ± 1.55) Hz］、直线性（LIN，$39.89\%\pm6.00\%$）、前向性（STR，$71.51\%\pm11.22\%$）均低于内、外对照组，差异均具有统计学意义（$P<0.05$）。接触组男工精液黏稠度高于对照组。精子活动度异常率及精子总畸形发生率均高于外对照组，差异均具有统计学意义（$P<0.05$）。精液量［(2.39 ± 1.44) ml］、精子活动度［(1.77 ± 0.61) 级］低于外对照组，差异均有统计学意义（$P<0.05$）。结论为西维因职业接触对男工精子和精液质量有一定影响。

二、毒性机制

（一）对大鼠睾丸组织中脂质过氧化指标及 NO 和 NOS 含量的影响

李海山等（2002 年）对雄性 Wistar 种大鼠（体重 150~180g），以 0.3、1.5 和 3.0mg/ kg 呋喃丹连续灌胃 77 天。于染毒后第 7 天和第 77 天分别检测大鼠血清及睾丸匀浆中一氧化氮（NO）的含量和一氧化氮合酶（NOS）的活性，检测血清中卵泡刺激素（FSH）、间质细胞生成素（ICSH）、睾酮（T）和雌二醇（E_2）含量。结果显示，染毒第 7 天 3 个染毒剂量组血清中 NOS 活性均低于对照组；睾丸组织中 NOS 活性均高于对照组，差异均有统计学意义（$P<0.05$）。上述其他指标则没有明显改变。染毒第 77 天，3 个剂量染毒组睾丸组织中 NOS 活性均高于对照组，睾丸组织中 NO 含量均低于对照组，差异均有统计学意义（$P<0.05$）。3 个剂量染毒组血清中 T 含量均低于对照组，差异均有统计学意义（$P<0.05$）。其他指标未见明显改变。

胡凡等（2009 年）探讨西维因农药接触与男性工人精子 DNA 损伤的关系及其可能的机制。选择某农药厂西维因生产车间男工 31 名为接触组。该厂行政区男性员工 36 名为内对照组。同地区男性行政人员 22 名为外对照组。检测 3 组人群精子 DNA 损伤、精浆超氧化物歧化酶（SOD）活性及精子活性氧（ROS）含量。结果显示，与内、外对照组相比，接触组男性精子 DNA 断裂损伤显著增加，差异具有统计学意义（$P < 0.05$），精浆 SOD 活性降低及精子 ROS 增加，差异具有统计学意义（$P < 0.05$）。相关性分析的结果显示，精子 DNA 损伤与精浆 SOD 的活性负相关（$r = -0.53$，$P < 0.001$），与精子 ROS 水平呈正相关（$r = 0.32$，$P = 0.002$）。表明西维因可影响男性精液质量，其可能的机制是通过氧化应激导致精子 DNA 的损伤。

（二）对性腺的影响

李玲等（2011 年）采用经口灌胃方式，连续 8 周给予雌性 SD 大鼠较低剂量的西维因（11.2mg/kg），检测卵巢颗粒细胞凋亡情况以及大鼠血清中孕酮（P）、雌二醇（E_2）、卵泡激素（FSH）、黄体生成素（LH）含量，并统计卵巢组织中各级卵泡数目构成的变化。结果发现，西维因可增加大鼠卵巢细胞早期凋亡率和晚期凋亡率，与对照组比较，差异均具有统计学意义（$P < 0.05$）。染毒组大鼠血清中黄体酮（P）含量升高，雌二醇（E_2）含量降低，与对照组比较，差异均具有统计学意义（$P < 0.05$）。病理学观察可见，染毒组卵巢组织中成熟卵泡比例低于对照组，闭锁卵泡比例高于对照组，差异均具有统计学意义（$P < 0.05$）。

（三）对垂体的影响

S Chatterjee 等（2001 年）连续 30 天将印度麦瑞加拉鲶鱼暴露于含呋喃丹浓度为 0.5～2mg/ml 的水中，发现产卵前期鲶鱼血清中 17β-雌二醇和卵巢卵黄蛋白水平均有不同程度的降低。通过对比垂体切片的研究，发现染毒组预产卵鱼垂体促性腺激素细胞染色程度明显高于对照组。说明促性腺激素细胞释放激素活力有所降低，提示呋喃丹作为一种抗雌激素，可能作用于垂体，进而影响垂体内分泌功能。

（四）对孕酮合成的影响

成森平（2006 年）采用卵巢类固醇合成功能细胞——人颗粒黄体细胞（HGLCs）原代培养方法，探讨西维因对卵巢类固醇激素合成的影响。分别以不同浓度的西维因（0、1、5、25、125μmol/L）对细胞进行 12 和 24 小时处理，测定有无卵泡刺激素（FSH）条件下卵巢颗粒细胞的黄体酮生成量。用 MTS 试验来观察西维因对人颗粒黄体细胞存活和细胞增殖的影响。结果发现，处理 24 小时后，人颗粒黄体细胞（HGLCs）基础状态下黄体酮的分泌随着西维因处理剂量的增高而逐渐降低，呈现出剂量-效应关系。在 25 和 125μmol/L 处理组，基础状态下黄体酮的分泌显著低于对照组，分别是对照组的 49% 和 43%，差异均有统计学意义（$P<0.01$）。在 FSH 刺激的状态下，黄体酮的分泌同样显示出一种随着西维因剂量的增高而降低的剂量-效应关系，和基础状态黄体酮含量相比，西维因对于 FSH 刺激状态下黄体酮分泌的抑制作用更加明显，在 FSH 刺激的情况下，1μmol/L 西维因就可以显著降低黄体酮的生成。此外，在 0～125μmol/L 剂量西维因范围内，处理 12 及 24 小时后，西维因对人颗粒黄体细胞并没有产生明显的毒作用。表明无论是在基础状态下或是在 FSH 刺激状态下，西维因均能抑制人颗粒黄体细胞类固醇激素合成，西维因在体外抗类固醇激素合成的作用提示，西维因的暴露可能会降低雌（女）性体内卵巢类固醇激素水平，从而导致生殖系统的紊乱。

（五）对胆固醇转运及 cAMP 信号通路的影响

成森平（2006 年）采用原代培养的人颗粒黄体细胞作为细胞模型，根据不同的实验设计，在部分培养液中加入 22（R）-羟胆固醇（水溶性的可直接渗入线粒体内膜的胆固醇）和 forskolin（不依赖于受体的腺苷酸环化酶激动剂），测定在不同条件下西维因对人颗粒黄体细胞孕酮生成量的影响。采用无水乙醇法提取细胞内 cAMP，观察西维因（25 和 125μmol/L）对基础状态下，以及 FSH 和 forskolin 刺激条件下 cAMP 合成的影响。同时提取细胞总 RNA 进行 RT-PCR 检测，观察在基础状态和 FSH 刺激状态下，西维因对类固醇激素合成急性调节蛋白（StAR）mRNA 表达的影响。结果显示，22（R）-羟胆固醇的加入抵消了西维因对类固醇激素合成的抑制效应。无论在基础状态下及 FSH 刺激状态下，西维因均显著抑制了 StAR mRNA 的表达。而且，西维因使得基础状态下及 FSH 刺激状态下人颗粒黄体细胞的 cAMP 的合成量减少。而 forskolin 能够完全消除西维因对于人颗粒黄体细胞合成孕酮及 cAMP 的抑制作用。推断西维因对卵巢类固醇激素合成的干扰作用机制可能涉及了对胆固醇跨线粒体膜转运的抑制及对 cAMP-依赖的蛋白激酶信号转导通路的影响。

（马　玲　赵超英）

主要参考文献

1. 乔广浩，刘欣．杀虫剂西维因毒性及雌激素活性进展研究．环境科学与技术，2010，3（2）：99-105．

2. Avilova GG，霍本兴．西维因的残留和毒性．农药译丛，1983，(5)：52-60．

3. 李玲，王秀琴，田晓梅．西维因与氰戊菊酯联合染毒对雄性大鼠的生殖毒性．环境与健康杂志，2011，28（12）：1072-1075．

4. 李玲，王秀琴，董桂清．低剂量西维因与氰戊菊酯联合染毒对雌性大鼠卵巢细胞凋亡的影响．环境与健康杂志，2012，29（9）：799-802．

5. 陈家长，王泽镕，裘丽萍．西维因对雄性罗非鱼（GIFT Oreochromis niloticus）内分泌干扰效应的研究．生态毒理学报，2012，7（6）：627-632．

6. 邱阳，陈建锋，宋玲．甲萘威对雌性大鼠血清雌激素水平及抗氧化系统功能的影响．中华劳动卫生职业病杂志，2005，23（4）：290-293．

7. 谈立峰，孙雪照，李燕南．甲萘威农药生产职业暴露对男工精子和精液质量的影响．中华劳动卫生职业病杂志，2005，23（2）：87-90．

8. 王泽镕，宋超，陈家长．氨基甲酸酯类农药的环境激素效应研究进展．安徽农业科学，2011，39（18）：10942-10946．

9. 罗永宏，宋超，陈家长．氨基甲酸酯类农药甲萘威的毒理学及环境归趋研究进展．江苏农业科学，2012，40（1）：316-321．

10. 史熊杰，刘春生，余珂．环境内分泌干扰物毒理学研究．化学进展，2009，21（2/3）：340-349．

11. 吕潇，李慧冬，杜红霞．农药类内分泌干扰物的研究进展．华中农业大学学报，2006，25（1）：94-100．

12. 夏世均．农药毒理学．北京：化学工业出版社，2008：298-316．

13. 王捷，宋宏宇，胡翠清．农药生殖毒性的回顾．农药，2005，44（11）：489-550．

14. 李燕南，谈立峰，孙雪照．职业暴露甲萘威对女性生殖内分泌的影响．中国工业医学杂志，2005，18（3）：163-165．

15. 胡凡，顾爱华，吉贵祥．西维因致男性工人精子 DNA 损伤的机制初探．南京医科大学学报（自然科学版），2009，29（10）：1380-1383.

16. 谭立峰，王守林. 农药杀虫剂的男（雄）性生殖毒性研究进展. 中华男科学杂志，2004，10（7）：533-537.

17. 李海山，段志文，张玉敏. 呋喃丹对雄性大鼠急性生殖损伤的研究. 工业卫生与职业病，2002，28（5）：267-270.

18. 史雅娟，吕永龙，王昕. 林丹和呋喃丹对赤子爱胜蚓存活、生长和繁殖能力的影响. 生态毒理学报，2009，4（1）：101-107.

19. 虎明明，刘秀芳，关霞. 辛硫磷和灭多威对雌性大鼠生殖系统的联合毒性作用. 癌变·畸变·突变，2008，20（6）：470-474.

20. 成森平. 西维因对卵巢类固醇激素合成的影响. 南京：南京医科大学，2006.

21. Ma J，Lu N，Qin W. Differential responses of eight cyanobacterial and green algal species，to carbamate insecticides. Ecotoxico Environ Saf，2006，63（2）：268-274.

22. Caldas ED，Boon PE，Tressou J. Probabilistic assessment of the cumulative acute exposure to organophosphorus and carbamate insecticides in the Brazilian diet. Toxicology，2006，222（1-2）：132-142.

23. Christopher J，Gordon，David W. Thermoregulatory response to an organophosphate and carbamate insecticide mixture：Testing the assumption of dose-additivity. Toxicology，2006，217（1）：1-13.

24. Pant N，Srivastava SC，Prasad AK. Effects of carbaryl on the rat's male reproductive system. Vet Hum Toxicol，1995，37（5）：421-425.

25. Mahgoub AA，El-Medany AH. Evaluation of chronic exposure of the male rat reproductive system to the insecticide methomyl. Pharmacol Res，2001，44（2）：73-80.

26. Xia Y，Cheng S，Bian Q. Genotoxic Effects on Spermatozoa of Carbaryl-Exposed Workers. Toxicol Sci. 2005，85（1）：615 - 623.

27. Vonesh JR，Buck JC. Pesticide alters oviposition site selection in gray treefrogs. Oecologia，2007，(154)：219-226.

28. Kaur K，Dhawan A. Effect of carbaryl on tissue composition，maturation and breeding potential of Cirrhina mrigala（Ham）. Bull Environ Contam Toxicol，1996，(57)：480-486.

29. Baligar PN，Kaliwal BB. Carbofuran induced block of compensatory ovarian

growth in hemicastrated albino mice. Toxicology，2004，204 (2-3)：87-95.

30. Chatterjee S，Dasmahapatra AK，Ghosh R. Disruption of pituitary-ovarian axis by carbofuran in catfish，Heteropneustes fossilis (Bloch) . Comp Biochem Physiol Toxicol Pharmacol，2001，129 (3)：265-273.

31. Shalaby MA，El Zorba HY，Ziada RM. Reproductive toxicity of methomyl insecticide in male rats and protective effect of folic acid. Food Chem Toxicol，2010，48 (11)：3221-3226.

32. Sinha N，Lal B，Singh TP. Carbaryl-induced thyroid dysfunction in the freshwater catfish Clarias batrachus. Ecotoxicol Environ Saf，1991，21 (3)：240-247.

第二十章

氯代烃杀虫剂

第一节　概述

一、分类

有机氯（organochlorine）农药是一种广谱、高效、低毒及高残留的化学杀虫剂。主要包括以苯为原料和以环戊二烯为原料的两大类。以苯为原料的有机氯农药主要是滴滴涕（dichloro-diphenyl-tri-chloroethane，DDT）和六六六（Hexachlorocyclohexane，HCH），以及DDT的类似物甲氧滴滴涕（methoxychlor，MXC）等。以环戊二烯为原料的有机氯农药包括作为杀虫剂的氯丹、七氯、艾氏剂、狄氏剂、异狄氏剂、硫丹、毒杀芬等。

二、特性

常用的有机氯农药有下列特性：

1. 不易挥发，降解缓慢，在食物链中存在生物富集和生物放大效应。

2. 氯苯结构较为稳定，不易被生物体内酶系降解，在体内的生物转化和降解速度极其缓慢。

3. 多为脂溶性化合物，水中溶解度低，较易吸附于土壤颗粒，在土壤中的滞留期多达数年。

4. 土壤微生物将该类农药还原或氧化为类似的衍生物，但其产物也存在残留毒性问题。

5. 该类农药还可随气流和水流等扩散至全球各地。

三、环境危害

有机氯农药性质稳定，在自然界极难分解，虽然环境中药残浓度一般较低，但可通过生物富集和食物链集中到农、畜及水产品中，并最终通过食物链进入人体和动物体内。一旦进入人体，只有小部分进入血液，在肝内降解或排出；大部分以原药或转变成某种衍生物蓄积在肝、肾、心等组织中，且在机体内蓄积量的下降速度非常缓慢。正是由于有机氯农药具有持久性、高残留性及生殖毒性等危害，各国先后于 20 世纪 70、80 年代相继减少或禁止生产和使用该类农药。目前我国食品中仍能检测出有机氯农药的残留，且平均值远远高于其他发达国家。

四、毒性概述

(一) 中毒临床特征

1. 急性中毒　潜伏期的长短依毒物的种类、剂型、剂量及侵入途径而各异，多在半小时或数小时内发病。

(1) 轻度中毒：表现为头痛、眩晕、全身乏力、易激动、睡眠障碍、咽部不适、视力模糊。有时有不自主的轻度抽搐、出汗、流涎、恶心及食欲缺乏等。

(2) 中度中毒：表现为上述症状加重，神经系统兴奋性明显增高，四肢疼痛、脸部及四肢肌肉抽搐、惊厥、眼球震颤、视力障碍、多汗、共济失调、剧咳、吐痰和咯血、呼吸困难、呕吐和腹泻等。

(3) 重度中毒：表现为体温升高（中枢性发热）、癫痫样抽搐（DDT、六六六、狄氏剂和艾氏剂等中毒时，多呈肌强直性阵挛性抽搐，而毒杀芬则以全身癫痫样抽搐为特点）。抽搐时间很短，呼吸先快后慢，血压下降，脉搏频数，心律失常，甚至可发生心室颤动，口吐白沫，反射减弱。抽搐剧烈和反复发作时，亦可陷入木僵、意识丧失，甚至昏迷、呼吸衰竭及循环衰竭，并可有少尿或尿闭、肝及心肌的损害。

(4) 呼吸道吸入时有肺水肿。局部损害接触后有黏膜刺激症状及皮疹等改变。

2. 慢性中毒　有机氯类农药在人体内的蓄积可导致慢性中毒，中毒途径主要有：

（1）农药经呼吸道、消化道和皮肤渗入体内的直接中毒；

（2）食用被污染的农、畜、水产品造成的间接中毒。

慢性中毒的主要表现为食欲缺乏、恶心、呕吐、头晕、头痛、失眠、乏力、四肢酸痛、全身不适等症状，有的还会出现神经炎症、贫血或血小板减少等症状。其慢性毒作用主要是影响神经系统和侵害肝，可引起肌肉震颤、肝肿大和中枢神经系统功能障碍等改变。

（二）其他毒性

对多种野生动物和实验动物的研究表明，有机氯农药在动物体内的代谢产物具有很强的酶诱导和性激素样作用，影响动物体内正常生理活动，故有环境激素之称。有机氯农药通过模拟或拮抗性激素的作用，直接或间接干扰机体生殖和发育功能，主要表现为拟雌激素、拟雄激素及抗孕激素等内分泌干扰作用。

国际癌症研究所（IARC）认为，常见的几种有机氯农药，如DDT、六六六、七氯、狄氏剂、艾氏剂等对小鼠均可致癌，但尚不十分清楚对其他动物是否也致癌。研究表明，有机氯农药长期接触可导致女性患乳腺癌、子宫癌等，患子宫内膜疾病的危险性明显增加，乳腺癌患者血清有机氯农药残留物水平明显高于乳腺良性疾病患者。但目前没有足够的流行病学证据证明有机氯农药与人体肿瘤的发生有直接的因果关系。

五、防治原则

1. 预防措施　今后应尽量减少这类农药的使用，并在使用中做好个人防护。

2. 急救处理及治疗　迅速将患者移离中毒现场，移至空气清新处。消除毒物，阻止毒物继续吸收。可同时给予对症治疗措施。

第二节 滴滴涕

一、概述

滴滴涕（DDT）化学名称为 2，2-双-（对氯苯基）-1，1，1-三氯乙烷，分子式为 $C_{14}H_9Cl_5$。DDT 农药分两大类，一类为同分异构体，分别为 2，2-双-（对对氯苯基）-1，1，1-三氯乙烷（p,p'-DDT）和 2，2-双-（邻对氯苯基）-1，1，1-三氯乙烷（o,p'-DDT）。另一类为同系物，分别为 2，2-双-（对氯苯基）-1，1-二氯乙烯（p,p'-DDE）和 2，2-双-（对氯苯基）-1，1-二氯乙烷（p,p'-DDD）。两者为 DDT 农药在环境中的代谢产物。

DDT 化合物异构体为白色晶体或淡黄色粉末，无味，难溶于水，易溶于苯、氯仿等有机溶剂。DDT 化学性质稳定，在常温下不分解。对酸稳定，强碱及含铁溶液易促进其分解。当温度高于熔点时，特别是有催化剂或光的情况下，p,p'-DDT 经脱氯化氢可形成 p,p'-DDE。

DDT 为人工制备生产，主要作为农药杀虫剂，也用于防治蚊、蝇、臭虫等。在 DDT 生产、包装以及在农业喷洒杀虫使用时均可接触，对人体产生危害和中毒。

DDT 可经多种途径吸收，但与其他有机氯农药相比，不易经皮吸收。吸收进入人体后，可分布于血液、肝、肾及中枢神经系统，尤在脂肪组织中浓度最高，将会长期贮留在脂肪组织中。DDT 在人体内的降解主要有两种途径：

（1）脱去氯化氢生成 DDE，在人体内 DDT 转化成 DDE 相对较为缓慢，3 年间转化成 DDE 的 DDT 还不到 20%。DDE 从体内排放尤为缓慢，生物半衰期约需 8 年，因而 DDE 是贮存在组织中的主要残留物。

（2）DDT 还可以通过一级还原作用生成 DDD，后者被最终转化成双-（对氯苯基）-乙酸（DDA），DDA 生物半衰期只需约 1 年，更易溶解于水而排出体外。

　　DDT 经代谢分解后主要经肾由尿排出，少量经粪、乳汁和呼吸道排出，而且能经胎盘传给胎儿。

　　DDT 是中等毒性化合物，可对哺乳动物中枢神经系统产生兴奋作用，主要作用于脑桥和脑干。狗经口给予 DDT 41～80mg/（kg·d），39～49 个月内，全部死亡。致突变性从哺乳动物实验系统（整体和体外）所得的证据尚无肯定的结论。

　　小鼠经口给予 DDT 11～20mg/（kg·d），染毒 2 年，肝肿瘤危险性提高 4.4 倍；小鼠经口给予 DDT 0.16～0.31mg/（kg·d）染毒 2 代，雄性肝肿瘤危险性增加 2 倍。用 DDT、DDE 和 DDD 在小鼠中（在大鼠中也有可能）诱发出了肝肿瘤，但是没有直接证据证明 DDT 对人类有致癌作用，因此国际癌症研究所（IARC）将 DDT 归入 2B 类，人类可能致癌物。

　　急性中毒，多由误服引起，据估计，口服 10mg/kg 就可出现 DDT 中毒的征象；经皮肤吸收或呼吸道吸入 DDT 蒸气和雾，也可导致中毒。吸入中毒者，有呼吸道黏膜刺激症状，出现咳嗽、咳痰等症状。

　　慢性中毒主要表现为头痛、头晕、乏力、易激惹、失眠等神经衰弱综合征症状。少数患者可出现贫血、心血管及呼吸系统的损害。

　　急救中毒：阻断毒源，减少毒物吸收。

　　注意安全与劳动保护措施。

二、毒性表现与机制

（一）动物实验资料

1. 对生殖系统的影响

Ben Rhouma 等（2001 年）将 50、100mg/（kg·d）DDT 连续灌胃成年雄性 Wistar 大鼠 10 天。结果发现，染毒组大鼠睾丸重量减轻，与对照组比较，差异有统计学意义（$P<0.05$），附睾精子活性明显下降（$P<0.05$），输精管管腔内精子数量明显减少（$P<0.05$），同时血清卵泡刺激素（FSH）水平明显增高（$P<0.05$），100mg/（kg·d）剂量组血清间质细胞刺激素（ICSH）明显升高（$P<$

0.05）。这些作用可能与类固醇损伤下丘脑-垂体轴的负反馈有关，提示 DDT 对雄性大鼠生殖系统的损伤既可直接作用于睾丸，也可通过改变神经-内分泌的功能起作用。

胡雅飞等（2007 年）以 10、30、50μmol/L 的 p,p'-DDE 分别处理睾丸支持细胞 24 小时，检测支持细胞乳酸脱氢酶（LDH）的漏出率、总超氧化物歧化酶（T-SOD）活力和丙二醛（MDA）含量的变化。结果显示，随着 p,p'-DDE 染毒剂量的增加，支持细胞存活率和 T-SOD 活力呈剂量依赖性下降，与对照组比较，差异有统计学意义（$P<0.05$），而 LDH 的漏出率和 MDA 含量呈剂量依赖性增加（$P<0.05$），提示 p,p'-DDE 处理可引起支持细胞抗氧化能力下降和脂质过氧化增强，并造成细胞膜的通透性增加和细胞存活率的下降。由于氧化应激作为一种普遍存在的应激反应，在生殖功能损伤中发挥重要作用，推测 p,p'-DDE 引起的氧化应激可能在睾丸支持细胞凋亡及对生殖功能损害中发挥重要作用。

刘宏凯等（2006 年）以 10、30、50μmol/L 的 p,p'-DDE 分别处理 SD 大鼠离体培养的睾丸支持细胞 24 小时，检测支持细胞内雄激素结合蛋白（ABP）基因 mRNA 水平。结果显示，对照组及 10、30、50μmol/L 的 p,p'-DDE 染毒组支持细胞内 ABP mRNA 灰度比值分别为 0.3140±0.1020、0.3920±0.0949、0.5837±0.1221、0.6490±0.1718，随着 p,p'-DDE 染毒浓度的增加，支持细胞 ABP 基因转录水平逐渐升高，且 30、50μmol/L 染毒组与对照组比较，差异均有统计学意义（$P<0.05$），呈现剂量依赖性关系，可能导致后续性的 ABP 蛋白表达的升高。雄性激素主要由睾丸间质细胞分泌，在 p,p'-DDE 作用下支持细胞内 ABP 基因转录水平升高，可导致 ABP 表达的升高，从而促进其与雄性激素的结合，维持生精过程。这种现象可能是支持细胞 ABP 基因表达的一种反馈性或代偿性升高，或者是 ABP 表达中抑制性因素或途径的反馈性降低所致。研究还发现，p,p'-DDE 可激活支持细胞内 ERK（细胞外信号调节激酶）传导通路，进而影响 MAPK（丝裂原活化蛋白激酶）级联信号通路，可能抑制细胞凋亡，维持或提高支持细胞的存活。以上研究表明，p, p′-DDE 对雄性大鼠生殖内分泌干扰的作用机制是极其复杂的，支持细胞可能通过促进 ABP 表达以及信号传导通路的异常改变来反应性地维持生精过程。

王轶楠等（2008 年）以 10、30、$50\mu mol/L$ 的 p,p′-DDE 处理离体培养的大鼠睾丸支持细胞后，采用 RT-PCR 法测定细胞内 FasL mRNA 表达水平与核因子-κB（NF-κB）转录因子活性。与对照组比较，$50\mu mol/L$ 剂量染毒组细胞内 FasL mRNA 表达水平显著升高，差异有统计学意义（$P < 0.05$）；各染毒组组间比较，低、中剂量组与高剂量组之间，差异均有统计学意义（$P < 0.05$）。细胞内 FasL mRNA 表达水平升高可能进而导致 FasL 蛋白表达的升高，激活 Fas 与 FasL 系统。同时细胞内 NF-κB 活性也明显增加。由于 FasL 水平增加与 NF-κB 活性增加在引发生殖细胞凋亡过程中发挥重要作用，而 NF-κB 还可参与 FasL 的表达调控。以上研究结果表明，p,p′-DDE 可能通过调节 FasL、NF-κB 等途径影响睾丸支持细胞的凋亡，从而干扰正常精子的发生。

2. 对性激素水平的影响

大量动物实验表明，DDT 具有类雌激素作用和抗雄激素作用，属于环境雌激素。它能干扰下丘脑-垂体-性腺轴的功能，从而损害生殖系统功能。在所有 DDT 相关的物质中 o,p′-DDT 与雌激素受体（ER）亲和力强，而具有最强的雌激素样活性。p,p′-DDT 的代谢产物 p,p′-DDE，则具有抗雄激素的活性。

Fry 等（1981 年）对大西洋海鸟进行研究后发现，长期暴露于 DDT 中的海鸟性腺变小，生育能力降低，并出现蛋壳变薄和性别比例失调现象。

LJ Guillette 等（1994 年）研究结果显示，从 20 世纪 80 年代开始，美国佛罗里达州的 Apopka 湖就被 DDT 严重污染，导致该湖中小鳄鱼的数量减少到原来的 1/10，鳄鱼卵的孵化率明显降低，并且幼鳄体内激素水平严重失衡，生殖系统发育不良。

Edmunds 等（2000 年）将 o,p′-DDT 微注射到青鱼的卵黄中，发现 o,p′-DDT 可引起雄性青鱼向雌性转变，说明在生殖腺发育的关键时期暴露于 o,p′-DDT，能够改变该动物的性别分化。

A Rignell-Hydbon 等（2005 年）报道，p,p′-DDE 可以竞争雄激素受体表现出抗雄激素作用。You 等研究结果表明，p,p′-DDE 可通过诱导大鼠体内芳香酶，以催化 C19 类固醇转化为雌激素，从而发挥雄激素受体拮抗剂样作用来影响雄性生殖系统。大鼠在围生期暴露 p,p′-DDE 可产生肛门生殖器距离缩短等抗雄激素样效应，其毒性作用机制主要是 p,p′-DDE 通过结合雄激素受体，使原有雄激素无法与受体结合从而减弱了正常激素的效应，导致内分泌功能的异常，引发机体产生相应的病变。

陈秀云等（2007 年）用重组人雌激素受体（hER）基因酵母细胞评价 DDT 类农药的拟雌激素活性，将终浓度为 $10^{-9} \sim 10^{-15}$ mol/L 的 17β-雌二醇、终浓度为 $10^{-3} \sim 10^{-9}$ mol/L 的 p,p′-DDT、o,p′-DDT、p,p′-DDD、p,p′-DDE 加入酵母细胞培养液，处理 4 小时，通过定量测定 β-半乳糖苷酶的活力表达量来评价 DDT 类农药的雌激素效应强度。结果显示，4 类 DDT 类农药与 β-半乳糖苷酶的活力均有剂量-效应关系，表明 DDT 类农药可像配体一样与 hER 结合，发挥雌激素样效应。在受试物浓度小于 10^{-7} mol/L 时，4 种 DDT 类农药的剂量-效应关系无明显不同；当大于 10^{-6} mol/L 时，o,p′-DDT 相对雌激素活性较强，半数有效浓度（EC_{50}）为 5.30×10^{-7} mol/L，p,p′-DDE 雌激素活性较弱，EC_{50} 为 9.28×10^{-5} mol/L，同分异构体间（o,p′-DDT、p,p′-DDT）雌激素活性具有协同效应，联合效应相加指数（AI）为 1.5。同系物间（p,p′-DDD、p,p′-DDE）雌激素活性具有拮抗效应，AI＝-1.38，4 种 DDT 类农药联合效应拟雌激素活性呈协同激活作用。

3. 对垂体和甲状腺的影响

动物实验表明，DDT 能明显干扰实验动物的甲状腺系统。Jefferies 等（1969 年）研究发现，p,p′-DDT 能增加鸽子甲状腺重量，并降低其毛囊的胶体含量。EJ Scollon 等（2004 年）研究表明，给予雌性白冠带鹀鸟（Zonotrichia leucophrys gambelli）喂饲 5mg/kg 的 p,p′-DDT 或植物油赋形剂，连续喂饲 3 天，第 5 天将其分成 3 组，分别为非应激对照组、禁食组、飞行组（同时禁食）。每组试验动物一半给予 p，p'-DDT，另一半单独给予植物油赋形剂。然后采用放射免疫法检测实验动物干血浆内甲状腺素（T4）、三碘甲状腺原氨酸（T3）含量。研究结果显示，飞行组试验动物 T4 含量明显下降（DDT 剂量为 4.09ng/ml，赋形剂剂量为 4.33ng/ml），差异有统计学意义（P≤0.05）。T4 含量减少可能与皮质酮含量降低引起的下丘脑负反馈调节机制作用有关。

JC O'Connor 等（1999 年）在研究 p，p'-DDE 的抗雄激素作用过程中发现，100、200、300mg/kg 剂量的 p，p'-DDE 连续经口染毒 CDIGS BR（CD）大鼠 15 天，其血清 T4 含量显著降低，差异有统计学意义（$P < 0.05$）。200、300mg/kg 剂量的 p，p'-DDE 连续经口染毒 Long-Evans（LE）大鼠 15 天，其血清 T4 含量也显著降低，差异有统计学意义（$P < 0.05$）。这说明 p，p'-DDE 除具有抗雄激素作用外，也可对甲状腺激素稳态产生影响。

AJ Hall 等（2007 年）通过调查美国港海豹的血清资料来评价血清甲状腺各激素水平和血清中多氯联苯（PCBs）及 DDT 混合暴露的关系，测定 60 只野生海豹中混合农药的含量，发现其含量与总 T3 浓度呈正相关，这可能是内分泌干扰物促进形成甲状腺功能亢进的原因。此研究说明 PCBs 及 DDT 等环境污染可危害甲状腺系统稳态和生理功能。

（二）流行病学资料

1. 对生殖系统的影响

C de Jager 等（2006 年）研究了非职业性接触 DDT 对男性生殖功能的影响，通过分析长期接触 DDT 的 116 名社区男性的精液样本，通过测定血浆中 p，p'-DDE 含量来间接反映 DDT 暴露水平。研究结果表明，有 46.6％的样本出现精子染色质浓缩现象，同时严重的不完全 DNA 浓缩现象也与血浆中的 p，p'-DDE 浓度呈正相关（r＝0.223，$P＝0.044$）。血浆中高浓度 p，p'-DDE 可导致活动精子比例明显下降，呈负相关（β＝－0.838，$P＝0.05$），同时，高浓度 p，p'-DDE 还与精子尾部形态缺陷比例增加有关（β＝－0.838，$P＝0.05$）。

接触者血浆中 p,p′-DDE 浓度高于未接触者 100 倍，血浆中 p,p′-DDE 水平与精液质量差相关。然而也有研究持相反观点，Weiss 等报道提示，精浆中低浓度 DDT 和 DDE 不会对精液质量产生影响。上述结果互相矛盾的原因可能与暴露的有机氯农药种类和暴露剂量不同有关。

2. 对垂体和甲状腺的影响

JD Meeker 等（2007 年）测定了 341 例被诊断为生育能力差或不育的男性患者血清 p,p′-DDE 及游离 T4、总 T3 和促甲状腺激素（TSH）水平，发现与这些激素的基础值比较，p,p′-DDE 可导致游离 T4 水平增加 2.89%（95% CI：0.37%～5.48%），总 T3 水平增加 3.74%（95% CI：1.16%～5.88%），导致 TSH 水平下降 7.65%（95% CI：0.46%～14.4%），这些作用可能与 p,p′-DDE 抑制脱碘酶的活性有关，具体作用机制有待于进一步研究。

3. 对乳腺癌的影响

人类流行病学研究发现，长期接触 DDT 可导致女性患乳腺癌、子宫癌及子宫内膜疾病的危险性增加，并可对机体生殖结局产生影响。如张宏等采用病例对照研究发现，乳腺癌患者乳房组织中的 DDT 浓度明显高于非恶性乳腺癌患者，表明 DDT 与乳腺癌发生之间有相关性。Isabelle 等通过一项病例对照研究发现：血浆 DDT 水平和乳腺癌的发病无明显关系，而血浆 DDE 水平较高可增加女性乳腺癌发病率，尤其是对于绝经后女性。由于血浆 DDT 水平反映的是新近接触 DDT 类农药的情况，而 DDE 反映以前的接触情况，所以作者认为长期接触 DDT 可以诱发乳腺癌，尤其是对于绝经后妇女。

第三节　六六六

一、概述

六六六化学名称是六氯环己烷（1，2，3，4，5，6-Hexachlorocyclohexane，HCH），是一种广谱性的有机氯杀虫剂，主要由 α、β、 γ、δ4 种异构体构成。六六六为晶体粉末，4 种异构体化学性质与 DDT 相似。

六六六由人工制备生产，曾经是一种用量很大的农业杀虫剂，应用范围非常广。另外，还大量运用于蚊、蝇、虱、蚤等害虫的消灭。在其生产和使用过程中均有广泛的接触机会。

六六六可经消化道、呼吸道及皮肤吸收，分布到全身各器官。在血中可全部与血浆蛋白结合，蓄积在脂肪组织中。4 种异构体进入人体后，α、γ、δ 异构体在几周内就会消失，只有 β-六六六不易消失而蓄积于体内，故可以 β-六六六作为评定六六六在体内蓄积量的指标。

六六六的四种同分异构体中，杀虫效力最强的是 γ-六六六，γ-六六六提纯后的物质称为林丹。动物经口急性中毒症状表现为呼吸加快，间歇性肌痉挛、流涎、惊厥、昏迷，常在 24 小时内死亡。

六六六长期经口给予，对大鼠、小鼠和狗的无作用剂量为 1.25mg/（kg·d），大鼠在 2.6～5.0mg/（kg·d）剂量下，肝出现轻微病变，剂量增加，病变的范围也随之增大。

经六六六处理过的小麦等谷物根尖细胞见到多倍体，在 0.5mg/L 和 1.0mg/L 浓度培养下的人淋巴细胞染色体结构损伤的比例与浓度成正比。以往有研究报道，六六六对小鼠只表现弱的诱变作用，而长期接触六六六的生产工人外周血淋巴细胞出现有明显高于正常人体的染色体畸变率，分析原因一方面可能与人与动物的种属差异有关，另一方面可能与六六六在体内积蓄力很强，而动物实验一般是较短时期的给药和观察有关。

以每天＞20mg/kg 经口给予可诱发小鼠肝肿瘤，其中 α 异构体要比 β、γ、δ 异构体的致癌性强。

国际癌症研究所（IARC，2004 年）将六六六、β-六六六归入 2B 类，人类可能致癌物。

急性中毒多由误服引起，也可在烟熏灭蚊蝇时，在现场停留时间较长，造成中毒。食用刚喷洒过六六六的水果、蔬菜或毒死的家禽时均可导致人类中毒。六六六主要损害中枢神经系统，此外对心、肝、肾等实质性脏器亦有显著毒性，对皮肤黏膜有刺激性。急性毒性表现与 DDT 类似。

在六六六生产和不合理使用过程中，长期少量接触可引起慢性中毒。主要表现为神经衰弱综合征等症状。患者可伴有慢性胃炎、慢性肝病等症状，白细胞减少、红细胞沉降率加快。长期慢性中毒可能会造成生殖毒性，导致女性患乳腺癌、子宫颈癌等生殖器官的恶性肿瘤等疾病的危险性增加。

二、毒性表现与机制

（一）动物实验资料

1. 对生殖系统的影响

L Samanta 等（1999 年）在小鼠睾丸发育的关键时期（出生后 6～30 天）染毒六六六，结果在出生后第 46 天即出现中毒反应，同时随着睾丸超氧化物歧化酶（SOD）、过氧化氢酶（CAT）活性和维生素 C 的含量明显降低（$P < 0.05$），睾丸脂质过氧化反应增强，H_2O_2 含量升高（$P < 0.05$），睾丸 Ca^{2+}-Mg^{2+}-ATP 酶活性升高（$P < 0.05$）。该研究结果表明，小鼠在生殖器官发育的关键时期染毒六六六，会损坏成年后的睾丸功能。

2. 对性激素水平的影响

PB Singh 等（2004 年）研究了 γ-六六六对产卵期的淡水鲶鱼（Heteropneustes fossilis）的影响，结果发现，与对照组比较，1、10mg/L 剂量染毒组可显著降低雄性和雌性鲶鱼血浆中性腺指数（gonadosomatic index，GSI），差异有统计学意义（$P < 0.001$、$P < 0.005$），并显著降低雄性和雌性鲶鱼血浆中促性腺激素（gonadotropin）的浓度，差异有统计学意义（$P < 0.001$、$P < 0.01$）。另外，1、10mg/L 剂量染毒组还可分别使雄鱼体内睾丸素（11-ketotestosterone，11-KT）含量下降（$P < 0.02$、$P < 0.005$），0.1、1、10mg/L 剂量染毒组可分别使雌鱼体内 11-KT 含量下降（$P < 0.001$、$P < 0.005$）。0.1、1、10mg/L 剂量染毒组明显降低雄性和雌性鱼体内 17β-雌二醇（17β-estradiol，17β-E_2）水平（$P < 0.001$），从而导致生殖功能紊乱。

郑丽舒等（2002 年）分别用 100、500$\mu g/kg$ 剂量的 β-六六六染毒昆明种雌性小鼠，研究其对雌激素活性的影响。结果显示，高剂量（500$\mu g/kg$）染毒组子宫脏器系数与低剂量组和对照组相比较显著增加（$P<0.01$），低剂量（100$\mu g/kg$）染毒组子宫谷胱甘肽过氧化物酶（GSH-Px）活性与高剂量组和对照组比较显著升高（$P<0.05$、$P<0.01$）。与其他雌激素不同，β-六六六不与雌二醇竞争结合雌激素受体，但可激活 MAPK（丝裂原活化蛋白激酶）信号分子，活化的 MAPK 可使转录因子磷酸化，促使后者进入核内调节与生长有关的基因转录。该研究结果中低剂量组 GSH-Px 活性显著高于高剂量组，其机制尚未清楚。作者分析可能是由于高剂量组给药剂量较高而引起 MAPK 磷酸化的反馈抑制，反而导致 GSH-Px 活性下降。

3. 对垂体和甲状腺的影响

PW Wester 等（1986 年）研究表明，将青鳉（Oryzia Latipes）受精卵或孵化后刚满 1 个月的青鳉暴露于含有 0.032～1.0mg/L 浓度的 β-六六六中，经过 1～3 个月的暴露后进行组织病理学检查。结果发现，β-六六六可引起青鳉甲状腺上皮细胞增生和胶质减少，与对照组比较，差异具有统计学意义（$P<0.05$），同时引起垂体促甲状腺激素细胞数量增多（$P<0.05$），表明 β-六六六产生了促青鳉甲状腺功能作用。

（二）流行病学资料

刘国红等（2005 年）采集了 71 名住院分娩的产妇静脉血和脐带血样本，检测样本中的卵泡激素（FSH）、黄体生成激素（LH）、雌二醇（E_2）和黄体酮（P）水平，并检测产妇静脉血中有机氯农药的残留水平，以研究重污染区人群体内的有机氯农药残留水平及其对血中激素含量的影响。该研究结果表明：

（1）产妇静脉血中六六六和 DDT 的 8 种主要代谢产物在低、中、高残留组均有不同程度检出，总六六六的检出量明显高于总 DDT，低残留组为 4.1 与 0.0$\mu g/L$，中残留组为 13.2 与 5.5$\mu g/L$，高残留组为 50.0 与 41.8$\mu g/L$；各组总有机氯的检出量均数分别为<0.005、4.95、24.10、98.70$\mu g/L$，经统计学检验，差异有显著性（$P<$

0.05）。

（2）8 种六六六和 DDT 的不同异构体在体内占据主要地位时，会呈现出不同的内分泌干扰效应。如以 β-六六六和 o,p-DDT 为主时，呈现拟雌激素作用；以 γ-六六六为主时，表现抗雌激素作用；以 p,p'-DDE 为主时，呈现抗雄激素作用。当体内总六六六含量明显高于总 DDT 时，表现为以拟雌激素作用为主。

（3）产妇血中总有机氯农药残留水平与产妇血和脐带血中 FSH、LH、E_2 和黄体酮的改变有关，并呈现剂量-效应关系（$P < 0.05$）。经相关分析表明，产妇血和脐带血中 FSH、LH、E_2 和黄体酮水平呈现明显的相关关系，产妇血中总有机氯农药残留水平与产妇血中 E2 和黄体酮均呈现负相关性（$r = -0.5158$，$P = 0.0238$；$r = -0.6491$，$P = 0.0026$）。

综合以上研究结果，作者分析体内有机氯农药残留与血中生殖激素水平的改变可能有密切的关系。

刘守庆等采用回顾性调查方法，调查了临沂市某农药厂附近和对照区新生儿的出生缺陷发生率。结果发现，污染区和对照区出生缺陷的发生率有明显差别，而且距离农药厂越近，食品中的 DDT 和六六六的含量就越高，出生缺陷的发生率就越高。

Siddiqui 发现在人乳腺恶性肿瘤细胞中有较高浓度的 β-六六六，并且认为 β-六六六具有环境雌激素效应，是导致生殖系统恶性肿瘤的原因之一。但是关于这些肿瘤的意义尚无肯定结论。

第四节　甲氧滴滴涕

一、概述

甲氧滴滴涕（methoxychlor，MXC），属新型有机氯类杀虫剂，化学名称为 1,1,1-三氯-2,2-双-（对-甲氧苯基）-乙烷。MXC 为无色晶体（原油为灰色粉末），不溶于水，易溶于醇、氯代烃类、酮类溶剂、植物油和二甲苯等有机溶剂。MXC 具有抗氧化作用和耐热性能。可与碱发生反应，特别是有催化剂条件下反应迅速，失去氯化氢，但比 DDT 慢。

MXC 是一种人工合成的广谱杀虫剂，主要用于消灭家庭卫生害虫、动物体外寄生虫、蔬菜、果园害虫等，在生产使用过程中及饮食过程中均有接触机会。

MXC 主要通过食物链途径进入人体。与 DDT 相比，具有在哺乳动物体内代谢快、易排泄、毒性低及可生物降解，在机体内无累积作用，易被多功能氧化酶分解而转化为水溶性无毒排泄物，不易造成环境污染等特性。目前在许多国家被广泛使用。

MXC 可经呼吸道、消化道进入机体，油溶液可通过完整皮肤吸收而引起中毒。其毒性比 DDT 低，急性中毒症状类似于 DDT。MXC 可对哺乳动物中枢神经系统产生兴奋作用，引起震颤和抽搐。

大鼠经皮染毒 $2000 \sim 3000 mg/kg$，每周 5 次，共 13 周。$2000 mg/kg$ 剂量染毒组未见动物死亡，但体重增长速度明显减慢。$3000 mg/kg$ 剂量染毒组 8 天后有 1/3 的动物死亡。

致突变与致癌：未见相关报道。

二、毒性表现与机制

（一）动物实验资料

1. 对生殖系统的影响

（1）对睾丸的影响：Latchoumycandane 等经口给予大鼠 1、10、100mg/（kg·d）的 MXC，连续 45 天。结果显示，大鼠睾丸、附睾、精囊等部位重量显著下降，差异有统计学意义（$P < 0.05$）；附睾内精子计数减少、精子运动能力下降（$P < 0.05$），且在大鼠睾丸内线粒体、微粒体丰富的部位抗氧化酶，如超氧化物歧化酶（SOD）、谷胱甘肽还原酶（GR）、谷胱甘肽过氧化物酶（GSH-Px）的活性显著下降（$P < 0.05$），并呈剂量依赖关系；H_2O_2 含量和脂质过氧化反应增加，使用抗氧化剂维生素 E 可阻断此过氧化反应，说明 MXC 可通过诱导大鼠睾丸内的氧化应激反应产生生殖毒性。

EP Murono 等（2004 年）研究表明，经口给予雄性 SD 大鼠 50、

100、200mg/（kg·d）MXC 连续 7 天。结果显示，200mg/kg 剂量染毒组可引起大鼠精囊重量显著下降与对照组相比，差异有统计学意义（$P < 0.001$）。

MXC 还可使雄鱼血浆中睾酮浓度显著下降（$P < 0.05$），诱导产生卵黄蛋白原。

（2）对卵巢的影响：Tiemann 等（1996 年）研究了 MXC 对体外培养的卵巢颗粒细胞激素合成、分化、DNA 合成的影响。结果发现，MXC 可以抑制体外培养的卵巢颗粒细胞合成孕激素、雌激素，低浓度的 MXC 可刺激颗粒细胞分化及 DNA 合成。

D Tomic 等（2006 年）给过度表达雌激素 α 受体的转基因小鼠经口给予不同浓度 MXC 后收集卵巢，观察卵泡的变化。结果显示，64mg/kg 剂量的 MXC 可引起过度表达雌激素 α 受体的小鼠卵巢闭锁卵泡数量显著增加，差异具有统计学意义（$P \leqslant 0.05$），表明雌激素受体途径可以介导 MXC 及其代谢产物抑制卵泡生长，诱发卵泡闭锁的毒性。小鼠卵巢窦状卵泡培养研究显示，MXC 也可能通过氧化应激途径诱发卵泡闭锁、抑制卵泡生长。

2. 对性激素水平的影响

ED Murouo 等（2004 年）提取 57～63 日龄 SD 大鼠的间质细胞进行体外研究，发现 MXC 及其活性代谢产物 2，2 双（对-羟基苯基）-1,1,1-三氯乙烷（HPTE）对体外培养的间质细胞具有弱的雌激素样作用和抗雄激素活性，100～1000mmol/L 剂量的 HPTE 作用 4 小时或 24 小时可明显抑制细胞内睾酮的生物合成，差异均具有统计学意义（$P < 0.05$、$P < 0.01$ 或 $P < 0.001$），其雌激素样作用和抗雄激素活性作用机理分别是 HPTE 与雌激素受体（ER）和雄激素受体（AR）结合所介导的。

KM Waters 等（2001 年）研究发现，雌性 C57BL6/J 小鼠皮下注射 500mg/kg HPTE 后，其子宫内雌激素 ERα 的 mRNA 表达量下降了 64%，AR 的 mRNA 表达量下降了 65%，孕激素受体（PR）的 mRNA 表达量下降了 71%，HPTE 对激素受体的作用效果与雌二醇（E_2）相似，所以 HPTE 此时具有雌激素样作用。同时因为 HPTE

是 ERα 的激动剂，而 ERα 又是小鼠子宫内的主要雌激素受体，所以作者分析 HPTE 对子宫内激素受体的调节作用很可能是通过 ERα 介导的。而 HPTE 对卵巢内 ERαm RNA 的表达无明显影响，却可以使 ERβ mRNA 的表达含量增加 90%，HPTE 对 ERβ 的调节作用很可能是通过 AR 介导的。由于小鼠子宫内 ERβ 的含量很低，所以研究者并没有对子宫内 ERβ 进行定量检测。对激素受体基因表达的研究是探究 HPTE 激素干扰作用的重要途径，将为后续的机制研究提供重要的信息。

王晓蓉等（2012 年）以 166.67mg/kg MXC 皮下注射昆明种孕小鼠，另设阴性对照组（皮下注射芝麻油）和阳性对照组（皮下注射 1.0μg 雌二醇），各组孕鼠剖宫产后收集胎盘组织，采用半定量逆转录-聚合酶链反应（RT-PCR）技术检测胎盘组织中 ERα mRNA 表达强度。研究结果显示，孕鼠 MXC 染毒组 ERα mRNA（0.68 ± 0.11），与正常对照组（0.49 ± 0.09）比较，表达明显增高，差异有统计学意义（$P < 0.05$）；与阳性对照组（0.60 ± 0.10）比较，无统计学意义（$P > 0.05$）。免疫组化结果也显示，MXC 染毒孕鼠胎盘组织 ERα 阳性表达明显高于正常对照组，提示 MXC 主要是以内源性雌激素样方式作用于胎盘 ERα。以上结果表明，MXC 染毒孕鼠致胎盘组织中 ERα 的高表达可能是 MXC 影响胚胎发育的毒性作用机制之一。

MXC 影响胚胎发育的具体作用机制可能是 MXC 与 ERα 结合后，减少了内源性雌激素与 ERα 的结合，抑制了体内源性雌激素-ERα 二聚体的形成，影响其与作为 DNA 启动子的雌激素反应元件结合，从而干扰了相应的靶基因转录，无法产生相应的生物学效应，抑制小鼠植入前的胚胎发育，增加了胚胎功能异常与胚泡凋亡的发生率。MXC 影响胚胎发育的其他相关毒性作用机制还有待于进一步研究。

3. 对垂体的影响

N Masutomi 等（2003 年）给予妊娠雌性 SD 大鼠从妊娠 15 天到产后 10 天经口灌胃 24、240、1200μg/ml MXC。结果显示，1200μg/ml MXC 剂量染毒组可分别引起雌、雄子鼠青春期提前或延迟，并导致雌性子鼠随后的内分泌功能紊乱，如异常的动情周期，以及生殖系统、腺垂体发生的组织病理学改变。

（二）流行病学资料

王春林等（2011 年）通过对农村接触过 MXC、且患有子宫内膜异位症（EMs）的妇女为研究对象，通过临床对照研究分析 MXC 诱发子宫内膜异位症是否与 MXC 干扰机体免疫、内分泌功能有关。分别以接触过 MXC 的 EMs 患者 50 名为观察组，未接触过 MXC 的 EMs 患者 50 名为对照组，以正常妇女 30 名为正常组。通过检测各组血清 MXC 含量，卵泡刺激素（FSH）、黄体生成激素（LH）、雌二醇（E_2）、黄体酮（P）水平及免疫因子白细胞介素-6（IL-6）、白细胞介素-8（IL-8）和肿瘤坏死因子-α（TNF-α）水平，观察 MXC 与性激素、免疫因子的相关性。研究结果显示：

（1）两组性激素分别与正常组比较：观察组 EMs 临床分期Ⅰ～Ⅱ期、Ⅲ～Ⅳ期患者 FSH、E_2 及黄体酮水平显著增加，LH 水平显著减少，差异均有统计意义（$P < 0.001$）；对照组Ⅰ～Ⅱ期患者 FSH 水平显著增加，差异有统计意义（$P < 0.05$）；对照组Ⅲ～Ⅳ期 FSH、E_2、黄体酮水平显著增加，差异均有统计意义（$P < 0.01$，$P < 0.001$，$P < 0.001$）。观察组与对照组比较，FSH、E_2 及黄体酮水平显著增加，LH 水平显著减少，差异均有统计意义（$P < 0.05$）。

（2）两组免疫因子与正常组比较：对照组Ⅰ～Ⅱ期、Ⅲ～Ⅳ期患者 IL-6、IL-8、TNF-a 水平均显著增加，差异均有统计意义（$P < 0.05$）。

（3）MXC 与性激素相关性分析结果显示，随着 MXC 残留量的增加，FSH 含量有逐渐增加的趋势，E_2 含量则有逐渐减少的趋势，且有明显统计学差异（$P < 0.05$），表明 MXC 低、中、高残留量与 FSH 含量呈正相关，与 E_2 含量呈负相关。

以上研究结果表明，MXC 残留量与 FSH、LH、E_2、黄体酮水平均有一定的相关性，提示 MXC 主要是通过影响性激素的分泌而诱发子宫内膜异位症。

研究证明，有机氯农药及其代谢产物可通过直接毒性作用、氧化应激、拟雌激素作用及下丘脑—垂体调节等多种途径干扰机体内分泌系统，引起内分泌功能的异常，最终导致机体发生病变。目前，有机氯农药的内分泌毒作用机制还没有完全阐述清楚，有待于进行进一步的深入研究。

（杜宏举　常元勋）

主要参考文献

1. 夏世钧. 农药毒理学. 北京：化学工业出版社，2008.

2. 史双昕，周丽，邵丁丁，等. 长江下游表层沉积物中有机氯农药的残留状况及风险评价. 环境科学研究，2010，23（1）：7-13.

3. 赵云峰，吴永宁，王绪卿. 食品安全与中国居民膳食中农药残留的研究. 中华流行病学杂志，2003，24（8）：661-663.

4. 李佳圆，龙启明，胡锐，等. 有机氯农药、CYP1A1 易感基因型与乳腺癌的交互作用研究. 现代预防医学，2008，35（1）：34-38.

5. 李明，代小秋，孙东良，等. 唐山地区乳腺癌患者血清有机氯农药残留物水平研究. 中国综合临床，2010，26（8）：855-858.

6. Eugenia EC，Howard F，Jane SH，et al. Organochlorines and breast cancer risk. CA Cancer Clin，2002，52（5）：301-309.

7. Ben Rhouma K，Tebourbi O，Krichah R，et al. Reproductive toxicity of DDT in adult male rats. Hum Exp Toxicol，2001，20（8）：393-397.

8. 胡雅飞，于海歌，梁先敏，等. p，p'-DDE 和 β-BHC 联合染毒对大鼠离体支持细胞脂质过氧化的影响. 环境与健康杂志，2007，24（11）：845-847.

9. 刘宏凯，杨克敌，王翀，等. p，p'-DDE 对睾丸支持细胞雄激素结合蛋白表达的影响. 环境与职业医学，2006，23（2）：108-111.

10. 王轶楠，于海歌，宋杨，等. p，p'-DDE、β-BHC 对大鼠支持细胞 FasL mRNA 表达及 NF-κB 活性的影响. 环境与职业医学，2008，25（3）：248-251.

11. 李杰，司纪亮. 环境内分泌干扰物质简介. 环境与健康杂志，2002，19（1）：83-84.

12. Fry DM，Toone CK. DDT-induced feminization of gull embryos. Science，1981，213（4510）：922-924.

13. Guillette LJ，Gross TS，Masson GR，et al. Developmental abnormalities of the gonaad and abnormal sex hormone concentrations in juvenile alligators from contaminated and controllakes in Florida. Environ Health Perpect，1994，102

(8)：680-688.

14. Edmunds JS，McCarthy RA，Ramsdell JS，Permanent and functional male-to-famale sex reversal in d-rR strain medaka（Oryzias latiPes）following egg microinjection of o，p'-DDT. Environ Health Perspect，2000，108（3）：219-224.

15. Rignell-Hydbom A，Rylander L，Giwercman A，et al. Exposure to PCBs and p，p'-DDE and human sperm chromatin integrity. Environ Health Perspect，2005，113（2）：175-179.

16. 陈秀云，祝娉婷，吴玉娟，等 . DDT 类农药的拟雌激素活性研究 . 环境与健康杂志，2007，24（9）：664-669.

17. Jefferies DJ，French MC. Avian thyroid：effect of p，p'-DDT on size and activity. Science，1969，166（3910）：1278-1280.

18. Scollon EJ，Carr JA，Cobb GP. The effect of flight，fasting and p，p'-DDT on thyroid hormones and corticosterone in Gambel's white-crowned sparrow，Zonotrichia leucophrys gambelli. Comp Biochem Physiol C Toxicol Pharmacol，2004，137（2）：179-89.

19. O'Connor JC，Frame SR，Davis LG，et al. Detection of the environmental anti-androgen p，p'-DDE in CD and Long-Evans rats using a Tier I screening battery and a Hershberger assay. Toxicol Sci，1999，51（1）：44-53.

20. Hall AJ，Thomas GO. Polychlorinated biphenyls，DDT，polybrominated diphenyl ethers，and organic pesticides in United Kingdom harbor seals（Phoca vitulina）—mixed exposures and thyroid homeostasis. Environ Toxicol Chem，2007，26（5）：851-861.

21. de Jager C，Farias P，Barraza VA，et al. Reduced seminal parameters associated with environmental DDT exposure and p，p'-DDE concentrations in men in Chapas，Mexico：a cross-sectional study. J Androl，2006，27（1）：16-27.

22. Meeker JD，Altshul L，Hauser R. Serum PCBs，p，p'-DDE and HCB predict thyroid hormone levels in men. Environ Rese，2007，104（2）：296-304.

23. Samanta L，Roy A，Chainy GB. Changes in rat testicular antioxidant defence profile as a function of age and its impairment by hexachlorocyclohexane during critical stages of maturation. Andrologia，1999，31（2）：83 - 90.

24. Singh PB，Canario AV. Reproductive endocrine disruption in the freshwater catfish，Heteropneustes fossilis，in response to the pesticide gamma-hexachlo-

rocyclohexane. Ecotoxicol Environ Saf, 2004, 58 (1): 77-83.

25. 郑丽舒, 金一和, 靳翠红, 等. 双酚 A 和 β-六氯环己烷对小鼠雌激素活性的实验研究. 中国公共卫生, 2002, 18 (8): 922-924.

26. Wester PW, Canton JH. Histopathological study of Oryzias latipes (medaka) after long-term β-hexachlorocyclohexane exposure. Aquatic Toxicology, 1986, 9 (1): 21-45.

27. 刘国红, 刘西平, 扬克敌, 等. 产妇体内有机氯农药残留对血中 4 种生殖激素水平的影响. 环境与职业医学, 2005, 22 (6): 519-522.

28. Murono EP, Derk RC, Akgul Y, et al. In vivo exposure of young adult male rats to methoxychlor reduces serum testosterone levels and ex vivo Leydig cell testosterone formation and cholesterol side-chain cleavage activity. Reprod Toxicol, 2006, 21 (2): 148-153.

29. Tomic D, Frech MS, Babus JK, et al. Methoxychlor induces atresia of antral follicles in ERalpha-overexpressing mice. Toxicol Sci, 2006, 93 (1): 196-204.

30. Murono EP, Derk RC. The effects of the reported active metabolite of methoxychlor, 2,2-bis (p-hydroxyphenyl) -1,1,1-trichloroethane, on testosterone formation by cultured Leydig cells from young adult rats. Reprod Toxicol, 2004, 19 (1): 135-146.

31. Waters KM, Safe S, Gaido KW. Differential gene expression in response to methoxychlor and estradiol through ERalpha, ERbeta, and AR in reproductive tissues of female mice. Toxicol Sci, 2001, 63 (1): 47-56.

32. 王晓蓉, 苑洪菲, 车丽萍, 等. 甲氧滴滴涕染毒对孕鼠胎盘组织 ERa 表达的影响. 哈尔滨医科大学学报, 2012, 46 (1): 40-42.

33. Miller KP, Gupta RK, Flawe JA. Methoxychlor metabolite may cause ovarian toxicity through estrogen-regulated pathways. Toxicol Sci, 2006, 93 (1): 180-188.

34. Masutomi N, Shibutani M, Takagi H, et al. Impact of dietary exposure to methoxychlor, genistein, or diisononyl phthalate during the perinatal period on the development of the rat endocrine/reproductive systems in later life. Toxicology, 2003, 192 (2-3): 149-170.

35. 王春林, 刘烨, 曾国秀, 等. 有机氯农药干扰妇女免疫、内分泌所致子宫内膜异位症的研究. 现代诊断与治疗, 2011, 22 (5): 264-267.

第二十一章

放射性碘

碘（iodine，I）是具有金属光泽的紫黑色晶体，易升华，有特殊臭味和强烈的辛辣味。碘有27种同位素，包括 $^{115}I \sim {}^{141}I$，除 ^{127}I 为稳定性同位素，其余均为放射性核素。放射性碘是重要的核裂变产物之一，可来源于核爆炸、特大核反应堆事故、核动力厂、核燃料后处理厂和科研单位等。在核爆炸时产生的早期落下灰中的裂片碘，是由不同半衰期的碘核素所组成的。例如，苏联切尔诺贝利核电站事故后第2天，释放到环境中的碘核素中 ^{131}I 的活度量占80%。此外，放射性碘在医学上也有广泛的应用，如核医学诊断和治疗中，主要用于甲状腺疾病的诊治。核爆炸落下灰中的 ^{131}I 可全球性沉降，污染空气、牧草和蔬菜，是污染环境的主要放射性核素。再通过各种途径如空气、蔬菜、肉制品、奶制品进入人体。^{131}I 通过食物链进入生物体，从空气→植物→奶产品→人的途径最有意义，特别是新鲜奶放射性活度更大，沉降在蔬菜、水果上的碘，经清洗可以除掉。^{131}I 在医学上的广泛应用，使得医学工作人员如核医学的研究人员和核医学医师几乎每天都要和放射性碘接触，部分患有甲状腺疾病的患者在接受核医学检查或治疗时也将与放射性碘接触，对局部环境造成一定污染。

放射性碘可以经过各种途径进入机体，由胃肠道、呼吸道和伤口吸收速度较快，且吸收率高。膳食和水中的碘主要为无机碘化物，经口进入人体后，一般在进入胃肠道后1小时内大部分被吸收，3小时内几乎完全被吸收。有机碘经肠道降解释放出碘化物后方被吸收，但甲状腺激素碘约有80%可直接吸收。与氨基酸结合的碘可直接被吸收，而同脂肪酸结合的有机碘可不经肝，由乳糜管进入血液。放射性碘化物的溶液或 I_2 蒸气，经呼吸道吸入后，1小时的吸收率可达80%以上。吸入放射性碘化合物气溶胶，5分钟以后，吸收率达60%；40分钟以后，高达80%；第3天时几乎已经全部被吸收。被吸收的碘很快转运至血浆，遍布于全身各组织中。碘在机体中的分布是很不均匀的，选择性地浓集于甲状腺。^{131}I 还可以通过胎盘转移进入胎体内，选择性的滞留在胎儿甲状腺中。进入血液中的放射性碘，约 70％存在于血浆中，30％很快随血液分布于体内各组织器官内，且选择性的浓集在甲状腺中。碘从血液中吸收入甲状腺，参与甲状腺的功能代谢。放射性碘可经肾、肠道、肺、皮肤、唾液腺、乳腺和汗腺排除，其中经肾由尿排除为主。碘核素在人体甲状腺的生物半衰期，因年龄不同而存在明显的差异，即婴儿＜儿童＜成年人。母体内的放射性碘可通过胎盘转移到胎儿，亦可通过乳汁排除。

碘是人体的必需微量元素之一，健康成人体内碘的总量为 30mg（20～50mg），其中 70％～80％存在于甲状腺。进入机体的放射性碘主要滞留在甲状腺组织中，因而主要是对甲状腺的辐射损伤。

国际癌症研究所（IARC）已将放射性碘（包括^{131}I）归入 1 类，人类致癌物。

一、毒性表现

（一）动物实验资料

放射性碘对大鼠甲状腺功能损伤的实验结果表明，^{125}I、^{131}I、^{132}I 均可使大鼠甲状腺发生原发性功能低下，且^{132}I 对甲状腺的损伤程度远比^{131}I 和^{125}I 严重。吸收剂量较低时^{131}I 对大鼠甲状腺功能早期变化不明显，在吸收剂量为 9.5Gy 时有形态计量学的改变，19Gy 时变化更为明显，说明形态计量学的各项参数在低剂量^{131}I 作用下，能较早地反映甲状腺组织结构的细微变化。随着^{131}I 吸收剂量增大，甲状腺滤泡和胶体面积、周长、最大直径和体积密度等参数显著减小。大鼠皮下注射^{131}I 的 LD_{50} 为 $2.96×10^6$Bq/g；以 $7.4×10^6$Bq/g ^{131}I 经口或经胃肠道外的途径给予时，会完全破坏甲状腺。实验兔耳缘静脉注射 14.8MBq/kg ^{131}I 后，测定血中 IL-1β、IL-8 水平，并做病理切片观察。结果表明，兔血清中 IL-1β、IL-8 在注射^{131}I 6 小时后水平皆有升高，同时引起了兔甲状腺的组织学改变。

将 35 只雌性 Wistar 大鼠，随机分为对照组和 4 个实验组，其中 1 个实验组注射^{131}I，与交配之间间隔时间不少于 12 天；另 3 个实验组分别在妊娠第 5、10、16 天注射^{131}I，均注射^{131}I 150mCi（5550 MBq）。共观察了 168 只子代大鼠，发现子代甲状腺功能受损，导致新生子代智障。在暴露时间长、剂量高的子代中发现了甲状腺腺体坏死、纤维化和补偿增生的现象。

小鼠注射^{131}I 剂量分别为 0（对照组）、1.5、3 和 4.5 μCi（0、56、111 和 167 kBq），饲养 680～730 天后处死。结果发现，脑垂体和甲状腺有明显的肿瘤发生，且甲状腺发生退行性变，重量减轻。

有研究者用 6～12 周龄 Long-Evans 大鼠进行实验，腹腔注射^{131}I，剂量分别为 10、25、100、200 和 400μCi（370、925、3700、7400 和 14800kBq）。结果发现，有近半数受试大鼠死于呼吸道疾病。存活下来的大鼠饲养一段时间以后处死解剖并进行组织病理检查，发现染毒组大鼠甲状腺体积均小于对照组，且高剂量染毒组已无肉眼可见的甲状腺。剂量 370kBq 和 925kBq 组的肿瘤发生率与对照组相近，明显低于高剂量染毒组的发生率。

（二）临床中毒资料

成人经口摄入^{131}I 引发重度、中度、轻度放射损伤的活度分别为 85MBq/kg、55MBq/kg、18MBq/kg。吸入^{131}I 的毒性约是食入的 2 倍。研究发现，当摄入少量^{131}I（约 10^5Bq）时，即内照射剂量仅为数 Gy 时，开始时会引起甲状腺功能增强，而后个别人可缓慢出现持续发展的甲状腺功能低下（甲低）。当甲状腺受照剂量达 30Gy 时，会发生甲状腺功能永久性低下；当甲状腺受照剂量达 100Gy（相当摄入 4GBq^{131}I时），甲状腺即遭受破坏，腺体滤泡萎缩、间质及血管纤维化。根据甲状腺功能低下发生时间以及预后，可分为早期一过性甲低和晚期永久性甲低。目前认为，早期一过性甲低与^{131}I 的计量和患者甲状腺对辐射的敏感性有关，而晚期永久性甲状腺功能低下则可能既与摄入^{131}I 剂量有关，也与患者的自身免疫状态有关。

马寄晓等（1984 年）报道，早期一过性甲低的发生率一般低于 10%，而晚期永久性甲低的发生率可在 2.4%～59.8% 之间，不同报道的差异较大。

儿童摄入放射性碘后，对^{131}I 的敏感性及危险性比成人和老年人大。这可能与老年人的甲状腺体积缩小，滤泡上皮细胞减少等因素有关。同一活度的放射性碘，儿童摄入后甲状腺受照剂量为成人 2～10 倍，可能因为儿童甲状腺处于生长阶段，滤泡上皮细胞分裂活跃，腺体辐射敏感性高。放射性碘可从妊娠母体转移给胎儿，转给水平随妊娠时间的推移而增高，可使胎儿甲状腺受照剂量高达约 10 倍于母体甲状腺的剂量。

L Baugnet-Mahieu 等（1994 年）报道，10 名甲状腺癌患者接受 [131]I 治疗后，外周血淋巴细胞中染色体畸变细胞数平均增加 2.69%，双着丝粒体数平均增加 1.91%，患者之间的个体差异明显，与患者年龄、肿瘤类型、身体的一般状况有关。给 5 名甲状腺功能亢进女患者服 [131]I 185MBq/kg，2 小时至 1 年期间，外周血淋巴细胞染色体畸变率明显增加，畸变类型有断片、双着丝点及环，以断片为主，但未见到血浆中放射性碘的活度与畸变率有线性关系。

早年临床上应用 [131]I 治疗甲状腺功能亢进，疗效很好，但是经随访观察发现，有部分患者发生甲状腺功能低下的现象。2008 年，Ceccarelli 等综述已有研究指出，临床上重复利用 [131]I 治疗甲状腺功能亢进和分化型甲状腺癌的男性患者，特别是 40 岁以下的男性，可能由于 [131]I 在体内的蓄积而影响生育能力。

放射性碘对甲状腺的致癌发生率与剂量有密切关系。当 [131]I 剂量为 0.5Gy 时，甲状腺癌的发生率明显高于自然发生率。位于太平洋中部的岛国马绍尔群岛有大量的放射性落下灰，居民受照射后诱发甲状腺癌的危险度是 $(1.6～9.3) \times 10^{-4}/Gy$。苏联切尔诺贝利核事故发生 10 年后，在白俄罗斯、乌克兰、俄罗斯的受照儿童中甲状腺癌检出率明显增加。通过对受照时年龄的队列分析证明，年龄愈小危险度愈大，而且，发生率有可能还会继续上升。辐射诱发甲状腺癌的潜伏期为 13～26 年。比较 [125]I、[131]I 和 [132]I 对大鼠甲状腺致肿瘤效应的研究表明，碘核素诱发甲状腺肿瘤存在一定适量，[125]I 约为 94Gy，[131]I 约为 59Gy 和 [132]I 约为 10Gy，低于或高于此剂量时，肿瘤发生率均较低。比较 [131]I 和 [132]I 致瘤效应可知，诱发相同肿瘤发生率所需的吸收剂量，[131]I 比 [132]I 高 6 倍。

二、毒性机制

中华人民共和国国家职业卫生标准 GBZ 101-2002《放射性甲状腺疾病诊断标准》将放射性甲状腺损伤分为：急性放射性甲状腺炎、慢性放射性甲状腺炎、放射性甲状腺功能减退症（甲减）、放射性甲状腺良性结节和放射性甲状腺癌。

放射性碘对机体的急性毒性表现为急性放射性甲状腺炎。[131]I 致急性甲状腺炎的阈值为 200Gy，超过 200Gy 急性甲状腺炎发生率每增加 100Gy 增加 5％，8～10Gy 照射后 4 周可出现亚急性放射性甲状腺炎。急性甲状腺炎一般照射后 2 周发病，出现甲状腺局部压痛、肿胀，有时引起患者声音嘶哑、咽喉痛。偶尔并发甲状腺功能亢进症及甲状腺中毒危象。血清 T3、T4 和 Tg 升高。白细胞减少、红细胞沉降率加快、淋巴细胞染色体畸变率和微核率升高。临床上可见[131]I 治疗时摄入量过大，出现恶心、呕吐等消化系统症状以及乏力、头晕等。实验室检查发现有人中性粒细胞、淋巴细胞和血小板减少。

甲状腺一次或短时间内多次或长时间受照后可引起慢性放射性甲状腺炎，导致自身免疫性甲状腺损伤。甲状腺受照剂量达 0.3Gy 以上，表现为甲状腺肿大，多数无压痛，可伴甲减。此外可致放射性甲状腺良性结节和放射性甲状腺癌，且血清甲状腺微粒体抗体（Tm-Ab）和甲状腺球蛋白抗体（Tg-Ab）阳性，促甲状腺激素（TSH）有增高现象。

放射性碘对甲状腺的急、慢性毒性是因为放射性碘对甲状腺的能量沉积引起的辐射损伤，与剂量密切相关，是确定性效应。放射性碘诱发的甲状腺癌则是随机性效应，具有复杂的致癌机制。2012 年底，国际癌症研究所（IARC）出版了一期关于辐射致癌的专著（volume100D，IARC Monographs on the Evaluation of Carcinogenic Risks to Humans），详细介绍了 2009 年在法国里昂召开的 IARC 工作组和专家会议上对辐射致癌风险评估的意见。对于 β 粒子辐射致癌的人群流行病学资料和实验动物研究数据表明，[32]P 和[131]I 的致癌性得到了确认。切尔诺贝利核事故和马绍尔群岛的人群流行病学数据充分证明，混合裂变产物主要是放射性碘的致癌性。在这一报告中也阐明了新的辐射致癌理论。传统辐射致癌机制来源于 Weinberg 的"癌症突变理论"，认为电离辐射也是一诱变剂，通过这样的过程诱发癌症。然而突变理论在近些年受到了质疑，生物学的发展使得这一理论的有效性及普遍适用性面临着挑战。目前认为，辐射致癌过程不能归咎于单纯的遗传或表观遗传过程，基因突变和表观遗传学改变，以及受照靶器官和附近组织之间的相互作用在癌变的许多方面发挥重要作用。这一观点应该也能解释放射性碘诱发甲状腺癌的机制。

（崔凤梅 常元勋）

主要参考文献

1. 朱寿彭，李章. 放射毒理学. 苏州：苏州大学出版社，2004：259-266.

2. 江泉观，纪云晶，常元勋. 环境化学毒物防治手册. 北京：化学工业出版社，2004：1163-1168.

3. Ceccarelli C，Canale D，Vitti P. Radioactive iodine（^{131}I）effects on male fertility. Curr Opin Urol，2008，18（6）：598-601.

4. Mietelski JW，Grabowska S，Nowak T，et al. Inhalation dose due to presence of ^{131}I in air above septic tank system of an endocrinology hospital. Radiat Prot Dosim，2005，117（4）：395-401.

5. Fritsch P. Uncertainties in committed equivalent doses to the thyroid after ingestion or inhalation of different chemical forms of $^{125-129-131}$I. Radiat Prot Dosim，2007，127（1-4）：548-552.

6. Cooper D. Radioiodine for hyperthyroidism where do we stand after 50 years？JAMA，1998，280（4）：375-376.

7. 袁志斌，余永利，陆汉魁，等. 甲状腺癌病人接受大剂量^{131}I治疗后常见副作用的调查研究. 核技术，2002：12（11）：943-946.

8. 张金山，彭文明，刘少颜，等. ^{131}I的电离辐射对甲状腺功能早期影响的研究. 广州医学院学报，2001，29（3）：16-18.

9. Hyer S，Kong A，Pratt B，et al. Salivary gland toxity after radioiodine therapy for thyroid cancer. Clini Onco，2007，19（1）：83-86.

10. 蒋宁一，陈贵兵. ^{131}碘治疗 Graves 病远期随访 62 例分析. 临床内科杂志，

2004，21（3）：163-164.

11. 马寄晓．[131] I 治疗甲状腺功能亢进症的远期观察．中华核医学杂志，1984，4（1）：7-11.

12. Baugnet-ManieuL，Lemair M，Leonard ED，et al. Chromosome aberrations after treatment with radioactive iodine for thyroid cancer. Raiat Res，1994，140（3）：429.

第二十二章

药 物

第一节 己烯雌酚

一、概述

己烯雌酚（diethylstilbestrol，DES）属环境雌激素的一种，是一种强效的人工合成品，已被确定为内分泌干扰物。由于 DES 的作用效果明显，价格便宜，曾在全世界被广泛应用。20 世纪 40～60 年代被应用于医学临床。后来发现 DES 具有促进蛋白质代谢合成、提高动物日增重和减少脂肪合成等作用，曾经一度作为促生长剂广泛应用于畜牧养殖业。然而，随后人们逐渐发现高浓度 DES 的添加能在生物体中残留，临床使用 DES 或食用体内蓄积 DES 的动物类肉产品，均会直接或间接地危害人类健康，且对机体具有潜在的致畸、致癌等危害。欧盟、美国、中国等国家从 20 世纪 70 年代末开始关注和重视己烯雌酚的残留及危害问题，并先后颁布禁令，将 DES 列为禁止在食品动物中使用的兽药。1979 年，世界各国开始严格控制 DES 作为治疗药物使用。

国际癌症研究所（IARC）已将己烯雌酚归入 1 类，人类致癌物。

（一）来源及理化性质

己烯雌酚（DES）外观为白色结晶样粉末，几乎无臭；溶于乙醇、脂肪和稀的氢氧化钠溶液，不溶于水。又名乙蓓酚、乙烯雌酚、人造求偶剂、人造催情剂，是一种人工合成非甾体类雌激素，具有酚羟基结构。Dolds（1938 年）在英国一家实验室首次成功合成，发现其有较强的雌激素特性，口服作用为雌二醇的 2～3 倍。

（二）吸收、分布、代谢与排泄

己烯雌酚口服容易吸收，在肝内代谢缓慢，在形成葡萄糖醛酸结合物后由尿和粪便排出体外。大多数天然雌激素在动物体内易被肝分解，不易产生残留。但 DES 是非天然亲脂性物质，稳定且不易降解，易在人和动物脂肪及组织中残留，长期服用会导致肝损伤。此外，DES 在水源和土壤中也很难降解，还可以通过食物链在人体内富集而导致其他慢性疾病。

（三）毒副作用

1. 对实验动物的毒副作用

杨筱珍等（2005 年）用成年雄性叙利亚金黄仓鼠采用皮下注射给药，连续 7 天，取睾丸。部分切片用常规 HE 染色。部分做电镜超薄切片，经枸橼酸双氧铀染色，用 GEOLl00S 型透射电镜观察。DES 处理后，仓鼠睾丸较对照组体积明显缩小，重量减少了 57%，差异有统计学意义（$P<0.01$）。光镜观察睾丸实质内的生精小管明显变细，横断面积仅为（0.017 ± 0.007）mm^2，面积萎缩了 53%。生精小管的管壁变薄，管壁中细胞排列紊乱，细胞分层减少且不明显，细胞间出现较大的间隙。生精小管的管腔略为变大，管腔内常见大量异常脱落的精母细胞和圆形精子细胞，几乎所有管腔内均少见或未见有长形精子细胞和精子。精原细胞和精子细胞的百分率有显著的变化，与对照组比较，差异有统计学意义（$P<0.01$）。可见大量的精母细胞和圆形精子细胞皱缩，胞核固缩，形态多不规整，染色质边缘化，呈凋亡状；有的精母细胞和圆形精子细胞脱离生精小管壁，进入生精小管腔内。经 TUNEL 法染色和甲基绿·哌咯宁染色，在生精上皮中可见有许多呈棕黄色或深红色的阳性细胞，即生精细胞凋亡，而且凋亡细胞主要是精母细胞和圆形精子细胞，尤其以圆形精子细胞为多。电镜观察发现，DES 处理组各生精细胞间间隙变宽，并有大量电子密度高的脂滴分布；在退化的精母细胞和圆形精子细胞的胞质内有大量的髓样和空泡样结构、无完整的细胞器，胞核染色质片段化且边集化。

蒲晓宇等（2011 年）探讨新生期雌性和雄性 Balb/c 小鼠染毒 DES 后淋巴结内催乳素（PRL）表达的变化，以及这种变化在两性之间是否存在差异。用新生 Balb/c 小鼠，随机分为 DES 染毒组与对照组，雌性、雄性小鼠各选 25 对，在生后 24 小时内，染毒组小鼠颈背部皮下注射 DES，每隔 24 小时注射 1 次，共连续注射 5 次；对照组小鼠平行注射等量无菌豆油。分别在生后第 7、21、35、49 天和第 63 天将小鼠处死，每个时间点雌性、雄性各取 5 对小鼠，取淋巴结进行常规石蜡包埋、切片及催乳素的免疫组织化学检测。结果显示，无论是对照组还是染毒组，雌性、雄性小鼠从生后第 7～63 天，淋巴结内均可见到催乳素阳性细胞，阳性细胞呈淋巴细胞形态结构特点，皮质和髓质均有分布。雌性小鼠对 DES 的敏感性大于雄性小鼠，DES 对雌性小鼠淋巴结催乳素表达的影响至少可持续到成年期。

2. 对人的毒副作用　用 DES 治疗人类相关疾病时，常见厌食、恶心、呕吐、头昏、体重增加或减轻等。少见或罕见，但应注意的不良反应：

（1）长期应用时女性患者可出现性欲亢进、乳房胀痛、乳头与乳晕色素沉着、宫体增大、子宫出血等；男性患者可导致阳痿和女性化。

（2）困倦、精神抑郁、严重的或突发的头痛；动作突然失去协调，不自主的动作（舞蹈病）；胸、上腹（胃）、腹股沟或腿痛，尤其是腓肠肌痛，臂或腿无力或麻木；突然言语或发音不清。

（3）尿频或尿痛。

（4）突发的呼吸急促，血压升高。

（5）视力突然下降（眼底出血或血块）、角膜混浊及视网膜病变。

（6）可引起黄褐斑、光敏性皮炎，使卟啉症、系统性红斑狼疮（SLE）恶化。

（7）长期大量应用可致脂肪代谢异常、水钠潴留、踝及足水肿，偶有血清钙升高；少数可出现血栓性静脉炎；肝功能不全者会出现胆汁淤积性黄疸。因此，高血压及肝功不良者慎用。

二、用途与药理作用

（一）用途
用于治疗卵巢功能不全或垂体功能异常引起的各种疾病。可用于死胎引产前，以提高子宫肌层对缩宫素（催产素）的敏感性。用于不能进行手术的晚期前列腺癌。以及临床妊娠早期保胎、预防和治疗骨质疏松症和雌激素替代疗法。另外，作为动物促生长剂应用于畜禽生产中。

（二）药理作用

DES 可促进女性性器官及第二性征正常发育；使子宫内膜增生产生周期性变化，形成月经周期，增强子宫平滑肌对缩宫素的敏感性，还可使阴道上皮增生，浅表层细胞角化；小剂量刺激、而大剂量抑制腺垂体促性腺激素释放激素及催乳素的分泌；有对抗雄性激素的作用；有轻度水、钠潴留作用，使血压升高；可使骨骼钙盐沉积，加速骨骺闭合；对青春期生长发育有促进作用；预防围绝经期妇女骨质丢失；减轻妇女围绝经期或妇科手术后因性腺功能不足而产生的全身性紊乱。

三、对下丘脑-垂体-性腺轴的毒性表现及机制

（一）动物实验资料

李和程等（2008 年）选取 21 日龄雄性 SD 大鼠 90 只，体重 55～67 g，随机分为 DES 0.01、0.1、1.0、10.0μg／（kg・d）4 个染毒组和 1 个对照组，每组 18 只。于青春期前，即出生后第 22 天（postnatal day22，PND 22）至 35 天（PND 35），染毒组每日皮下注射相应剂量的 DES（溶解于 50μl 玉米油中），共 14 天。于青春期晚期（PND 50）处死各组大鼠，留取双侧睾丸称重，并将其浸于 4% 多聚甲醛溶液固定 18 小时，石蜡包埋。PND 50 时，1.0 和 10.0μg／（kg・d）组单侧睾丸重量均减轻，与对照组相比，差异有统计学意义（$P<0.05$ 和 $P<0.01$）。10.0μg／（kg・d）组部分生精小管管径较小，生精上皮中的细胞数目减少（主要为各级生精细胞），排列紊乱，精子发生受阻，形态成熟的精子少见。间质细胞发育较幼稚（细胞呈梭形，胞体和胞核体积较小）。本研究中 PND 22 至 PND 35 期间，DES10.0μg／（kg・d）组到 PND 50 和 PND 64 时睾丸生精上皮中各级生精细胞显著减少。支持细胞数目有无变化尚难以确定，但也

提示 PND 22 至 PND 35 期间 DES 染毒可能通过干扰支持细胞的发育和功能及与生殖细胞的相互作用而影响精子发生。睾丸中睾酮由间质细胞合成，PND 22 至 PND 35 期间 DES $10.0\mu g$ /（kg·d）染毒使大鼠 PND 50 和 PND 64 时睾丸间质细胞发育较幼稚，提示 PND 22 至 PND 35 期间 DES $10.0\mu g$ /（kg·d）染毒也可能通过抑制间质细胞的发育和功能影响睾酮合成，使雌-雄激素平衡破坏，产生毒性效应。

MR Fielden 等（2002 年）研究发现，小鼠胚胎期至哺乳期大剂量 DES $10\mu g$/（kg·d）暴露可使 PND 21、PND 105 和 PND 305 时睾丸支持细胞数量减少，以及 PND 305 时附睾尾精子密度下降。

M Yosbida 等（2011 年）给予 Donryu 幼大鼠 DES，研究 DES 的延迟效应。结果表明，雌性幼鼠暴露 DES 会对生殖系统和下丘脑-垂体-性腺轴造成不可逆的破坏，可引发延迟效应（发情期提前或生殖道畸形），并呈现剂量依赖性。Donryu 大鼠皮下注射给予 DES $1.5\mu g/kg$，发情期提前；皮下注射给予 DES $150\mu g/kg$，会引发子宫癌。

Y Katsu 等（2006 年）研究表明，在经 DES 染毒小鼠的阴道上皮细胞中发现 DDV10 的表达，DDV10 是一种新型的 c 型外源凝血素，在阴道上皮细胞分层和角质化时表达，最初在经雌二醇处理 12～18 小时后的小鼠阴道上皮细胞中发现。DES 和雌二醇都具有诱导阴道上皮细胞增殖和分化的功能，由此可见，DES 可以与雌二醇竞争结合位点而使基因发生改变。

张猛等（2012 年）观察 DES 诱导大鼠垂体瘤成瘤的稳定性为后继研究提供实验基础。方法：60 只标准 Wistar-furth 大鼠随机分成 DES 注射组、灭菌花生油注射组和对照组，每组 20 只，观察处理后大鼠一般情况、体重及行为学改变，并分别于 4、8 和 12 周处死大鼠，观察成瘤情况和垂体重量变化，HE 染色及免疫组化染色的方法鉴别肿瘤类型及 CD31 表达。结果表明：染毒后 2 周，DES 注射组大鼠体重增长明显较其余 2 组缓慢，并出现脱毛、行动缓慢等。在相应时点处死大鼠，DES 注射组出现肿瘤形成，4、8 和 12 周成瘤率分别为 30%、90% 和 100%，其余 2 组成瘤率为 0。HE 染色可见异常细胞。免疫组化鉴别均为催乳素（PRL）腺瘤，部分混杂促肾上腺皮质激素（ACTH）腺瘤。DES 注射组垂体组织无论成瘤与否，CD31 阳性表达率与对照组相比，差异有统计学意义（$P<0.01$）。成瘤与否跟大鼠性别无关。结论：腹腔注射 DES 诱导 Wistar-furth 大鼠垂体瘤模型成瘤效果确切稳定。在成瘤过程中，部分指标出现动态变化，可以作为进一步研究的模型。

（二）流行病学资料

王建伟等（2011 年）观察了用雌激素治疗激素难治性前列腺癌（HRPC）的临床效果及不良反应。方法：收集北京大学泌尿外科研究所 32 名激素难治性前列腺癌患者资料。治疗经过：每天口服 DES 2mg，观察服药后血清前列腺特异抗原（PSA）变化、疾病进展时间、患者总体生存率、疾病特异生存率，并观察药物毒副作用。结果发现，29 名前列腺癌患者资料完整，平均用药时间（8.6 ± 0.9）个月，PSA 反应（PSA 降低$>50\%$）8 例（27.5%），PSA 稳定（PSA 降低$<50\%$，或 PSA 增高$<25\%$）7 例（24.1%）；PSA 进展（PSA 增高$>25\%$）14 例（48.3%）。总体中位疾病进展时间 4 个月（1～12 个月）。PSA 反应患者中位疾病进展时间 6 个月（5～12 个月）。总体生存率为 48.3%，疾病特异生存率为 55.2%。主要不良反应为乳房胀痛硬结 10 例（34.5%）、深静脉血栓 3 例（10.3%）。结论：每天口服 2mgDES 治疗激素难治性前列腺癌可使 27.5% 的患者 PSA 降低$>50\%$，24.1% 患者 PSA 稳定，中位疾病进展时间 4 个月，雌激素治疗激素难治性前列腺癌效果肯定。

龙鼎新等（2000 年）报道，真正引起学术界对环境雌激素关注的是 1992 年丹麦学者 Carisen 等在"近 50 年来男性精子质量下降的证据"中的报道，近 50 年来正常男性的精子数量和质量下降 50%，男性生殖道发育障碍发生增加 1 倍，其后很多报道都得出与 Carisen 等报道相吻合的结果。

Auger 等（1995 年）对法国巴黎过去 20 年间 1351 份健康捐献者的精子分析结果表明，精子数以每年 2.1% 的速度递减，精子活动度同时下降，且与供精者年龄有关。

张树成等（1999年）通过分析1981—1996年我国成年有生育力男子精液质量检测方面的114篇文献，综合分析结果显示，我国男性精液质量也有明显下降。精子数由103.02×10^6个/ml降至83.84×10^6个/ml，精子活动率由75.11%降至67.27%，精液量由3.31ml降至2.97ml。

上述人群中健康状况的影响目前认为可能与环境雌激素有关。有的已经证实，有的至今尚无肯定结论，有待更多的流行病学资料来佐证。有些学者对Carisen等的"近50年来男子精子质量下降的证据"提出质疑和批评，有的学者甚至得出与Carisen相反的结论，如Fisch等（1996年）分析了1970—1994年成年男性精子数目非但没有下降，反而有所增加，从1970年的77×10^6个/ml增加到1994年的89×10^6个/ml，且差异有统计学意义。

母亲在怀孕期间服用DES对下一代的影响：Smith等（2012年）统计，1947—1971年，有100万～200万孕妇服用DES（暴露率1%～2%），女性子代（15～29岁）阴道和子宫颈透明细胞腺癌（clear-cell ade-nocarcinoma，CCA）的发生率显著升高，患CCA的风险随年龄的增加而增加，在25～29岁时达到发病高峰。这种病变过去多发于绝经期后的中、老年妇女，在青少年中十分罕见。但是20世纪70年代后其发病率在年轻女性中出现上升趋势。

Kinch等（1982年）报道，1979年在400例CCA患者中，大多数均与其母亲在妊娠早期服用过DES有关。

AL Herbst等（1971年）报道，20世纪40～70年代，欧美有数百万孕妇服用人工合成的非甾体雌激素己烯雌酚，导致女性子代不孕和阴道腺癌，男性子代隐睾、假两性畸形和尿道下裂发病率增加，男性成年后平均精子数减少、性功能障碍等。

E Papiernik等（2005年）指出，怀孕期间服用DES对孕妇分娩有较大影响，服用DES的孕妇早产率和产后大出血发生率均高于未服用DES的对照组，而死胎率和新生儿夭折率则低于对照组。

（三）毒性机制

DES影响生殖内分泌的机理还不是很清楚，根据目前的研究，可能是通过以下几条途径影响内分泌。

1. 直接与激素受体作用 动物性成熟后，雌性激素分泌的增加会使生殖器官重量增加，促进细胞增殖和分化，雌性激素减少可导致子宫和阴道萎缩。雌性激素的分泌对于动物维持健康和生殖的内稳态是必要的。雌激素受体属于转录因子的核受体，并通过与细胞内的雌激素受体相结合发挥作用。

DES 可与生物体内激素受体结合，竞争性地结合雌激素受体，然后通过与特异性雌激素反应元件（estrogen responsive el-ement，ERE）结合，促进特异基因的表达，合成特异蛋白质，通过多种方式影响细胞的行为。己烯雌酚还可以和其他类固醇激素受体结合，通过神经-内分泌系统影响发育。

2. 影响激素的利用度 血浆中雌激素水平与负责转运雌激素的性激素结合蛋白（SHBG）的结合能力有关。天然雌激素 E_2 与 SHBG 的结合能力为 nmol 级，而人工合成药物雌激素 DES 为 mmol 级，两者相差 10^6 倍，即使两者进入机体的数量相当，但在与雌激素受体结合时，DES 的雌激素活性较 E_2 高得多。

3. 影响激素的代谢 与类固醇激素合成有关的酶很多，如 CYP17、CYP11α、CYP19 等，P450 芳香化酶可将雄激素转变为雌激素，外源性 E_2 能以剂量依赖性方式促进鱼类精巢和卵巢中 P450 芳香化酶基因的表达，从而破坏类固醇激素代谢途径而影响性腺发育。

4. 影响细胞信号转导途径 环境激素也可通过影响细胞信号转导途径发挥作用，例如环境雌激素能通过改变 G 蛋白耦联受体的基因表达而影响 G 蛋白耦联的信号转导；某些物质能抑制颗粒细胞和 CHO-FSHR 细胞中 cAMP 的合成。钙离子是细胞内的第二信使，环境中 nmol 级浓度的环境雌激素和 E_2 可以增加细胞内游离钙离子浓度。因此，环境激素可以不通过受体而直接通过细胞信号转导通路发生作用。

5. 其他作用机理 己烯雌酚还可造成膜损伤、蛋白质损伤和氧化损伤。

生殖毒性的可能作用机制有活性氧攻击蛋白质会产生各种结构上的变化，包括二硫键、蛋氨酸亚砜、硝基酪氨酸和金属羰基的形成。DES 降低抗氧化酶水平，从而造成雄性性腺损伤，而 H 精子对活性氧很敏感，少量的活性氧使得生精细胞的 DNA 断裂，干扰生精细胞的正常功能。与体细胞相比，生精细胞更容易受到活性氧损害，其原因是：①生精细胞的细胞膜含有丰富的多不饱和脂肪酸，易被氧化；②生精细胞镶嵌在支持细胞膜上，支持细胞产生活性氧可导致生精细胞损伤。

马爱团等（2007 年）为研究环境雌激素己烯雌酚（DES）的生殖毒性与活性氧（ROS）的关系，连续 7 天给成年雄性金色中仓鼠皮下注射 0、0.01、0.1、1mg/kg DES，染毒结束后处死中仓鼠，剖取睾丸，称量睾丸重量、计算睾丸相对重量，光镜观察睾丸组织结构的变化，分光光度法检测睾丸组织和血浆中超氧化物歧化酶（SOD）、谷胱甘肽过氧化物酶（GSH-Px）活性、总抗氧化能力（T-AOC）和丙二醛（MDA）的含量。结果表明：1mg/kg DES 可导致睾丸萎缩、重量下降，生精小管中生精细胞排列紊乱，管腔内几乎没有成熟精子；随着 DES 剂量的增加，睾丸组织中 SOD、GSH-Px 活性和 T-AOC 含量显著下降，MDA 含量显著上升。提示 DES 的生殖毒性与 ROS 密切相关，DES 通过降低抗氧化酶水平，增加 ROS 含量，干扰生精细胞正常功能，导致细胞死亡，表明氧化损伤可能是环境雌激素生殖毒性的作用机制之一。

（韦　晔　刘建中　常元勋）

主要参考文献

1. 杨筱珍，陈耀星，王子旭. 己烯雌酚对成年仓鼠睾丸生精的影响. 中国农业科学，2005，38（11）：2339-2343.
2. 蒲晓宇，张思宇，卫兰，等. 己烯雌酚对催乳激素在小鼠淋巴结内表达的影响. 解剖学报，2011，42（1）：54-60.
3. 李和程，陈琦，王子明，等. 青春期前己烯雌酚暴露对 SD 大鼠睾丸发育及功能的影响. 中华男科学杂志，2008，14（2）：142-148.

4. Fielden MR，Halgren RG，Fong CJ. Gestational and lactational exposure of male mice todiethylstilbestrol causes long-term effects on the testis，sperm fertilizing ability in vitro，andtesticular geno expression. Endocrinology，2002，143（8）：3044-3059.

5. Yosbida M，Takahashi M，Inoue K，et al. Delayed adverse effects of neonatal exposure to diethylstilhestrol and their dose dependency in female rats. Toxicol Pathol，2011，39（5）：823-834.

6. 张猛，张秋生，林恒州，等. 己烯雌酚诱导的大鼠垂体瘤模型的建立. 中国病理生理杂志，2012，28（8）：1532-1536.

7. 王建伟，周利群，纪世祺，等. 雌激素治疗激素难治性前列腺癌的疗效观察. 中华医学杂志，2011，91（32）：2247-2249.

8. 龙鼎新，李勇，陈锋，环境雌激素的生殖和发育毒性研究进展. 中国优生优育，2000，12（1）：46-48.

9. 杜娟，潘红艳，宫智勇. 己烯雌酚对生殖系统的影响及机制的研究进展. 中国药理学与毒理学杂志，2012，26（4）：588-590.

10. Carisen E，Giwereman A，Keiding N，et al. Evidence for decreasing quality of semen during past 50 years. Br Med J，1992，（305）：609-613.

11. 张树成，王弘毅，王介东. 1981—1996年我国有生育力男性精液质量的变化分析. 生殖与避孕，1999，19（1）：27-33.

12. Fisch H，Goluboff ET，Olson JH，et al. Semen analvses in 1283 men from the United States overa 25 year periodi no decline in quality. Fertil Steril，1996，65：1009-1014.

13. Smith EK，White MC，Weir HK，et al. Higher incidence of clear cell adenocarcinoma of the cervix and vagina among women born between 1947 and 1971 in the United States. Cancer Couses Cantrol，2012，23（1）：207-211.

14. Herbst AL，Ulfelder H，Poskanzer DC. Adenocarcinoma of the vagina：Association of matemalstilbestrol therapy with tumor appearance in young women. N Engl J Med. 1971，284：878-881。

15. Papiernik E，Pons J C，Hessabi M. Obstetrical outcome in 454 woman exposed to diethylstilbestrol during their fetal life：a casecontrol analysis. J Gynecol Obstet Biol Reprod（Paris），2005，34（1）：33-40.

16. 马爱团，陈耀星，王子旭. 己烯雌酚对成年雄性金色中仓鼠的生殖毒性与氧化损伤的关系.动物学报，2007，53（6）：1076-1082.

17. 邓省亮，李平，于洪侠，等.己烯雌酚残留检测技术的研究进展.中国畜牧杂志，2010，46（24）：56-60.

第二节 棉籽油与棉酚

一、概述

（一）来源及理化性质

棉酚（gossypol）是从棉籽中提炼出来的，又称棉籽醇。是一种天然存在于锦葵科植物中的酚类化合物，化学名为 2,2'-双-8-甲酸基1,6,7-三羟基-5-异丙基-3-甲基萘，相对分子质量 518（分子式：$C_{30}H_{30}O_8$）。棉酚为黄色粉末或结晶性粉末，无臭，无味。不溶于水，溶于甲醇、乙醇。棉酚至少有 3 种消旋体结晶，熔点分别为 184℃、199℃和 214℃。

（二）吸收与分布、代谢与排泄

人口服棉酚后经胃及小肠吸收，但吸收缓慢，大部分经由胆汁分泌，有明显的肝-肠循环。各脏器中以肝中的浓度最高，其他依次为脾、心脏、肾、肺、肌肉和脂肪组织、睾丸、脑等，可通过血脑屏障。主要在肝中代谢，并从胆汁排出，主要排泄途径为粪便，约占总排泄量的 83.5%，呼气排出占 11.73%，尿排泄只占 2.51%。

（三）毒副作用

棉酚对人体大部分脏器都有损害，对生殖系统和肾的危害最大。

日常生活中，长期食用粗制棉籽油可导致棉酚中毒。棉酚中毒后会产生疲劳、脸部及其他暴露部位灼烧热的症状，并伴发男性生殖机能障碍和不育症。也会出现低血钾症状。

二、用途与药理作用

棉酚主要以复方醋酸棉酚片形式应用于妇科临床，治疗女性激素依赖性疾病，如子宫内膜异位症、子宫肌瘤和痛经等。其对子宫内膜的影响机制为：

（1）可直接抑制子宫内膜甾体激素受体形成。

（2）对丘脑下部甾体激素受体的抑制作用，降低或封闭有关反馈系统而影响子宫内膜变化。

（3）对卵巢机能的改变而影响子宫内膜的变化。

棉酚也是一种抗癌剂，对前列腺癌、乳腺癌、转移肾上腺癌等都有抑制作用。棉酚的这些作用与细胞凋亡有关。

三、毒性表现

（一）动物实验资料

1. 对雄性动物生殖系统的损伤　Ojha 等用 20mg/kg 棉酚饲喂雄性某品系小鼠 70 天，发现精子形成过程中处于各阶段的细胞类型和数量出现明显变化，主要表现为生精细胞分裂到单倍体细胞（精子和精子细胞）期的高峰逐渐消失，其次这种分裂抑制现象在二倍体细胞（主要为精原细胞和次级精母细胞）期更突出，部分分裂抑制出现在四倍体细胞（主要为初级精母细胞）期，在实验后期，大多数生精细胞停滞在二倍体细胞期，造成已减数分裂的初级精母细胞失去进一步分化为单倍体细胞的能力。

另外，棉酚还可以促进小鼠睾丸生精细胞凋亡，其中以精母细胞和精子细胞凋亡为多见，偶可见呈串珠状或密集成堆状。在停饲棉酚 120 天后，睾丸部分生精功能恢复。细胞凋亡的过程包括 fas 系统、bax 和 caspase 家族基因。

陈思东等（2007 年）用 5 周龄昆明种小鼠，体重 28～30g，雄性40 只，雌性 80 只；药品为复方醋酸棉酚片，每片含醋酸棉酚 20mg；将雄性小鼠随机分为 4 组，其中 3 个给药组（剂量分别为 200、120和 50mg/kg）和 1 个对照组（生理盐水），每组 10 只，经口灌胃给药，4 次/周。雄鼠的处置：分别于给药第 10 天每组随机抽出 4 只雄鼠脱臼处死，取睾丸和附睾，进行大体和组织学观察。在给药第 20天，从每组剩余动物中随机抽出 4 只雄鼠与雌鼠 1：2 进行合笼交配，交配后，将雄鼠脱臼处死，取睾丸和附睾，进行大体和组织学观察。

雌鼠的处置：在合笼后第 20 天处死怀孕雌鼠，记录怀孕鼠数及孕鼠平均产胎数。结果：雄鼠 200mg/kg 组精子数目和睾丸系数与对照组比较，差异有统计学意义（$P<0.05$）。200 和 120mg/kg 给药组灌胃 20 天后，睾丸切片可见部分生精小管排列较疏松，有些间质细胞消失，部分生精小管内基膜上的精原细胞较少，一些生精小管的初级精母细胞、精原细胞与基膜之间有较大的空隙，亦有部分生精小管腔内的精子尾部减少。雌鼠经与对照组两两比较，怀孕率下降，200、120mg/kg 组差异均有统计学意义（$P=0.017$ 和 0.015）。

钱晓菁等（2007 年）用雄性 Wistar 大鼠，体重 220～250g，以棉酚 12.5mg/（kg·d）灌胃，6 天/周，观察精子变化。研究发现，棉酚作用于动物的时间越长，形态异常精子的数量越多。异常精子主要表现为尾部形态异常（包括细胞膜不完整、轴丝脱出、尾部折断等）和头尾分离 2 种情况，畸形率高达 54.67%。其中，在给药第 28 天时，精子以头尾分离为主；在给药第 70 天时，2 种异常比例基本持平。

2. 对卵巢的损伤　棉酚不但对雄性动物的生殖器官具有损伤作用，而且对雌性动物的生殖器官及生理周期也有影响。

李继俊等（1994 年）研究发现，棉酚不但抑制卵泡的发育成熟，使窦状卵泡减少，闭锁卵泡增加，而且还可以干扰雌性动物体内性激素的代谢，造成血浆雌二醇水平降低。

陈咏等（1997 年）报道，棉酚能够显著地抑制体外培养大鼠黄体细胞中基础孕酮分泌。大剂量的棉酚造成排卵停止，黄体溶解，卵巢运血减少，卵巢减轻等现象。棉酚干扰性激素的水平和抑制卵泡发育可能是造成雌性动物排卵减少的主要因素。

在棉酚的体外毒性研究中，龙安梅等证实，醋酸棉酚可以抑制猪原代培养黄体细胞的增殖，并诱导黄体细胞凋亡的发生。可见，棉酚对雌性动物的毒性作用不同于雄性动物。它不但造成雌性动物实质脏器损伤，如抑制卵泡发育、造成卵泡闭锁等，而且还能够干扰性激素的代谢水平，从而影响雌性动物生殖细胞的发育。

Akinola 等的研究中，用 40mg/kg 棉酚对雌性小鼠（品系不详）

灌胃，15 天后小鼠的发情周期和排卵没有发生显著的变化，卵母细胞数量也没有显著差异，说明雌性动物中可能具有限制或消除棉酚毒性的因素。

（二）流行病学资料

20 世纪 70 年代，我国科学工作者发现，食用粗制棉籽油的青年男子发生不育。实验证明，棉酚能直接作用于睾丸，抑制精子发生和精子运功；进一步研究发现，棉酚能选择性地破坏生精细胞线粒体功能，从而中断精子发生、变态和成熟过程。当时，这些发现在国内外引起轰动，棉酚被认为是一种有希望的特异抗精子发生和女用阴道杀精的避孕药物。在世界卫生组织和洛克菲勒基金支持下，进行了全国性多学科的协作和系统研究。有 14 个省市科学工作者参加，超过万例志愿者的临床试验。随着志愿者服药时间延长（最长达 4 年），体内棉酚积累量的增加和个体体质差异以及对药物代谢反应不同，有少数服药者出现了两种毒副作用，即低血钾（占 0.75％）和不可逆性不育（9.9％），由于上述两种毒副作用，在 1986 年武汉国际棉酚会议上做出了终止棉酚临床试验的决定。大部分国内外资助经费来源切断，从 20 世纪 80 年代中期，对棉酚的研究停止。

梁小薇等（2011 年）招募 30 名健康有生育力的男性志愿者进行研究，随机分为两组，首先均口服醋酸棉酚 15mg/d 达到生精抑制，然后两组分别口服醋酸棉酚 7.5mg/d（A 组）和 10.0mg/d（B 组）的维持剂量，共用药 52 周后停药观察 52 周，检测其精液参数、血钾含量、生殖激素水平和血液生化指标。另 10 名男性作为血钾对照组。结果：达到生精抑制时间为 17.05±0.62 周，抑制有效率为 76％，效果维持率 72.22％；停药 52 周 88.89％生精功能完全恢复；A、B 组比较均无统计学差异。用药期间 A、B 两组血钾值有波动，但无因低血钾而退出者。结论：口服低剂量醋酸棉酚的男性抗生育效果肯定，未发生低血钾麻痹，停药后生精功能恢复较好。

郭忠等（2010 年）用低剂量棉酚联合甾体类激素作为男性避孕药的相关研究较为深入。结果显示，甾体激素在被用来抑制精子发生的同时也降低了棉酚对精原细胞的侵害，从而使低剂量的棉酚能够充分快速地发挥其抑制精子发生的作用。棉酚和激素两者相辅相承，从降低精子产量和破坏精子运动能力两个重要环节发挥作用，从而比单独使用其中之一更快、更好地达到抗生育效果。

李冬云等（2010 年）对收治的 44 例患者进行回顾性分析，探讨复方醋酸棉酚片治疗围绝经期（更年期）功能性子宫出血的临床疗效。服药 1 个月有效 10 例；服药 2 个月有效 21 例；服药 3 个月时，均停止至完全闭经 25 例，仅 3 例疗效欠佳即停药后再次出血。其中 2 例子宫内膜非典型增生，最后手术均证实。结论：棉酚不仅对卵巢有抑制作用，对子宫内膜甾体激素受体有更明显的抑制作用，对治疗围绝经期功能性子宫出血较理想。

棉酚还能作用于卵巢，引起卵巢分泌的激素水平低落，对下丘脑-垂体-性腺轴的负反馈作用削弱，故引发垂体的功能增强；通过对基础体温测定，在服药后基础体温可呈单向曲线；经阴道涂片测定卵巢雌激素水平，表明血清雌二醇、孕酮含量降低，即棉酚对卵巢会产生抑制作用。对年龄小者此作用可逆。另外，合理的棉酚剂量能诱发不排卵者排卵。棉酚对卵巢有调节及抑制的作用，亦与其剂量有关。年龄大者常出现闭经。

四、毒性机制

性腺具有双重生理功能：既能产生生殖细胞（精子和卵子），又能分泌激素（雄激素、雌激素）。因此，性腺既是主要的生殖器官，又是重要的内分泌器官。棉酚对性腺细胞中的端粒酶具有抑制作用，由于性腺细胞中端粒酶的活性很高，它对精子发生的抑制机制可能也与端粒酶相关。端粒酶是一种逆转录酶，它可协助限制细胞分裂的 TFAGGG 重复序列添加至端粒，以稳定端粒的长度。端粒酶对于细胞的无限分裂及再生都是十分重要的。多年的研究表明，棉酚对性腺的作用机制和蛋白激酶 C（PKC）、脱氢酶、脂氧合酶、α-DNA 聚合酶和拓扑异构酶Ⅱ相关。

棉酚干扰性激素的水平和抑制卵泡发育可能是造成雌性动物排卵减少的主要因素。

棉酚对雌性动物的毒性作用不同于雄性动物。它不但造成动物实质脏器损伤，如抑制卵泡发育、造成卵泡闭锁等，而且还能够干扰性激素的代谢水平，从而影响雌性动物生殖细胞的发育。

刘猛六等（2001 年）采用微孔比色法及荧光分析法，研究抗男性生育化合物棉酚与猪胰腺磷脂酶 A_2（phospholipase A_2，PLA_2，EC3.1.1.4）温育并透析前后对酶活力及荧光的影响，结果表明，棉酚与 PLA_2 不可逆地结合明显地降低了 PLA_2 活力及荧光强度，棉酚对酶活力抑制作用的 IC_{50} 为 $35\mu mol/L$；当浓度达到 $80\mu mol/L$ 时，能够完全抑制 PLA_2（$4.11\mu mol/L$）对合成底物 2-硫代十六酰乙基磷酸胆碱（HEPC，$0.25\mu mol/L$）的水解作用。PLA_2 的最大激发波长与发射波长分别为 275nm、343nm，荧光强度与酶浓度呈良好的线性关系。棉酚对 PLA_2 的荧光具有较强的淬灭作用，由于 PLA_2 与男性生育密切相关，棉酚对 PLA_2 活力的影响可能是其避孕作用及伴随的毒副作用的一种新的重要机制。

也有学者报道了棉酚造成精子质量降低的机制之一是由于其造成睾丸组织内一氧化氮（NO）的过量产生，从而损伤睾丸组织内的多种细胞所致，能降低睾丸内 NO 含量的药物可提高精子质量。

（韦　晔　刘建中　常元勋）

主要参考文献

1. 校鑫，王晓娟，顾宜．棉酚及其衍生物药理作用研究概述．中国药师，2011，14（7）：1041-1043.
2. 邓思君，袁慧．棉籽饼饲料中棉酚生殖毒性的研究进展．畜牧与饲料科学，2011，32（7）：37-38，41.
3. 陈新谦，金有豫，汤光．新编药物学．17 版．北京：人民卫生出版社，2011：650.
4. 谭毓治．药物毒理学．北京：科学出版社，2010：131-133.
5. Ojhap, Dhar JD, Dwivedi AT. Rat testicular germ cell type（s）targeted by anti-spermatogenic agents in vivo antheir recovery on withdrawal of treatment-A flow cytometric study. Anim Reprod Sci，2008，103（1/2）：135-148.

6. 查树伟，查佶，黄宇烽. 男性抗生育药与细胞凋亡. 中华男科学杂志，2008，14（1）：75-78.

7. 陈思东，许雅，曾转萍. 醋酸棉酚对雄性小鼠生育能力影响的实验研究. 广东药学院学报，2007，23（2）：172-174.

8. 钱晓菁，许增禄，徐园园，等. 低剂量棉酚与激素联合应用的抗生育作用位点的研究. 解剖学报，2007，38（6）：746-750.

9. 陈咏，曹霖，顾芝萍. 醋酸棉酚与米索前列醇对立体培养的大鼠黄体细胞和人蜕膜细胞的影响. 生殖与避孕，1997，17（3）：141-145.

10. Akinola OB，Oderinde OO，Adejumo AT. Effect of cottonseed oil on oestrous cycle an ovulation in albino rats of wistar strain. Niger Postarad Med J，2006，13（3）：203-205.

11. 王岚，叶惟三. 棉酚的遗传毒性研究. 国外医学. 计划生育分册，2001，20（1）：42-45.

12. 刘以训. 我国男性避孕研究的发展前景. 自然科学进展，2004，14（3）：249-255.

13. 梁小薇，卢文红，谷翊群，等. 口服低剂量醋酸棉酚对男性抗生育效果的临床研究. 中国计划生育学杂志，2011，19（2）：738-742.

14. 郭忠，赵晋，马建秀. 棉酚的药理作用研究. 基础医学与临床，2010，30（1）：93-96.

15. 李冬云. 复方醋酸棉酚片治疗更年期功能性子宫出血的临床观察. 吉林医学，2010，31（15）：2211.

16. 李继俊，李志诚. 棉酚女性抗生育研究. 现代妇产科进展，1994，3（4）：367-370.

17. 刘猛六，徐卉平，胡卓逸. 棉酚抗生育新机制——对磷脂酶A2活力的抑制作用. 中国生物化学与分子生物学报，2001，17（4）：442-446.